オールカラー

写真でわかる 拘《こう》縮《しゅく》ケア

介護に役立つ！

［監修］
田中義行
理学療法士

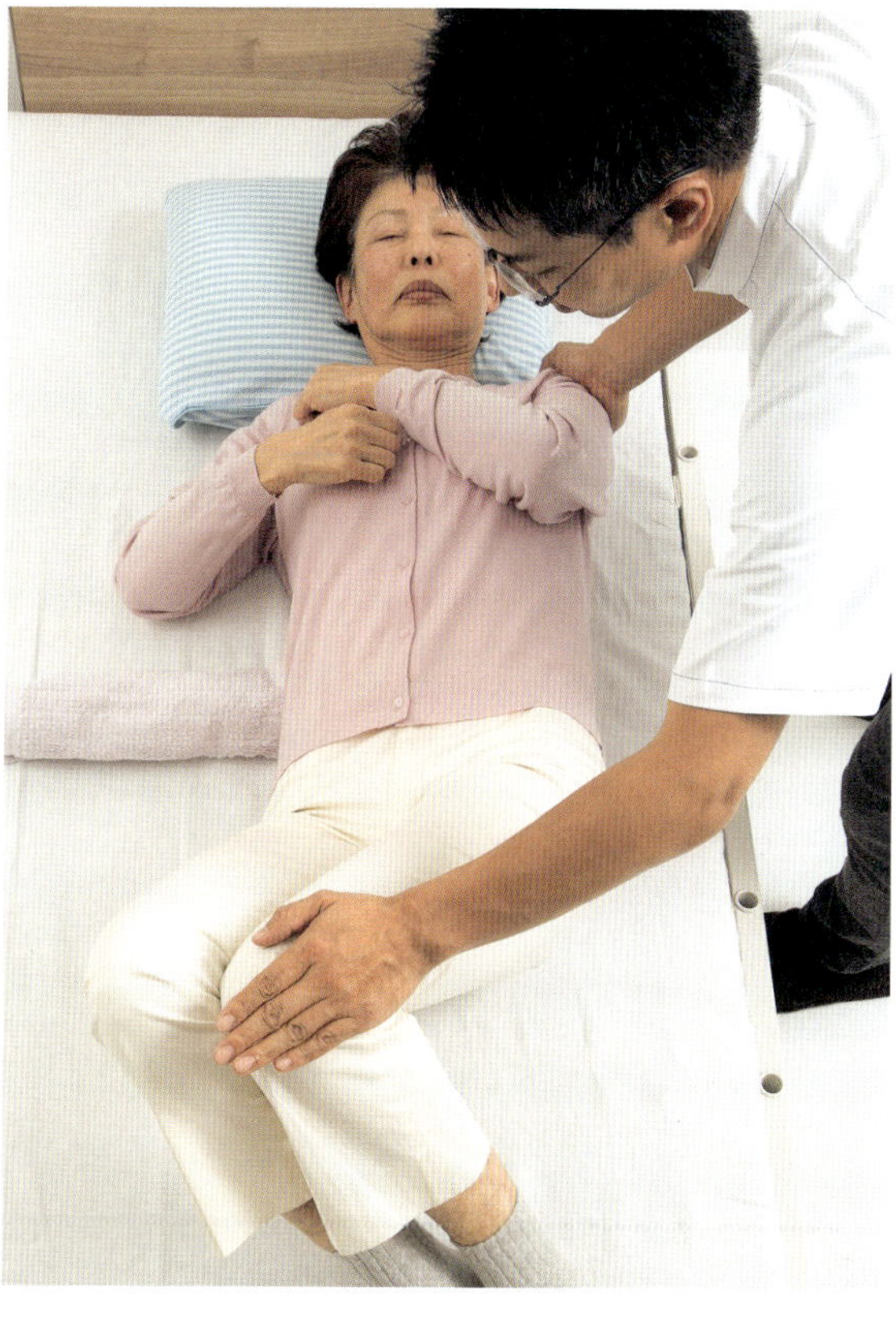

ナツメ社

はじめに

拘縮《こうしゅく》ケアは、すべての高齢者介護の基本のひとつです。大きな問題になることの多い褥瘡《じょくそう》や摂食嚥下《せっしょくえんげ》障害、肺炎に伴う喀痰《かくたん》吸引などは、「拘縮」の発生が最初の原因になっていることがほとんどです。拘縮ケアを実践できるようになると、これらの問題は減少します。

介護は、制度や福祉用具などがどれほど発展しても、最後は必ず「人が人に関わる」ものです。介護に関わる私たちには、つねにスキルアップが欠かせません。そのなかでもっとも大切なのは、支援を受ける人たちがどういう状態であるのか、「原因」と「根拠」を学び、理解することです。具体的な方法を早く知りたいという人も多いと思いますが、拘縮の原因とケアの根拠を記したPart1の内容を、後からでも必ず読んでいただければと思います。

本書は、写真や図を多くして、実践しやすい構成としています。経験者だけではなく、多くの初学者や、介護されているご家族の方にも、役に立つ1冊をめざしました。本書をまとめることができたのも、いままで関わった多くの高齢者・利用者の皆様、ご指導くださった先生方、先輩方、同僚の皆様のおかげです。この場を借りて、厚く御礼申し上げます。

理学療法士　田中義行

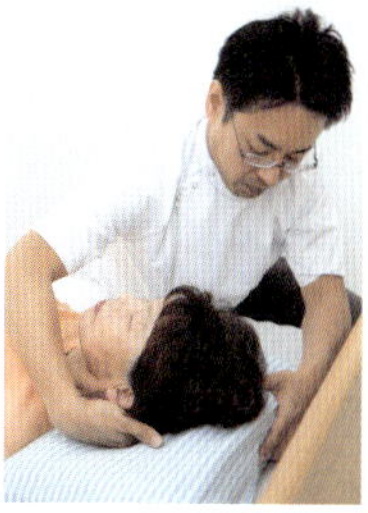

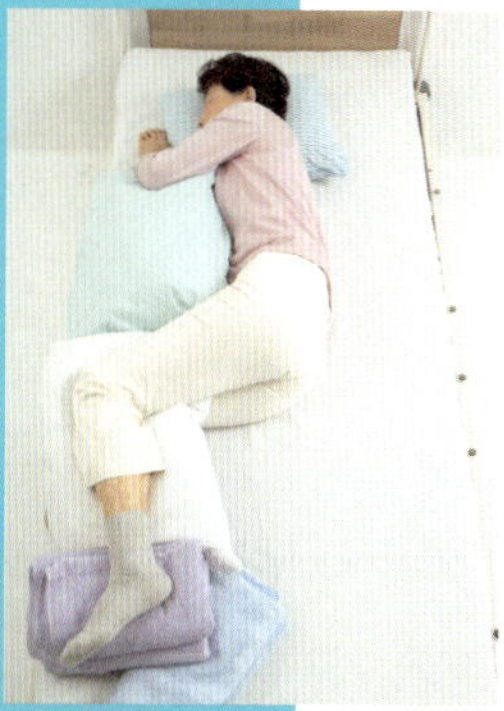

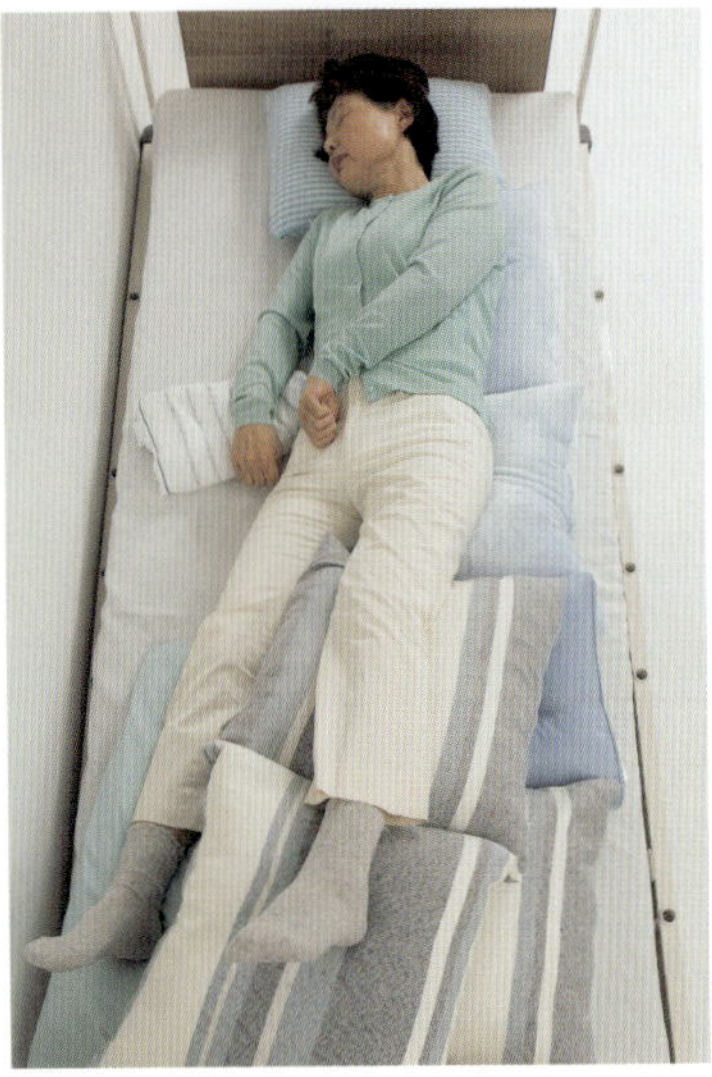

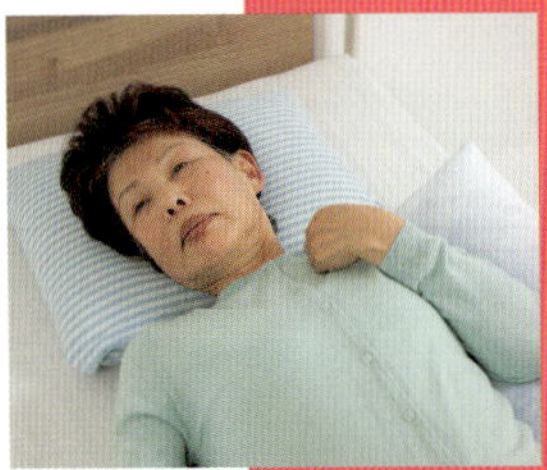

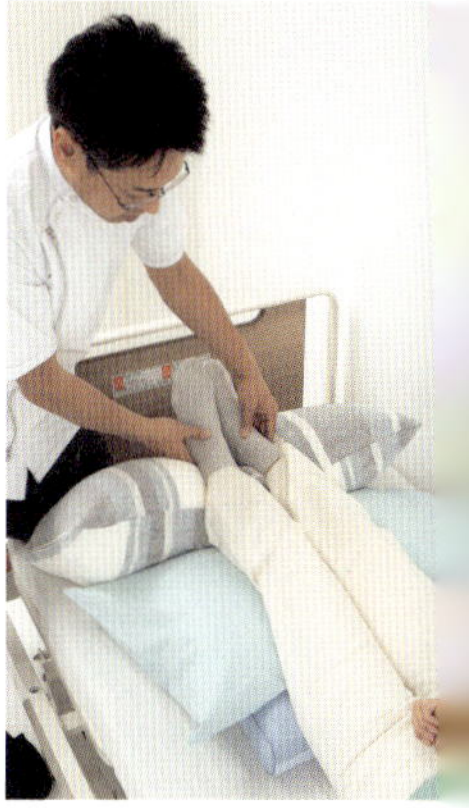

Part 3 実践！ 拘縮ケア❷ 椅子での適切な姿勢をつくる……101

Part 4 実践！拘縮ケア③ 拘縮部を無理なく動かす…127

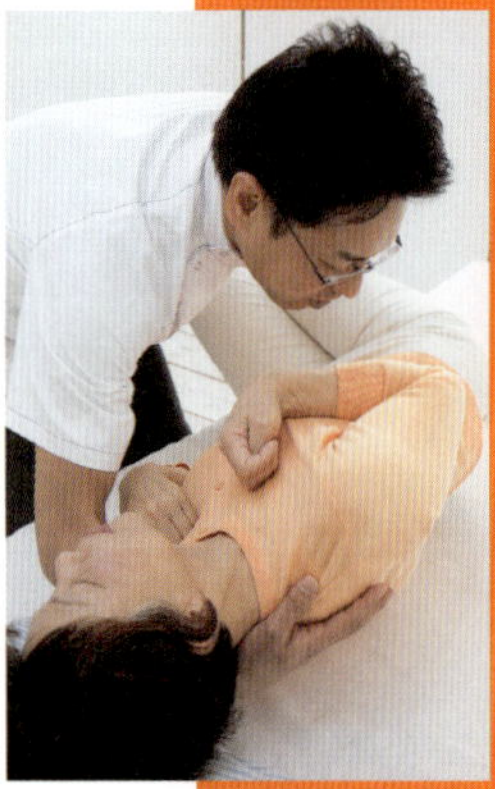

これだけは知っておきたい！

介護&拘縮ケアの専門用語早見表

シーティング　椅子に座った姿勢を、適切な状態に整えること。適切な姿勢は、目的により異なる

褥《じょく》瘡《そう》　長時間の圧迫やずれによって、皮膚、皮下組織、筋肉への血流量が低下し、組織が壊《え》死《し》する

除《じょ》脳《のう》硬《こう》直《ちょく》　脳の障害のうち、とくに脳《のう》幹《かん》の障害によって起こる後遺症。手足がつっぱったまま固まる

伸《しん》展《てん》拘《こう》縮《しゅく》　ひじ、ひざなどの関節が伸びたまま、動かしにくくなる。屈曲拘縮の対語

全《ぜん》介《かい》助《じょ》　障害の重い人に対し、車椅子での移動、寝返りなどを含め、各動作のすべてを介助すること

尖《せん》足《そく》　つま先が曲がって動かせなくなる、拘縮の一種。つま先が内側に向くものは、内《ない》反《はん》尖足という

側《そく》臥《が》位《い》　横向きの寝姿勢。床面に対して完全に垂直の場合、「90度側臥位」「完全側臥位」ともいう

脳《のう》卒《そっ》中《ちゅう》　脳血管が詰まる「脳《のう》梗《こう》塞《そく》」、脳血管が破れる「脳出血」の総称。医学的には「脳血管疾患」という

廃《はい》用《よう》症《しょう》候《こう》群《ぐん》　1日の多くを安静にして過ごすうちに、筋肉、関節、内臓など、全身の機能が低下すること

半《はん》側《そく》臥《が》位《い》　左半身か右半身を30～45度程度傾けた、斜め向きの寝姿勢。本書では30度側臥位をさす

半《はん》側《そく》空《くう》間《かん》無《む》視《し》　片麻痺の症状の一種。視力には障害がないのに、左右どちらかの視野に注意がいかなくなる。多くは左側に出現する

腹《ふく》臥《が》位《い》　うつぶせの寝姿勢。伏《ふく》臥《が》位《い》ともいう

ポジショニング　寝ているときの姿勢を、適切な状態に整えること。適切な姿勢は、目的によって異なる

離《り》床《しょう》　ベッドから離れて、椅子に座るなどして過ごすこと。寝たきりによる廃用症候群を防ぐために重要

連《れん》合《ごう》反《はん》応《のう》　片麻痺の人に起こる症状。麻痺のない手足を酷使することで、麻痺側の手足の筋緊張が高まる

圧抜き　体とマットレスが密着しているときに、マットレスと体を離し、体に過剰な圧がかかるのを防ぐ

移《い》乗《じょう》　ベッドから車椅子に移ったり、車椅子からベッドに移ったりすること。トランス（トランスファー）ともいう

胃《い》ろう　口から食事がとれない人のために、胃に穴を開けてカテーテル（管）をつなぎ、食べものを送り込む。正式名称は、「経《けい》皮《ひ》内《ない》視《し》鏡《きょう》的《てき》胃ろう造設術（PEG《ペグ》）」

片《かた》麻《ま》痺《ひ》　脳《のう》卒《そっ》中《ちゅう》後に起こる後遺症。右半身または左半身の運動機能や感覚機能が低下する

過《か》用《よう》症《しょう》候《こう》群《ぐん》　運動機能のトレーニングなどのため、関節や筋肉を酷使しすぎて、機能を低下させること

関《かん》節《せつ》可《か》動《どう》域《いき》訓《くん》練《れん》　トレーニングの一種。関節をゆっくり動かし、関節の動く範囲（関節可動域）を広げる

関《かん》節《せつ》拘《こう》縮《しゅく》　何らかの理由で、関節が動く範囲（関節可動域）がせばまる。単に「拘縮」とよぶことが多い

ギャッチアップ　介護用ベッドの機能を使って上半身を上げ、リクライニング姿勢にすること

ギャッチダウン　介護用ベッドの機能を使い、ベッドを平らにし、起こした上半身をもとに戻すこと

仰《ぎょう》臥《が》位《い》　あお向けの寝姿勢。背《はい》臥《が》位《い》ともいう

強《きょう》直《ちょく》　拘縮が進行し、関節を構成する組織が障害され、さらに動かなくなった状態。外科的治療が必要

屈《くっ》曲《きょく》拘《こう》縮《しゅく》　ひじ、ひざをはじめとする関節が曲がったまま、動かしにくくなる

抗《こう》重《じゅう》力《りょく》筋《きん》　重力に逆らい、姿勢を保つために働く筋肉の総称。寝ているときは、体の下側の筋肉全体が働く

誤《ご》嚥《えん》　食べものや飲みものを飲み込む「嚥《えん》下《げ》機能」が衰え、食道ではなく、気道に入ってしまうこと

誤《ご》用《よう》症《しょう》候《こう》群《ぐん》　誤ったトレーニング、日常生活における使用で、関節や筋肉の機能がかえって低下すること

Part 1

拘縮ケアは、正しい姿勢から

拘縮とは、関節が固まって動かしにくくなること。
とくに多いのは、筋肉が硬くなって縮んでしまう「筋性拘縮」です。
予防・改善には、リラックスできる姿勢をつくることが何より大切です。

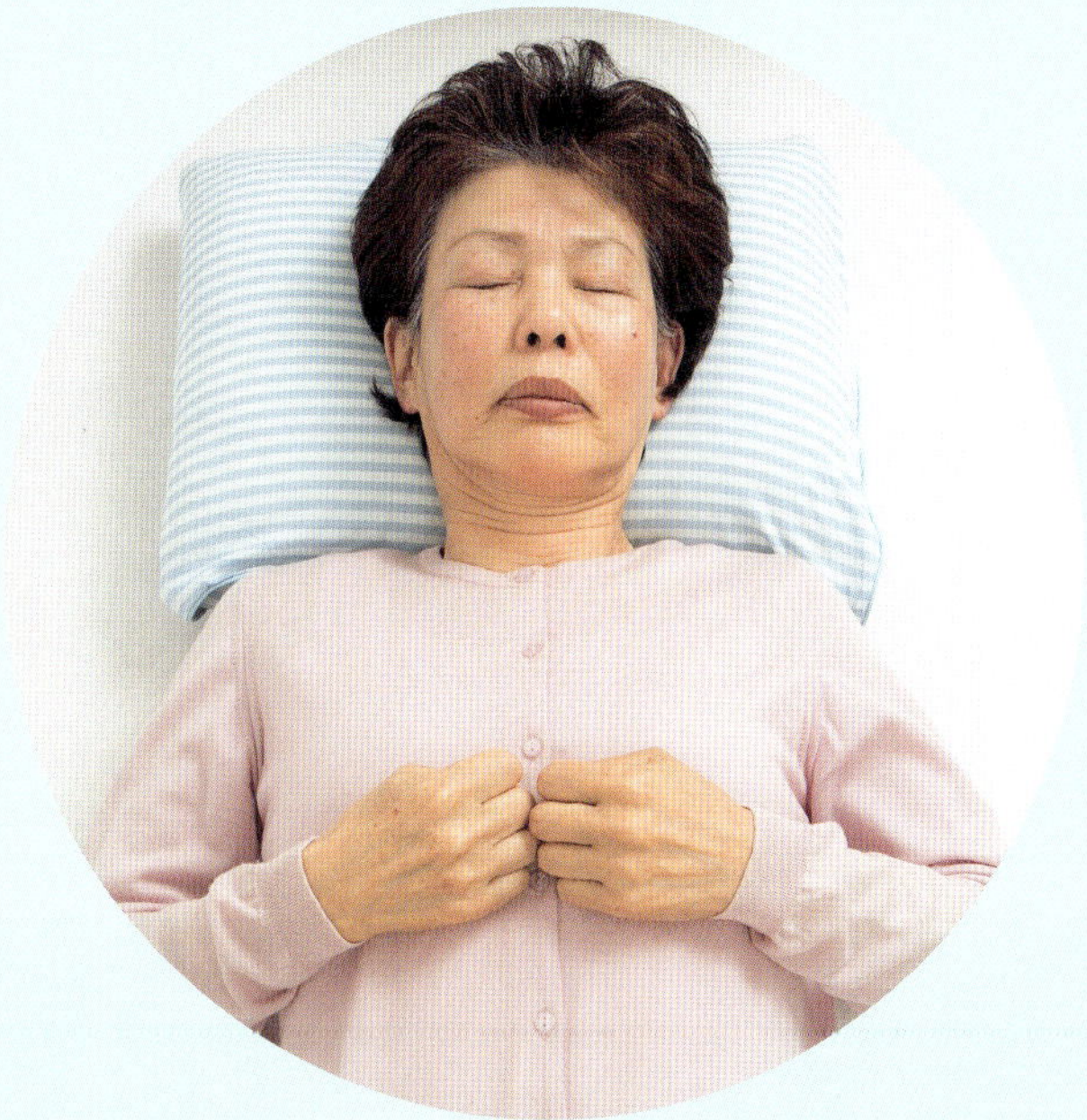

拘縮の定義

筋肉や皮膚が萎縮して関節を動かしにくい

拘縮の正式名称は「関節拘縮」。寝たきりで過ごすうちに筋肉が縮んだり、病気で体の動きが制限されたりして、関節を動かしにくくなる症状です。

関節拘縮を原因別に分けた「Hoffa《ホッファ》の分類」による5タイプ。1～4は関節に近い組織の問題で、5は関節自体のトラブル。

原因によって5タイプに分けられる

1 皮膚性拘縮《ひふせいこうしゅく》

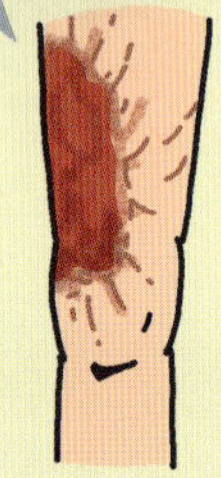
やけどや外傷によるものが多い

ひきつれにより、関節が動きにくい

やけどや手術などで皮膚の深層（真皮《しんぴ》）が傷つき、ひきつれて、関節が引っぱられる。

➡形成外科などで治療

2 結合組織性拘縮《けつごうそしきせいこうしゅく》

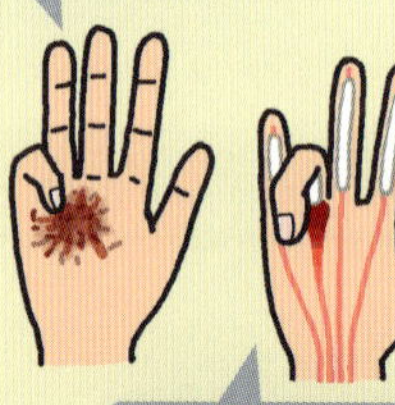
ばね指は、手の酷使が原因
デュピュイトラン拘縮は腱膜の収縮で手指が曲がる

皮膚より下の組織に異常がある

皮膚の下の軟部組織、靭《じん》帯《たい》、腱《けん》、腱膜《けんまく》などが収縮したり、癒着《ゆちゃく》するために起こる。

➡整形外科などで治療

3 神経性拘縮

脳卒中などが原因で、動きにくくなる

脳神経系の病気、損傷などで筋肉が異常に緊張、麻痺《まひ》して起こる。痛みを避ける姿勢が原因のことも。

4 筋性拘縮《きんせいこうしゅく》

筋肉が萎縮し、関節が引っぱられる

筋肉の緊張が高まるなどして、縮む。それにより関節が引っぱられて、動かしにくくなる。

5 関節性拘縮

➡整形外科などで治療

炎症や外傷で、関節包が厚くなる

滑膜《かつまく》、関節包《かんせつほう》、靭帯など、関節を構成する組織が炎症を起こしたり、傷ついて起こる。

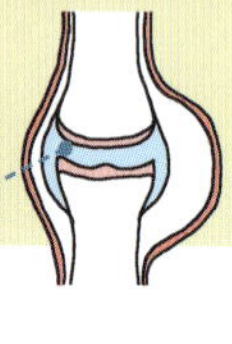
関節の組織に炎症が起きる

介護現場では筋性拘縮が多い

拘縮《こうしゅく》とは、関節が動かしにくい状態のこと。筋肉や皮膚、靭帯《じんたい》など、関節の近くの組織、または関節自体の問題で、動かせる範囲がせばまります。

原因は、おもに5タイプ。

1つめの皮膚性拘縮《ひふせいこうしゅく》は、皮膚がひきつれるもの。大やけど、大手術の後遺症などです。

2つめの結合組織性拘縮《けつごうそしきせいこうしゅく》では、皮膚より下の組織が縮みます。腱鞘炎《けんしょうえん》の一種であるばね指が、これに当たります。

神経性拘縮、筋性拘縮《きんせいこうしゅく》は、左ページのように、介護現場でもっとも目にする拘縮です。

5つめの関節性拘縮は、靭帯など、関節を構成するパーツが縮むもの。部品が縮めば、全体の動きも悪化します。

皮膚性、結合組織性、関節性は、外科的治療の対象です。

介護施設ではどのタイプの拘縮にも遭遇しうるが、圧倒的に多いのは、筋性拘縮、神経性拘縮である。拘縮に発展しやすいパーキンソン病など、その他のタイプも含めると、3つに大別される。

介護での
ケアが必要なのは
おもに3種類

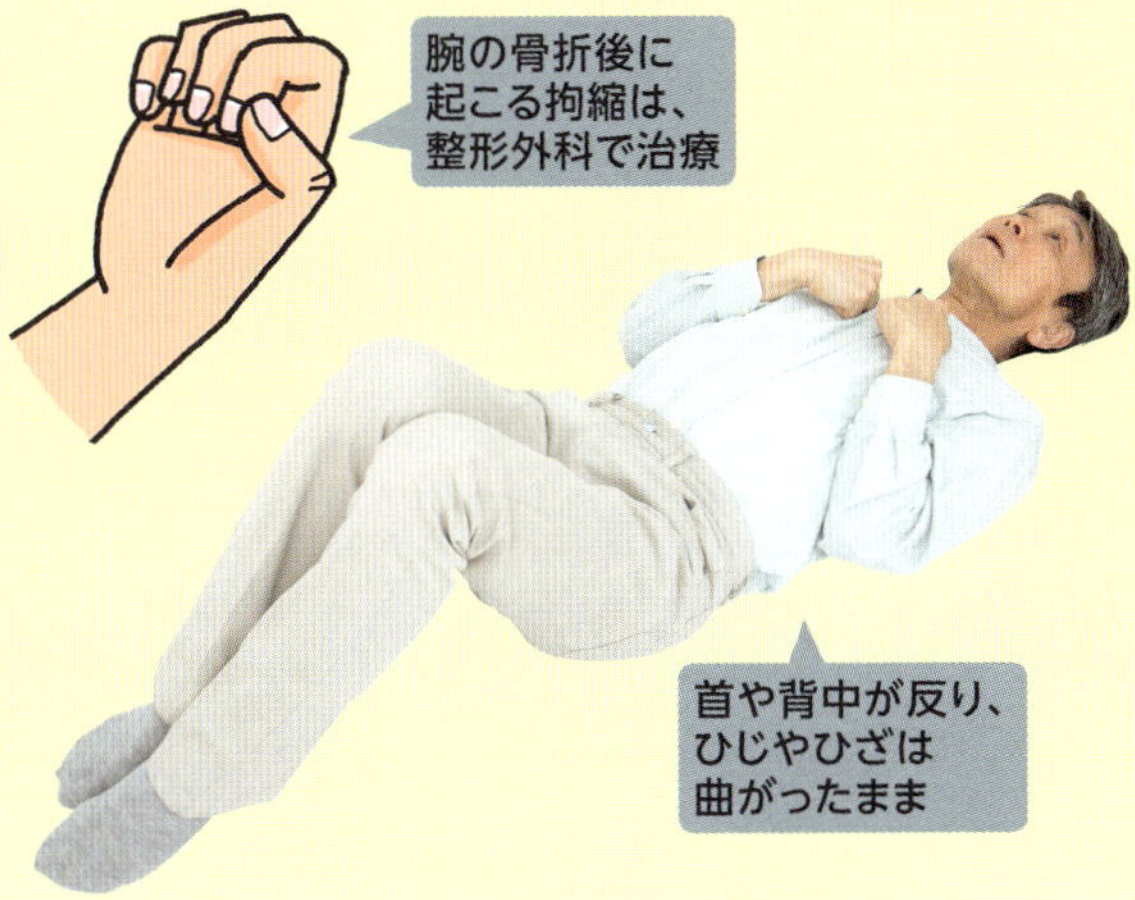
腕の骨折後に
起こる拘縮は、
整形外科で治療
首や背中が反り、
ひじやひざは
曲がったまま

筋性拘縮

寝たきりによるもの。どんな病気も原因となる

もっとも多いのが、筋肉が縮むタイプ。寝たきりになってしまったり、治療のために関節を長期間固定することで起きる。認知症、脳卒中《のうそっちゅう》、心筋梗塞《しんきんこうそく》、骨折など、どんな病気でも、寝たきりになることが原因となる。

➡P16

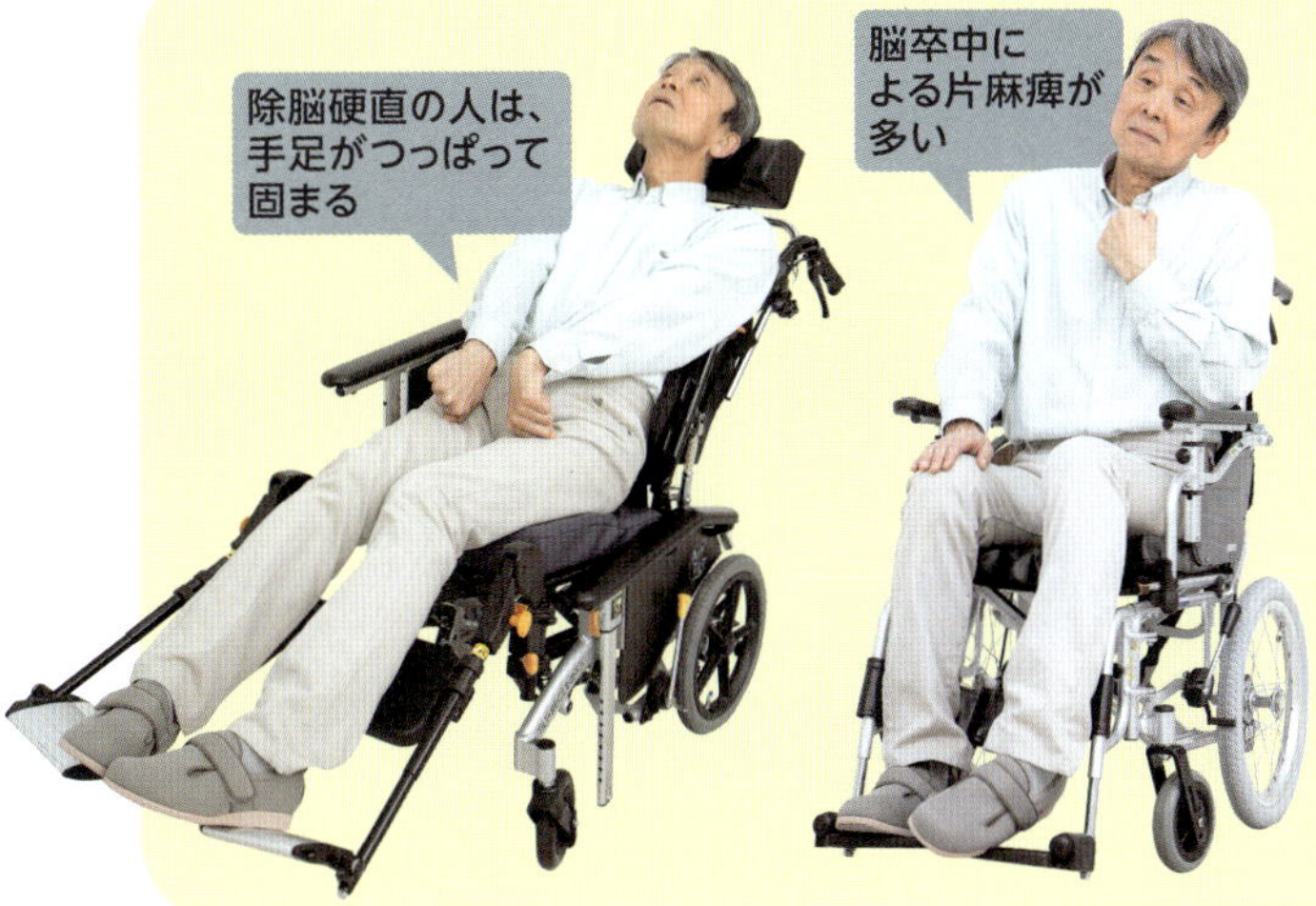
除脳硬直の人は、
手足がつっぱって
固まる
脳卒中に
よる片麻痺が
多い

神経性拘縮

脳の病気で体が麻痺し、関節も動かしにくい

脳卒中の後遺症として、半身の麻痺「片麻痺《かたまひ》」が生じると、麻痺側が拘縮することがある。脳出血や脳の損傷で、運動にかかわる神経が障害される。全身がつっぱる「除脳硬直《じょのうこうちょく》」も含まれる。

➡P20

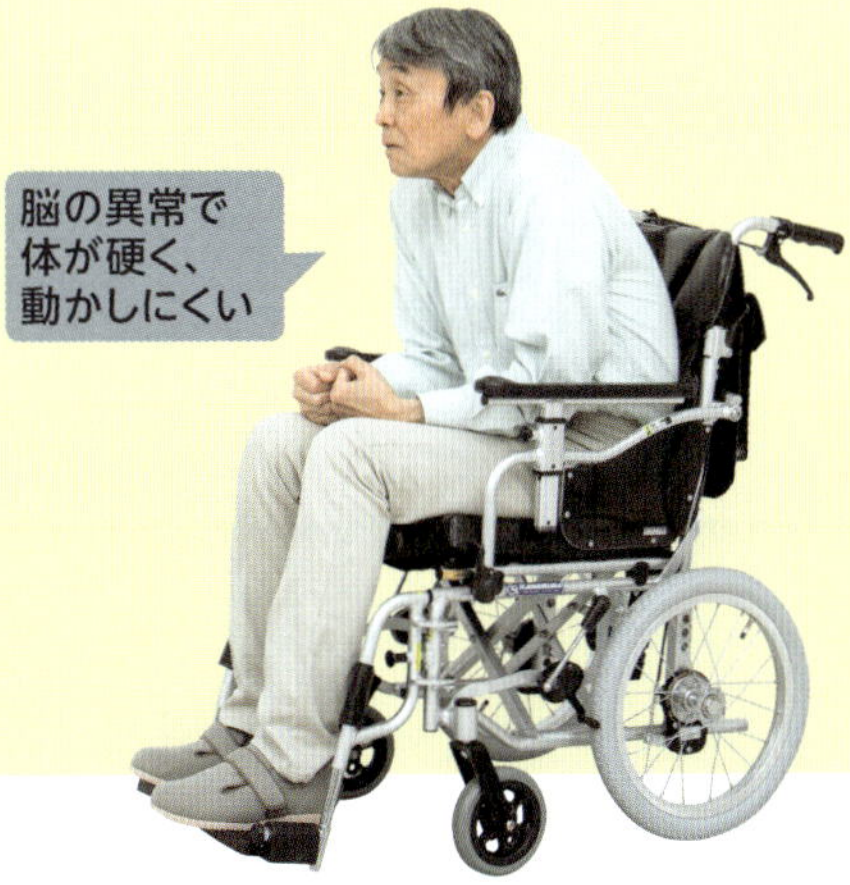
脳の異常で
体が硬く、
動かしにくい

その他の拘縮

パーキンソン病では筋肉が硬く、拘縮に進みやすい

代表的な拘縮には含まれないが、パーキンソン病になると「固縮《こしゅく》」といって、脳の障害で筋肉が硬くなる。そのまま全身の拘縮に至ることもある。

➡P26

拘縮の原因

間違った介護が、拘縮をつくる

障害をもつ人を寝かせっぱなしにしていると、筋肉はどんどん縮みます。適切なケアがされていないことによる、二次的な障害ともいえます。

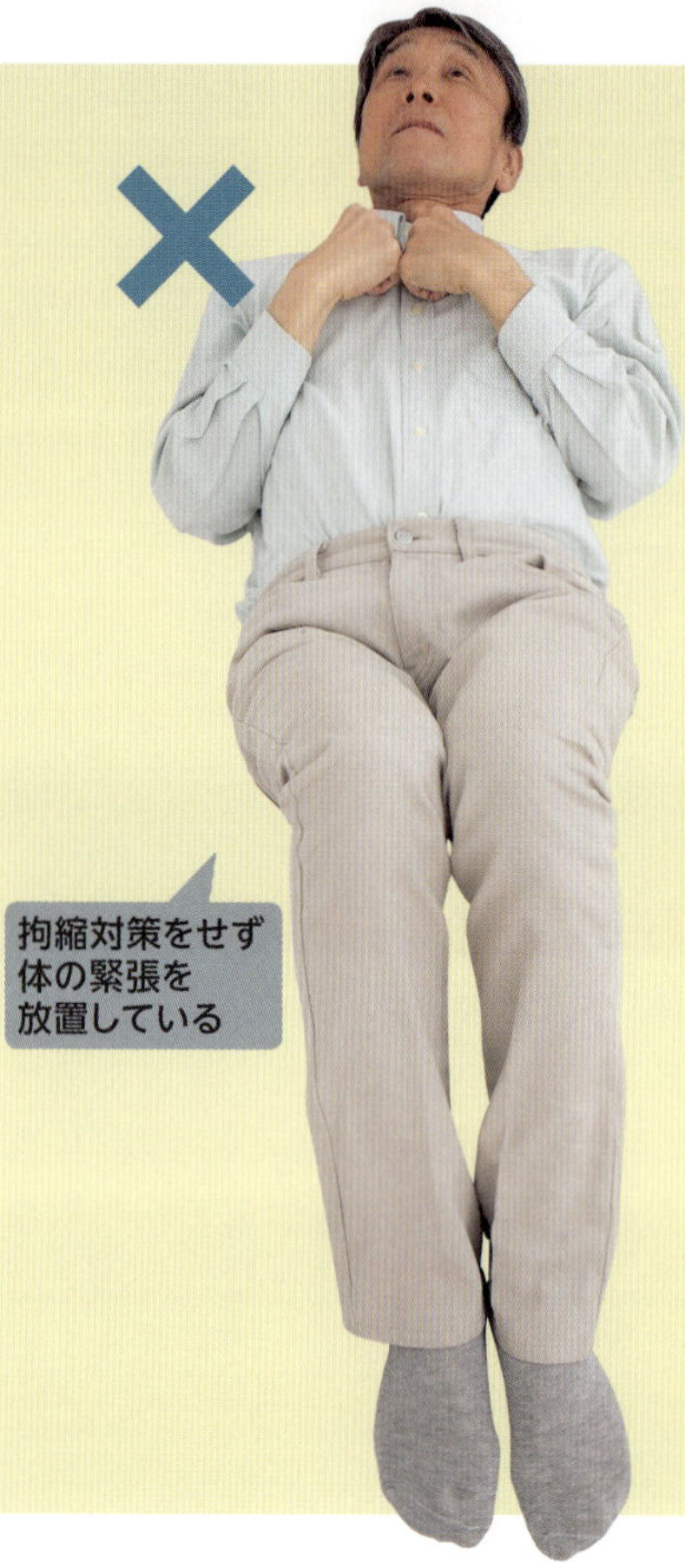
拘縮対策をせず
体の緊張を
放置している

拘縮をつくる原因 1

適切なポジショニングをしていない

ポジショニングとは、寝ているときの姿勢を快適で安全なものにすること。筋性拘縮《きんせいこうしゅく》が起きている人は例外なく、適切なポジショニングがされていない。みようみまねでクッションを入れているのも、同じこと。また、動きにくい関節を何とか動かそうとし、引っぱったりするのも、拘縮を進める要因となる。

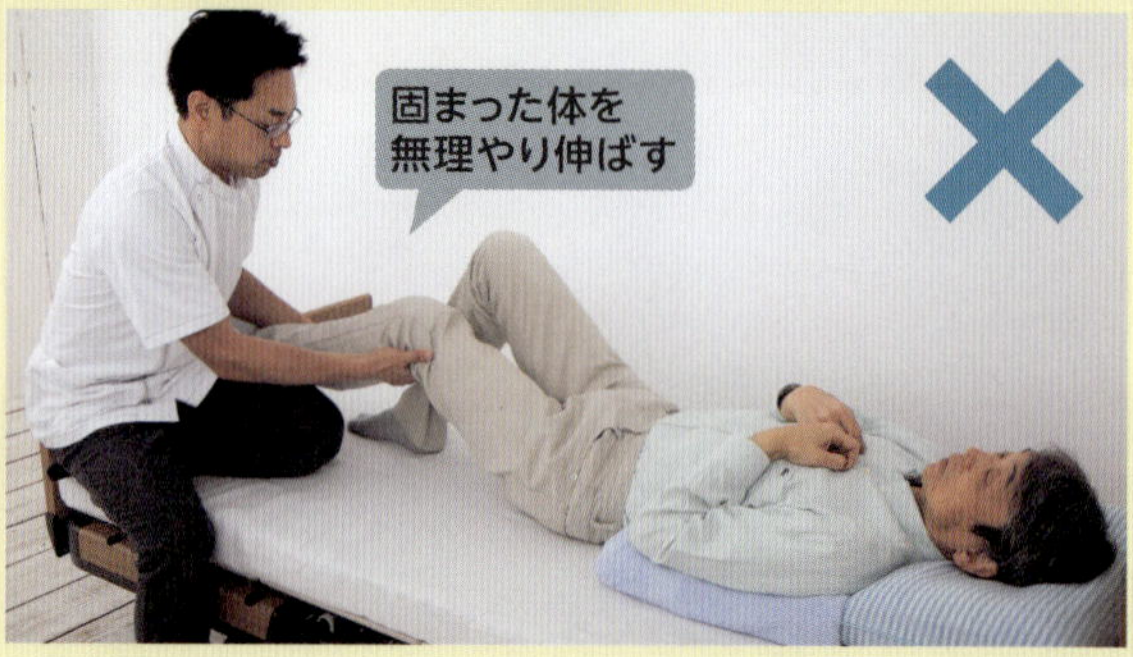
固まった体を
無理やり伸ばす

3つの拘縮はケアで防げる

介護でケアが可能な拘縮は、筋性拘縮《きんせいこうしゅく》、神経性拘縮と、パーキンソン病を含めたその他の拘縮です。本書では、この3つの拘縮の予防、改善法をとり上げます。

3つの拘縮に共通するのは、「防ごうと思えば防げる」点です。

直接の原因だけをみると、筋性拘縮は寝たきり、つまり体の動きがないことです。神経性拘縮、パーキンソン病の固縮《こしゅく》の直接的原因は、ともに脳神経系の病気です。ただ、これらの原因だけで、拘縮に至るわけではありません。

筋肉が硬くなるような、間違ったケアが、間接的原因として存在します。介護職の知識不足による、人為的問題ともいえます。

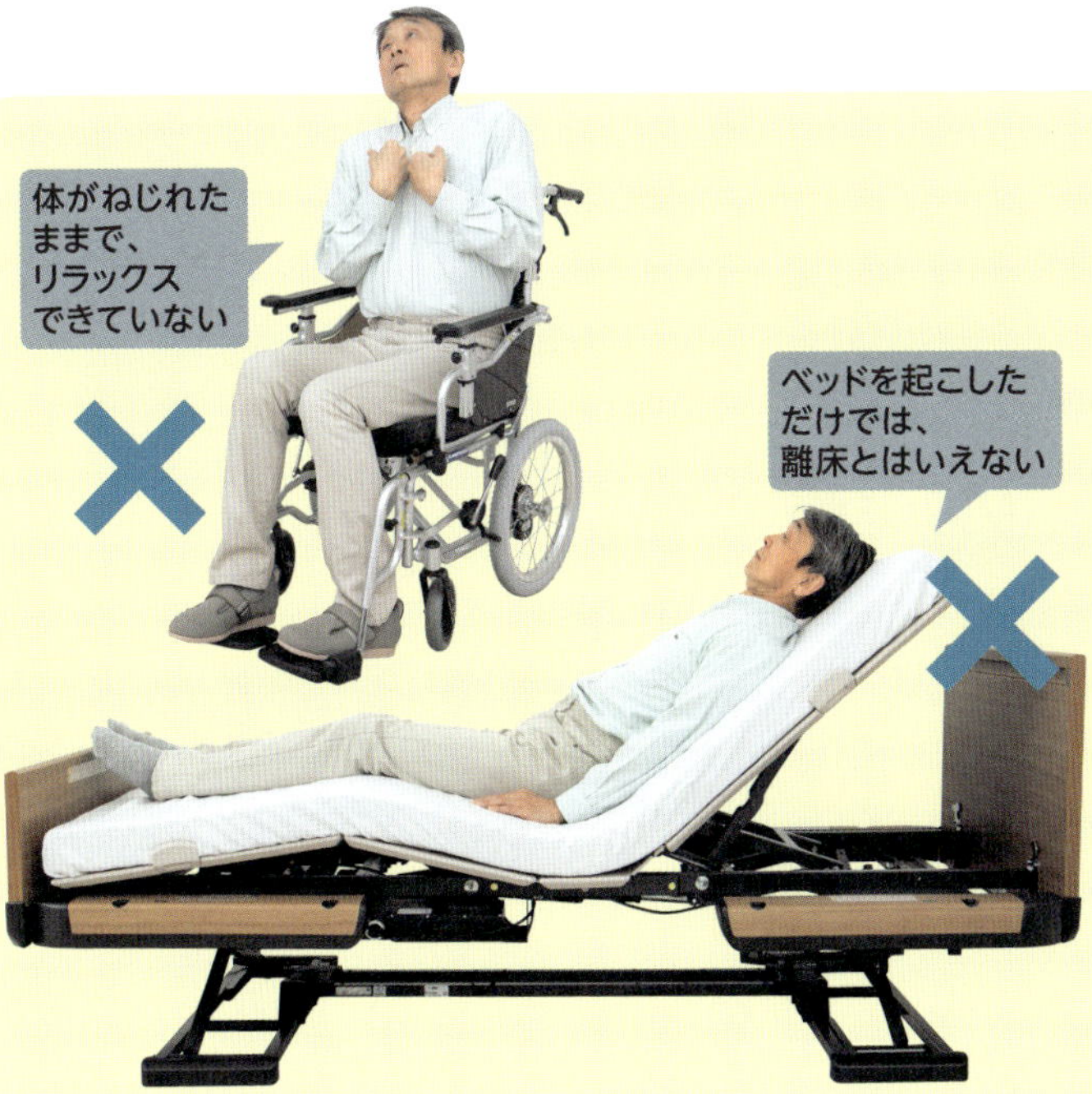
体がねじれたままで、リラックスできていない
ベッドを起こしただけでは、離床とはいえない

拘縮をつくる原因 2

強引に離床させている

「拘縮予防には、離床《りしょう》が大事」といわれる。ただ、離床の本来の目的は、廃用症候群《はいようしょうこうぐん》（→P15）を予防し、生活につなげること。ガチガチの体のままベッドをリクライニングにしたり、車椅子に座ってもらっても効果がないばかりか、体を緊張させ、拘縮を進める原因になる。

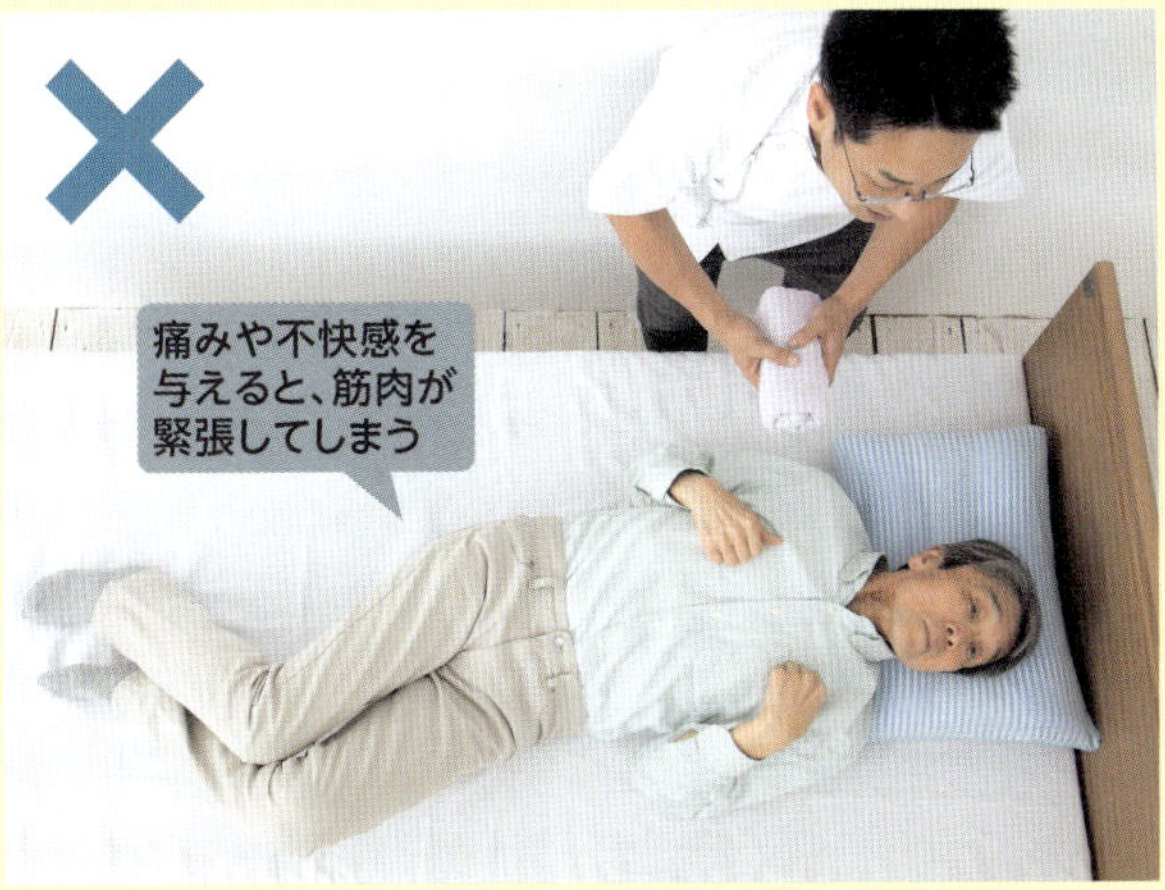
痛みや不快感を与えると、筋肉が緊張してしまう

拘縮をつくる原因 3

基本の介助、接しかたが適切でない

交感神経《こうかんしんけい》が亢進《こうしん》する（働きが強くなる）と、拘縮は進む。交感神経は、全身を攻撃体勢に導く働きをもち、とくに痛みやストレスなどの「不快」な状態によって亢進する。介助するときのふれかたが適切でなく、不快感を与えることも、拘縮の原因となる。

起こすだけではダメ。体をゆるめるケアを

間接的な原因は、上の3つ。日ごろのケアで当てはまるものがないか考えてみましょう。よかれと思ってやっているケアもあるはずです。強引な離床は、その代表例。「寝かせきりにせず、廃用症候群《はいようしょうこうぐん》（→P15）を防ぎたい」という思いがあっての行為です。しかし、**体がこわばったままの離床は、むしろ拘縮を進めます。**

離床の前に、まず適切なポジショニングを身につけましょう。寝ているときの姿勢がラクなら、筋肉はゆるみます。

車椅子に座るときも同じ。快適で安全な椅子での姿勢をつくる「シーティング」をしないと、筋肉はゆるみません。

どのような場面でも、筋緊張をいかに減らすかを、つねに意識することが大切です。

拘縮の進行

寝たきりでいると必ず拘縮する

もとの病気が何であれ、寝かせきりにしてれば、拘縮は必ず発生します。片麻痺、パーキンソン病などの場合はとくに、早めの対策が重要です。

原因は違っていても、結果は同じ

右は、原因となるもとの疾患。どのような疾患であっても、寝たきりになれば、拘縮は避けがたい。

筋性拘縮の原因となる病気
（＝寝たきりの原因となる病気の例）

認知症
脳細胞の変性、脳梗塞《のうこうそく》などで脳機能が低下。進行すると、動く力も奪われる。

衰弱
高齢による衰弱、いわゆる「老衰《ろうすい》」。病気ではないが、これも寝たきりの原因。

転倒による骨折
高齢者は骨がもろく骨折しやすい。歩行機能が低下し、寝たきりにつながる。

脳血管系、心血管系の病気
脳梗塞、脳出血、心筋梗塞《しんきんこうそく》など。療養期間が長くなることで、動く力が低下する。

神経性拘縮の原因となる病気

脳の器質的障害（片麻痺《かたまひ》など）
出血、腫瘍《しゅよう》などで、明確な損傷が脳神経にある場合。片麻痺、意識障害など。

その他の拘縮の原因となる病気

パーキンソン病
大脳と脊髄《せきずい》のあいだにある、脳幹《のうかん》の細胞が変性する病気。運動障害が出る。

誤用《ごよう》/過用症候群《かようしょうこうぐん》

体の誤った使いかた、使いすぎで機能が損なわれる

廃用症候群を防ぐために残された機能を酷使したり、誤った使いかたをしたりして、別の障害を引き起こすなど。

固縮《こしゅく》

脳深部の障害で筋肉が硬くなる

パーキンソン病の運動障害の一種で、筋肉が硬くこわばる。こわばりを放置していると、やがて拘縮に至る。

寝たきりによって全身の機能が低下する

病気のために療養が続き、寝たきりになると、全身の機能が低下する「廃用症候群《はいようしょうこうぐん》」に至ります。

筋性拘縮《きんせいこうしゅく》も、広義には廃用症候群のひとつ。どのような病気が原因であれ、拘縮のしかたは同じです。

神経性拘縮の原因である片《かた》麻痺《まひ》なども、何らかの原因で寝たきりになると、筋性拘縮に至る可能性があります。

早めのケアで生活の質を維持する

寝たきりの原因となる重い病気や老衰《ろうすい》が、ケアで改善されるわけではありません。

しかし適切な介助によって、快適な暮らしを送ってもらうことはできます。

体が拘縮していると十分な介助ができませんし、寝ているだけで苦しい状態が続きます。放っておくと関節とその周囲がますます硬くなり、もとに戻らなくなります。

少しでも早くケアをはじめることが、何より大切です。

廃用症候群《はいようしょうこうぐん》

寝たきりによる二次障害。全身の機能が低下

拘縮《こうしゅく》

関節の動きが制限され、ケアがうまくできない

おもに、筋肉が硬くなって縮み、関節を動かしにくくなる筋性拘縮《きんせいこうしゅく》。関節が動かないので、ケアが非常にしにくい。血流が悪くなるために、褥瘡もできやすい。神経性拘縮を有する片麻痺の人、固縮の症状があるパーキンソン病の人も、障害が進むなどして、筋性拘縮に至る可能性がある。

褥瘡《じょくそう》

マットレスなどで強く圧迫されることで、血流が低下し、組織、筋肉が壊死してしまう。

筋力、心肺機能の低下

体を動かさないため、心臓と肺の機能、体動に必要な筋力が低下する。

代謝系《たいしゃけい》の不調、病気

血糖値にかかわるインスリンの代謝異常、甲状腺《こうじょうせん》の異常など。

泌尿器系《ひにょうきけい》の不調、病気

体動がないため血液中にカルシウムがたまり、尿路結石《にょうろけっせき》になる、など。

神経系の不調、病気

うつ状態や、意識障害から言動にも混乱をきたす「せん妄《もう》」など。

消化器系《しょうかきけい》の不調、病気

腸管が働かなくなることによる栄養不良、体重減少、便秘など。

強直《きょうちょく》

拘縮を放っておくと、関節周囲の組織がくっついたり、関節軟骨《なんこつ》が薄くなり骨どうしがぶつかるなどして、関節がさらに動かなくなる。この段階まで進むと、ケアでは改善できない。

＝

手術などの治療が必要

筋性拘縮

抗重力筋が緊張して全身が硬くなる

私たちが立ったり座ったりできるのは、重力下で姿勢を保つ働きをする筋肉のおかげ。でも寝たきりでいると、その筋肉が過度に硬くなります。

体の下側の筋肉が、抗重力筋《こうじゅうりょくきん》として作用する。ずっとあお向け（仰臥位《ぎょうがい》）で寝ていると、背中側の筋肉だけが過剰に働くことになる。

同じ姿勢でいると下側の筋肉が短くなる

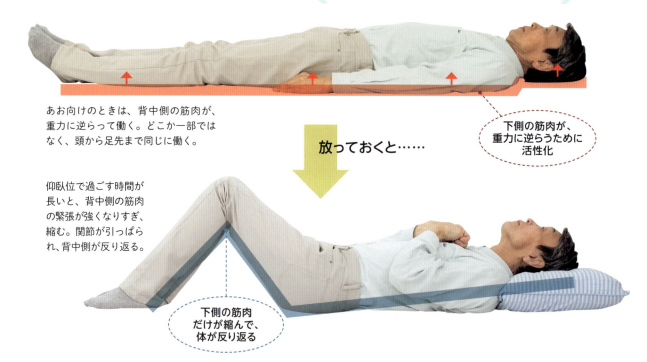

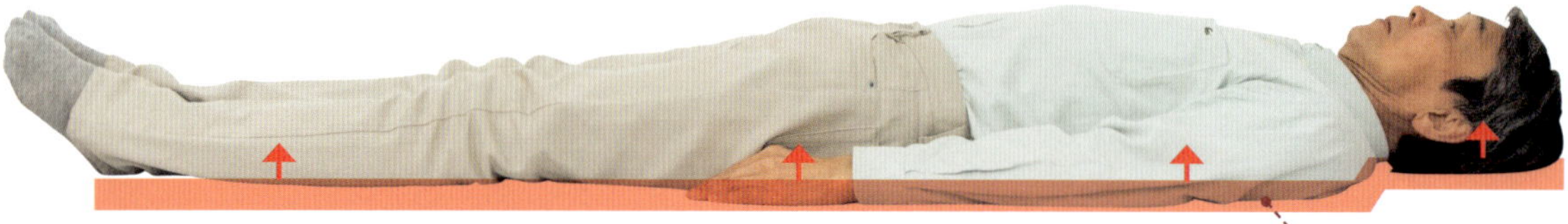

あお向けのときは、背中側の筋肉が、重力に逆らって働く。どこか一部ではなく、頭から足先まで同じに働く。

放っておくと……

仰臥位で過ごす時間が長いと、背中側の筋肉の緊張が強くなりすぎ、縮む。関節が引っぱられ、背中側が反り返る。

重力に抗うために下側の筋肉が働く

筋性拘縮《きんせいこうしゅく》の原理は、いたってシンプル。**重力の影響を受ける筋肉が硬くなります。重力の影響を受ける筋肉は、「抗重力筋《こうじゅうりょくきん》」といいます。**特定の筋肉ではありません。機能を表す名称なので、そのときどきで場所は変わります。

あお向け（仰臥位《ぎょうがい》）で寝ているときは、背中側。うつぶせ（腹臥位《ふくがい》）で寝ているときは、おなか側。体の下側の筋肉が、抗重力筋です。

立っているときにも抗重力筋が働き、体の前側と後ろ側でバランスをとっています。

地球上で生きていくために欠かせない作用ですが、寝たきりの人には不都合。**いつも同じ姿勢でいるために、特定の筋肉が抗重力筋として働き続け、硬く縮んでしまいます。**

横向き、うつぶせでも原理は同じ

仰臥位以外で寝ているときにも、下になった側の筋肉が緊張する。腹《ふく》臥《が》位《い》では仰臥位と逆に、体の前面が緊張しやすい。

横向き（側臥位）

体の右側を下にし、横向きになっているときには、体の重みを受ける右側の筋肉が抗重力筋となる。

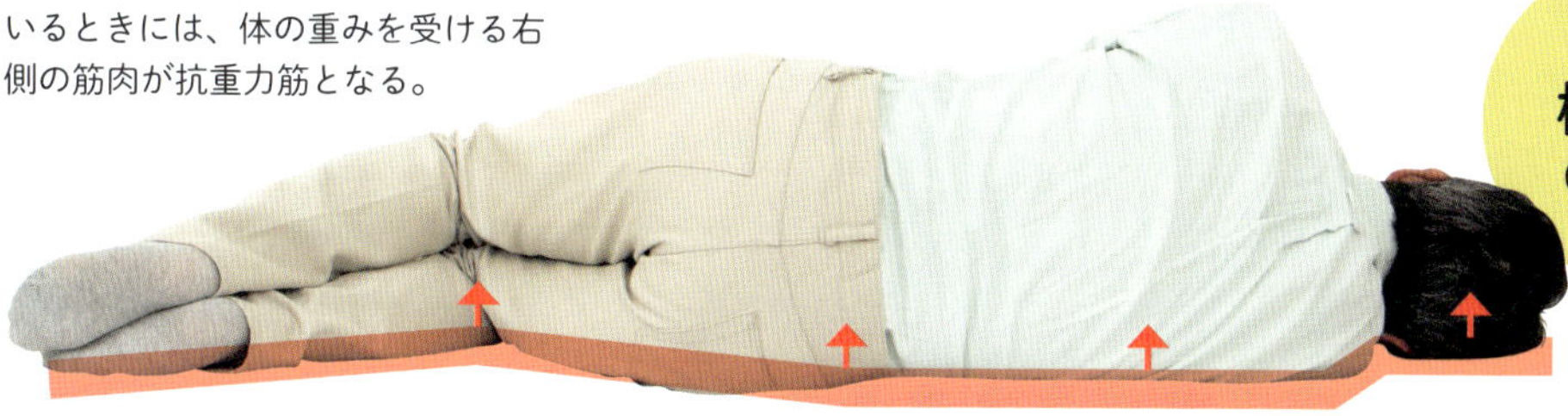

うつぶせ（腹臥位）

顔から足の前側までが抗重力筋。この格好で寝続ける人がいないため、この向きでは拘縮しないだけ。

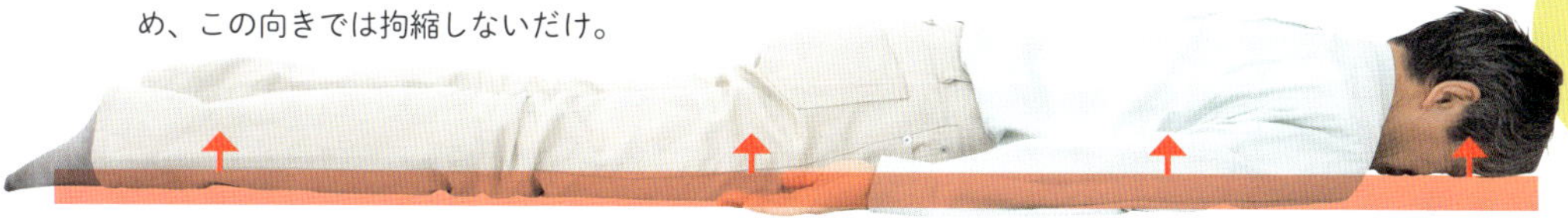

立っているとき、座っているときも抗重力筋が働いている

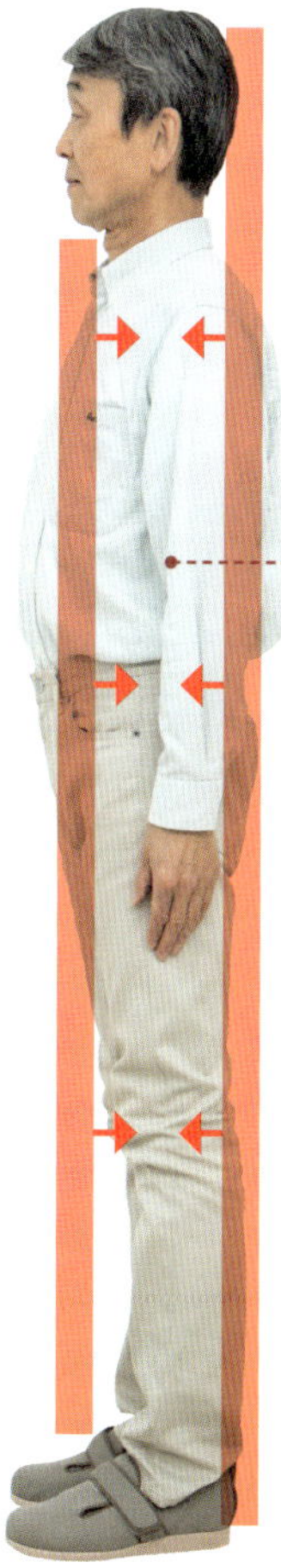

前側、後ろ側の筋肉が対になって働くことでまっすぐ立っていられる

立ち姿勢（立位）

立《りつ》位《い》ではつねに、前面と背面が抗重力筋として働き、体をまっすぐに保っている。

体を直立させるときは、おなか側と背中側の筋肉が対になり、バランスをとっている。

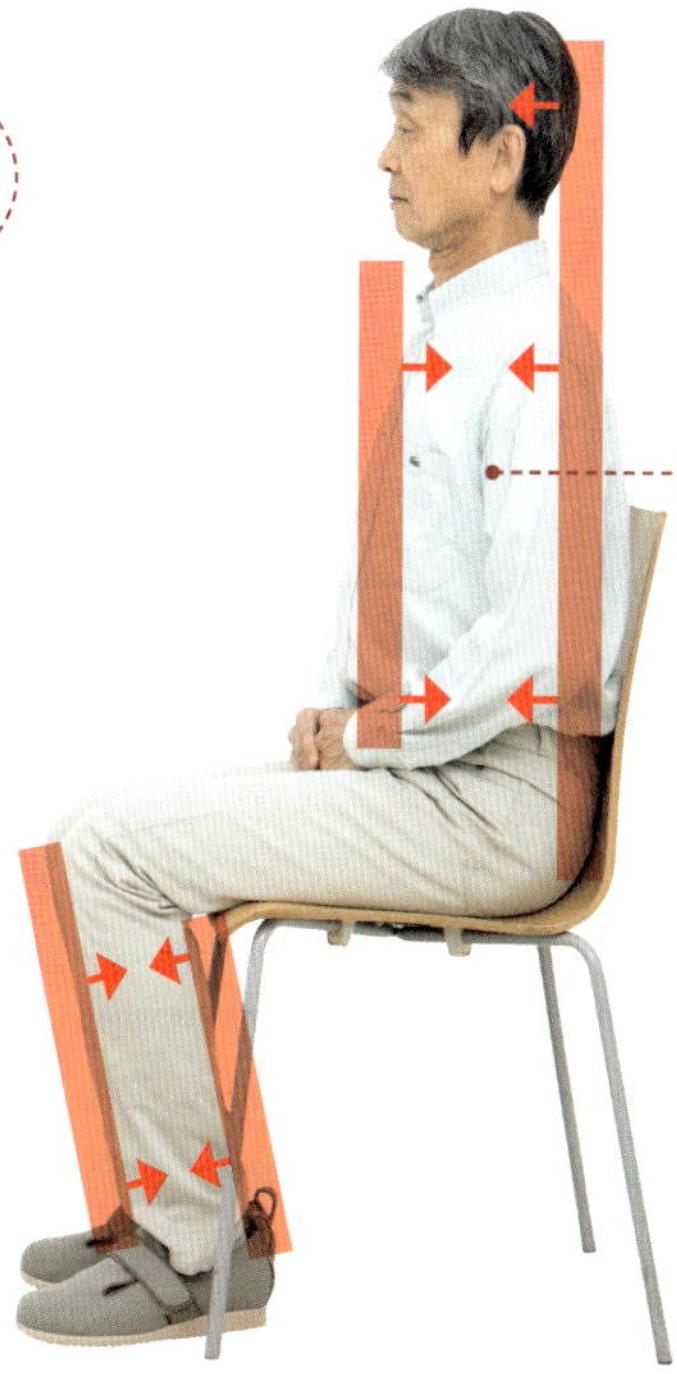

腹筋と背筋がともに働き、姿勢をキープ

座り姿勢（座位）

腹筋と背筋、ひざ下の前面と背面がバランスよく作用。リクライニング姿勢では、背側が抗重力筋になる。

筋性拘縮

寝ていても苦しく、ケアをしにくくなる

拘縮が進むと、腹筋が十分に働かなくなり、呼吸が苦しくなります。関節が動かないため、入浴や着替えなどの介助時にも苦痛を伴います。

進行すると全身がゆがむ

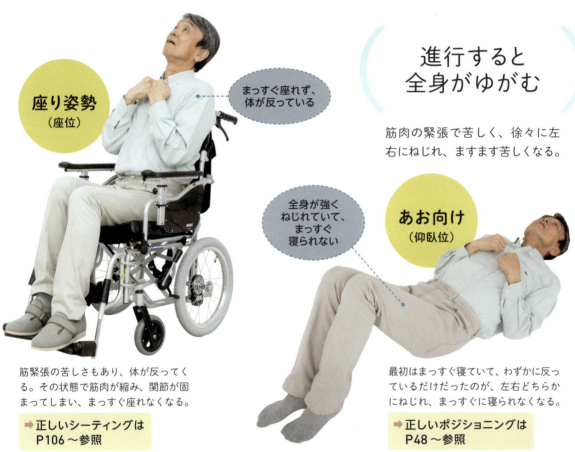

筋肉の緊張で苦しく、徐々に左右にねじれ、ますます苦しくなる。

座り姿勢
（座位）

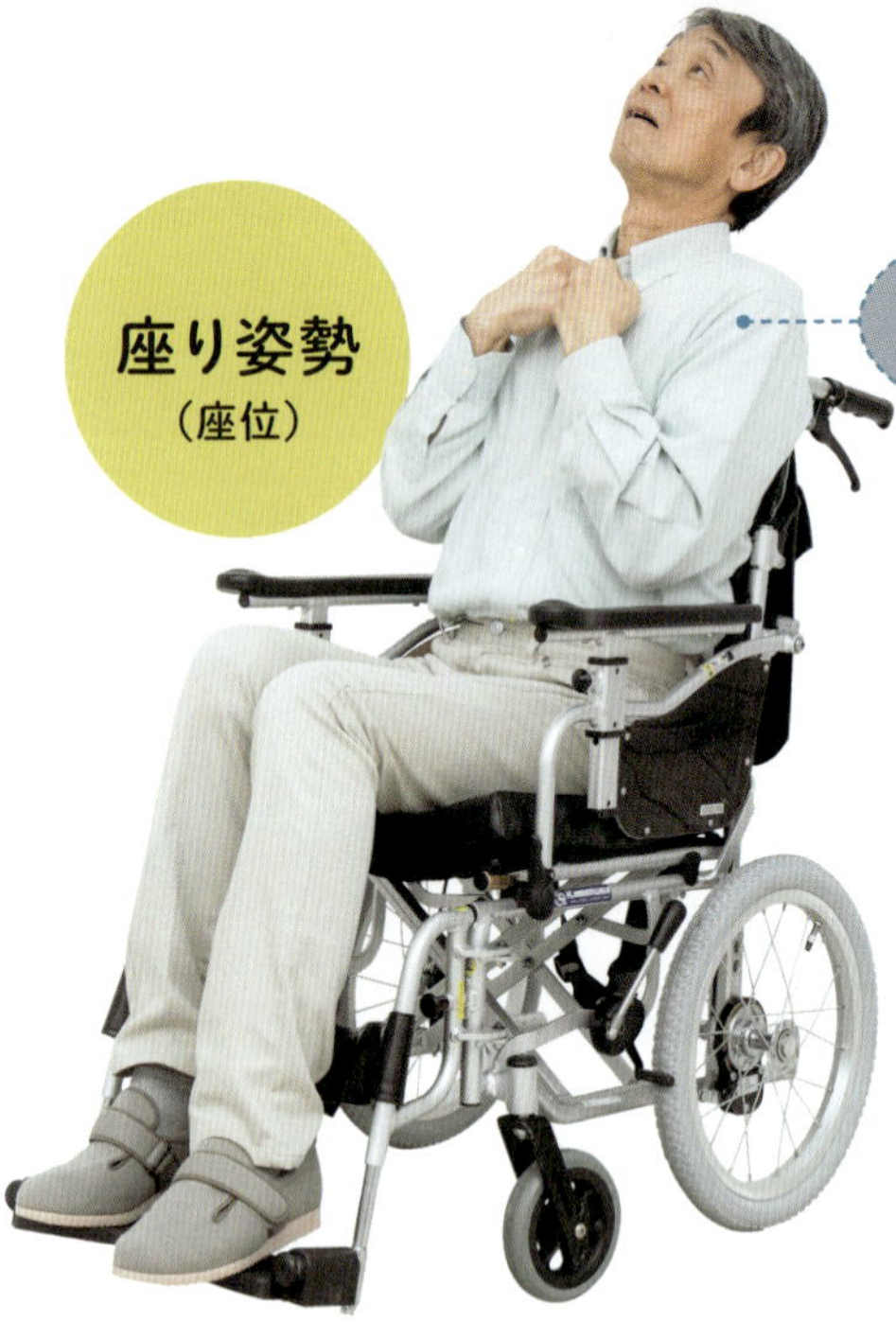

まっすぐ座れず、
体が反っている

筋緊張の苦しさもあり、体が反ってくる。その状態で筋肉が縮み、関節が固まってしまい、まっすぐ座れなくなる。

➡正しいシーティングは P106～参照

あお向け
（仰臥位）

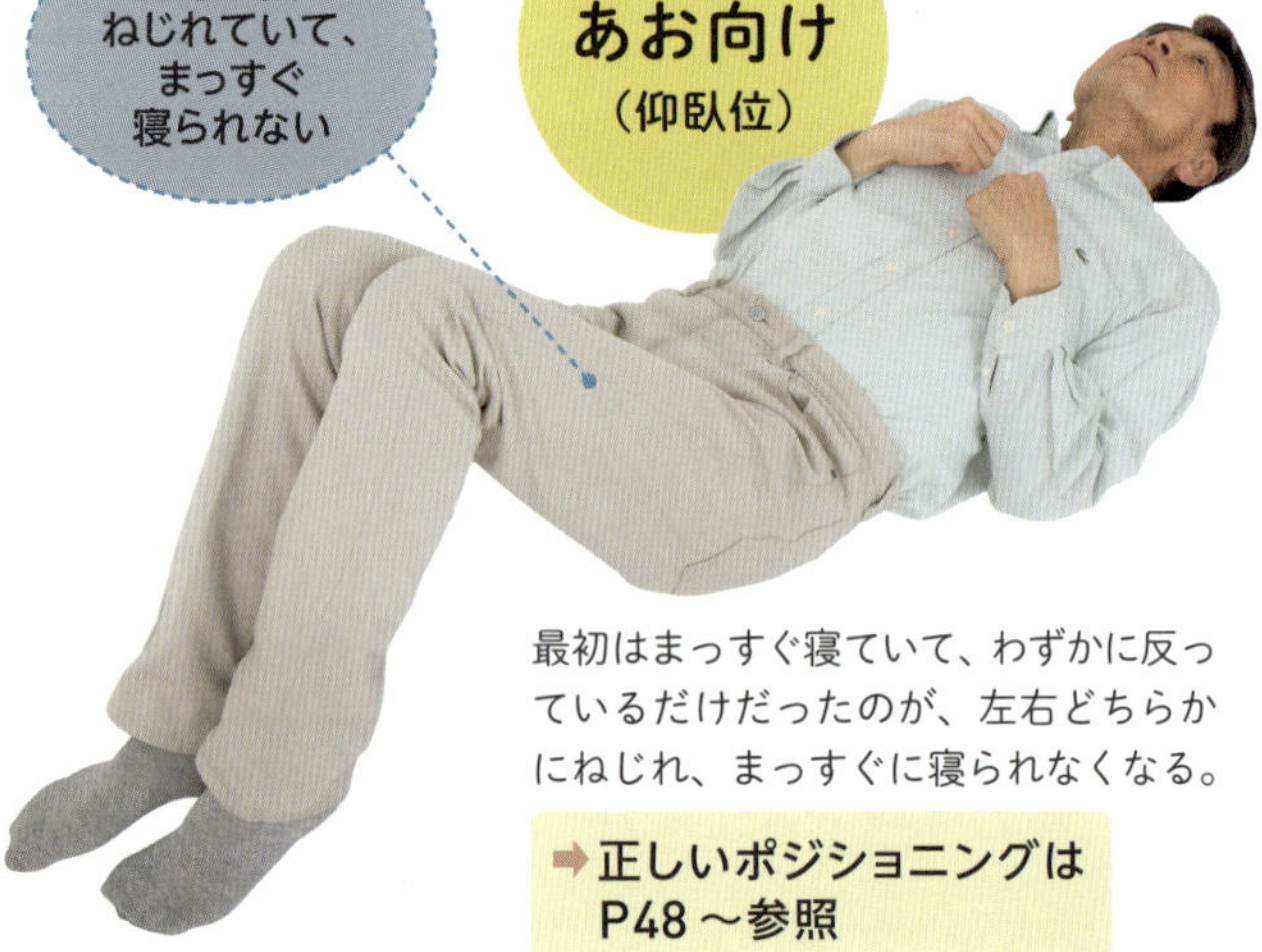

全身が強く
ねじれていて、
まっすぐ
寝られない

最初はまっすぐ寝ていて、わずかに反っているだけだったのが、左右どちらかにねじれ、まっすぐに寝られなくなる。

➡正しいポジショニングは P48～参照

拘縮が進行すると尊厳を守れない

なぜ拘縮《こうしゅく》がいけないのか。それは、人の尊厳を保てなくなるからです。

歳を重ね、病気になったり衰弱したりすれば、いままでと同じ生活はできません。それでも、その年齢と身体状況に応じた快適な生活を送ることは可能です。

しかし拘縮すると、表情はなくなり、口は開きっぱなし。言葉を発することも、体を動かすこともできません。清潔にしようとしても、ケアが困難。握り込んだ指からは、悪臭を発するようになります。**寝ているだけで息苦しく、ただ横たわっているだけという状態が続きます。**

拘縮ケアは、このような状態を防ぎ、人間らしく、快適な生活を守るためにあります。

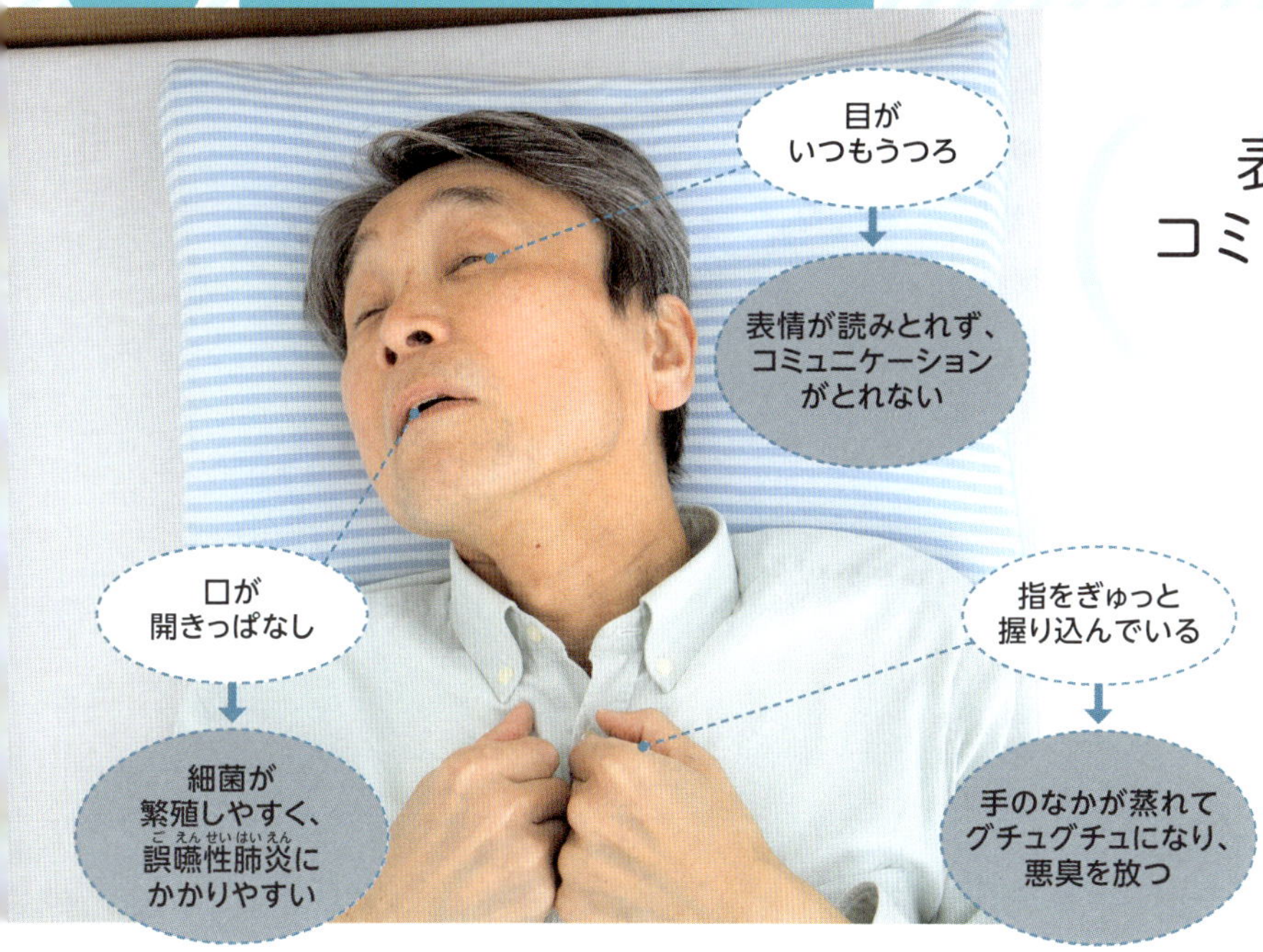
目が
いつもうつろ
表情が読みとれず、
コミュニケーション
がとれない
口が
開きっぱなし
細菌が
繁殖しやすく、
誤嚥性肺炎《ごえんせいはいえん》に
かかりやすい
指をぎゅっと
握り込んでいる
手のなかが蒸れて
グチュグチュになり、
悪臭を放つ

表情がなくなり コミュニケーションが 困難に！

頭部にも重力がかかっていて、あお向けで寝続けると、後頭部の筋肉が縮む。同時に顔の筋肉は働きにくくなり、表情がなくなってしまう。口が開いているのは、首が反り返り、腹筋が働きにくくなっているため。肩から手先まで硬く、指はきつく握り込み、なかが蒸れている。

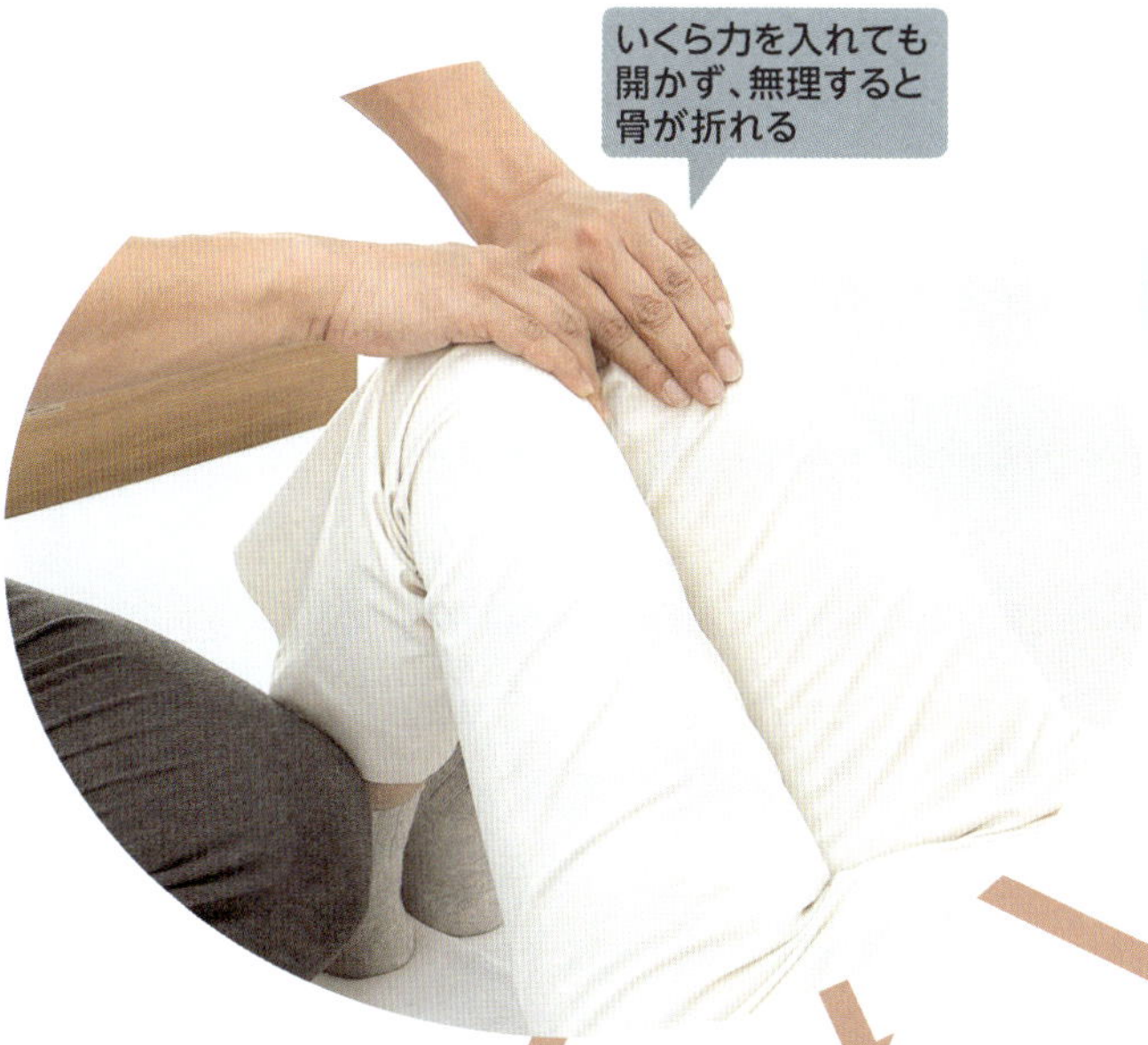
いくら力を入れても
開かず、無理すると
骨が折れる

関節がほとんど 動かず、ケアも困難

背中側の筋肉が縮んで関節が引っぱられ、まっすぐの状態を保てない。ひざは中途半端に曲がり、曲げ伸ばしが困難。力を入れても足が開かず、無理すると、もろくなった骨が折れやすい。ケアで清潔を保つのがむずかしい状態。

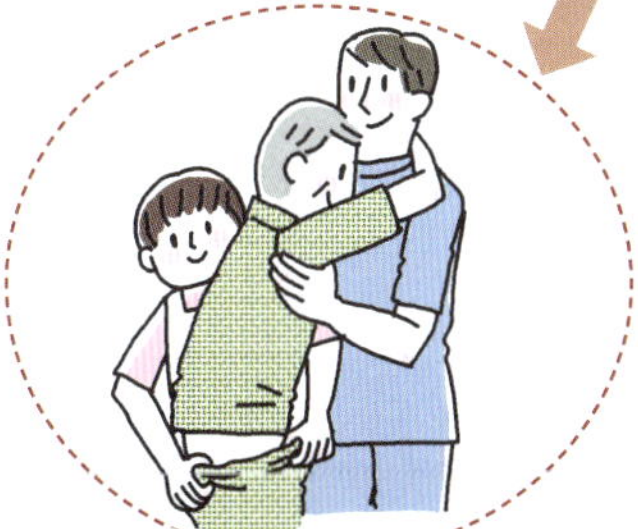

着替えができない

曲がらない腕を無理に曲げて着替え介助すると、骨折することがある。

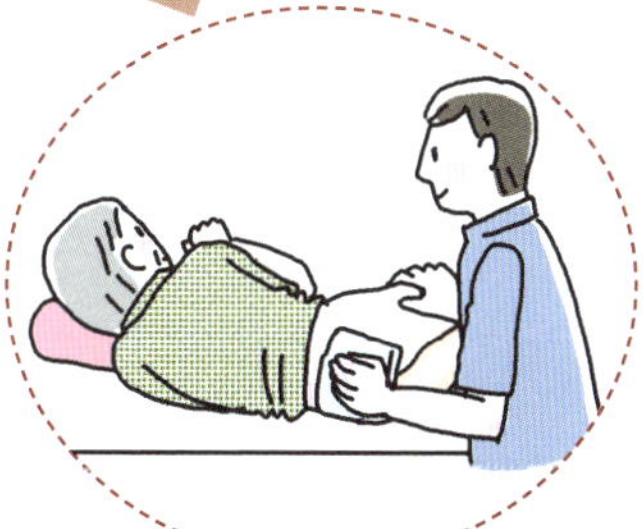

オムツ交換ができない

足が開かないと、オムツ交換、陰部洗浄などに支障をきたす。

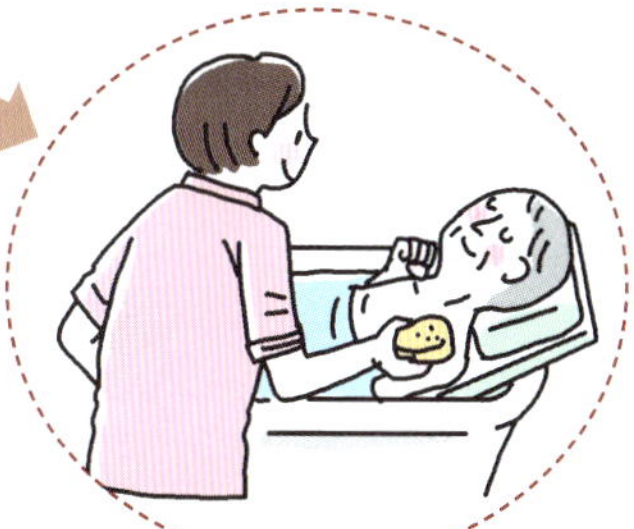

入浴介助ができない

浴槽に入れるだけでも難儀。入った後も関節が動かず、汗を流せない。

神経性
拘縮

脳卒中後の片麻痺がいちばん多い

脳卒中の後遺症として多いのが、半身に麻痺が生じる片麻痺。体の使いかたに偏りが出て、麻痺側が緊張しやすいのが特徴です。

右半身か左半身が麻痺してしまう

神経性拘縮で多いのが、脳卒中の後遺症である片麻痺《かたまひ》です。左半身、右半身どちらかの感覚が鈍くなり、自分の意思で動かしにくくなります。

医療的リハビリテーションでは、麻痺していない側の手足を上手に使い、生活面での困難をなくしていきます。しかしこのときに、努力のあまり、麻痺していない側を酷使しすぎてしまうことがあります。その結果起こるのが、「過《か》用症候群《ようしょうこうぐん》」。非麻痺側《ひまひそく》の変形《へんけい》性膝関節症《せいしつかんせつしょう》などが代表的です。

さらに**非麻痺側の使いすぎは、麻痺側《まひそく》の筋肉を硬くし、拘縮を引き起こします。**

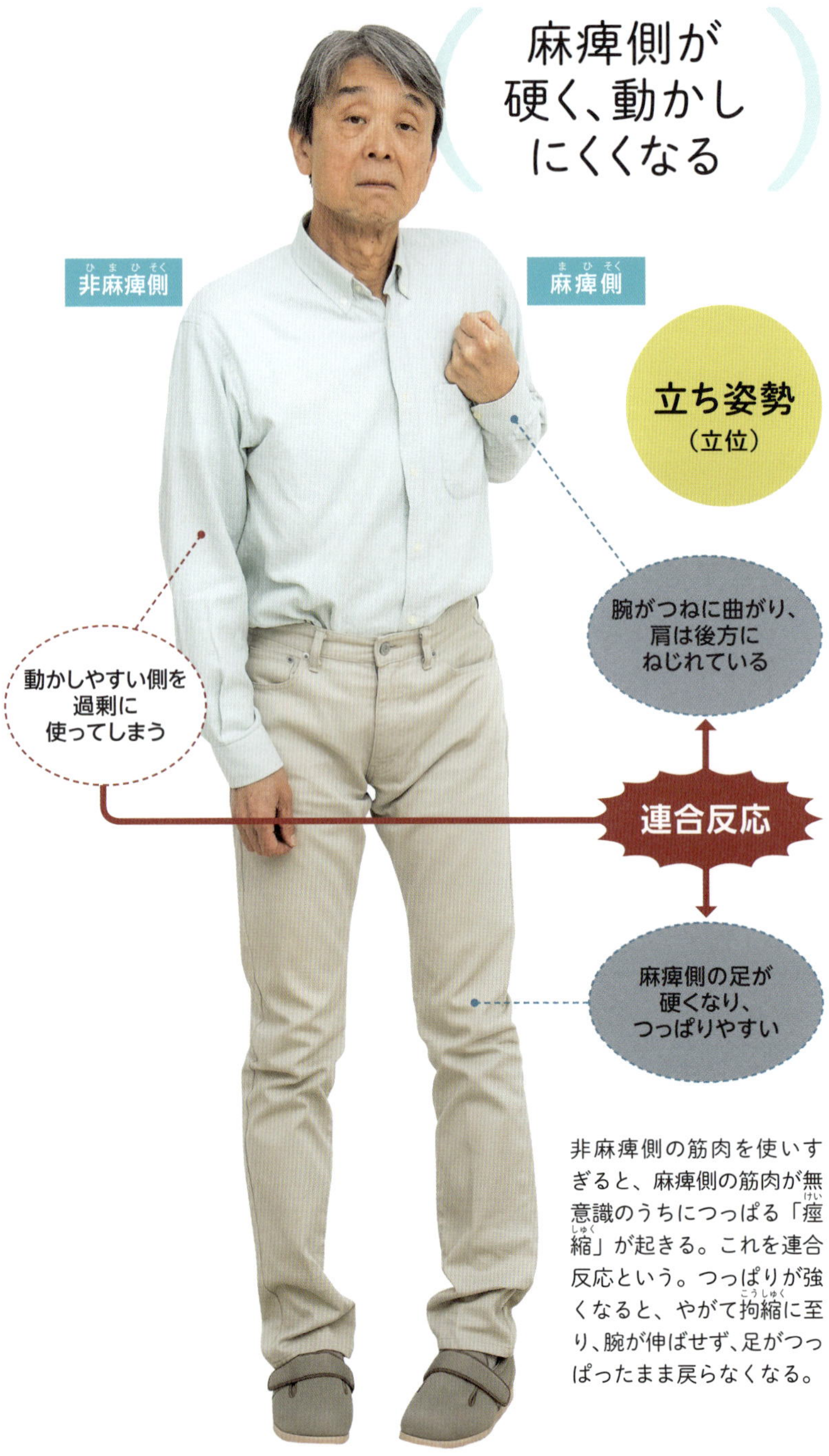

麻痺側が
硬く、動かし
にくくなる
非麻痺側《ひまひそく》
麻痺側《まひそく》
立ち姿勢
（立位）
腕がつねに曲がり、
肩は後方に
ねじれている
動かしやすい側を
過剰に
使ってしまう
連合反応
麻痺側の足が
硬くなり、
つっぱりやすい

非麻痺側の筋肉を使いすぎると、麻痺側の筋肉が無意識のうちにつっぱる「痙《けい》縮《しゅく》」が起きる。これを連合反応という。つっぱりが強くなると、やがて拘縮《こうしゅく》に至り、腕が伸ばせず、足がつっぱったまま戻らなくなる。

座るとき、寝るときも左右に偏りが出る

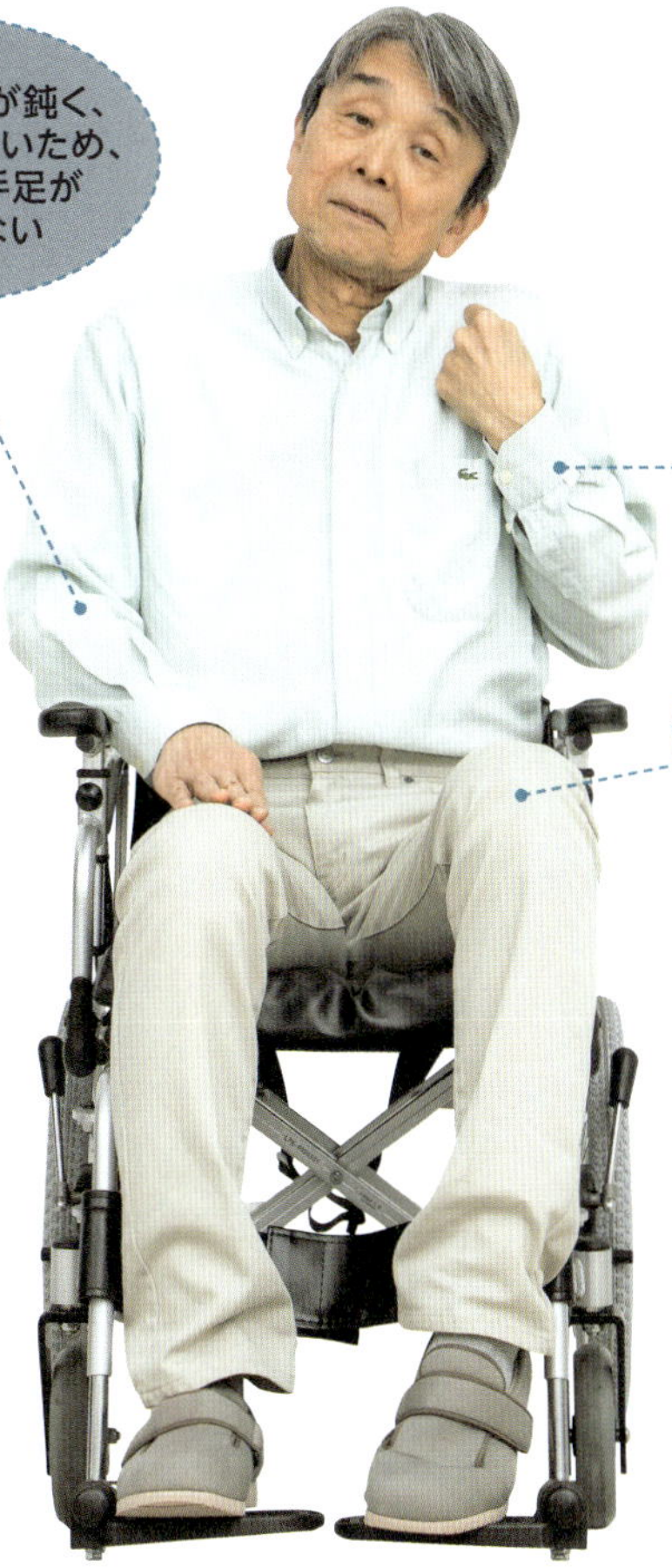
麻痺側の感覚が鈍く、座位が安定しないため、非麻痺側の手足が落ち着かない
麻痺側に体が傾いて、リラックスできない
体の傾きのため、左右の足の高さが揃っていない

座り姿勢（座位）

座った状態でも、麻痺側の腕が曲がったままで、首が傾いてしまうことが多い。体全体も麻痺側に傾きやすく、足の位置も揃わない。このまま拘縮すると、筋性拘縮《きんせいこうしゅく》同様の苦痛にみまわれる。

➡正しいシーティングはP114～参照

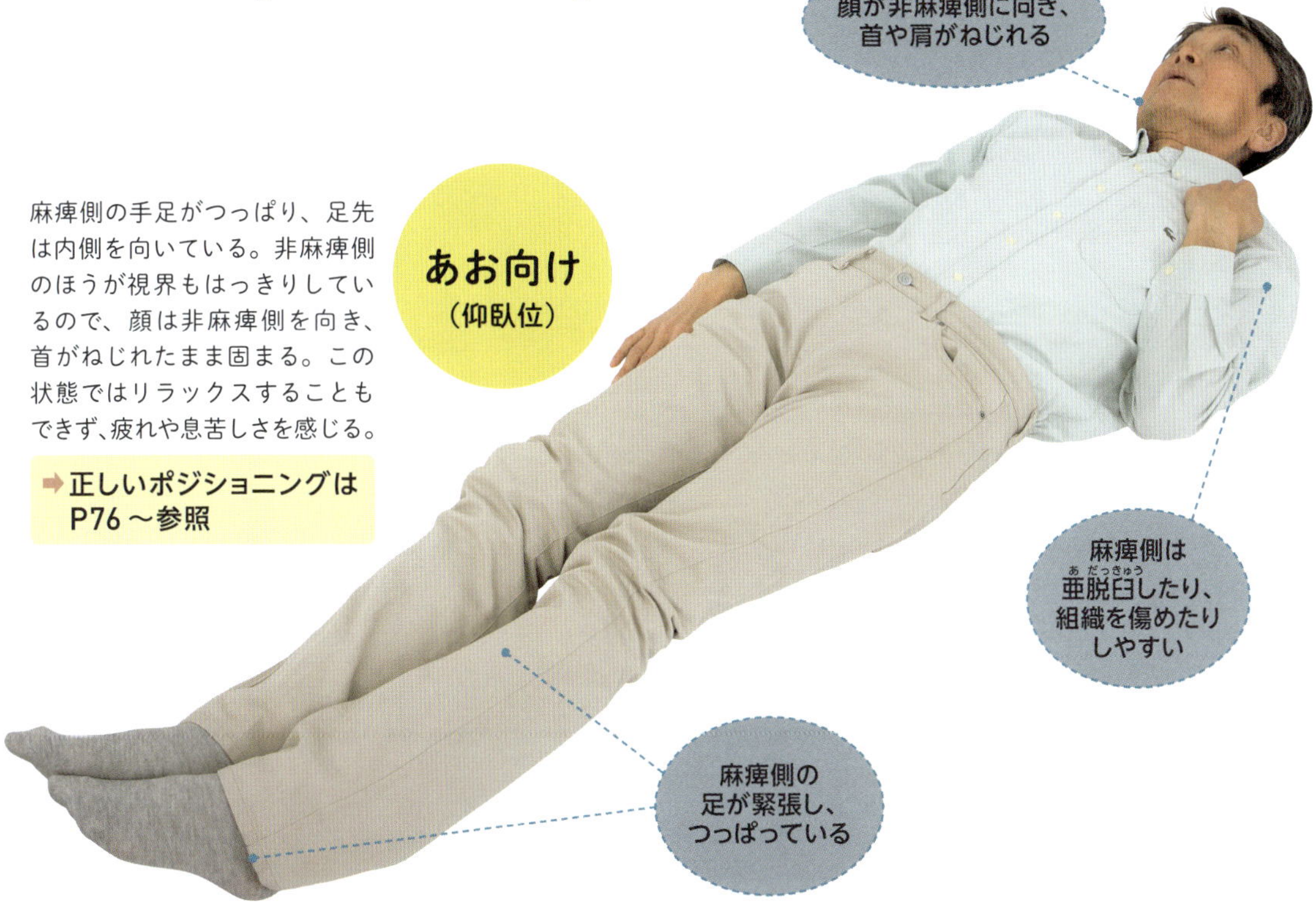
顔が非麻痺側に向き、首や肩がねじれる
麻痺側は亜脱臼《あだっきゅう》したり、組織を傷めたりしやすい
麻痺側の足が緊張し、つっぱっている

あお向け（仰臥位）

麻痺側の手足がつっぱり、足先は内側を向いている。非麻痺側のほうが視界もはっきりしているので、顔は非麻痺側を向き、首がねじれたまま固まる。この状態ではリラックスすることもできず、疲れや息苦しさを感じる。

➡正しいポジショニングはP76～参照

神経性拘縮

連合反応による拘縮、足先の変形に注意する

非麻痺側だけをたよりに生活していると、麻痺側が拘縮しかねません。足先が変形したり、震えが止まらないといった症状も出てきます。

非麻痺側の使いすぎで連合反応が起こる

連合反応を防ぐには、非《ひ》麻《ま》痺《ひ》側《そく》の使いすぎに注意する。

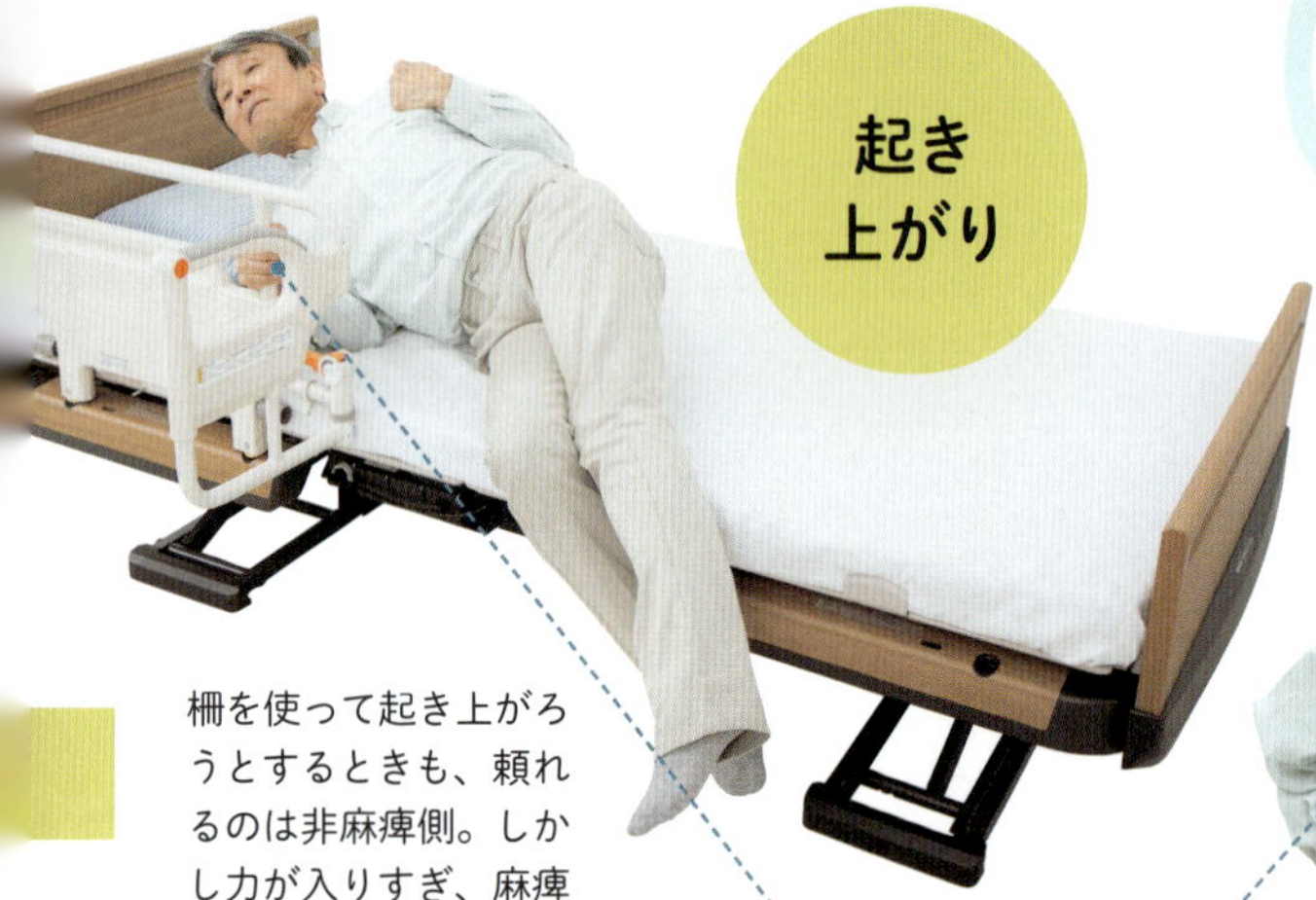

起き上がり

柵を使って起き上がろうとするときも、頼れるのは非麻痺側。しかし力が入りすぎ、麻痺側も硬くなっている。

➡**正しい起き上がりかたはP150参照**

非麻痺側の手足に力が入りすぎている

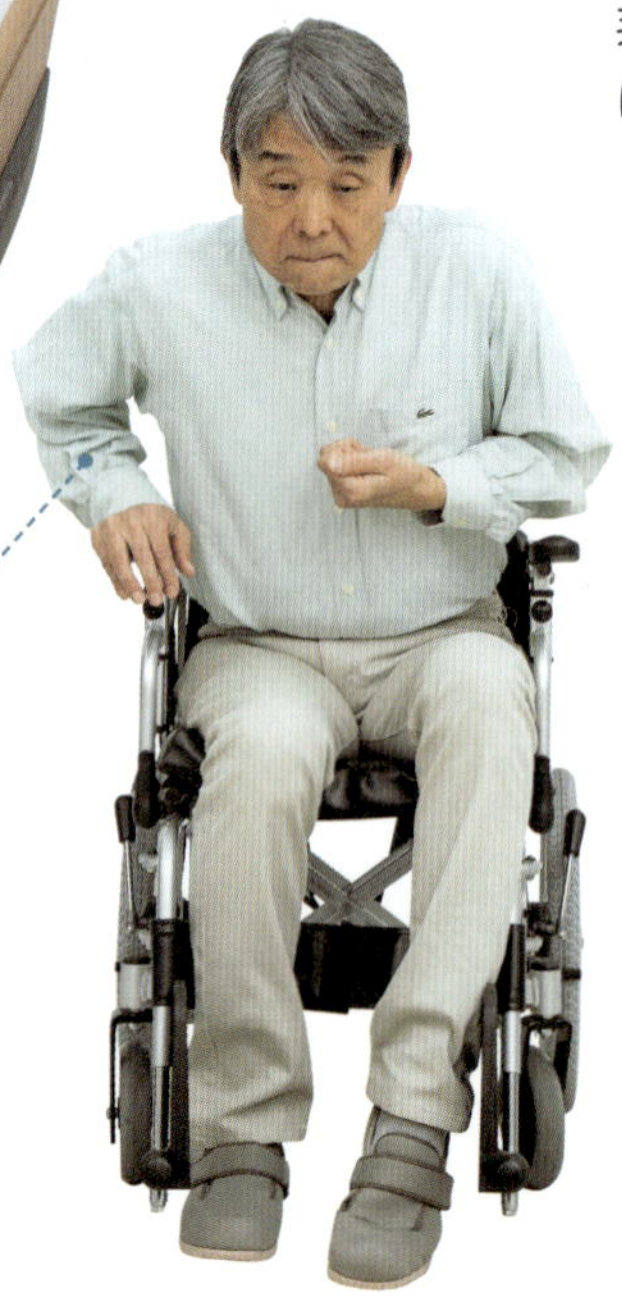

立ち上がり

非麻痺側の腕でひじ受けを持ち、体重をかけてふんばっている。このようなときに、筋肉の緊張が上がりすぎる。

➡**正しい立ち上がりかたはP170参照**

バランスよく動く練習、基本の介助で拘縮を防ぐ

片《かた》麻《ま》痺《ひ》の人の拘縮《こうしゅく》予防には、非《ひ》麻《ま》痺《ひ》側《そく》の使いすぎによる連合反応を防ぐことが第一です。

医療的リハビリテーションの回復期は、努力して機能をとり戻すことが優先されます。しかし回復がある程度止まってきたときには、**残った機能をいかに大切に使うかを考えます。**

その段階は、自分では判断できません。理学療法士とよくコミュニケーションをとり、指示を守りましょう。

生活期（維持期）以降は、非麻痺側の負担を減らす配慮を。とくに**立ち上がり、起き上がり、寝返りなどの動作時は負担がかかります。**麻痺側が硬くなっているときは、介護職がサポートし、バランスよく動けるようにします。

足先やひざに障害が起きやすい

非麻痺側の手足を酷使しすぎて、残された機能が奪われることも。

尖《せん》足《そく》

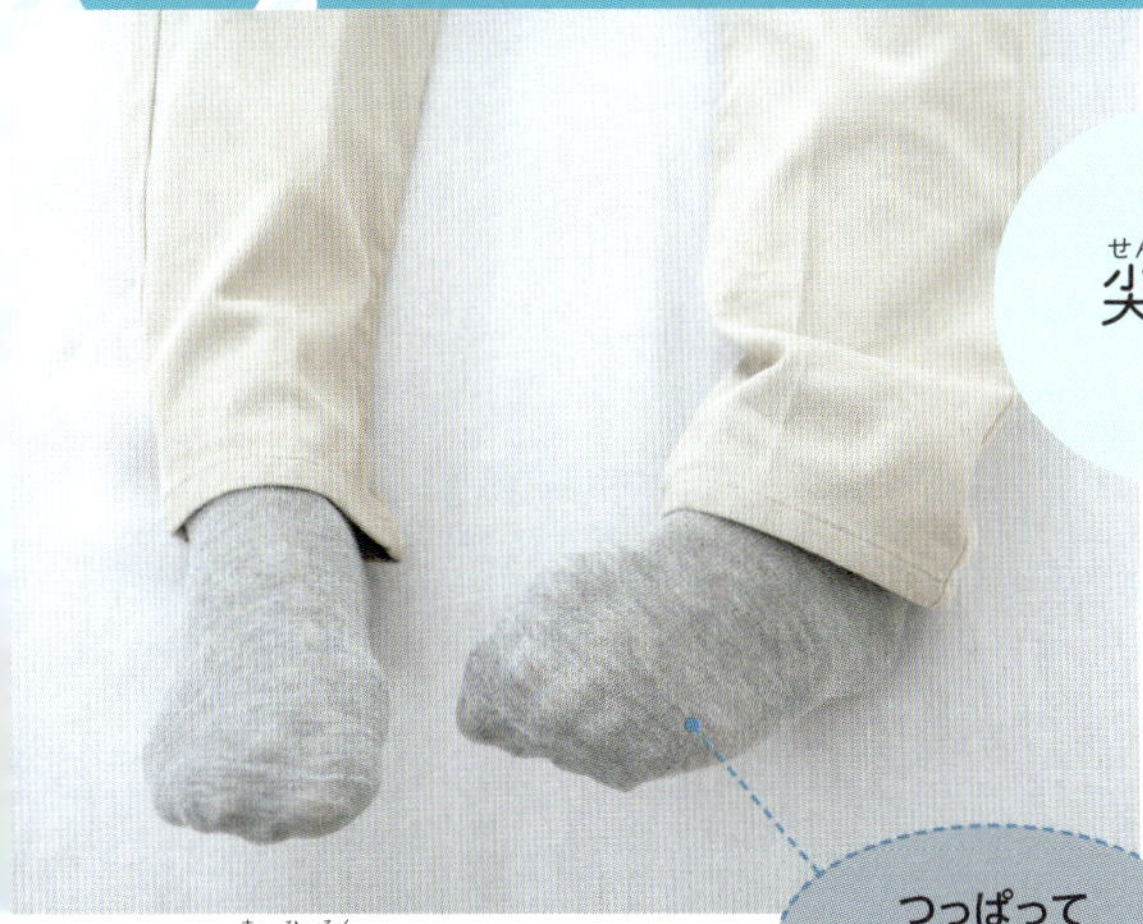
つっぱって
内側を向いたまま、
戻らない

麻痺側《まひそく》の足のつっぱりが進むと、つま先が内側を向き、つっぱったまま戻らなくなる。

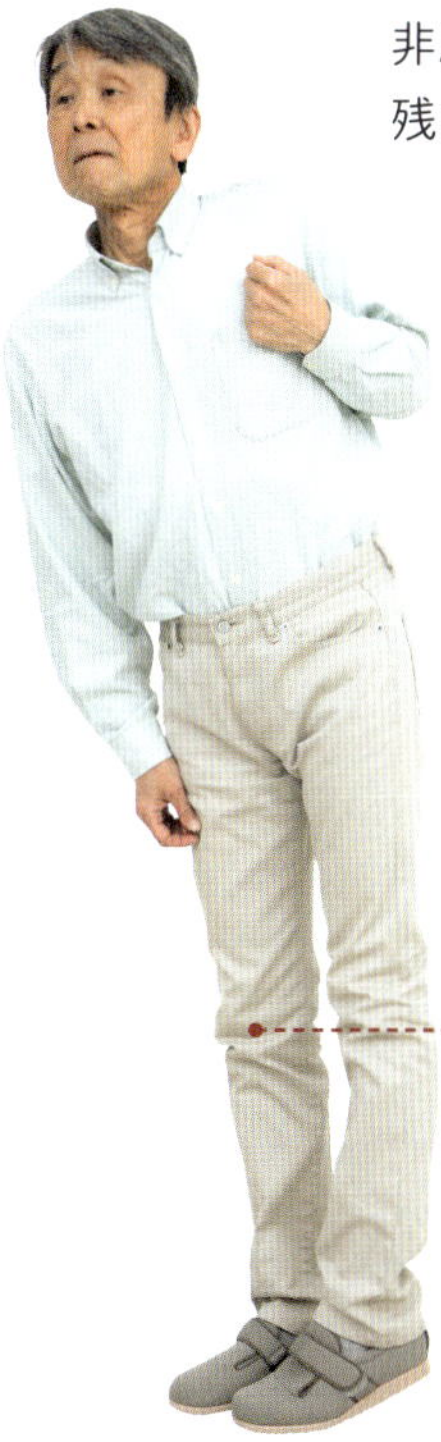

変形性《へんけいせい》膝関節症《しつかんせつしょう》

非麻痺側の足につねに力をかけていることで、ひざの軟骨《なんこつ》がすり減り、大腿骨《だいたいこつ》と下腿骨《かたいこつ》がぶつかる。歩くたびにひどく痛む。

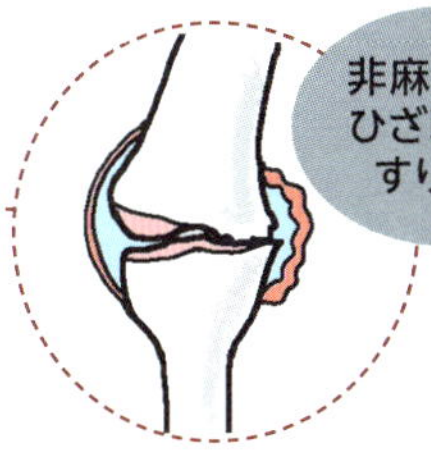
非麻痺側の
ひざ軟骨が
すり減る

足クローヌス

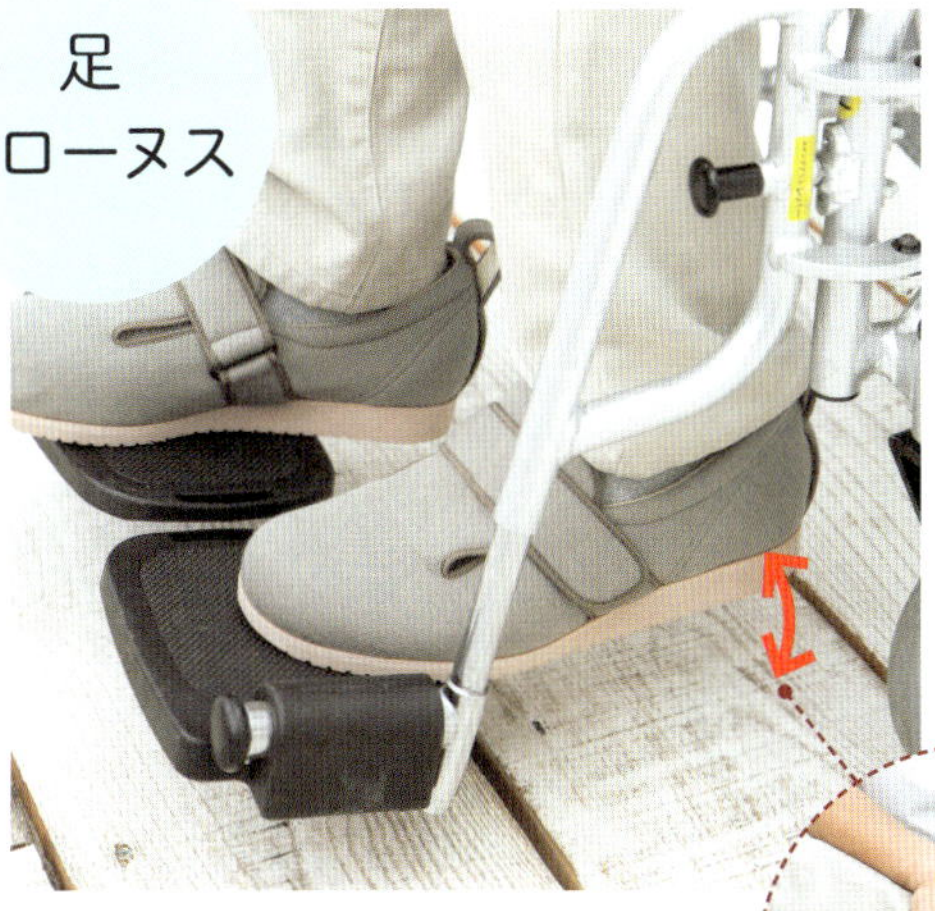

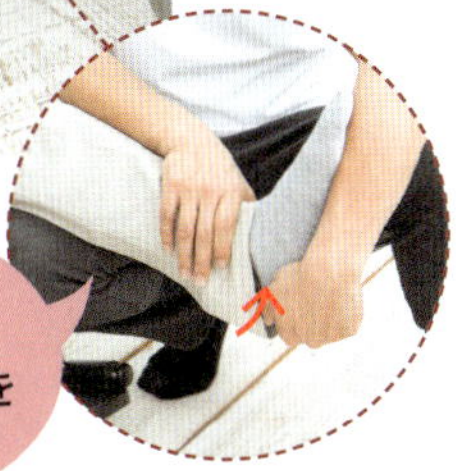
なって
しまったら、
ふくらはぎを
伸ばす

麻痺側の足が勝手にカクカク動き出し、止まらなくなる。ふくらはぎを伸ばして20秒キープすると、止まる。

肩《かた》手《て》症候群《しょうこうぐん》

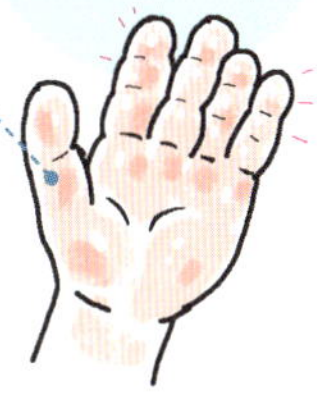
手の腫れが
もっともめだつ

誤用症候群《ごようしょうこうぐん》といい、誤った使いかたによるものとされる。麻痺側の手が赤く腫れ上がり、強い痛みが出る。

装具を使って負担を減らす

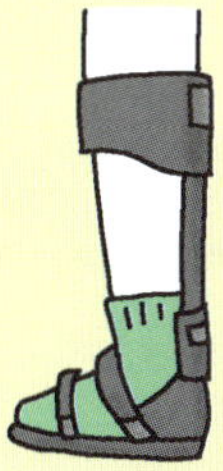

脳卒中《のうそっちゅう》で片麻痺がある人はたいてい退院前に、その人にあう装具がつくられているはず。面倒でも、残存機能を守るためには欠かせない。室内でもつねに使用を。

短下肢装具《たんかしそうぐ》ならスムーズに歩きやすい

「面倒」といわれても装具の必要性を伝える

片麻痺で拘縮するケースでは、装具の不使用がめだちます。「面倒だし、なくても動ける」と、退院後に装着を怠る人が多いようです。**装着をいやがる人には、将来をみすえて根気よく話すことが大切。**いまはよくても、1年先、2年先には非麻痺側の機能までなくしかねません。

神経性
拘縮

除脳硬直の人は全身がつねにつっぱる

除脳硬直とは、脳の障害により、手足が極度に伸びきっている状態。適切なケアをしないと、筋肉がさらに硬くなり、拘縮が進みます。

脳幹がダメージを受け手足に障害が残る

原因となるのは、脳幹で出血したり、脳幹の細胞を広く圧迫したりする病気。運動機能が障害され、伸筋と屈筋のバランスが崩れる。

腫瘍《しゅよう》/膿瘍《のうよう》

脳内に大きな腫瘍ができる、膿《うみ》がたまるなどで内圧が高まり、脳幹が圧迫されて傷つく。

硬膜外血腫《こうまくがいけっしゅ》/硬膜下血腫《こうまくかけっしゅ》

脳を覆う硬い膜の内外に血の固まりができる。内圧が高まり、大脳が脳幹を圧迫する「脳ヘルニア」に至ることも。

脳卒中《のうそっちゅう》

脳の血管が詰まる脳梗塞《のうこうそく》、血管が破れる脳出血で、脳幹への血流が断たれることがある。

運動機能や意識レベルの中枢である

脳幹が傷つく

中脳、橋、延髄から成る、生命の根幹。損傷により意識障害、運動機能の障害が起きる。下側が損傷されると生命が危険。

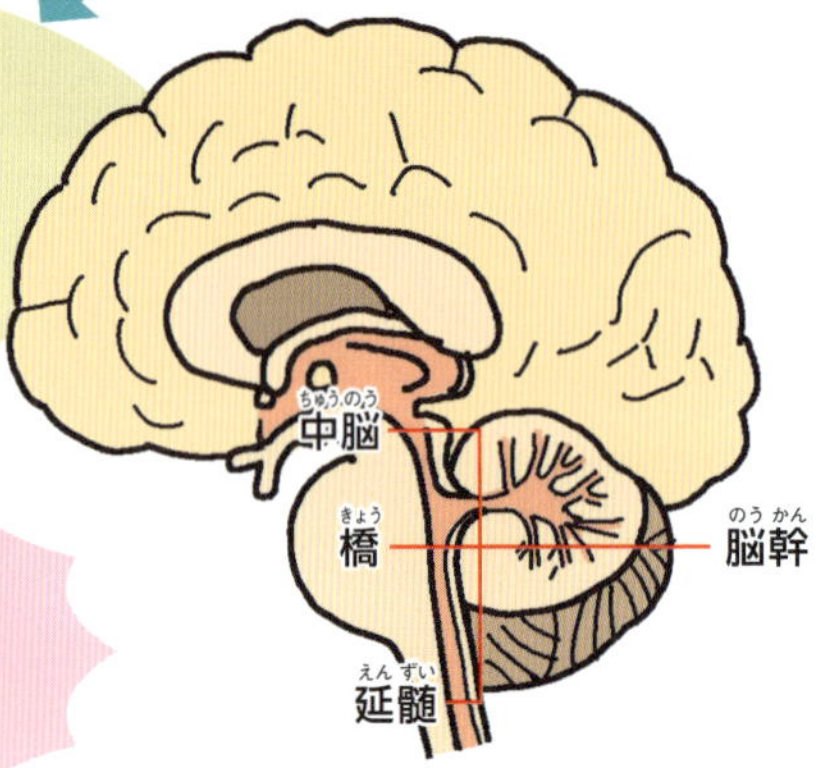

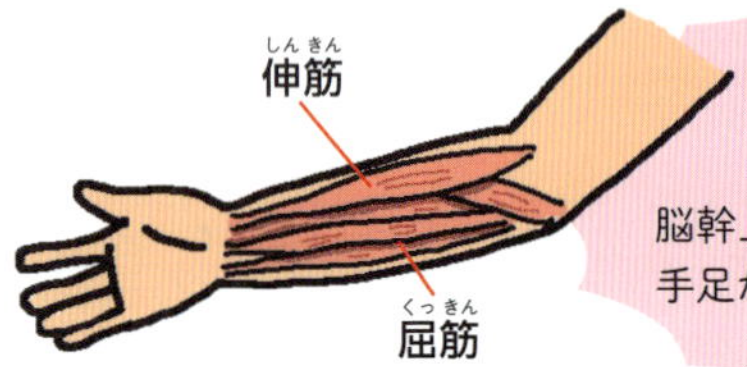

伸筋が活性化しすぎて手足が伸びてしまう

脳幹上部の障害で、伸筋だけが過剰に働き、手足が伸びてつっぱったままになる。

運動や意識を司る脳幹が障害される

脳幹《のうかん》は、脳のなかでも生命機能に直結する部位です。脳《のう》卒中《そっちゅう》や腫瘍《しゅよう》、血腫《けっしゅ》などでここが障害されると、命の危険があります。後遺症としては、意識障害が続くほか、四肢《しし》がつっぱったままになる「除脳硬直《じょのうこうちょく》」という体位が特徴です。

適切なケアをしないと手足のつっぱりが悪化し、拘縮《こうしゅく》に至ります。首の緊張も非常に強く、後ろに反り返っています。状態のいいときでも、ティルティング型車椅子（→P105）でないと座れませんが、悪化するとそれもむずかしくなるおそれがあります。

施設でケアする人のなかでは、非常に重度の障害です。意識障害があり、コミュニケーションがむずかしい点も、ケアを困難にします。

手足のつっぱりが拘縮につながる

手足のつっぱりが悪化すると拘縮に至り、ほとんど動かせなくなってしまう。

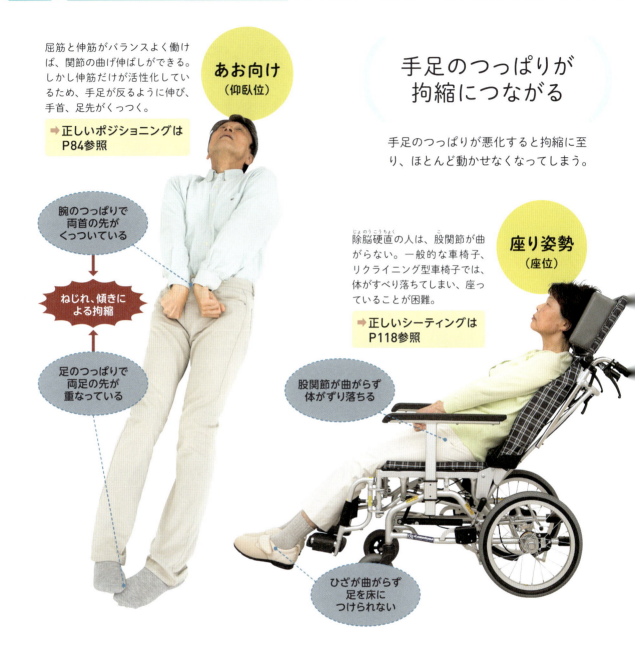

あお向け（仰臥位）

屈筋と伸筋がバランスよく働けば、関節の曲げ伸ばしができる。しかし伸筋だけが活性化しているため、手足が反るように伸び、手首、足先がくっつく。

➡正しいポジショニングはP84参照

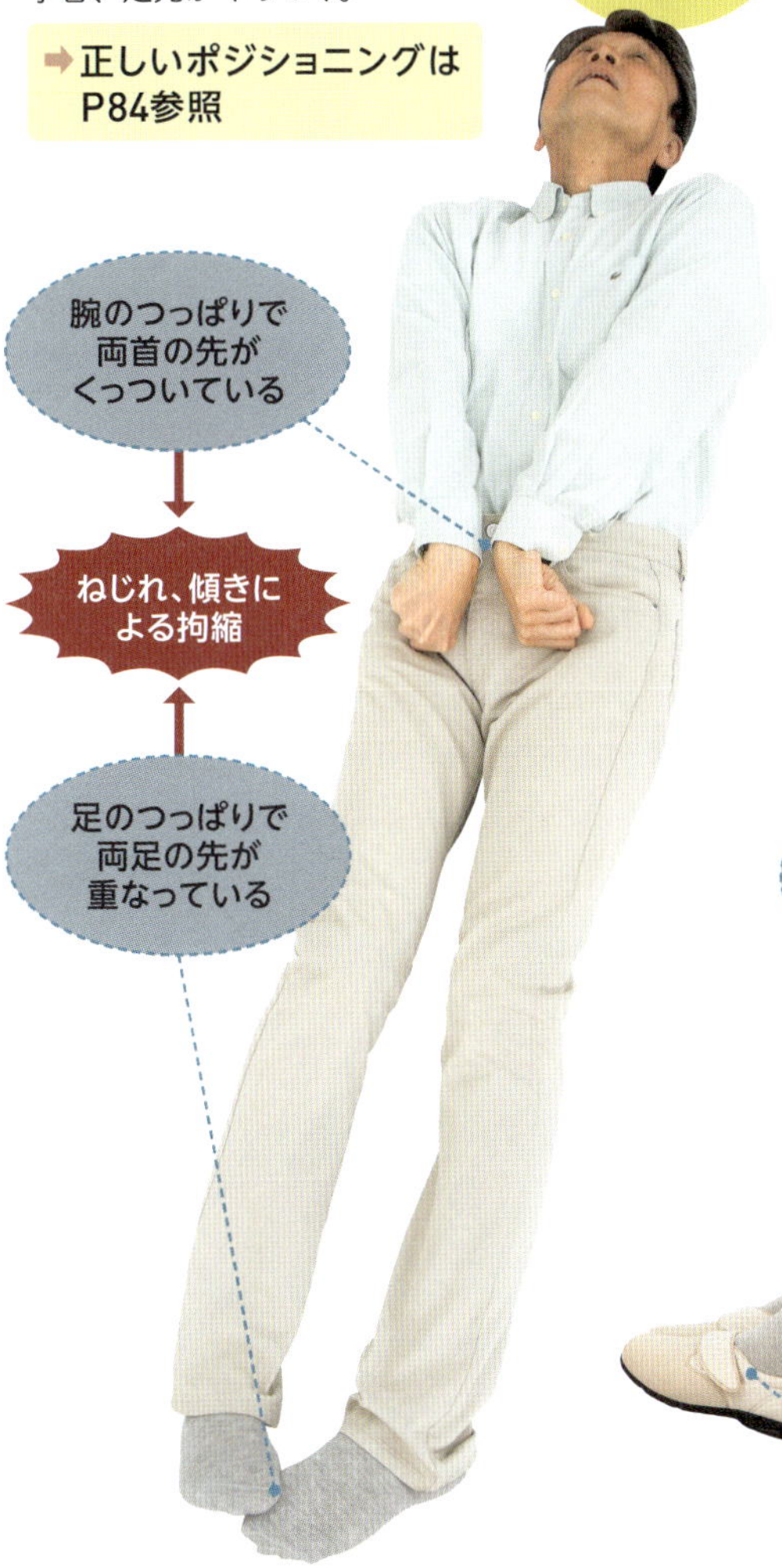
腕のつっぱりで両首の先がくっついている
ねじれ、傾きによる拘縮
足のつっぱりで両足の先が重なっている

座り姿勢（座位）

除脳硬直《じょのうこうちょく》の人は、股《こ》関節が曲がらない。一般的な車椅子、リクライニング型車椅子では、体がすべり落ちてしまい、座っていることが困難。

➡正しいシーティングはP118参照

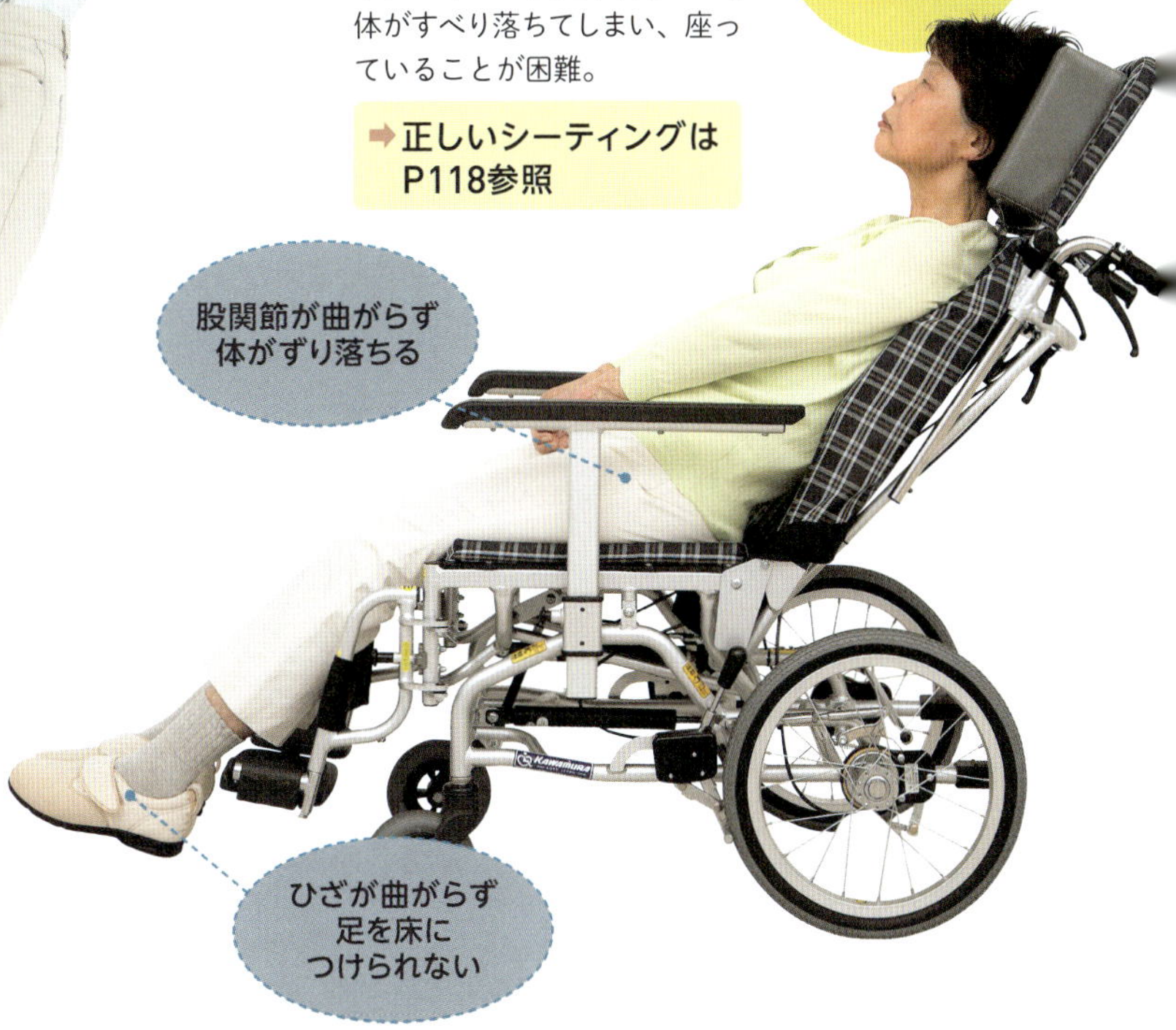
股関節が曲がらず体がずり落ちる
ひざが曲がらず足を床につけられない

障害は治せなくても生活上の苦痛は減らせる

損傷された脳幹そのものを治療で治すことはできません。ケアでできることも、かなり限られています。

それでも、**筋肉のこわばりをわずかながらゆるめ、拘縮を防ぐことは可能です。**除脳硬直の人の手足のつっぱりにも、筋性拘縮《きんせいこうしゅく》と同様、抗重力《こうじゅうりょく》筋《きん》が関係しています（↓P16）。そのため抗重力筋の影響をゆるめることで、つっぱりが軽減されます。

少しでもラクな姿勢で、苦痛のない生活を送れるよう、姿勢を整えてあげてください。

ていねいな介助も、拘縮予防につながります。体が曲がらないぶん、寝返りひとつとっても、介護職ひとりでは困難。痛みを与えないよう、ふたりでおこなってください。

その他の拘縮

パーキンソン病の人は背中が曲がりやすい

パーキンソン病は、脳深部にある脳幹に障害が出る病気です。体の力が抜けにくくなり、スムーズに動くことができません。

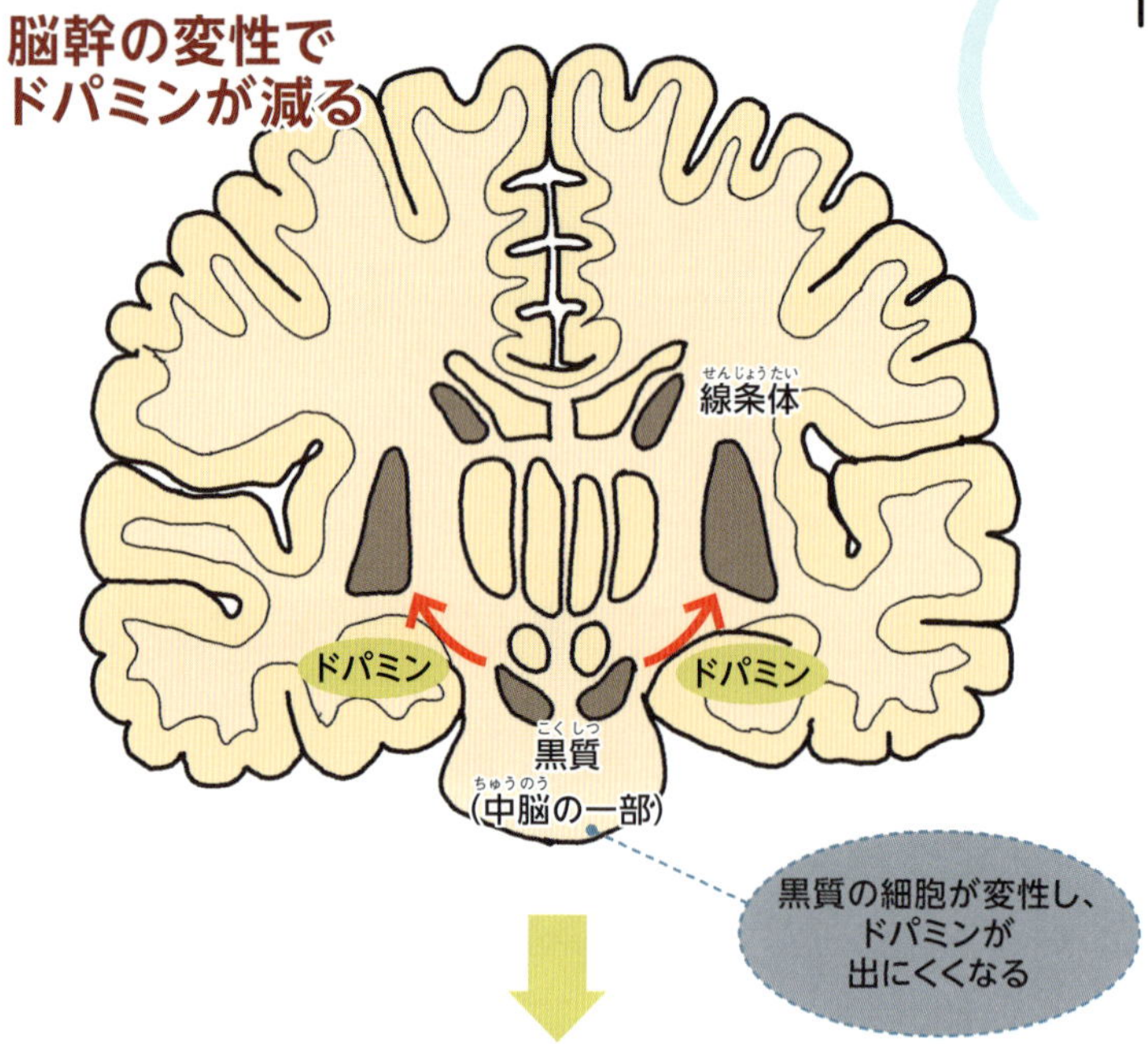

脳幹の変性で
ドパミンが減る
線条体《せんじょうたい》
ドパミン
ドパミン
黒質《こくしつ》
(中脳《ちゅうのう》の一部)
黒質の細胞が変性し、
ドパミンが
出にくくなる

4つの運動障害が起きる

固縮《こしゅく》
筋肉がこわばり、自分の意思でゆるめることもできない。そのままにしておくと、拘縮《こうしゅく》につながりやすい。

振戦《しんせん》
手足が震える症状。なかでも安静時振戦といって、ベッドで横になっているときなどに起こるのが特徴。

姿勢反射障害
姿勢をまっすぐに保つことができず、上半身が前に傾く。バランスがとりにくく、歩行時も転倒しやすい。

無動《むどう》
動きがぎこちなく、非常にゆっくりになり、活動量が少なくなったり、ほとんど動かなくなったりする。

ドパミンの減少で運動機能が障害される

脳幹《のうかん》（→P24）の最上部にある中脳の黒質からは、神経伝達物質「ドパミン」が出て、運動機能にかかわる線条体に伝達される。パーキンソン病ではそれが減るため、運動障害が起きる。

脳幹がダメージを受け固縮の症状が出る

パーキンソン病は、脳幹《のうかん》を中心とする脳神経系の病気ですが、神経性拘縮《こうしゅく》には含まれません。拘縮ではなく、固縮《こしゅく》とよばれる筋肉の障害が特徴だからです。

固縮は、筋肉の異常緊張によるこわばり。パーキンソン病の4大運動障害のひとつです。放っておくと拘縮につながるため、本書ではその他の拘縮として、適切なケア方法を紹介しています。

円背で過ごすうちに固縮が進む

筋性拘縮と同様の状態になる

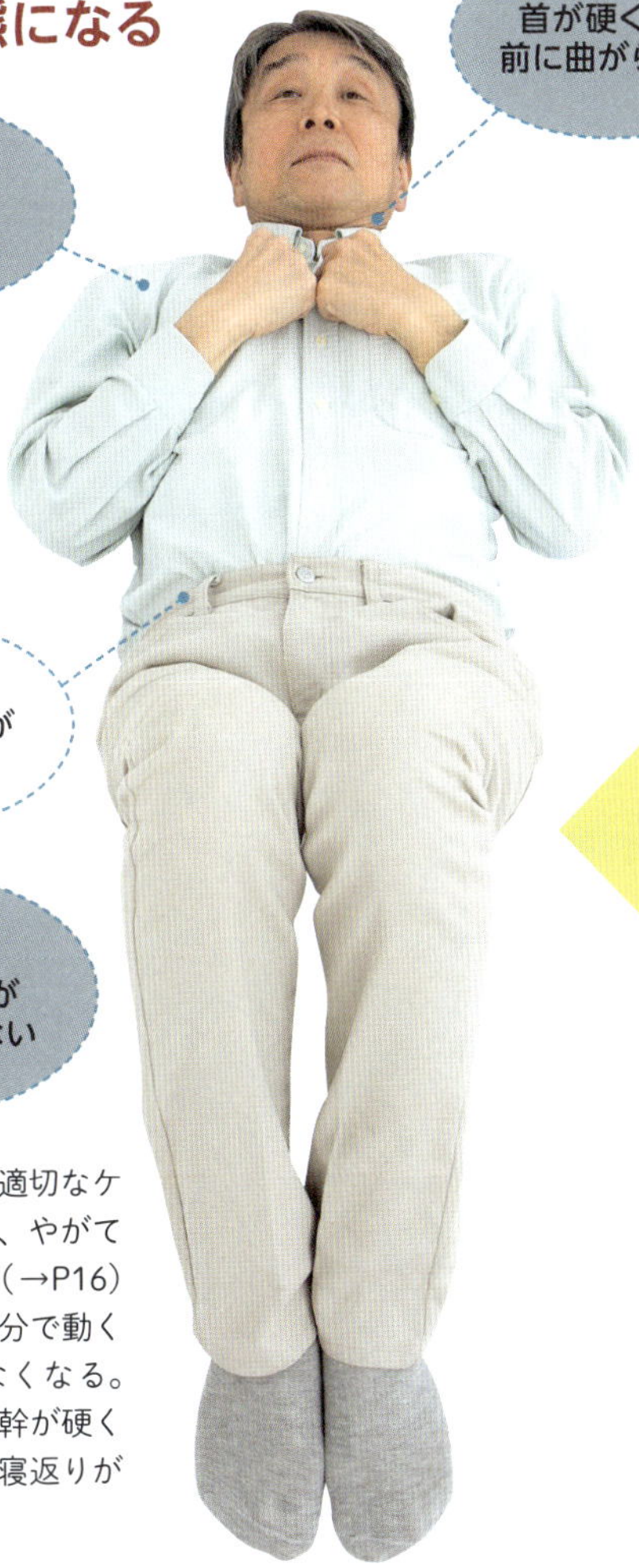
首が硬くなり前に曲がらない
肩甲骨《けんこうこつ》を外側に動かせない
体をねじることができない
寝返りや起き上がりが自分でできない

固縮に対する適切なケアをしないと、やがては筋性拘縮《きんせいこうしゅく》（→P16）と同様に、自分で動くことができなくなる。とくに肩や体幹が硬くなりやすく、寝返りが困難になる。

固縮のために背中が曲がる

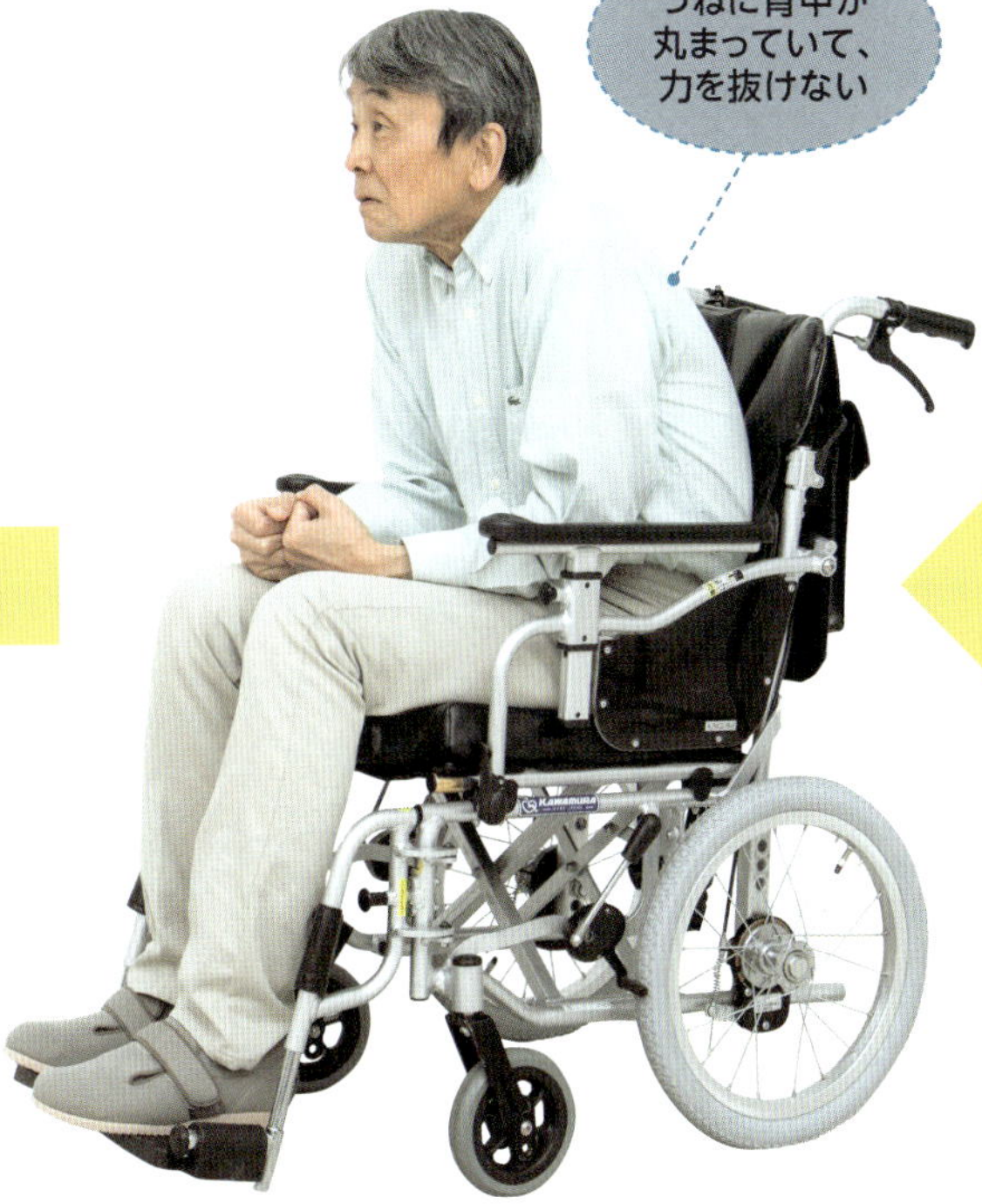
つねに背中が丸まっていて、力を抜けない

筋肉がこわばり、円背《えんぱい》（猫背）になる。姿勢を意識すると、よけいにぎこちなくなるので、少しでもラクになるよう、ケアで姿勢を整える。

➡ 正しいシーティングはP120参照

クッションで支えて体の緊張をゆるめる

筋肉を動かすときは通常、対になる筋肉をゆるめるよう、脳から指令が出ます。それにより体がスムーズに動きます。

しかし固縮のあるパーキンソン病の人では、**対になる筋肉に適切な指示が出ず、どちらの緊張も高まってしまうなどして、自然な動きができなくなります。**

座っているときにも、肩のまわりなどが非常に硬く、背中が丸まっています。リラックスすることがむずかしいものの、**硬いクッションを当てると、比較的力が抜けます。**

また、複数の対象に、一度に注意を向けることができません。介助の説明は簡潔に。

このような疾患特性をふまえて、体をゆるめるケアをすることが大切です。

拘縮ケア

体が硬くならない正しい姿勢をつくる

寝たきりによる拘縮を防ぐには、こまめに寝返りさせること。そのうえで、筋肉の緊張がゆるむような姿勢づくりをおこないます。

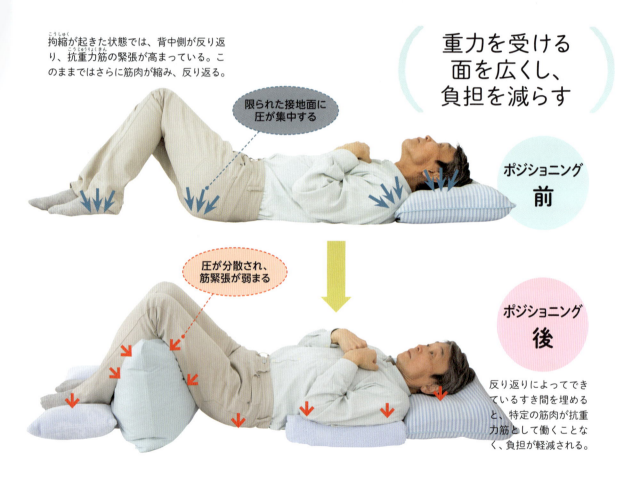

拘縮《こうしゅく》が起きた状態では、背中側が反り返り、抗重力筋《こうじゅうりょくきん》の緊張が高まっている。このままではさらに筋肉が縮み、反り返る。

重力を受ける面を広くし、負担を減らす

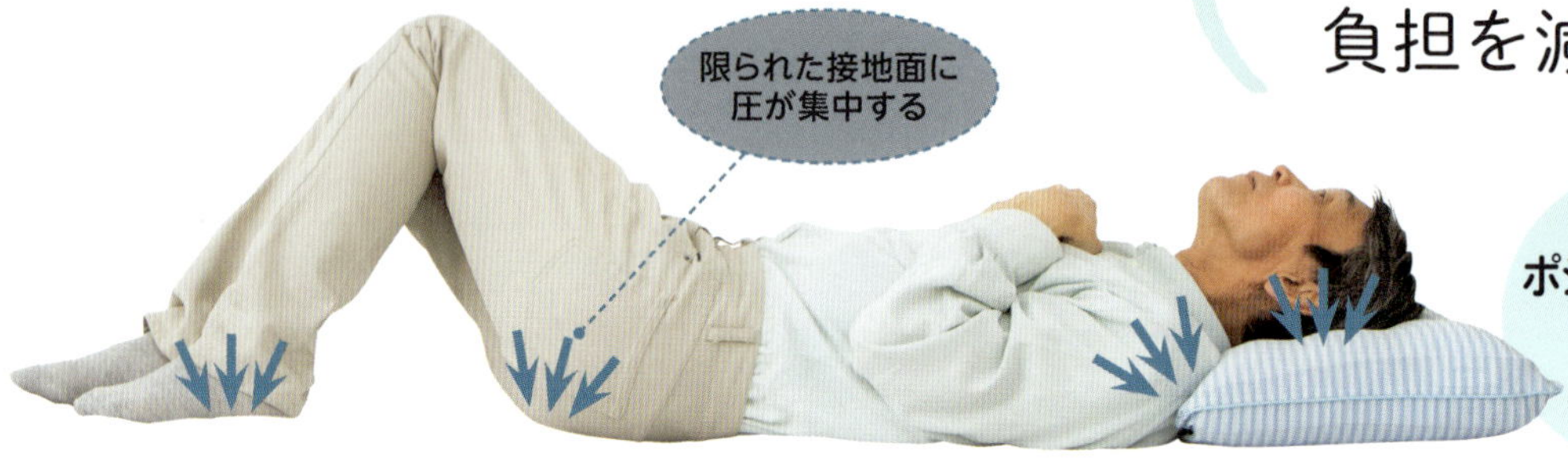
限られた接地面に圧が集中する

ポジショニング 前

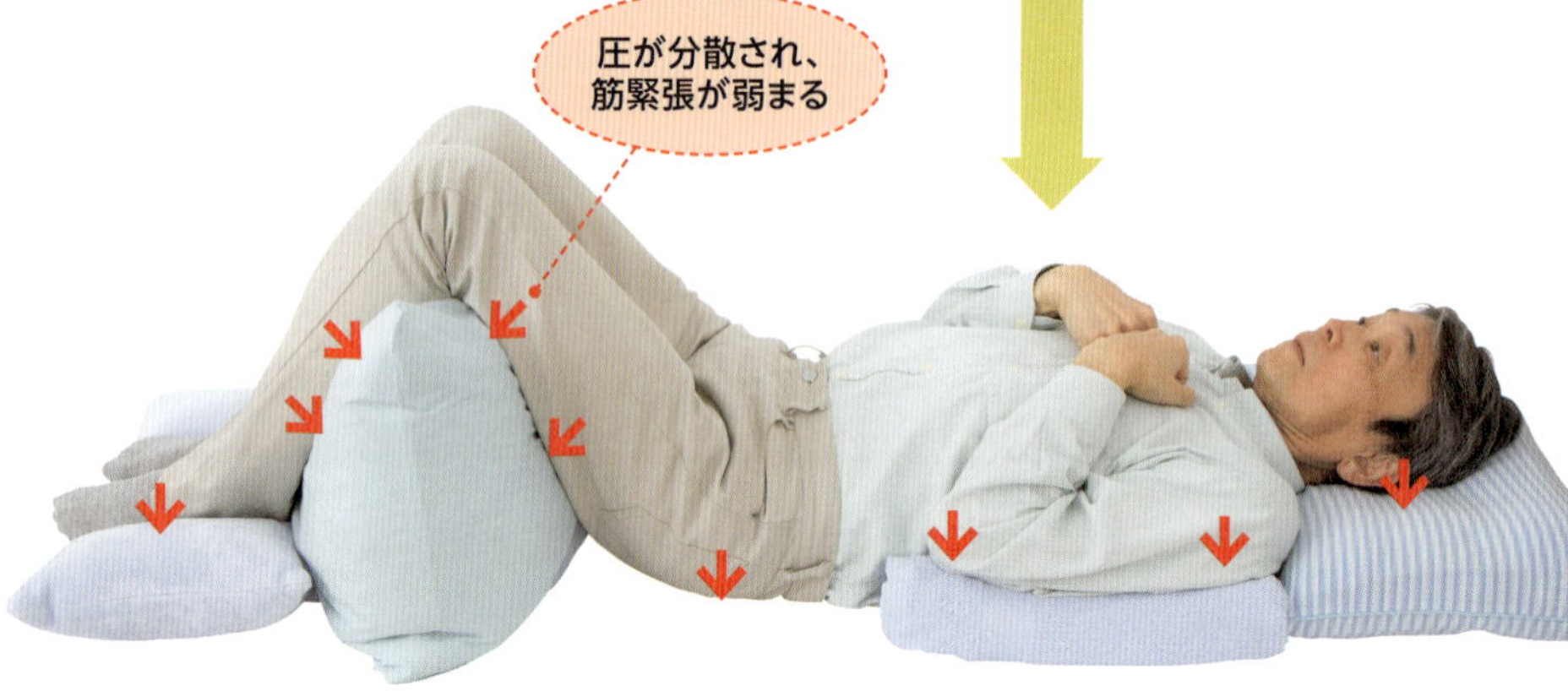
圧が分散され、筋緊張が弱まる

ポジショニング 後

反り返りによってできているすき間を埋めると、特定の筋肉が抗重力筋として働くことなく、負担が軽減される。

関節を動かしても拘縮は治らない

拘縮《こうしゅく》ケアの基本は抗重力筋《こうじゅうりょくきん》対策です。 筋性拘縮だけでなく片麻痺《かたまひ》や除脳硬直《じょのうこうちょく》、パーキンソン病の人も、抗重力筋の影響を受け、拘縮に至ります。抗重力筋対策は、すべての人のケアに通じる方法です。

疾患ごとのケアは、抗重力筋の負担をとり除いたうえで、それぞれにおこないます。

一般には、関節可動域《かんせつかどういき》訓練が拘縮ケアの基本とされています。そのため、硬い関節を無理に伸ばそうとする人もいます。しかしこの方法では、筋肉の緊張が強まり、拘縮が進んでしまいます。**実際に、可動域訓練で拘縮が改善した人は、ほとんどいません。「硬いから伸ばす」という対処ではなく、根本的な原因へのアプローチを考えましょう。**

拘縮ケアの6大チェックポイント 1

首

首の後ろのすき間をチェック。少しでもすき間があればケアが必要。

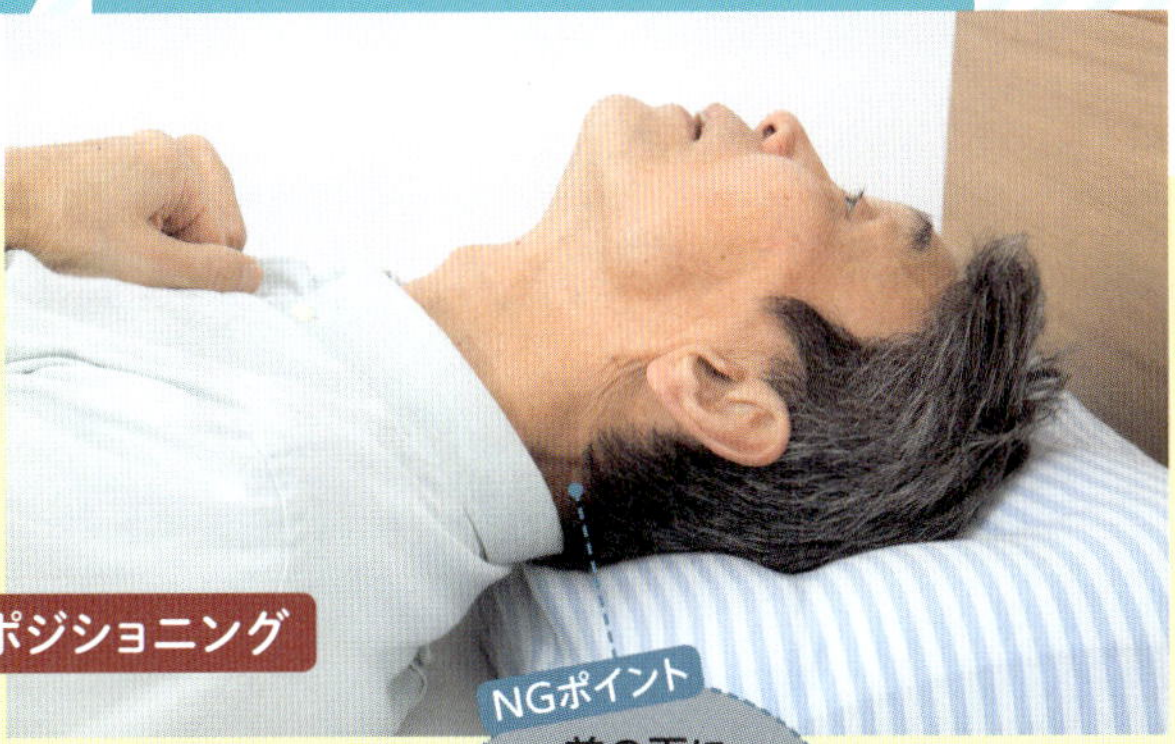

ポジショニング

NGポイント 首の下に支えがなく筋肉が緊張している

よくあるNG例。枕を使っているが、入れかたが浅く、首の下にすき間がある。これでは首の筋肉が緊張する。

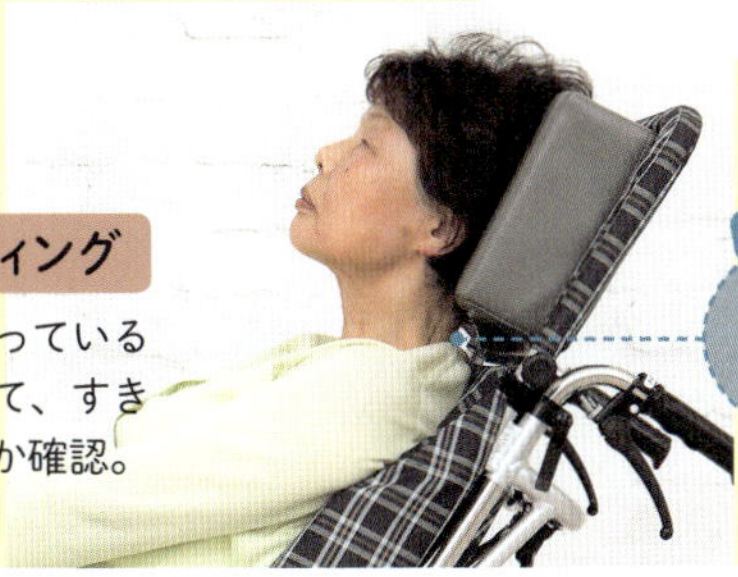

シーティング

NGポイント すき間があるせいで、首が反る

車椅子や椅子に座っているときも、首が反って、すき間ができていないか確認。

拘縮ケアの6大チェックポイント 2

肩

拘縮している人は、肩《けん》甲骨《こうこつ》が内側に寄り、肩の後ろにすき間がある。

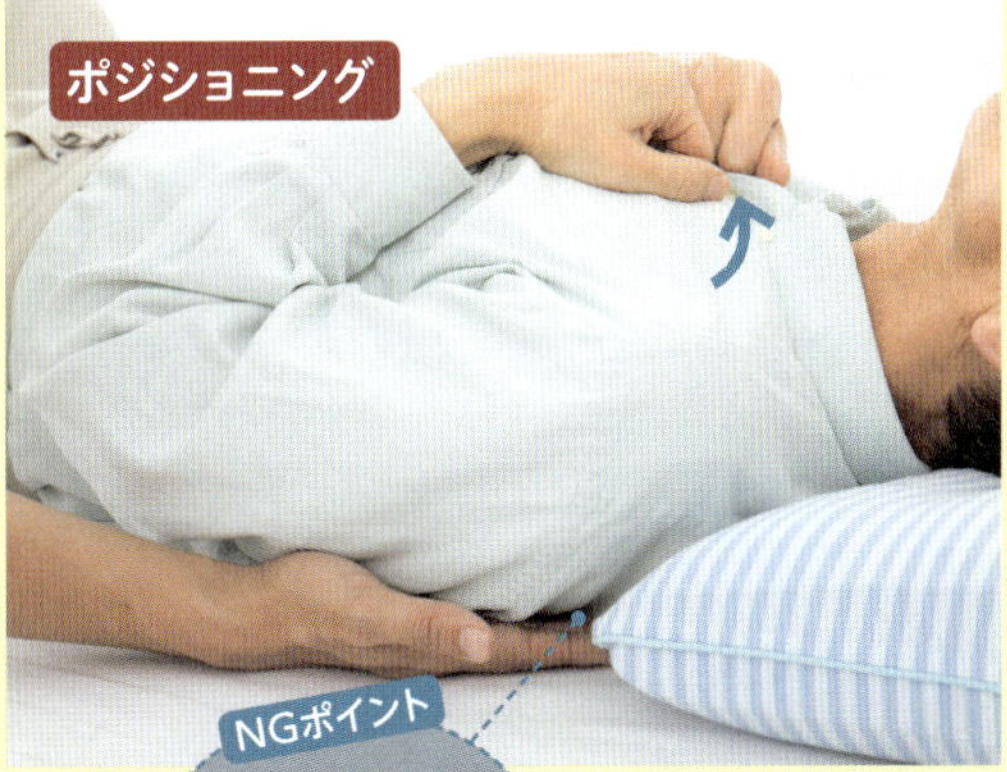

ポジショニング

NGポイント すき間があれば、支えが少なく不安定な証拠

肩の下に手を入れて確認。すき間があれば不安定。肩とひじがマットレスについていたら、肩甲骨が内側に寄っている。

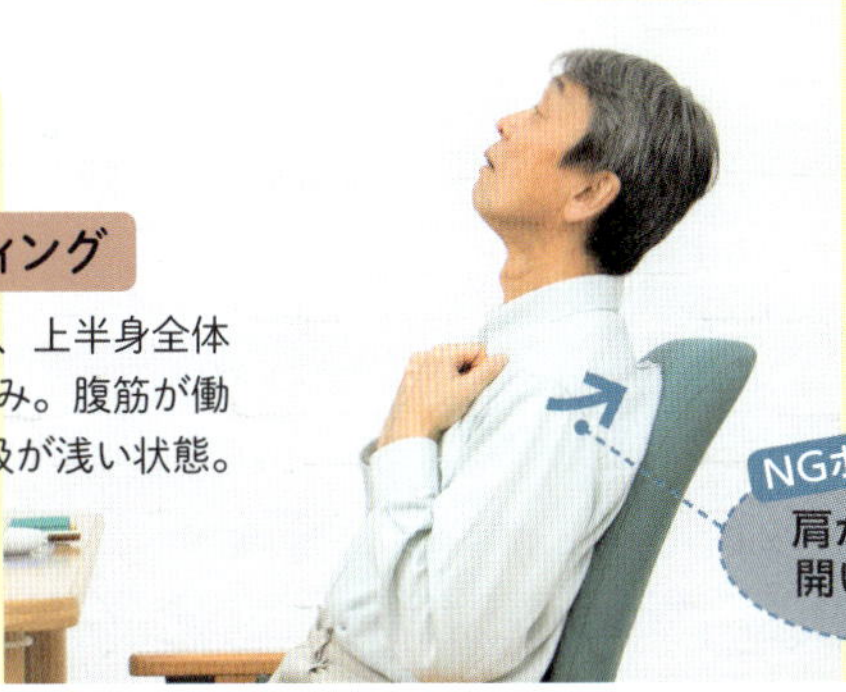

シーティング

NGポイント 肩が外側に開いている

肩が開き、上半身全体が反りぎみ。腹筋が働かず、呼吸が浅い状態。

首の緊張がとれると寝返りもラクになる

抗重力筋の緊張をとくポイントは6つ。まだ拘縮していない人も、すでに拘縮している人も、**6つのチェックポイントをよくみて姿勢を直せば、拘縮を予防、改善できます。**

1つめは首。首が後傾した状態では、首の前側からおなかの筋肉が弛緩《しかん》し、背中側だけが緊張しています。「相反《そうはん》神経《しんけい》支配《しはい》」といって、対になった筋肉が、つねにバランスをとっているためです。**首を前に傾けると、首の前側からおなかの筋肉が働き、対になる背側は自然にゆるみます。**

2つめのチェックポイントは、肩です。肩甲骨《けんこうこつ》が内側に寄っていると、上半身全体が反ります。**肩をすくませて、肩甲骨を外側に引き出し、上半身の硬さをとってください。**

拘縮ケアの
6大チェック
ポイント **3**

腰

腰が反っていたら、骨《こつ》盤《ばん》が傾いていて、呼吸しにくい状態とわかる。

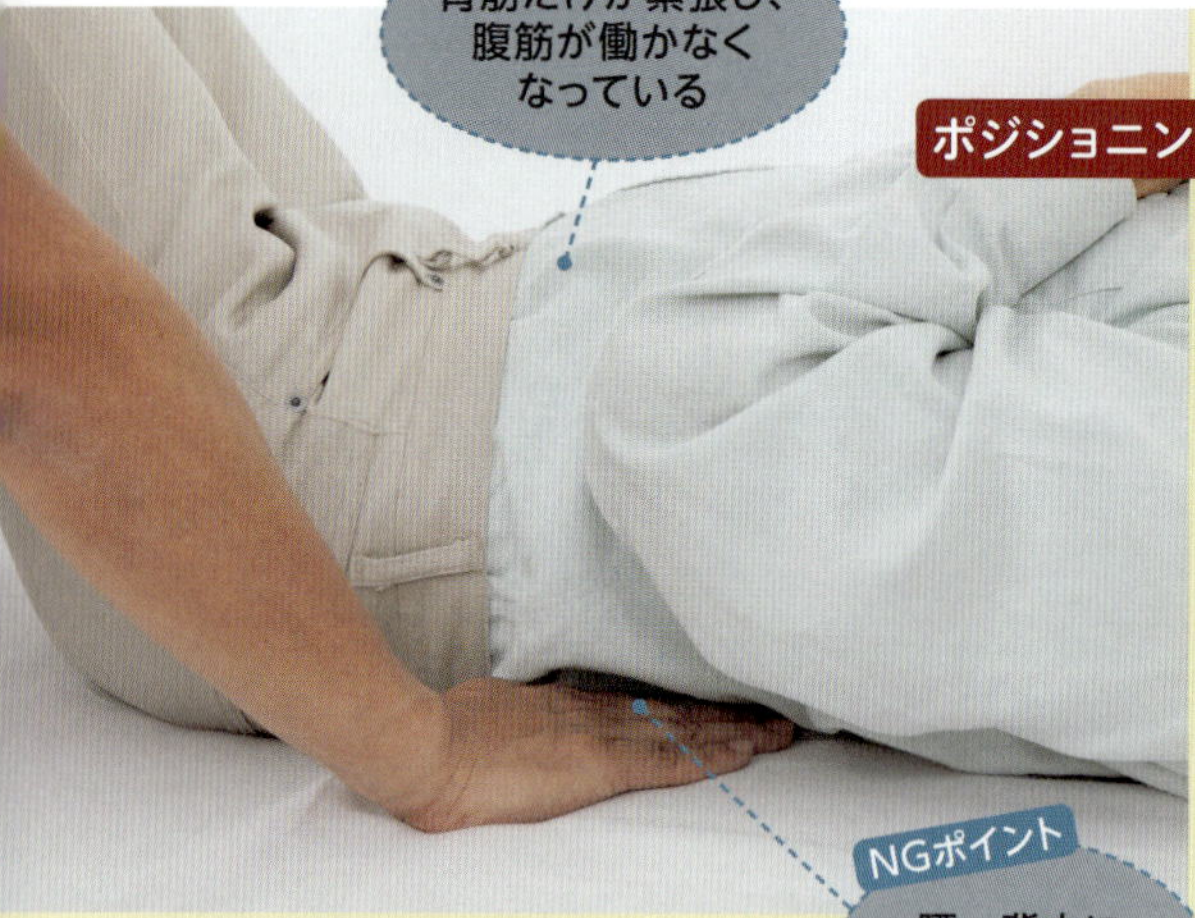

ポジショニング

NGポイント
背筋だけが緊張し、腹筋が働かなくなっている

NGポイント
腰〜背中にすき間があり手がスッと入る

腰の下に手を入れて確認。すき間があれば、骨盤が前傾《ぜんけい》し、呼吸しにくい状態。それが全身の緊張につながっている。

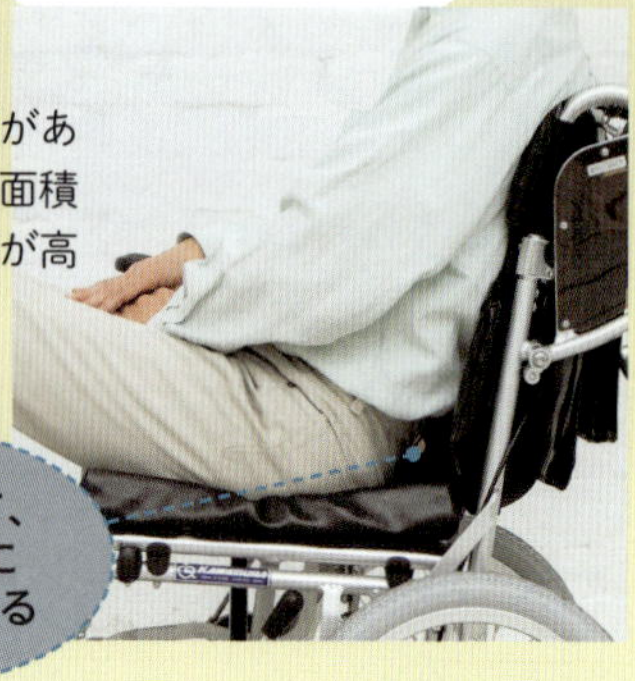

シーティング

腰の後ろにすき間があると、体を支える面積が小さく、筋緊張が高まりやすい。

NGポイント
横からみて、腰の後ろにすき間がある

拘縮ケアの
6大チェック
ポイント **4**

ねじれ

ねじれがあると、寝ていても起きていても違和感と息苦しさがある。

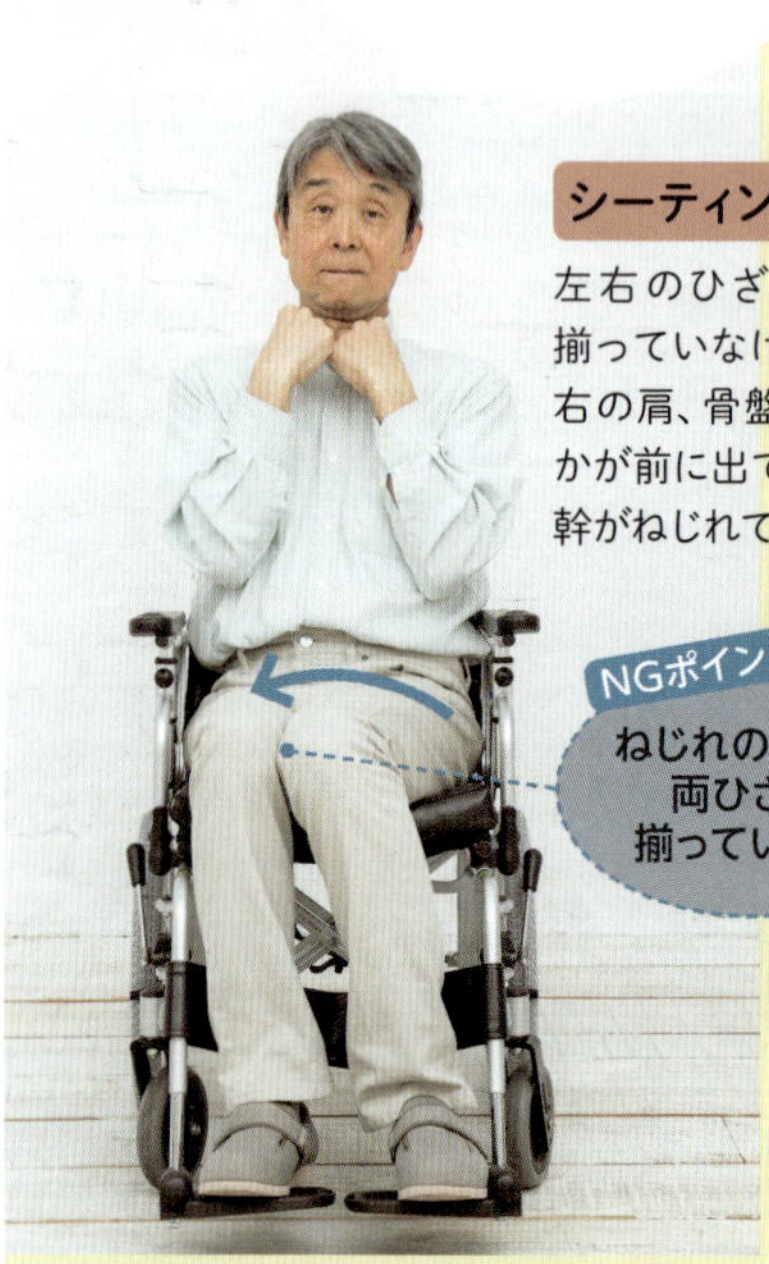

シーティング

左右のひざの位置が揃っていなければ、左右の肩、骨盤のどちらかが前に出ていて、体幹がねじれている証拠。

NGポイント
ねじれのために両ひざが揃っていない

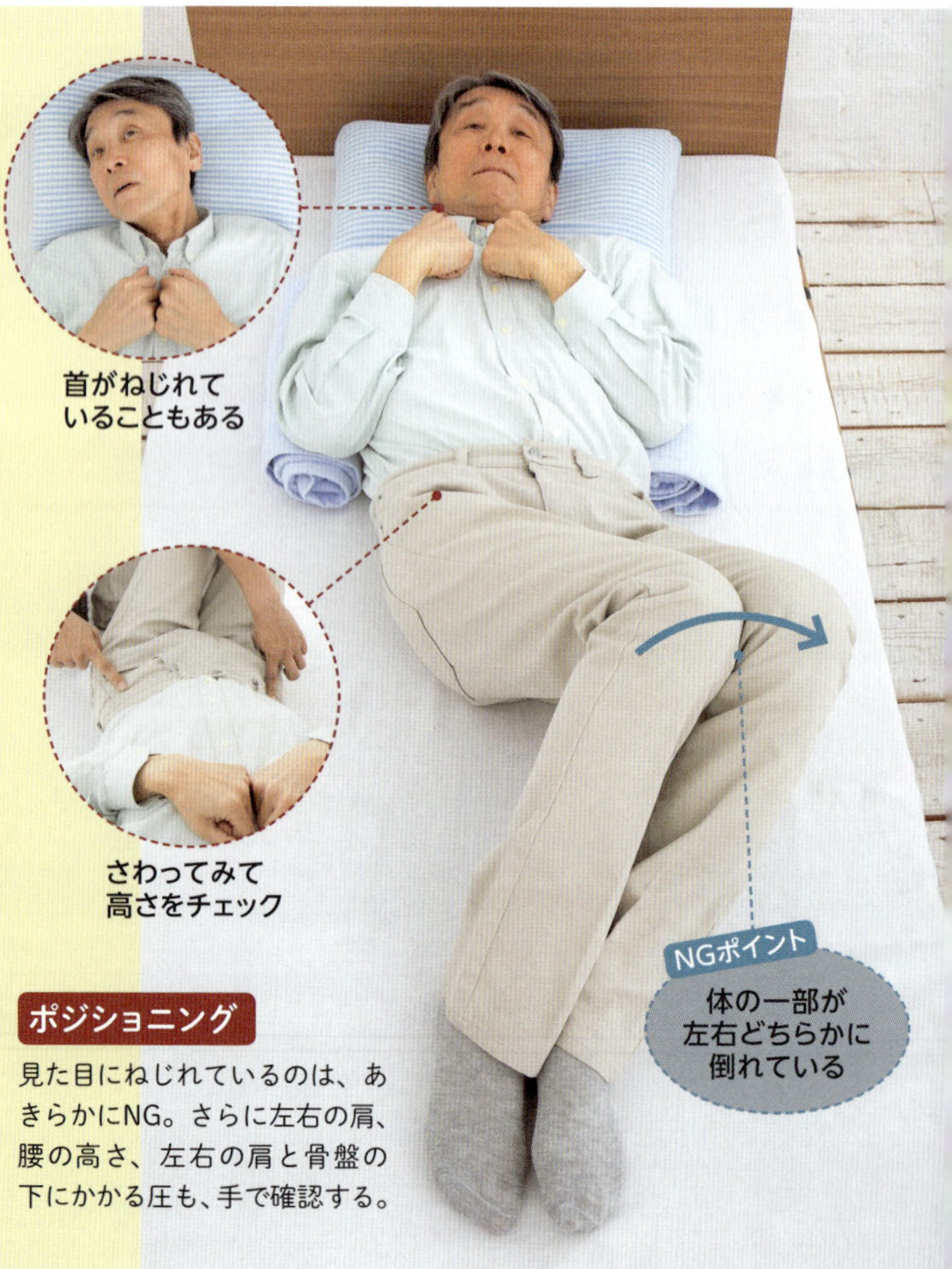

首がねじれているこ ともある

さわってみて高さをチェック

NGポイント
体の一部が左右どちらかに倒れている

ポジショニング

見た目にねじれているのは、あきらかにNG。さらに左右の肩、腰の高さ、左右の肩と骨盤の下にかかる圧も、手で確認する。

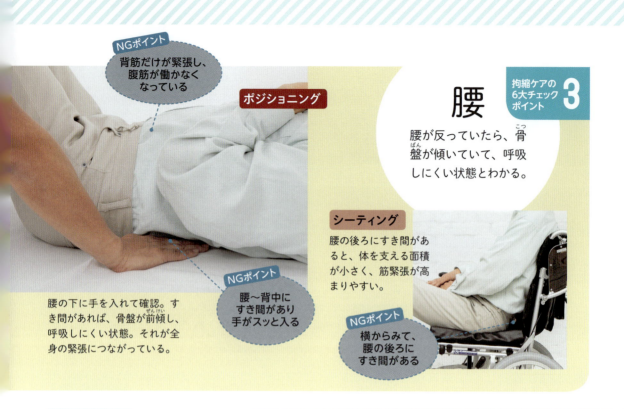

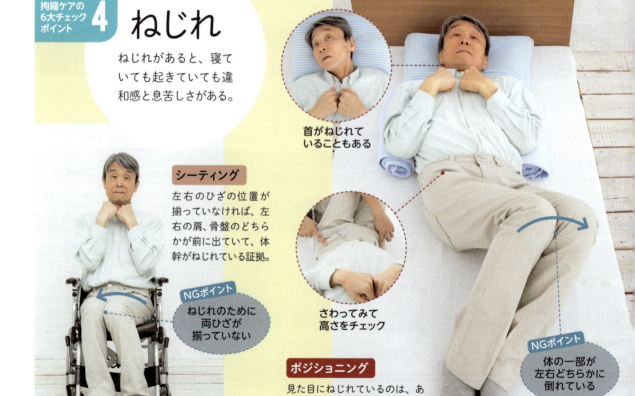

拘縮ケアの6大チェックポイント 5

傾き

左右の肩、骨盤を結ぶ線が傾いていないかをチェックする。

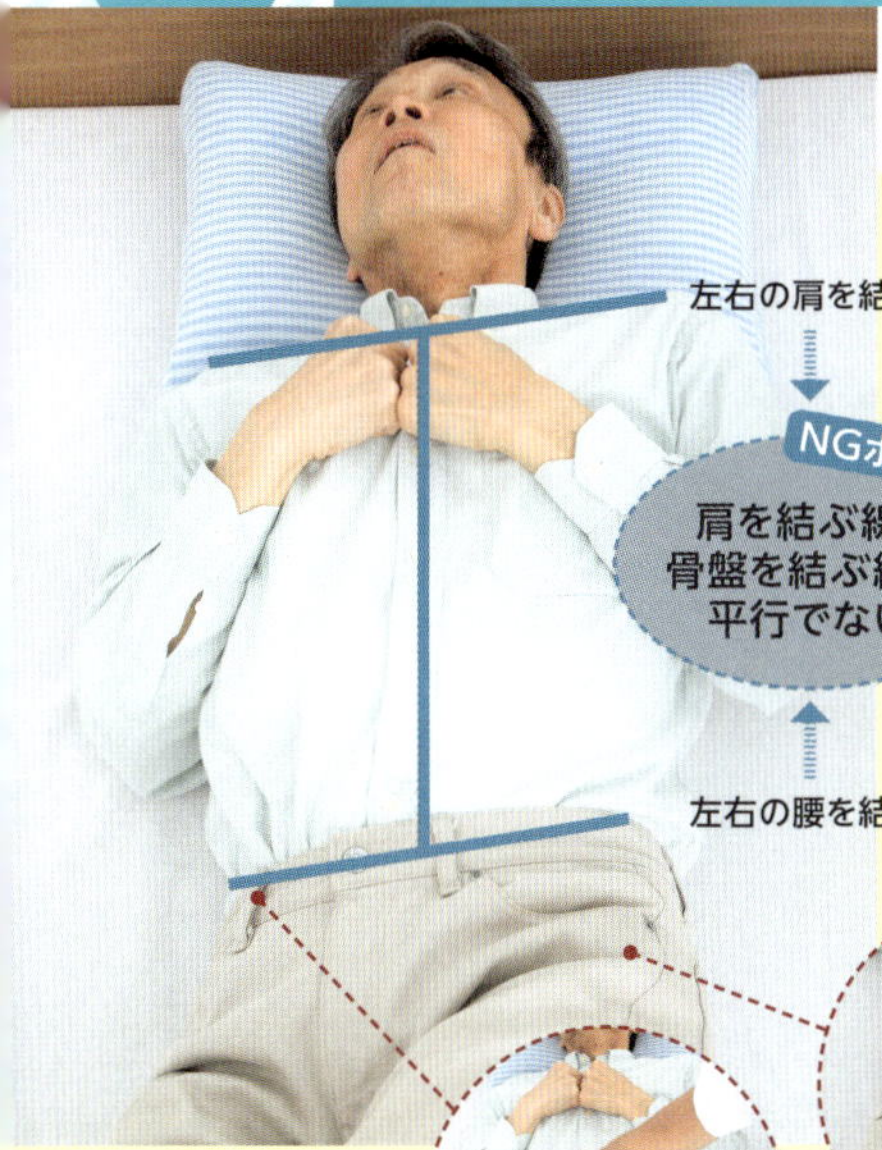

左右の肩を結ぶ線

NGポイント
肩を結ぶ線、骨盤を結ぶ線が平行でない

左右の腰を結ぶ線

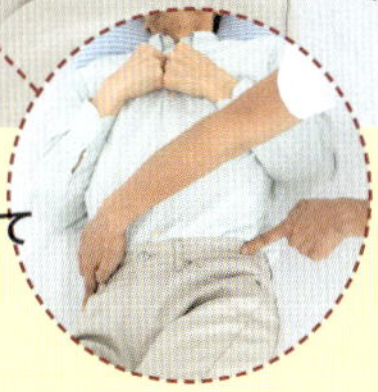

指でふれて確かめる

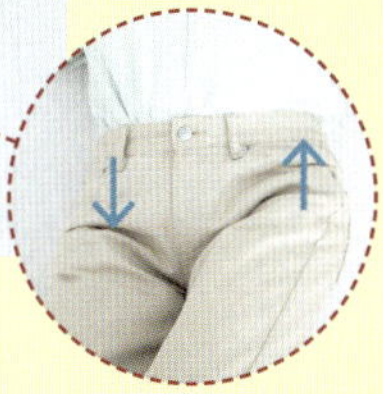

そけい部が傾いているのもNG

ポジショニング

体が左右どちらかに傾いていると、違和感や痛みが出る。全身の筋緊張が高まり、拘縮《こうしゅく》が進んでしまう。

シーティング

座っているときも傾きがある。自分では直すことができず、苦しい。

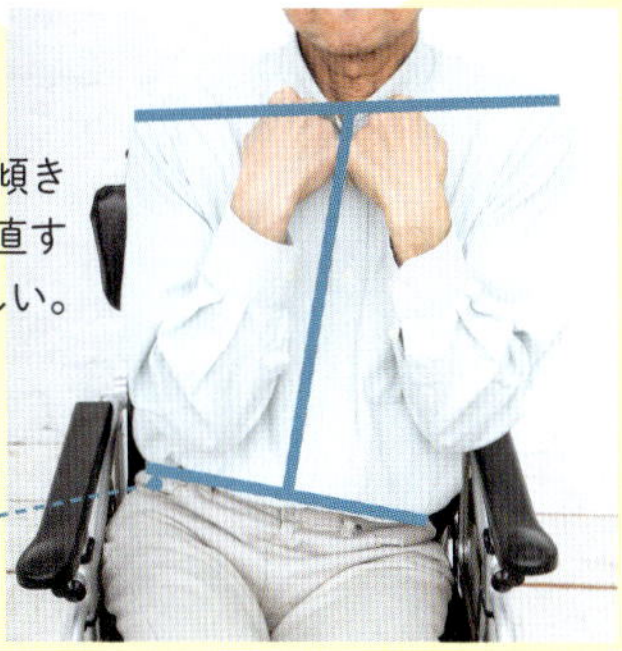

NGポイント
2つの線が平行でなく、背骨が傾いている

拘縮ケアの6大チェックポイント 6

すき間

5つのポイントを改善した後で、すき間が残っていないか確認する。

ポジショニング

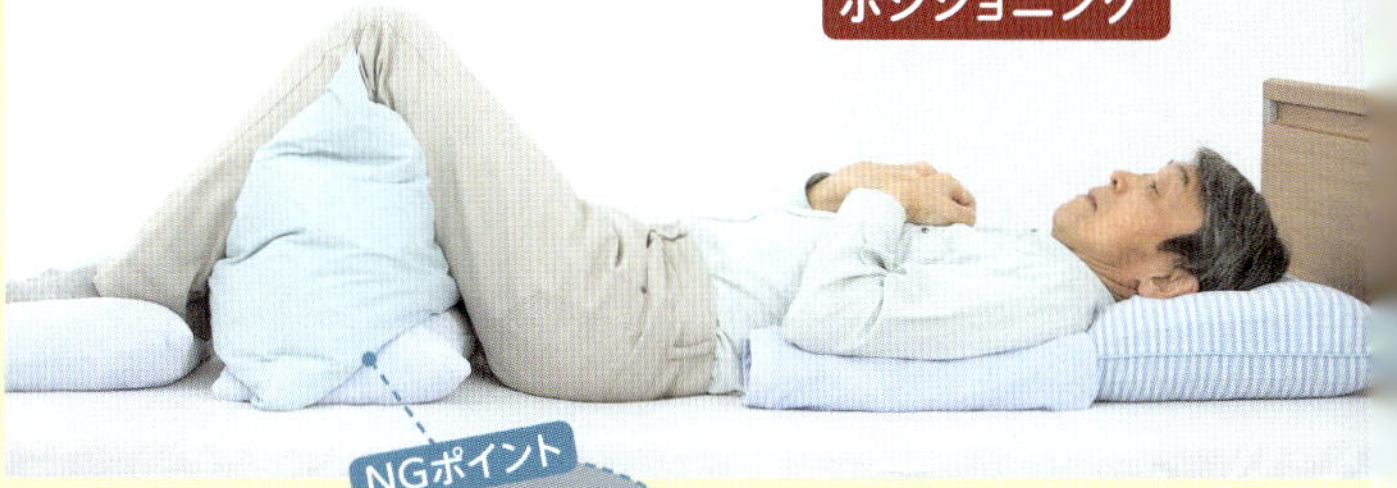

NGポイント
真横からみて少しでもすき間があればNG

マットレスとのあいだにすき間が残っていたら、特定の筋肉に圧がかかっている。不安定さや痛みから、筋緊張が高まってしまう。

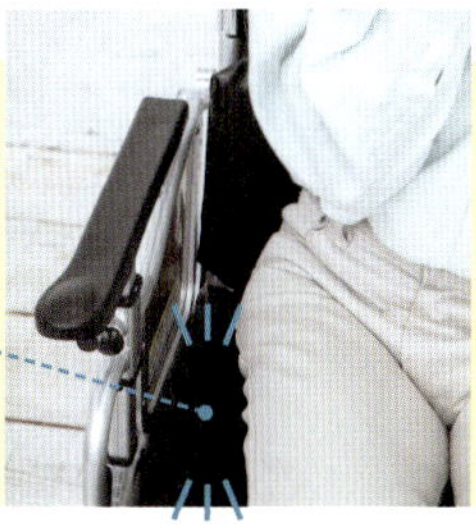

NGポイント
サイドにすき間があいている

シーティング

座っているときは、背中側だけでなくサイドのすき間もチェック。

クッションを入れた後で残りのすき間をチェック

3つめのチェックポイントは、腰の反りです。腰と骨盤《こつばん》の動きは連動しています。**腰が反っていれば、骨盤が前に傾いているとわかります。**呼吸がしにくく、そのために筋緊張が高まっています。

4つめ、5つめのチェックポイントは、ねじれと傾きです。どちらも体幹のゆがみの原因で、違和感、痛みから筋肉の緊張を生じます。肩や骨盤の位置を手で動かし、すぐに直す必要があります。

最後のチェックポイントは、すき間の有無です。マットレスや車椅子の背面、座面とのあいだにすき間があると、特定の部位に圧がかかり、痛みの原因となります。**クッションやタオルですき間がすべて埋まっているかをよくみます。**

ケアの注意点

拘縮した人にとっての〝いい姿勢〟をめざす

ポジショニング後の姿勢は、一見、悪い姿勢にみえるかもしれません。でも健康な人と障害のある人では、体の機能も特性も異なります。

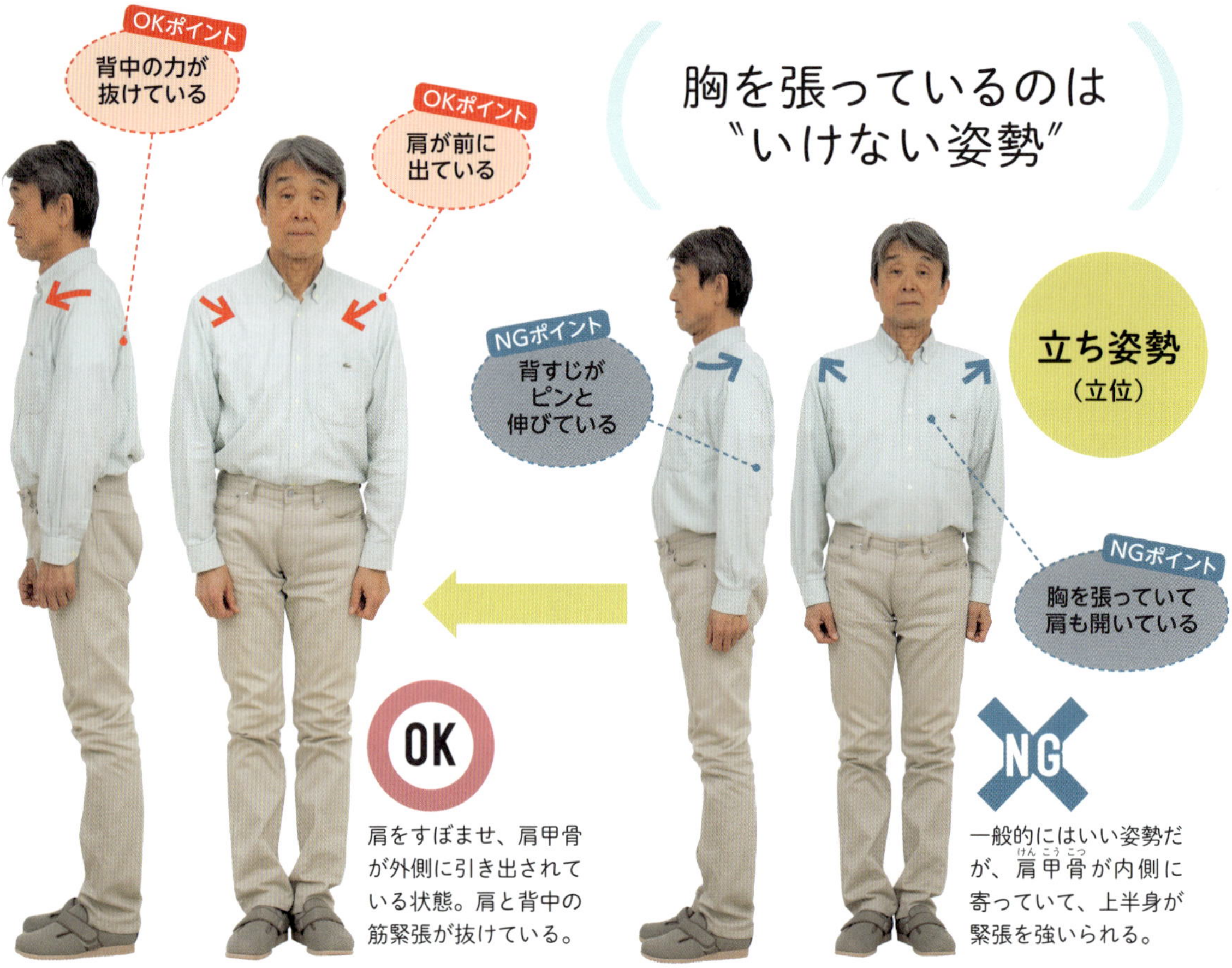

OKポイント
背中の力が抜けている
OKポイント
肩が前に出ている
胸を張っているのは
〝いけない姿勢〟
NGポイント
背すじがピンと伸びている
立ち姿勢
（立位）
NGポイント
胸を張っていて肩も開いている
OK
NG

肩をすぼませ、肩甲骨が外側に引き出されている状態。肩と背中の筋緊張が抜けている。

一般的にはいい姿勢だが、肩《けん》甲《こう》骨《こつ》が内側に寄っていて、上半身が緊張を強いられる。

動けないのには理由がある

まず、上の図をみてください。NGの姿勢は、胸を張り、背筋がきれいに伸びています。対するOKの姿勢は、だらんとして、美しい姿勢とはいえません。一般的な〝いい姿勢〟の概念とは、まるで逆です。

これは拘縮《こうしゅく》のある人、拘縮のリスクが高い人が、何らかの障害をもっているから。多くはほぼ寝たきりで、上図のように立つこともできません。大切なのは見た目ではなく、いかにして力を抜くかです。呼吸も苦しい状態ですから、つらさや不快感をとり除くことが最優先です。

ポジショニング、シーティングをするときは、一般的な〝いい姿勢〟の概念を捨て、P29の6つのポイントで体をみるようにします。

肩、腕の力をだらんと抜く

座り姿勢（座位）

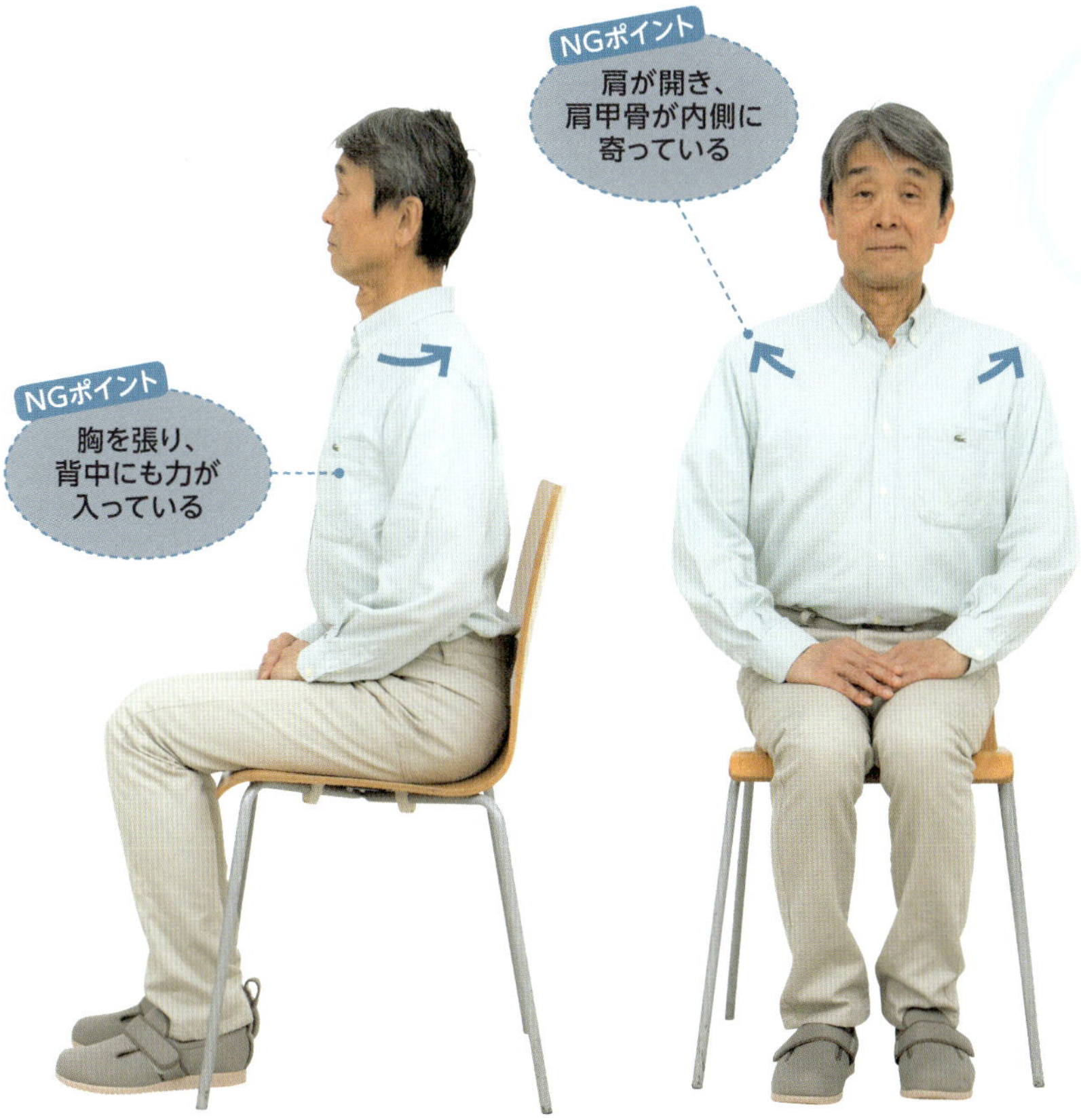
NGポイント
肩が開き、肩甲骨が内側に寄っている
NGポイント
胸を張り、背中にも力が入っている

NG

この姿勢ができるのは、自分で姿勢をコントロールできる、健康な人。

障害をもつ人が、寝ているうちに筋肉が縮み、このように胸を張った姿勢になると、とても苦しい。

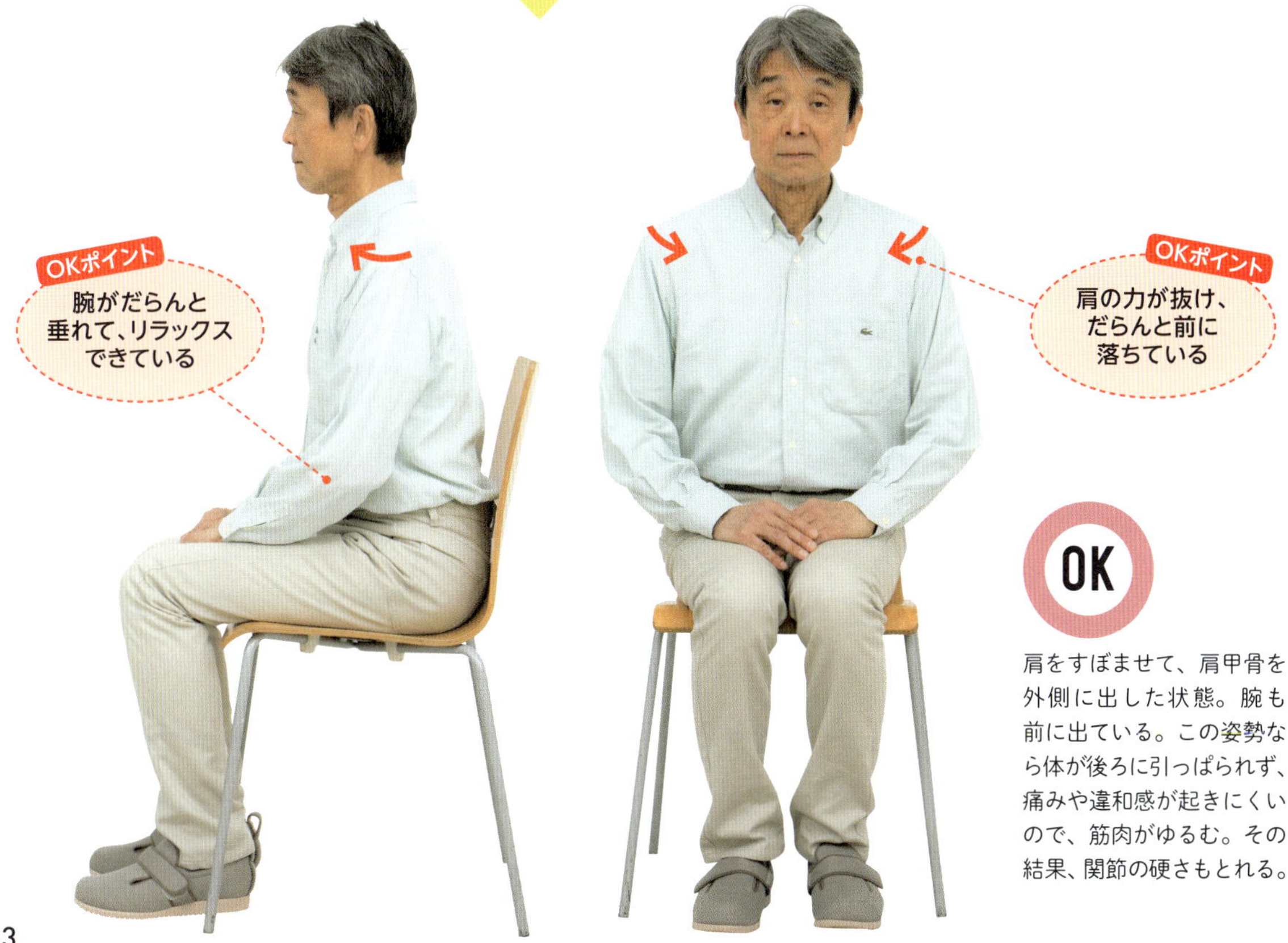
OKポイント
腕がだらんと垂れて、リラックスできている
OKポイント
肩の力が抜け、だらんと前に落ちている

OK

肩をすぼませて、肩甲骨を外側に出した状態。腕も前に出ている。この姿勢なら体が後ろに引っぱられず、痛みや違和感が起きにくいので、筋肉がゆるむ。その結果、関節の硬さもとれる。

ケアの注意点

体の硬さは毎日違う。正しくアセスメントを

筋肉の緊張を支配しているのは、心身の機能を司る自律神経です。ストレス、痛み、気温などの要因で、緊張の度合いは毎日変わります。

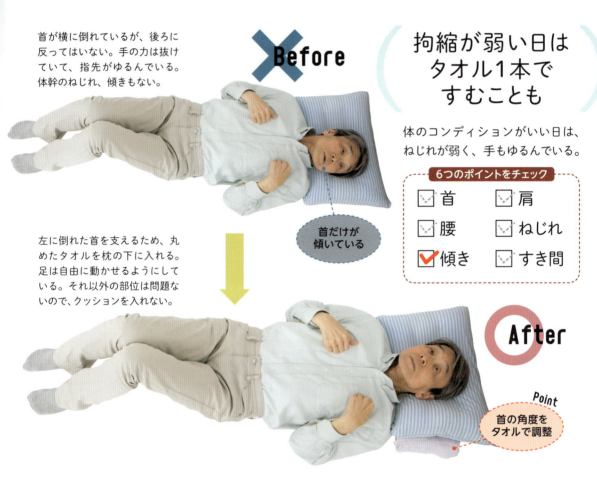

首が横に倒れているが、後ろに反ってはいない。手の力は抜けていて、指先がゆるんでいる。体幹のねじれ、傾きもない。

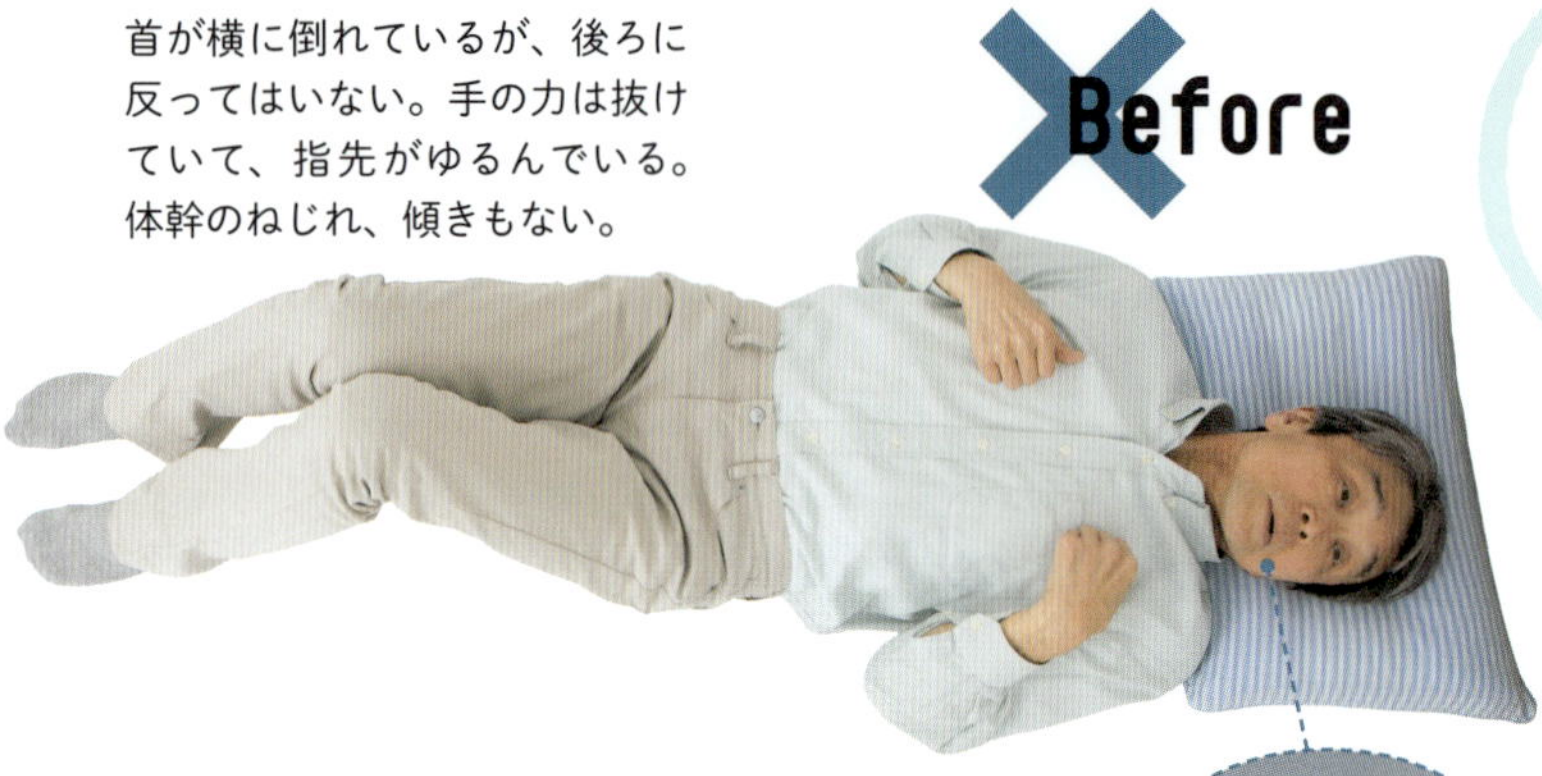

Before
首だけが傾いている

拘縮が弱い日はタオル1本ですむことも

体のコンディションがいい日は、ねじれが弱く、手もゆるんでいる。

6つのポイントをチェック

- [ ] 首
- [ ] 肩
- [ ] 腰
- [ ] ねじれ
- [x] 傾き
- [ ] すき間

左に倒れた首を支えるため、丸めたタオルを枕の下に入れる。足は自由に動かせるようにしている。それ以外の部位は問題ないので、クッションを入れない。

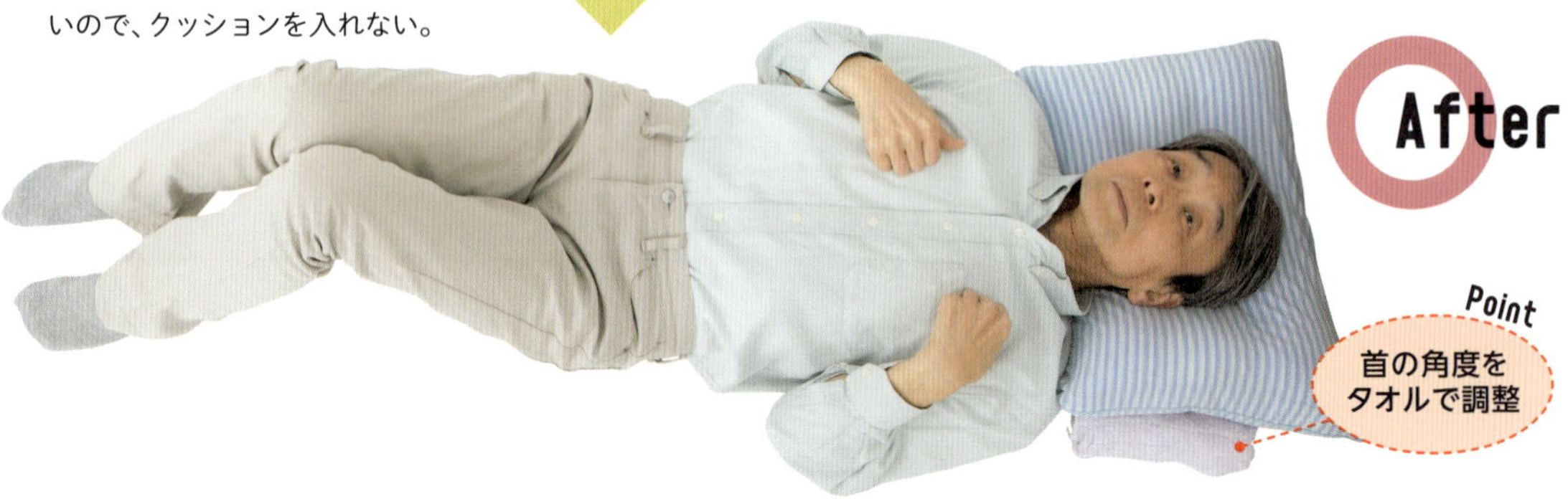

After
Point
首の角度をタオルで調整

型で覚えず目の前の体をみる

抗重力筋《こうじゅうりょくきん》の緊張をゆるめると、20分、30分後には変化が出ます。硬かった関節がゆるみ、表情もおだやかに変化します。どんなに拘縮《こうしゅく》の強い人でも、変化はやがて現れます。

ただ、**適切なポジショニングを毎日おこなっていても、日によって波はあります。**

介助される際に痛みを感じたり、介護職の対応にいやな思いをしたり。「不快」なできごとで交感神経《こうかんしんけい》の働きが強まり、筋肉が緊張します。くしゃみをひとつしただけでも、全身に緊張が走ります。

その日、そのときの相手の体をよくみて、必要なポジショニングをおこないましょう。**P29の6つのチェックポイントは、そのアセスメントのためにあるのです。**

拘縮が強い日は首から足先まですべてケア

ねじれが強く、念入りなポジショニングが必要と、ひと目でわかる。

6つのポイントをチェック

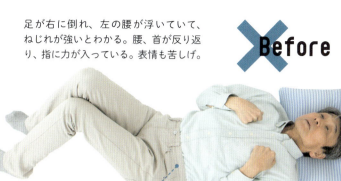

- ☑首
- ☑肩
- ☑腰
- ☑ねじれ
- ☑傾き
- ☑すき間

Before

足が右に倒れ、左の腰が浮いていて、ねじれが強いとわかる。腰、首が反り返り、指に力が入っている。表情も苦しげ。

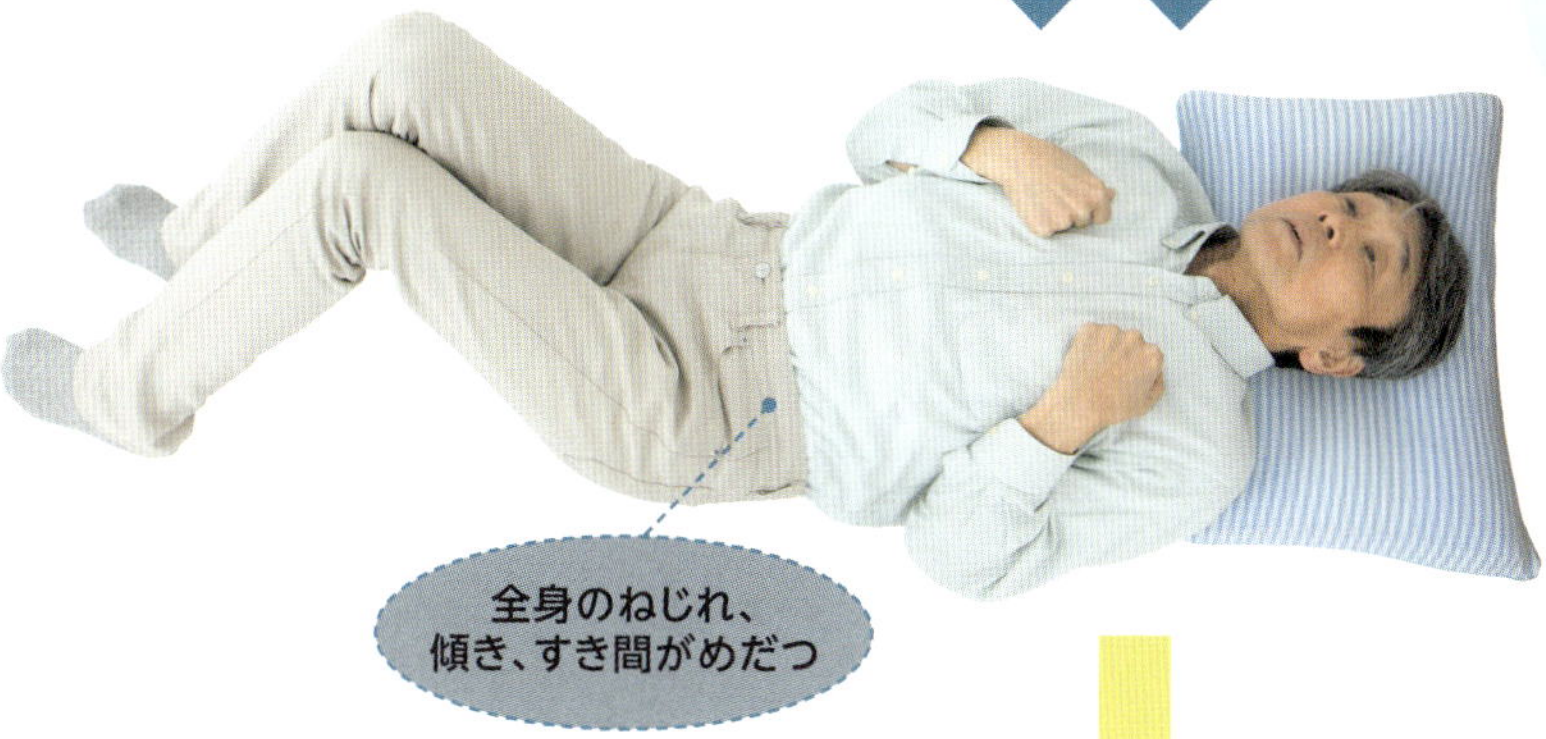
全身のねじれ、
傾き、すき間がめだつ

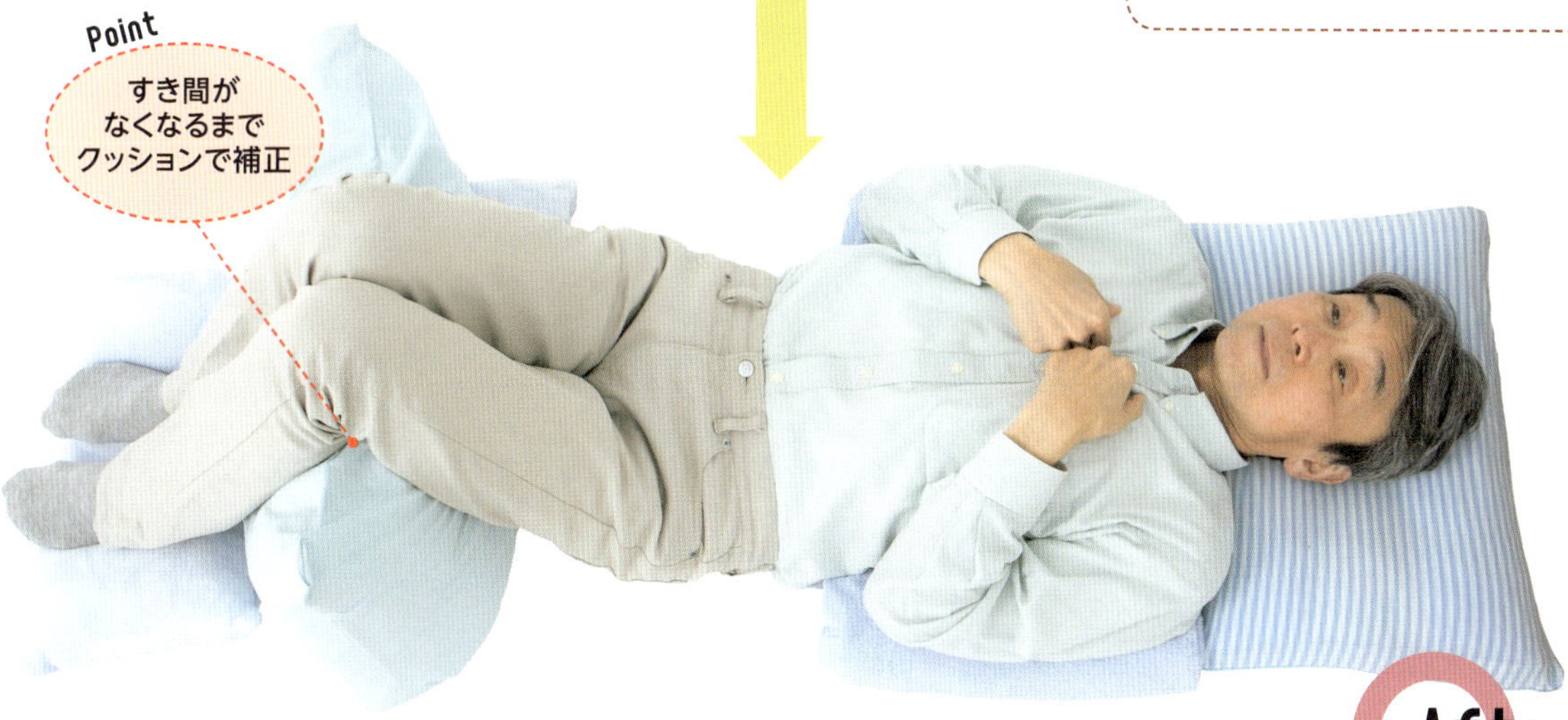
Point
すき間が
なくなるまで
クッションで補正

After

ねじれと傾きを手で解消。首から足先まで、反りやすき間がある箇所にクッション、タオルを入れ、下から支える。

拘縮が強くなるのは、「不快」なとき

- 痛みを感じているとき
- いやな気分のとき
- 診察やケアで疲れたとき
- 冬の寒い日
- 誤ったポジショニングをされた後 など

必要なものをチェック！

介護用クッションでなく普通のクッションでいい

現在では介護用クッションが数多く市販されている。それぞれに利点はあるが、大切なのは道具ではなく、技術。体の状態を適切に評価する力があれば、道具は何でもかまわない。施設ごとの予算もあるので、身近なものでポジショニングする力をつけよう。

バスタオル&フェイスタオル

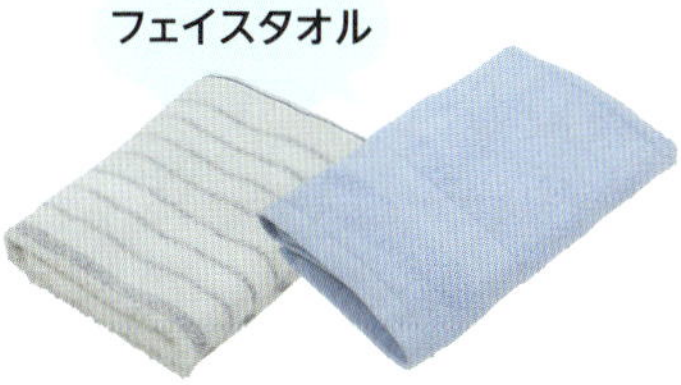

厚さが調節できるのが利点。数がたくさんあることが大事。

大小のクッション

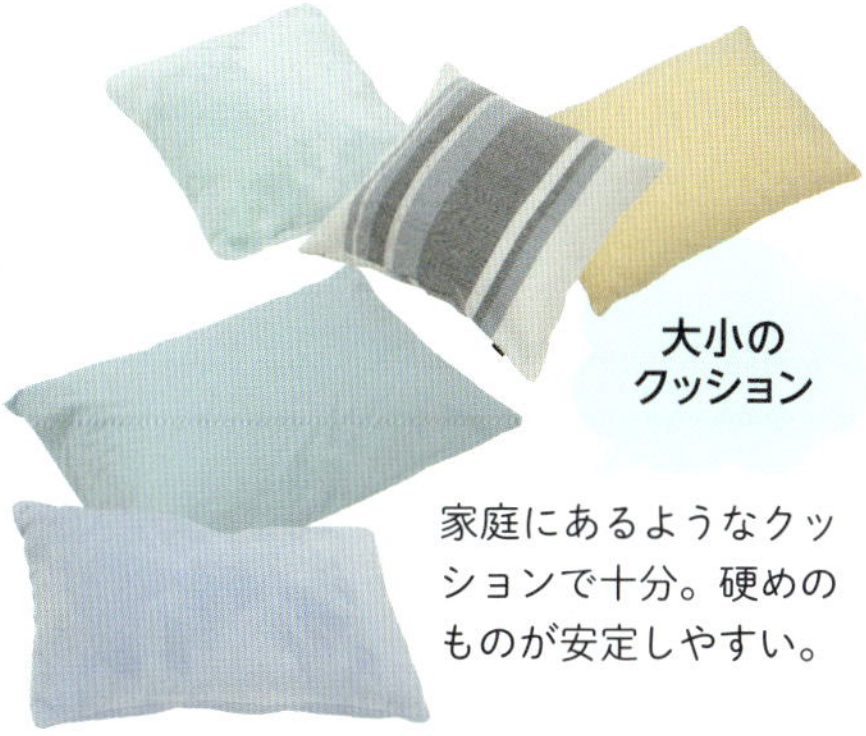

家庭にあるようなクッションで十分。硬めのものが安定しやすい。

ケアの注意点

「自分だったら」はNG。障害者目線のケアを

姿勢を整えても、ストレスを感じさせてしまっては、元も子もありません。自分を基準にせず、相手にとっての「快」「不快」を見極めましょう。

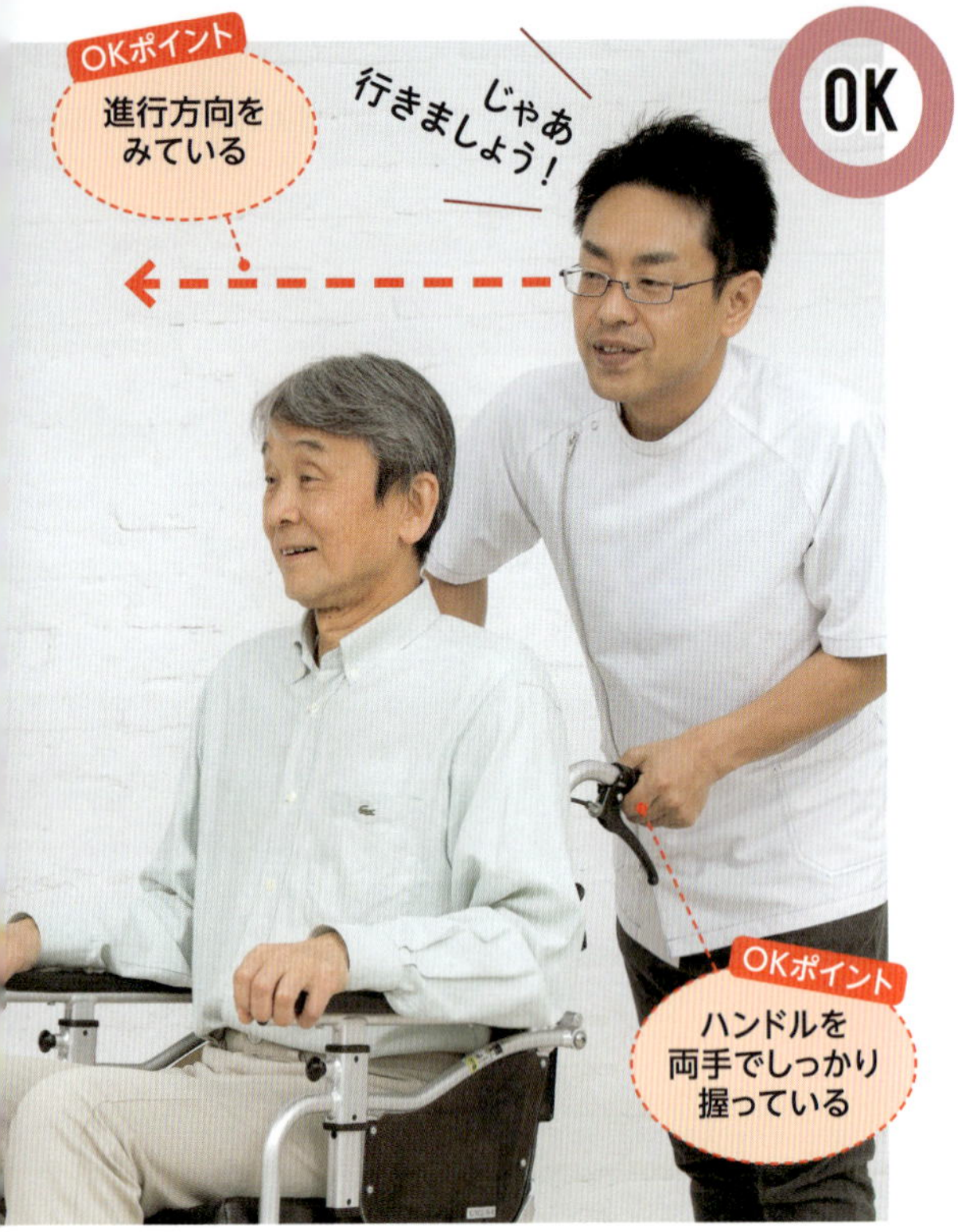

OK
OKポイント
進行方向を
みている
じゃあ
行きましょう！
OKポイント
ハンドルを
両手でしっかり
握っている

相手の安全を確保することは、どんな場合でも最優先。進行方向をみて安全を確認し、両手でハンドルをしっかり握って、前に進む。

やさしさは大事。でも安全はもっと大事！

見た目にやさしそうなケアが、よいケアとは限らない。プロとしての基本を忘れずに。

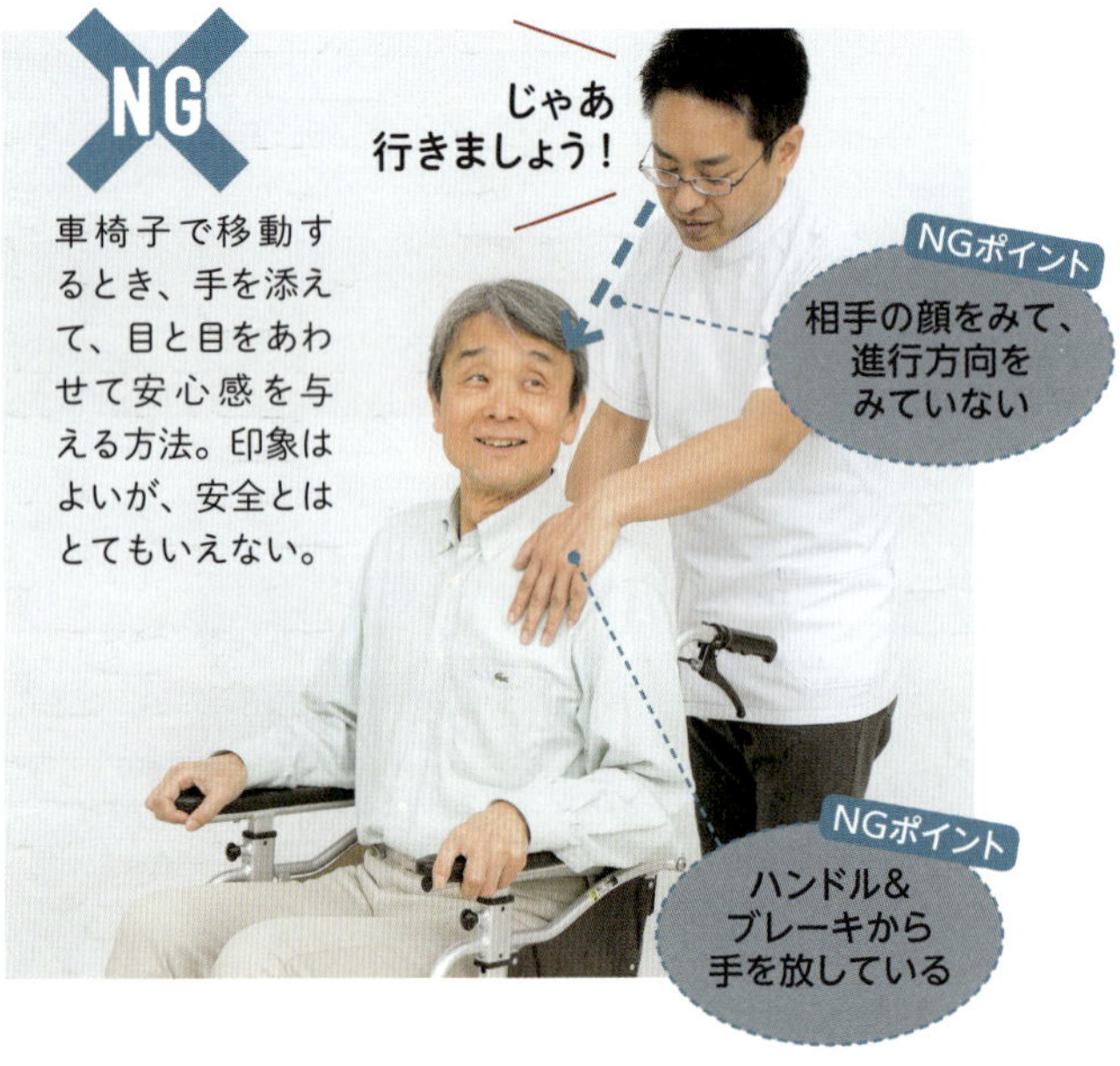

NG
じゃあ
行きましょう！
NGポイント
相手の顔をみて、
進行方向を
みていない
NGポイント
ハンドル&
ブレーキから
手を放している

車椅子で移動するとき、手を添えて、目と目をあわせて安心感を与える方法。印象はよいが、安全とはとてもいえない。

観察力と知識がないとやさしくなれない

介助の世界は、エビデンスが乏しいのが現状です。そのため、どの介助法がよいかを話しあうとき「自分だったらこうしてほしい」という意見がよく聞かれます。

介助をする人には、自分の足で立ち、好きなときに好きなことをできる体があります。障害のある人と、そんな自分を重ねあわせて判断するのは、非常に危険です。**自分と相手は違うことを前提に、相手の障害特性から、何が求められているかを考えましょう。**

必要なのは、介護や病気についての基本的知識と、相手の体や表情をよくみる観察力です。印象がやさしそうなだけで、痛みやストレスなどの「不快」を与えるケアだと、拘縮《こうしゅく》予防効果は半減します。

ひと手間かけて、残存能力を適切に引き出す

喜ばれる介護が、いい介護とは限らない。一時的にラクな方法をとったことで、残された機能を奪い、生活の質を落としてしまうこともある。面倒くさいと思われても、相手の将来をみすえた介護をしよう。

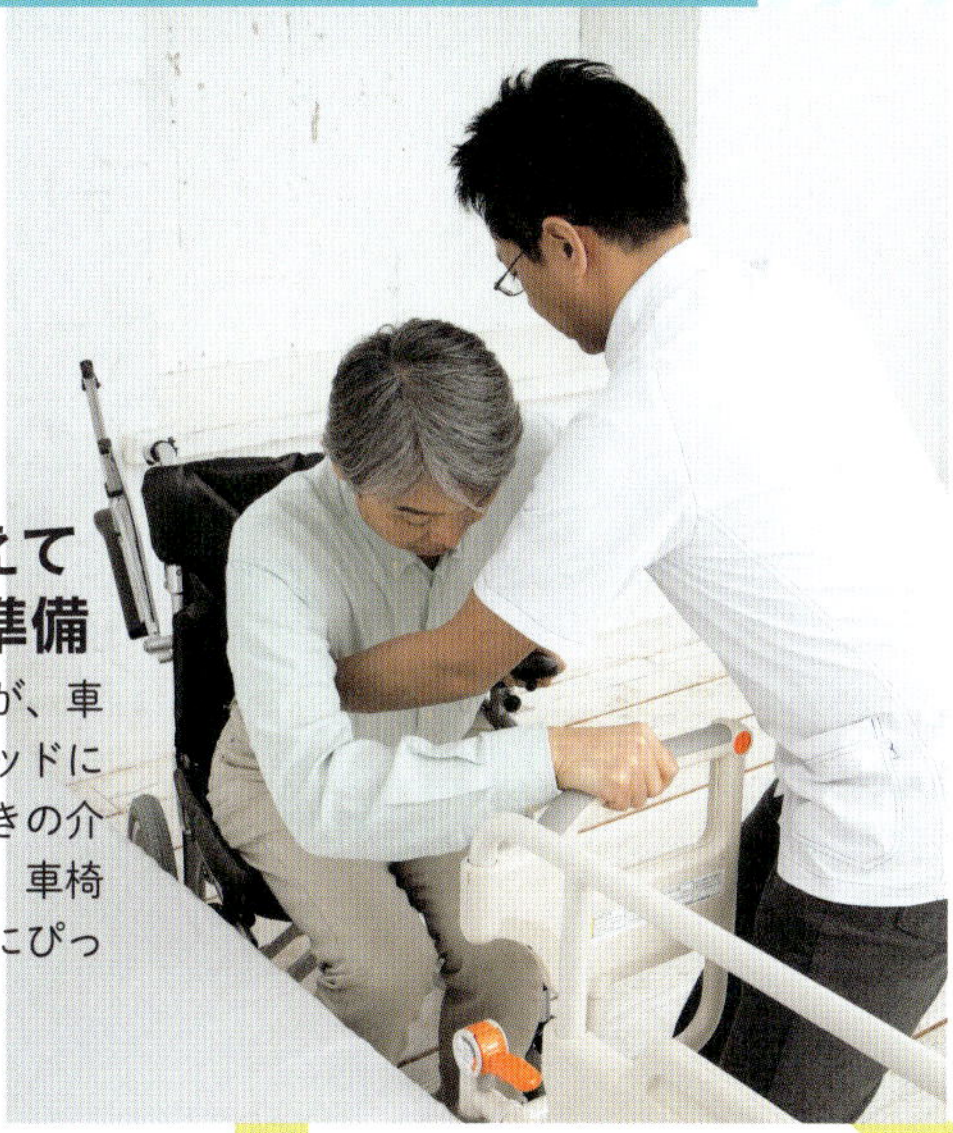

体を支えて移乗の準備

片麻痺《かたまひ》の人が、車椅子からベッドに移乗《いじょう》するときの介助。まずは、車椅子をベッドにぴったりつける。

OK

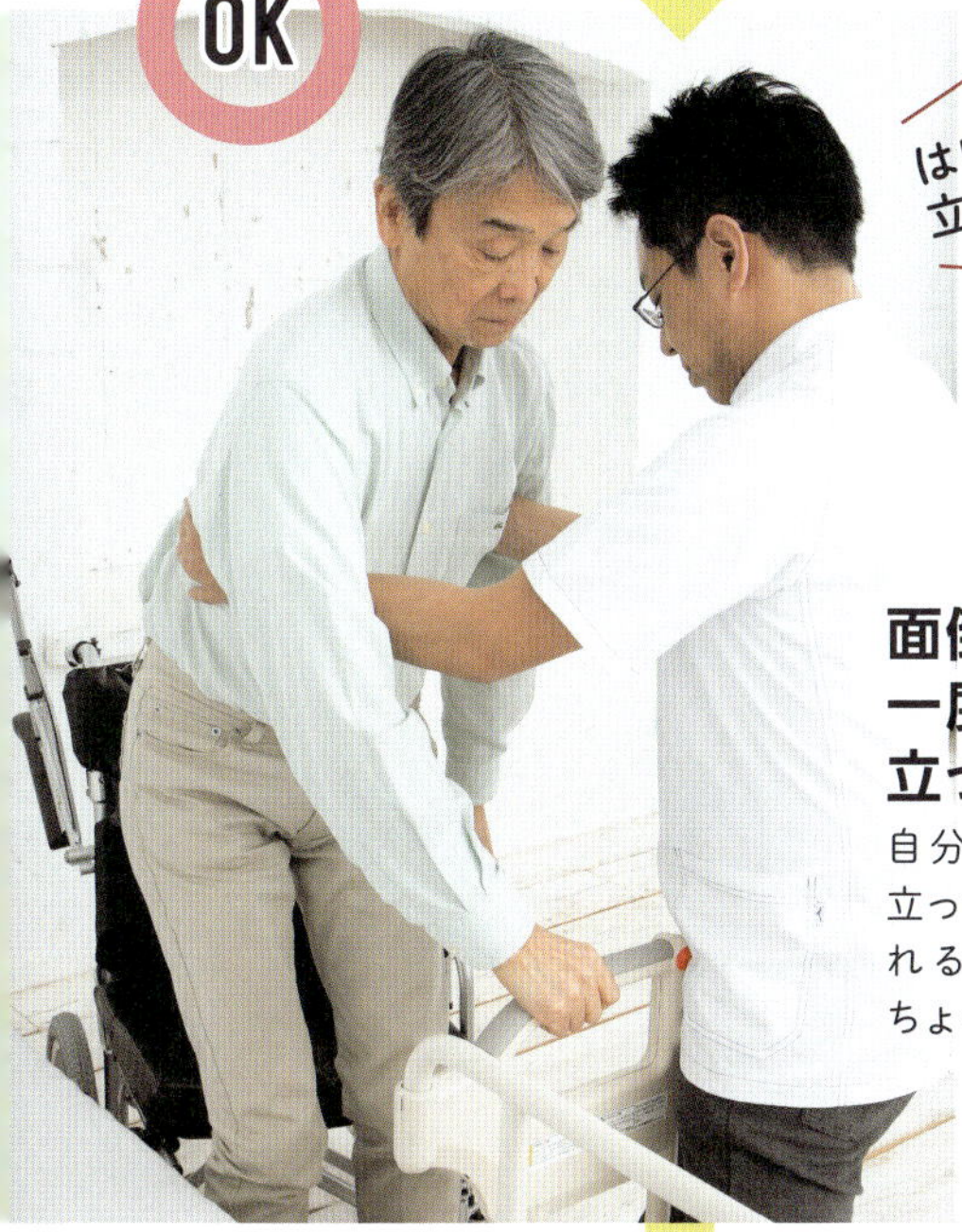
はい、
立ちましょう！

面倒でも一度まっすぐ立ってもらう

自分の力でまっすぐ立ってもらう。介助される人にとっては、ちょっと面倒な方法。

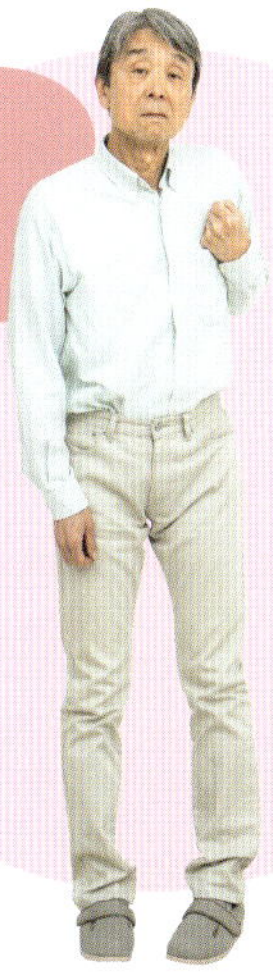

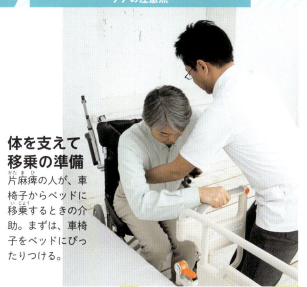

残存機能が保たれる！

面倒な方法を続けたことで、下肢の筋力が保たれている。自分で立って歩ける生活を長く維持できている。

NG

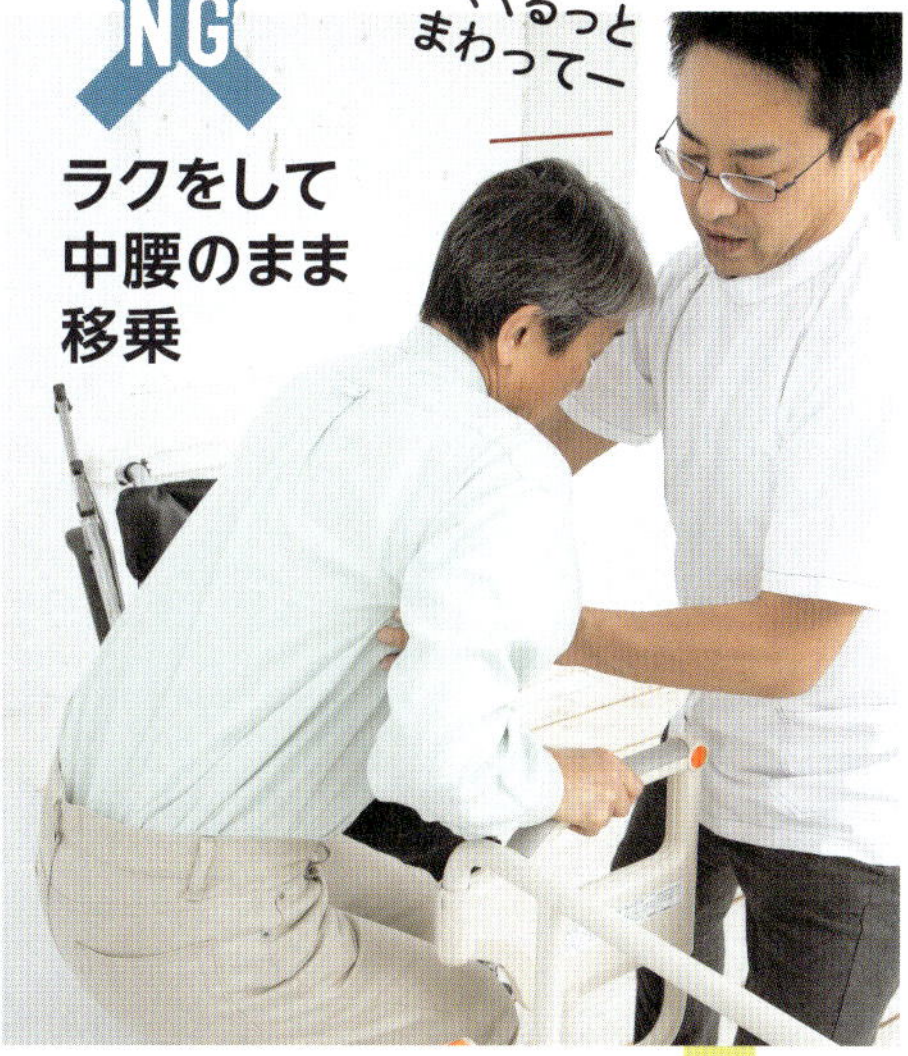
はい、くるっと
まわってー

ラクをして中腰のまま移乗

腰を浮かせておしりをまわし、そのままベッドへ。介助される人にもする人にも、ラクな方法。

立つ力が奪われ全介助が必要になる

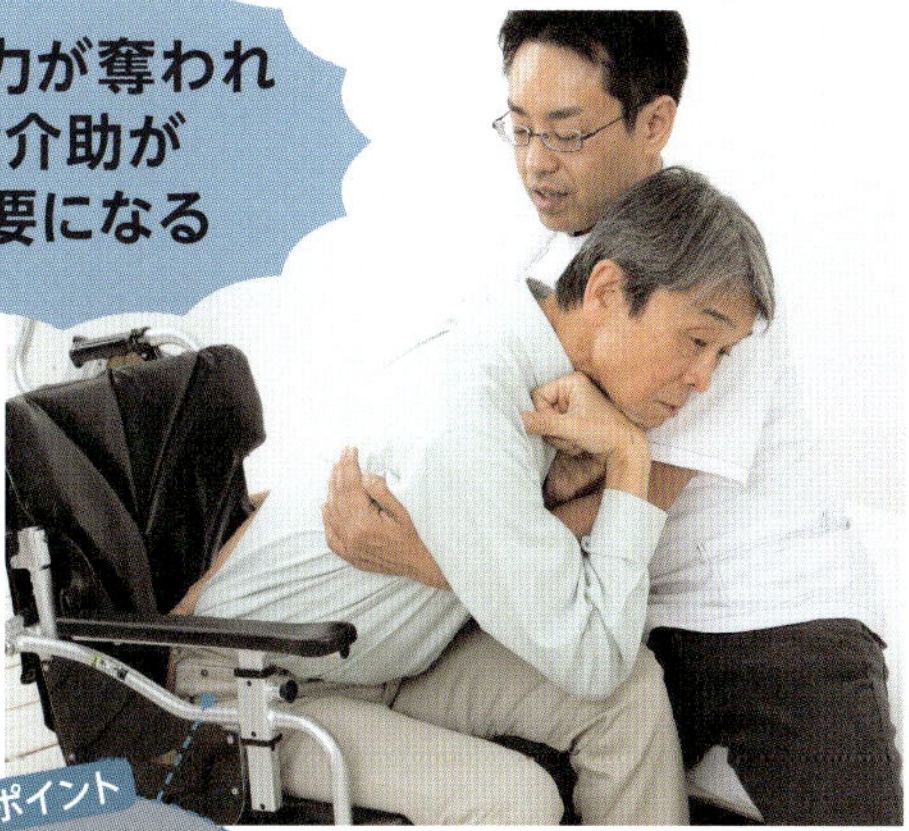

NGポイント
下肢の筋力がなく立ち上がれない

ラクな方法を続けた結果、下肢《かし》の筋力がなくなり、立てなくなる。全介助の移乗が必要に。

ケアの注意点

寝たきりの人でも介助前には必ず声がけを

健康な人であろうと寝たきりの人であろうと、相手の体にふれるときに声をかけて断るのは、当然のマナー。接遇の基本を大切にしましょう。

声がけの3ステップは必ず守る

「挨拶」「説明」「同意」は、介護職が守るべき基本中の基本。寝たきりで返事がないからと、とばすのは厳禁。

Step Ⅰ 挨拶

例 〇〇さん、こんにちは！今日もまた来ました

目と目をあわせて挨拶する

基本の挨拶は欠かさずに、相手の目をみて。ただし相手を驚かせると緊張が高まる。いきなり至近距離で声をかけないようにする。

Step Ⅱ 説明

例 車椅子に乗って食堂に行きましょうか

これからしたいことを伝える

どんな場合でも、いきなり体にふれて介助するのは、とても失礼。これから何をしようとしているのか、目的と方法を、きちんと説明する。

Step Ⅲ 同意

例 はい、いいですよ

返事ができない人は、表情をよくみて

説明内容に対し、同意が得られたら介助をする。言葉が出ない人の場合は、表情やうなずきで確認。いやがっていたら様子をみて。

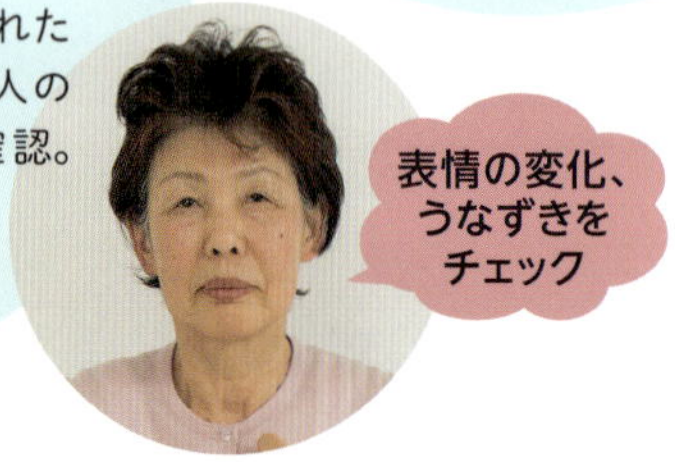
表情の変化、うなずきをチェック

記憶力の弱い人には「はじめまして」

認知症でも、すべての記憶が消えているわけではない。挨拶したときの反応から、自分を覚えているかを判断し、適切な挨拶を選ぶ。

ていねいな声がけは相手への敬意

拘縮《こうしゅく》がある人の多くは、要介護度の高い人。言葉を発することができない人もいます。だからといって、**黙って介護をはじめる人がいますが、これは厳禁です。**他人にいきなりふれられ、体を動かされて、いい気分になる人はいません。筋緊張が高まるのはもちろんですが、それ以前の、基本の接遇の問題です。

接遇でもっとも大切なのは、相手を不快にさせないことです。それは、**不快や苦痛をとり除き、尊厳のある生活をしてもらうという拘縮ケアの目的にも通じます。**

ていねいな声がけで、相手への尊重、敬意を示すことが大切です。不快になるポイントは、人それぞれであることも忘れないでください。

一つひとつの動作をきちんと伝える

寝返り介助の例。「こっち向きに寝返りをしましょう」と目的を伝えたうえで、個別の動作も伝えながら介助する。

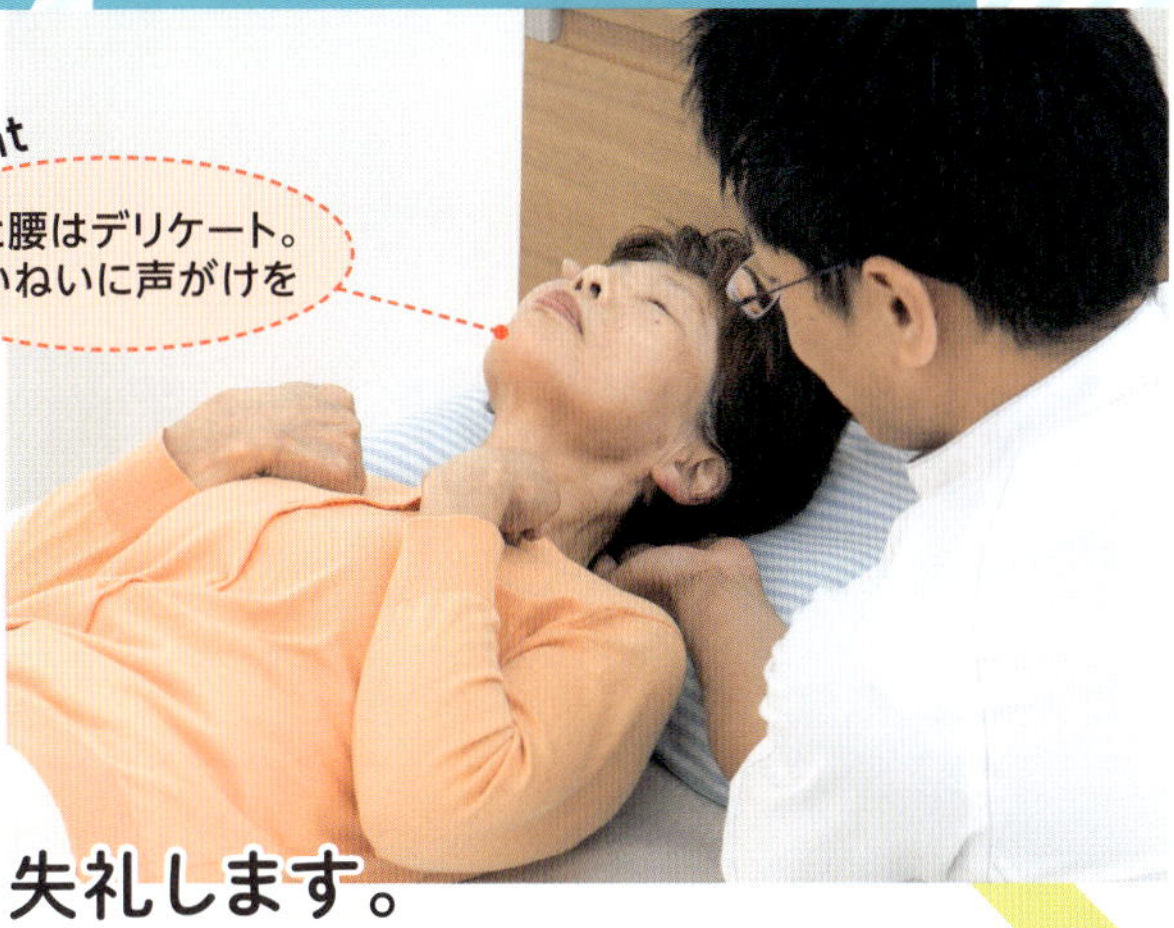

Point
頭と腰はデリケート。ていねいに声がけを

「失礼します。頭を上げますね」

体にふれるときは「失礼します」のひと言を。その上で、どこにふれるかをいう。

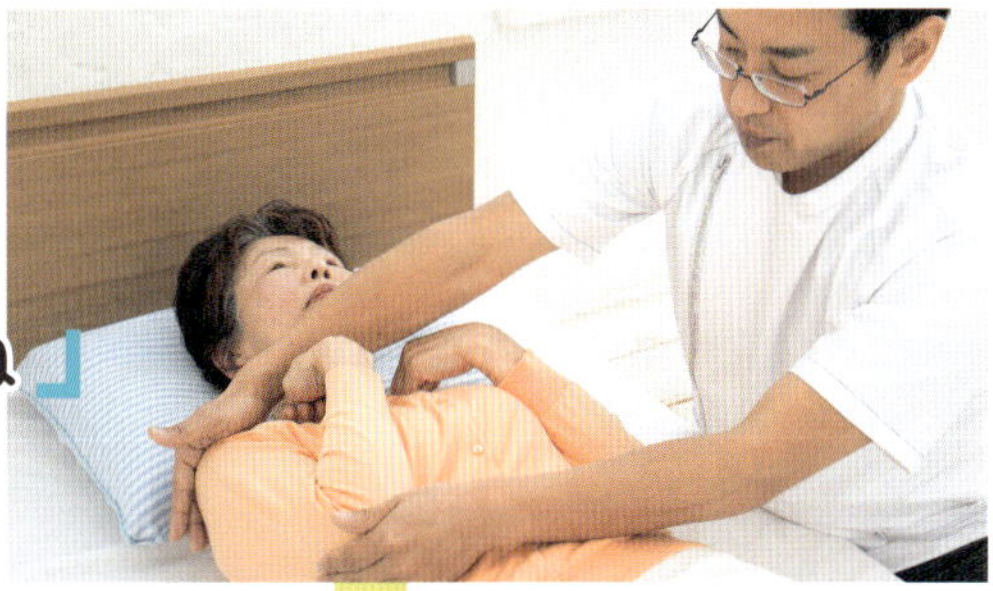

「腕を内側に動かしますね」

次は肩とひじにふれ、腕を動かす。これもひと言伝えてから。

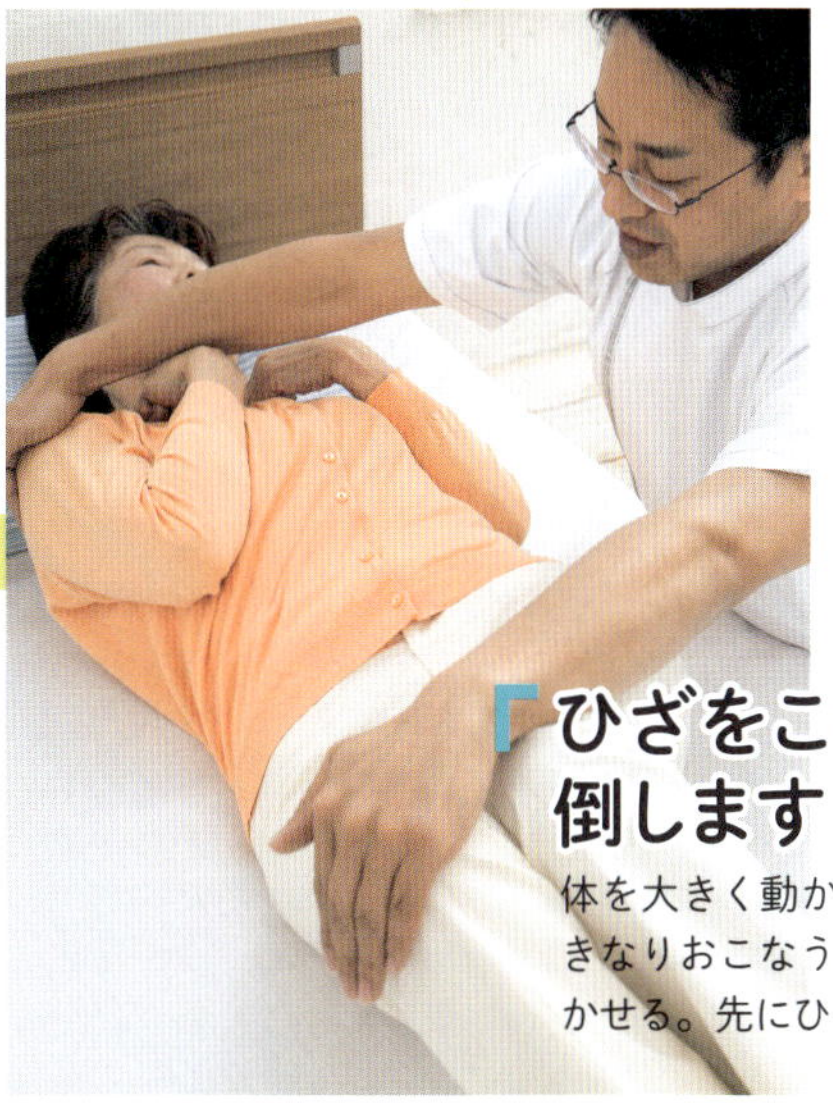

「ひざをこちらに倒します」

体を大きく動かす介助を、いきなりおこなうと、相手を驚かせる。先にひと言声がけを。

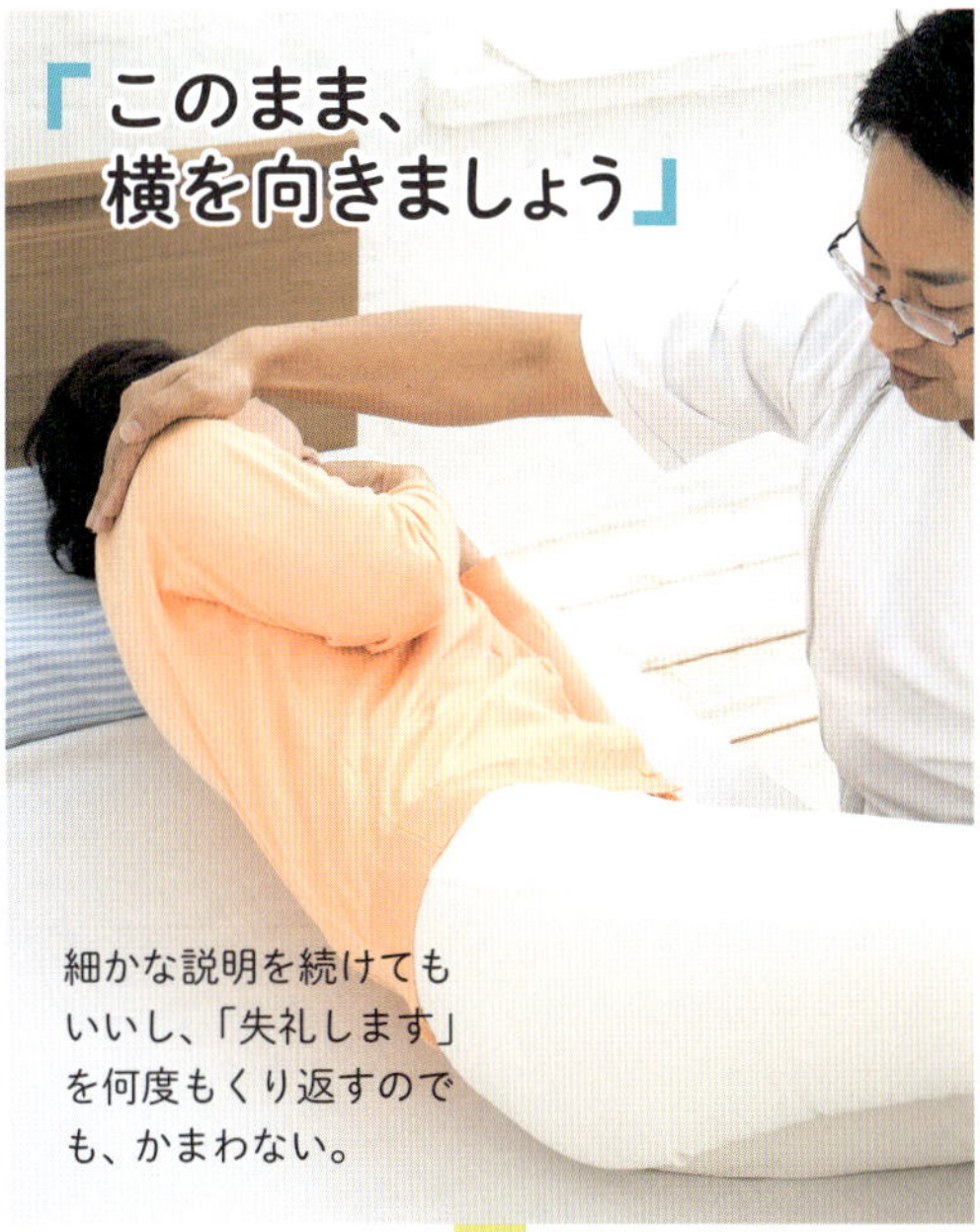

「このまま、横を向きましょう」

細かな説明を続けてもいいし、「失礼します」を何度もくり返すのでも、かまわない。

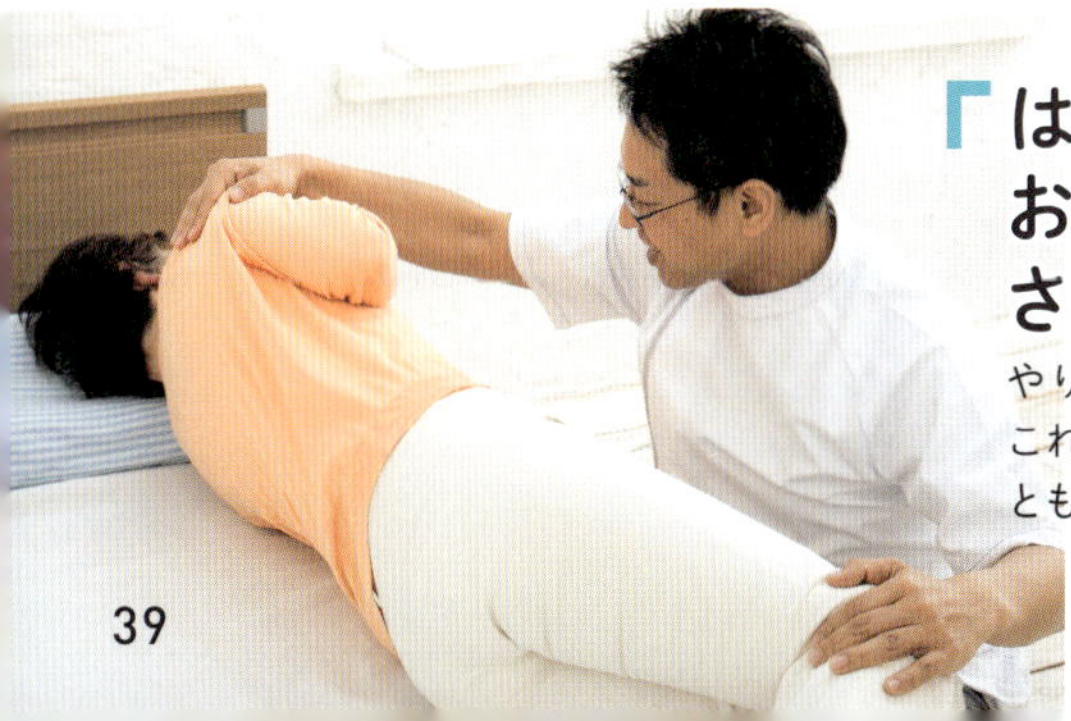

「はい、おつかれさまでした！」

やりっぱなしにせず、これで終わりであることも、きちんと伝える。

抵抗を感じたら「きつくないですか？」のひと言を

介助は、関節の抵抗を感じない範囲でおこなうのが基本。少しでも抵抗を感じたら、「きつくないですか？」と確認しながら進めよう。言葉を発せない人も多いので、表情もよくみて。

ケアの注意点

障害特性に応じて説明のしかたを変える

脳の障害をもつ人にとって、ていねいで長い説明は混乱のもと。パーキンソン病や認知症の人には、簡潔な説明を心がけましょう。

パーキンソン病の場合、動作を細かく説明すると、体がスムーズに動かせなくなる人が多い。細かい手順は抜いて、「立ちましょう」という目的だけ伝えるほうが親切。

パーキンソン病の人にはひと言で説明を

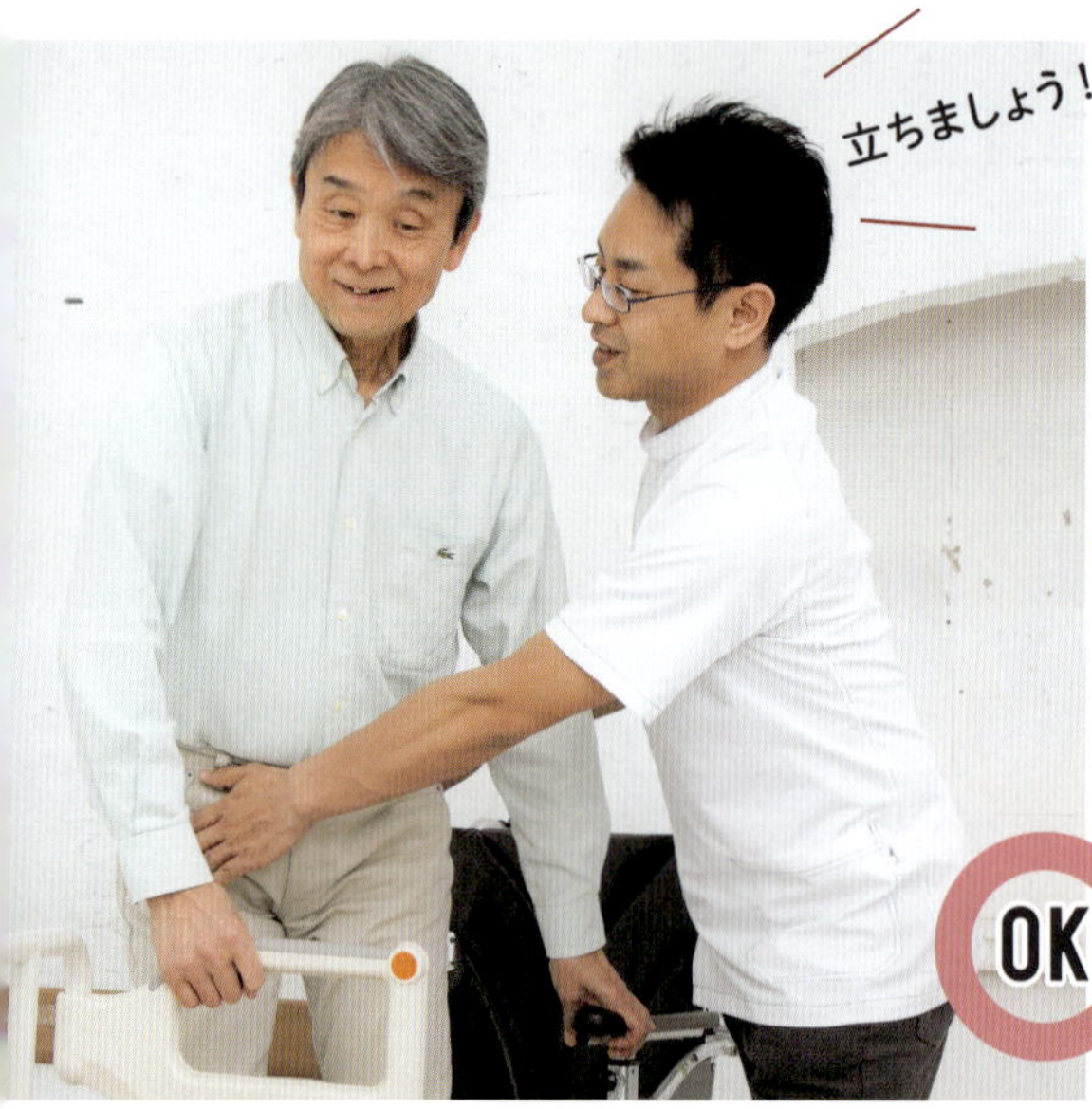
立ちましょう！
OK
ひと言ではっきりいわれると、スッと動ける。手でトントンとたたく合図があると、よりわかりやすい。

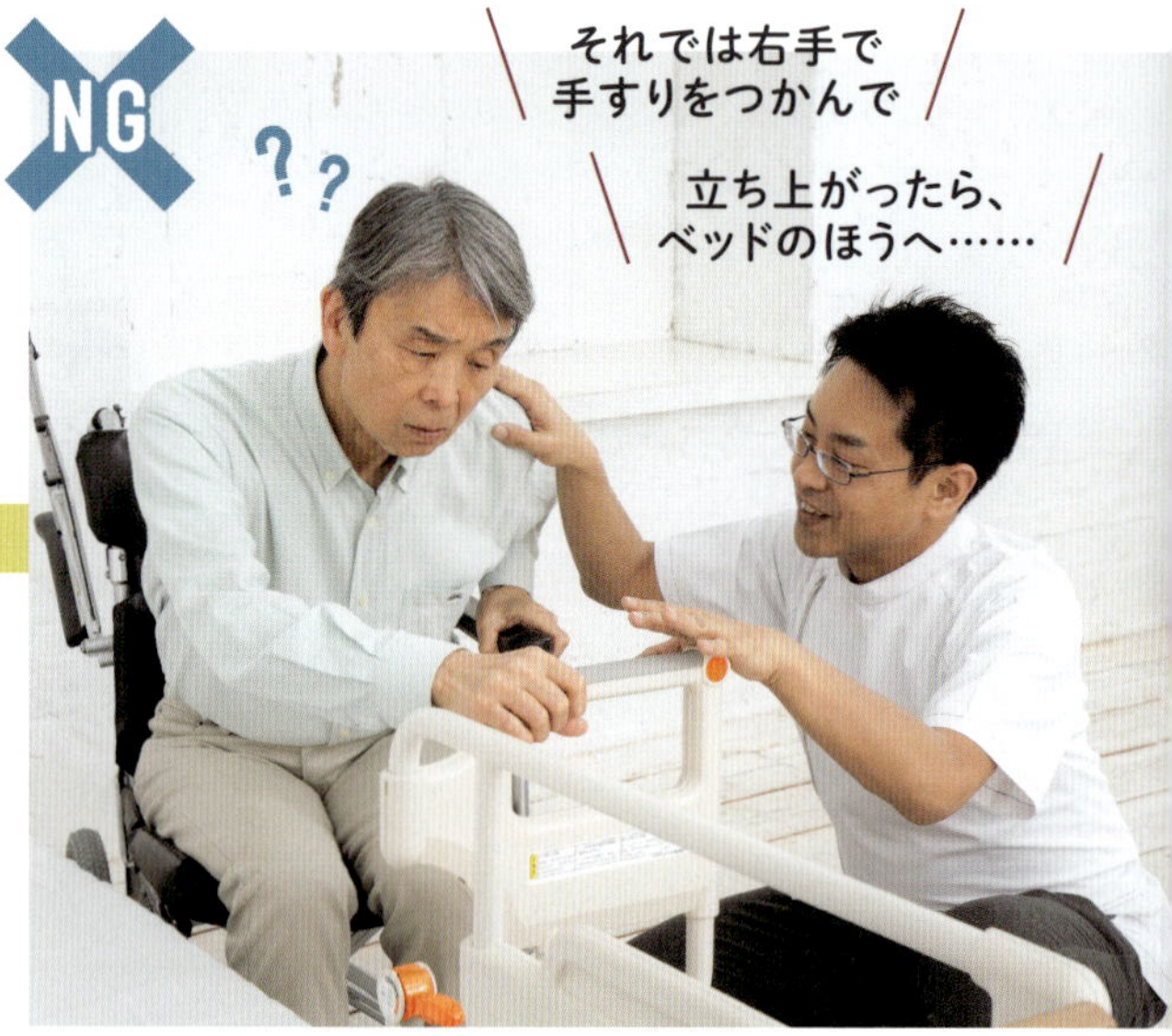
NG
それでは右手で手すりをつかんで
立ち上がったら、ベッドのほうへ……
??
脳神経系と筋肉の連動に障害があり、体に意識を向けすぎると、固まって動けなくなる。長い説明の理解も苦手。

Column

方向はジェスチャーで伝える

「右を向いてください」「左足を引いてください」などとくり返しいわれると、認知機能がしっかりした若い人でも、つい間違えるものです。介助時に左右の方向を伝えたいときは、指さしなどで示しましょう。とくに認知機能が低下した人には、言葉なしで、ジェスチャーだけのほうが親切です。

ていねいな説明がときに不親切になる

ていねいな説明は、接遇の基本。でも、障害特性への配慮も、同じくらい大切です。たとえば**パーキンソン病の人は、簡潔な説明であるほど、うまく伝わります。**認知症の人は、脳の障害部位や個人差によって差がありますが、複数の話が出ると混乱します。**障害と個人差の両方をふまえて、説明のしかたを変えることも、大切な気配りです。**

教えて田中先生！

声がけ、接しかたのQ&A

「その話しかたは好き」「その接しかたは、いやだ」とは、誰もいってくれません。
声がけ、接しかたの素朴な疑問を、田中先生にぶつけてみましょう。

Q1

親しみを感じてほしいのですが、タメ口《ぐち》はダメですか？

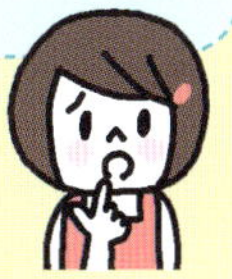

A1

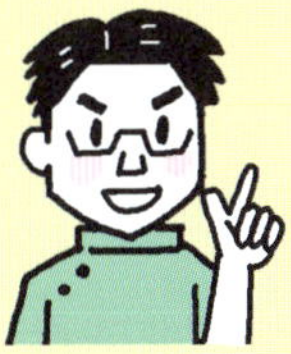

基本は**敬語**です。名前の呼びかたも含め、入所時に聞いてみましょう

接遇の基本は、不快にさせないこと。その意味では、誰に対しても敬語で話したほうが安全です。ただ、ていねいな敬語で話しているのに不快な印象を与える人、言葉はくだけているけれど安心感を与える人もいます。敬語かどうかばかりが問題ではないと思います。

私自身は100％敬語です。名前の呼びかたなどは、入所の際に必ず本人や家族に聞くようにします。本人の希望があれば、親しげな話しかたにしてもいいと思います。

Q2

動きをいちいち説明されたら、**うるさく**ないですか？

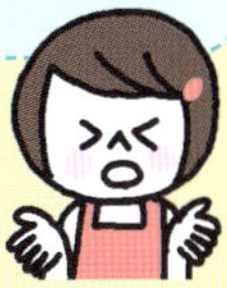

A2

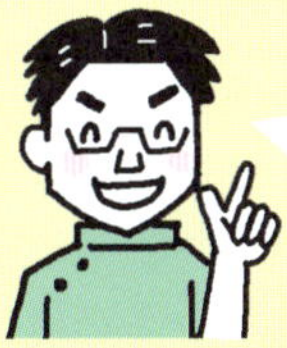

相手の表情、筋肉の硬さで判断してください

説明の多さをどうとらえるかには、個人差があります。でも、だからといって省けばいいかというと、それは別。むしろ不快にする可能性が高まります。

話が長すぎてイライラしているかどうかは、顔をみればわかります。介助時の筋肉の硬さにも、現れます。いくつかのパターンを試しながら、反応をみるといいでしょう。

Q3

移乗の説明、どうしたらうまく伝わりますか？

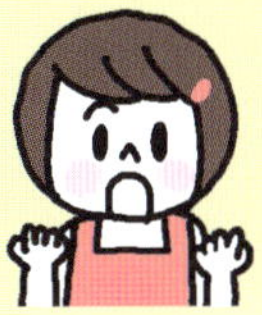

A3

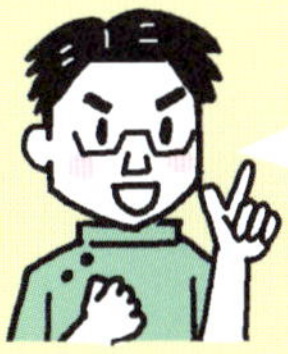

「足を引きましょう」のひと言がポイントです

「言わずもがな」の動作を、きちんと伝えるのがポイントです。移《い》乗《じょう》の場合は、「足を引きましょう」のひと言が抜けてしまいがちです（→P158）。椅子から立ち上がるときに手前に足を引くのは、無意識の動作だからです。このような細かいことを見落とさずに誘導できると、相手も安心して立ったり座ったりできます。

Column

骨盤を揺らせば筋緊張がゆるむとは限らない

拘縮ケアには理論的根拠が重要

筋緊張を下げるための古典的方法に、「揺らし法」があります。骨盤《こつばん》などを揺らすことで、関節を動かしやすくするものです。「学校で教わった」という介護職もいます。

しかし揺らすことでリラクゼーションが得られるのか、その場合どのくらいの速度が適切かなど、根拠となる情報が理解されないまま、おこなわれていることがあります。

ストレッチやマッサージ、温熱療法なども同じ。拘縮《こうしゅく》改善の根拠が希薄で、根本の原因である抗重力筋《こうじゅうりょくきん》の影響を考慮していません。一時的に筋肉がゆるんだとしても、すぐもとに戻ってしまいます。

ケアをするときは、理論的根拠をよく考えたうえで、とり入れるようにしましょう。

根本的とはいえない その他の拘縮改善法

- マッサージ
- ストレッチ（入浴時を含む）
- 関節可動域《かんせつかどういき》訓練
- 電気療法
- 温熱療法

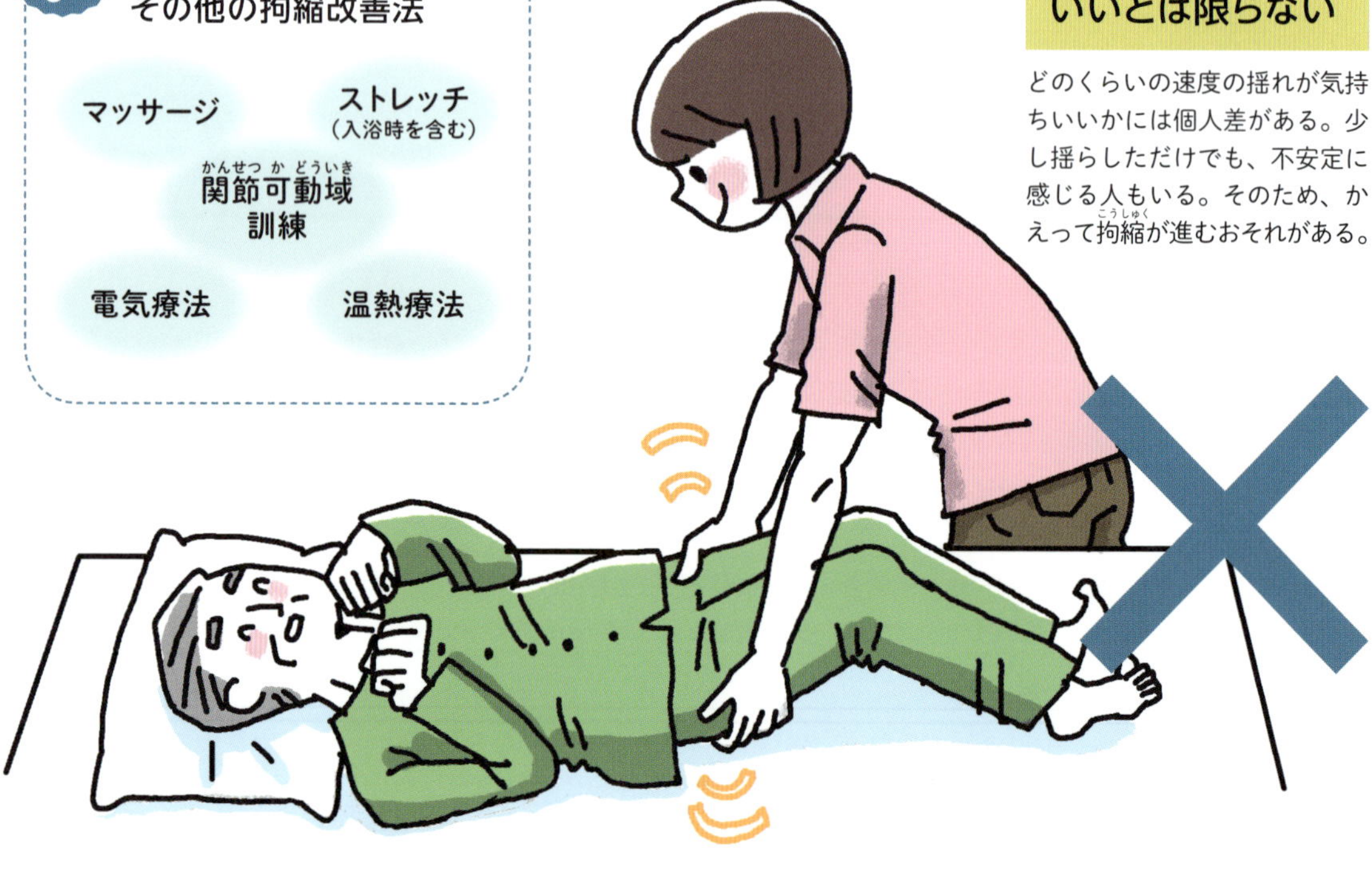

揺らせば気持ちいいとは限らない

どのくらいの速度の揺れが気持ちいいかには個人差がある。少し揺らしただけでも、不安定に感じる人もいる。そのため、かえって拘縮《こうしゅく》が進むおそれがある。

Part
2

実践！ 拘縮ケア❶

ベッドでの適切な姿勢をつくる

要介護度の高い人は、多くの時間をベッドで過ごしています。
体が硬くなるのを防ぐには、ベッドでの姿勢を直すのが最短の道。
適切な姿勢に整え、筋肉の緊張をゆるめましょう。

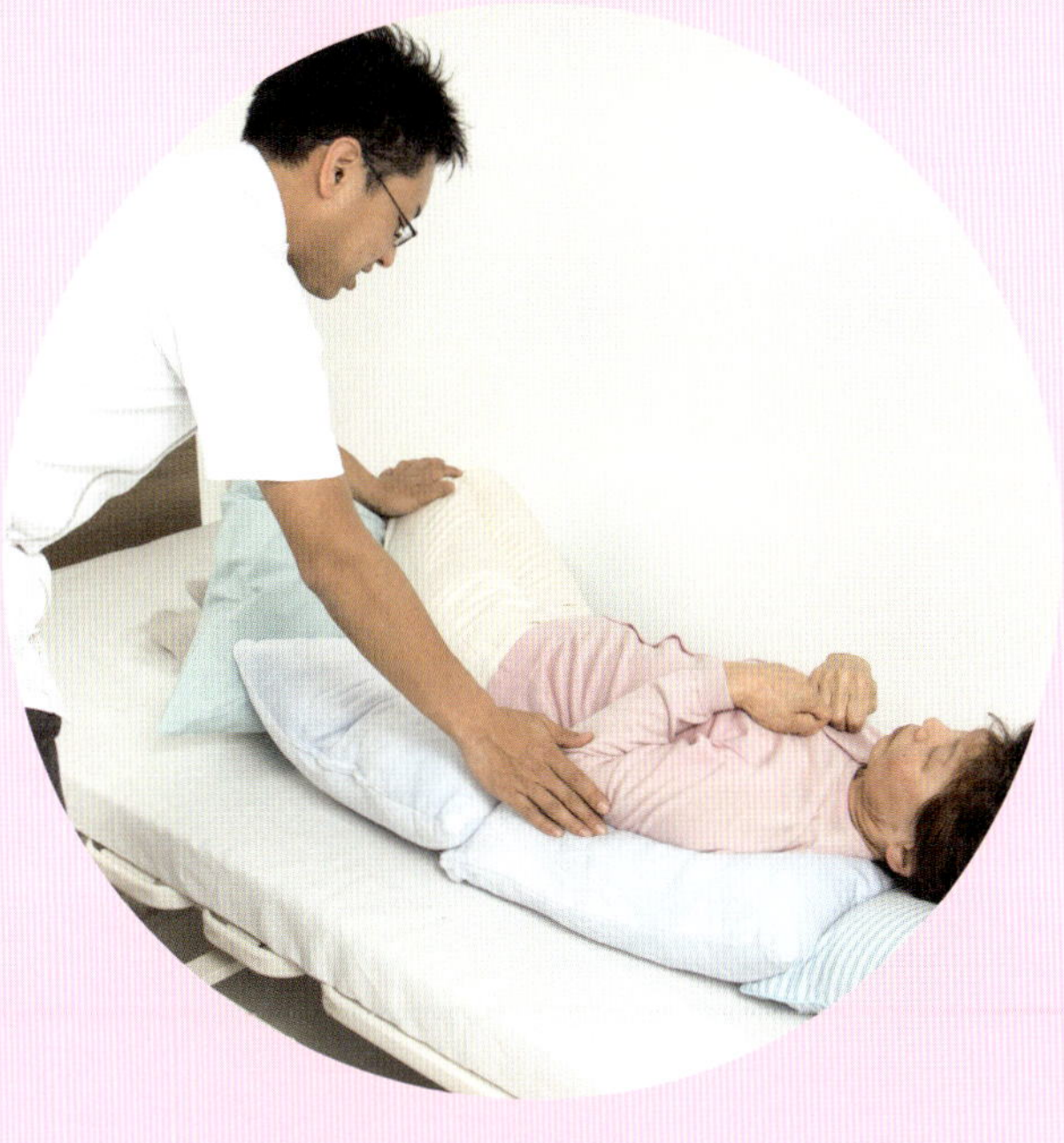

臥位の基本

寝ているときの姿勢が拘縮ケアの最大のカギ

拘縮の根本的な原因は、重力の影響を無視して、ただ寝かせていること。拘縮改善にはまず、寝ているときの姿勢を見直すことからはじめましょう。

NG例 1

拘縮に気づかずケアされていない

介護する人や家族が体の変化に気づいていない。そのため不自然な姿勢のまま、毎日長い時間、ベッドの上で時間を過ごしている。

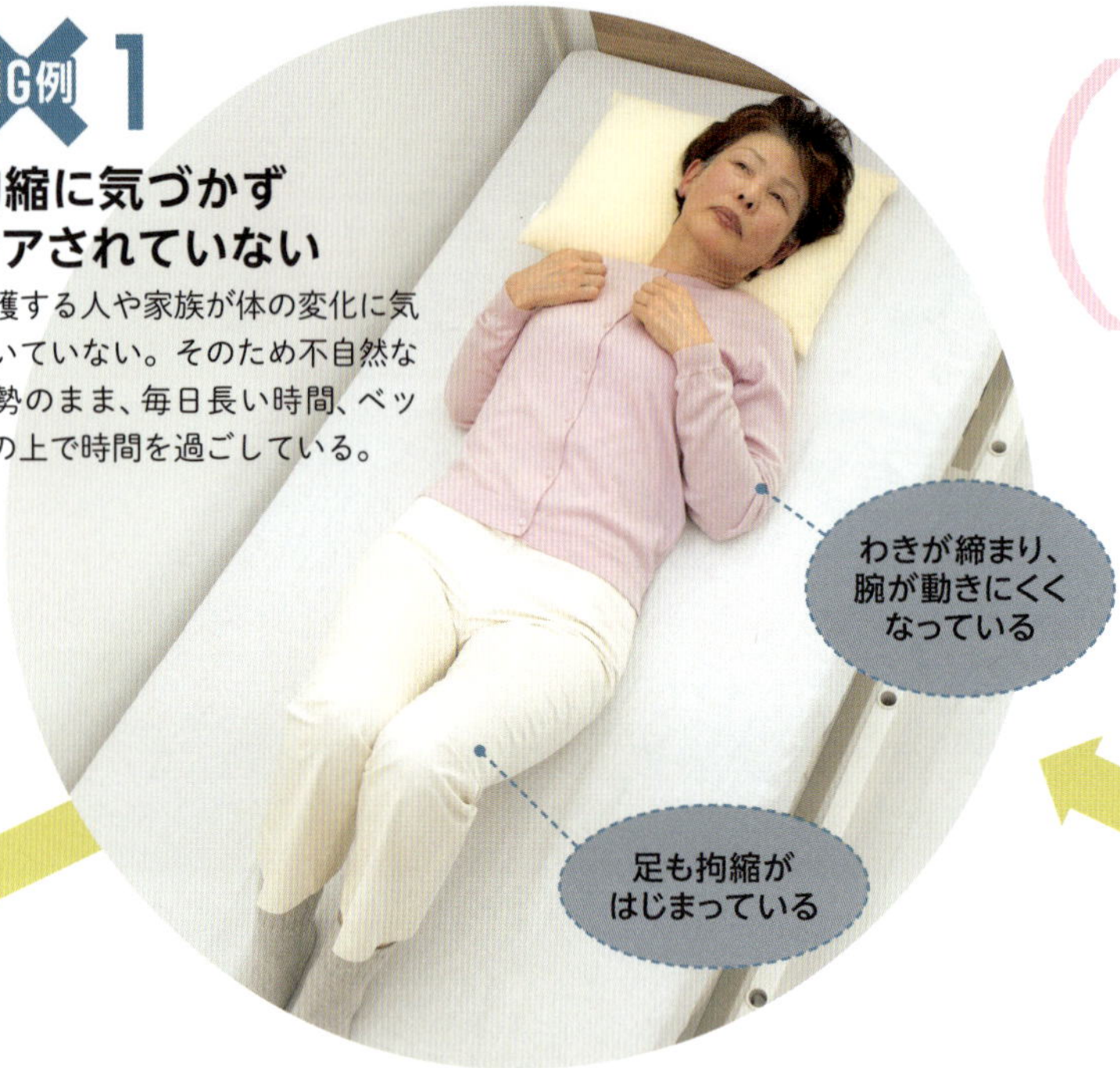

わきが締まり、腕が動きにくくなっている
足も拘縮がはじまっている

姿勢を正さないかぎり、拘縮は進む

1日のうちでもっとも長い時間を過ごすのが、ベッド上。よくない姿勢で寝ていると、拘縮《こうしゅく》はどんどん進んでしまう。

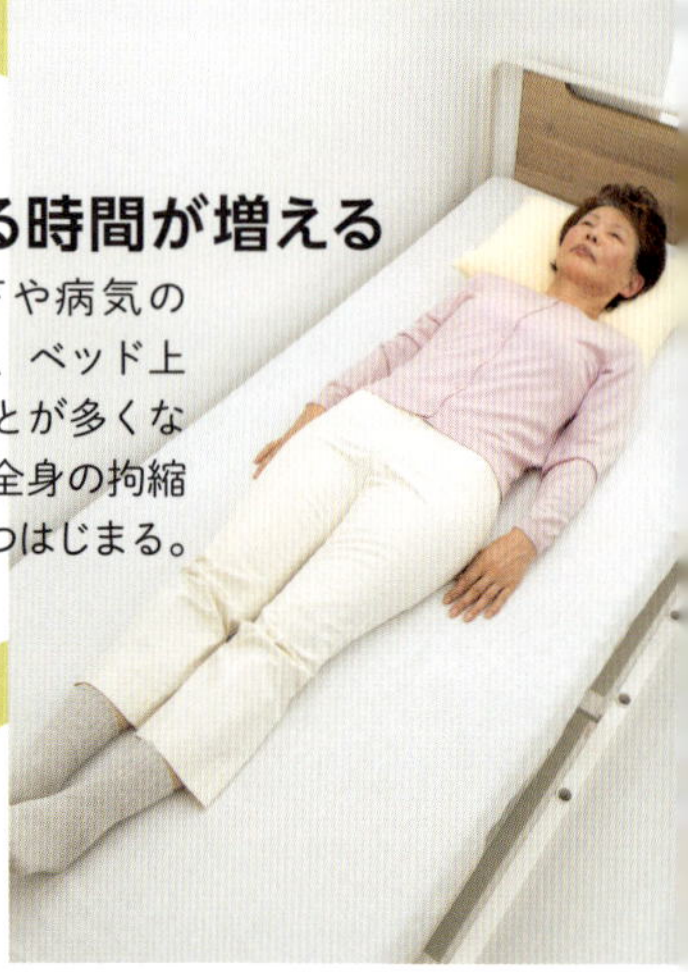

寝ている時間が増える

体力の低下や病気の進行に伴い、ベッド上で過ごすことが多くなる。そして全身の拘縮が、少しずつはじまる。

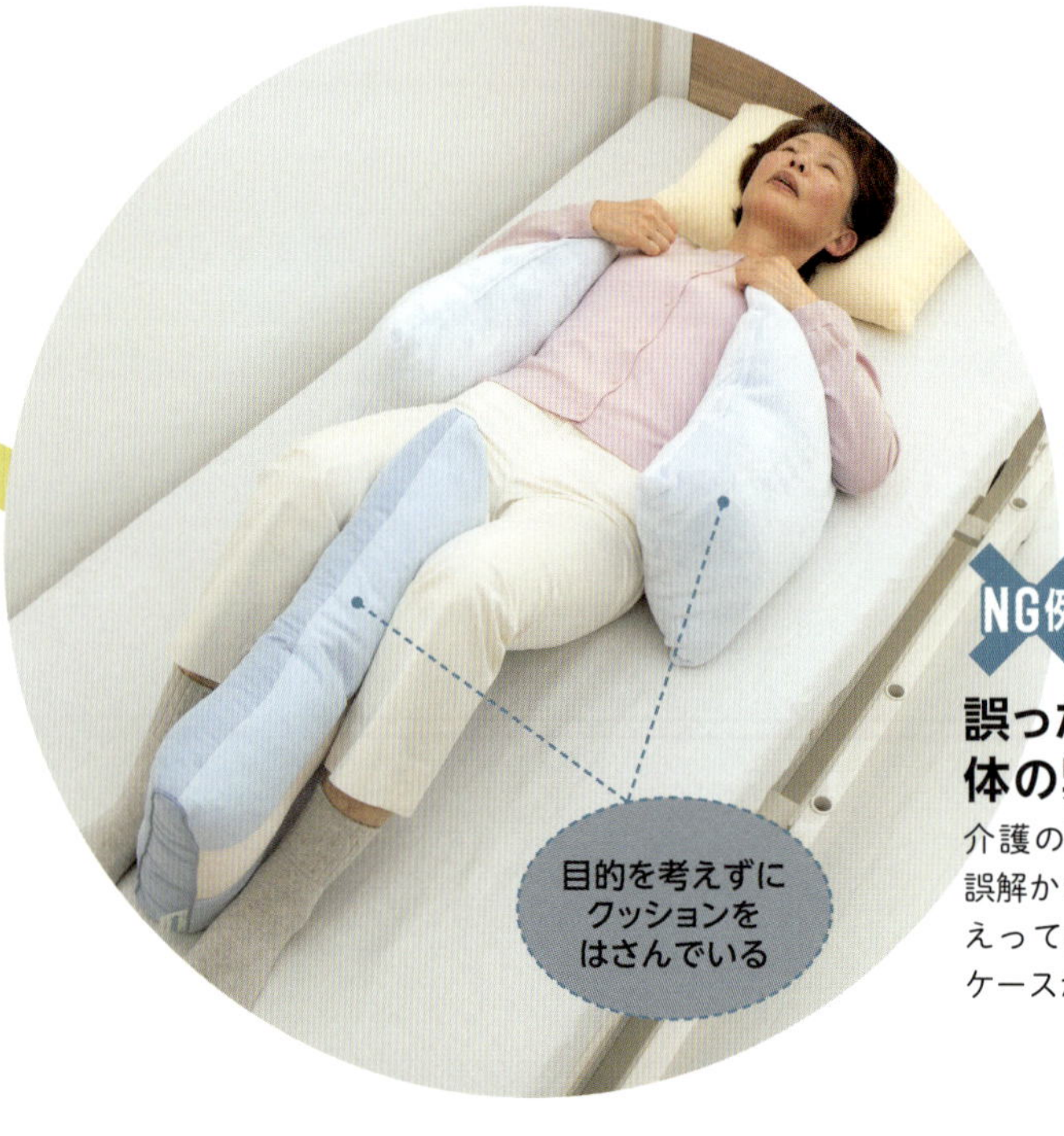

目的を考えずにクッションをはさんでいる

NG例 2

誤ったケアで体の緊張がとれていない

介護の現場では、誤った知識や誤解からおこなわれたケアが、かえって拘縮の進行を速めているケースがよくみられる。

寝ているときはたいてい背中が緊張している

拘縮《こうしゅく》に至る人は、多くの時間をベッドで過ごしています。あお向け（仰臥位《ぎょうがい》）で寝ていると、**重力により、体の下になる背中側の筋肉が強く緊張します。**首や腰、ひざの後ろ側の筋肉が硬くなり、徐々に縮んできます。

すると体が反り返り、不自然な姿勢に。体のねじれや傾きなどで、特定の部位に強い負担がかかると、褥瘡《じょくそう》（↓P70）もできやすくなります。

拘縮を防ぐには、ベッドでの姿勢を正して、**背中側全体の筋肉の緊張を、できるだけ軽減してあげることが重要です。**寝ているときの姿勢をつくる「ポジショニング」は、拘縮予防・改善の基礎中の基礎。正しいケアの方法を、しっかりと覚えておきましょう。

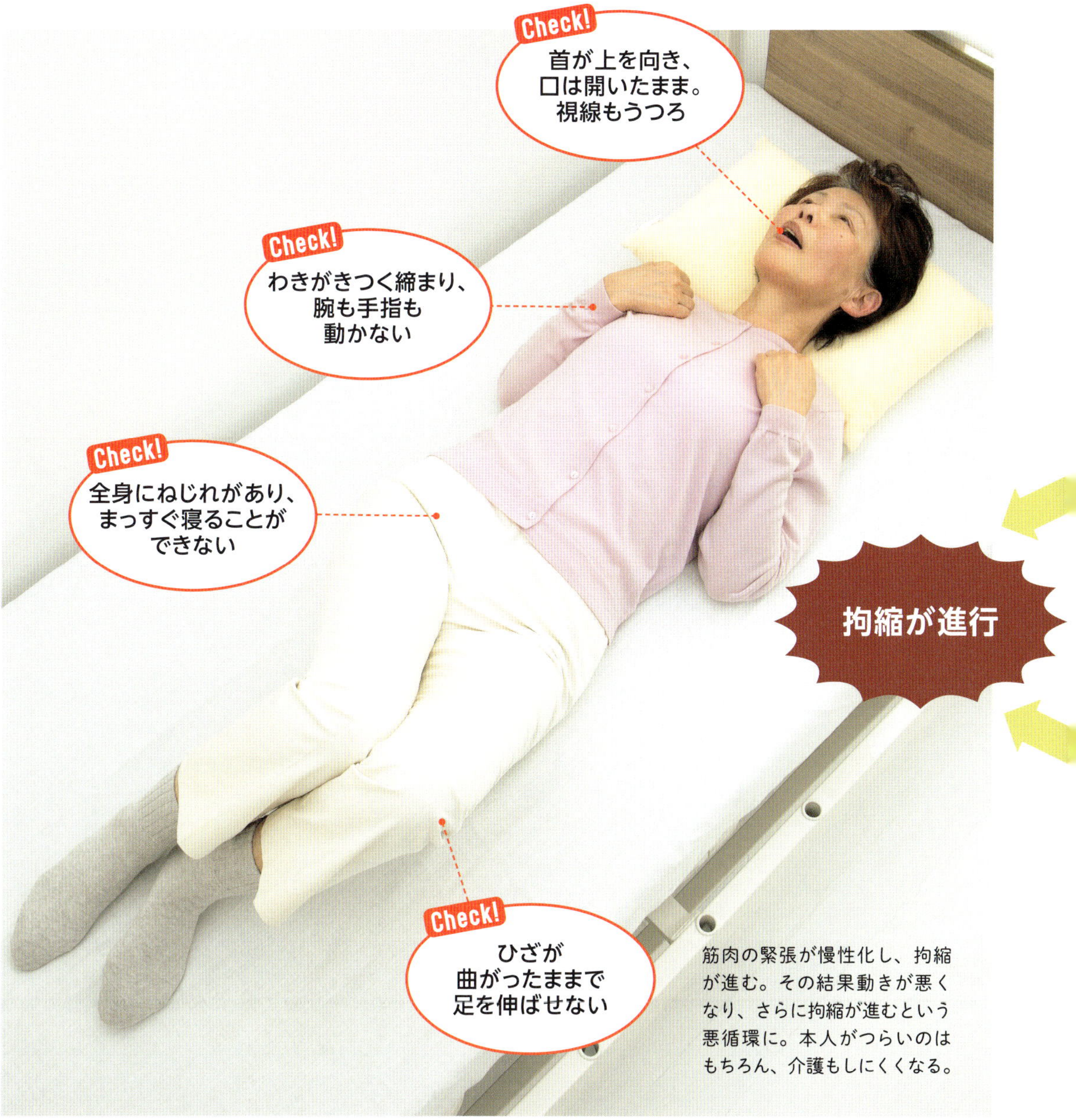
Check!
首が上を向き、
口は開いたまま。
視線もうつろ
Check!
わきがきつく締まり、
腕も手指も
動かない
Check!
全身にねじれがあり、
まっすぐ寝ることが
できない
Check!
ひざが
曲がったままで
足を伸ばせない
拘縮が進行

筋肉の緊張が慢性化し、拘縮が進む。その結果動きが悪くなり、さらに拘縮が進むという悪循環に。本人がつらいのはもちろん、介護もしにくくなる。

筋性
拘縮

あお向けの後は左向き、右向きに体位を変える

あお向けの後は、左半身を下にして横向き。次は右半身を上にして横向きに。体位を変えてあお向けに偏らないようにすることが、拘縮予防の基本です。

仰臥位
（あお向け）
↓
体の背面に重力がかかり、硬くなる

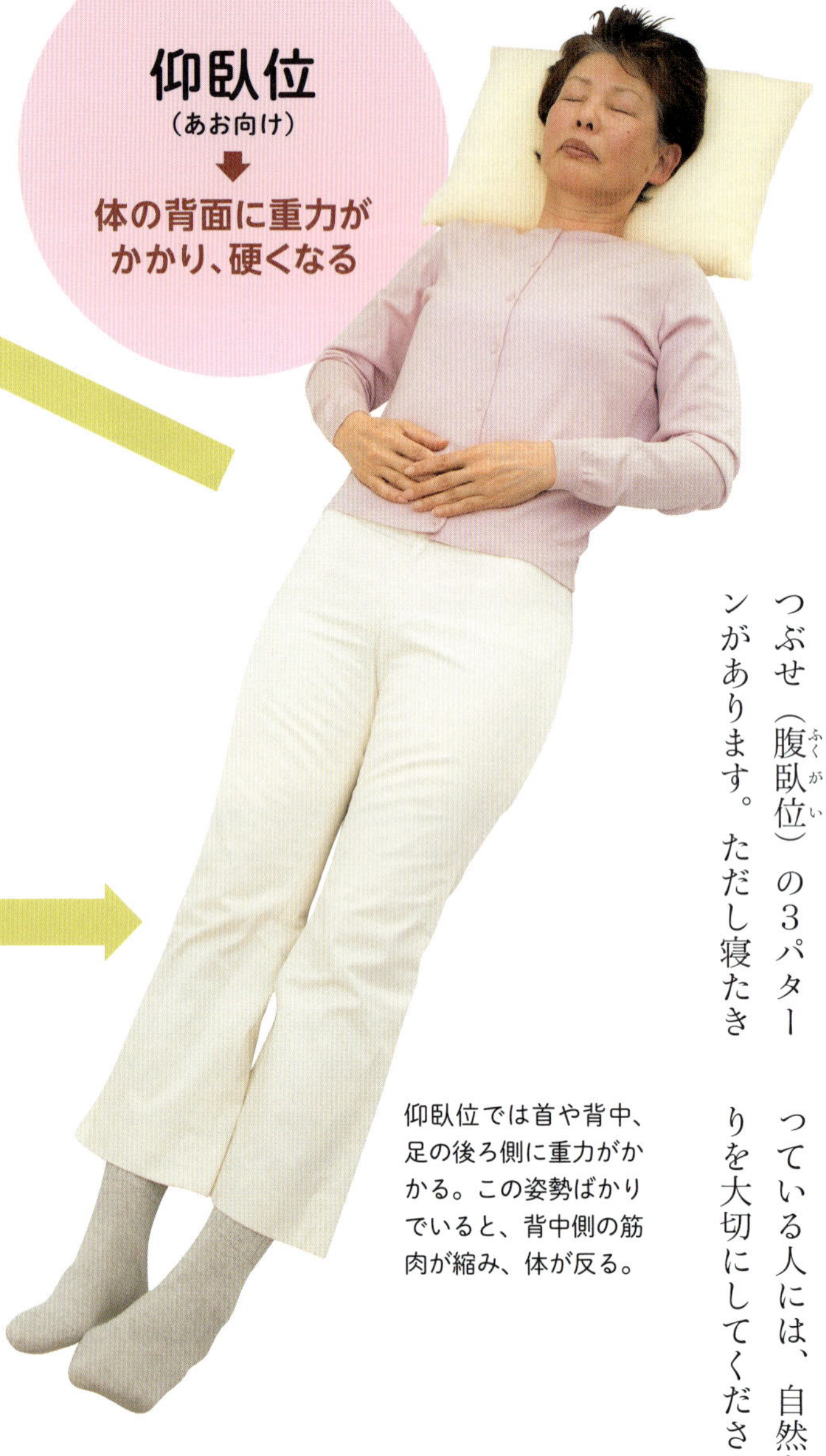

仰臥位では首や背中、足の後ろ側に重力がかかる。この姿勢ばかりでいると、背中側の筋肉が縮み、体が反る。

重力の影響を3分割にする

横向き（側臥位《そくがい》）の体位には、左側を下にする「左側臥位《ひだりそくがい》」、右側を下にする「右側臥位《みぎそくがい》」の2パターンがある。これにあお向け（仰臥位《ぎょうがい》）を加え、3つの体位の時間がだいたい均等になるようにする。

あお向けと横向きのくり返しでは不十分

いつもあお向け（仰臥位《ぎょうがい》）で寝ていると、背中側に負担がかかり続けます。**体位を変え、重力の影響を分散させることが大切です。**

寝るときの体位には、あお向け、横向き（側臥位《そくがい》）、うつぶせ（腹臥位《ふくがい》）の3パターンがあります。ただし寝たきりの人は窒息のおそれがあり、腹臥位はできません。**仰臥位から右側臥位《みぎそくがい》に変えたら、次は左側臥位《ひだりそくがい》に変え、その後に仰臥位に戻しましょう。**仰臥位の時間が減り、拘《こう》縮《しゅく》が軽くなります。

なお、体位変換が必要なのは、自分で寝返りできない人の場合だけです。動く力が残っている人には、自然な寝返りを大切にしてください。

余裕がなければ日中の仰臥位をていねいに

できれば2時間ごとに体位を変え、**仰臥位、右側臥位、左側臥位に均等に割り当てるのが理想的です。** 頻繁に体位変換ができないときは、日中の仰臥位だけでもていねいにポジショニングします。

左側臥位
（左半身を下にして横向き）

左半身の筋肉が緊張しやすい

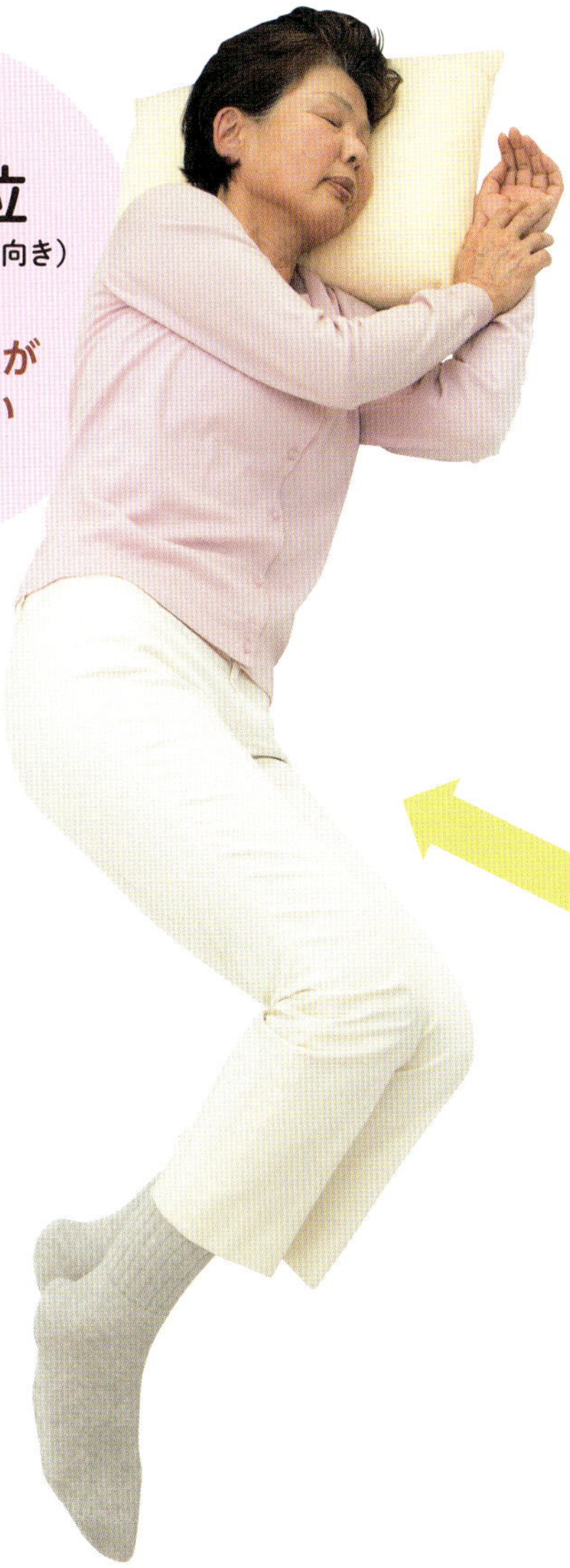

左向きにし、背中側の筋肉の緊張をやわらげる。ただしあまり長い時間続けていると、左半身の筋肉が硬くなる。

右側臥位
（右半身を下にして横向き）

右半身の筋肉が緊張しやすい

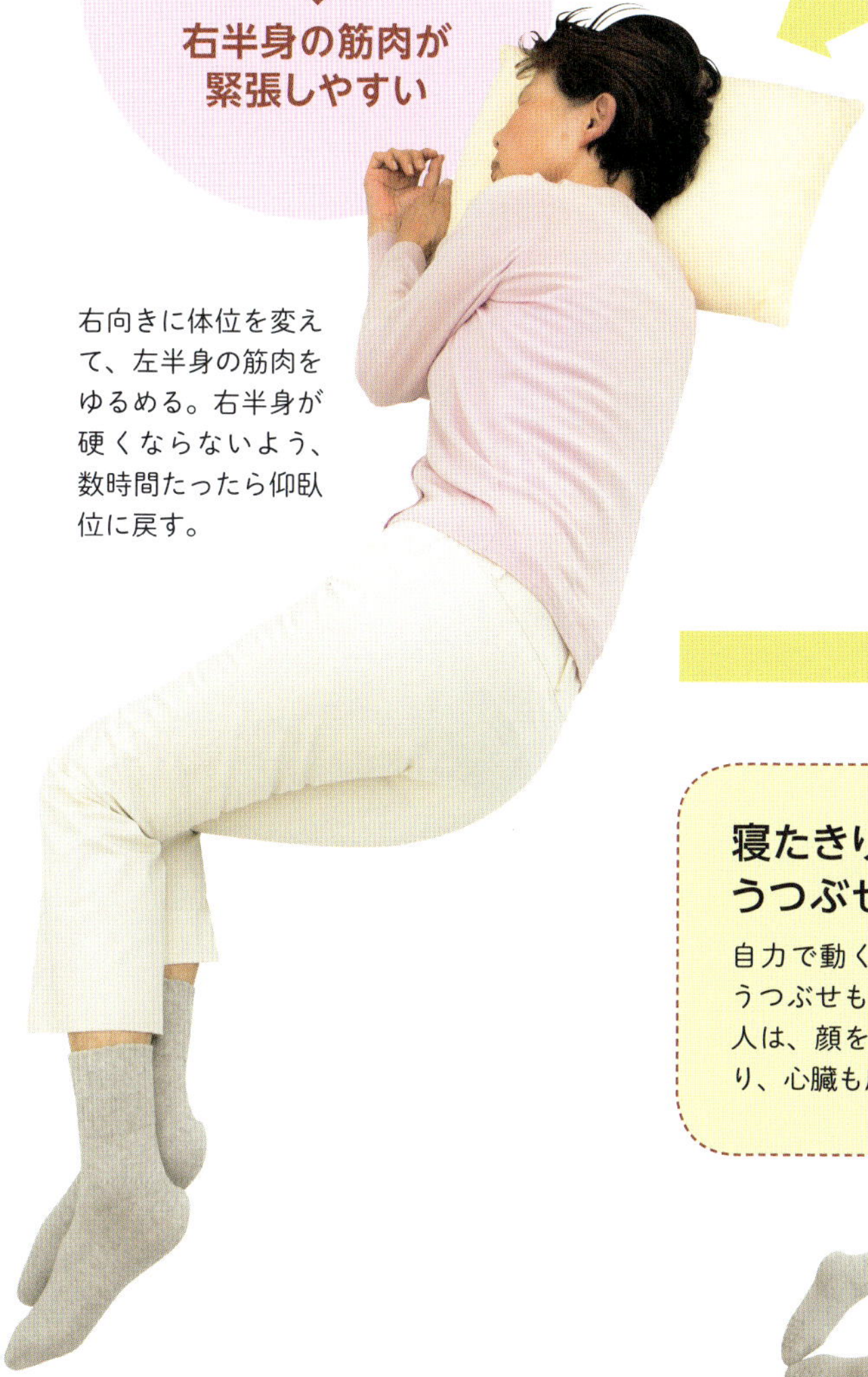

右向きに体位を変えて、左半身の筋肉をゆるめる。右半身が硬くならないよう、数時間たったら仰臥位に戻す。

寝たきりでない人にはうつぶせ（腹《ふく》臥《が》位《い》）も有効

自力で動く力が十分残っているなら、うつぶせも効果的。ただし寝たきりの人は、顔を動かせず窒息する危険があり、心臓も圧迫されるため、避ける。

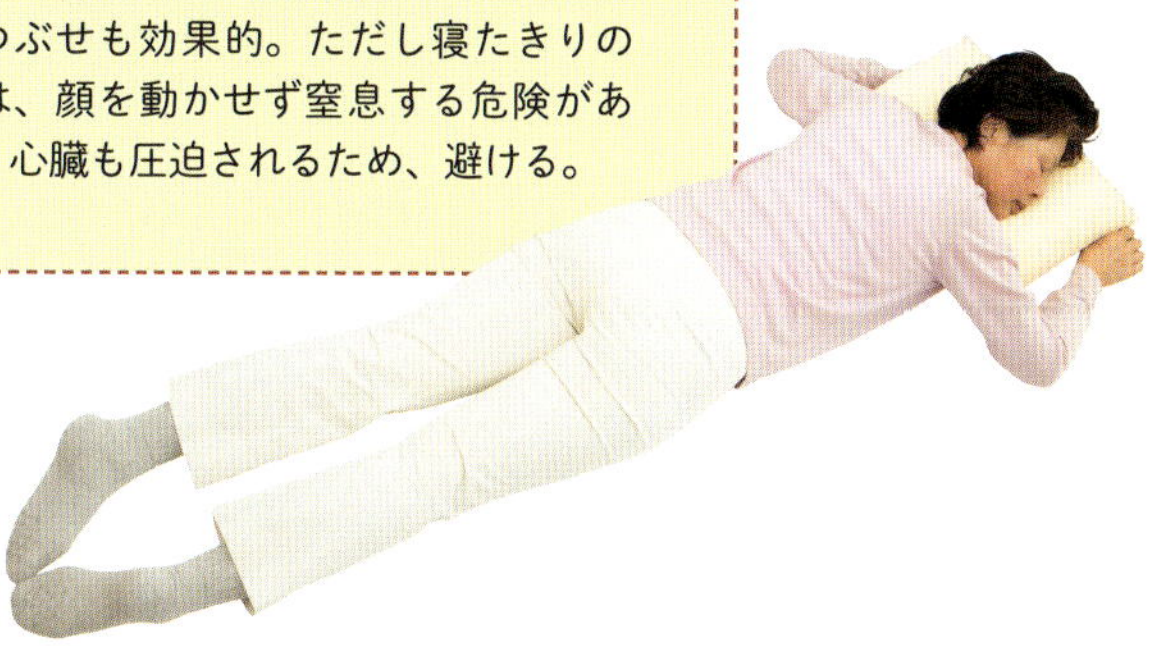

筋性拘縮

あお向けのベストポジショニングを覚える

寝るときの基本姿勢であるあお向け（仰臥位）では、負担がかかります。背面をタオルやクッションで支え、筋肉の緊張を減らすことが大切です。

首、腰の反りがとれると呼吸もラクになる

あお向け（仰《ぎょう》臥《が》位《い》）で寝ていると、首や背中など、体の下になる部分が緊張します。寝たきりの人は、自分で寝返りできないため、そのまま首や腰が反り返っていきます。

また、おなか側の筋肉と、背中側の筋肉は、対になってバランスをとっています。背筋が過度に硬いということは、腹筋が弛《し》緩《かん》し（ゆるみ）、機能していないということ。

背中側の硬い筋肉をリラックスさせると、腹筋が適度に働き、呼吸しやすくなります。開いていた口も閉じ、ラクに寝られるようになります。

Side
側面

マットレスとのあいだにすき間がない

マットレスとのあいだにすき間があると、不安定な状態で体を支えることになり、背中側の筋肉が緊張して縮む。首、肩、腰、ひざの下など、どこにもすき間がない状態をつくる。

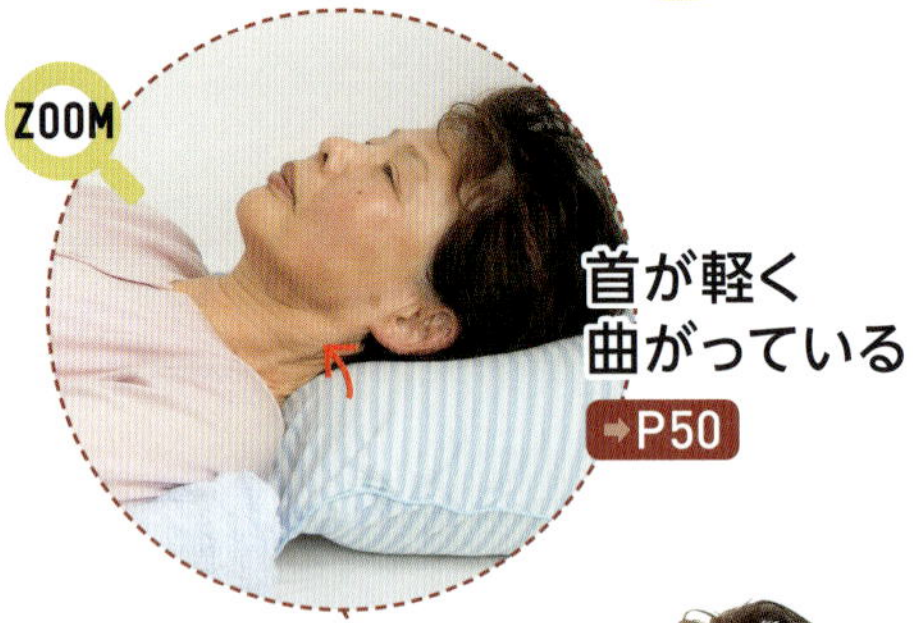
ZOOM
首が軽く
曲がっている
➡P50

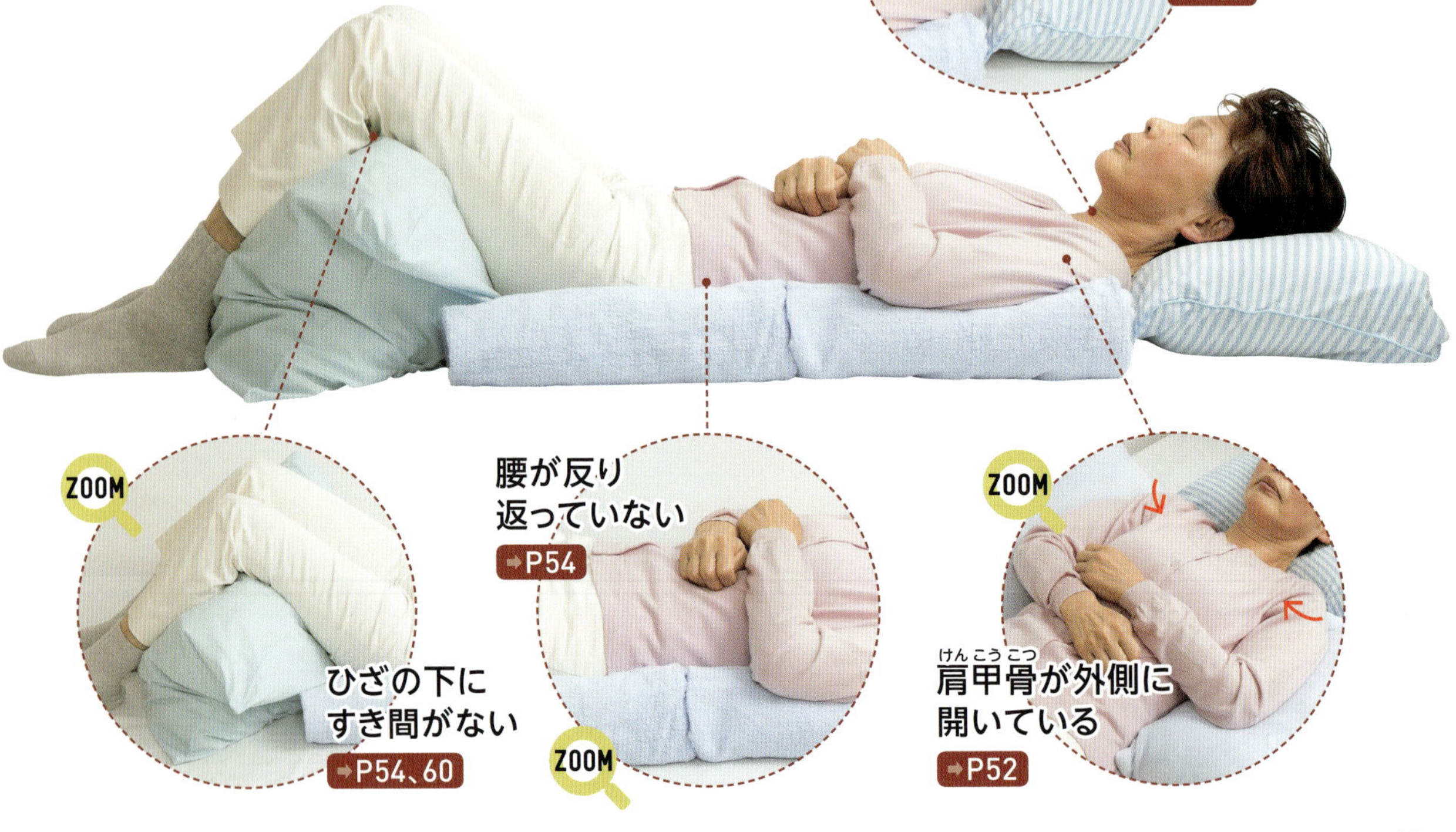
ZOOM
ひざの下に
すき間がない
➡P54、60
腰が反り
返っていない
➡P54
ZOOM
ZOOM
肩甲骨《けんこうこつ》が外側に
開いている
➡P52

肩と骨盤がまっすぐなら背骨もまっすぐ

ねじれを直すと、左右の肩、骨盤《こつばん》にかかる圧が同じになる。さらに左右の肩峰（肩の骨の尖《とが》ったところ）を結ぶ線、骨盤の左右を結ぶ線が平行になると、傾きもなく、背骨がまっすぐになる。

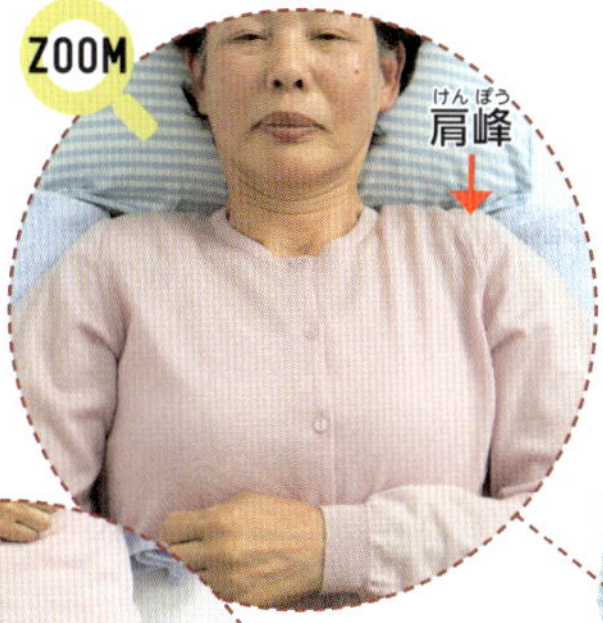
ZOOM
肩峰《けんぽう》

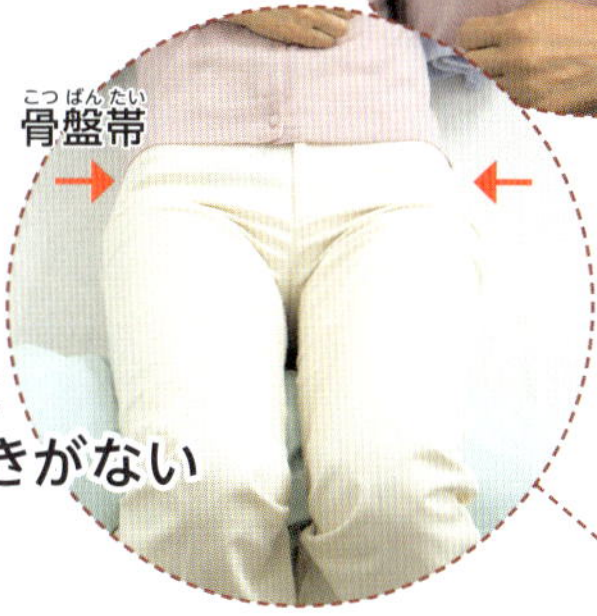
骨盤帯《こつばんたい》
ZOOM

肩と骨盤にねじれ、傾きがない

➡P56、58

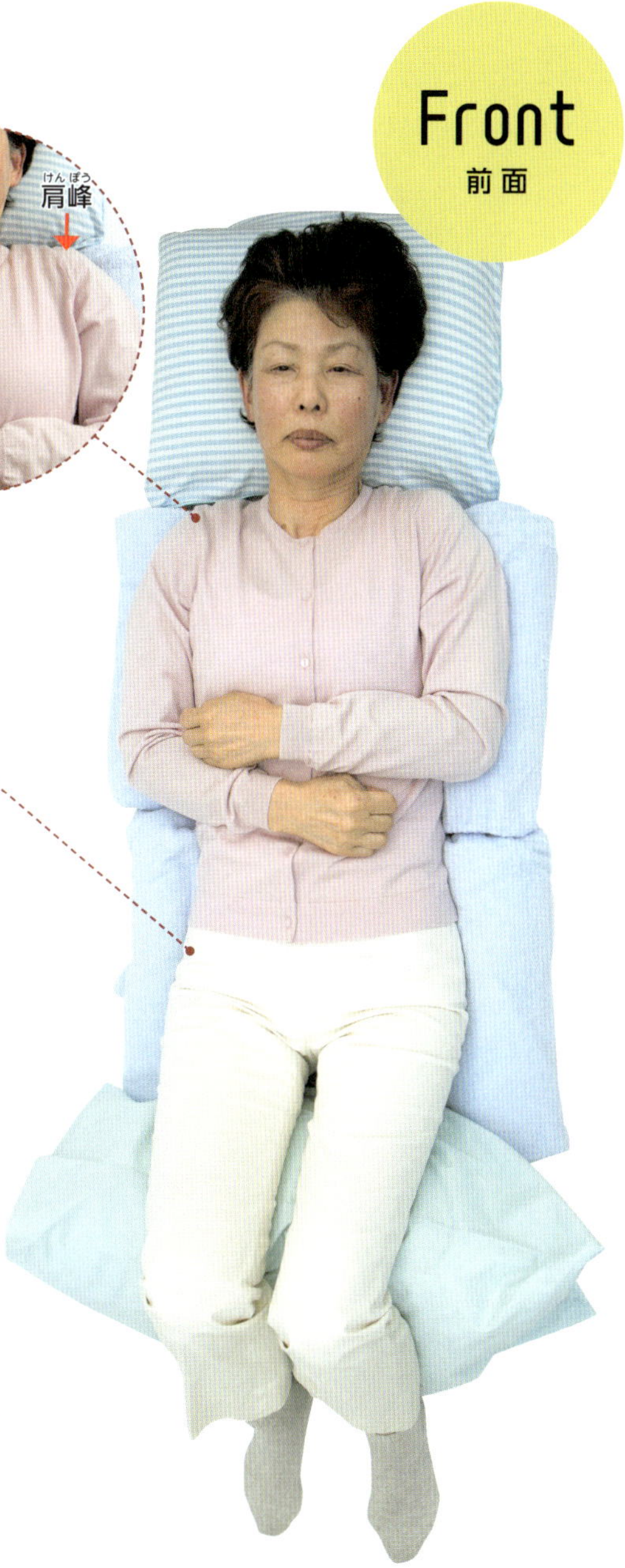
Front
前面

足先は無理に上に向けない

片《かた》麻《ま》痺《ひ》のある人では、つま先がピンと前を向いたまま、動かなくなることがある（尖足《せんそく》）。尖足を防ぐために足首を曲げている施設も多いが、これはNG。リンパや血液の流れが滞ってむくみやすく、拘縮《こうしゅく》が悪化することもある。足先は自然に伸ばした状態で、足の裏全体を支えよう。

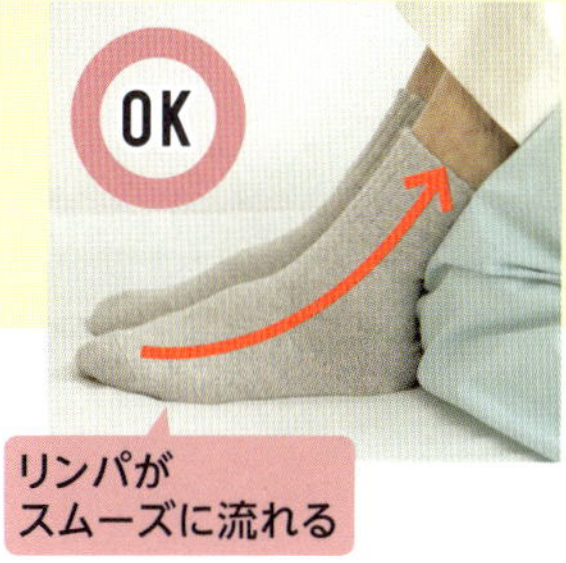
OK
リンパがスムーズに流れる

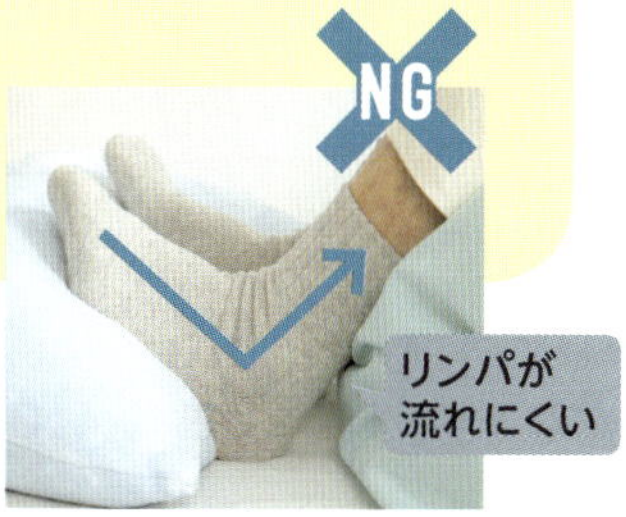
NG
リンパが流れにくい

わずかなゆがみでも拘縮が悪化する

反りと並ぶ大きな問題に、体のねじれと傾きがあります。**両肩の高さが違う、体幹が曲がっている、足が「く」の字に曲がっているなどは、すべてねじれ、傾きのサイン。**拘縮《こうしゅく》が進んだり、特定の部位によけいな負荷がかかり、褥《じょく》瘡《そう》（↓P70）ができやすくなります。ねじれがあると、寝ているだけで苦痛。それが、筋肉の緊張をより高めます。

手で動かしても直らないときは、必要な場所にクッションを入れるなどして、ゆがみをなくします。

ほんの少しのゆがみや傾きであっても、違和感や痛みにより、筋肉の緊張が起こります。首、肩から足先まで、全身をよく観察し、ゆがみをチェックしましょう。

テクニック1

首を軽く曲げる

首を軽く前に曲げると腹筋の働きがよくなる

拘縮《こうしゅく》している人はほぼ例外なく、首が反り返り、あごがつき出ています。口が開いたままになり乾燥しやすく、細菌が繁殖しやすい状態になっています。食べものを飲み込む力も低下します。本人も、息苦しさや痛みを感じています。

まずは枕を正しい位置に入れ、首の角度を直しましょう。首の後ろの緊張がゆるむと、腹筋が働くようになり、呼吸もラクになります。

首が反り返り あごがつき出ている

枕を入れていないと、首の後ろに支えがなく、首の後ろの筋肉や背筋が過度に緊張。あごをつき出した形になる。一方で上側の筋肉がゆるみ、口が開く。

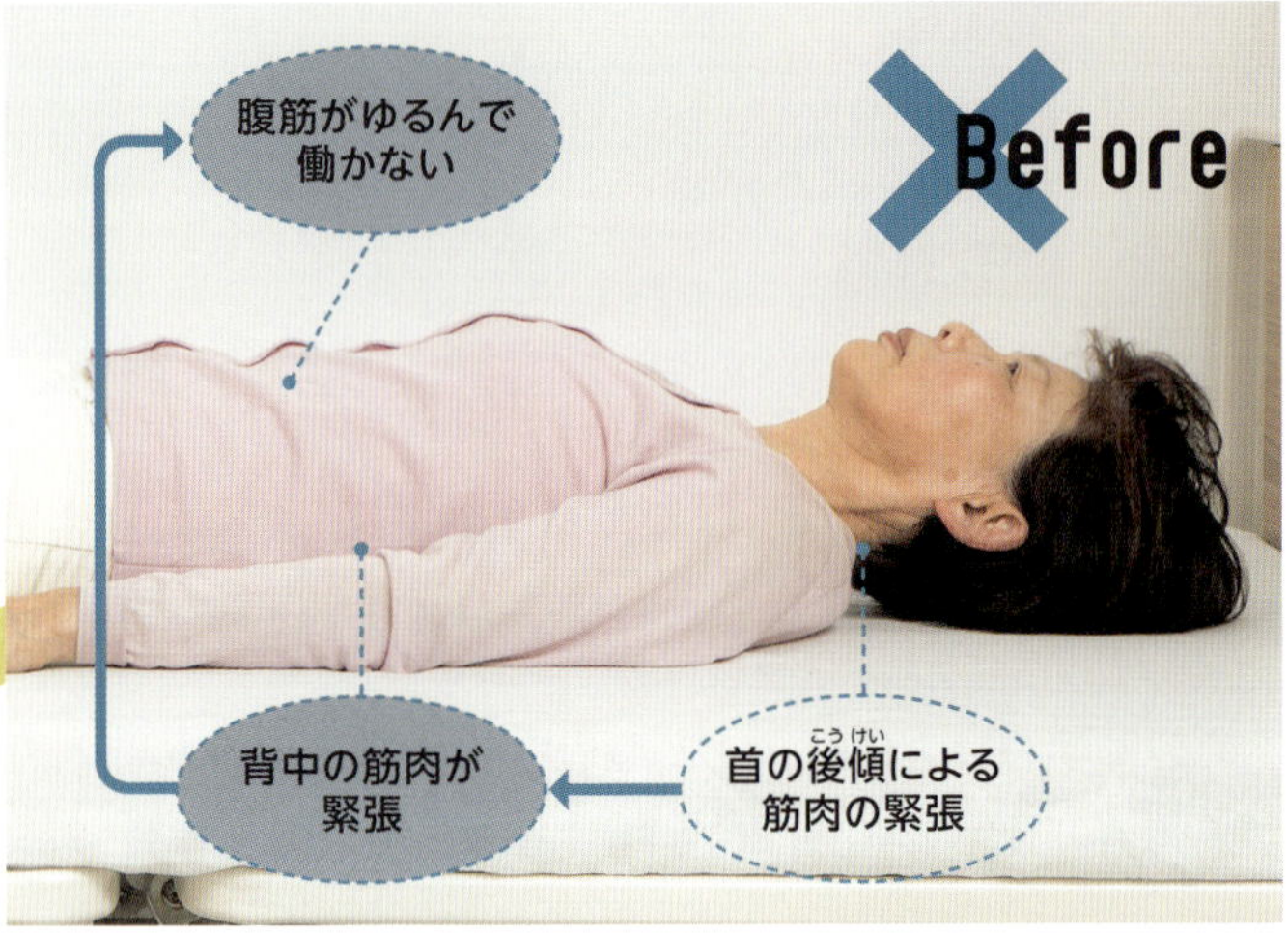
Before
腹筋がゆるんで働かない
背中の筋肉が緊張
首の後傾《こうけい》による筋肉の緊張

After

枕をしっかり入れて 首を軽く曲げる

枕を肩先までしっかりと入れ、首の後ろのすき間を埋める。首全体が支えられ、頭部が自然に前を向く。腹筋の機能が高まり、呼吸もラクになる。

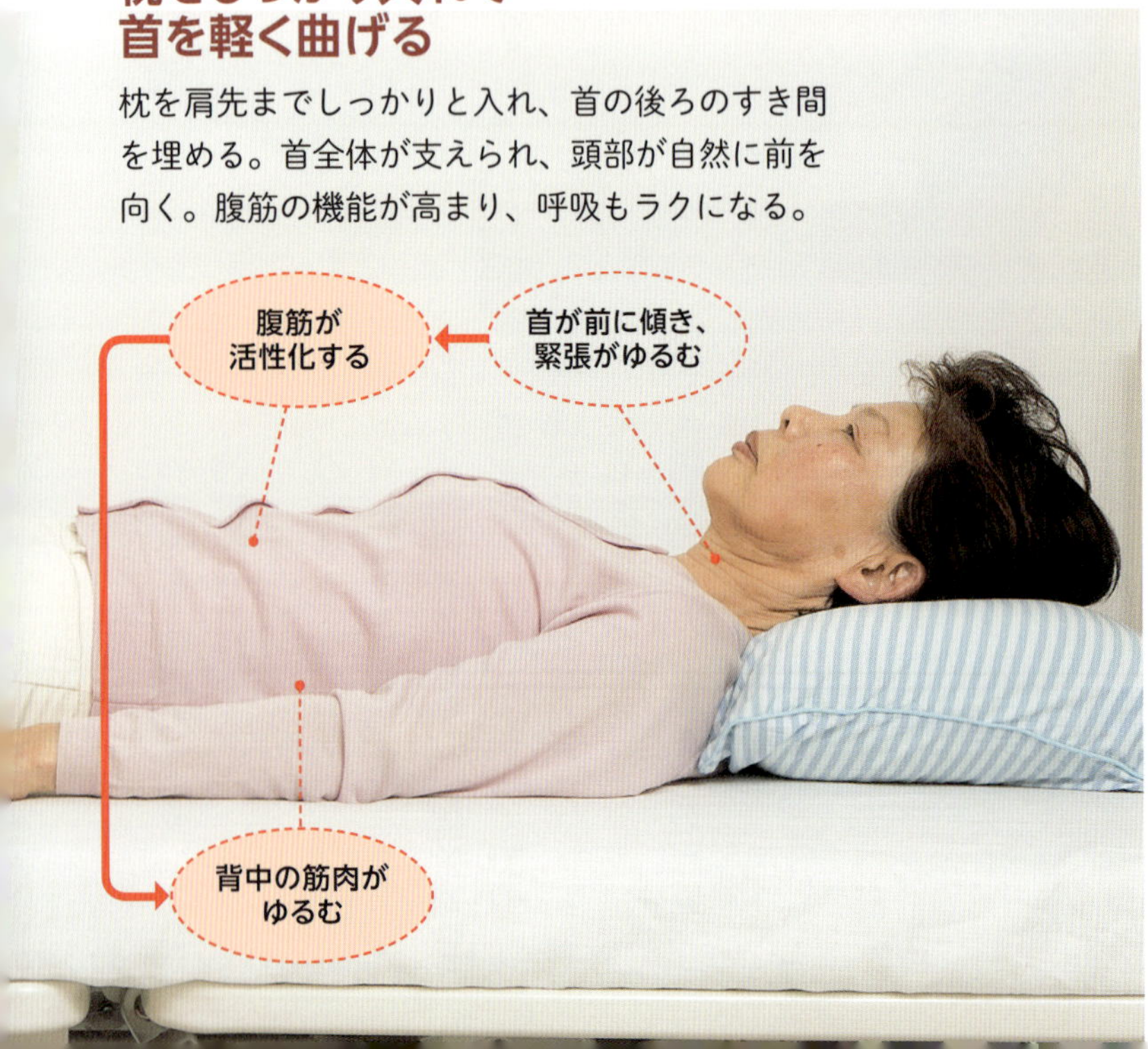
腹筋が活性化する
首が前に傾き、緊張がゆるむ
背中の筋肉がゆるむ

凹凸のある枕はなるべく避ける

市販の枕のなかには、中央部がへこんだタイプがある。首のカーブを自然に支えるとされるが、介助によって首を動かせる人には向かない。後頭部が沈み、首の反りが強まってしまう。低反発枕のうち、やわらかすぎて頭が沈みやすいものも避けたほうがいい。

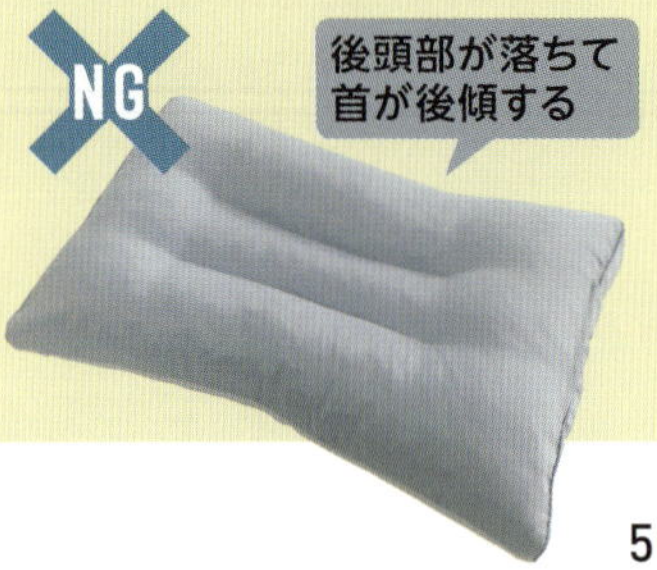
NG
後頭部が落ちて首が後傾する

NG例 **枕の位置が上すぎる**

頭だけしか支えられず、首の筋肉の緊張が高まる。

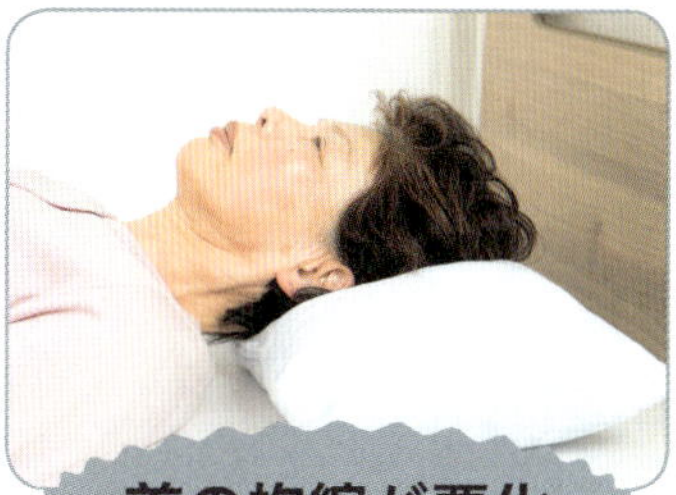

首の拘縮が悪化

NG例 **枕がやわらかすぎる**

フカフカの枕では頭部が沈み込み、首を支えられない。

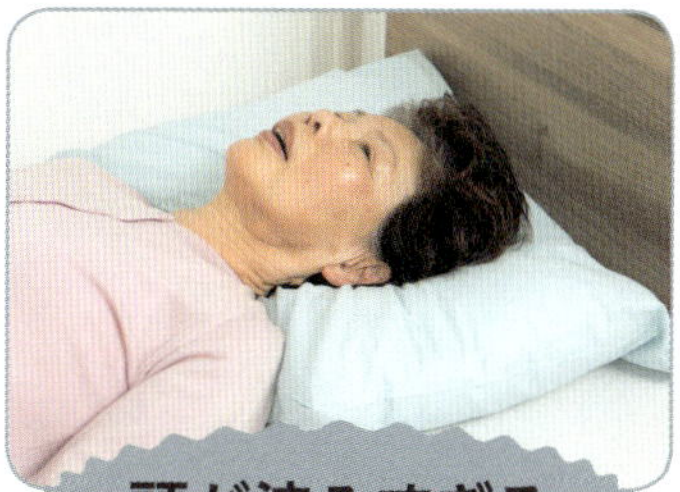

頭が沈みすぎる

NG例 **枕が小さすぎる**

小さな枕を使用すると、頭が落ちて首がねじれる。

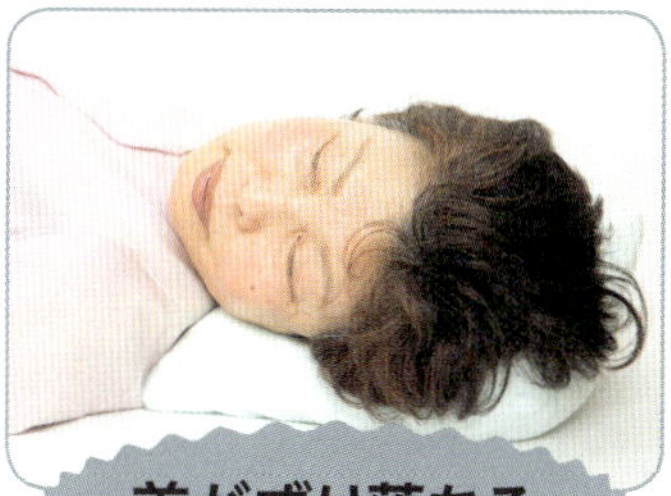

首がずり落ちる

頭をきちんと支える枕に替えると……

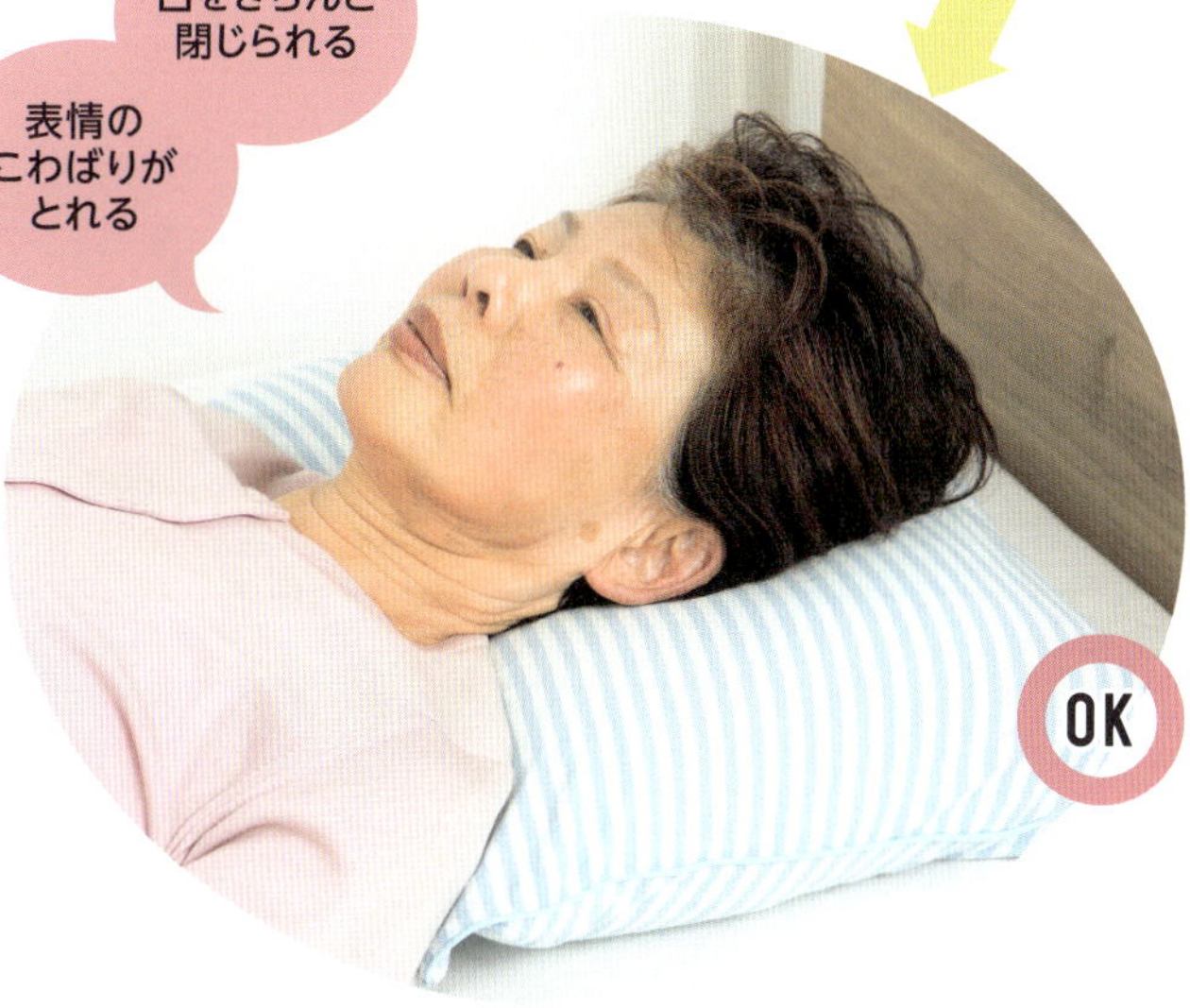
口をきちんと閉じられる
表情のこわばりがとれる

OK

首の反りがなくなると、開いていた口が自然と閉じる。表情筋のこわばりがとれて、表情もはっきりと出てくる。

POINT 1

ほどよい硬さ、大きさの枕を肩口まで入れる

昔ながらのそば殻枕など、頭をのせても形が変わらない枕がいい。頭だけでなく、首の下までしっかり支えることが重要。

POINT 2

首が硬すぎるときは、低い枕を使う

首の反りがあまりに強く、普通の枕を入れられないときは、低めの枕を入れて首の下を支える。続けていると、少しずつ首の反りが改善していく。

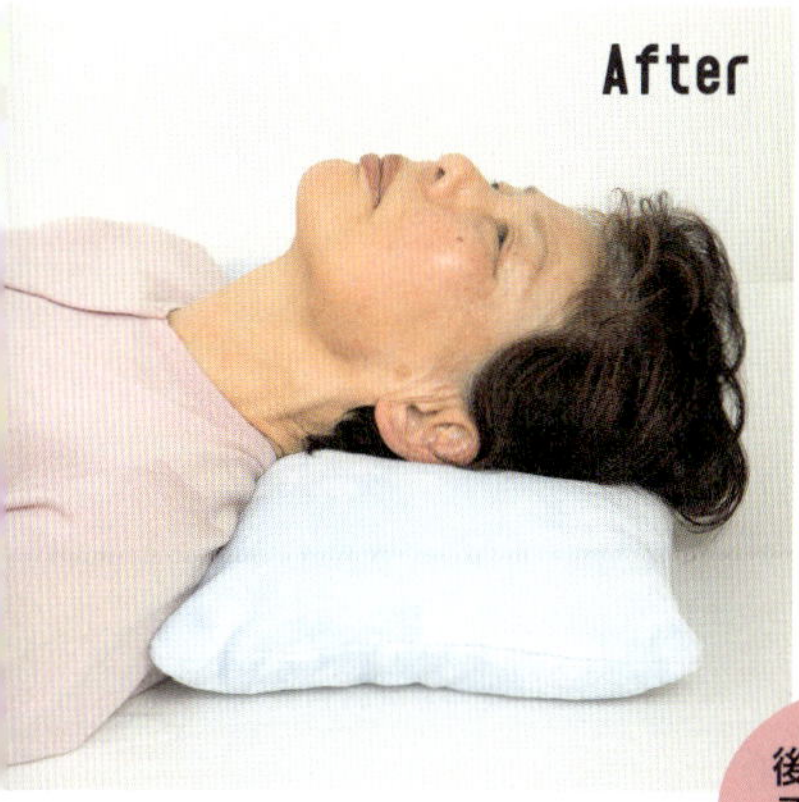
After

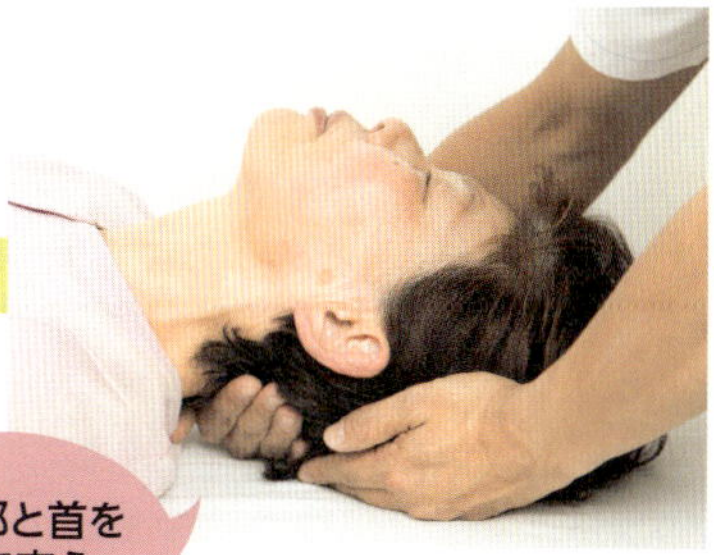
後頭部と首を両手で支え、やさしく持つ

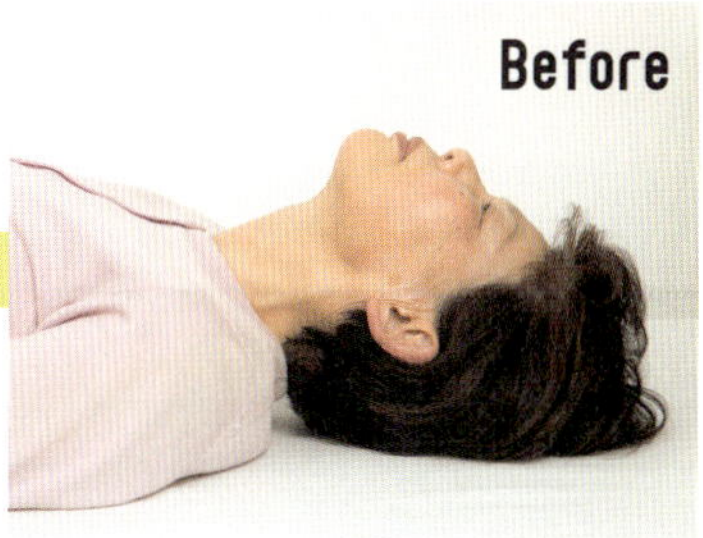
Before

テクニック2

肩を
すくませる

肩甲骨を広げるとリラックスしやすい

拘縮《こうしゅく》がある人は、上半身全体の硬さがめだちます。背中の筋肉の緊張に伴い、**肩甲骨《けんこうこつ》が内側に引っぱられ、胸が開いた状態で、背中側の筋肉が固まっているのです。**

両肩が後ろに引かれた姿勢を、クッションかタオルを利用して正します。肩の下に入れ、両肩を少し前方に引き出し、肩甲骨を広げましょう。**上半身全体の緊張をやわらげることができます。**

Before

無理にわきを開くと肩甲《けんこう》骨《こつ》が内側に寄り、腕がますます動かしにくくなる。

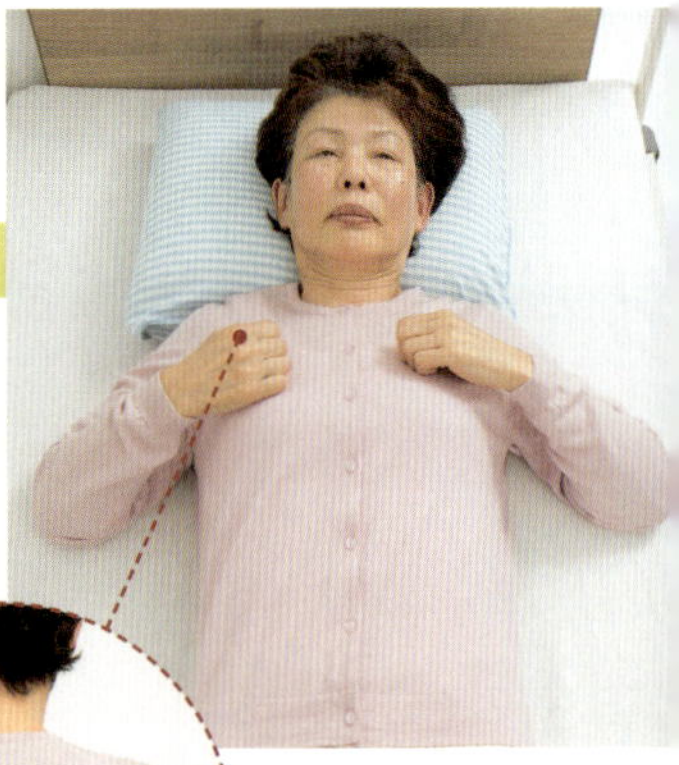

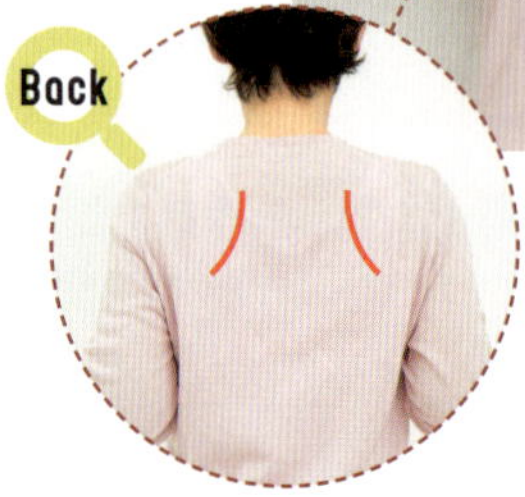

肩甲骨が内側に寄っている

1 腕を内側に入れる

固まった腕を強引に持ち上げると痛みが出る。肩とひじを持ち、腕をゆっくり内側に動かす。

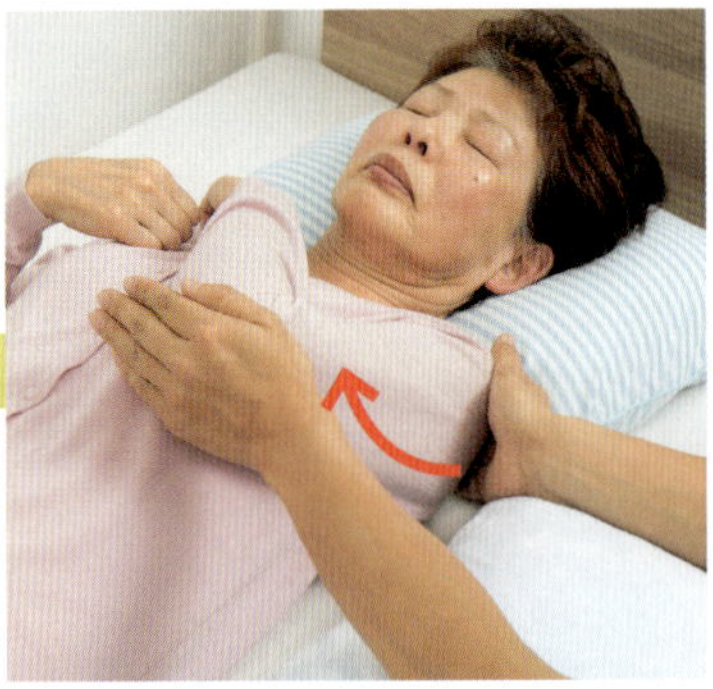

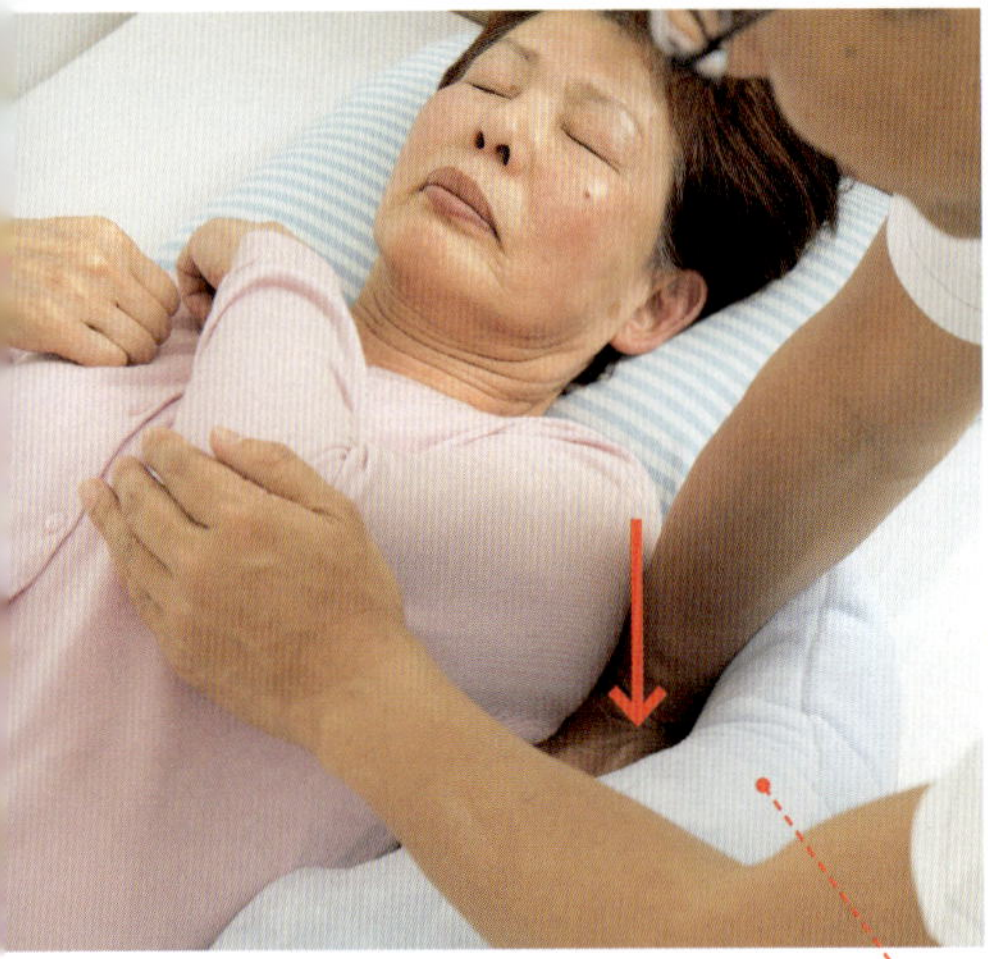

クッションに体重をかけて押し込む

2 肩の下にクッションを入れる

クッションを肩の下に入れる。横から強引に押し込むと皮膚がすれ、筋肉や関節も傷むので、クッションを押して肩の下にはさむ。

いつもの介護をチェック!

肩の拘縮ケア、NG例

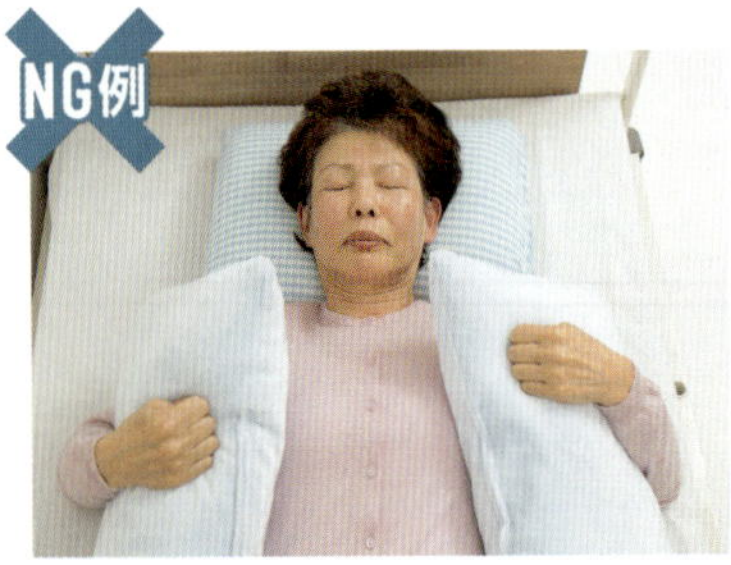

ひじを開こうとする

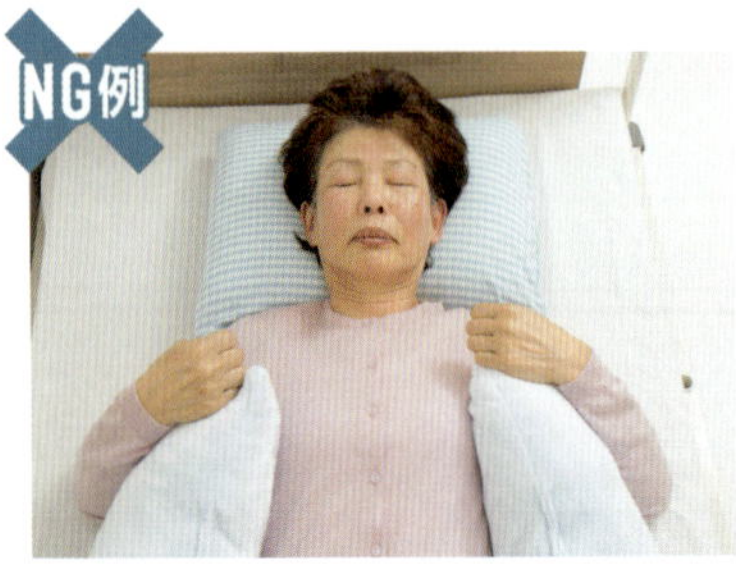

クッションを強引にわきにはさむ

「拘縮《こうしゅく》予防にはクッションが必要」と、みようみまねでクッションを入れてはダメ。左のように、クッションをわきやひじに無理やりはさみ込んでも、効果はない。むしろ緊張が高まることがあるので注意しよう。

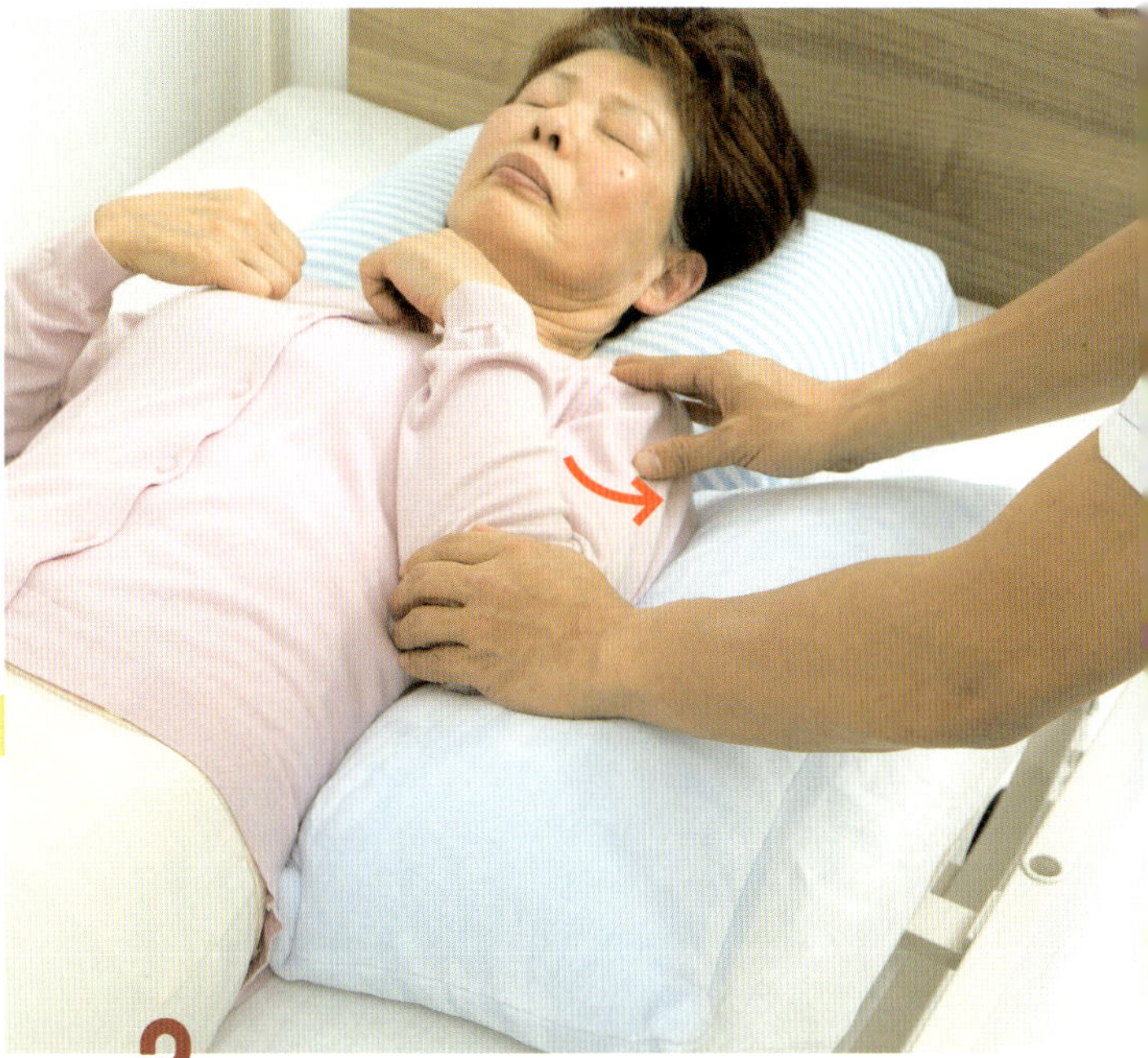

3 腕を戻して、クッションにのせる

肩とひじを持って、腕をゆっくり外側に戻し、クッションにのせる。反対側の肩から腕にも、同様にクッションを入れる。

After

肩と腕の下にクッションが入ったことで、肩がすぼまり、肩甲骨が広がる。上半身全体の硬さがとれ、リラックスできる。

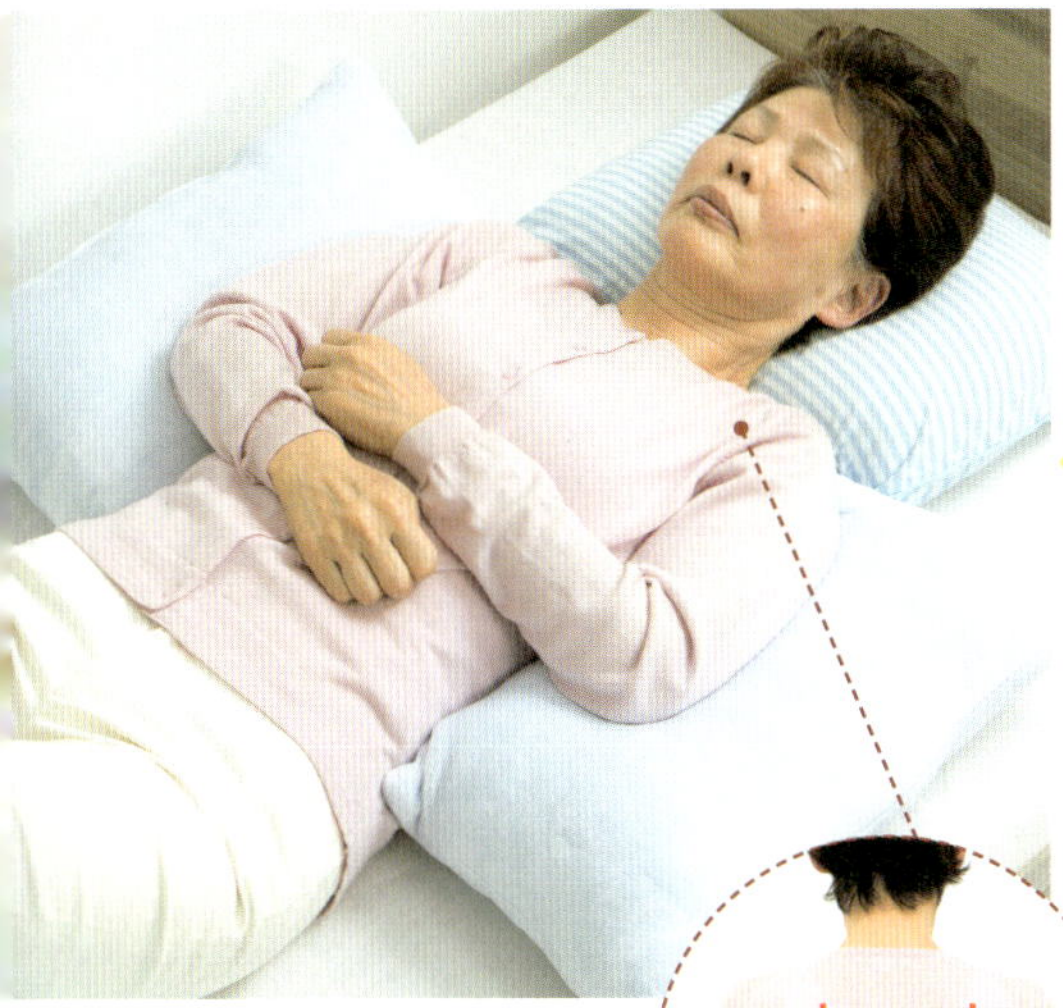

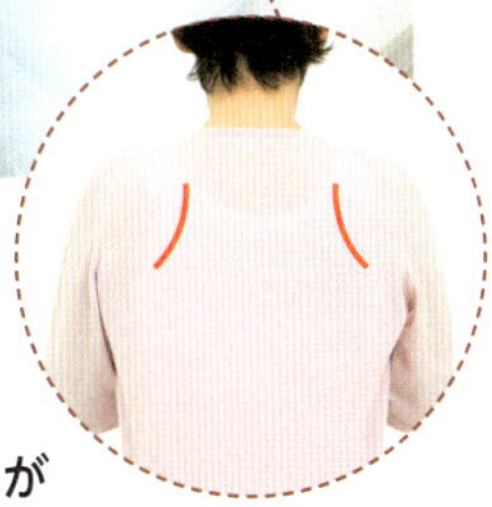

Back

肩甲骨が外側に開いている

POINT 手首をタオルで支え、胸の褥瘡を防ぐ

手首が曲がり、顔側に向いたまま固まっている人は、手首をゆるめるケアが必要。手の指が胸に強く当たり、皮膚を圧迫して褥瘡《じょくそう》（→P70）ができることがある。

Before

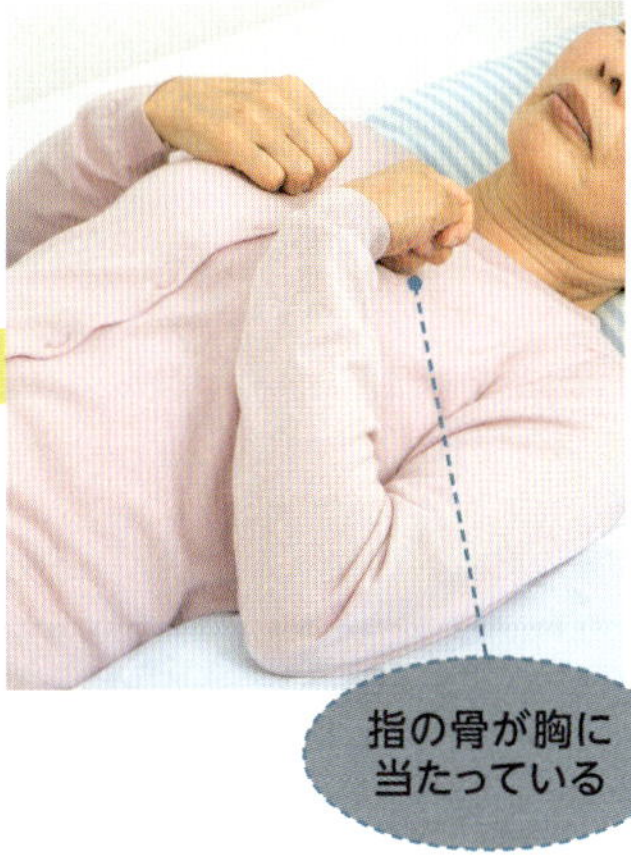

指の骨が胸に当たっている

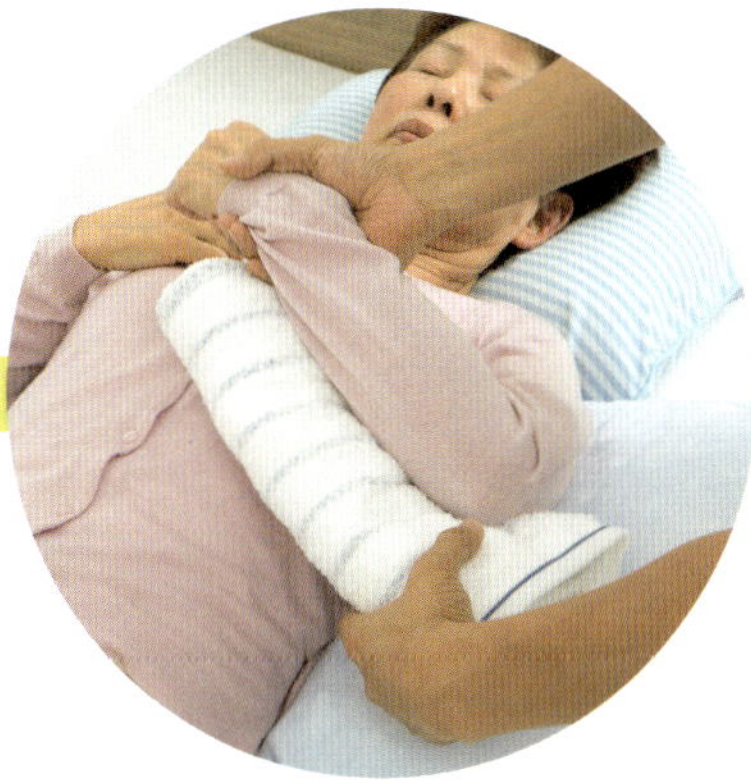

手首を持って腕を少し浮かせ、ひじから手首の下全体に、畳んだタオルを入れる。

After

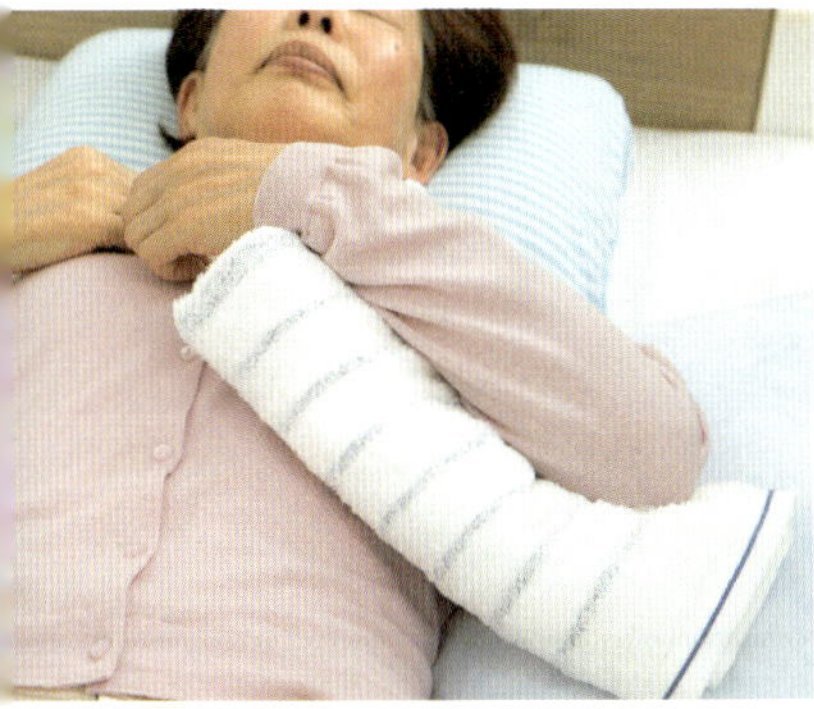

手首の硬さがとれ、指がだらんとたれてくる。胸を圧迫することもなく、褥瘡を防げる。

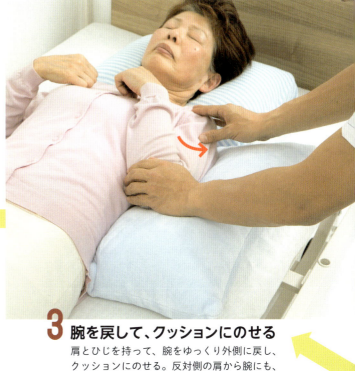

テクニック3

腰の反りをなくす

背骨、骨盤、大腿骨は連動している

拘縮《こうしゅく》のある人は骨盤《こつばん》が前に傾き、腰が反っています。伸ばそうとしても、固まったまま動きません。無理をすると**痛みを引き起こす危険があり、筋肉の緊張が高まります。**

解決法は、ひざを深く曲げること。背骨、骨盤、大腿骨《だいたいこつ》（太ももの骨）は、それぞれ独立して動くのではなく、連動して動いています。**ひざを曲げると骨盤が後ろに傾き、腰が安定します。**

Before

骨盤《こつばん》が前方に傾き、腰が反っている。腰の下に手を入れると、大きなすき間ができている。

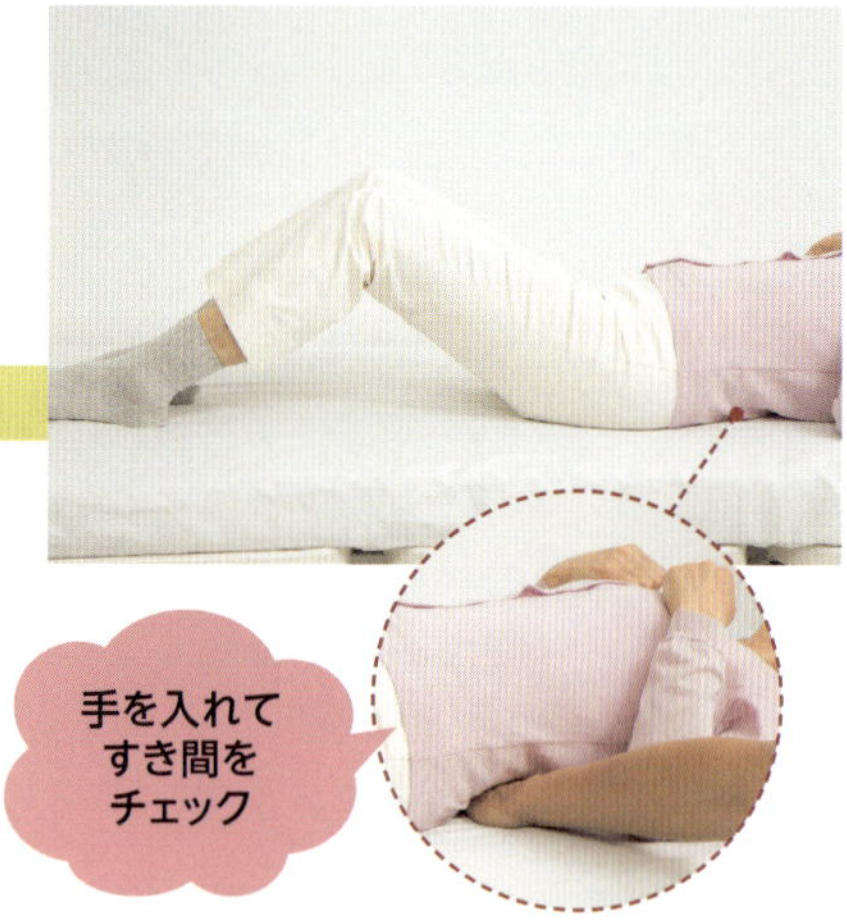

手を入れて
すき間を
チェック

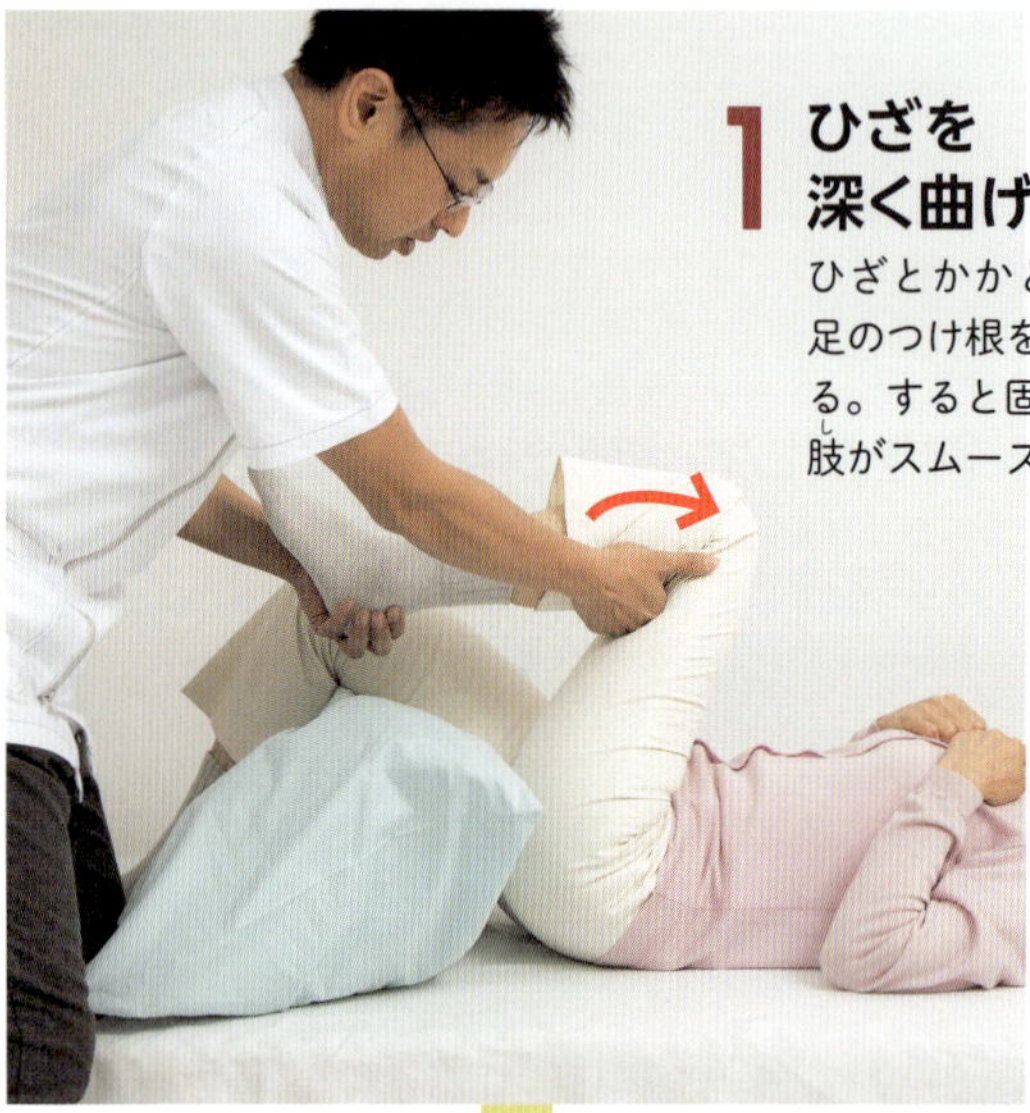

1 ひざを深く曲げる

ひざとかかとを持ち、足のつけ根を深く曲げる。すると固まった下《か》肢《し》がスムーズに動く。

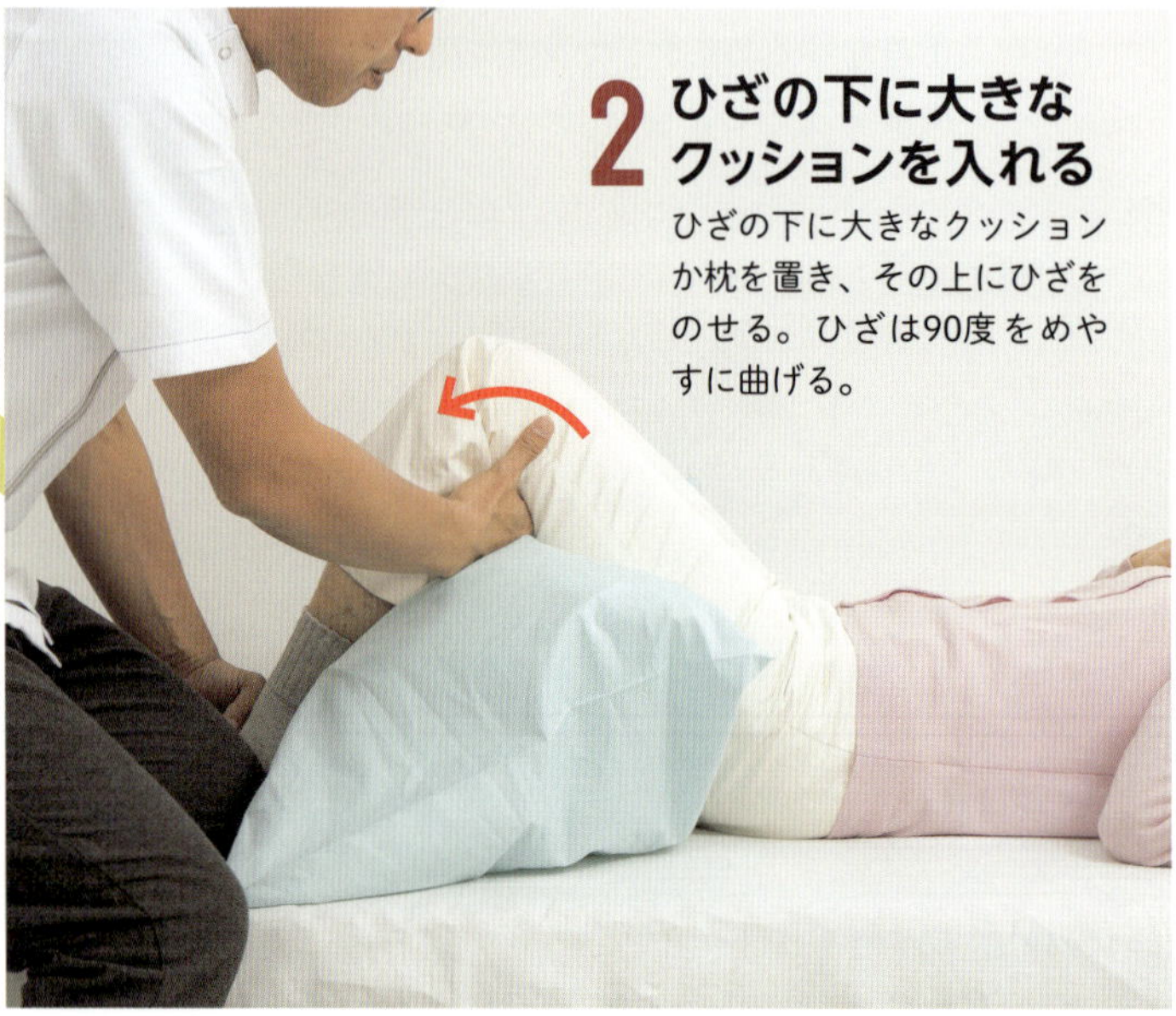

2 ひざの下に大きなクッションを入れる

ひざの下に大きなクッションか枕を置き、その上にひざをのせる。ひざは90度をめやすに曲げる。

ひざを無理に伸ばすと腰がもっと反る

曲がっているひざをまっすぐ伸ばそうとすると、骨盤が前傾《ぜんけい》して、腰の反りが悪化する。骨盤を後ろに倒して腰の反りをとるには、ひざをしっかり曲げるのが正解。

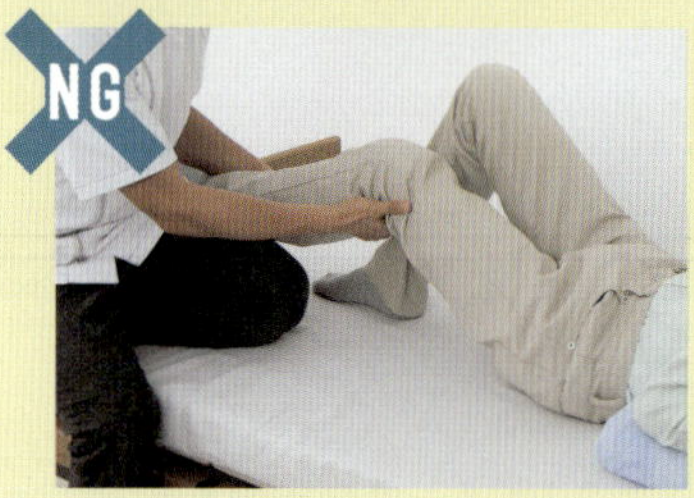

NG

下肢を下から支えると腰がまっすぐになる

ひざを立てる方法は、褥瘡《じょくそう》（→P70）のリスクを高めるといわれています。腰に通常以上の圧がかかるためです。

しかし、下肢《かし》をしっかり曲げてひざを立てないと、背中の筋肉の緊張がゆるみません。**中途半端に曲げるのではなく、ひざをしっかりと曲げることが大切です。**そのうえで、下肢の下側全体をクッションなどで支えると、腰にかかる圧を減らせます。

下肢のすき間のうち、ひざ下のすき間はとくに大きな空間です。大きめのクッションを使い、必要なら小さなクッションやタオルを組み合わせ、すき間をくまなく埋めましょう。**クッションを入れた後は、腰の反りが解消されたかを、手を入れて確認してください。**

3 反対側のひざも曲げる

反対側の股《こ》関節も、同様に曲げる。拘縮《こうしゅく》のある人の体は、少しの負担でも痛みや損傷が起きるため、必ず片足ずつおこなう。

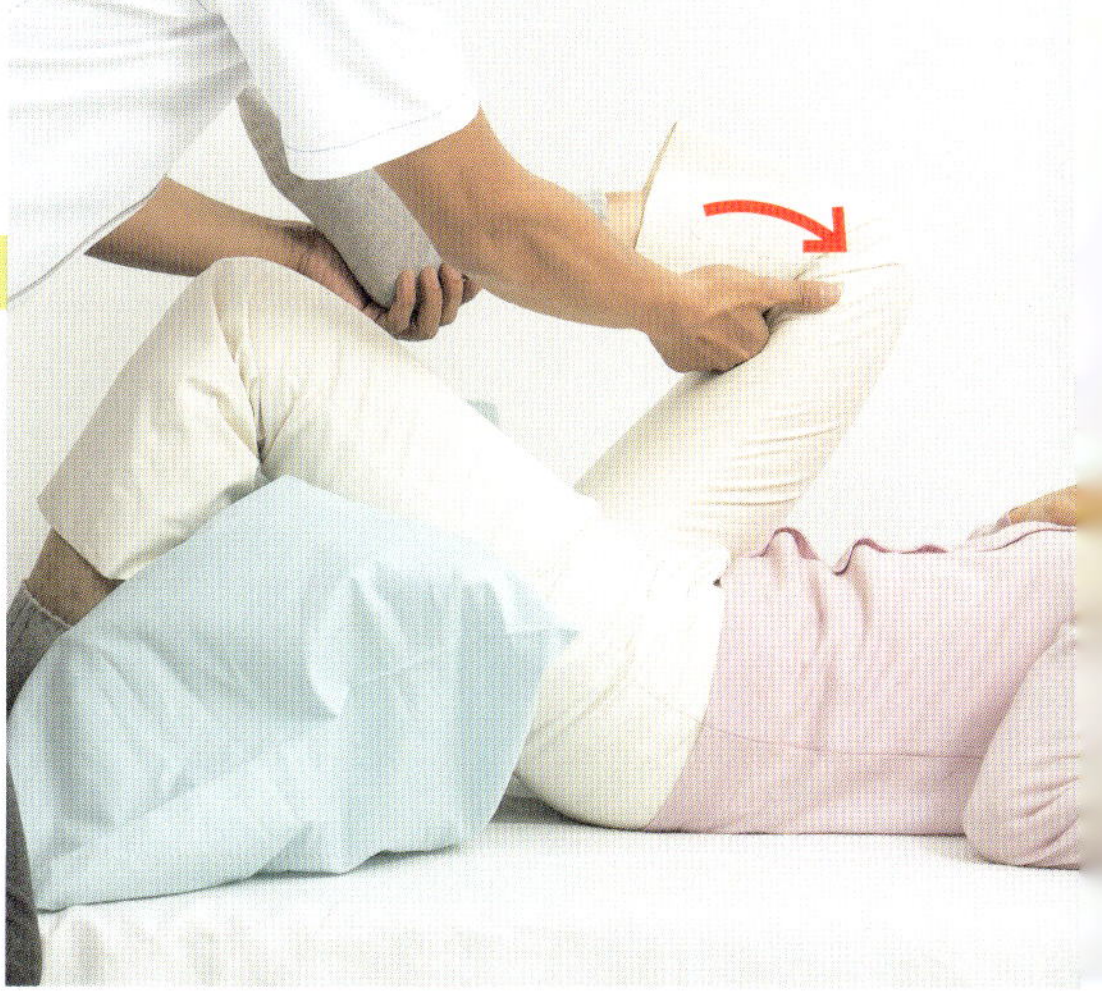

4 反対側の足もクッションにのせる

曲げた足をクッションにのせる。筋肉の抵抗を感じない範囲で、左右のひざを揃える。

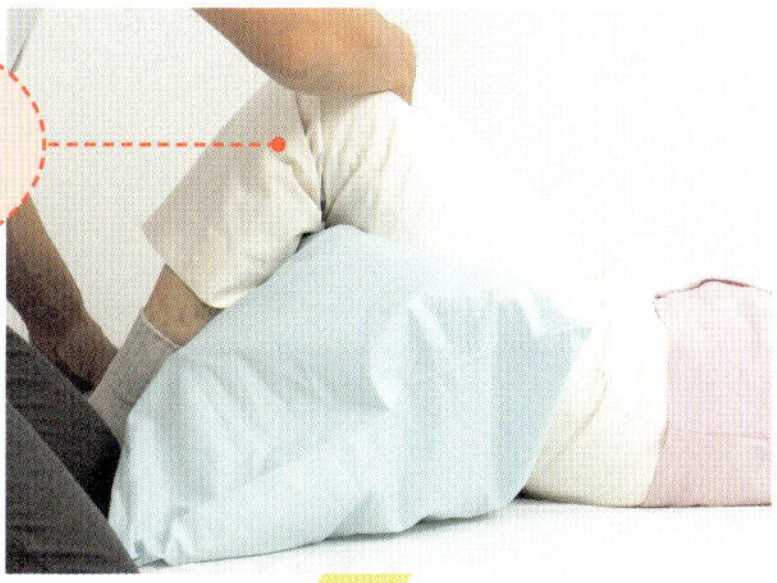
可能な範囲で左右のひざの角度を揃える

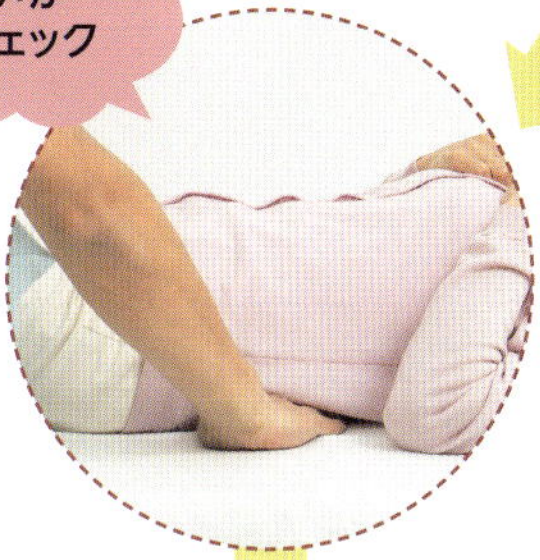
すき間がないか再チェック

腰とマットレスの間に手を入れ、すき間が残っていないかチェックする。

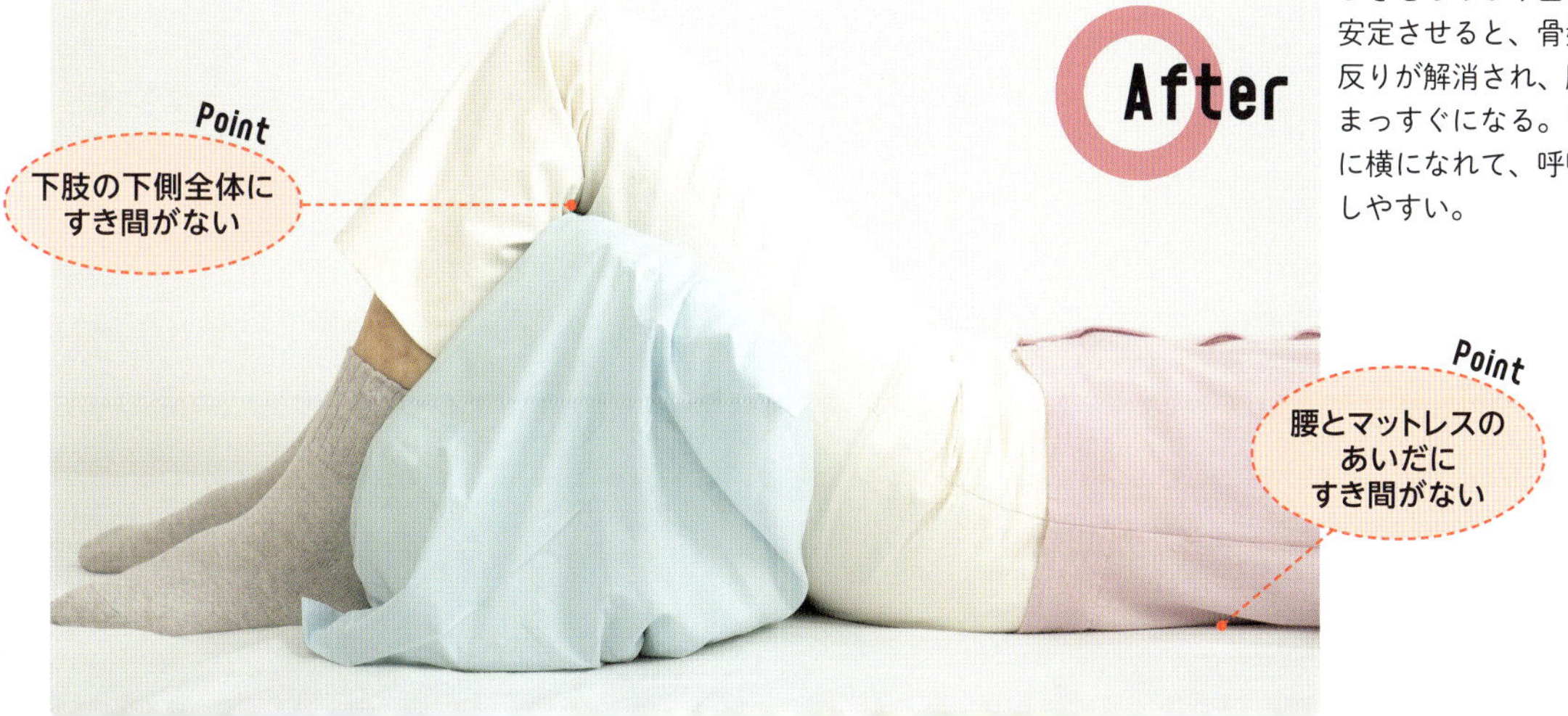
After
Point
下肢の下側全体にすき間がない
Point
腰とマットレスのあいだにすき間がない

ひざをしっかり曲げて安定させると、骨盤の反りが解消され、腰もまっすぐになる。ラクに横になれて、呼吸もしやすい。

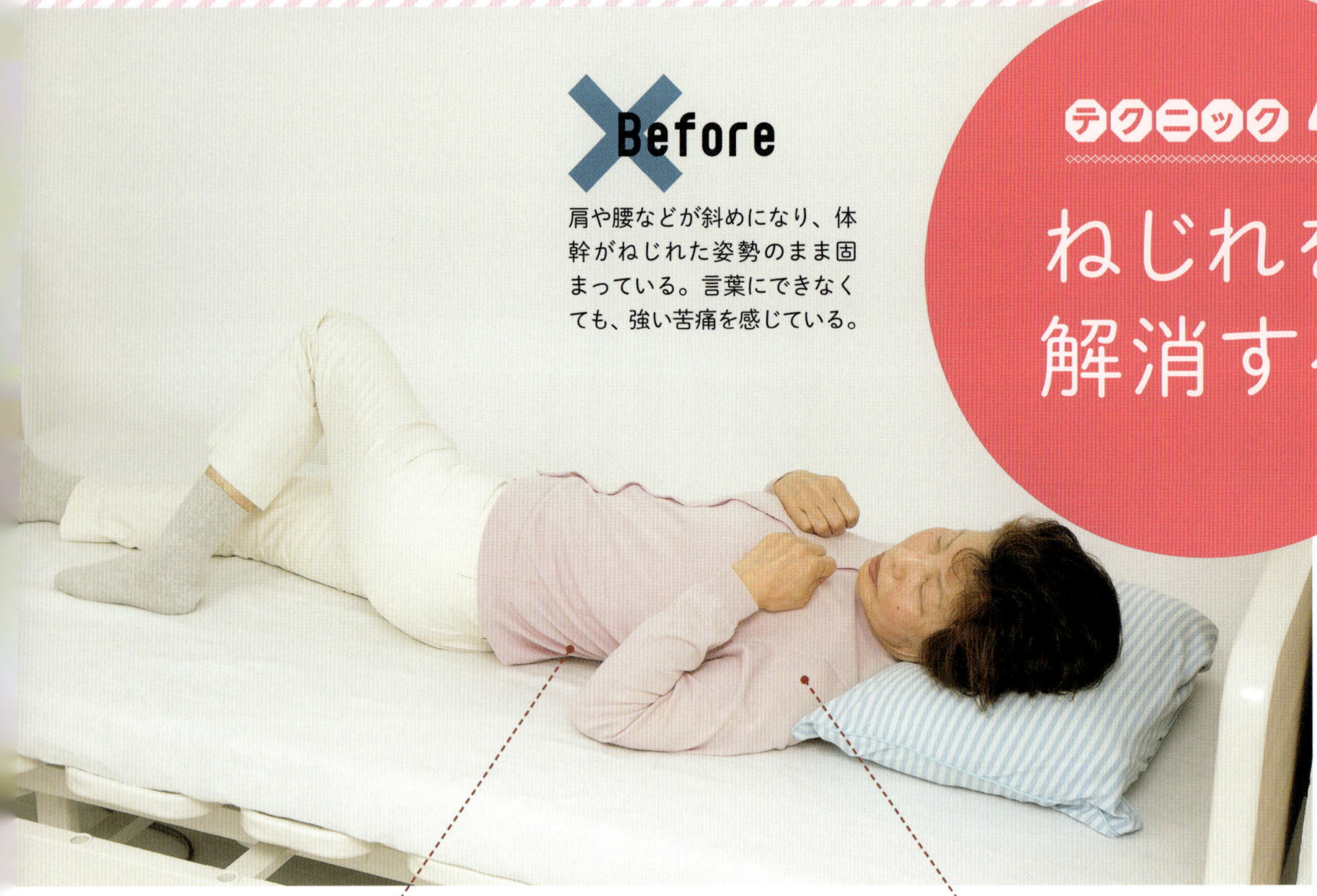

テクニック 4

ねじれを解消する

Before

肩や腰などが斜めになり、体幹がねじれた姿勢のまま固まっている。言葉にできなくても、強い苦痛を感じている。

腰のねじれをチェック

肩と同様に腰の下に手を入れ、圧を確認。骨盤《こつばん》のいちばん高い位置にある骨にふれ、高さも確認。

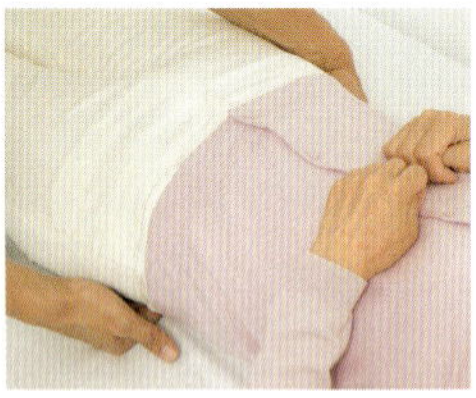

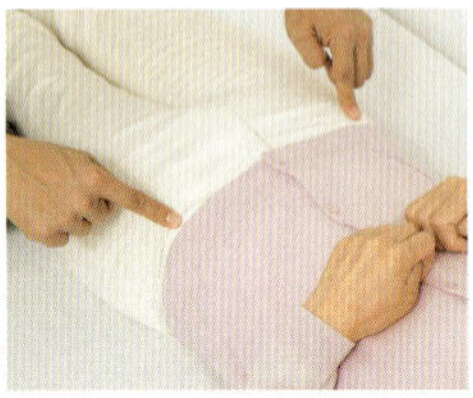

手を入れてチェック

さわってチェック

肩のねじれをチェック

肩の下に手を入れ、圧の強さに左右差があれば、ねじれがある。指を当てて、高さの違いも確認。

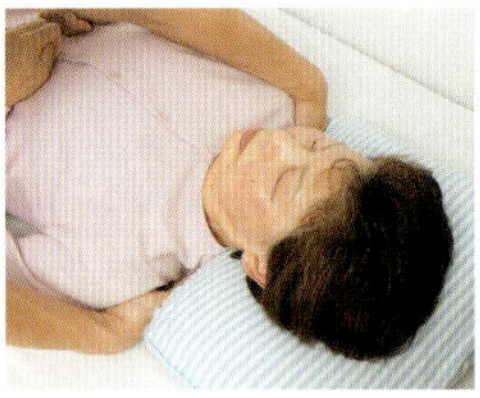

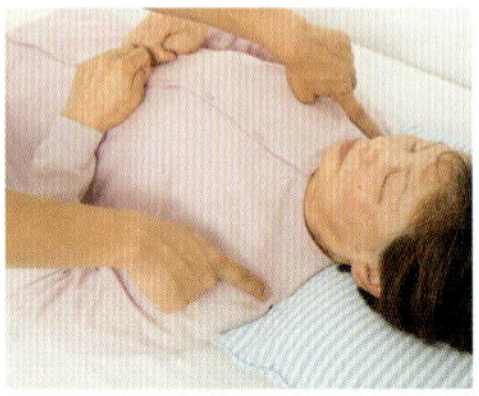

手を入れてチェック

さわってチェック

ねじれていると寝ているだけで苦しい

腰や肩などを少しねじって、ベッドに横になってみてください。落ち着かず、しばらくすると全身の筋肉が痛くなってくるはずです。

健康な人は自分で姿勢を直せますが、寝たきりの人はそれができません。いつも痛みや違和感を抱えているのです。

見た目ではわかりにくい少しのねじれもいち早く発見し、姿勢を直してあげましょう。

Column

ねじれが強いと車椅子にも座れない

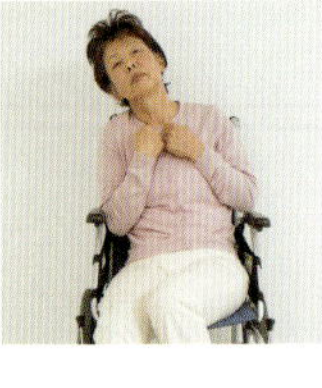

体のねじれを放置していると、そのままの形で硬直化する。股《こ》関節がほとんど曲がらなくなり、やがて車椅子への移乗《いじょう》も困難になる。

1 両手で腰を持つ

腰の骨の出っぱった部分を両手で持つ。骨以外のやわらかいところにはふれない。

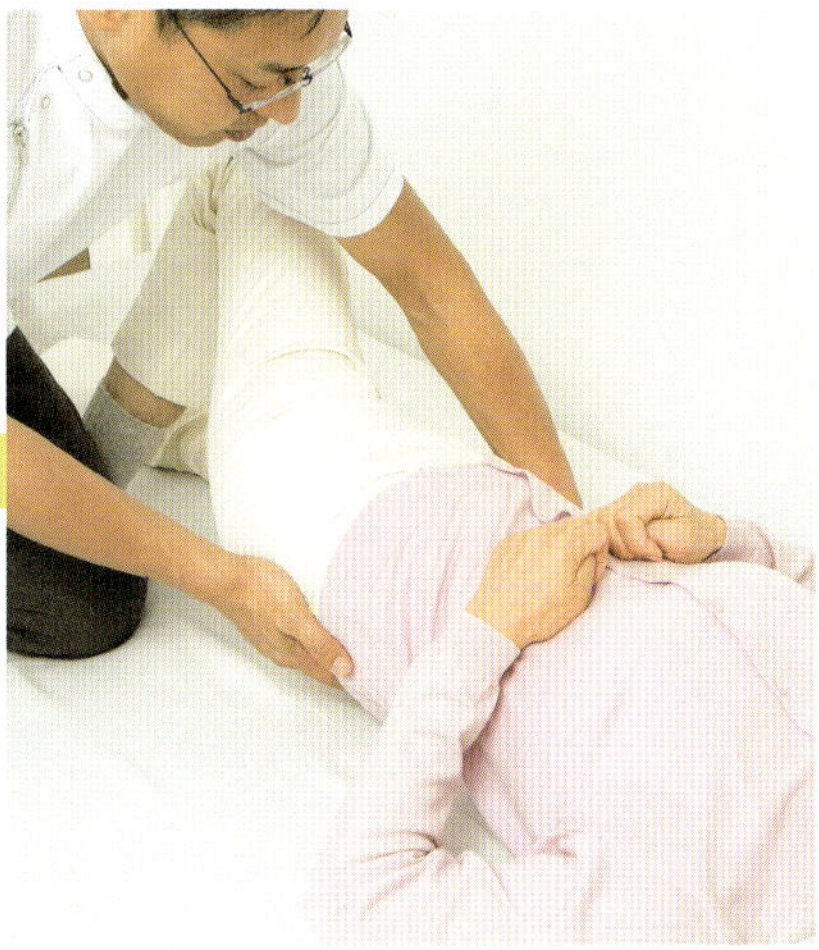

2 腰を正面向きにする

左右の腰の高さが揃うよう、ゆっくりと回転させるように動かす。これで、肩のねじれも改善されることが多い。

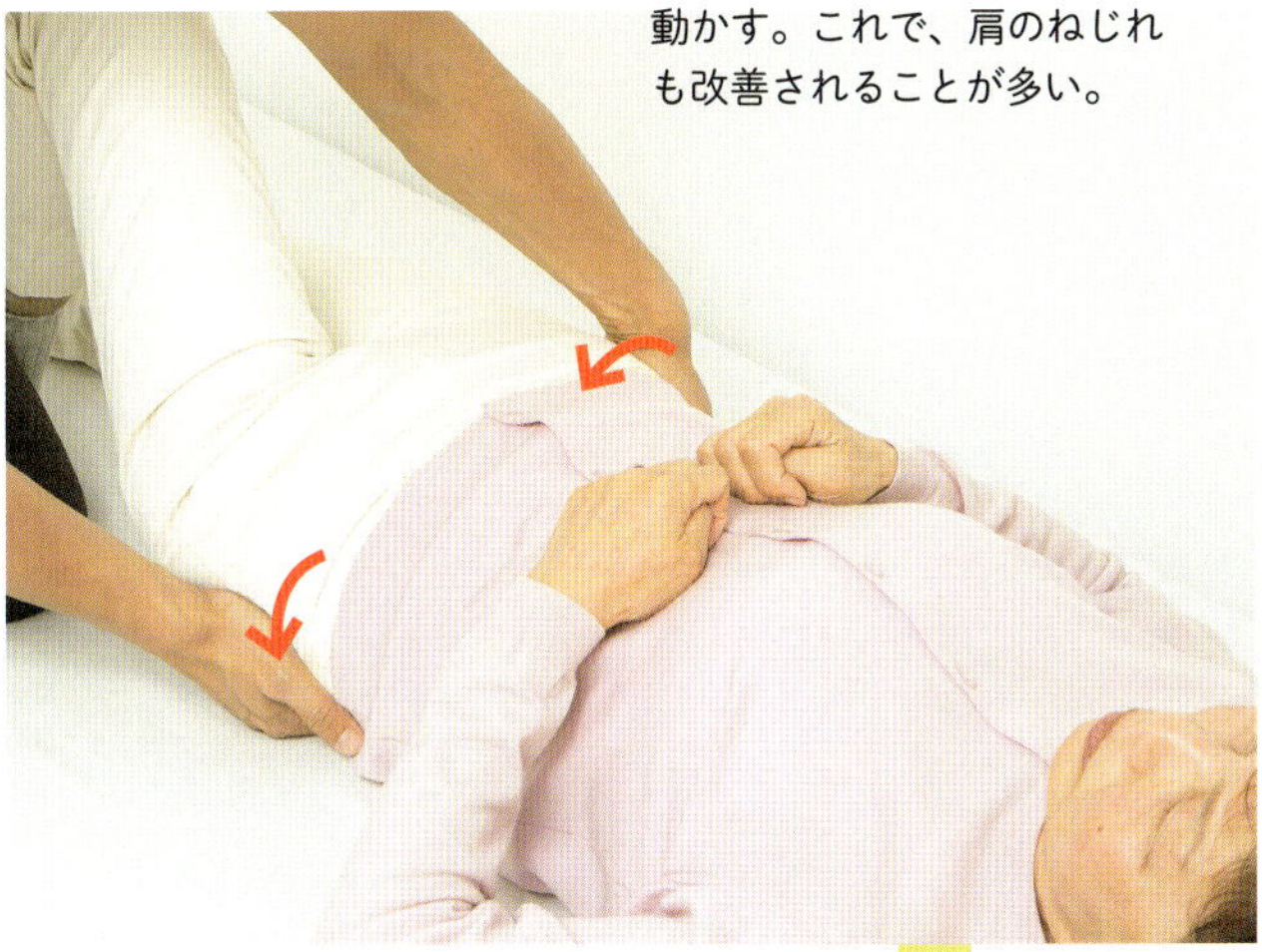

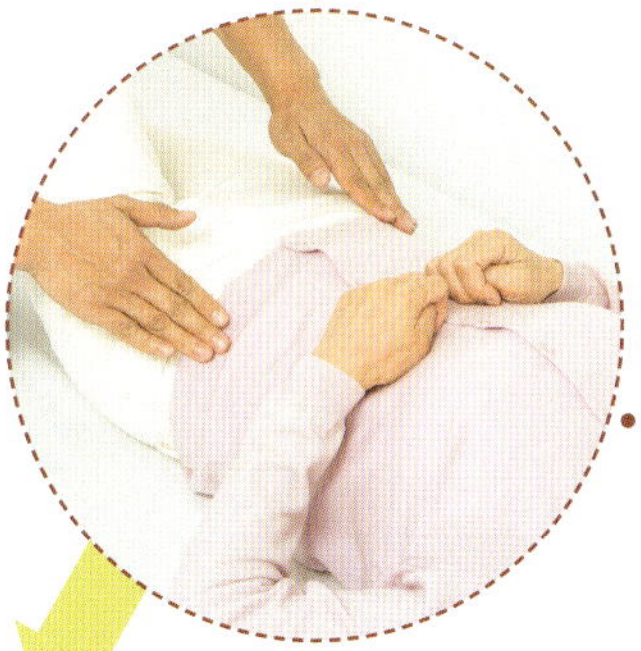

さわって高さをチェック

骨盤の左右差をチェックしたら、肩の骨の左右差もチェック。左右差がなければOK。

POINT

極端なねじれはタオルで改善

手で動かしても直らないときは、下に傾いている側の腰を、タオルや小さなクッションで支える。これで左右の高さが揃う。

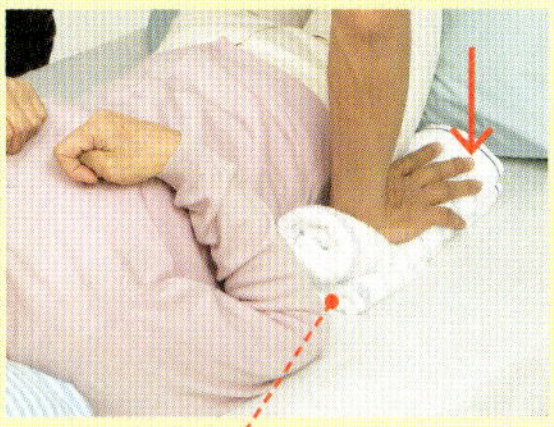

腰が落ちる側に入れる

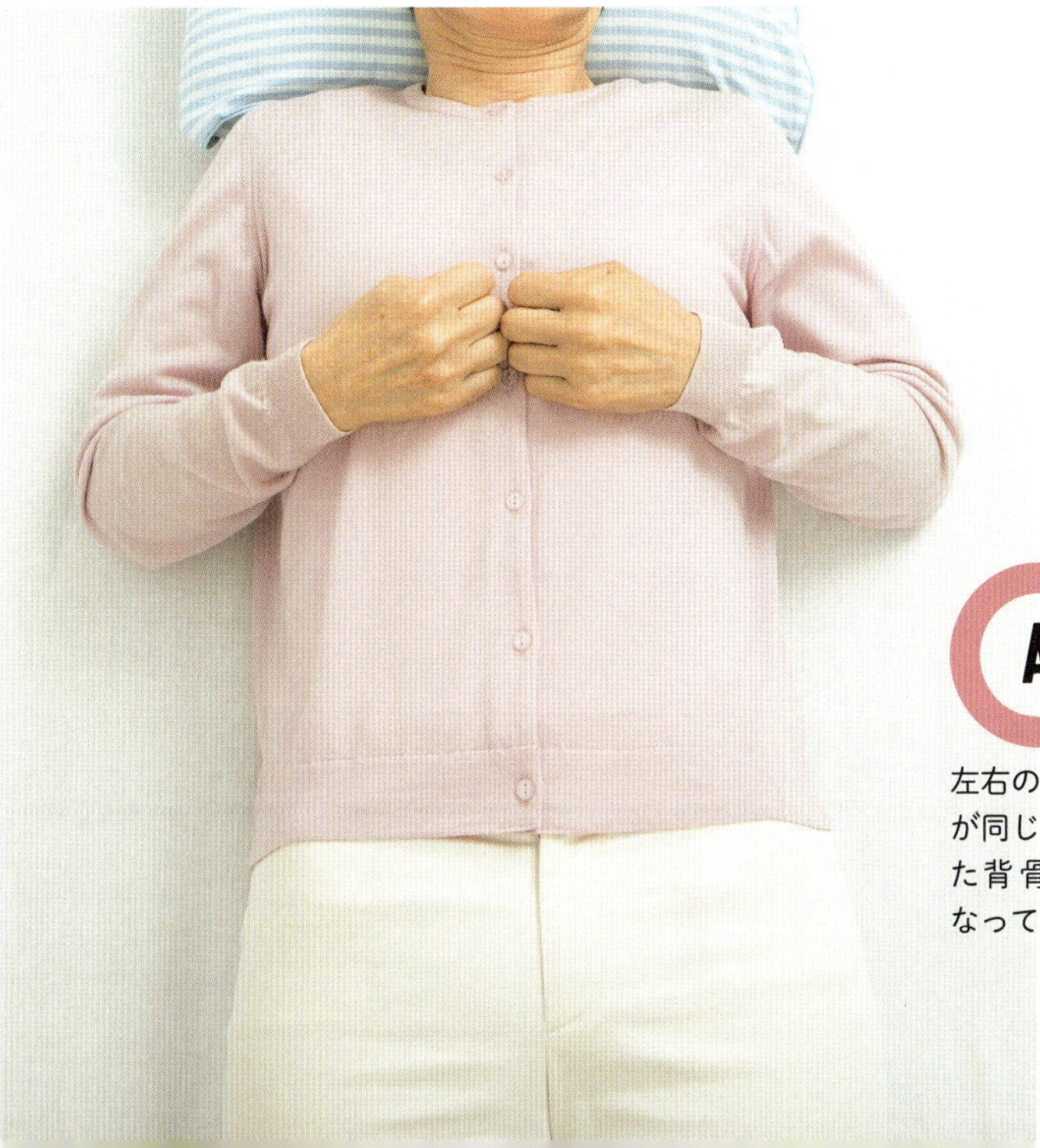

After

左右の肩と骨盤の高さが同じで、ねじれていた背骨がまっすぐになっている。

テクニック5
肩と骨盤を水平にする

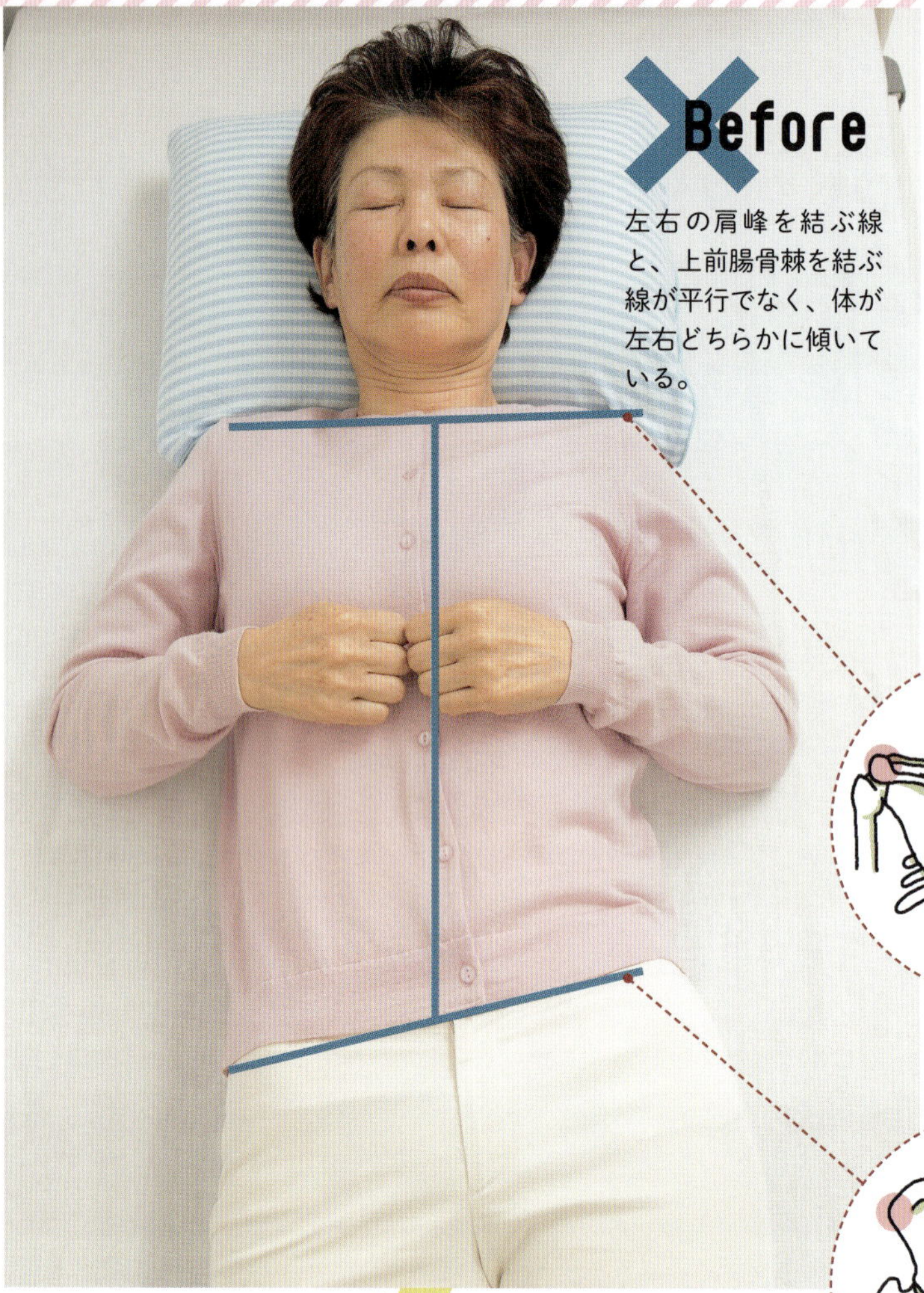

左右の肩峰を結ぶ線と、上前腸骨棘を結ぶ線が平行でなく、体が左右どちらかに傾いている。

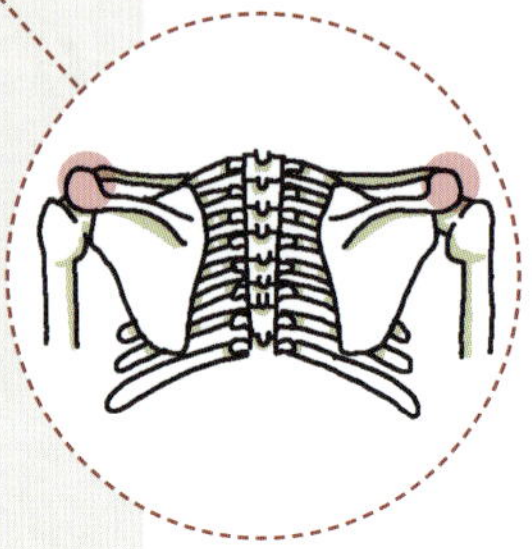

肩《けん》峰《ぽう》の位置をチェック

肩の先端にあり、小さく盛り上がっている骨

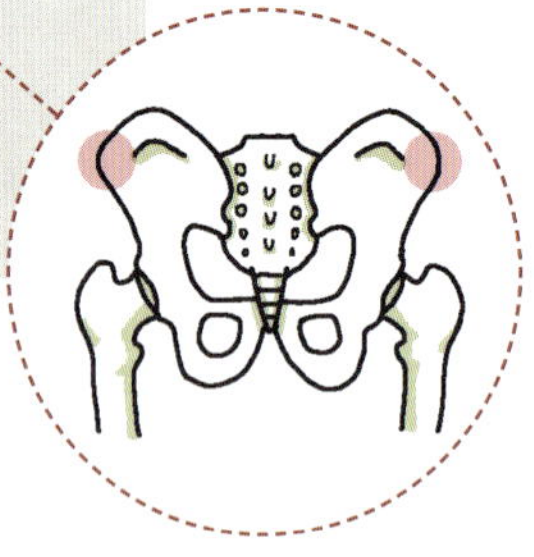

上《じょう》前《ぜん》腸《ちょう》骨《こつ》棘《きょく》の位置をチェック

骨盤《こつばん》左右の前方で、前に出ている突起

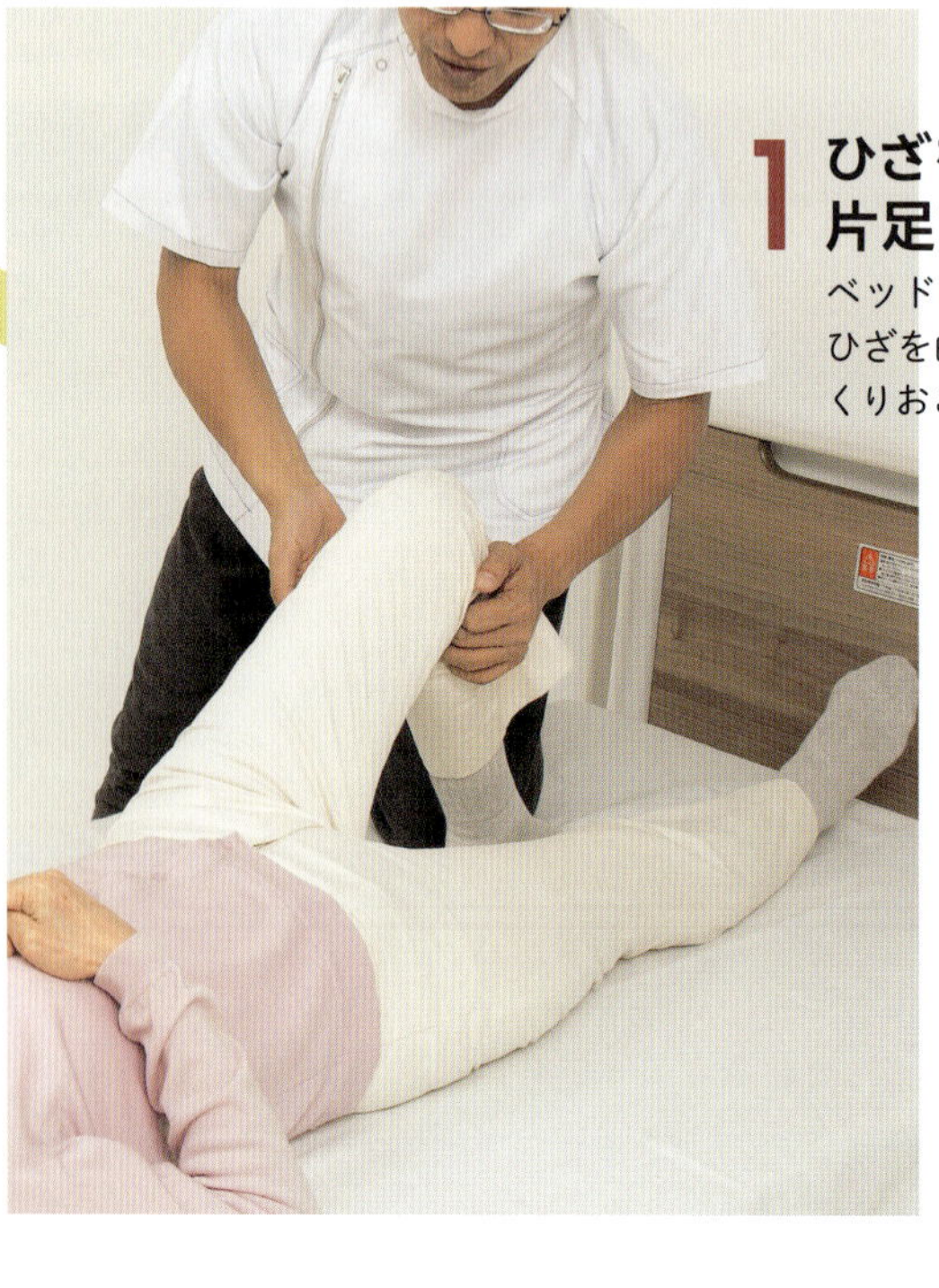

1 ひざを片足ずつ曲げる

ベッドに腰かけて足を持ち、ひざを曲げる。片足ずつゆっくりおこなう。

両足を動かして体の傾きを直す

体を上からみたときに、左右どちらかに傾いていることも、よくあります。ねじれ同様、苦痛を感じる姿勢なので、必ず解消します。タオルなどの道具では直せません。両足を抱えて手で動かし、腰の位置を正してください。

寝ているときはつねにねじれ、傾きをチェック

ねじれや傾きは、一度直しても、すぐにもとに戻ってしまうことがあります。長い期間放置されていた場合は、なおさらです。**横になっているときはつねに、ねじれや傾きを確認。**気づいたらすぐ直しましょう。

ケース別対応　足が閉じない人は、腰を安定させて

股《こ》関節が開いて、左右のひざがくっつかない人は、おしりの骨、外くるぶしなどに褥瘡《じょくそう》（→P70）ができやすい。腰から足のつけ根にタオルを入れて高さを出し、骨盤を閉じるポジショニングをしよう。

After

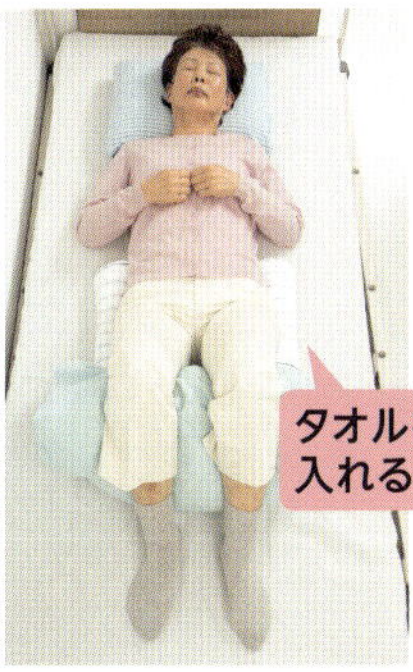
タオルを
入れる

Before

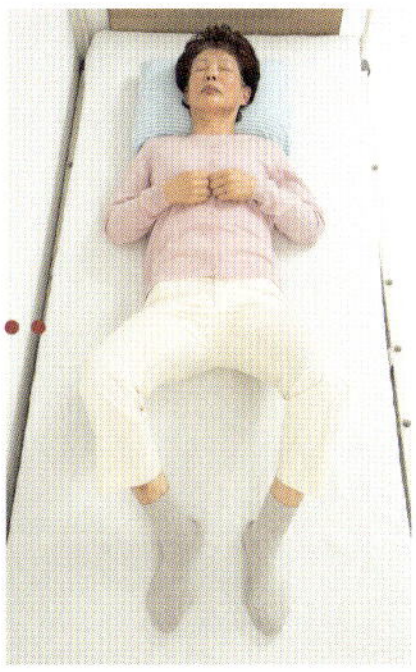

2 両足を上げたまま腰を水平にする

両足を抱えて動かし、左右の上前腸骨棘を結ぶ線を水平にする。肩の傾きが残っていたら、肩も水平に直す。

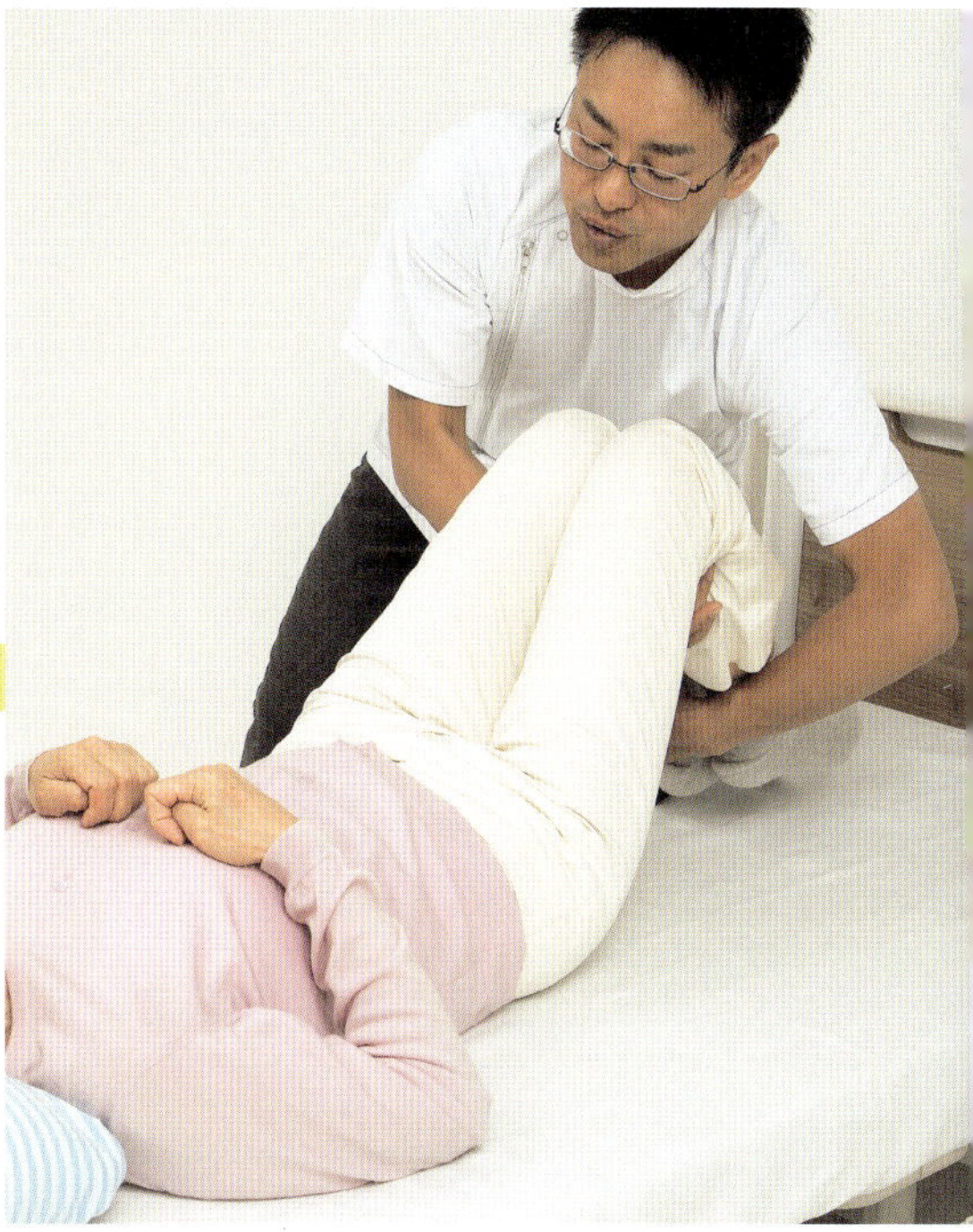

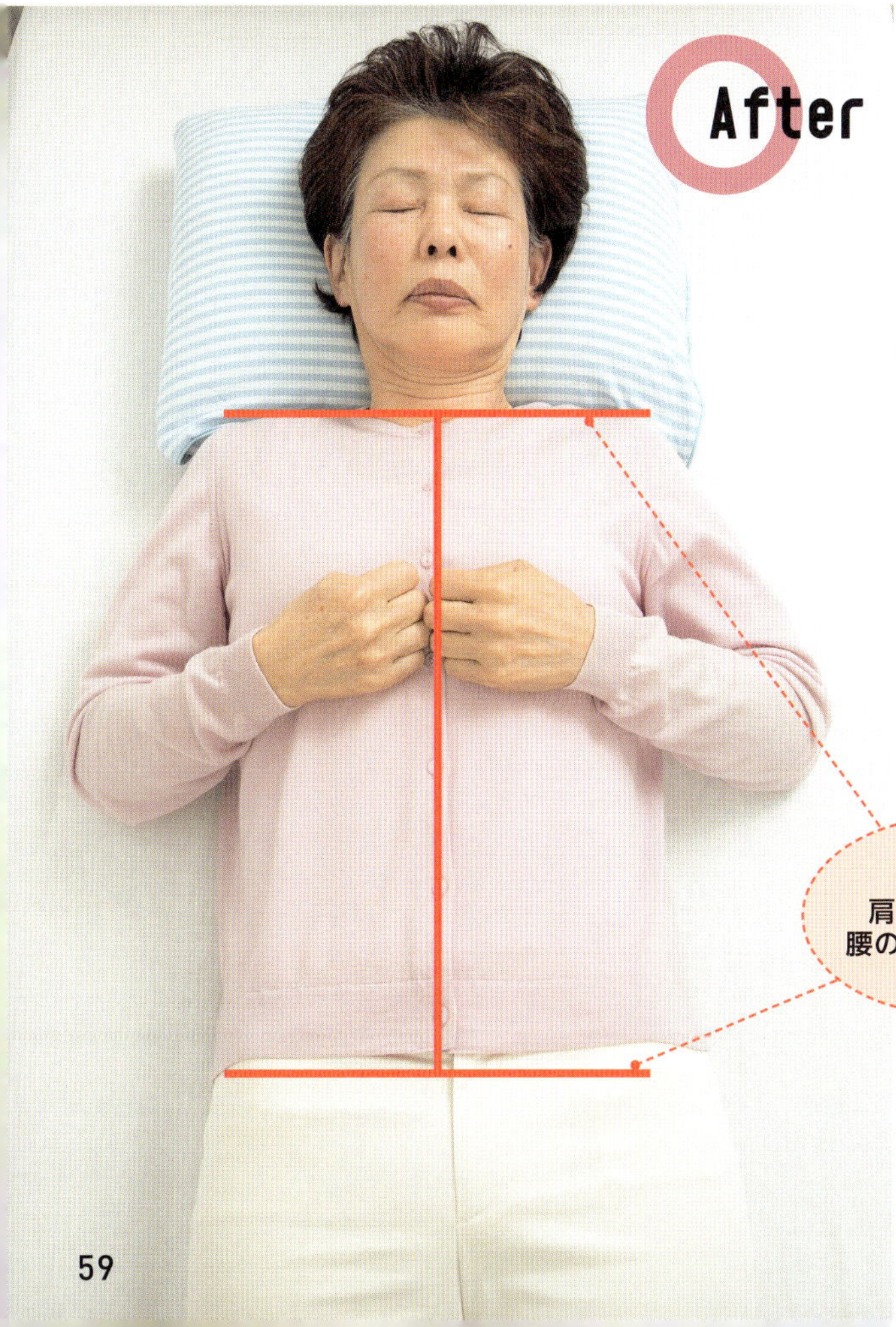
After
Point
左右の
肩のラインと、
腰のラインが水平

肩と骨盤の線が平行になって、全身の傾きが解消している。苦痛がなくなり、ラクに寝ていられる。

テクニック 6

残ったすき間を埋める

真横からみて全身をチェック

マットレスとの間にすき間が残っていると、効果が半減。すき間がないか、横から全体をくまなくみてみよう。

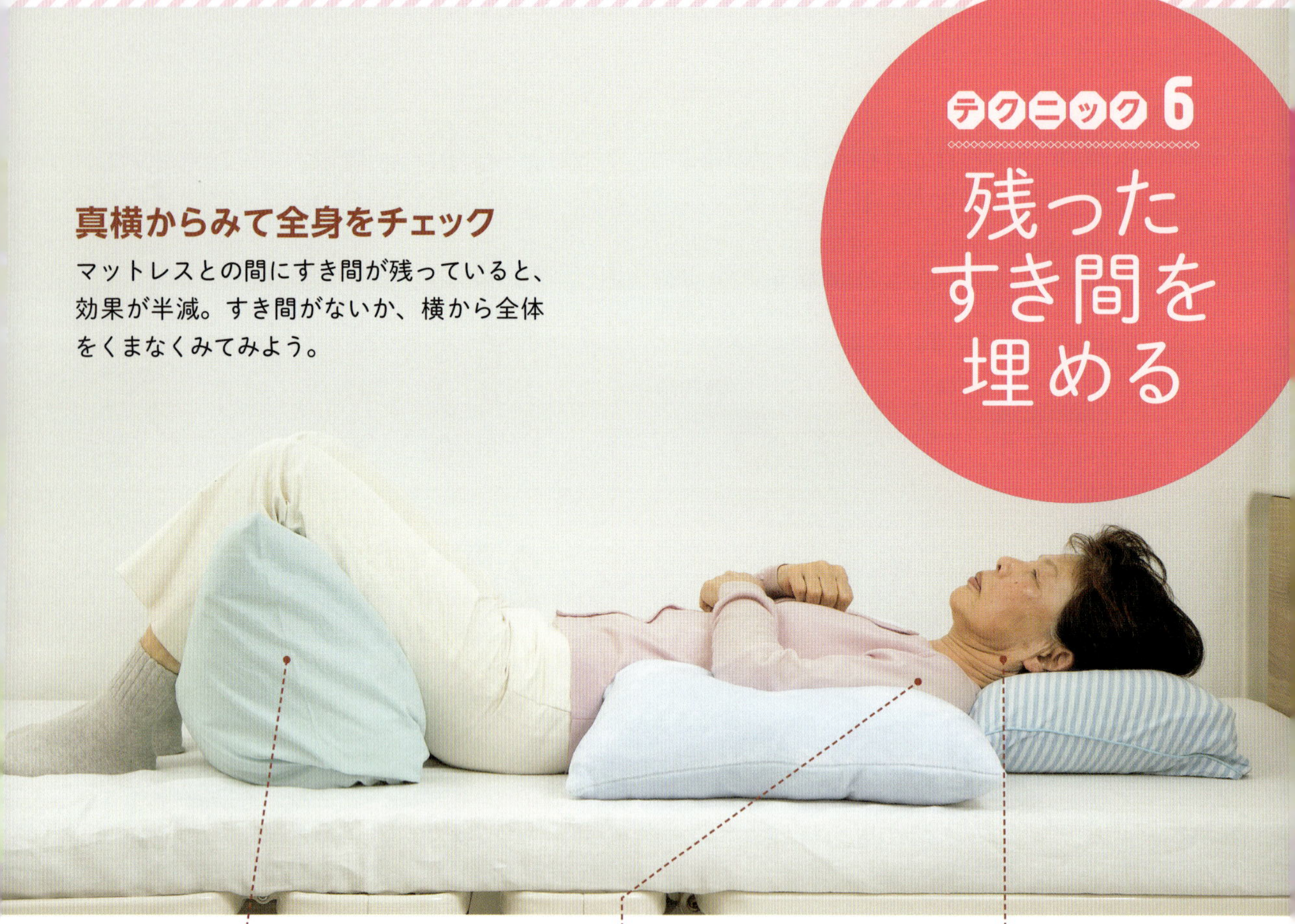

チェックポイント

1 首

とくに首と枕のすき間に注意。首の下に手を入れてみて、手が入るようなら改善が必要。

チェックポイント

2 肩

肩が浮いていないかを確認。クッションが入っておらず、すき間が残っていることがある。

チェックポイント

3 足全体

ひざの下は空間が広く、すき間が残りやすい。ひざが90度前後に曲がっているかも確認を。

あらゆるすき間が拘縮の原因になる

首、肩、腰、ねじれ、傾きの5点を直したら、もう一度よく全身を観察しましょう。5つのポイントを完全に守っていても、**まだすき間が残っている場合が、なかにはあります。**

拘縮《こうしゅく》予防の基本は、原因となる抗重力筋《こうじゅうりょくきん》の負担を減らすため、広い面積で体を支えることです。**支える面積が大きくなればなるほど、1か所にかかる負担は減ります。**

少しでもすき間があれば、大小のクッションやタオルなどを使って、ていねいに埋めていきます。

それにより、**体の下側にかかる重力は広く分散され、筋肉群の緊張がほどけていきます。**血流がよくなり、褥瘡《じょくそう》（→P70）予防にもつながります。

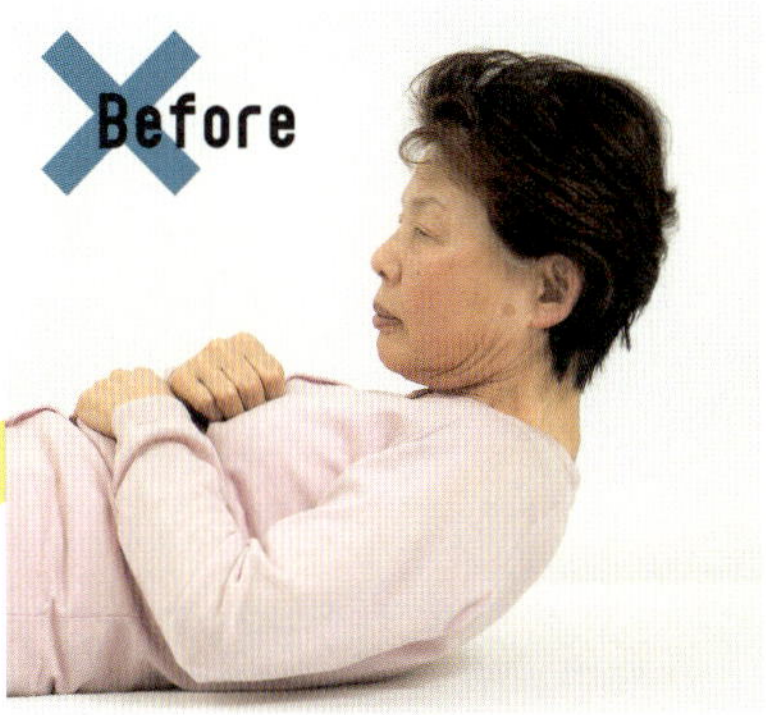
Before

首が直角近くまで曲がっていて、頭、首だけでなく肩の下にも大きなすき間ができている。

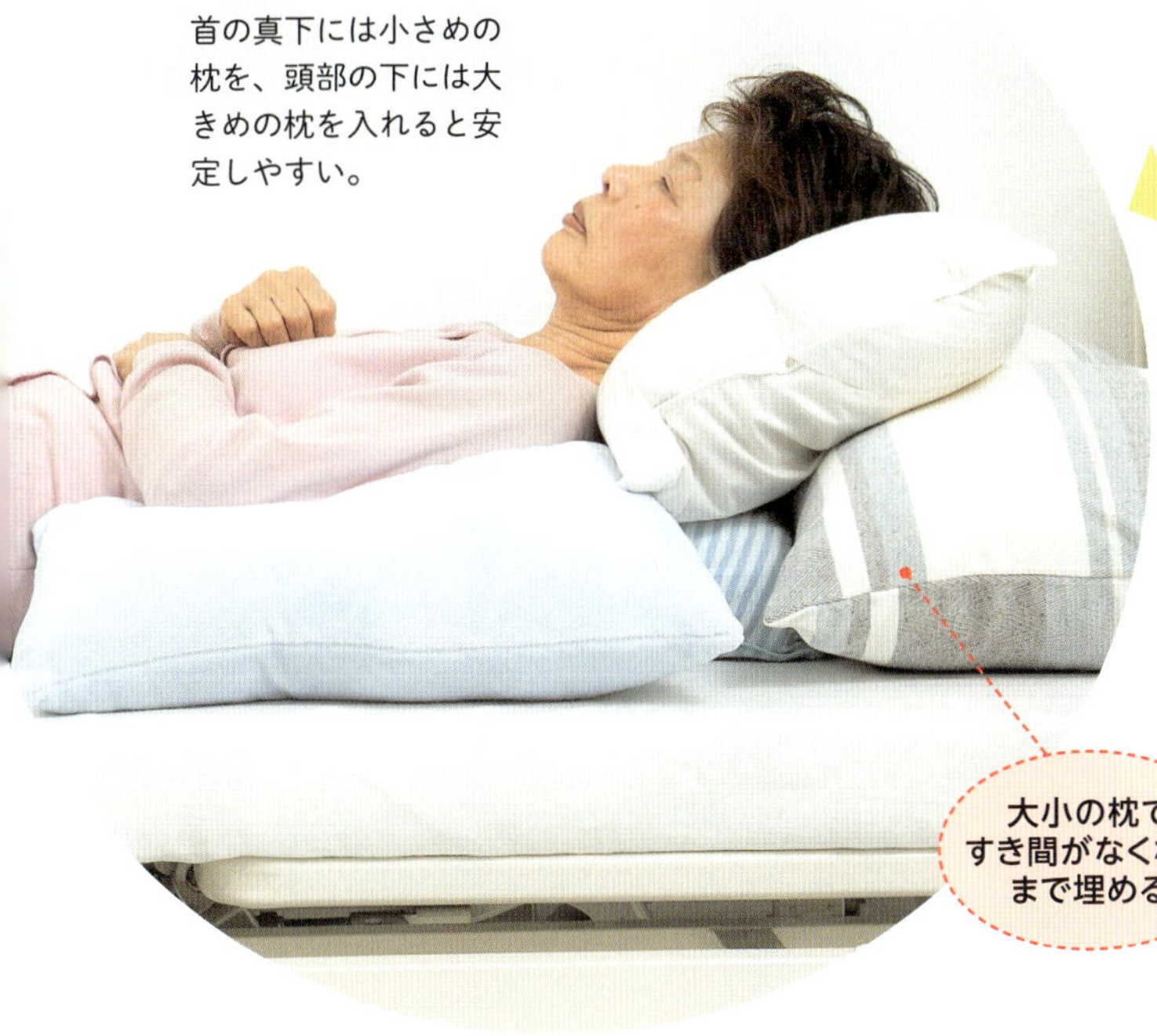
After
大小の枕ですき間がなくなるまで埋める

首の真下には小さめの枕を、頭部の下には大きめの枕を入れると安定しやすい。

POINT 1

円背の人は枕を高くする

脊椎《せきつい》が弯曲《わんきょく》している円背《えんぱい》の人は、首の下にすき間が残ることがある。枕を高くするか、改善するまでは横向きで寝る時間を増やす（→P62）。

POINT 2

背中が硬すぎる人は背中にもタオルを入れる

ひざの下にクッションを入れても、背中の反りが直らない人がまれにいる。この場合、薄いクッションを入れる。

背中の反りでできるすき間に、薄めのクッションか畳んだタオルを入れる。

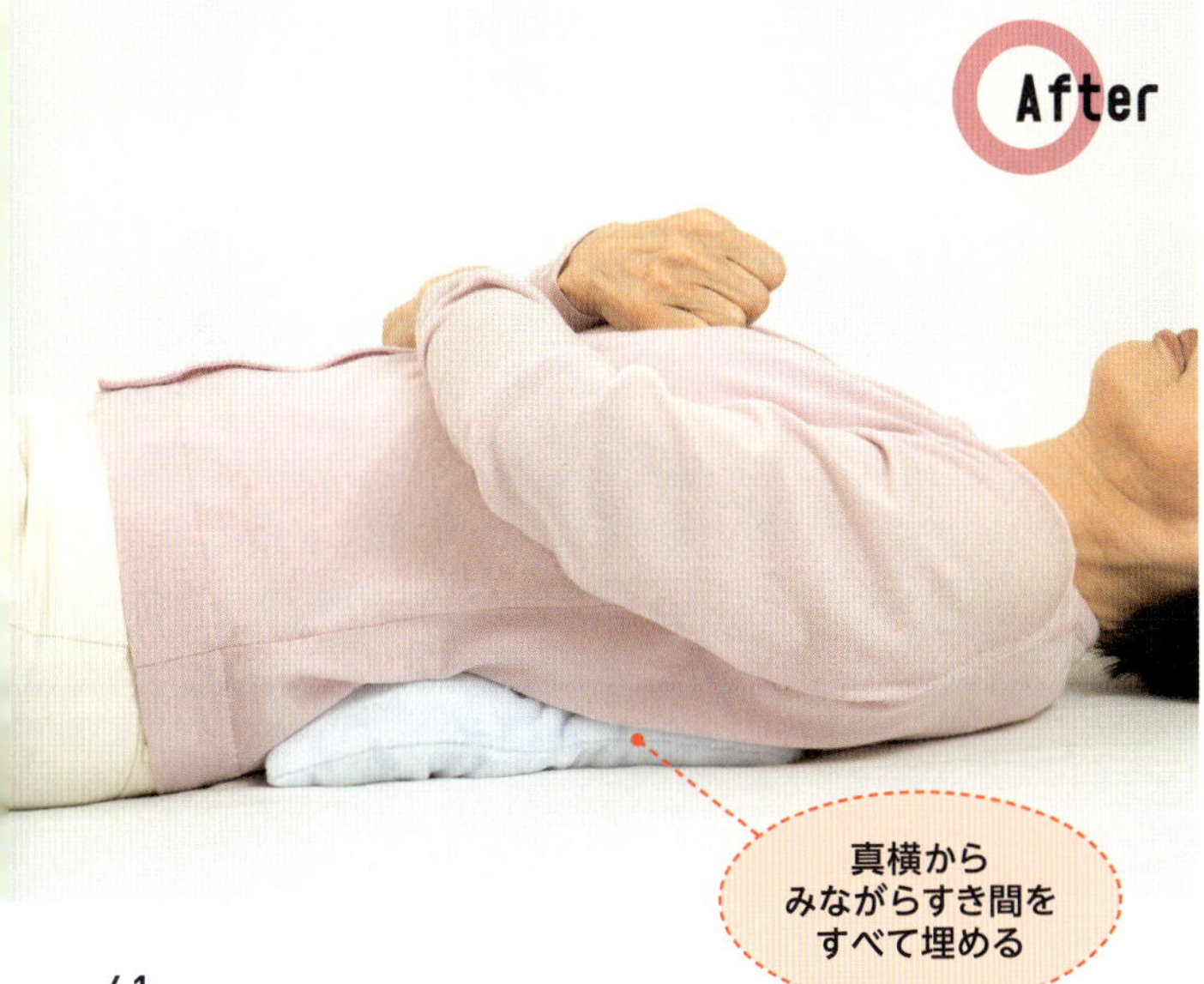
After
真横からみながらすき間をすべて埋める

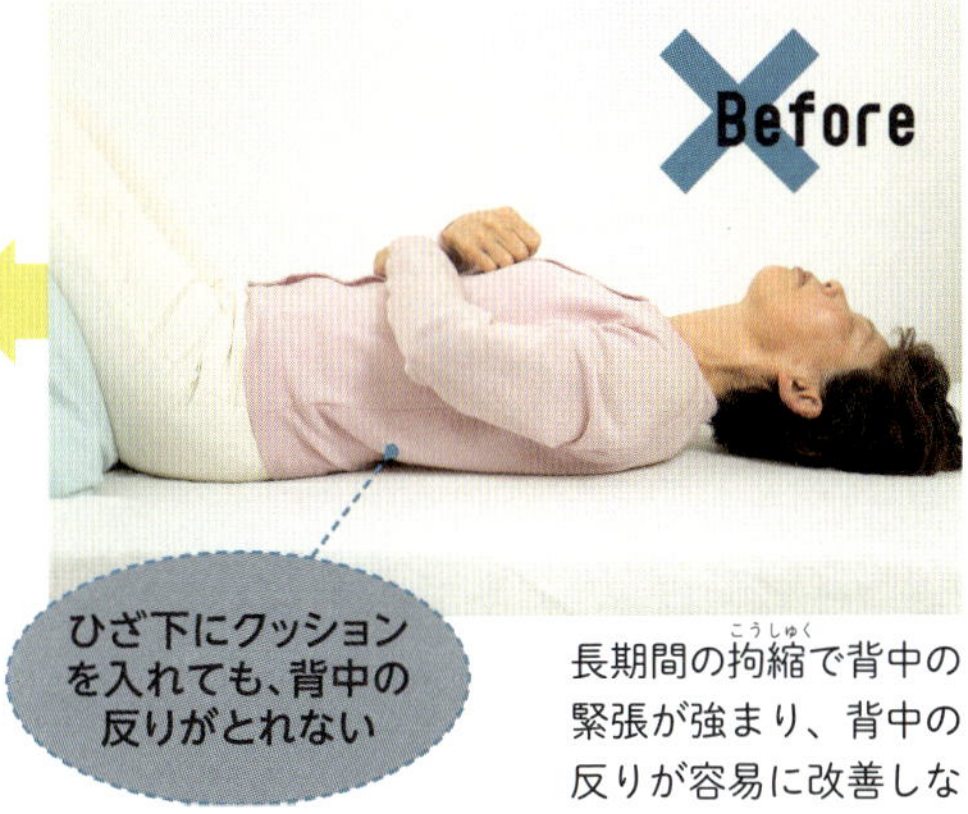
Before
ひざ下にクッションを入れても、背中の反りがとれない

長期間の拘縮《こうしゅく》で背中の緊張が強まり、背中の反りが容易に改善しない。

筋性
拘縮

横向きのベスト ポジショニングを覚える

横向きで寝る時間を増やすと、背中側の筋肉の緊張がゆるみます。あお向け同様、ポジショニングで重力の影響を軽くしましょう。

Side
側面

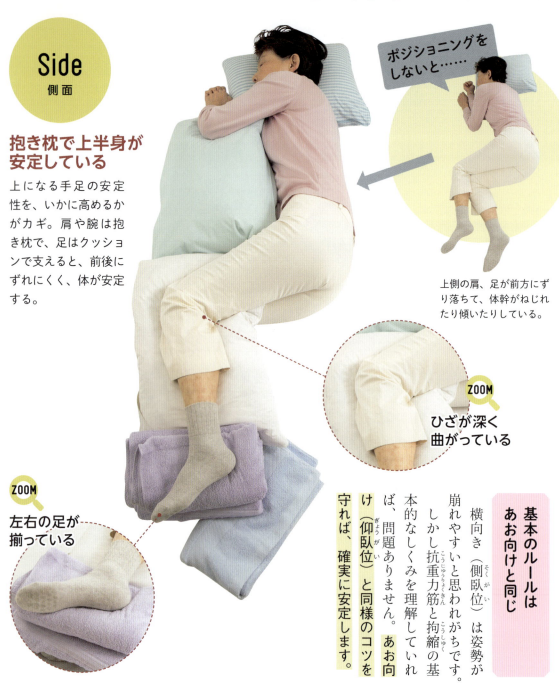

抱き枕で上半身が安定している

上になる手足の安定性を、いかに高めるかがカギ。肩や腕は抱き枕で、足はクッションで支えると、前後にずれにくく、体が安定する。

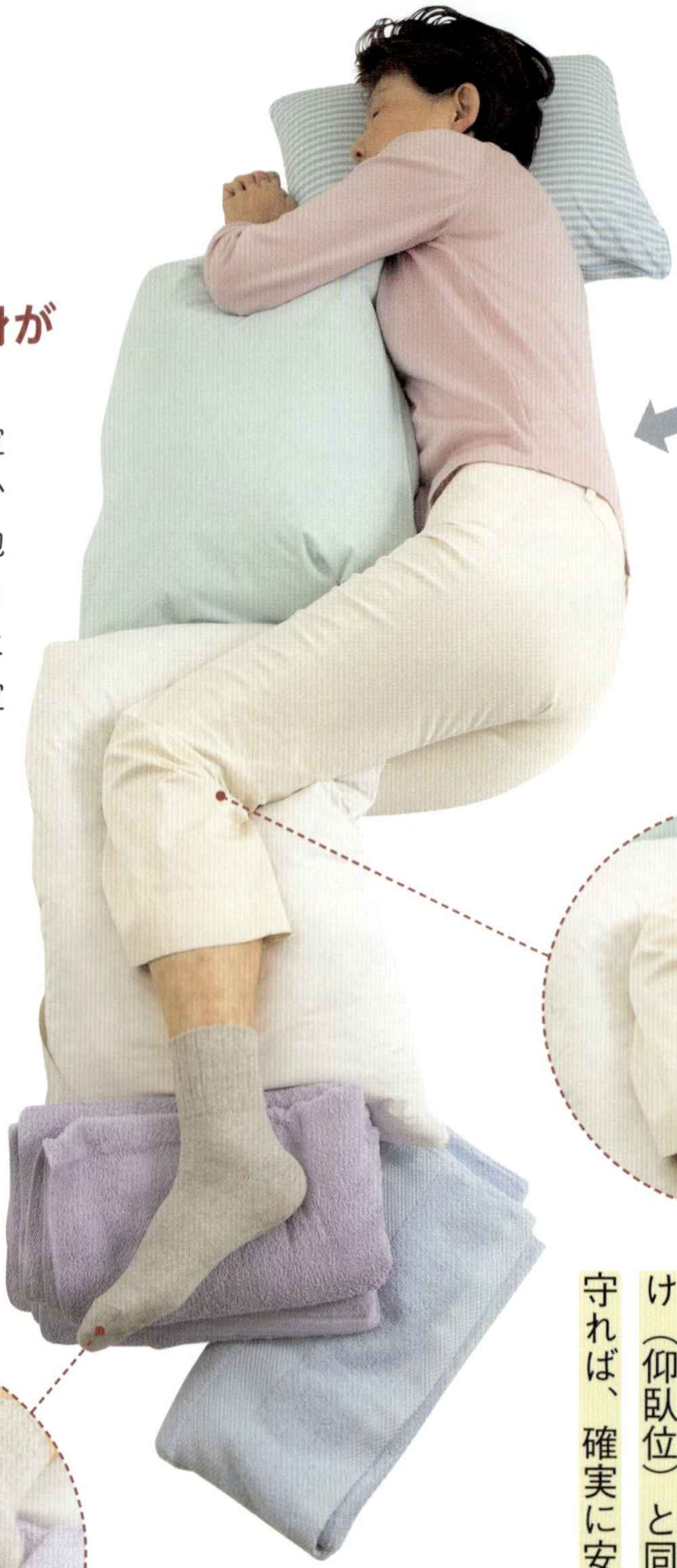

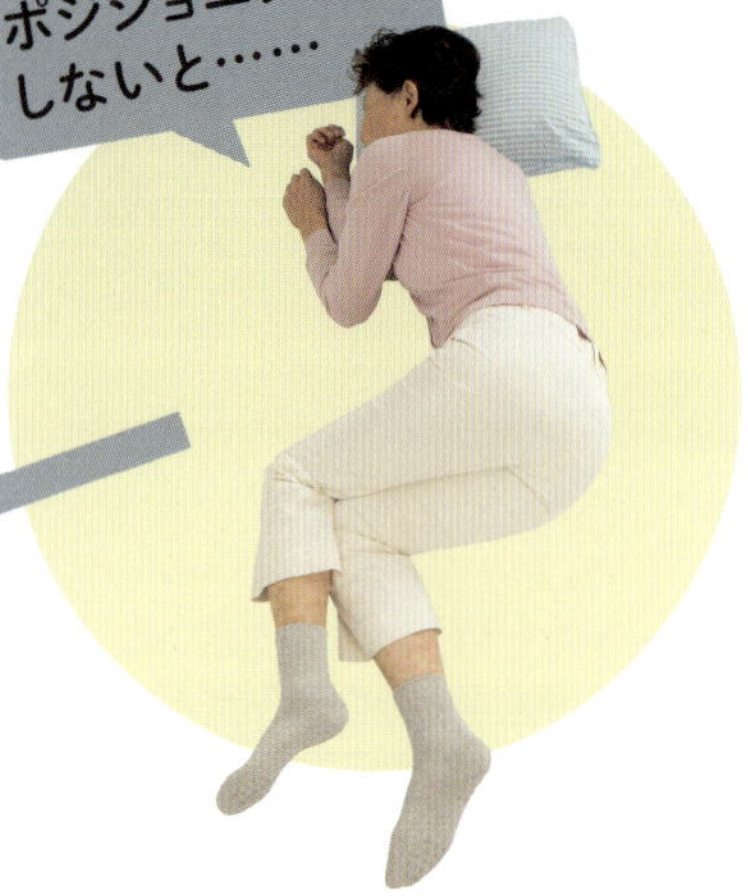
ポジショニングをしないと……

上側の肩、足が前方にずり落ちて、体幹がねじれたり傾いたりしている。

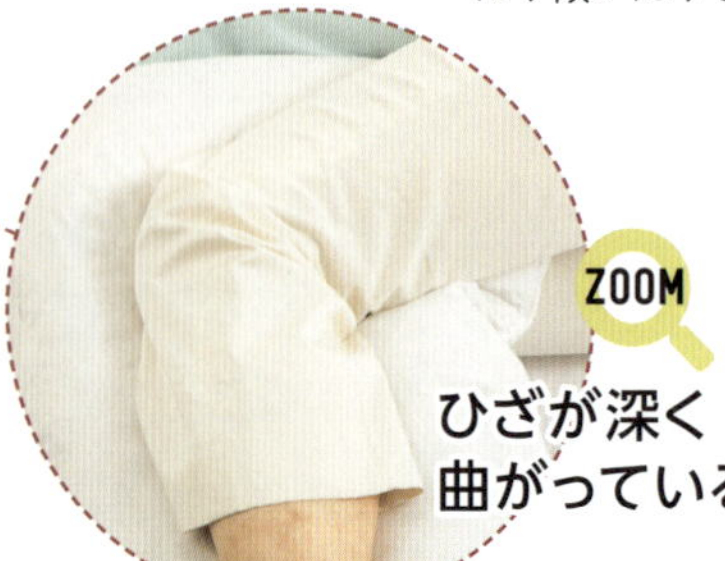
ZOOM

ひざが深く曲がっている

ZOOM

左右の足が揃っている

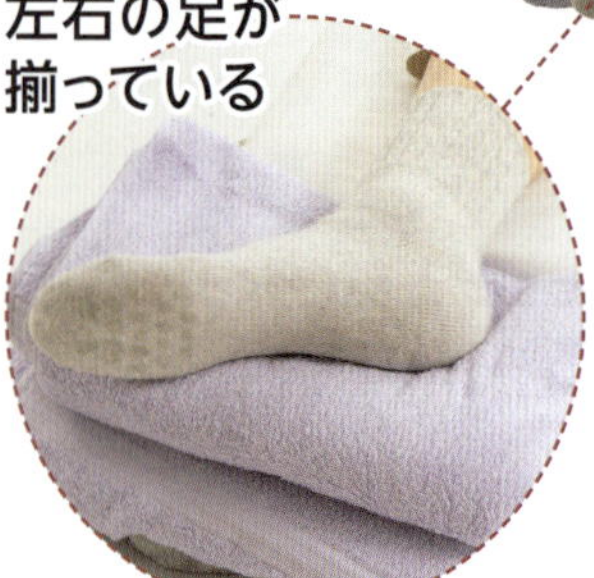

基本のルールはあお向けと同じ

横向き（側臥位《そくがい》）は姿勢が崩れやすいと思われがちです。しかし抗重力筋《こうじゅうりょくきん》と拘縮《こうしゅく》の基本的なしくみを理解していれば、問題ありません。あお向け（仰臥位《ぎょうがい》）と同様のコツを守れば、確実に安定します。

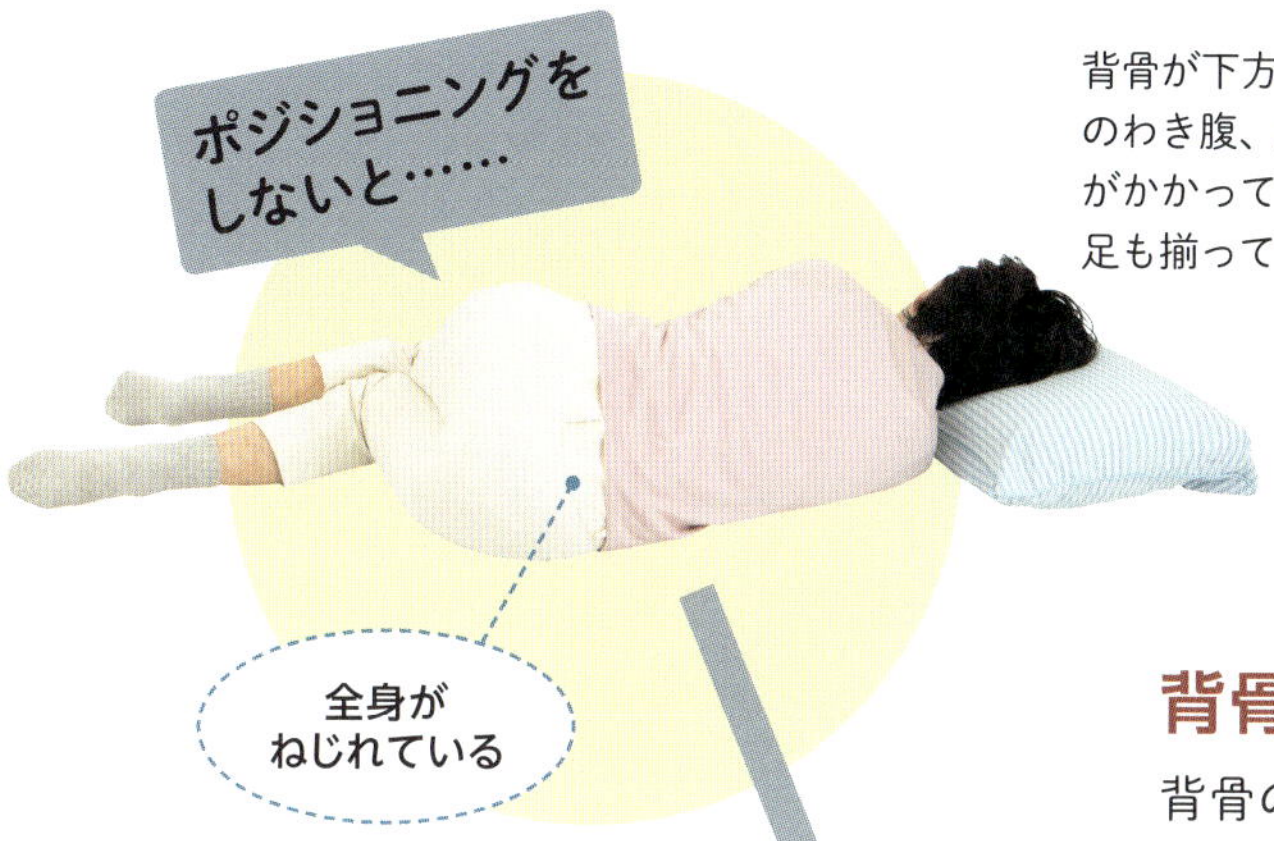
ポジショニングをしないと……
全身がねじれている

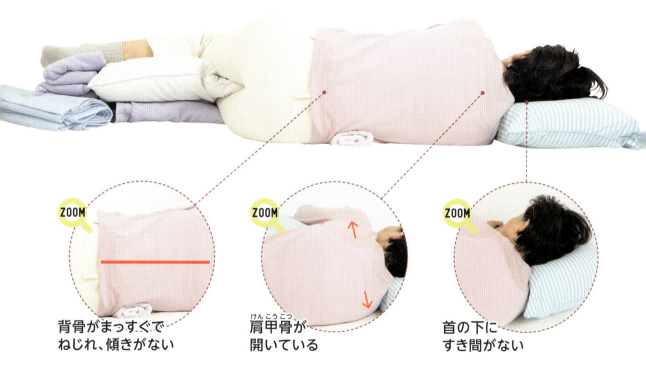

背骨が下方に弯曲《わんきょく》し、右のわき腹、腰周辺に負担がかかっている。左右の足も揃っていない。

Back
背面

背骨から足先まで後ろからみて一直線

背骨の弯曲部分にタオルを入れ、高さを出すと、背骨がまっすぐになってねじれがとれる。足のあいだのクッションで、両足を水平に保つことも大切。

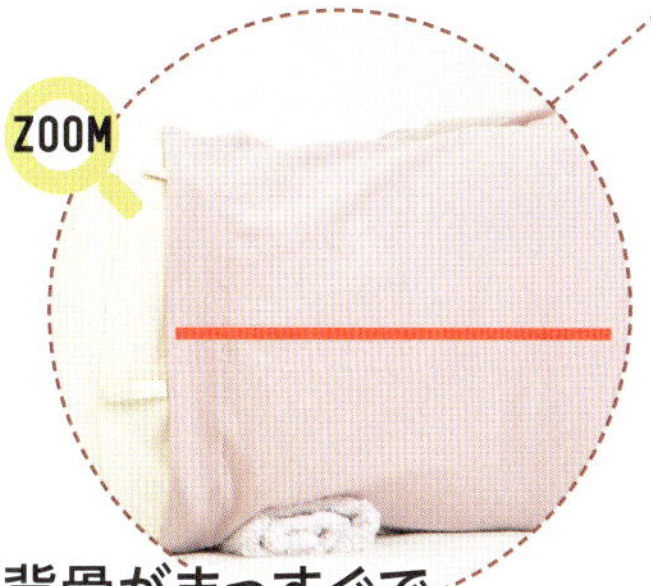
ZOOM

背骨がまっすぐで ねじれ、傾きがない

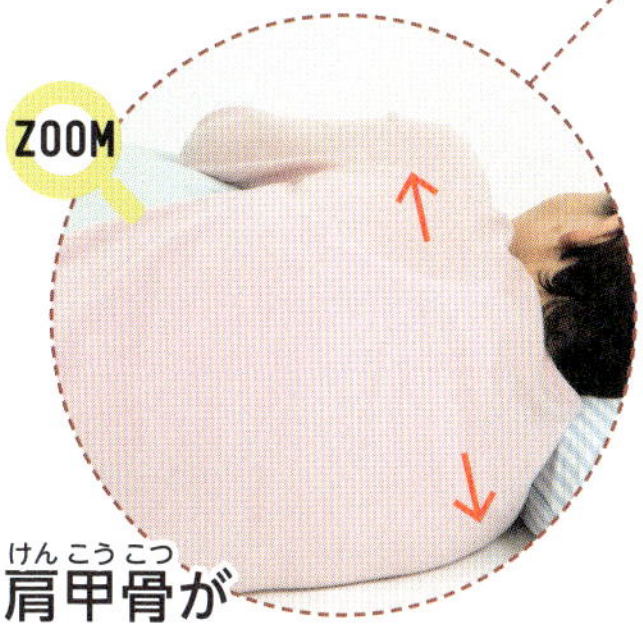
ZOOM

肩甲骨《けんこうこつ》が 開いている

ZOOM

首の下に すき間がない

後ろからみて背骨がまっすぐなら安心

ポイントは仰臥位同様、できるだけ**腰が反らないようにすること、頭部や体幹にねじれや傾きがないようにすること、体とマットレスのあいだに、すき間をつくらないことです。**この点を考えながら、クッションやタオルなどを用いて、できるだけ体を広く支えていきます。

側臥位の場合、下側にかかる圧をできるだけ減らすと同時に、**上になる足や手をいかに支えるかがポイントになります。**上の腕を支えるために抱き枕を、下の足を支えるためにクッションをいくつか使って、負担の少ない姿勢に整えます。

最後に全身を後ろからみて、背骨がまっすぐになっているかを確認しましょう。

テクニック1

背骨をまっすぐにする

Before

何もせずに横向きで寝ると、背骨が下側に弯《わん》曲《きょく》し、扇形にカーブを描く。

チェックポイント

前からみても扇形

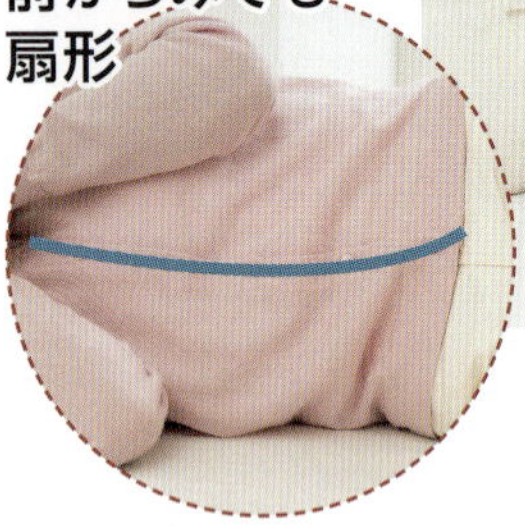

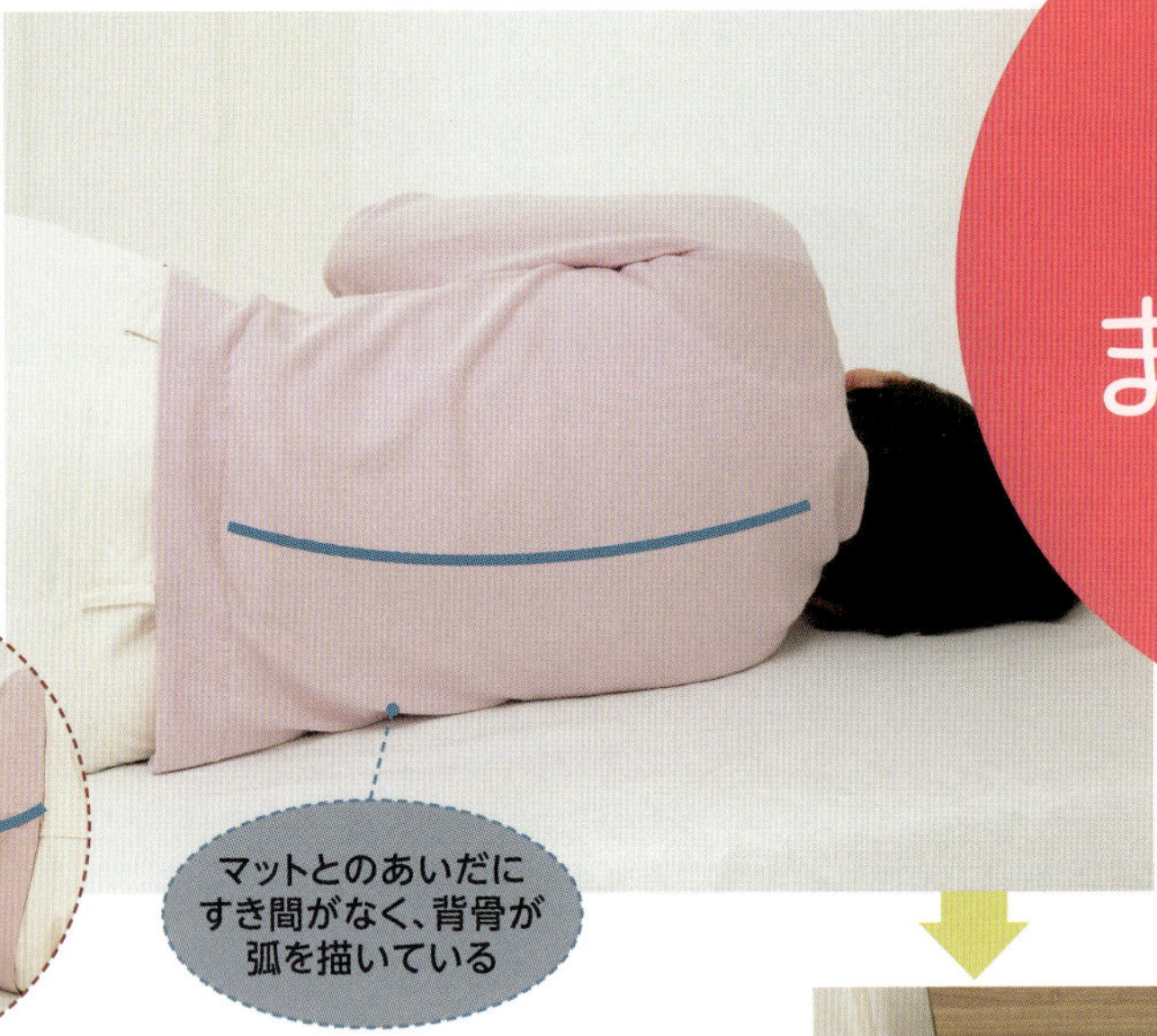
マットとのあいだにすき間がなく、背骨が弧を描いている

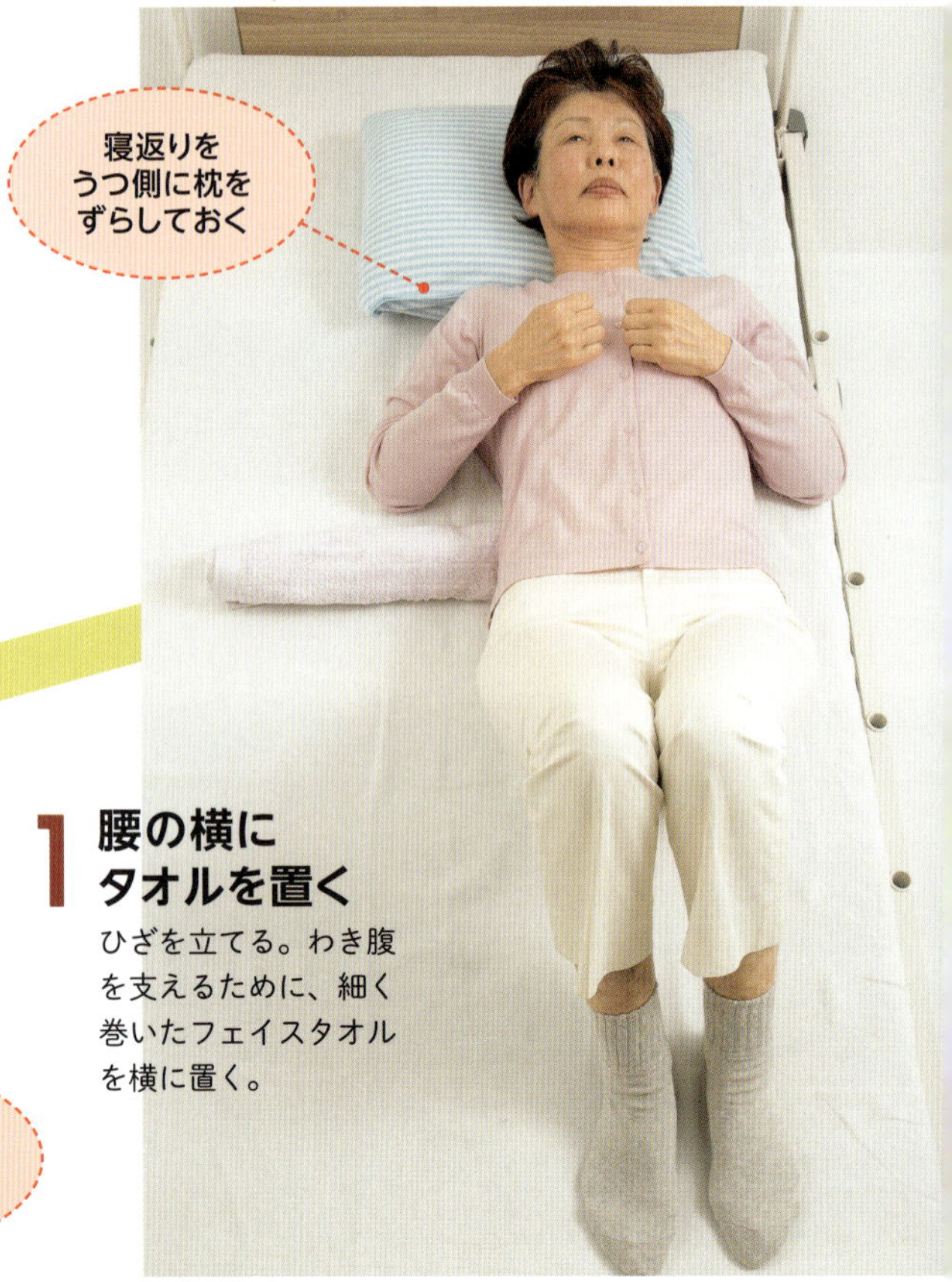
寝返りをうつ側に枕をずらしておく

1 腰の横にタオルを置く

ひざを立てる。わき腹を支えるために、細く巻いたフェイスタオルを横に置く。

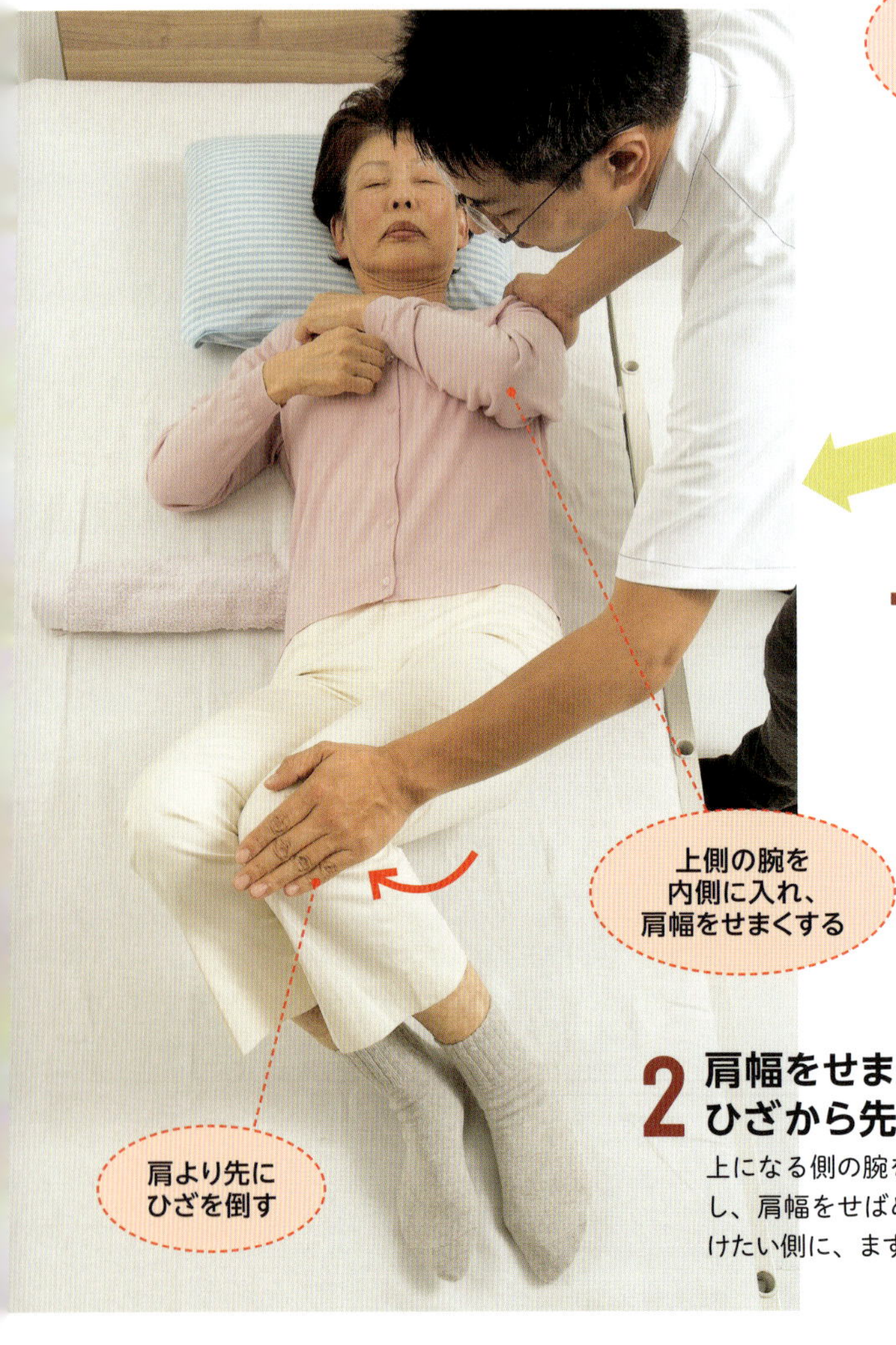
上側の腕を内側に入れ、肩幅をせまくする
肩より先にひざを倒す

2 肩幅をせまくしてひざから先に倒す

上になる側の腕を内側に動かし、肩幅をせばめる。体を向けたい側に、まずひざを倒す。

わき腹の支えで背骨の傾きを直す

あお向け（仰臥位《ぎょうがい》）から横向き（側臥位《そくがい》）に体位変えをするときは、**肩とひざに手を当て、ひざのほうから先に、向けたい方向にゆっくりと倒していきます。**

このときわき腹に、タオルをはさみ込みます。とくにやせている人は、わき腹とマットレスのあいだにすき間ができてしまいます。すき間があると、マットレスにあたる骨盤《こつばん》や肩などの負担が大きくなるうえ、自重で背骨が傾いてしまいます。

わき腹にタオルを入れて支えることで、背骨が沈み込むことなく、背骨をまっすぐに伸ばせます。また**下側にかかる負担を分散でき、背中の筋肉の緊張がゆるみ、拘縮《こうしゅく》を防ぐことができます。**

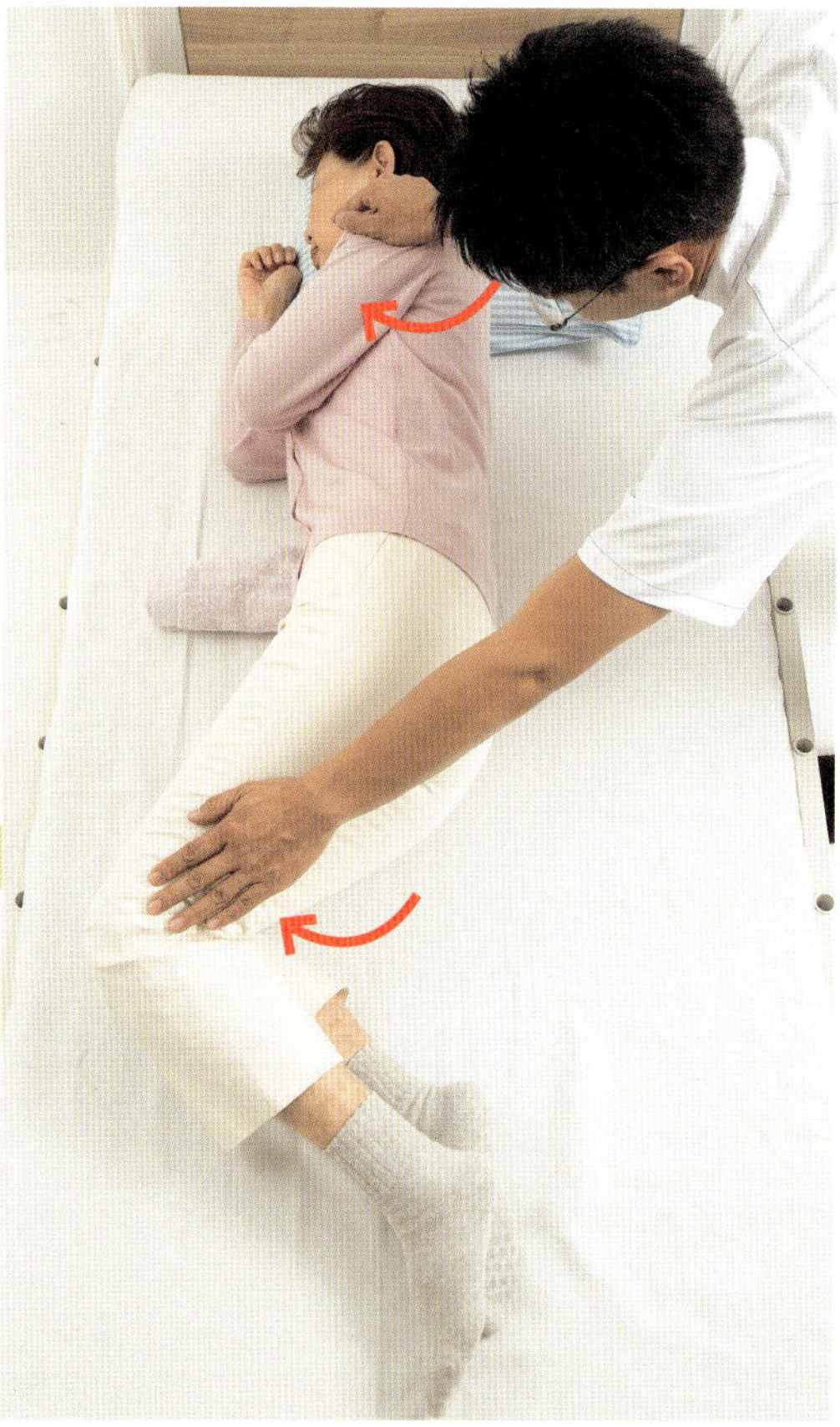

3 上半身の寝返りをサポート

体の自然な反応で、下半身のねじれにつられ、上半身もねじれる（反回旋《はんかいせん》の立ち直り反応）。肩に手を当て、その動きを助ける。

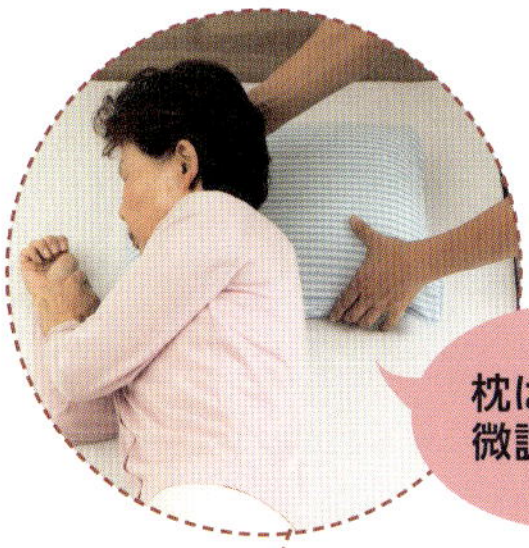
枕は最後に
微調整する

横になったときに、枕が真ん中にきているかをチェック。ずれていたら、頭をそっと持ち上げて位置を直す。

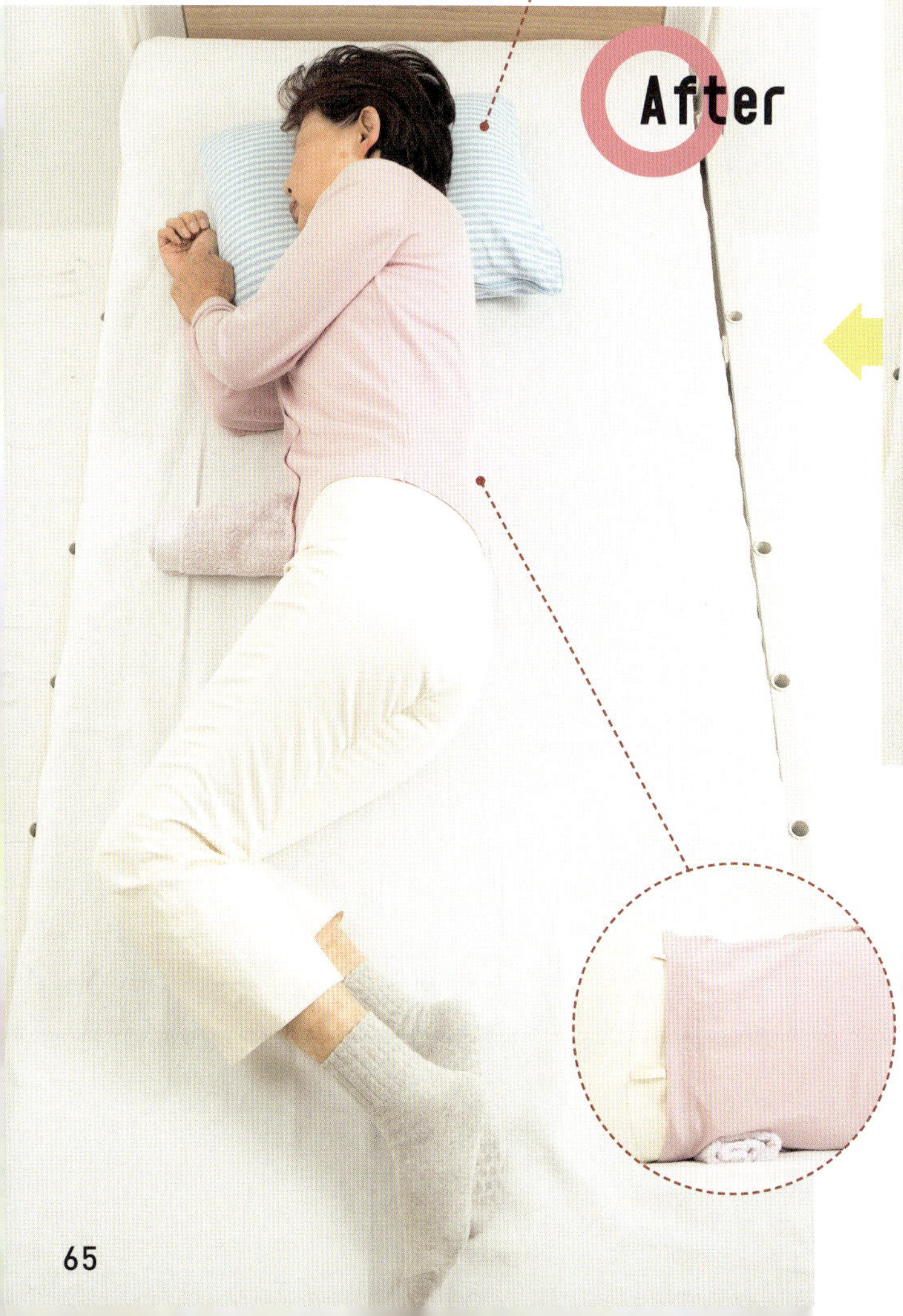
After
後ろからも
チェック

タオルでわき腹のすき間が埋まっているか、背骨がまっすぐかどうかを確認する。

テクニック2
抱き枕を入れる

支えをつくって上半身のねじれを防ぐ

横向き（側《そく》臥《が》位《い》）のとき、上半身の安定に欠かせないのが、抱き枕です。

横向きになると、上側の肩と腕が下に落ちて、上半身がねじれてしまいます。抱き枕を使って、上半身全体を支えましょう。

ただし強い拘縮《こうしゅく》で肩、腕が動かず、抱き枕を入れられないこともあります。そのようなときは**小さいクッションをいくつか使い、腕を支えます。**

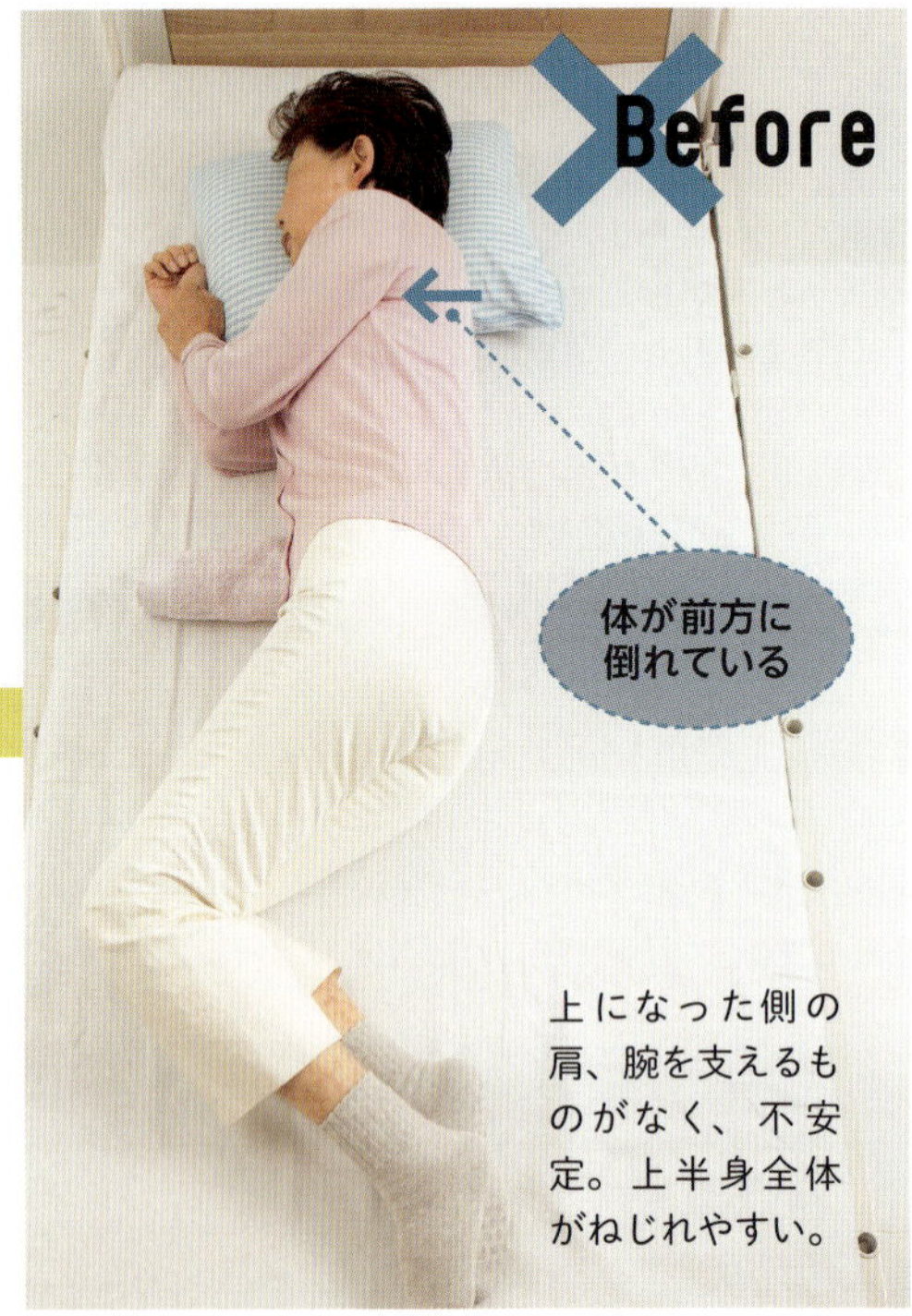

Before
体が前方に倒れている

上になった側の肩、腕を支えるものがなく、不安定。上半身全体がねじれやすい。

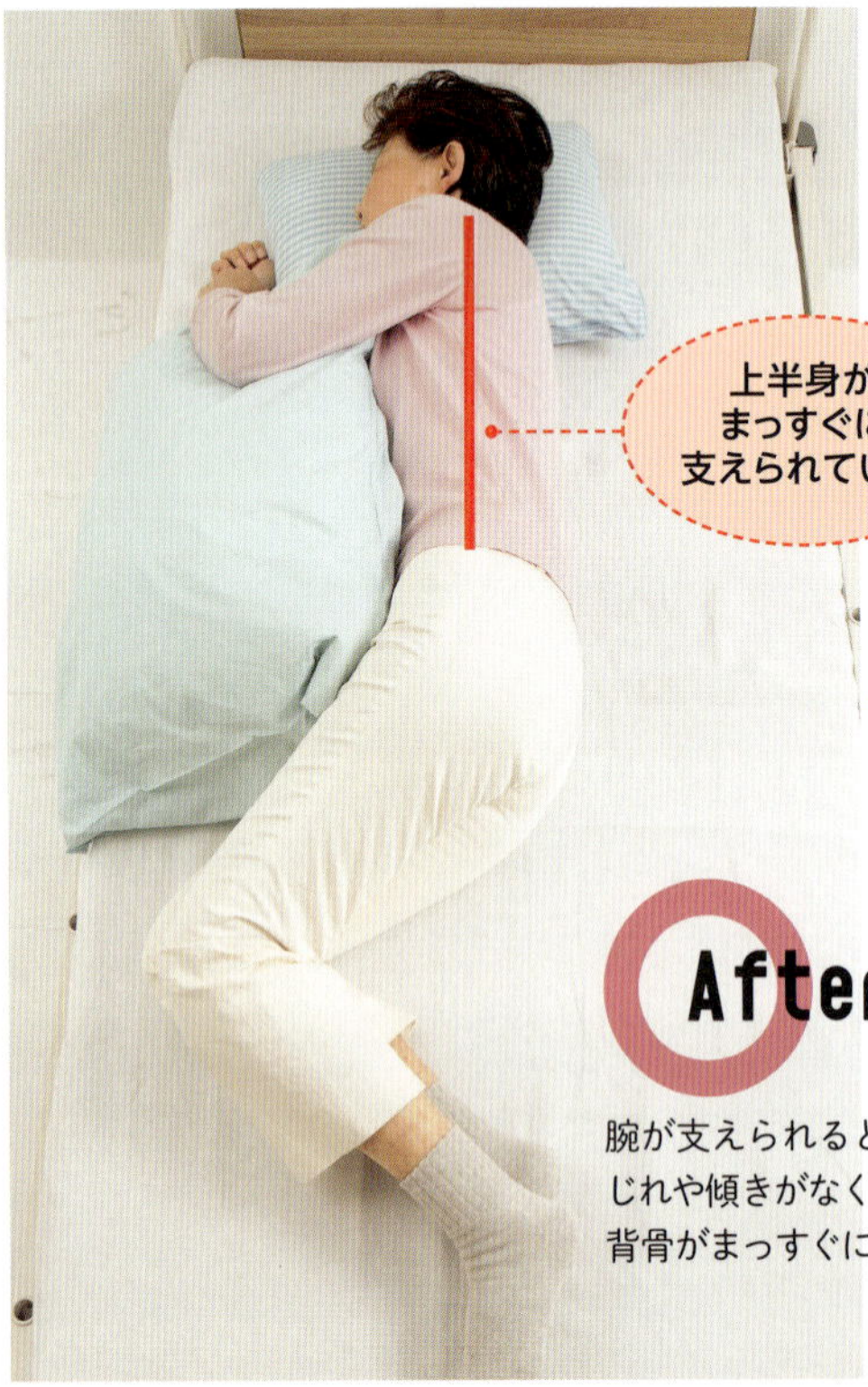

Point
上半身がまっすぐに支えられている
After

腕が支えられると、ねじれや傾きがなくなり、背骨がまっすぐになる。

抱き枕の大きさをチェック！

腕が少し落ちる高さが理想的

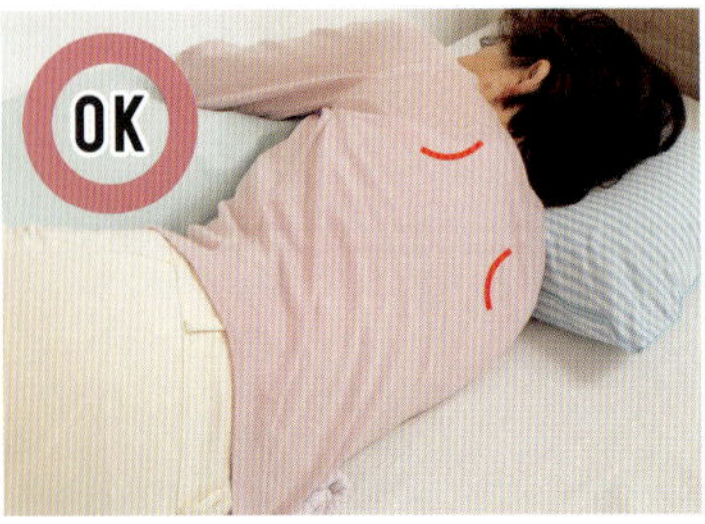

OK

肩甲骨が開いている

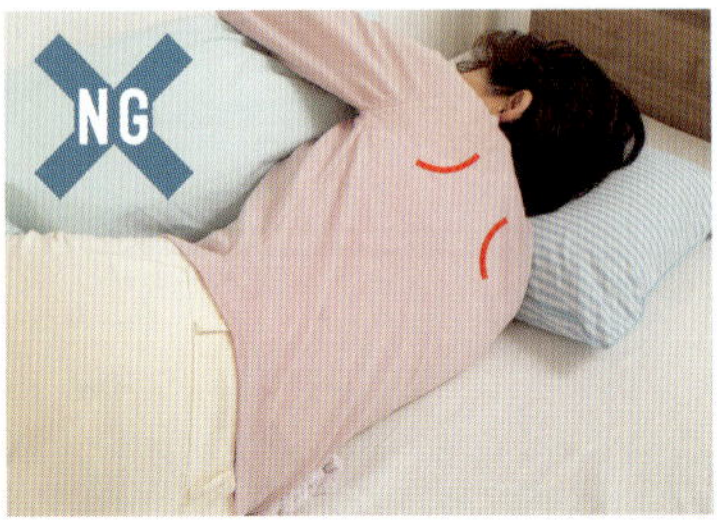

NG

肩甲骨が内側に寄っている

抱き枕が体にあっていないと、効果が出ない。とくに大きすぎる枕には注意。腕の位置が高くなり、肩甲骨《けんこうこつ》が内側に寄った状態となるため、背中の緊張がとれない。腕の高さが、肩よりやや低くなるくらいをめやすにする。

POINT

抱き枕が入らないときは腕の下にクッションを

拘縮《こうしゅく》が強くてわきがまったく開かず、抱き枕を入れられないことがまれにある。その場合は、タオルやクッションを使って下から支える。

Before

腕がわきにくっついて少ししか動かず、抱き枕を入れられない。

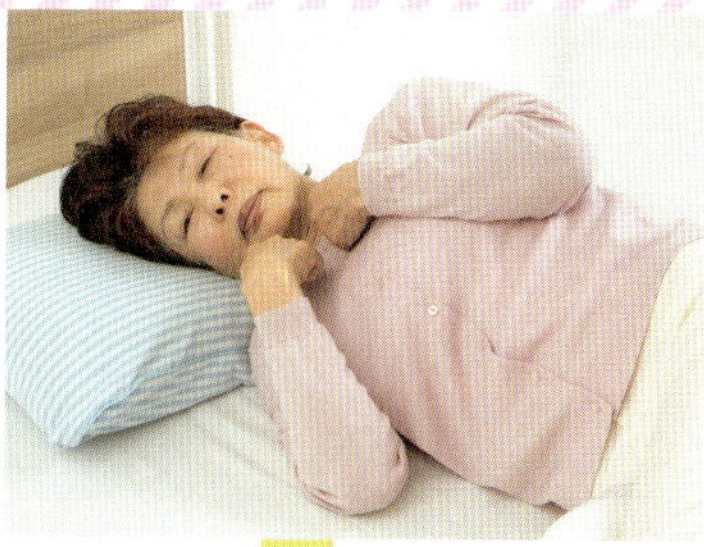

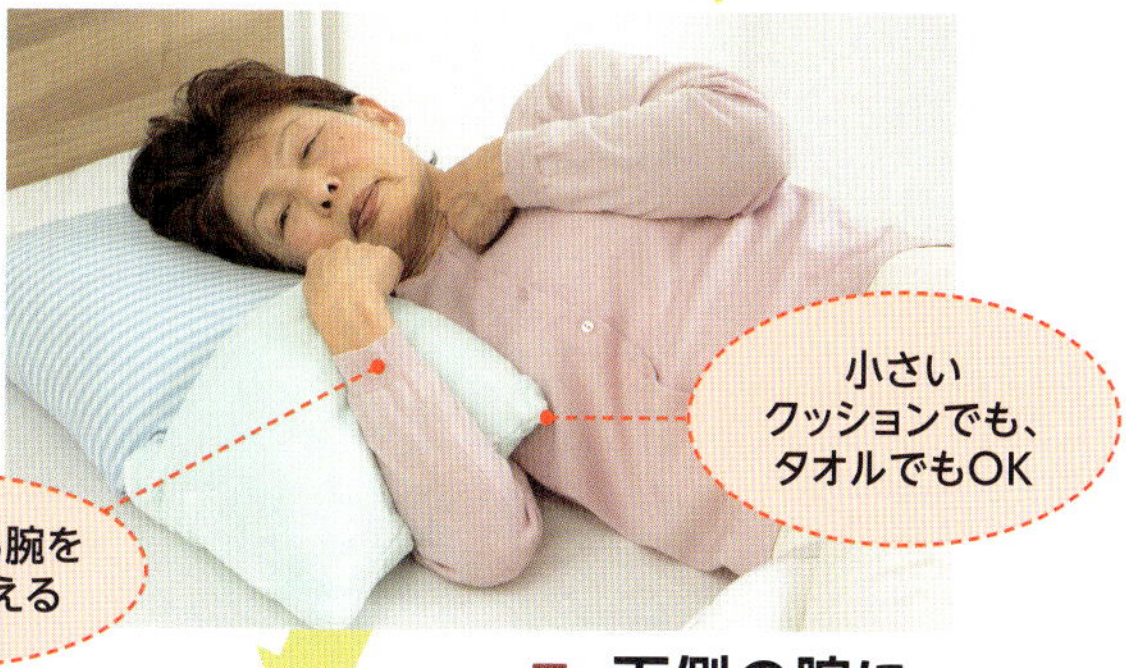
小さい
クッションでも、
タオルでもOK
下側になる腕を
下から支える

1 下側の腕にクッションを入れる

わずかなすき間に入れられる程度の、小さめのクッションかタオルで、下から支える。

2 腕を内側に動かす

上側の肩とひじに手を当て、内側に動かす。すると、上側のわきが少し開く。

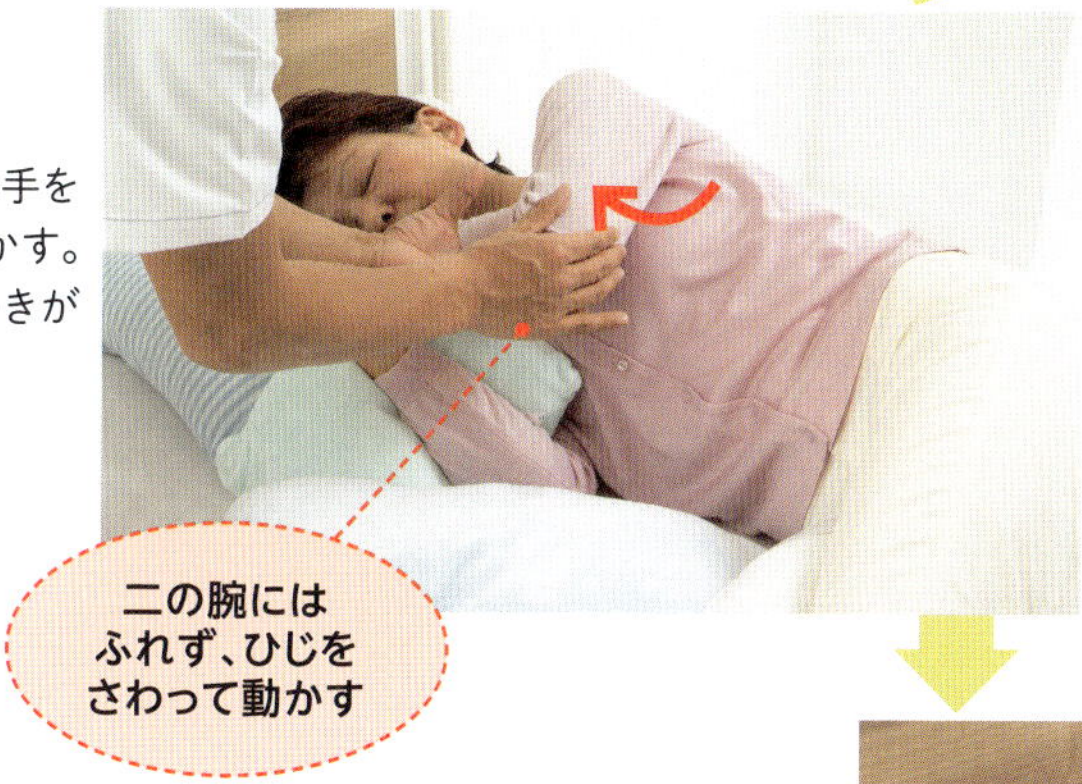
二の腕には
ふれず、ひじを
さわって動かす

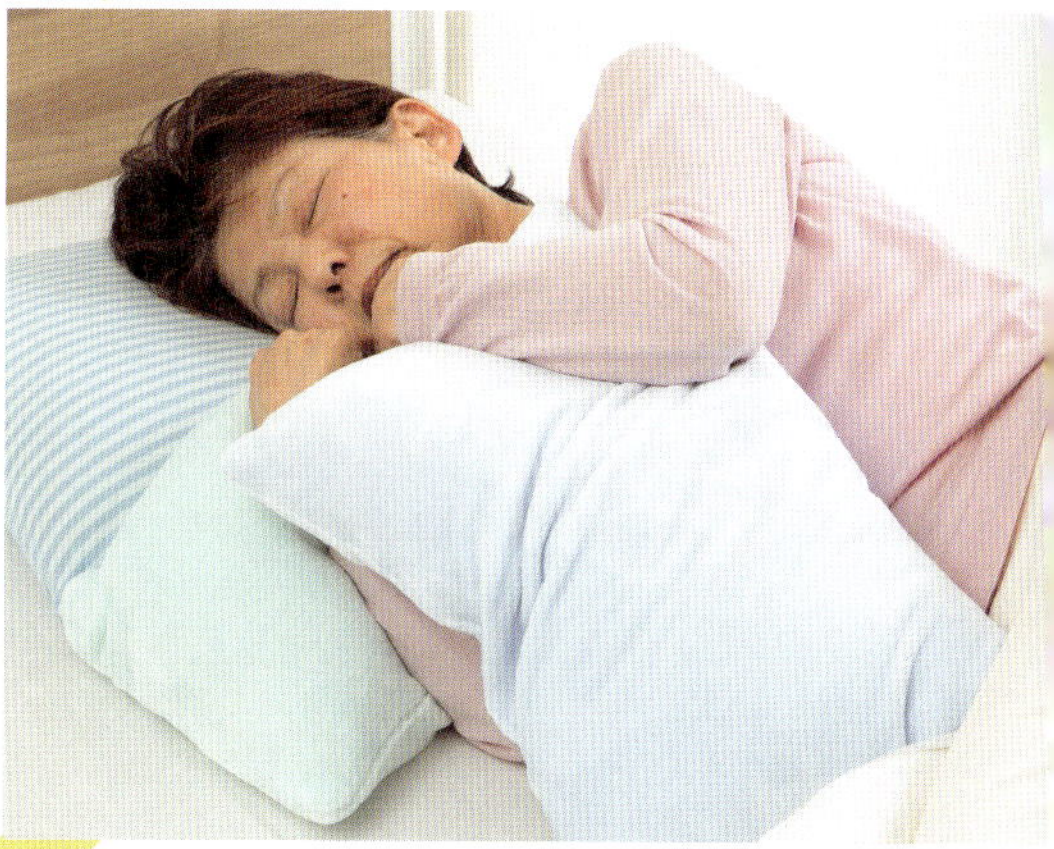

3 上側の腕をクッションで支える

腕の下にクッションを差し入れて、下から支える。

After

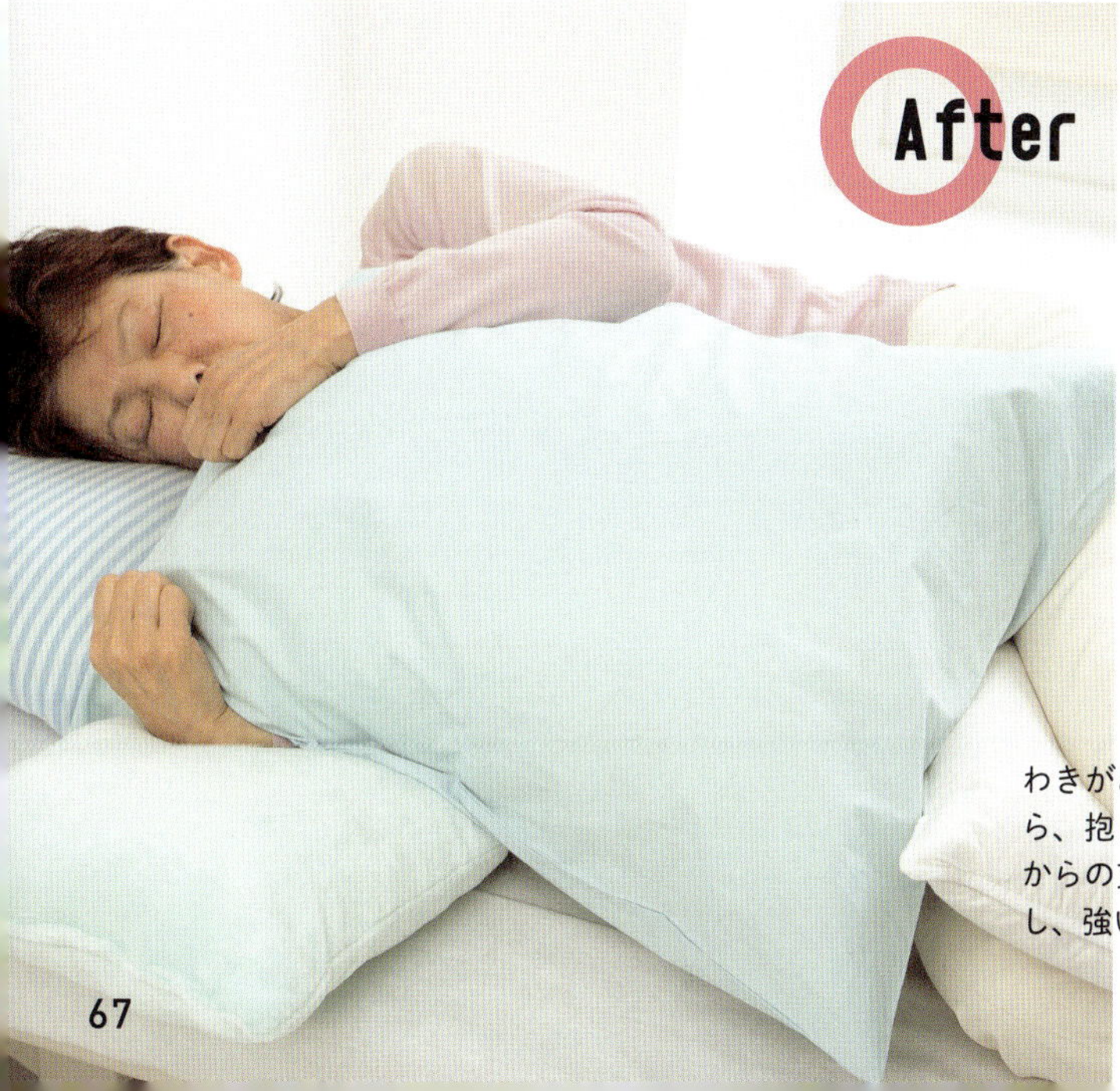

わきがある程度開いたら、抱き枕を足す。下からの支えが厚みを増し、強い拘縮もゆるむ。

テクニック3
両足を水平にする

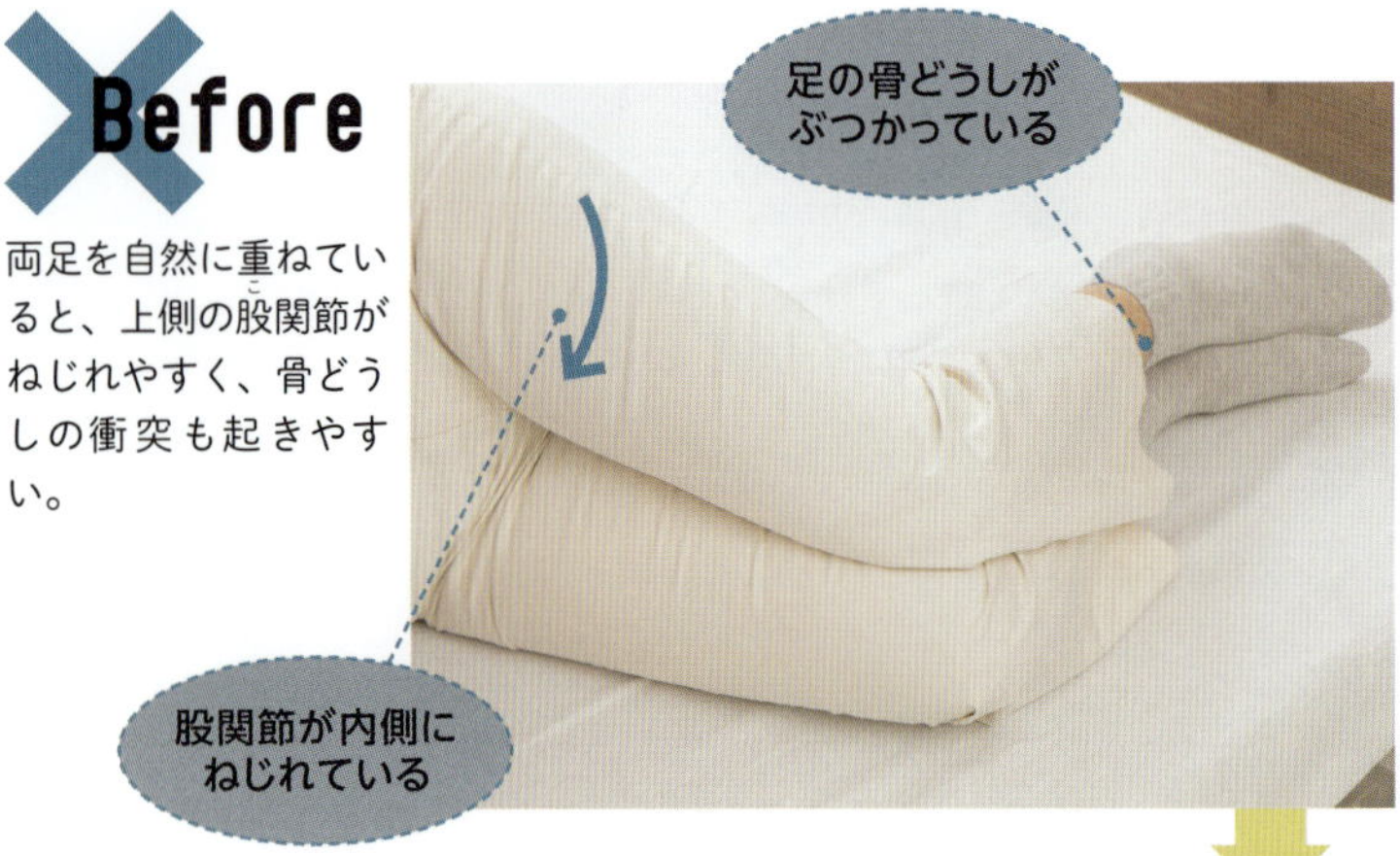
Before
足の骨どうしがぶつかっている
股関節が内側にねじれている

両足を自然に重ねていると、上側の股《こ》関節がねじれやすく、骨どうしの衝突も起きやすい。

1 足をのせるタオルを用意する

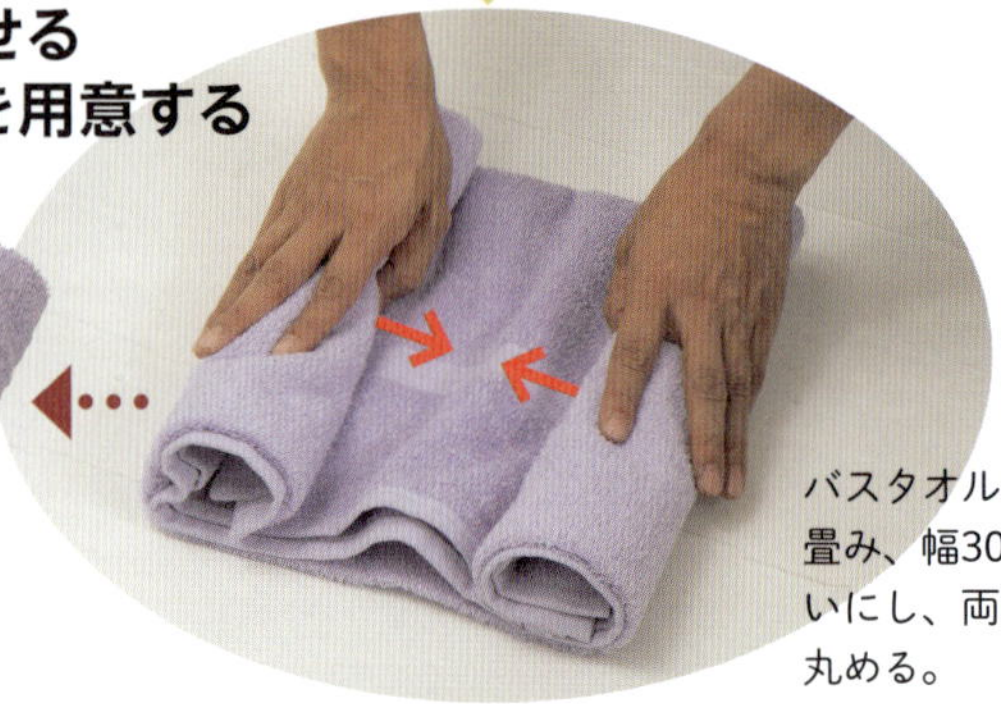

バスタオルを縦に畳み、幅30㎝くらいにし、両端から丸める。

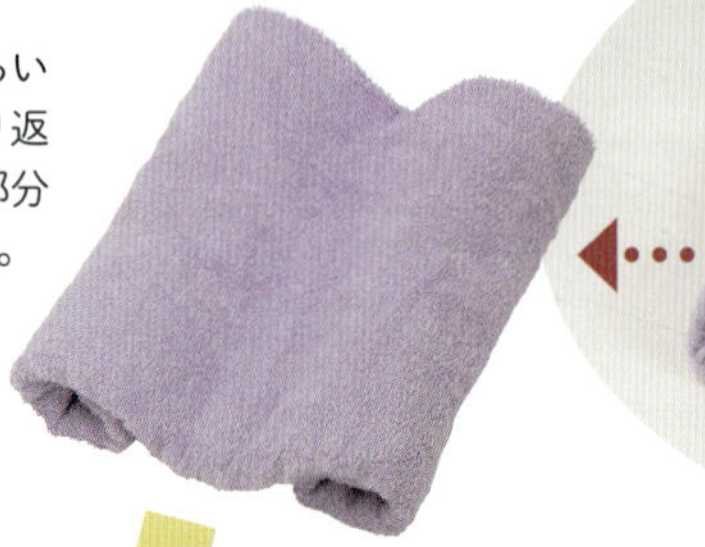

中央を10㎝くらい残してひっくり返す。へこんだ部分が、足の置き場。

2 ふくらはぎをタオルにのせる

ひざを直角近くに曲げて、丸めたタオルにふくらはぎをのせる。

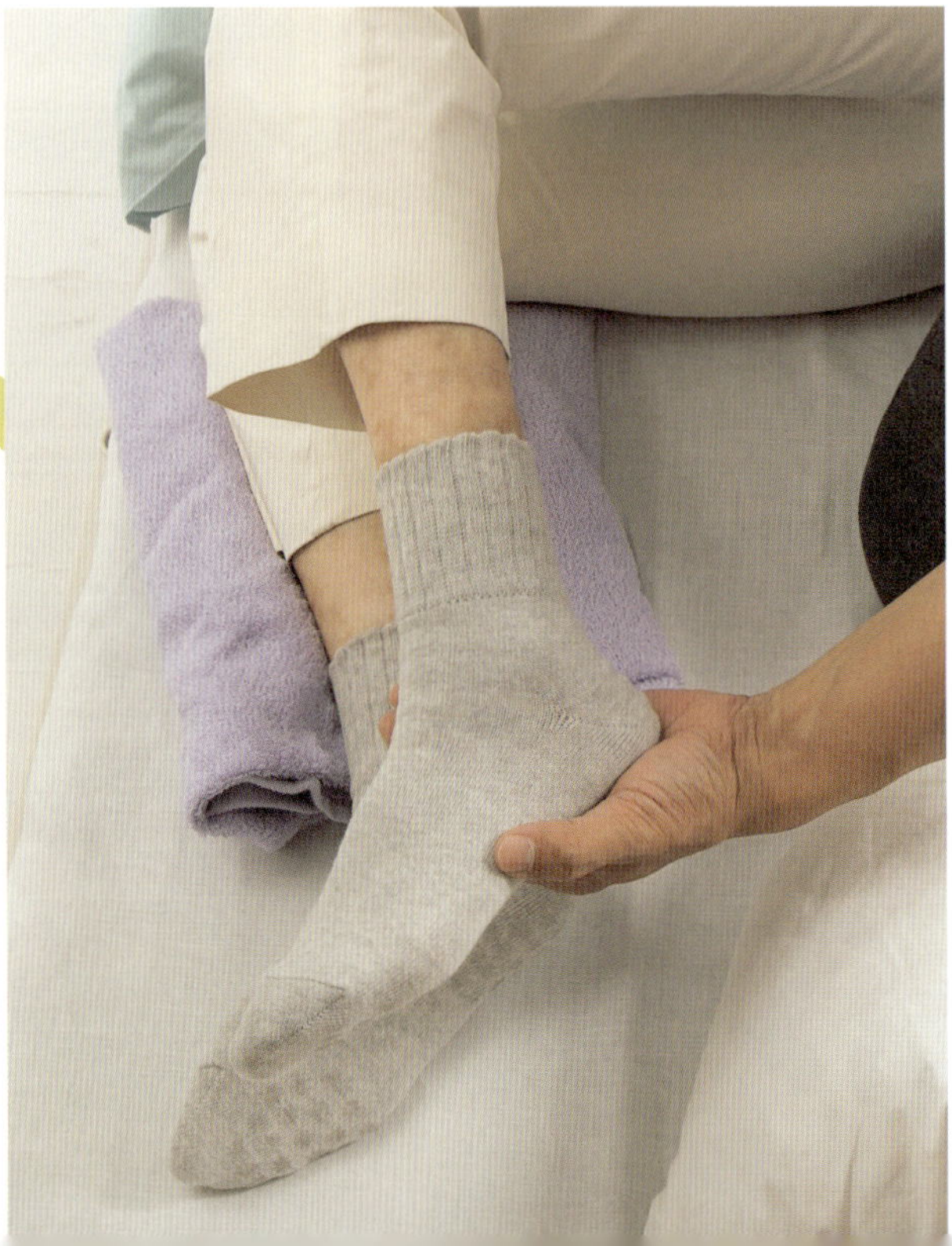

左右の足を揃えてねじれを防ぐ

左右の足が重なっていると、つらいのではないかと考える人がいます。しかし、足がずれていると、全身のねじれや傾きにつながりやすく、拘縮《こうしゅく》を進めてしまいます。**足を上下に重ねて、ずれを解消したほうが、背骨のねじれを防げます。**

ただ、両足をそのまま重ねると、両足のひざや内くるぶしどうしがぶつかり、褥瘡《じょくそう》（→P70）ができやすくなります。**両足のあいだにクッションを入れ、骨の衝突を防ぎましょう。**下からの支えができるので、重力による負担も軽減できます。

3 ひざから下に大きいクッションを入れる

ひざのやや上からくるぶしにかけて、大きなクッションをはさむ。これでひざ、内くるぶしの衝突を防げる。

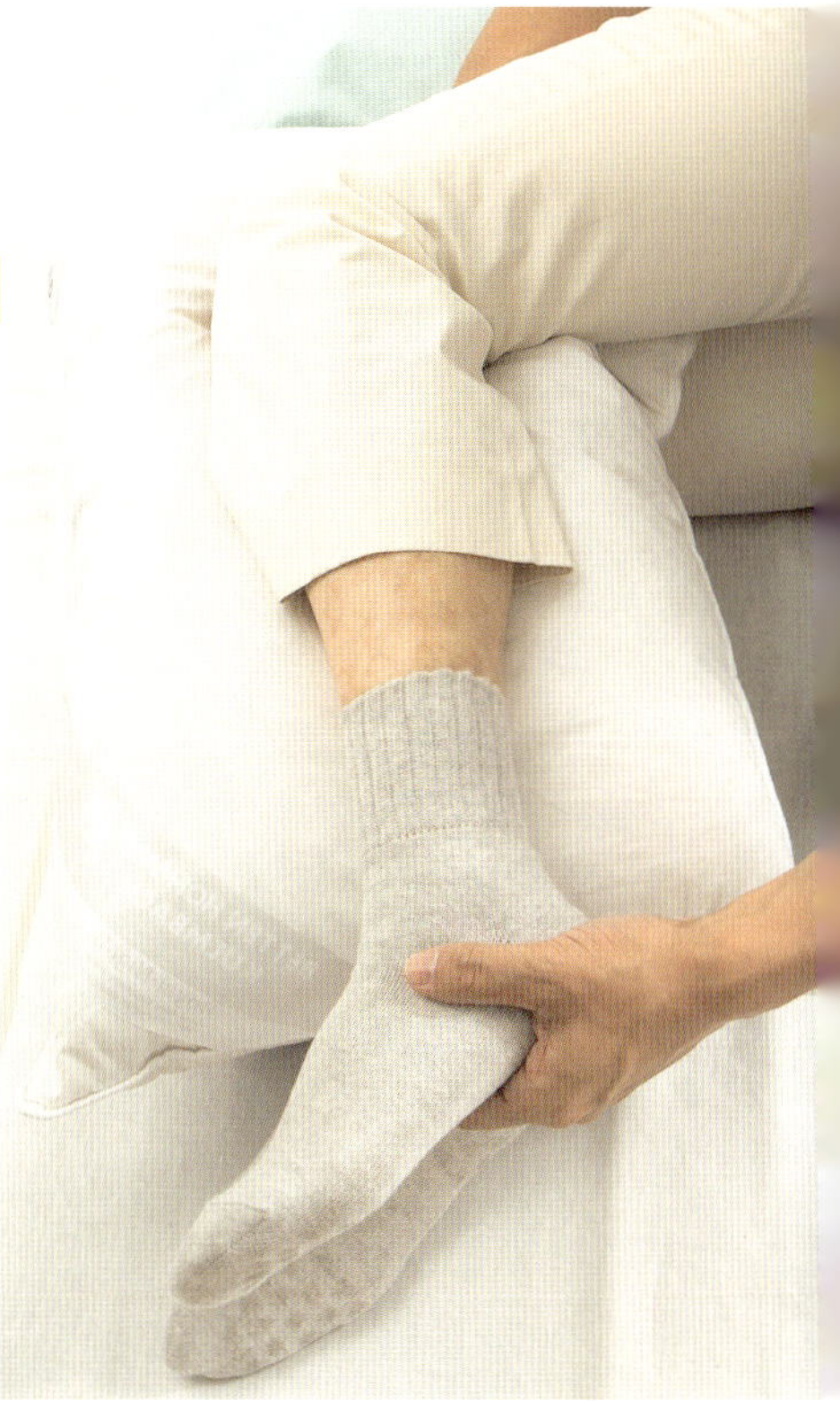

4 足先にタオルをはさむ

かかとや足の指などがぶつからないよう、足先にタオルをはさむ。左右の足は、平行に。

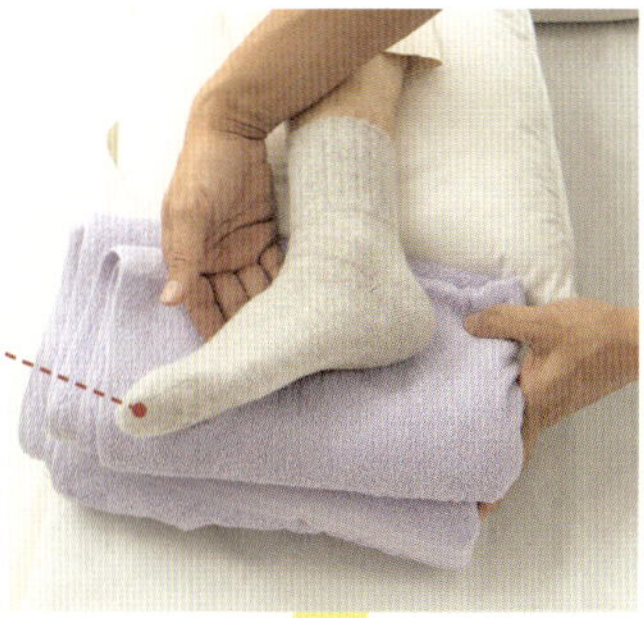

下からみると……

左右の足が平行になっている

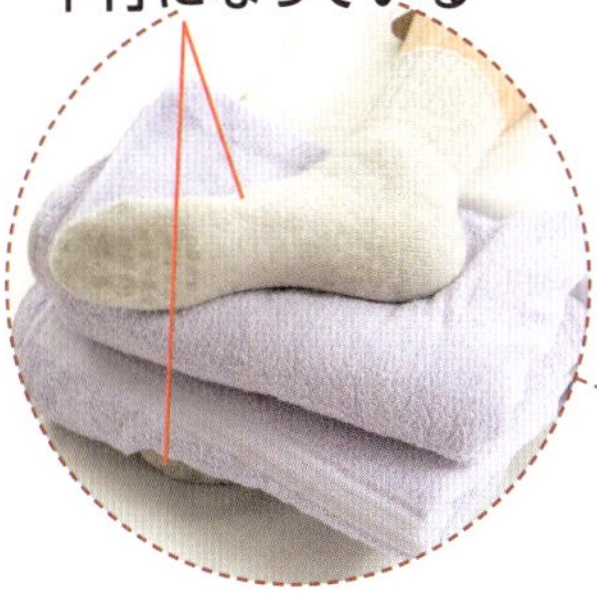

5 足先もタオルで支える

足先がぐらつかないよう、タオルを下に追加し、支えをつくる（写真下部、水色のタオル）。

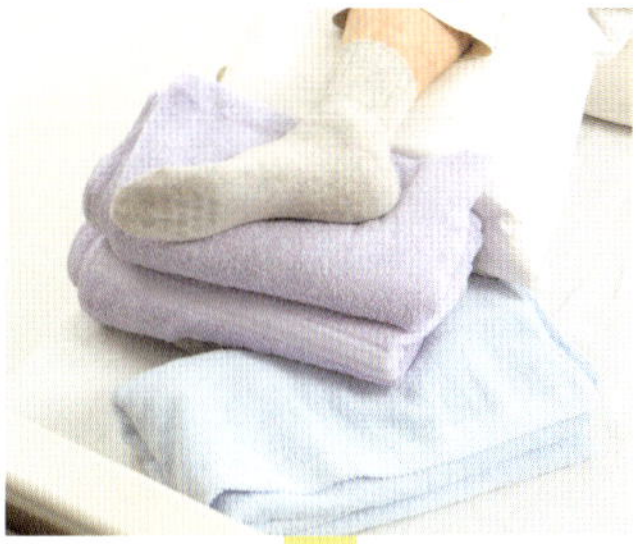

After

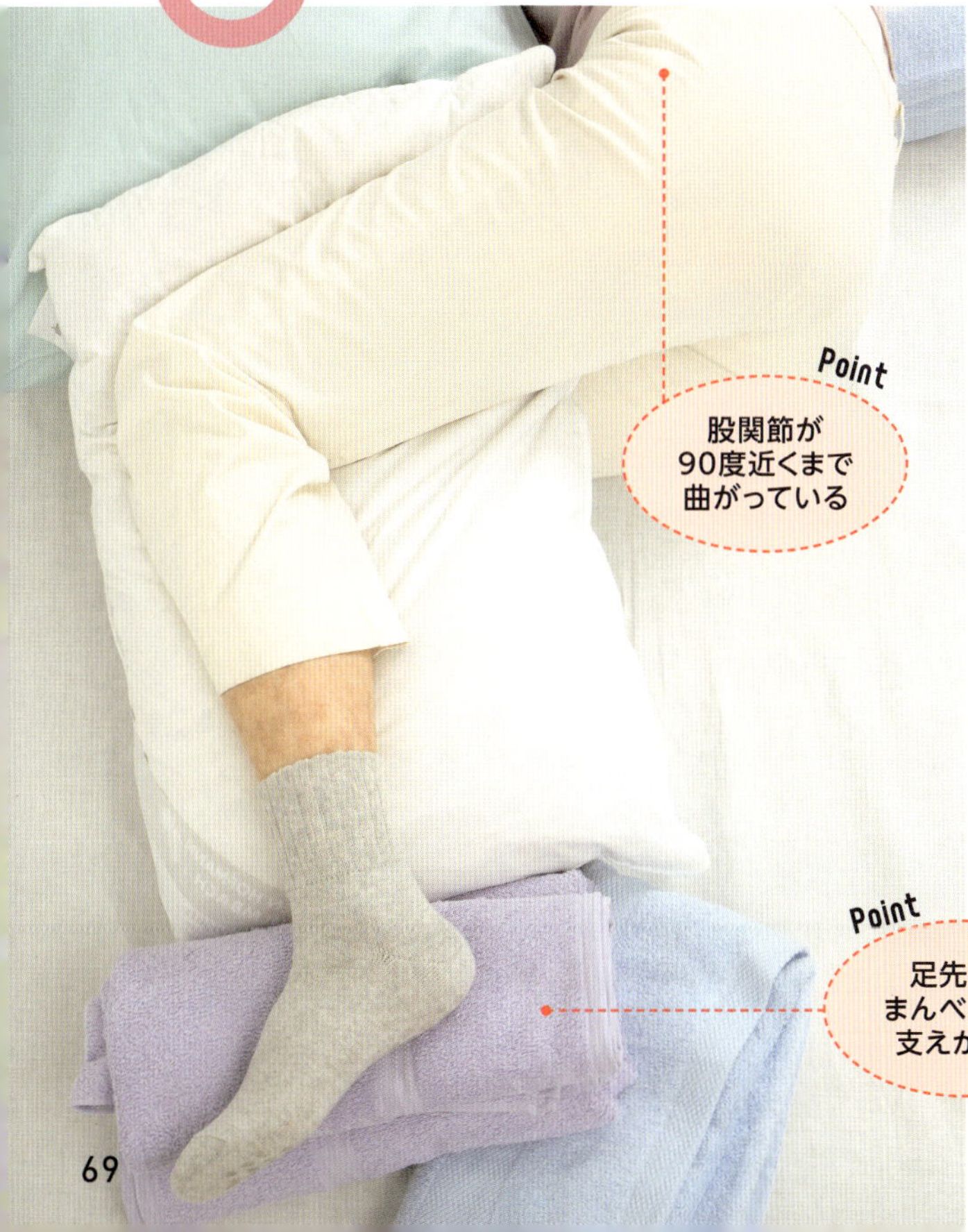
Point
股関節が90度近くまで曲がっている
Point
足先までまんべんなく支えがある

足が骨盤《こつばん》に対してまっすぐになり、下半身が安定している。足どうしが直接ふれていない。

後ろからもチェック

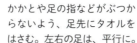

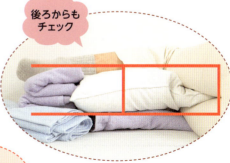

後ろからみて、左右の足が水平。下からの支えがあり、重力の負担が軽減されている。

筋性拘縮

30度の横向きで褥瘡を防ぐこともある

褥瘡を防ぐには、体を30度斜めに傾ける「半側臥位」が効果的です。口から食事ができず、胃ろうを設置している人にも適しています。

あお向け、横向きだけでは褥瘡ができることも

横向き（側臥位《そくがい》）は拘縮《こうしゅく》を防ぐ反面、ときに褥瘡《じょくそう》ができることがあります。褥瘡とは、体の一部が圧迫されて、血液が届かなくなり、組織が壊死《えし》した状態。治療が容易ではないため、細心の注意が必要です。

褥瘡の可能性は、左ページの「ブレーデンスケール」などで、医師や看護師などが判断します。これで高得点の場合、完全側臥位（90度の横向き）ではなく、半側臥位（30度の横向き）が勧められる場合があります。

口から食事をとれず、胃にチューブをつないで栄養を送る「胃ろう」を設置している人は、とくに高リスク。ベッドの上部を上げてから、半側臥位をとりましょう（ギャッチアップ →P152）。

あお向けでは仙骨部、横向きでは大転子部がすれる

体位により、褥瘡《じょくそう》ができやすい場所は異なる。栄養状態や血流が悪く、褥瘡ができやすい人は、とくに注意する。

あお向け
（仰臥位）

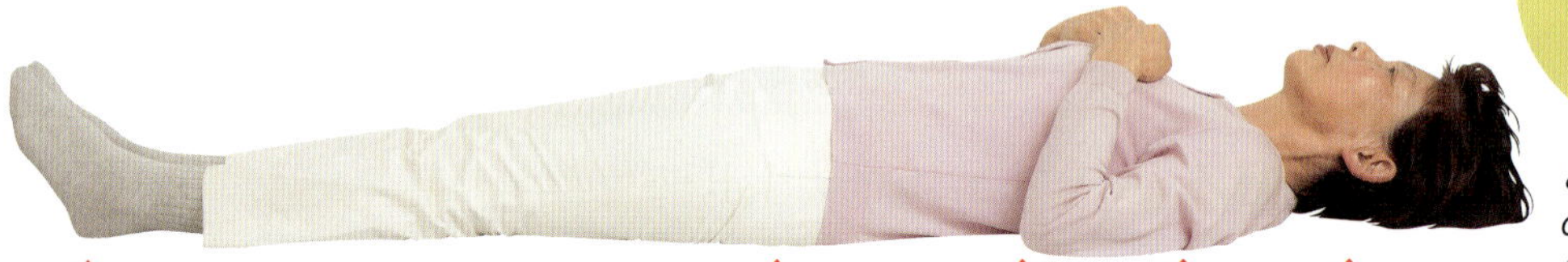

踵骨部《しょうこつぶ》（かかと）

仙骨部《せんこつぶ》（おしり）

肘頭部《ちゅうとうぶ》（ひじ）

肩甲骨部《けんこうこつぶ》

後頭部《こうとうぶ》

とくにできやすいのが、仙骨部。背骨のいちばん下にあり、突出しているため。

横向き
（側臥位）

とくにできやすいのは、大腿骨《だいたいこつ》の最上部である、大転子という骨の部分。出っぱっていて、圧迫されやすい。

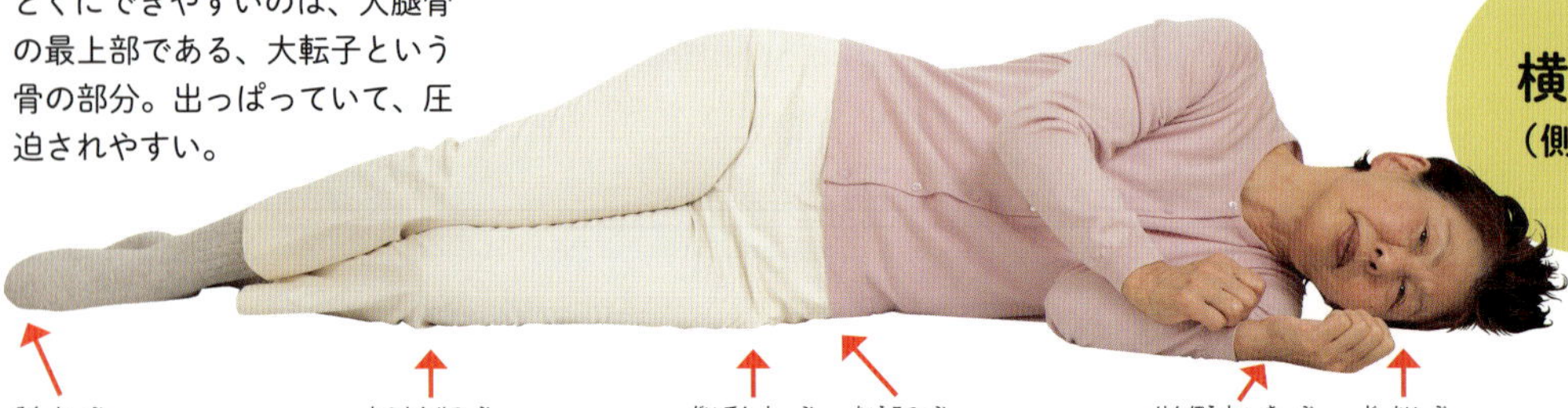

足趾部《そくしぶ》（足の指）

膝関節部《しつかんせつぶ》（ひざ）

大転子部《だいてんしぶ》（足のつけ根）

腸骨部《ちょうこつぶ》（腰）

肩峰突起部《けんぽうとっきぶ》（肩）

耳介部《じかいぶ》（耳の外側）

ブレーデンスケールで、褥瘡リスクを評価する

6項目について、1 ～ 4（または3）のうちもっとも近い状態のものを選び、点数を加算する方式。感覚が低下していて、体が圧迫されても気づきにくい人、栄養状態が悪い人は、褥瘡のリスクが高い。

知覚の認知 圧迫による不快感に対して適切に反応できる能力	**1. 全く知覚なし** 痛みに対する反応（うめく、避ける、つかむなど）なし。この反応は、意識レベルの低下や鎮静による。あるいは、体のおおよそ全体にわたり痛覚の障害がある。	**2. 重度の障害あり** 痛みのみに反応する。不快感を伝える時には、うめくことや身の置き場なく動くことしかできない。あるいは、知覚障害があり、体の1/2以上にわたり痛みや不快感の感じかたが完全ではない。	**3. 軽度の障害あり** 呼びかけに反応する。しかし、不快感や体位変換のニードを伝えることが いつもできるとは限らない。あるいは、いくぶん知覚障害があり、四肢の1、2本において痛みや不快感の感じかたが完全でない部位がある。	**4. 障害なし** 呼びかけに反応する。知覚欠損はなく、痛みや不快感を訴えることができる。	
湿潤《しつじゅん》 皮膚が湿潤にさらされる程度	**1. つねに湿っている** 皮膚は汗や尿などのために、ほとんどいつも湿っている。患者を移動したり、体位変換するごとに湿気が認められる。	**2. たいてい湿っている** 皮膚はいつもではないが、しばしば湿っている。各勤務時間中に少なくとも1回は寝衣寝具を交換しなければならない。	**3. ときどき湿っている** 皮膚はときどき湿っている。定期的な交換以外に、1日1回程度、寝衣寝具を追加して交換する必要がある。	**4. めったに湿っていない** 皮膚は通常乾燥している。定期的に寝衣寝具を交換すればよい。	
活動性 行動の範囲	**1. 臥床《がしょう》** 寝たきりの状態である。	**2. 座位可能** ほとんど、またはまったく歩けない。自分で体重を支えられなかったり、椅子や車椅子に座るときは、介助が必要であったりする。	**3. ときどき歩行可能** 介助の有無にかかわらず、日中ときどき歩くが、非常に短い距離に限られる。各勤務時間中に、ほとんどの時間を床上で過ごす。	**4. 歩行可能** 起きている間は少なくとも1日2回は部屋の外を歩く。そして少なくとも2時間に1度は室内を歩く。	
可動性 体位を変えたり整えたりできる能力	**1. 全く体動なし** 介助なしでは、体または四肢《しし》を少しも動かさない。	**2. 非常に限られる** ときどき体幹または四肢を少し動かす。しかし、しばしば自力で動かしたり、または有効な（圧迫を除去するような）体動はしない。	**3. やや限られる** 少しの動きではあるが、しばしば自力で体幹または四肢を動かす。	**4. 自由に体動する** 介助なしで頻回にかつ適切な（体位を変えるような）体動をする。	
栄養状態 普段の食事摂取状況	**1. 不良** けっして全量摂取しない。めったに出された食事の1/3以上を食べない。蛋白質・乳製品は1日2皿（カップ）分以下の摂取である。水分摂取が不足している。消化態栄養剤（半消化態、経腸栄養剤）の補充はない。あるいは、絶食であったり、透明な流動食（お茶、ジュース等）なら摂取したりする。または、末梢点滴を5日間以上続けている。	**2. やや不良** めったに全量摂取しない。普段は出された食事の約1/2しか食べない。蛋白質・乳製品は1日3皿（カップ）分の摂取である。ときどき消化態栄養剤（半消化態、経腸栄養剤）を摂取することもある。あるいは、流動食や経管栄養を受けているが、その量は1日必要摂取量以下である。	**3. 良好** たいていは1日3回以上食事をし、1食につき半分以上は食べる。蛋白質・乳製品を1日4皿（カップ）分摂取する。ときどき食事を拒否することもあるが、勧めれば通常補食する。あるいは、栄養的におおよそ整った経管栄養や高カロリー輸液を受けている。	**4. 非常に良好** 毎食おおよそ食べる。通常は蛋白質・乳製品を1日4皿（カップ）分以上摂取する。ときどき間食（おやつ）を食べる。補食する必要はない。	
摩擦とずれ	**1. 問題あり** 移動のためには、中等度から最大限の介助を要する。シーツでこすれずに体を移動することは不可能である。しばしば床上や椅子の上でずり落ち、全面介助で何度も元の位置に戻すことが必要となる。痙攣《けいれん》、拘縮《こうしゅく》、振戦《しんせん》は持続的に摩擦を引き起こす。	**2. 潜在的に問題あり** 弱々しく動く、または、最小限の介助が必要である。移動時皮膚は、ある程度シーツや椅子、抑制帯、補助具等にこすれている可能性がある。たいがいの時間は、椅子や床上で比較的よい体位を保つことができる。	**3. 問題なし** 自力で椅子や床上を動き、移動中十分に体を支える筋力を備えている。いつでも、椅子や床上でよい体位を保つことができる。		
				Total	

17点以下なら、褥瘡対策が必要と考えられる

筋性
拘縮

斜め横向きのベスト ポジショニングを覚える

上半身と下半身の角度がずれると、体幹がねじれ、拘縮が進んでしまいます。上半身、下半身ともに、クッションでしっかり支えて30度を保ちましょう。

ずれにくく、傾きにくい ポジショニングを

30度側臥位《そくがい》にすると、大転《だいてん》子《し》（大腿骨《だいたいこつ》の最上部の骨）が床側に当たらず、褥瘡《じょくそう》（→P70）の危険を減らせます。ただ、斜め横向きは健康な人でも安定性を欠きます。まして寝たきりの人は、ひざなどが倒れやすくなります。**あお向け（仰臥位《ぎょうがい》）や完全側臥《そくが》位《い》以上に、ねじれ、傾きなどをていねいにチェックする必要があります。**

Front
前面

上になる側を クッションで支える

大きなクッションを組み合わせて背側に当て、上半身を安定させる。下半身も、上半身と同じく30度をキープ。

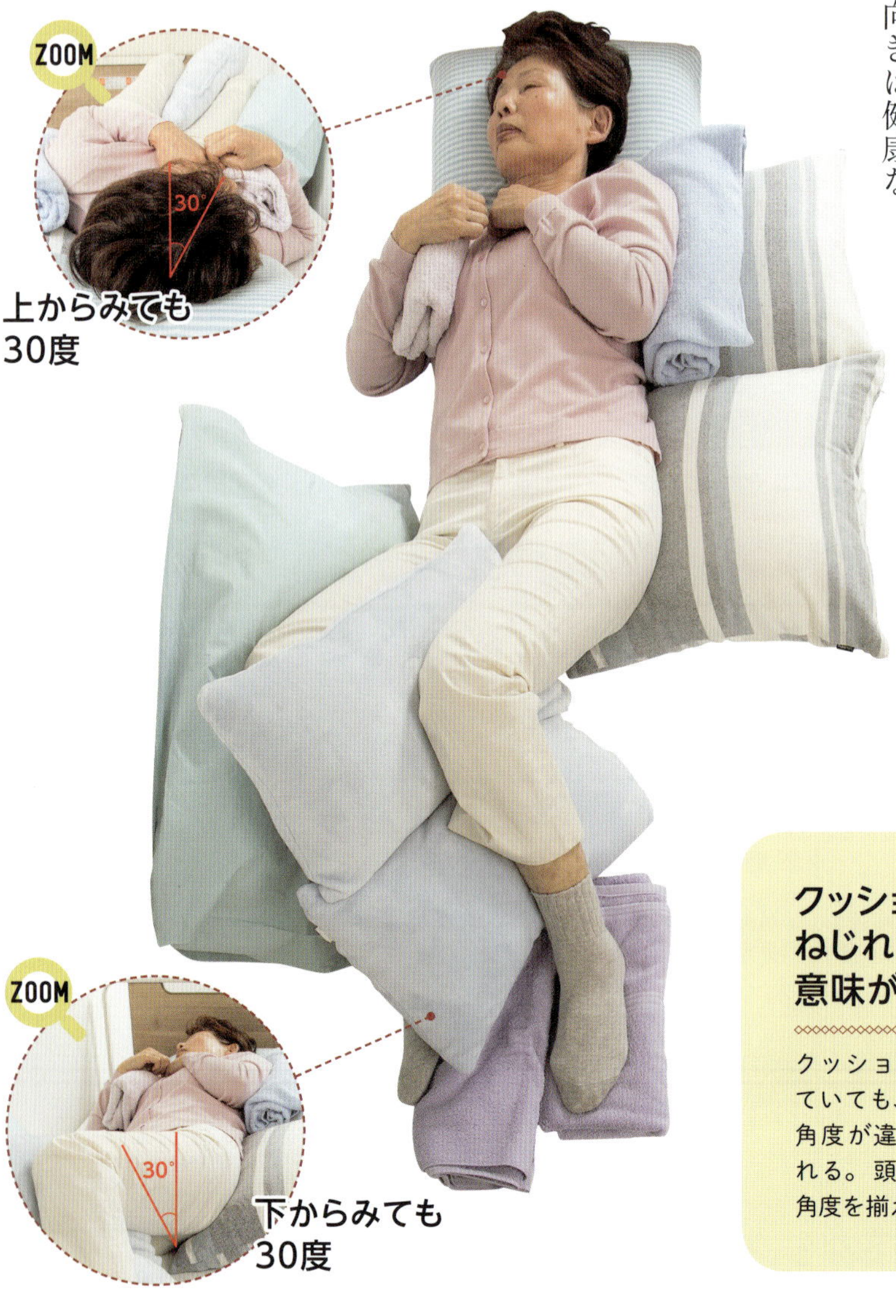

上からみても
30度

下からみても
30度

クッションがあっても ねじれていては 意味がない

クッションで背側を支えていても、部位によって角度が違うと、体がねじれる。頭から足先まで、角度を揃える。

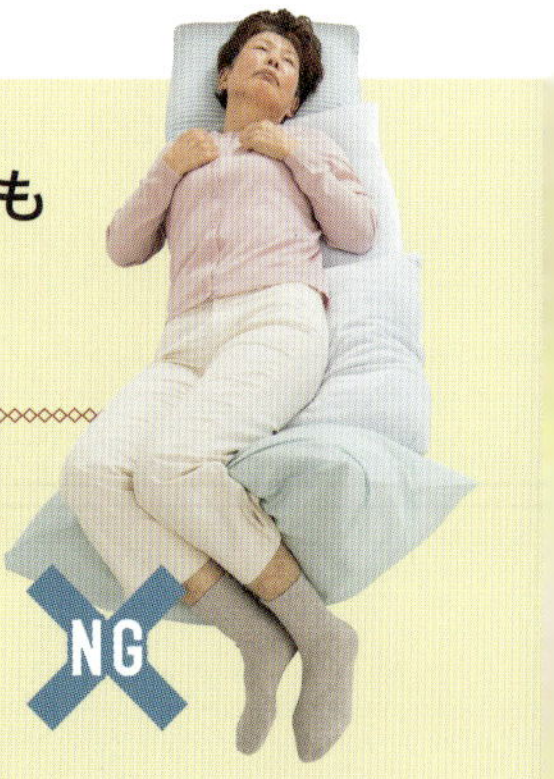

半側臥位は接地面積が小さい

30度側臥位は、完全側臥位に比べてマットレスとの接地面積が小さい。そのためクッションなどで、下からの支えを増やす。

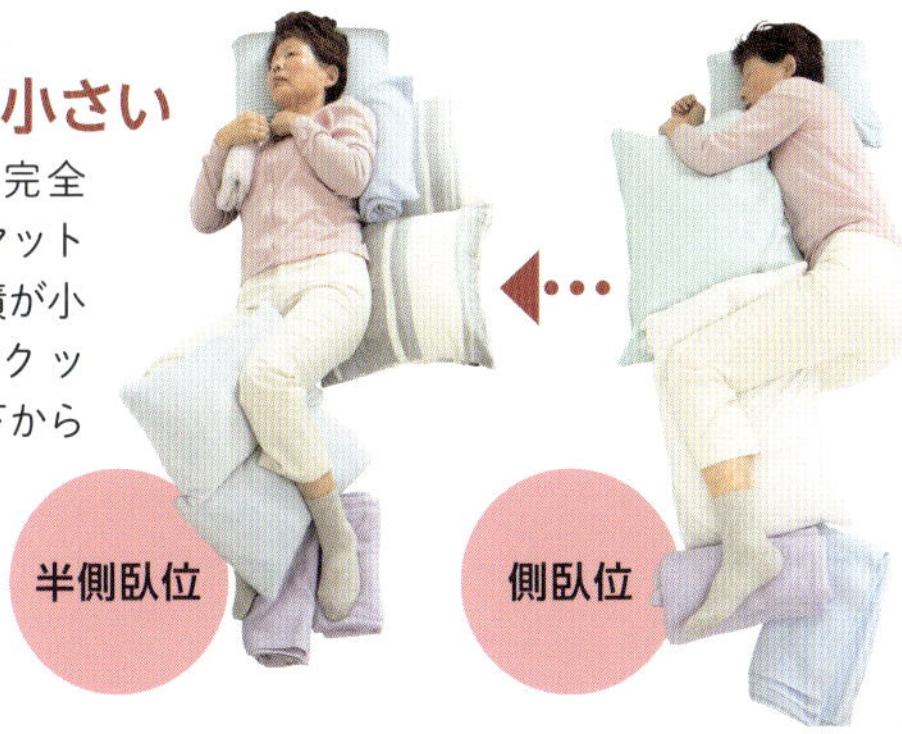
半側臥位
側臥位

Side
側面

仰臥位、側臥位と同じくすき間をつくらない

肩がすぼまっていて、首や腰、足などの下にすき間がないかを確認する。大転子周辺がマットレスに当たっていないかもチェックする。

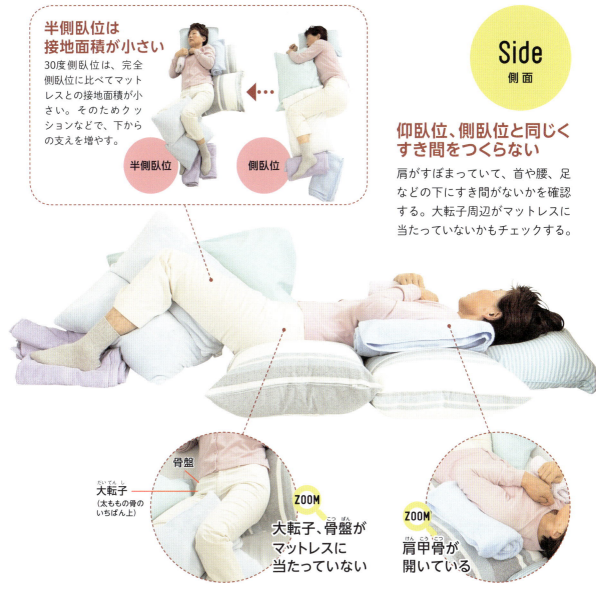

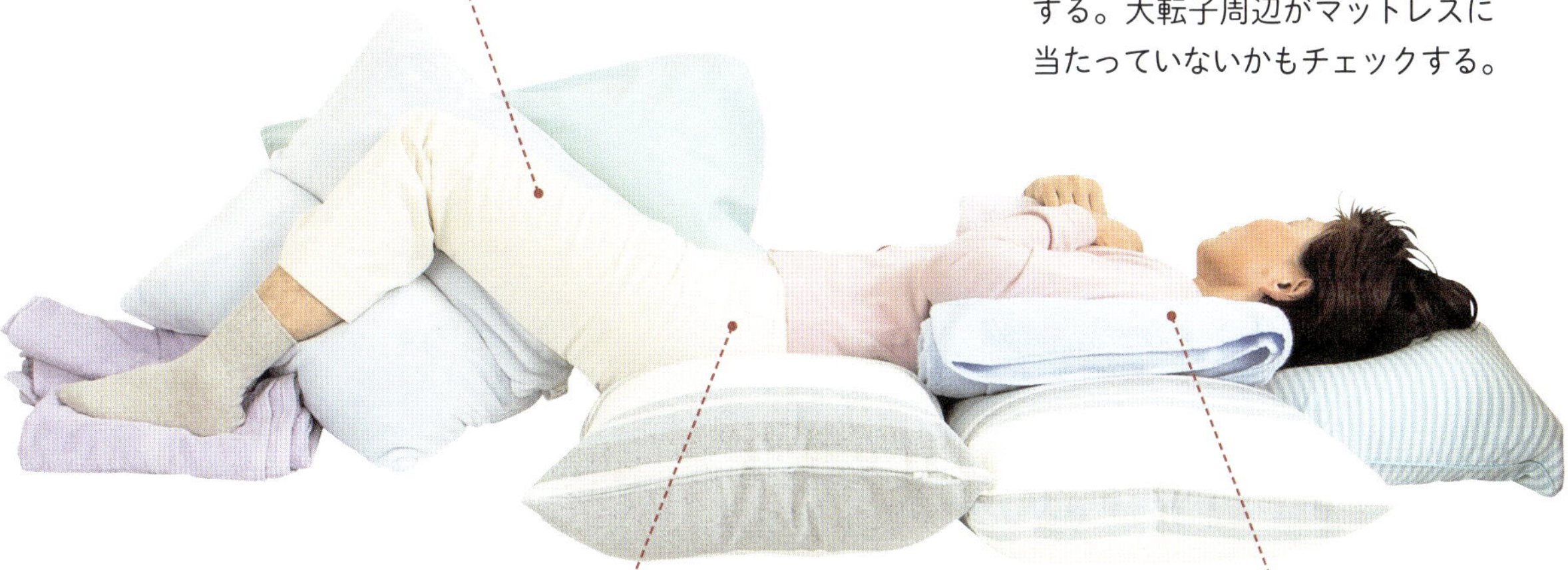

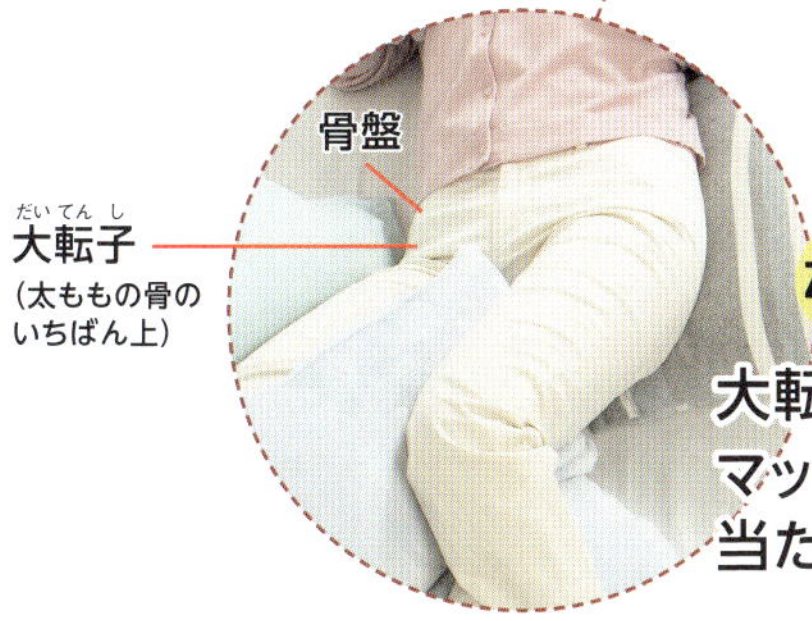
骨盤
大転子《だいてんし》
（太ももの骨のいちばん上）
ZOOM

大転子、骨盤《こつばん》がマットレスに当たっていない

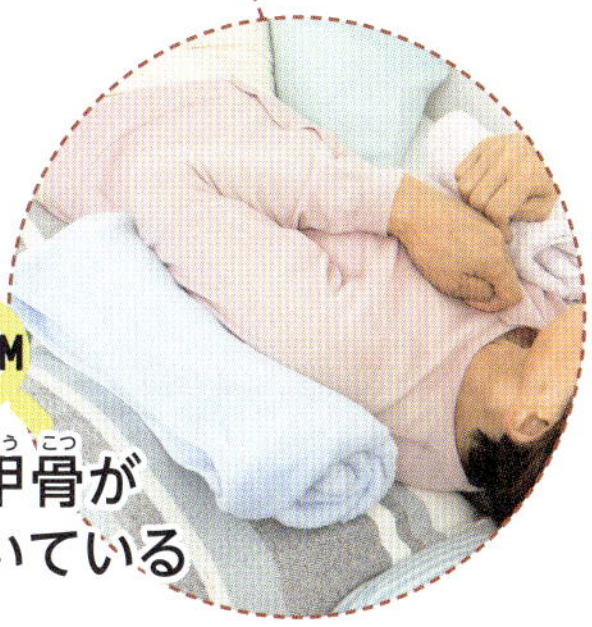
ZOOM

肩甲骨《けんこうこつ》が開いている

ケース別対応　胃ろうがある人は胃の状態で向きを変える

胃の形は左右非対称で、個人差もあります。一般には右を下にすると消化がよくなり、左を下にすると嘔《おう》吐《と》を防げるといわれますが、その人にとってどのような向きが適切か、主治医や看護師に確認しましょう。

右側を下にして寝る
↓
消化を促し、逆流を防ぐ

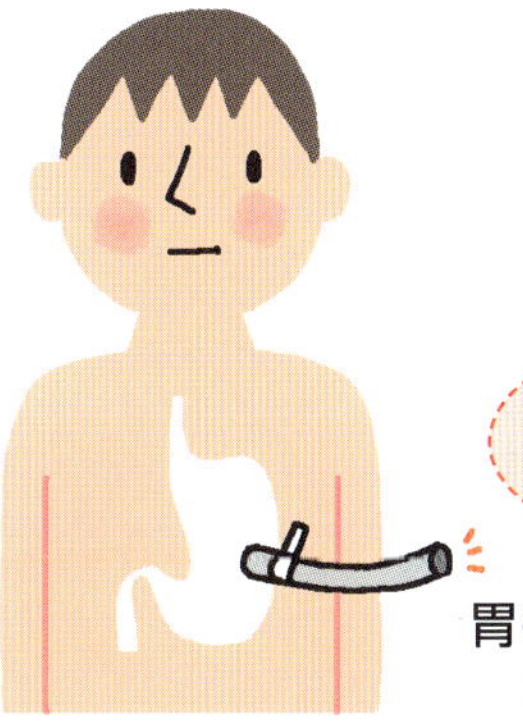

左側を下にして寝る
↓
胃のガスを出し、嘔吐を防ぐ

テクニック1

クッションで30度をキープ

1 枕で首を支える

枕を肩口まですき間なく入れ、首をしっかり支える。

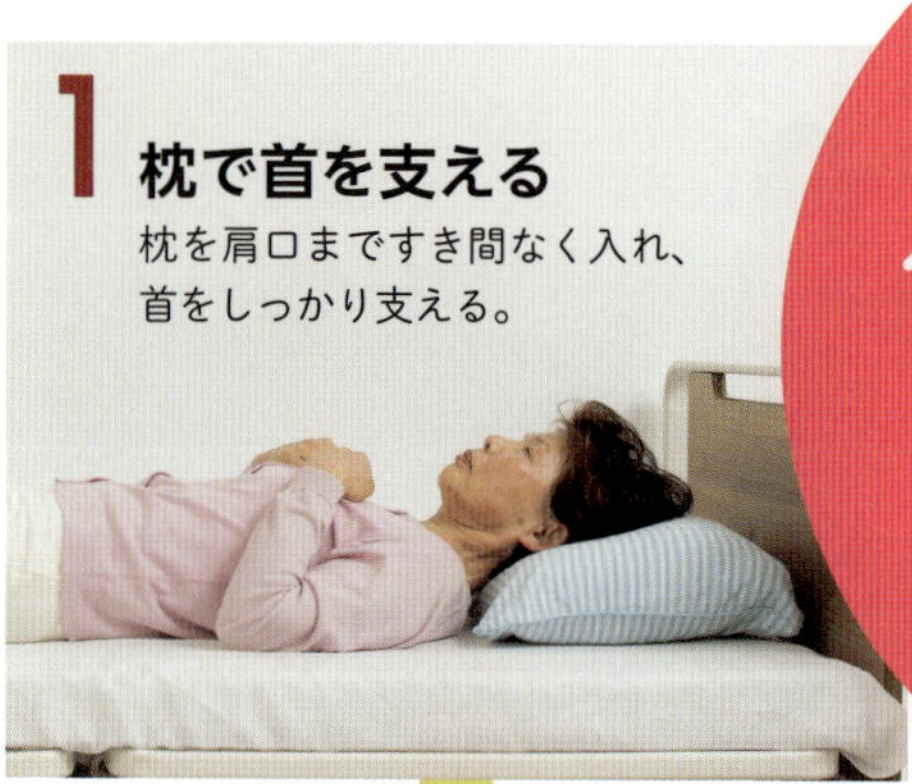

2 体を斜め30度に倒す

ひざを深く曲げ、下にクッションを入れる。ひざを向こう側に軽く倒し、続いて肩も倒し、全身を30度に傾ける。

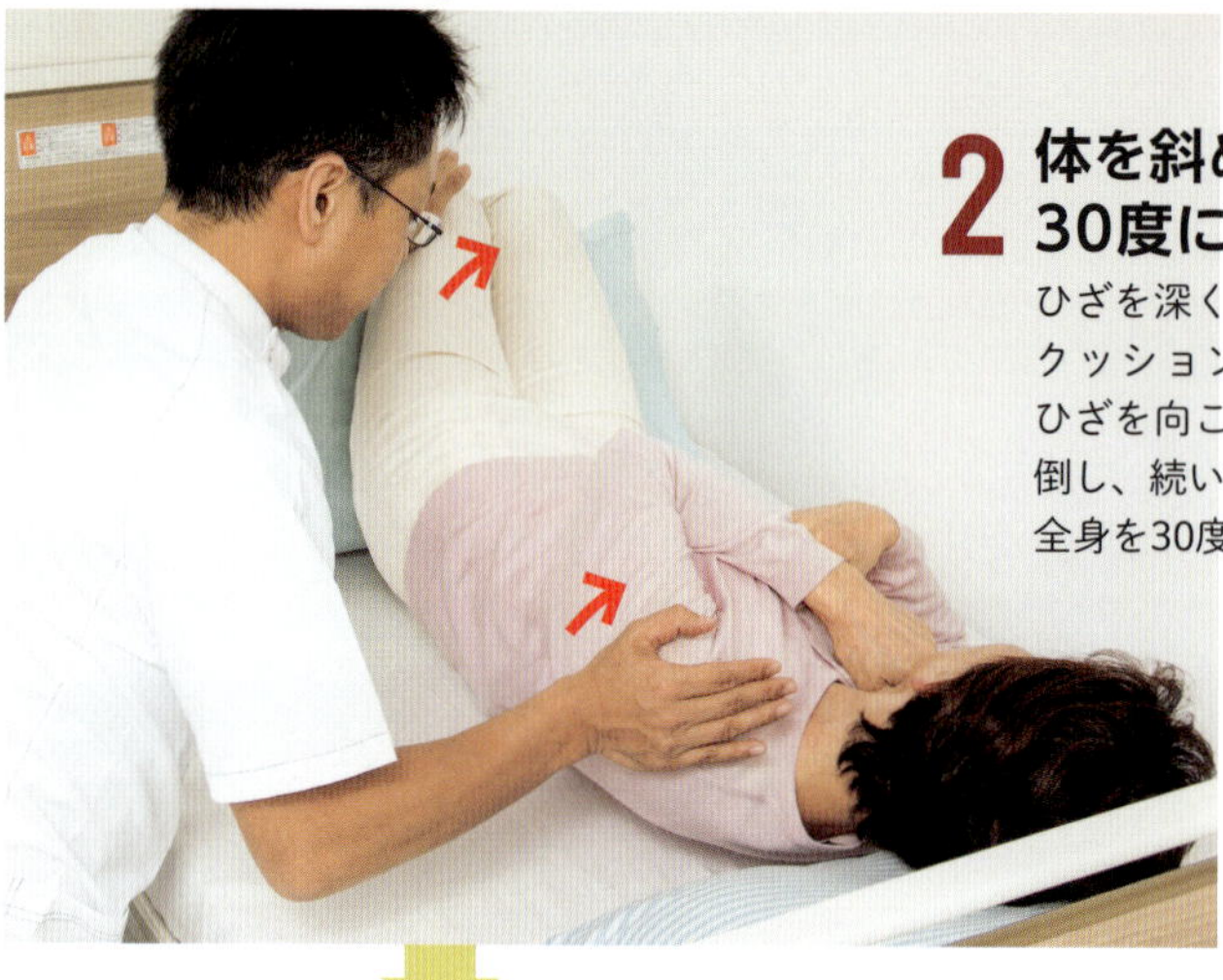

3 厚いクッションとタオルで上半身を支える

硬めで大きなクッションを肩から腰まで入れ、腰から上を安定させる。肩をすぼめるために、丸めたバスタオルを上腕《じょうわん》の下に入れる。

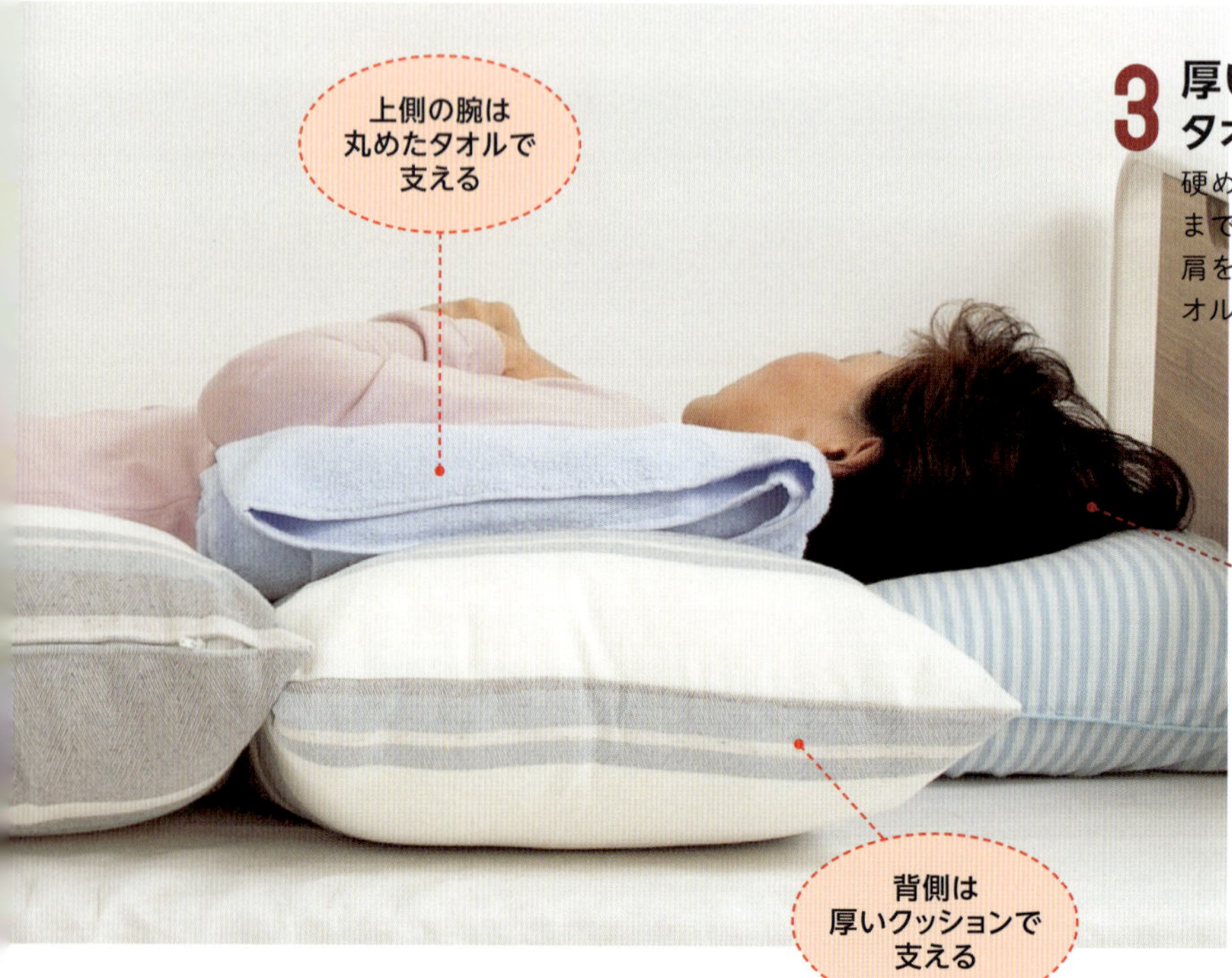
上側の腕は丸めたタオルで支える
背側は厚いクッションで支える

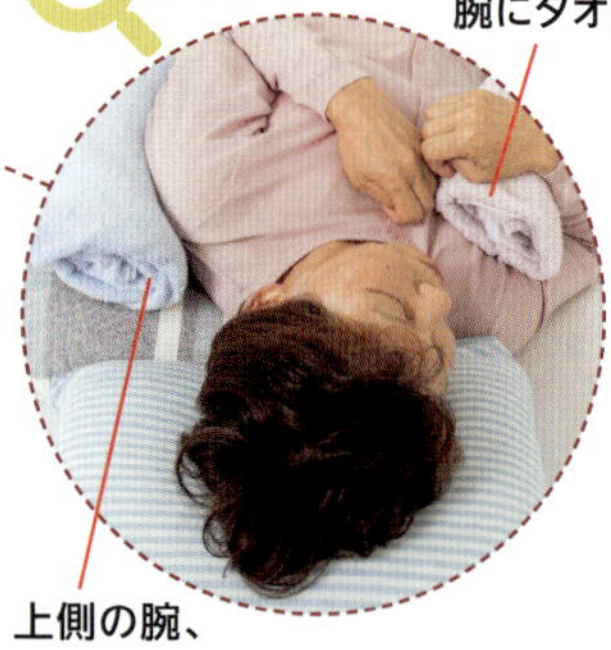
上からみると……
下側の腕にタオル
上側の腕、肩の下にタオル

硬めのクッションで安定性を高める

まずひざを倒し、次に肩が倒れるのを助け、体を斜め横に向けます。完全側《そく》臥《が》位《い》の場合と同じ手順です（↓P64）。

背側は、かなり広い面積です。斜め向きで不安定なため、体が倒れ込みやすくなります。**できるだけ大きな範囲を支えられる硬めのクッションを、背中の浮いた部分に入れて安定させます。**

テクニック2
両足を平行に保つ

壁側のクッションで微妙なねじれを防ぐ

硬めのクッションでも体を支えきれず、時間とともに体がねじれることがあります。**下半身のポジショニングに有効なのが、壁側を向いて30度側臥位をとる方法です。**

壁と体の間にクッションを入れると、クッションがずれて足が倒れるのを防げます。向きが逆の場合は、ベッドの柵を壁の代わりにします。

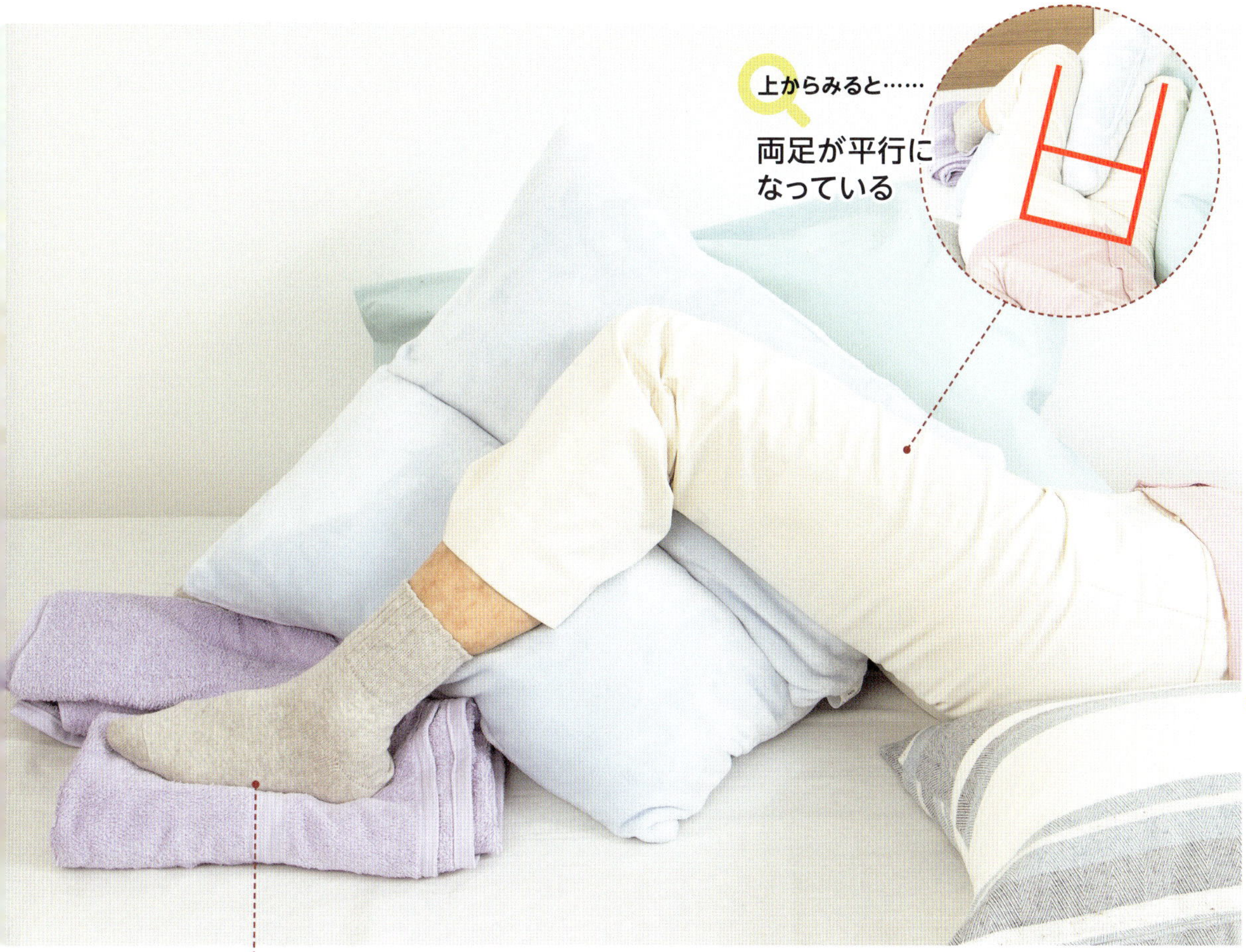
上からみると……
両足が平行になっている

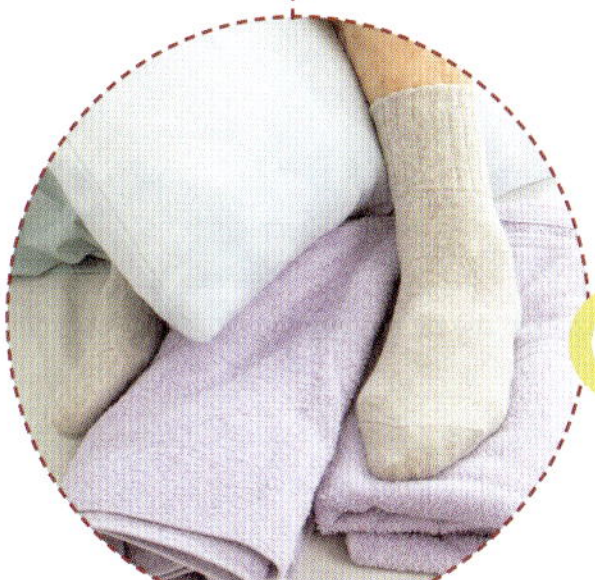
下からみると……
足の裏が浮いていない

4 下半身の重みをクッションで受け止める

壁側にクッションを置き、下になる足をのせる。両足のあいだにもクッションを入れ、30度をキープ。さらに上側の足の裏をタオルで支える。

神経性拘縮
〈片麻痺〉

麻痺側を安定させ、非麻痺側は自由にしておく

片麻痺の人には、動く力があります。それを奪わないことが、何より大切。必要な部分だけにクッション、タオルを入れて支えるようにします。

ポジショニングをしないと……

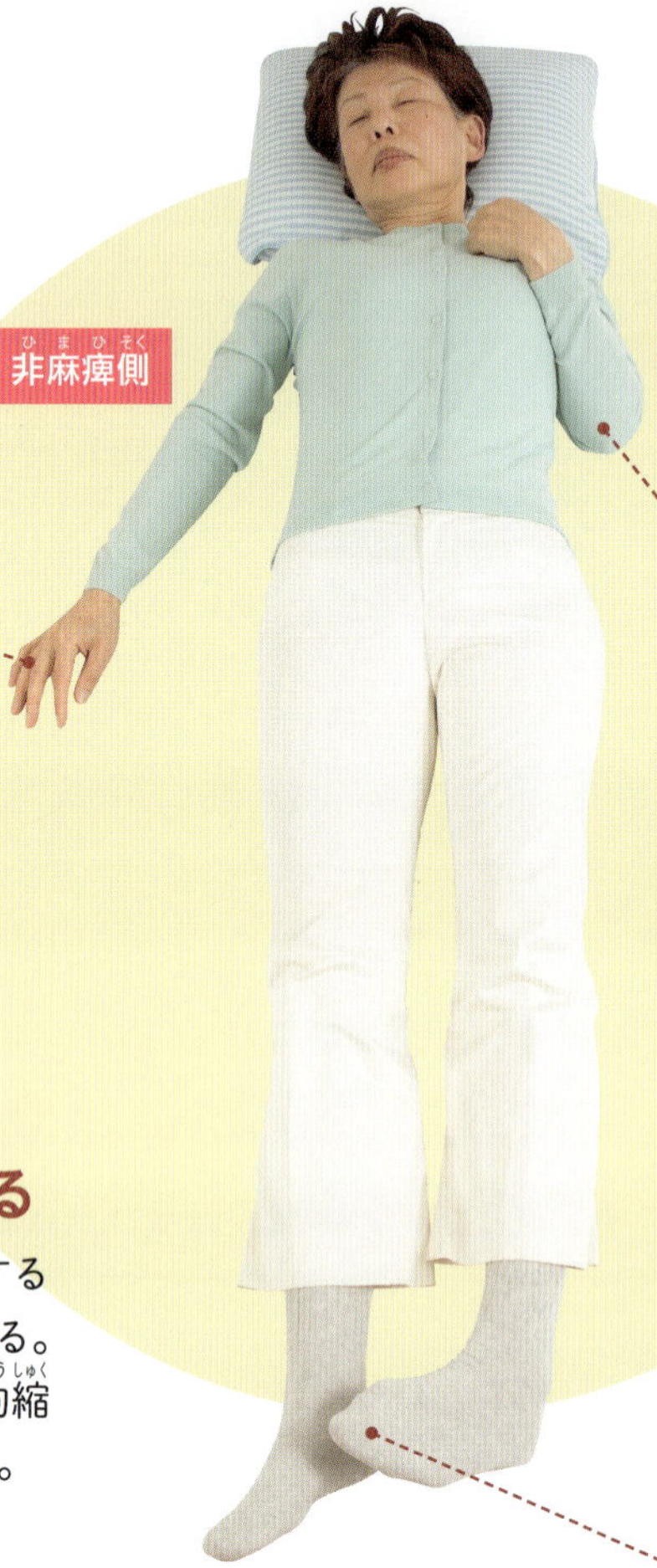

特徴 3

非麻痺側の手足が落ち着かない

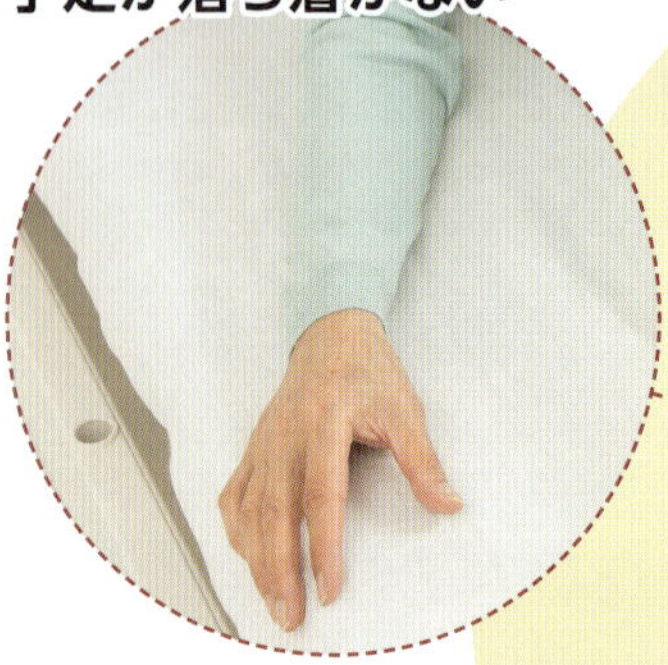

非麻痺側のみに感覚があるため、手足を落ち着きなく動かしている。

特徴 1

腕が硬く、肩が後ろにいきやすい

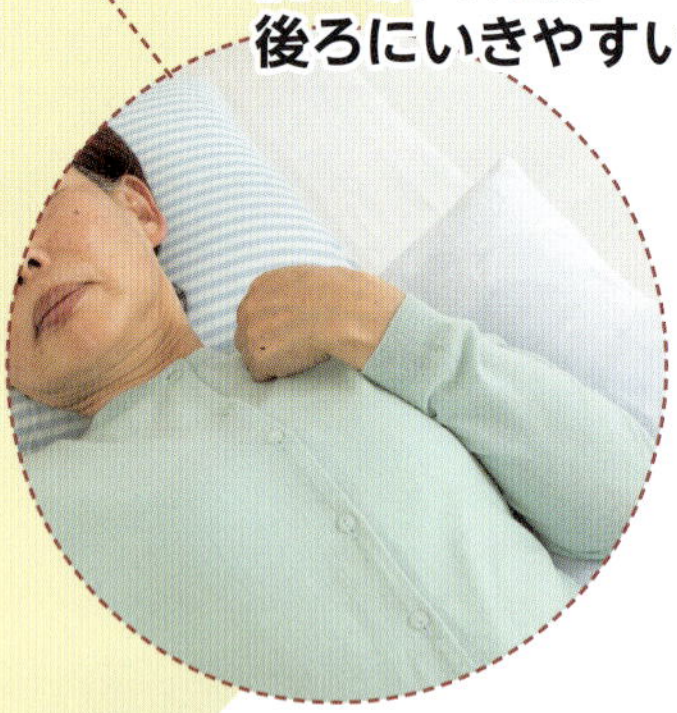

麻痺側の腕は硬く曲がり、肩が後ろに引っぱられていることが多い。

連合反応により、麻痺側の筋肉がこわばる

麻痺していない側の筋肉を酷使すると、麻痺側の筋緊張が異常に高まる。この連合反応により、麻痺側が拘縮《こうしゅく》しないよう、注意してケアをする。

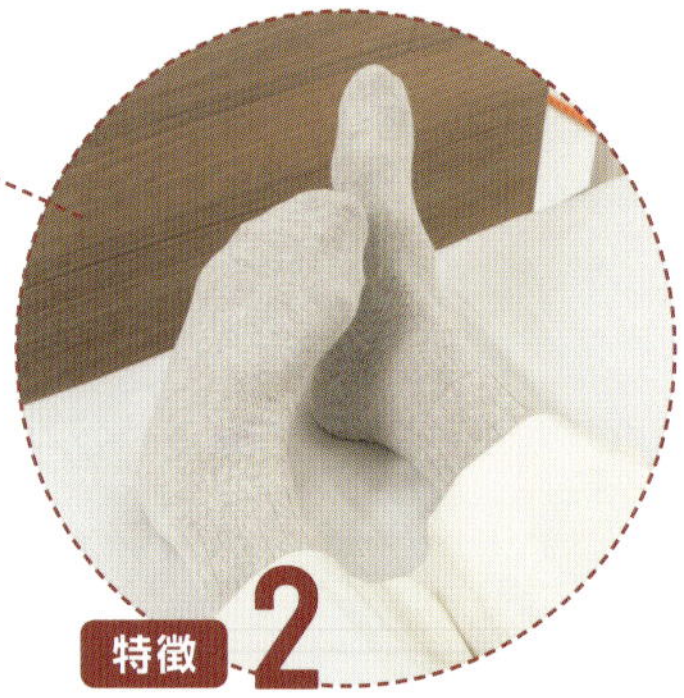

特徴 2

麻痺側の足がつっぱる

麻痺側の足先が伸びていて、放っておくとこのまま固まる（伸展拘《しんてんこう》縮《しゅく》）。

自由を奪わないことが最良のケア

神経性拘縮《こうしゅく》のうち、とくに多いのが、脳出血や脳梗塞《のうこうそく》の後遺症である片麻痺《かたまひ》です。

片麻痺の最大の特徴は、非《ひ》麻痺側《まひそく》の半身は、自由に動かせる人が多いという点です。クッションなどで支えると、せっかくの自由な動きを阻害してしまいます。

したがって、**非麻痺側は何もしないのが原則です。**

問題は、非麻痺側の手足が、麻痺側《まひそく》を補おうとがんばりす

あお向けのベストポジショニング

Front
前面

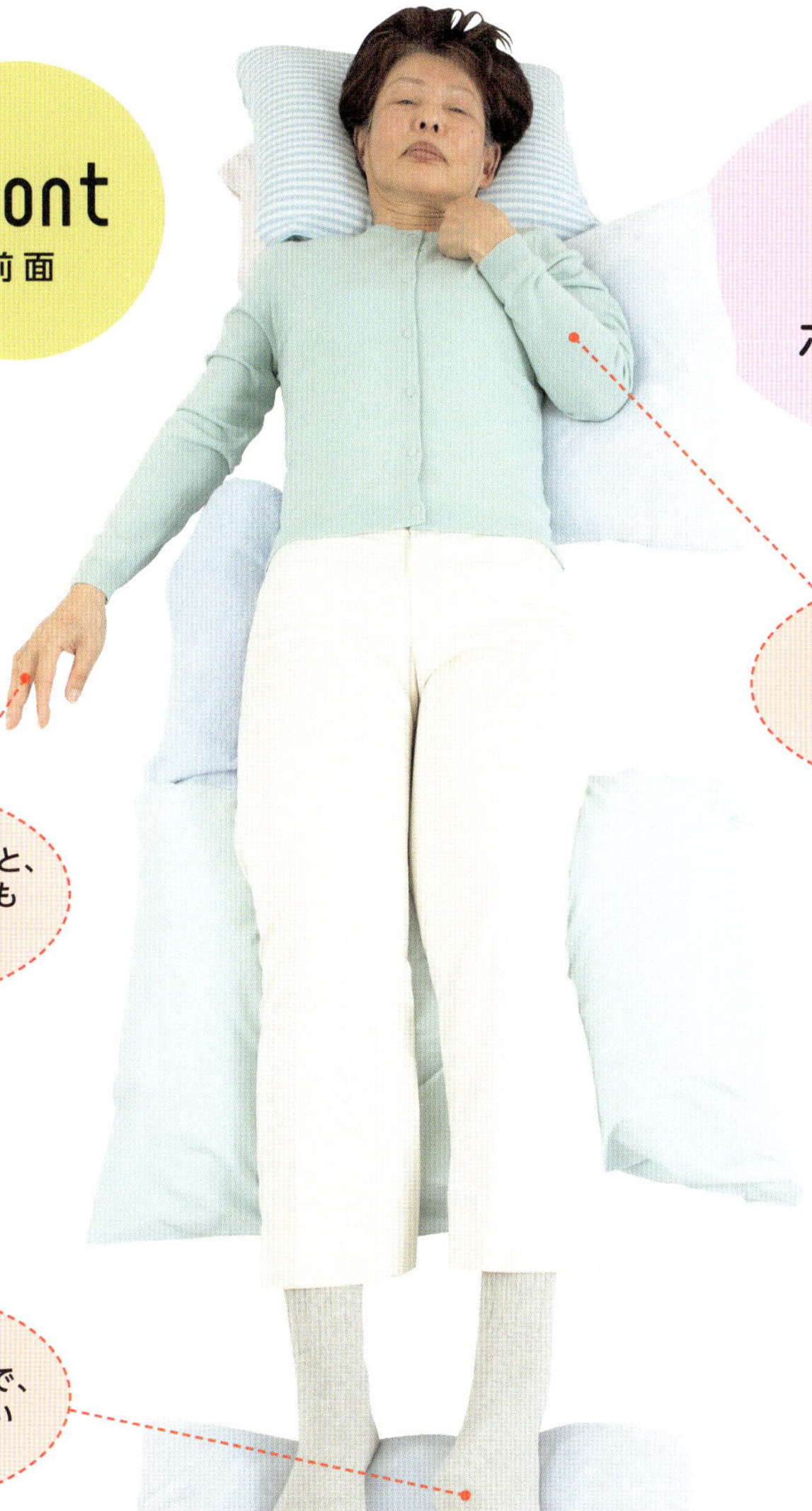
麻痺側の腕、肩が下から支えられている
麻痺側が安定すると、非麻痺側の手足も落ち着く
クッションの効果で、足がつっぱらない

左右対称にせず非麻痺側を安定させる

筋性拘縮《きんせいこうしゅく》のポジショニングとの違いは、左右対称にケアせず、麻痺側だけを支えること。麻痺側を安定させることで、非麻痺側の不安定さも解消される。

Side
側面

麻痺側の肩～腕をしっかり支える

クッションやタオルを入れて、硬く曲がった肩や腕を中心に支える。つっぱった足先にはクッションを当て、過剰な緊張をとる。

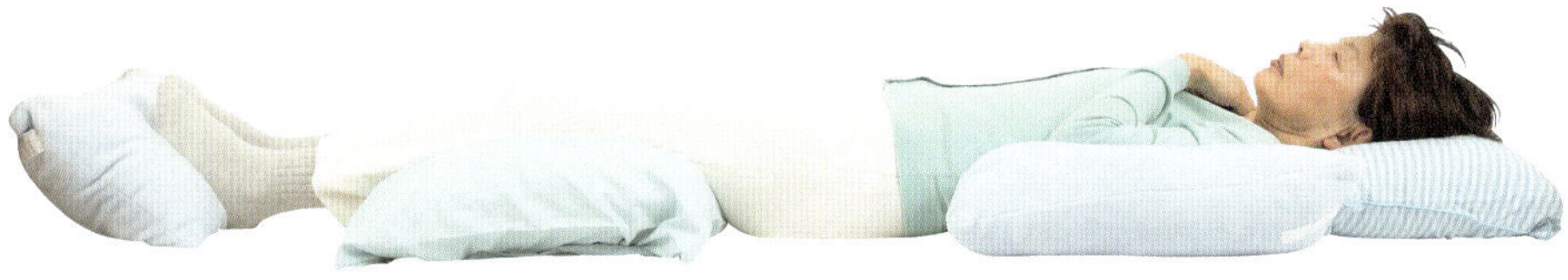

ぎること。**非麻痺側に力を入れると、麻痺側の筋肉が硬くなります（連合反応）。**

麻痺側だけをクッションなどで支えるようにし、過度の緊張を防ぎます。

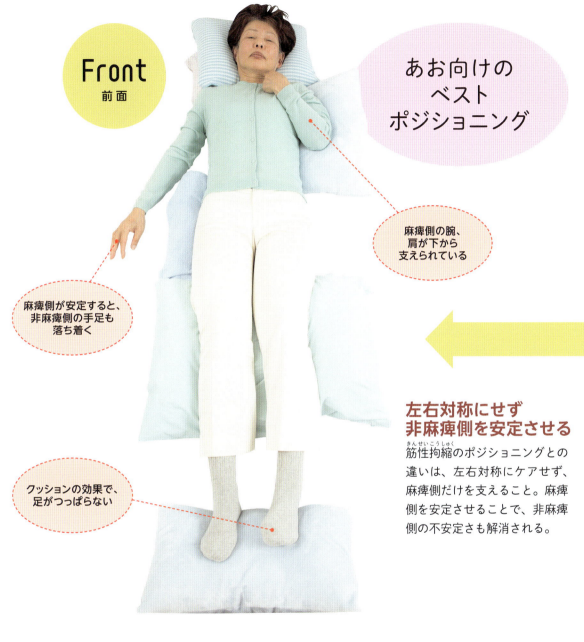

テクニック 1

肩を前方に出す

わきが強く締まり肩が上がっている

片麻痺《かたまひ》の人は体が動くぶん、筋性拘縮《きんせいこうしゅく》のように、多くのクッションで支えてはいけません。残存機能を維持することが、何より大切です。

とくに留意したいのは、肩と腕の硬さです。**片麻痺の人はたいてい、麻痺側《まひそく》の腕が強く曲がっています。**クッションで下から支え、緊張をゆるめます。

Before

麻痺側《まひそく》の肩が上がっている。左右の傾き、ねじれが進みやすい状態。

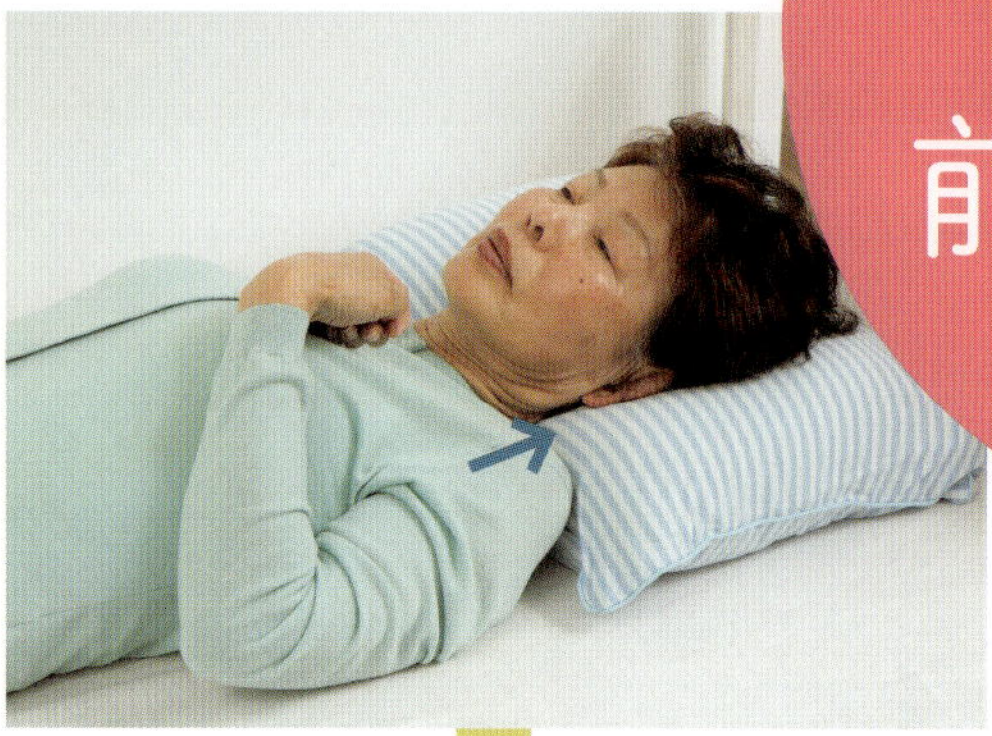

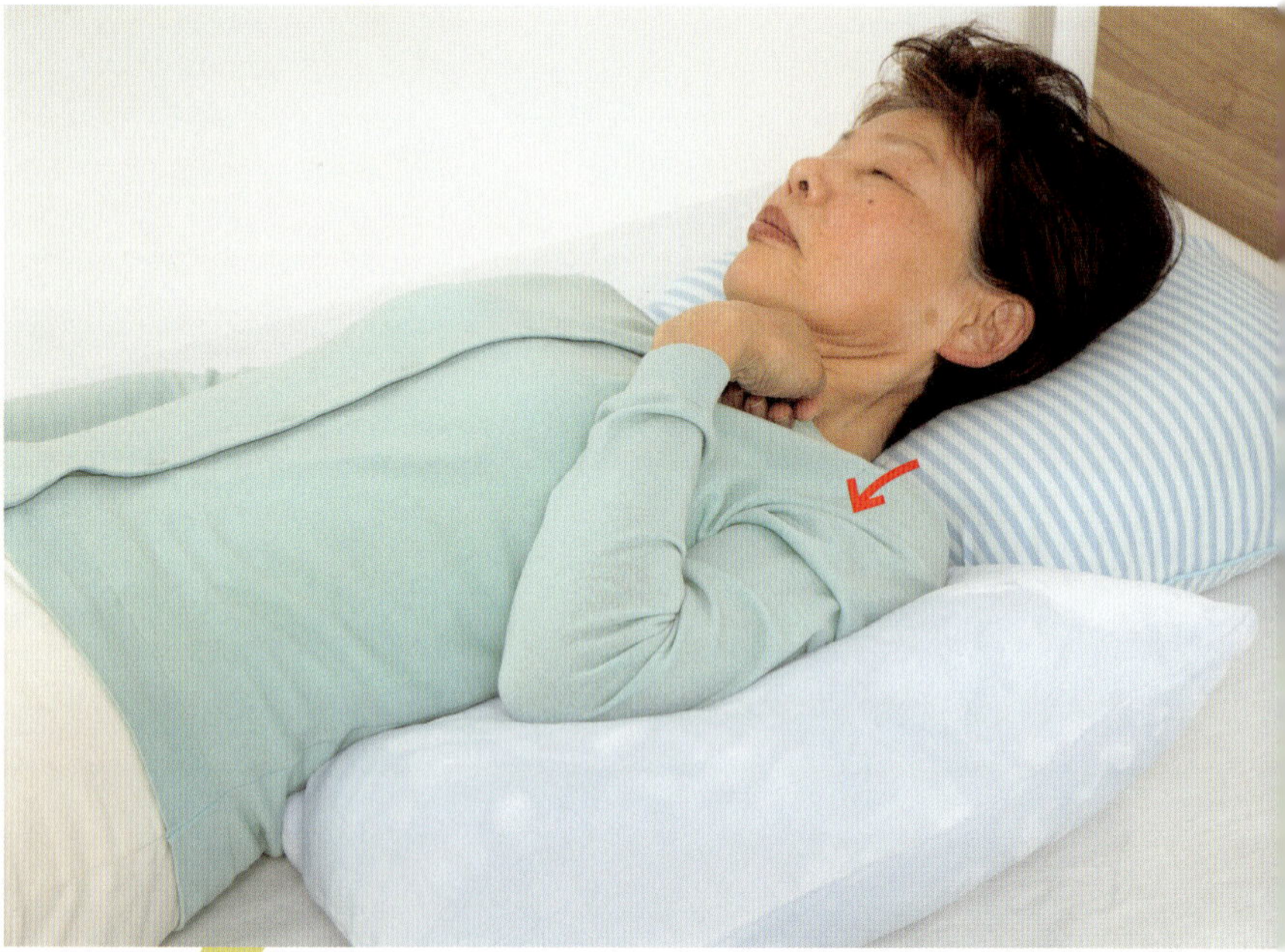

1 麻痺側の肩〜腕にクッションを入れる

枕をすき間なく入れて、首を支える。麻痺側の肩から腕の下にはクッションを入れ、肩が前方を向くようにする。

2 ひざを軽く曲げる

ひざを軽く曲げ、クッションで支える。緊張がゆるんで麻痺側のつっぱりが軽くなり、左右の足が揃う。

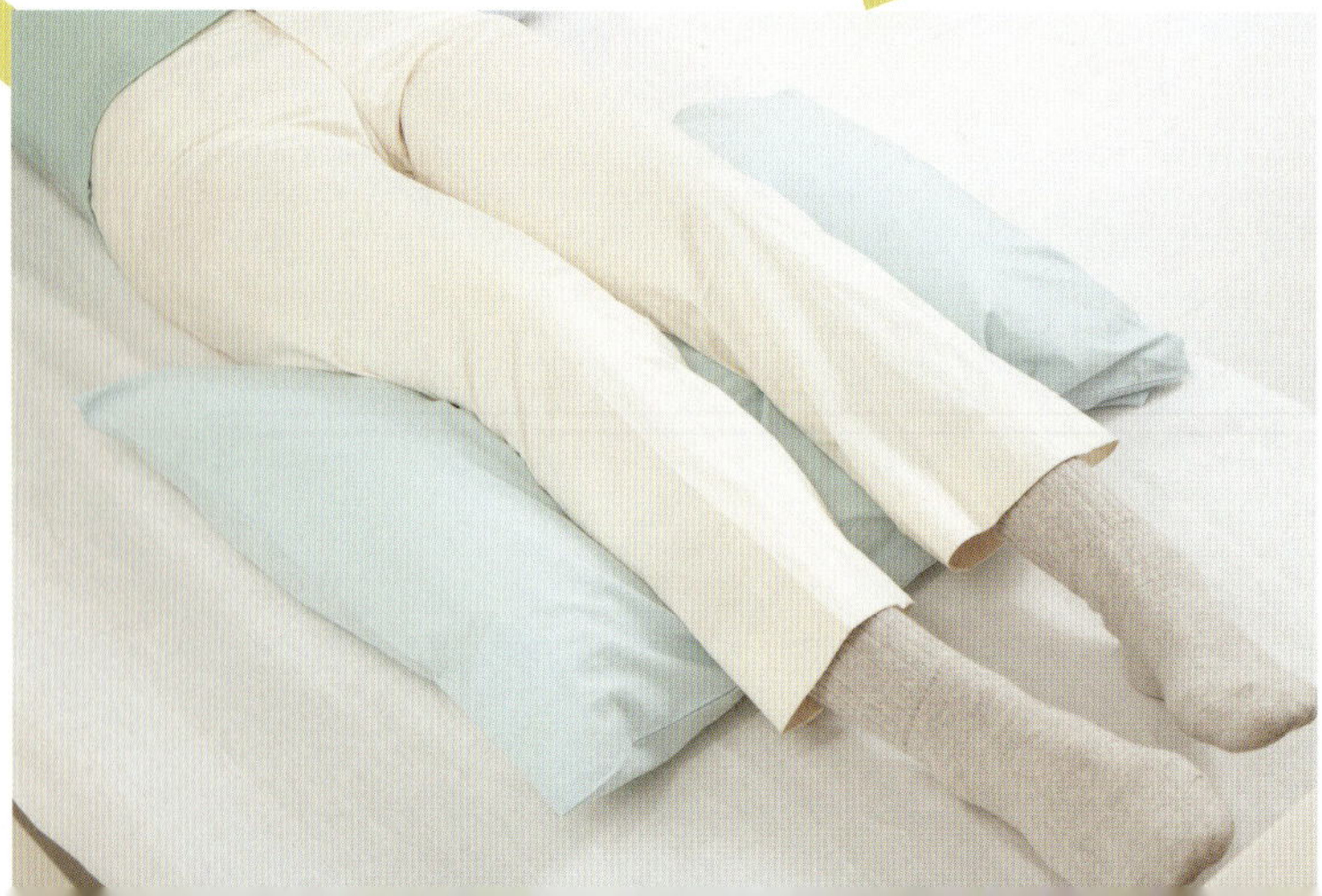

テクニック2
足先を安定させる

足の裏の支えで尖足を防ぐ

片麻痺があると、麻痺側（ときに非麻痺側《ひまひそく》）の下肢《かし》の筋肉が伸展します。内またぎみになり、とくに麻痺側の足先は内側を向きます。**悪化するとつま先が内向きに突っぱって動かなくなる、内反尖足《ないはんせんそく》に至ります。**

一度尖足になると、ケアで治すことは困難。足の裏全体を軽く支え、予防しましょう。

3 足の裏全体をクッションで支える

フットボードにクッションを立てかけ、足をのせる。足の裏全体がクッションに接していると、尖足《せんそく》予防になる。

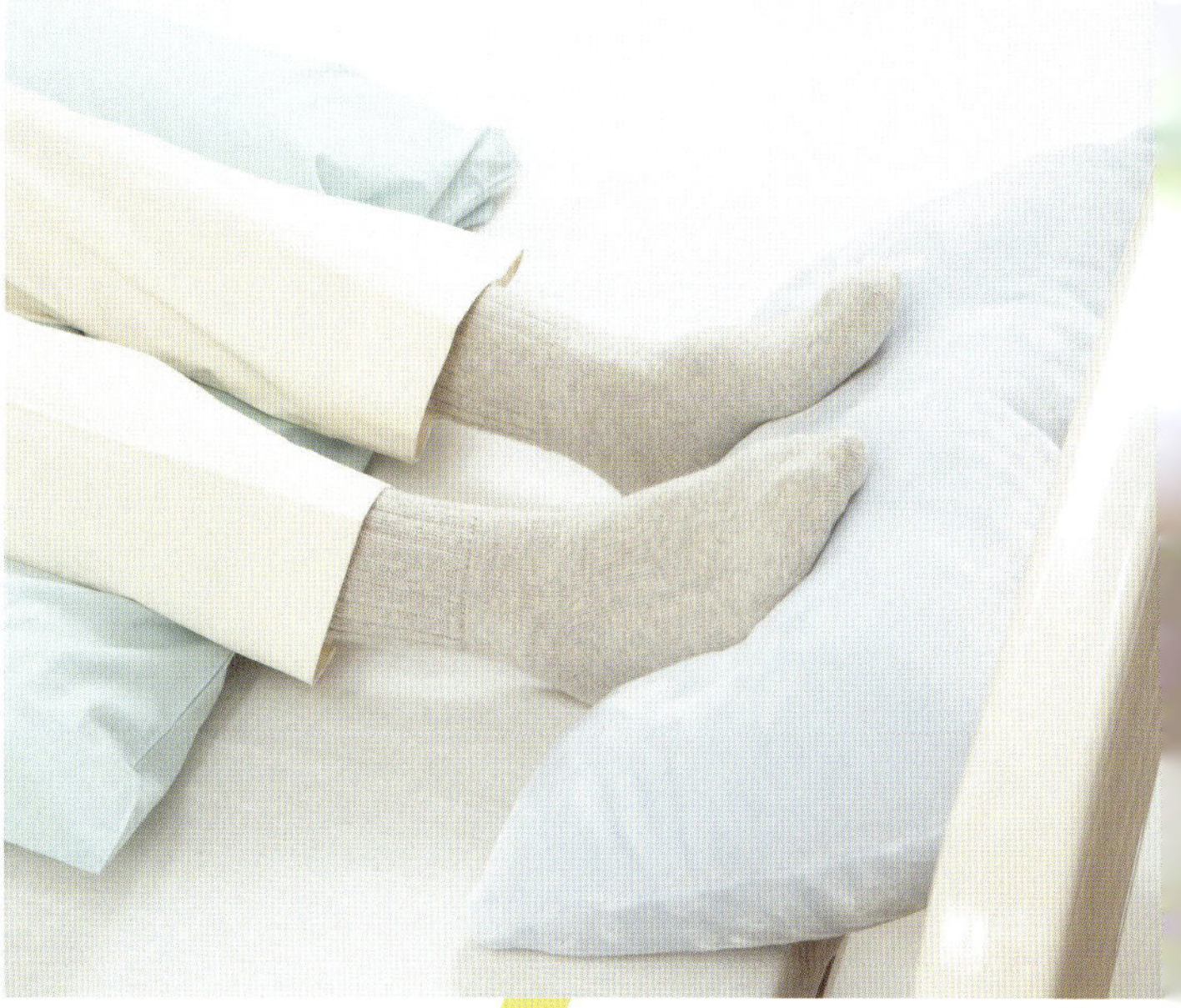

足首の曲げすぎに注意する

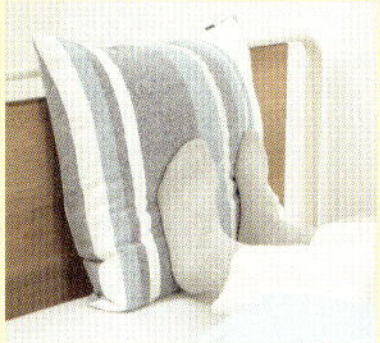

直角に曲げると、リンパや血液の流れが滞り、むくむ。むくみは拘縮《こうしゅく》のリスクを高める。曲げすぎには注意を。

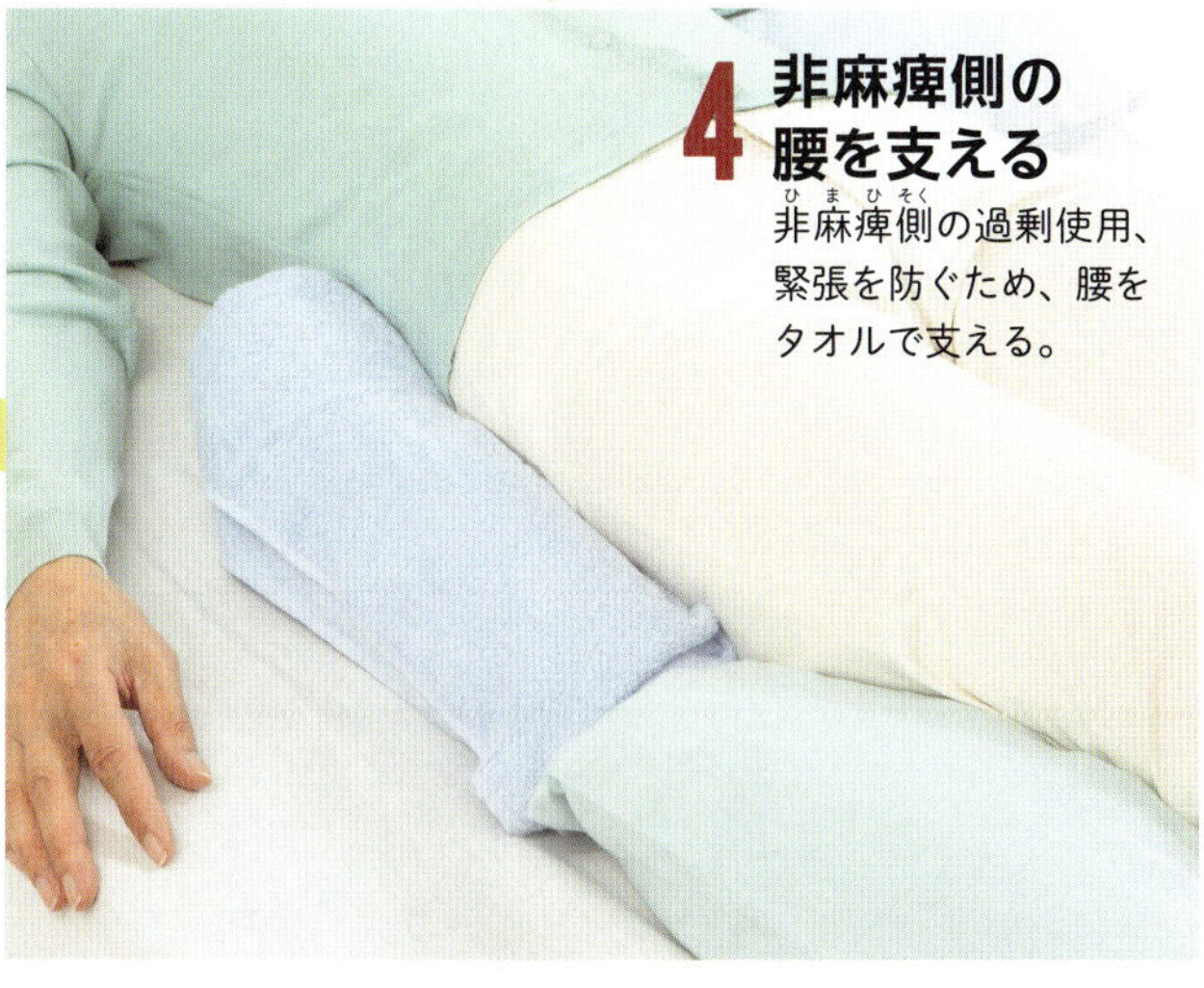

4 非麻痺側の腰を支える

非麻痺側《ひまひそく》の過剰使用、緊張を防ぐため、腰をタオルで支える。

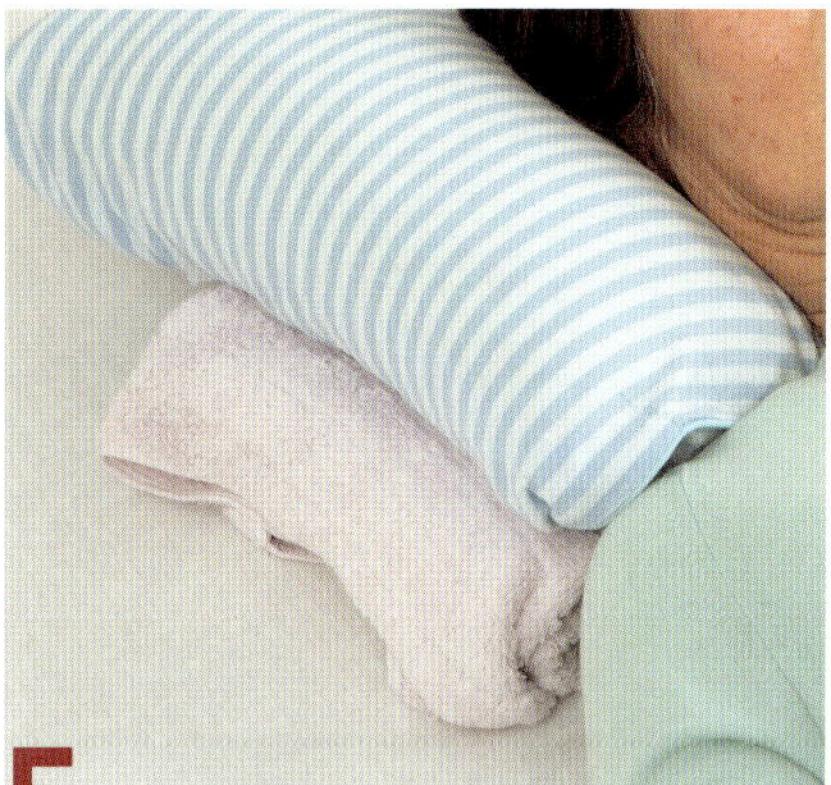

5 非麻痺側の頭部を支える

顔が非麻痺側に向くことが多い。その場合は非麻痺側の枕の下にタオルを入れる。

神経性拘縮
〈片麻痺〉

横向きで寝るときは非麻痺側を下にする

麻痺側の肩はゆるんでいる場合が多く、圧迫されると脱臼することも。横向きで寝るときは、非麻痺側を下にして、麻痺側を守ることが原則です。

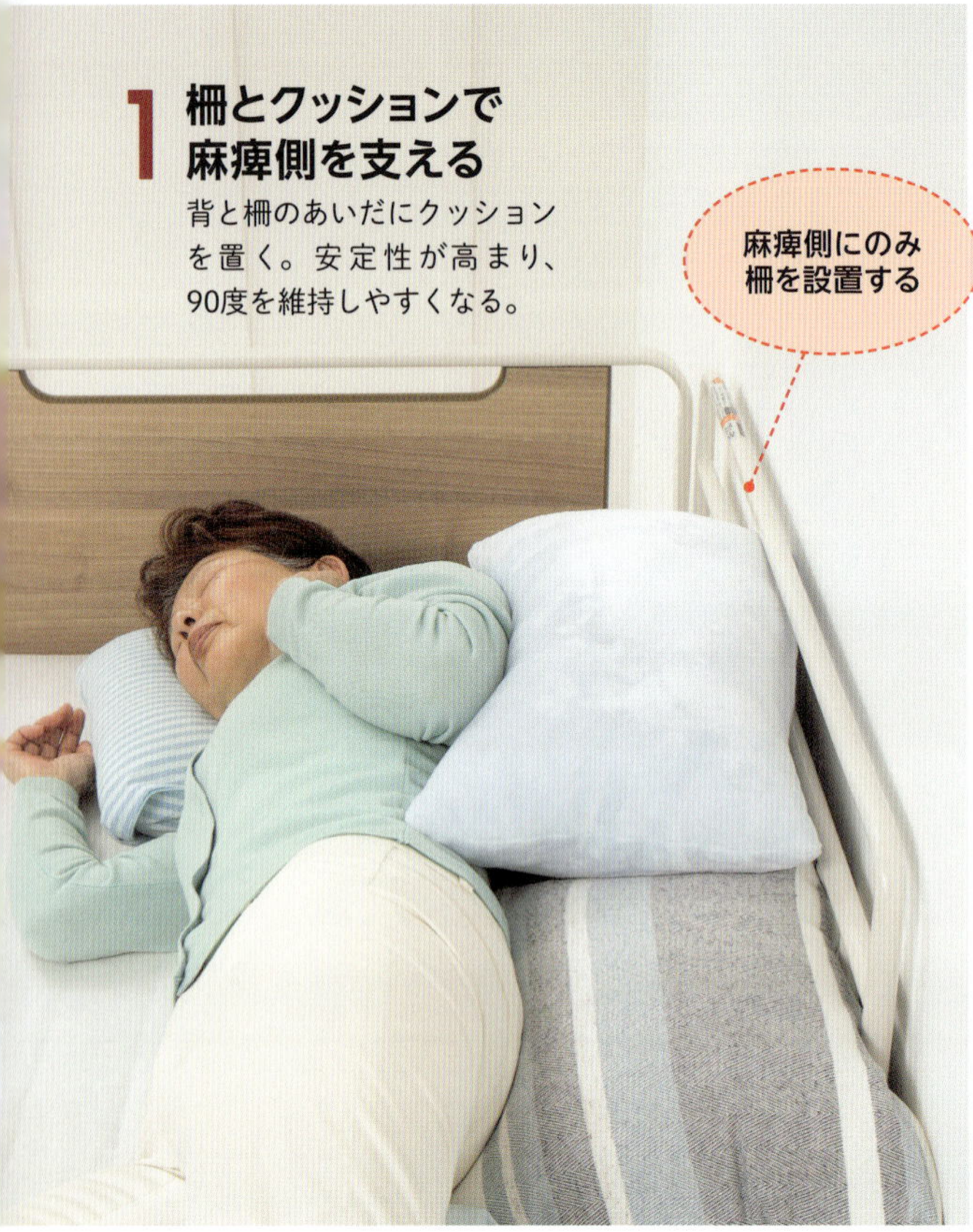
麻痺側にのみ
柵を設置する

1 柵とクッションで麻痺側を支える

背と柵のあいだにクッションを置く。安定性が高まり、90度を維持しやすくなる。

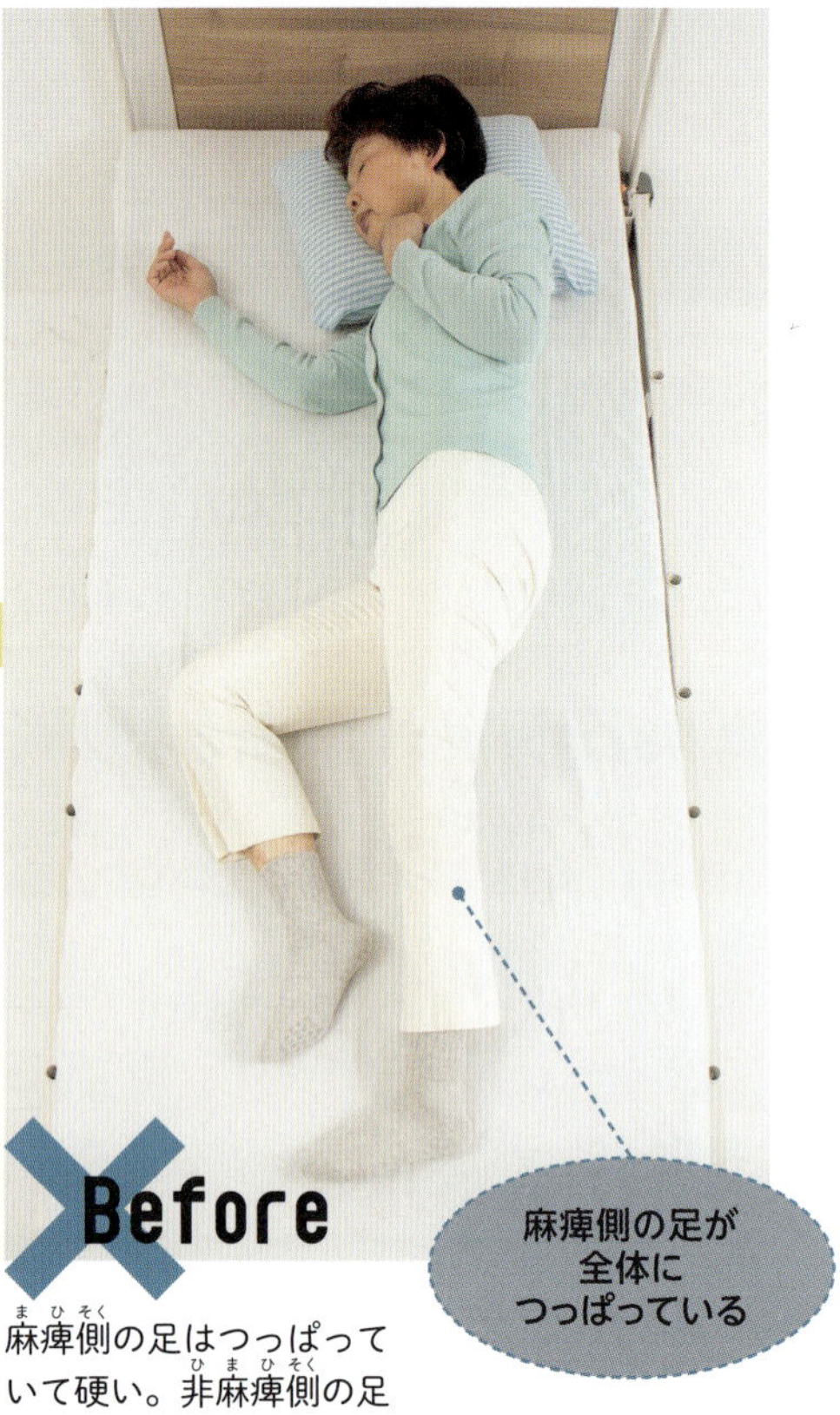
Before
麻痺側の足が
全体に
つっぱっている

麻痺側《まひそく》の足はつっぱっていて硬い。非麻痺側《ひまひそく》の足はブラブラしている。

背中側の柵で安定性を高める

片麻痺《かたまひ》では、麻痺側《まひそく》の肩関節を傷めがちです。

原因は、麻痺による肩周辺の筋肉のゆるみ。**麻痺側の上《じょう》腕《わん》の骨が、肩側の受け皿から外れる「亜《あ》脱臼《だっきゅう》」を起こしやすい状態です。**

完全側臥位《そくがい》で麻痺側を下にすると、圧迫などが原因で、知らず知らずのうちに肩周辺の筋や腱《けん》、神経、血管などを傷める危険があります。

そのため片麻痺の人を完全側臥位にするときは、**麻痺していない側を下にするのが大原則です。**

ただ、感覚が低下した麻痺側を上にすることで、体が倒れやすくなります。

ベッドの柵か、壁を利用して、倒れないように工夫することが大切です。

足の支えは畳んだ毛布でもOK

麻痺側の足全体を支えられればよいので、クッションでなくてもかまわない。畳んだ毛布、タオルケットなど、あるもので代用できる。

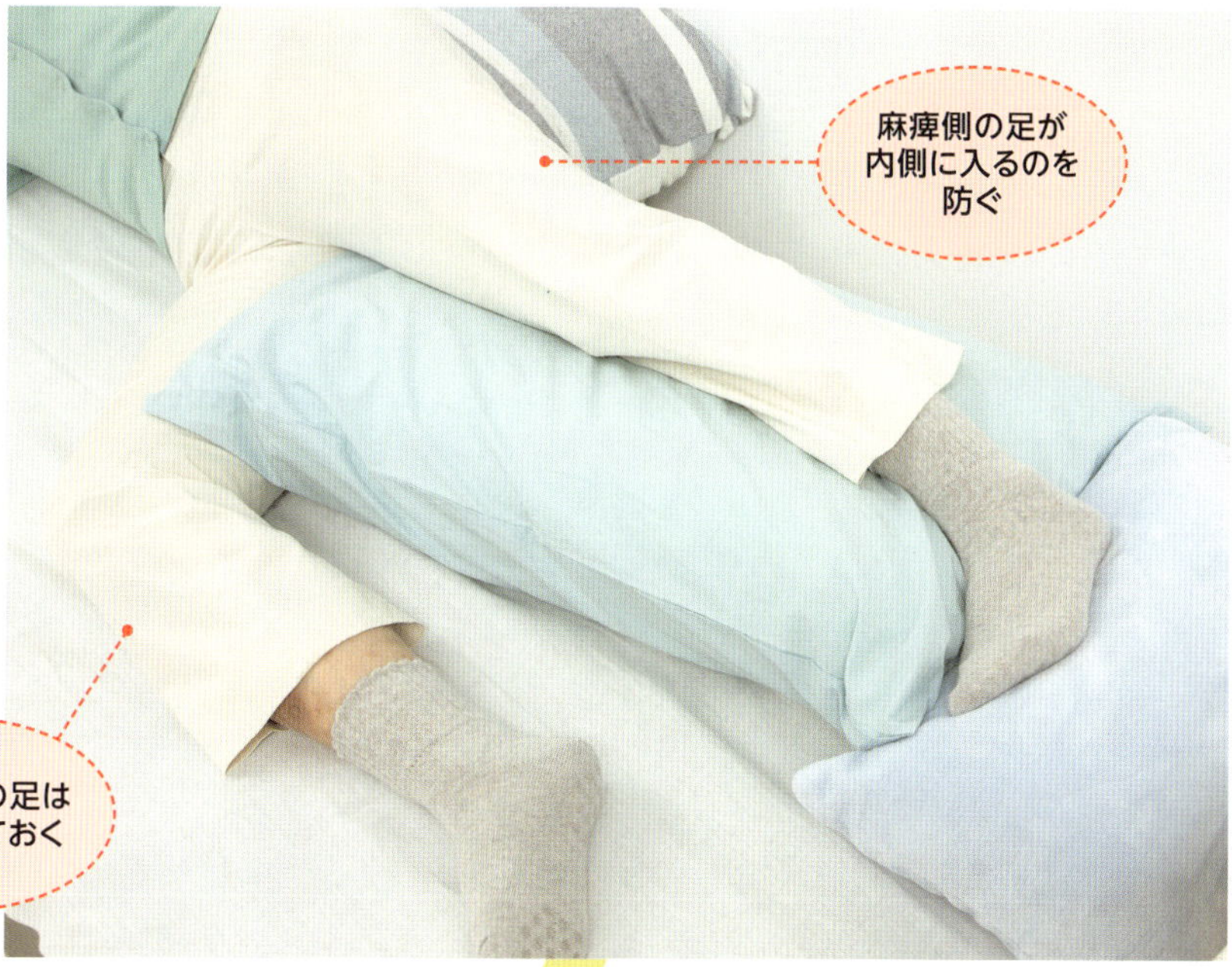
麻痺側の足が
内側に入るのを
防ぐ
非麻痺側の足は
自由にしておく

2 大きいクッションで麻痺側の足を支える

麻痺側の足を、大きいクッションで支える。筋肉のつっぱりが緩和され、足が内側にねじれるのを防ぐ。非麻痺側《ひまひそく》には何もせず、動きを確保。

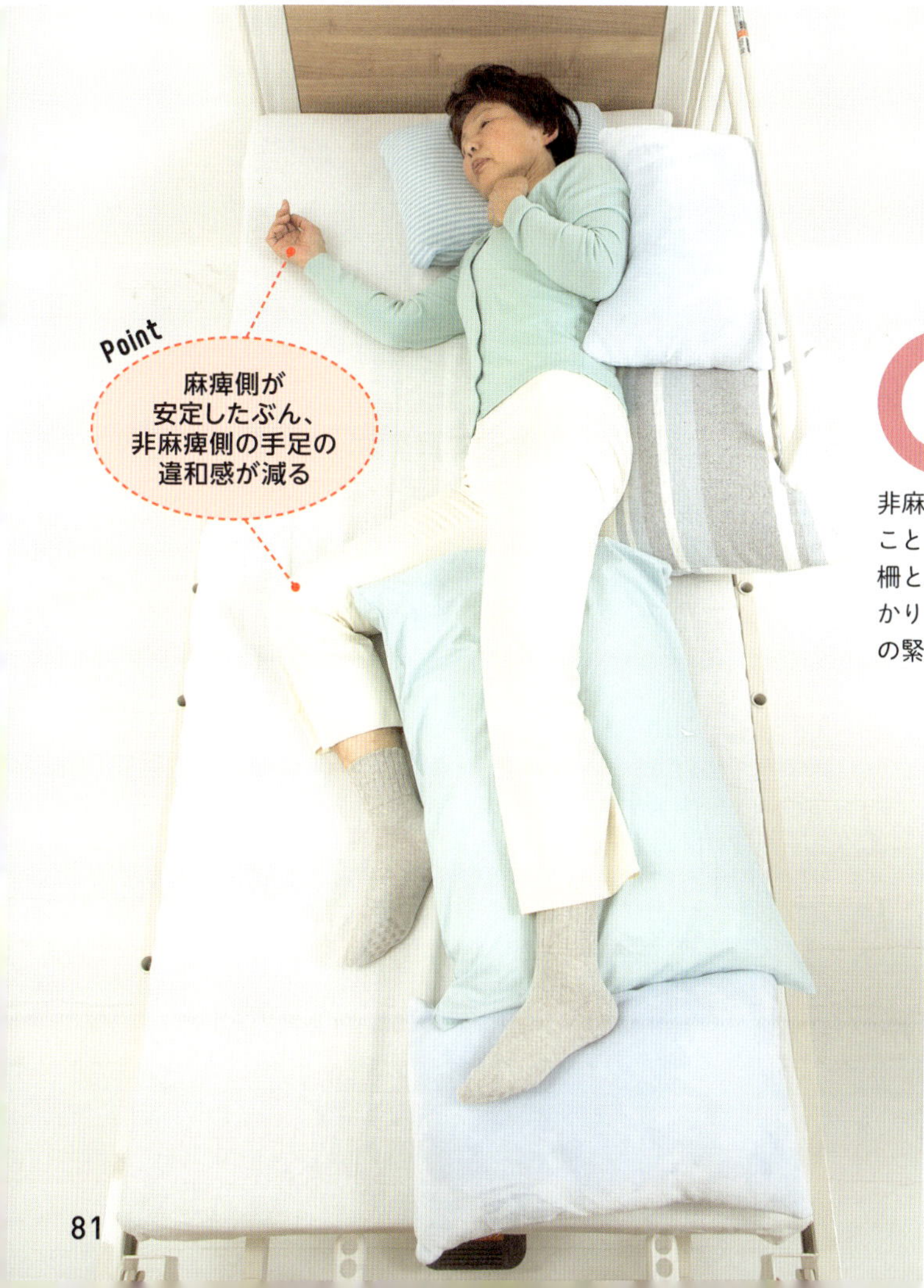
Point
麻痺側が
安定したぶん、
非麻痺側の手足の
違和感が減る

After

非麻痺側は自由に動くことができ、麻痺側は柵とクッションでしっかりと支えられ、全身の緊張がとれている。

Column

姿勢の崩れを気にしすぎない

片側が自由に動くぶん、ポジショニングをていねいにおこなっても、姿勢が崩れることがあります。動いて姿勢を崩せるのは、体の機能が残っている証拠。片麻痺の人は、少しの崩れで拘縮《こうしゅく》することはないので、神経質になる必要はありません。

神経性拘縮
〈片麻痺〉

胃ろうがある人は30度の半側臥位も有効

口から食事をとれず、胃にチューブをつないでいる場合は、ベッドを上げて斜め30度の横向きにすると、食べものの送り込みがスムーズです。

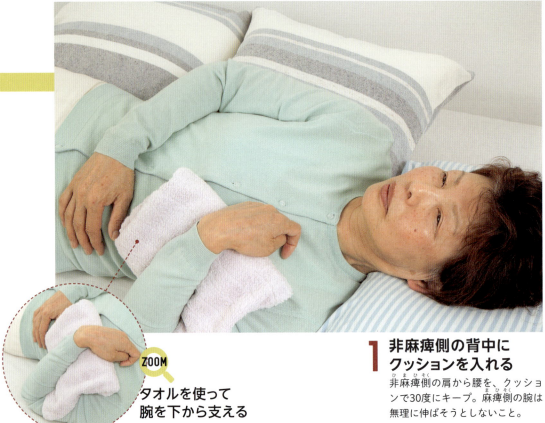

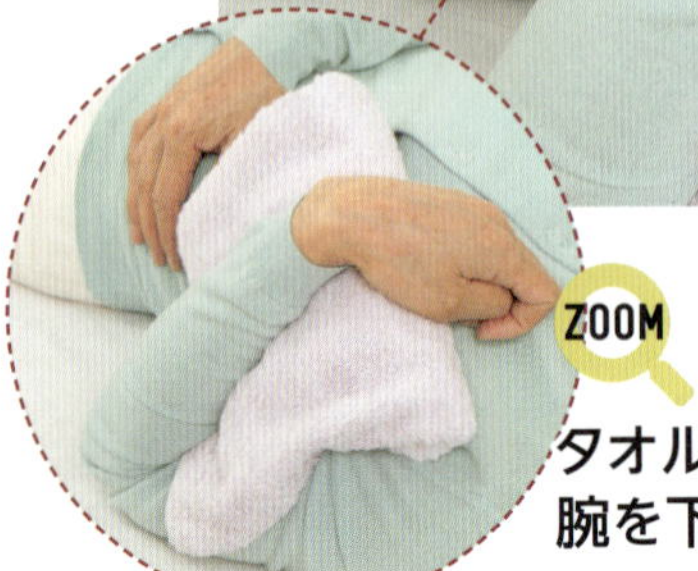

タオルを使って腕を下から支える

1 非麻痺側の背中にクッションを入れる

非麻痺側《ひまひそく》の肩から腰を、クッションで30度にキープ。麻痺側《まひそく》の腕は無理に伸ばそうとしないこと。

側臥位と同様非麻痺側は自由に

片麻痺《かたまひ》がある場合、麻痺側《まひそく》を下にした横向き(側臥位《そくがい》)はできません。しかし、いつも同じ向きでは片側にだけ重力がかかり、拘縮《こうしゅく》が起こります。やはり寝返りは必要です。

麻痺側を下にしてはいけないのは、肩への重みで、亜脱《あだっ》臼《きゅう》などのけがをしやすいから。**30度側臥位で、肩に強い負担をかけないようにすれば、反対向きで寝てもかまいません。**

胃ろうを設置している場合には、胃に直接食べものを送るチューブ（カテーテル）の向きの問題もあります。**カテーテルが真横だと食べものが通りにくいため、30度側臥位が役立ちます。**

完全側臥位と同様に、麻痺側に負担をかけないようにケアしてください。

2 ひざを軽く曲げ 足全体を30度に傾ける

腰のクッションと重なるように、ひざ下にクッションを入れ、ひざを軽く曲げる。麻痺側のひざ周辺、足先にはタオルも入れ、つっぱりを緩和。

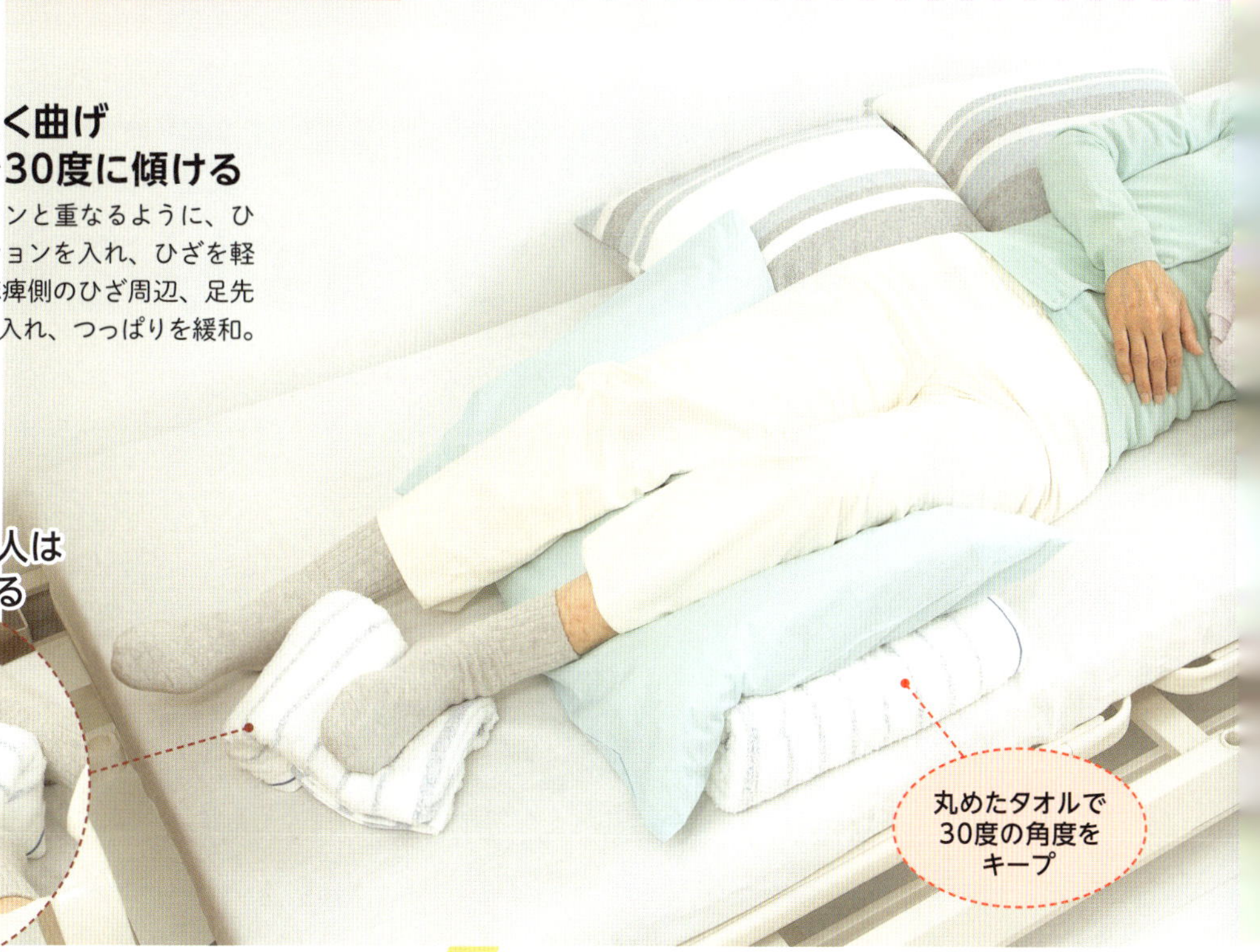

ZOOM

足がつっぱる人は タオルで支える

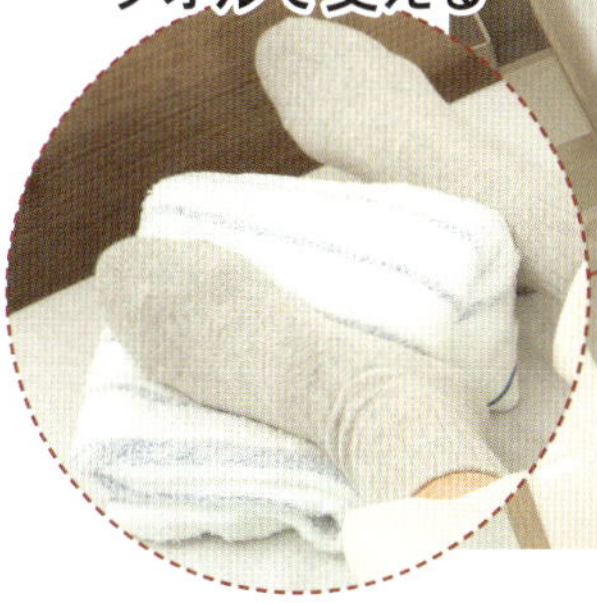

After

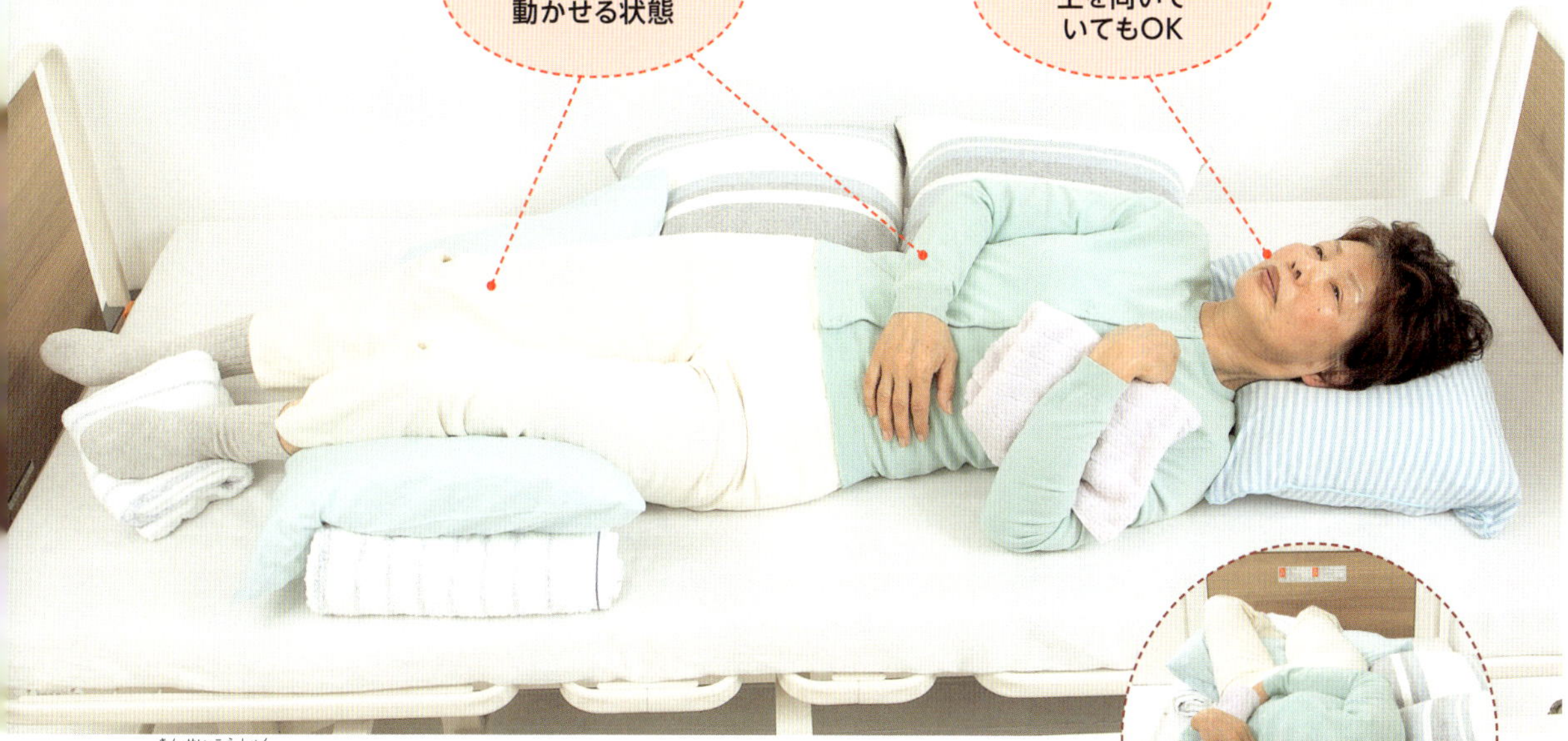

筋《きん》性《せい》拘《こう》縮《しゅく》ほど厳密にする必要はなく、おおよそ30度に傾いていればOK。非麻痺側の動きが確保されているぶん、多少崩れることはあるが、横に倒れる心配はない。

上からみると……

頭から足まで、 きれいな斜め30度

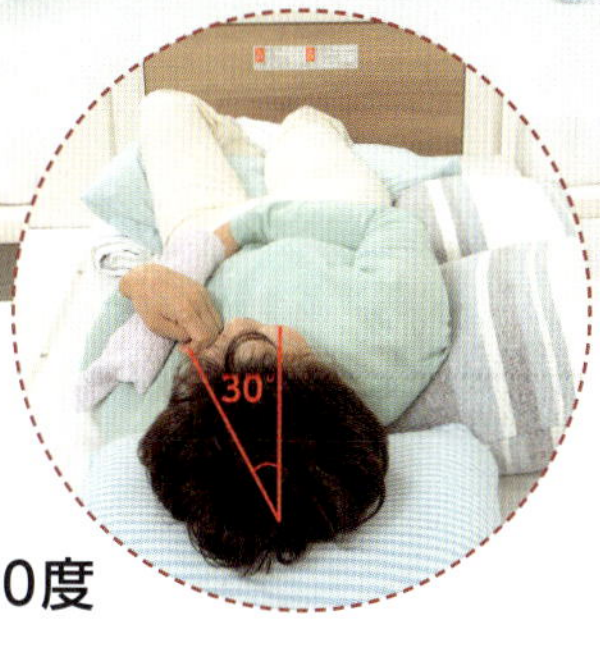

神経性拘縮
〈除脳硬直〉

正しいポジショニングで四肢のつっぱりを軽減

除脳硬直は、姿勢や運動にかかわる脳幹の障害。姿勢を完全に直すことはできませんが、クッションで支えることで、緊張がやわらぎます。

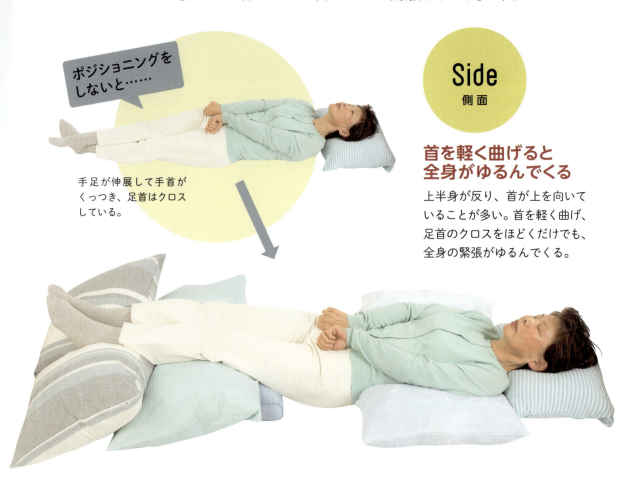

ポジショニングをしないと……

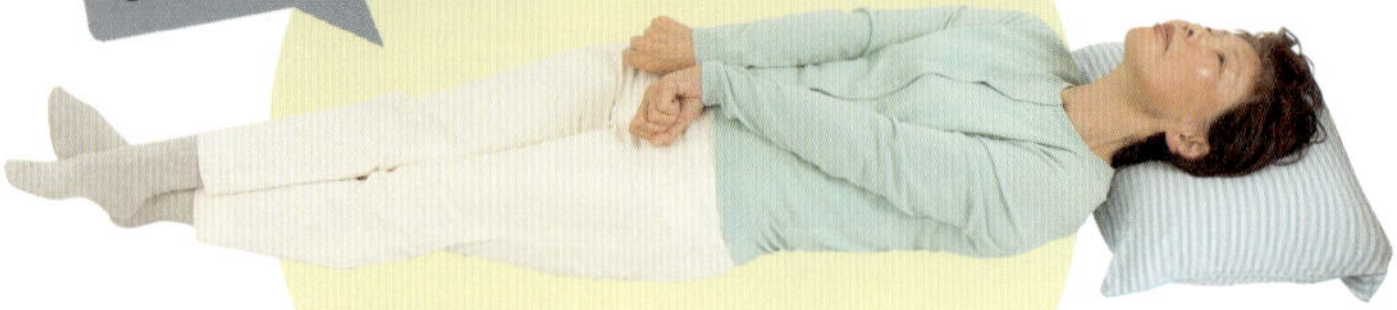

手足が伸展して手首がくっつき、足首はクロスしている。

Side
側面

首を軽く曲げると全身がゆるんでくる

上半身が反り、首が上を向いていることが多い。首を軽く曲げ、足首のクロスをほどくだけでも、全身の緊張がゆるんでくる。

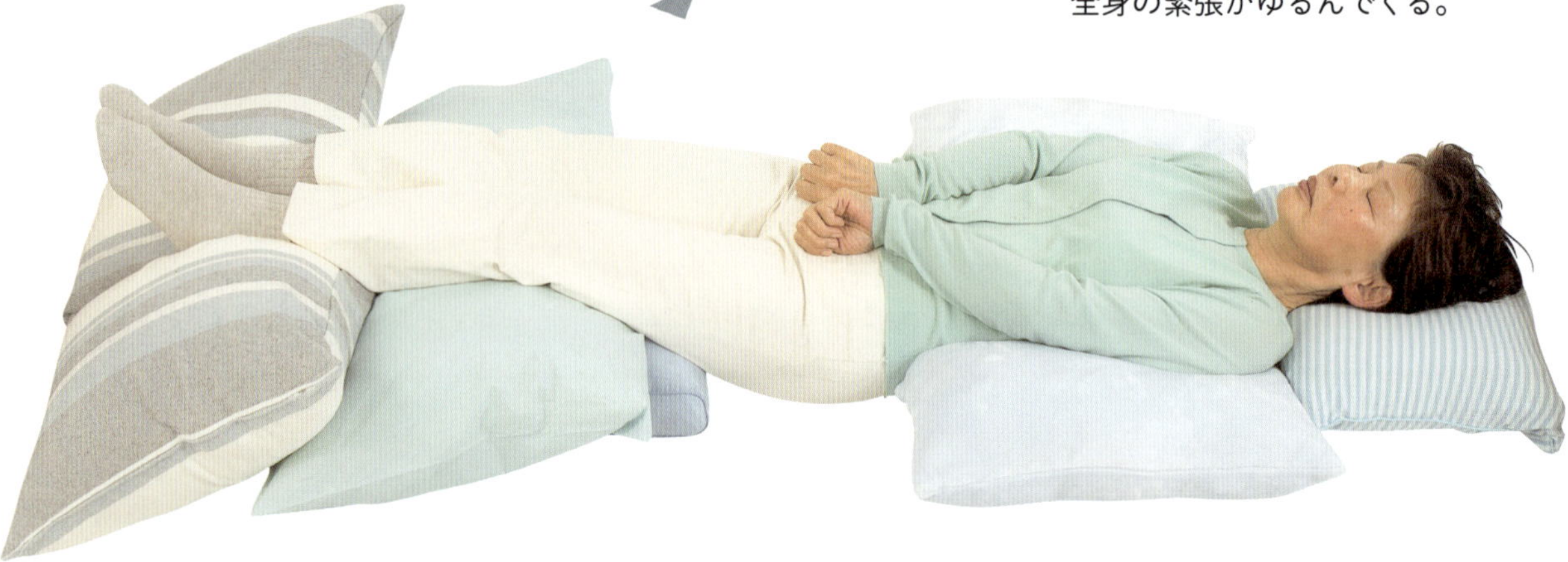

脳の障害に加え、筋緊張が高まっている

脳梗塞《のうこうそく》などの病気で、脳の一部（脳幹《のうかん》）が損傷されて起こるのが、除脳硬直《じょのうこうちょく》という四《し》肢《し》のつっぱりです。

筋性拘縮《きんせいこうしゅく》や片麻痺《かたまひ》の人の拘縮は、姿勢や体の使いかたで起こるものです。しかし**除脳硬直は、脳の障害自体が原因。ケアで完全に治ることはありません。**

ただ、姿勢による筋肉の緊張が、体全体の硬直を強めてしまうことがあります。これは、ケアで予防可能です。

除脳硬直を起こしている人は、意識障害があり、生活のすべてに介助が必要です。**痛みやつらさを言葉や顔つきで伝えることもむずかしい状態です。**少しでも緊張をゆるめ、ラクに過ごせるよう、しっかりとケアしましょう。

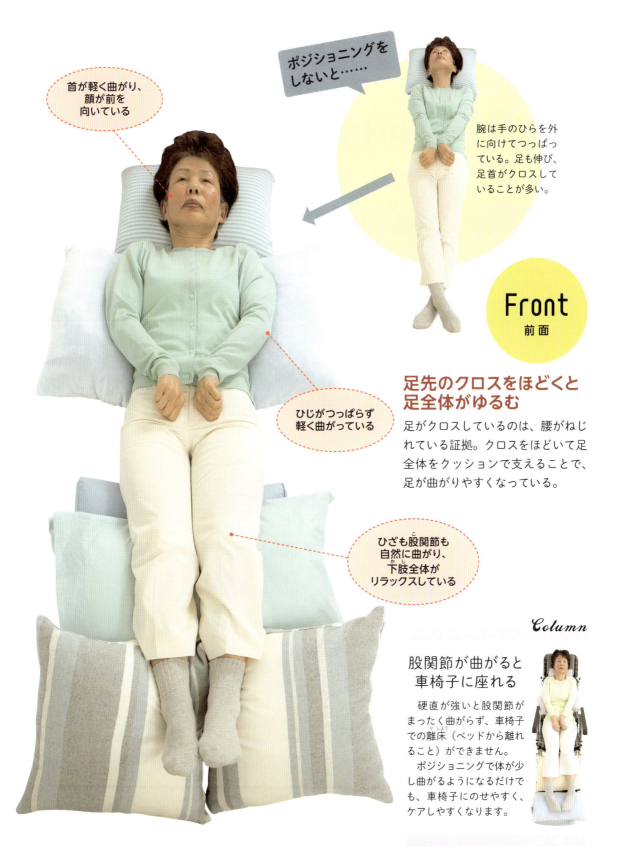

ポジショニングを
しないと……

腕は手のひらを外に向けてつっぱっている。足も伸び、足首がクロスしていることが多い。

Front
前面

足先のクロスをほどくと足全体がゆるむ

足がクロスしているのは、腰がねじれている証拠。クロスをほどいて足全体をクッションで支えることで、足が曲がりやすくなっている。

Column

股関節が曲がると車椅子に座れる

硬直が強いと股関節がまったく曲がらず、車椅子での離床《りしょう》（ベッドから離れること）ができません。

ポジショニングで体が少し曲がるようになるだけでも、車椅子にのせやすく、ケアしやすくなります。

テクニック1

顔を前に向ける

首の反りがとれると全身の反りがゆるむ

除脳硬直《じょのうこうちょく》では、首が反って頭が上を向いていることが多いものです。このままだと、下側の抗重力筋《こうじゅうりょくきん》の緊張がどんどん高まります。

そこで**頭部の下に大きめの枕を入れて、顔を少し前向きにします。**それだけで首から肩、背中にかけての筋肉の緊張がゆるみます。

浮いている腕と肩を支えることも、上半身の緊張緩和につながります。

1 枕を入れて首の反りをとる

体が反っているため、枕を使っていないことも。枕で、首の硬直をゆるめる。

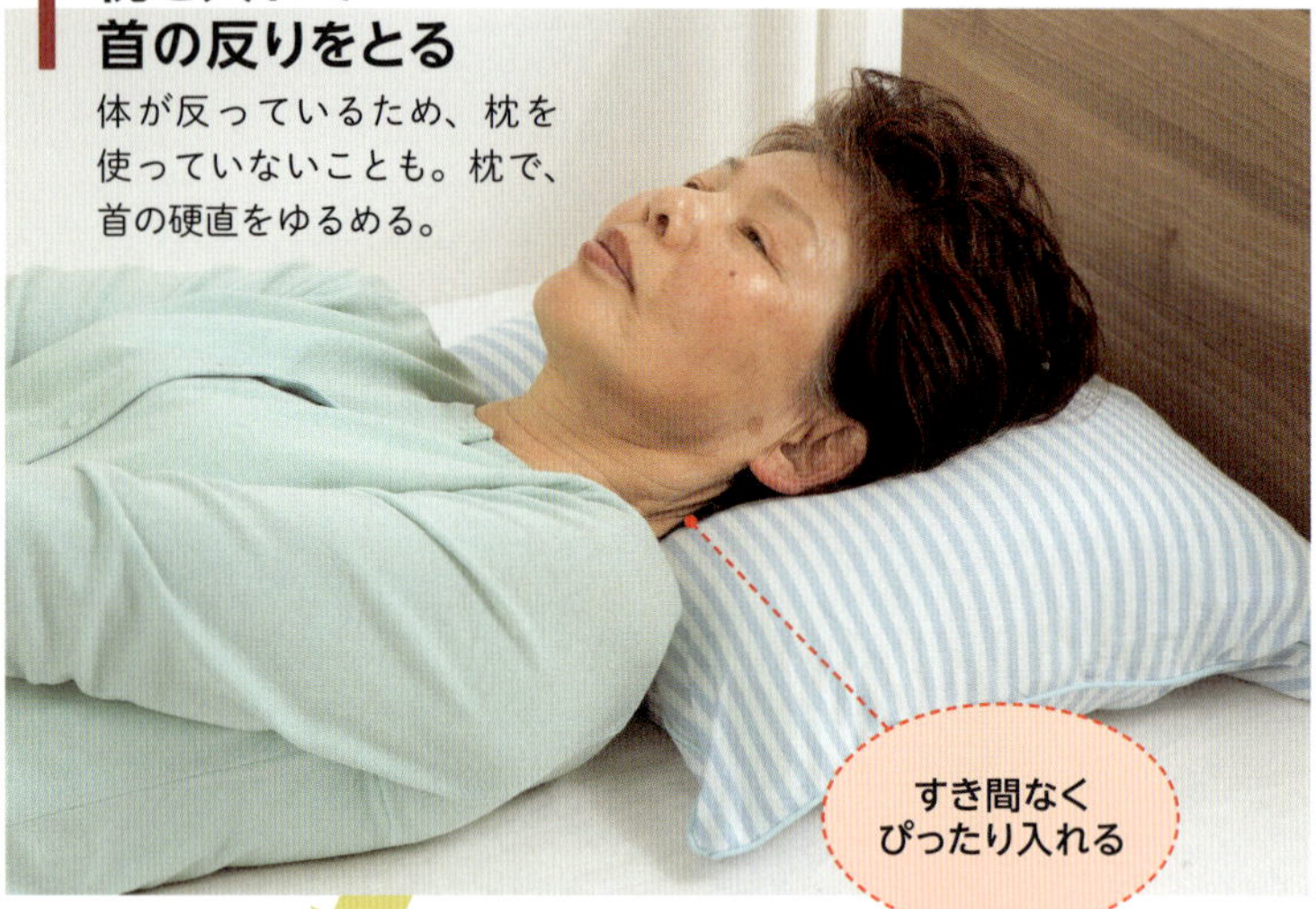
すき間なく
ぴったり入れる

首が曲がらない人は、小さい枕を使う

首の硬直が強く、大きな枕が入らないときは、小さい枕でもいいので、首の下を必ず支える。

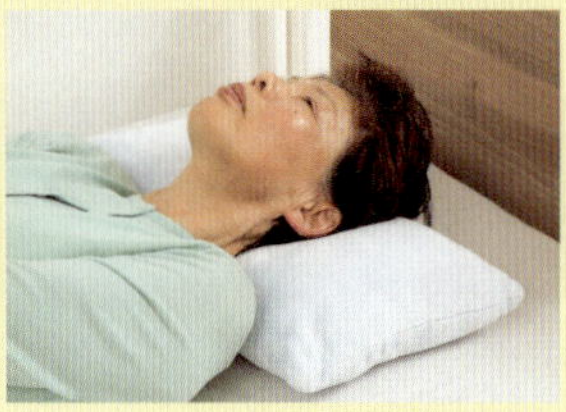

2 肩と腕をクッションで支える

肩と腕が内側の曲がっているため、マットレスから浮いている。クッションを入れて、肩と腕をしっかりと支える。

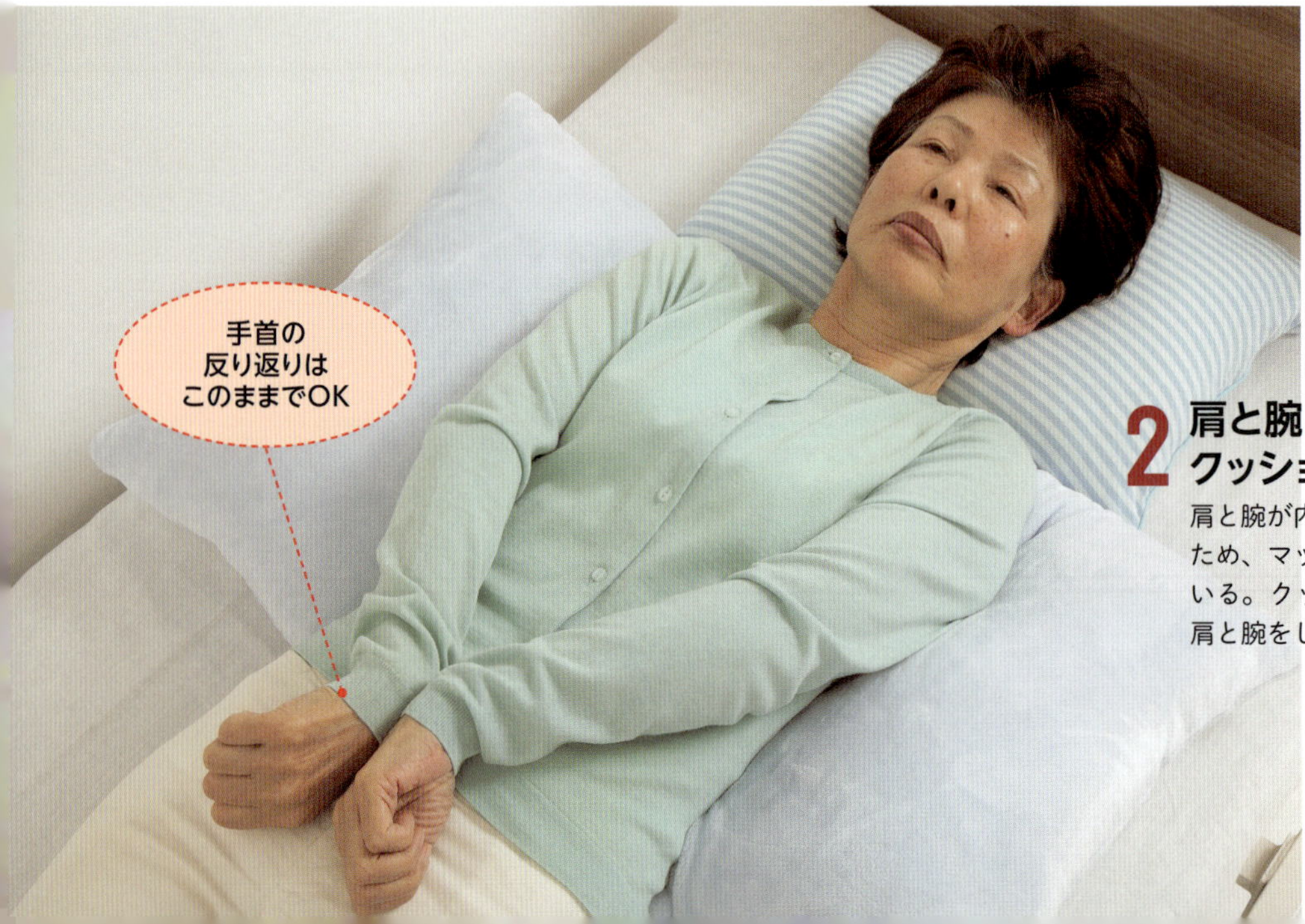
手首の
反り返りは
このままでOK

テクニック2
足腰のねじれを解消

1 両足首をやさしく持つ
ひざを伸ばしたまま、両足首をそっと持ち上げる。

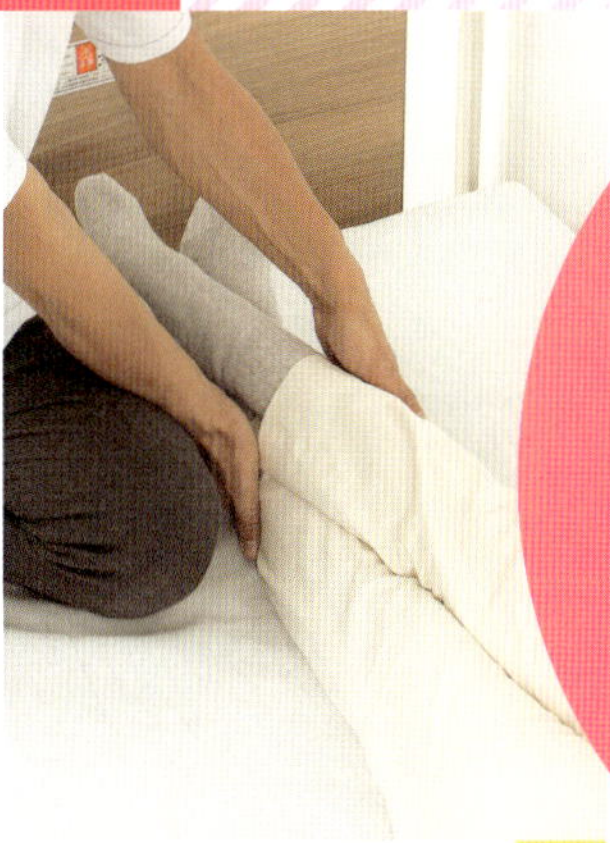

2 足首のクロスをほどく
上になった足首を持ち、クロスをほどいて揃える。

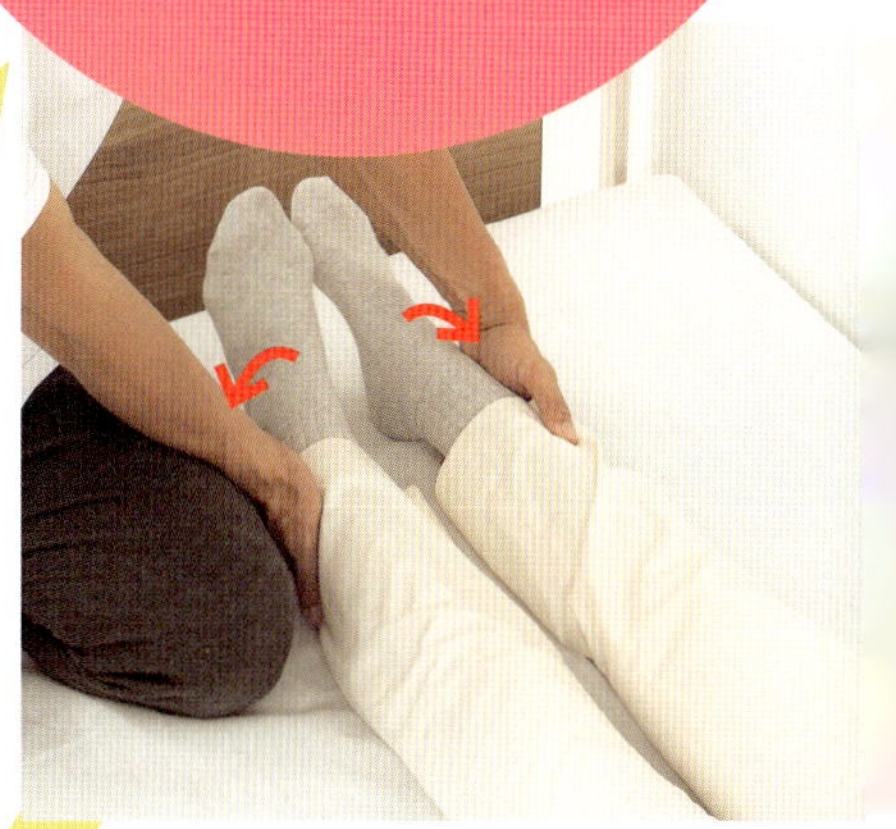

3 股関節を曲げる
足を上げ、股《こ》関節を曲げる。ひざは曲げにくいが、股関節は無理なく曲がる。

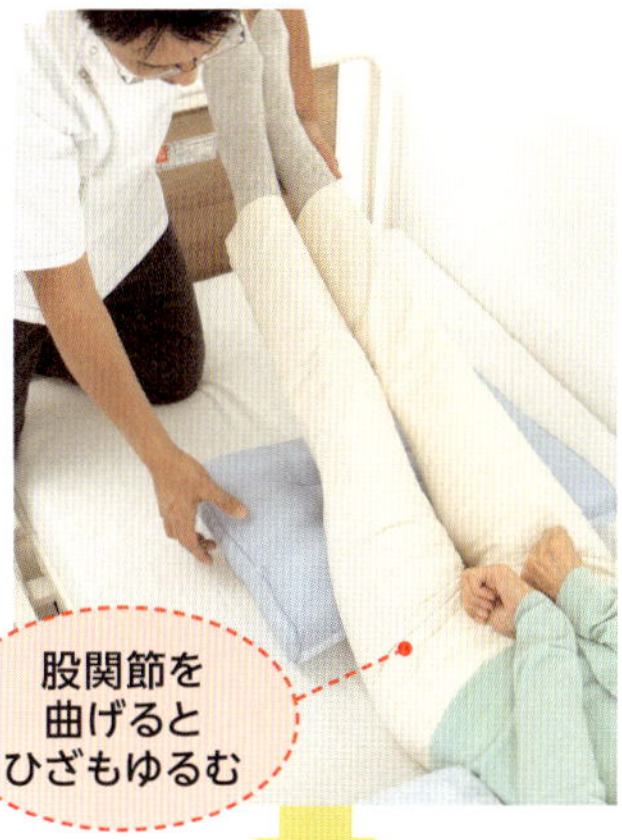
股関節を
曲げると
ひざもゆるむ

4 ひざ下をクッションで支える
股関節を曲げたまま、ひざ下に大小のクッションを入れる。

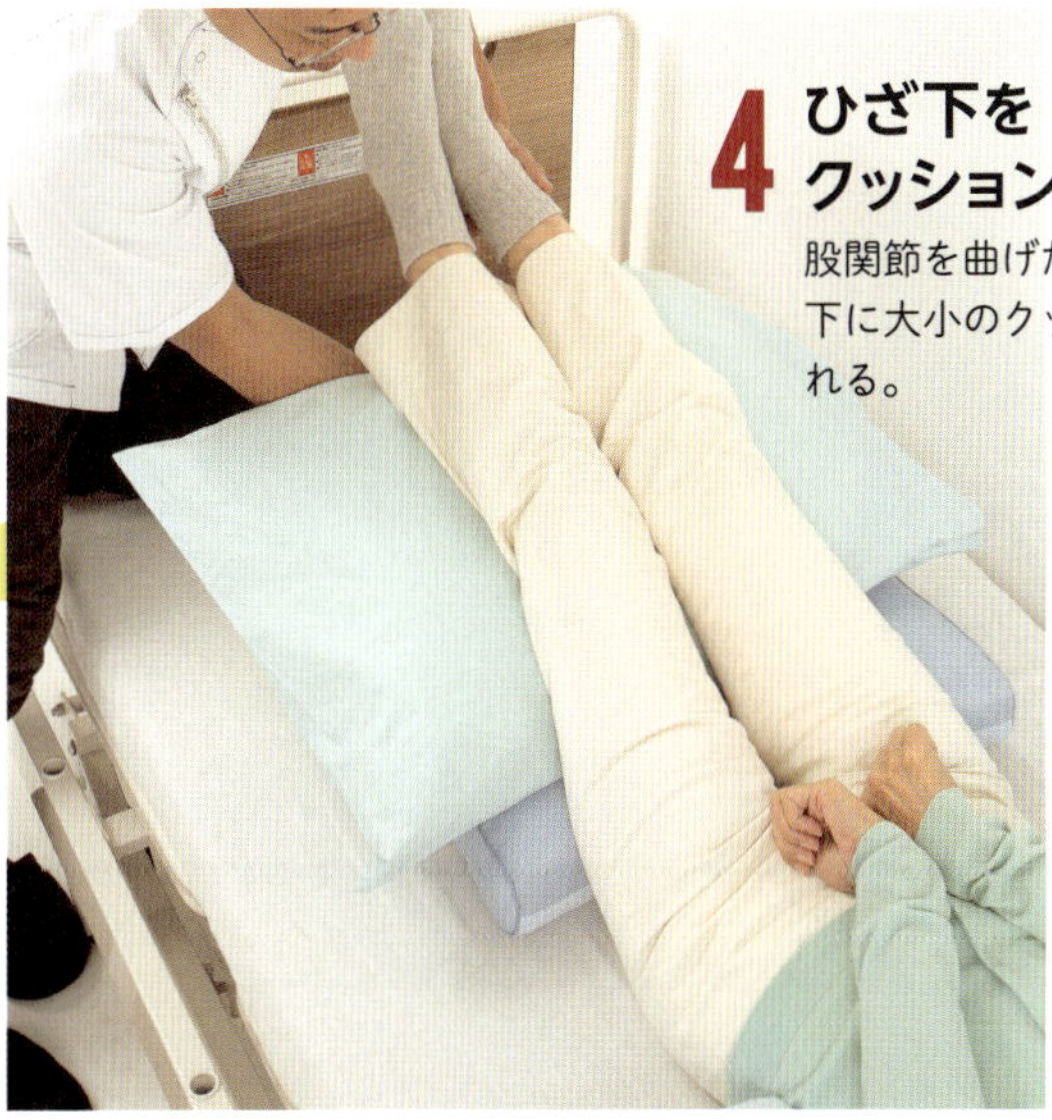

5 足先を上げる
大きなクッションで足先を高くする。これでひざが軽く曲がる。

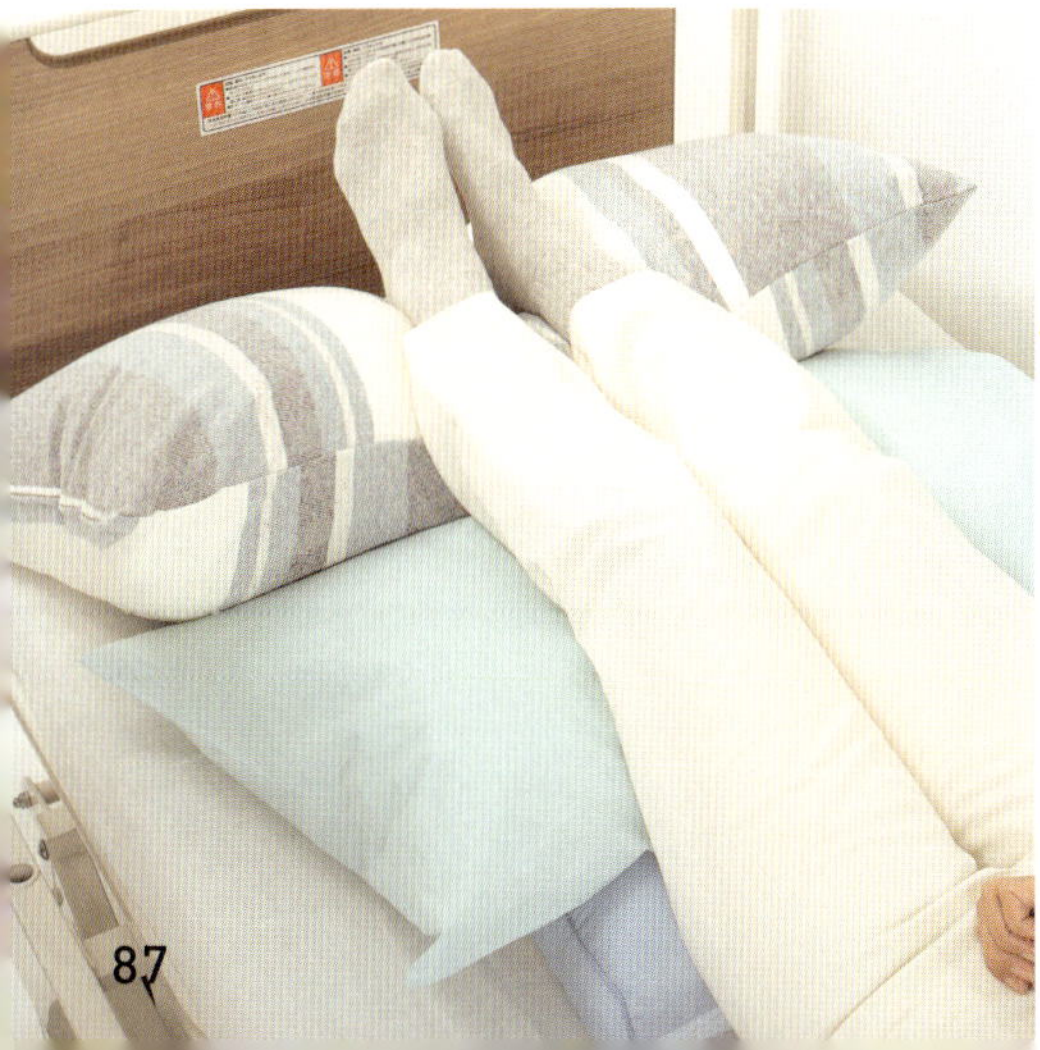

足のクロスが腰のねじれを誘発する

多くは、つっぱった左右の足がクロスしています。上側の足の下にはすき間があり、筋肉の緊張が高まっています。**左右の腰の高さも異なり、ねじれによって、硬直がさらに強くなります。**

姿勢による拘縮《こうしゅく》を防ぐためには、クロスした足をほどくことが大切です。また股《こ》関節を曲げることで、足のつっぱりがゆるみ、ひざが少し曲がるようになります。

神経性拘縮〈除脳硬直〉

真横向きは困難。側臥位は斜め30度に

除脳硬直の人は手足がつっぱっているため、真横を向くのは困難です。褥瘡対策などで側臥位にする場合は、斜め30度でポジショニングします。

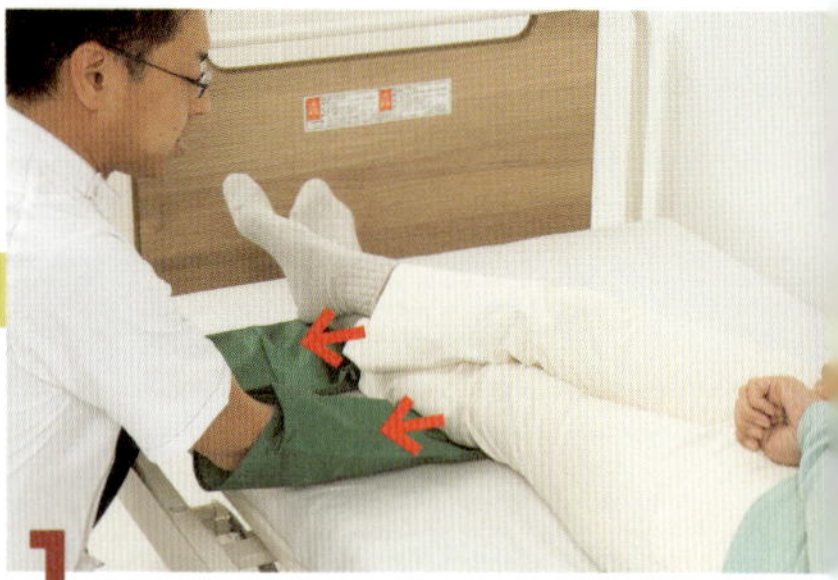

1 足先を手前に動かす

マルチグローブをはめた手をひざの下、かかとの下にさし入れ、手前にずらす。

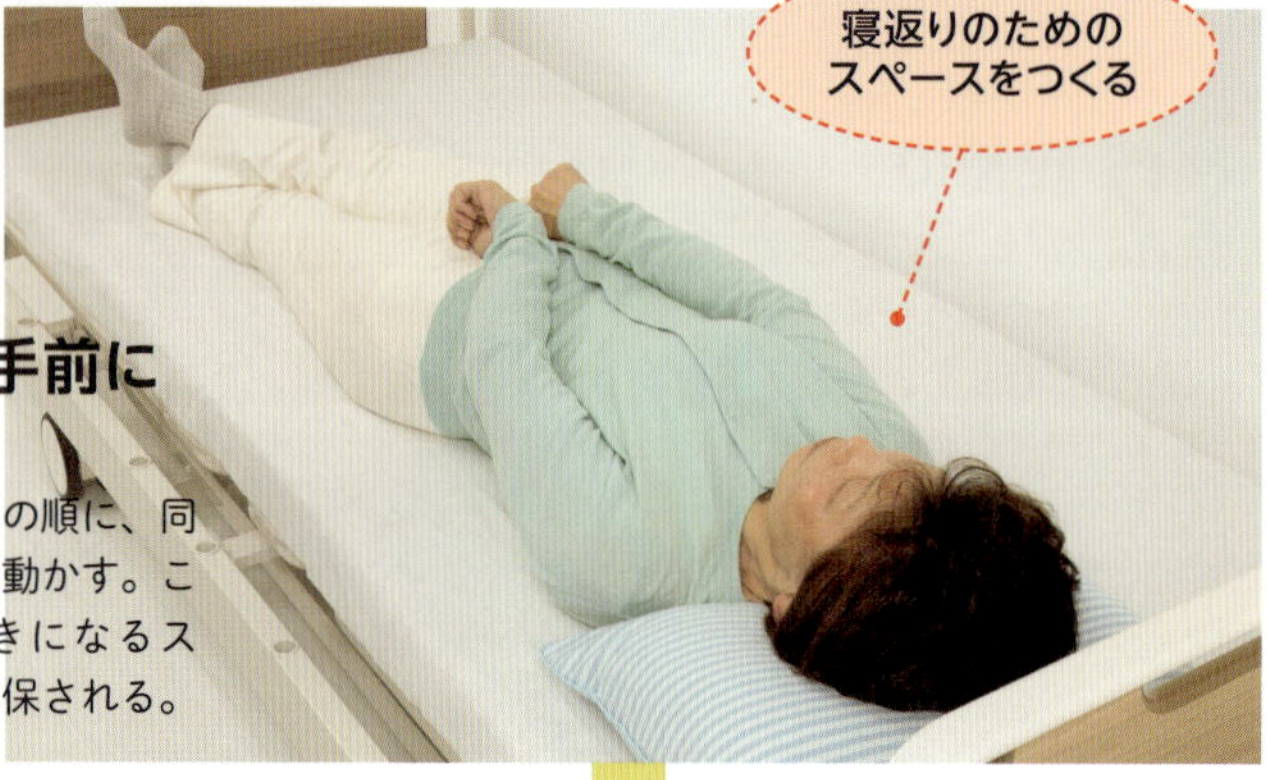
寝返りのためのスペースをつくる

2 全身を手前に動かす

足、腰、肩の順に、同様に手前に動かす。これで横向きになるスペースが確保される。

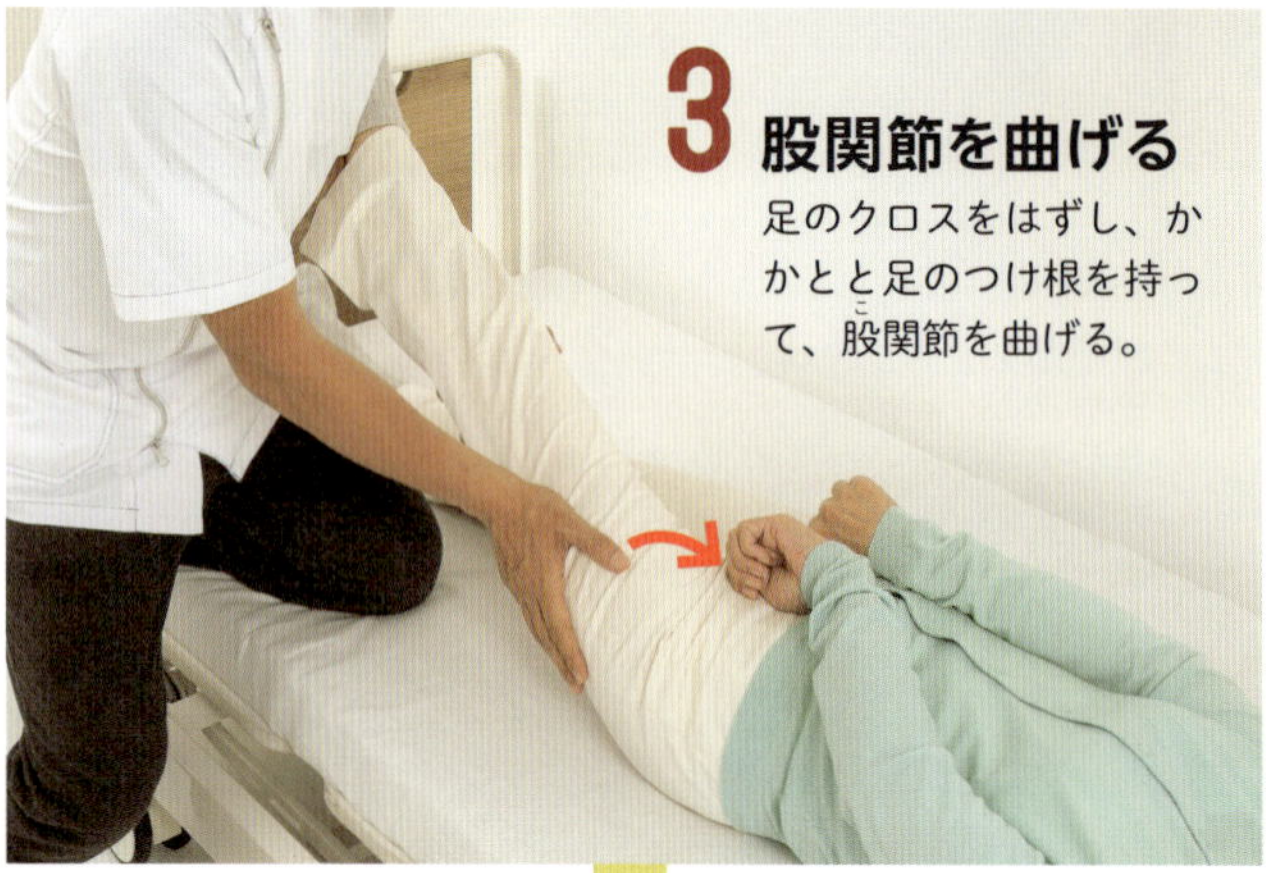

3 股関節を曲げる

足のクロスをはずし、かかとと足のつけ根を持って、股《こ》関節を曲げる。

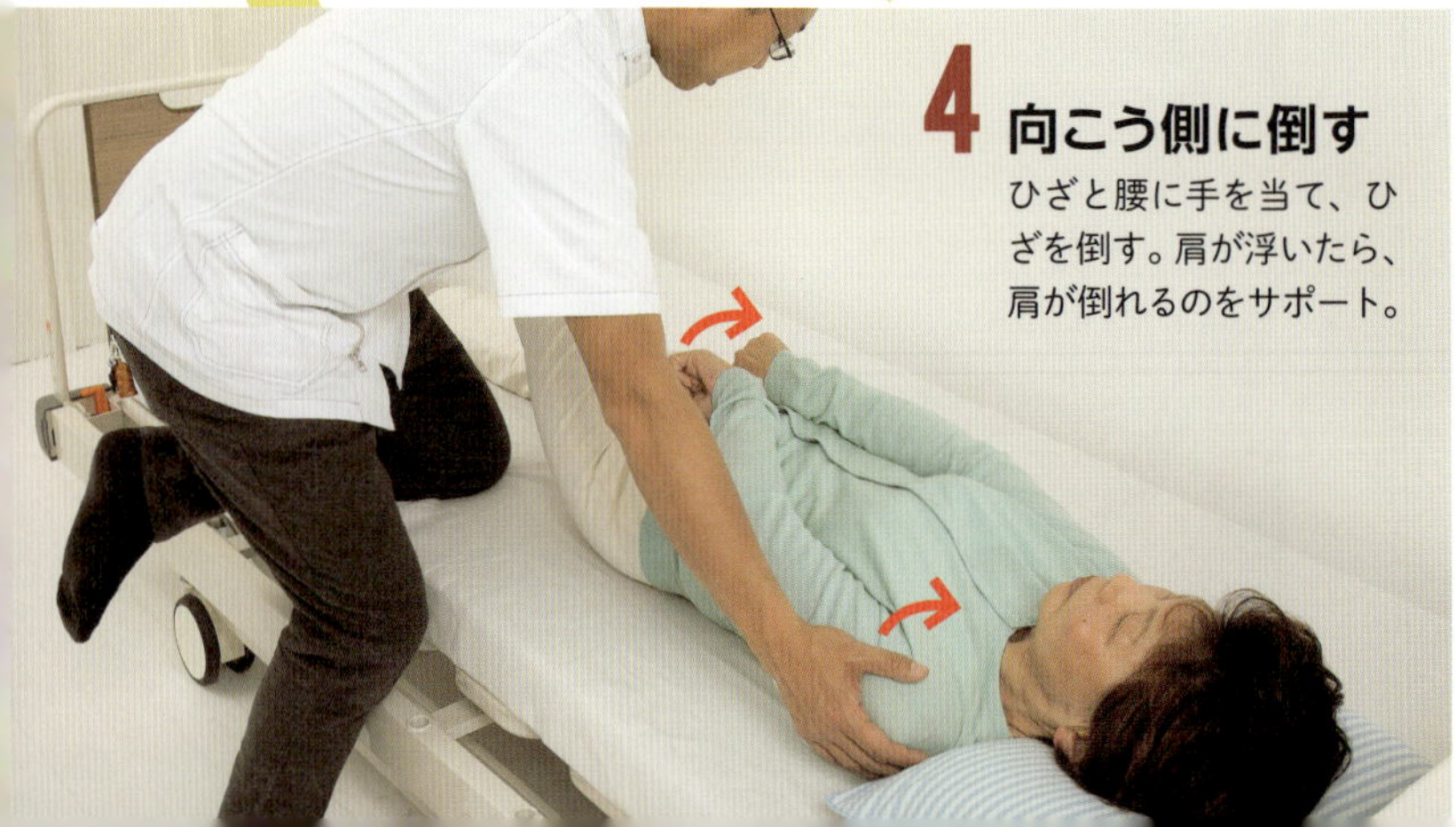

4 向こう側に倒す

ひざと腰に手を当て、ひざを倒す。肩が浮いたら、肩が倒れるのをサポート。

股関節を曲げると体を横に倒しやすい

全身がつっぱっているため、完全側臥位《そくがい》への体位変換は困難です。**寝返りは、多少安定性の高い30度側臥位にします。**

つっぱっていても、股《こ》関節を曲げれば、体を倒せます。体をずらすときは、マルチグローブを利用（上の写真）。手と皮膚のあいだの抵抗をなくす介助用品で、皮膚や皮下組織を傷めずにすみます。

5 背中側にクッションを入れる

クッションの端を押して背中側全体に入れ、30度になるよう支える。マットレスを垂直に押して入れると、背中がこすれず、皮膚への負担がない。

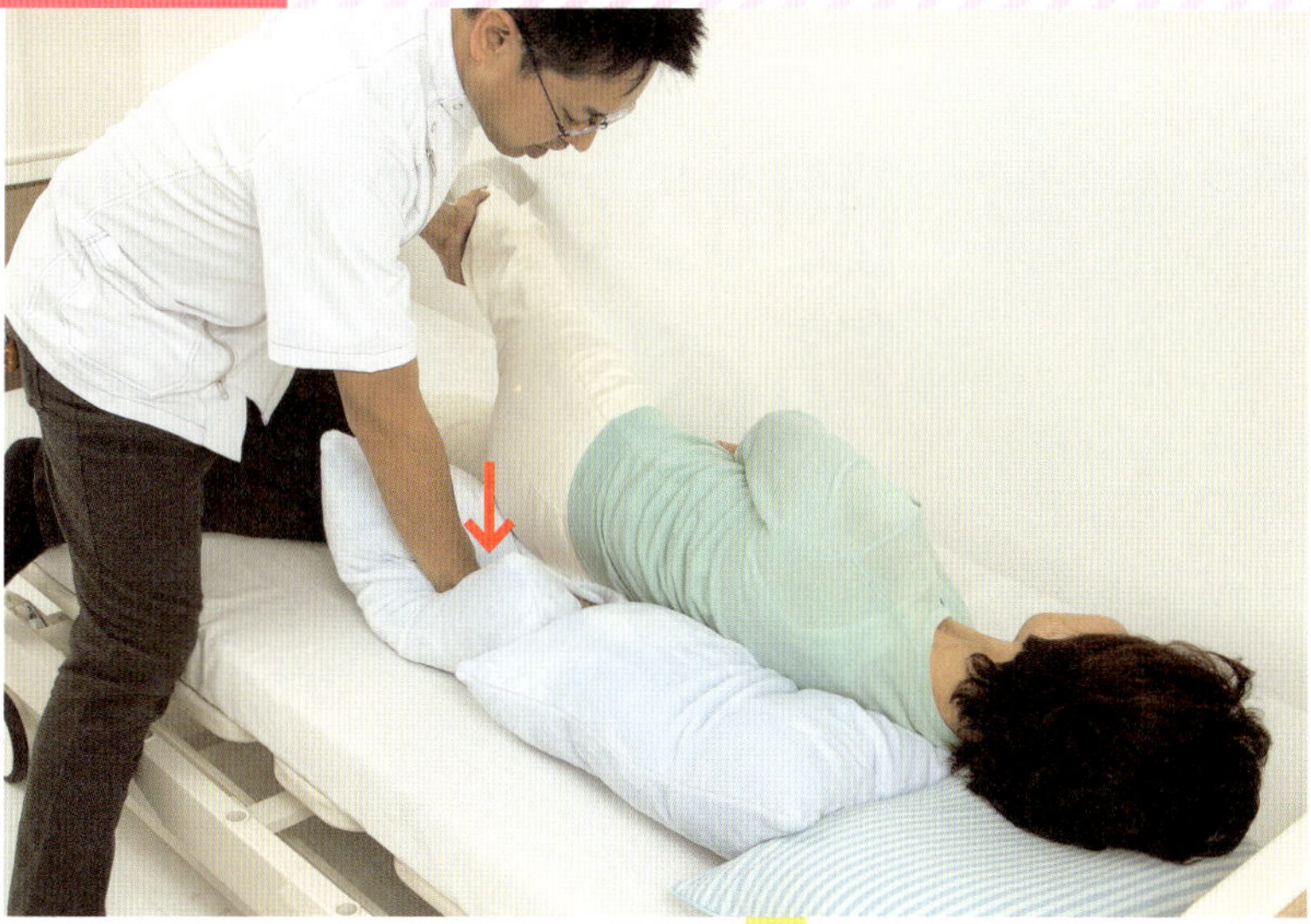

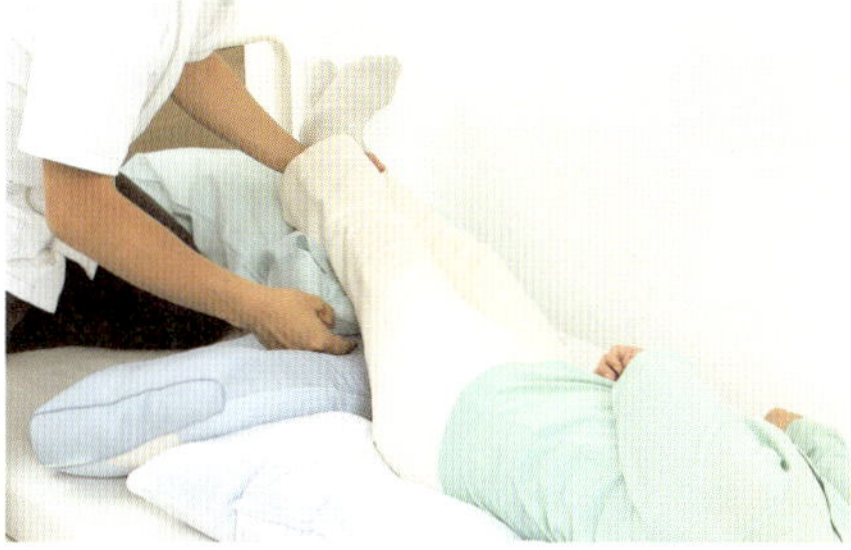

6 ひざ下にクッションを入れる

上側の足のつけ根、かかとにふれて、足を持ち上げ、クッションを入れる。

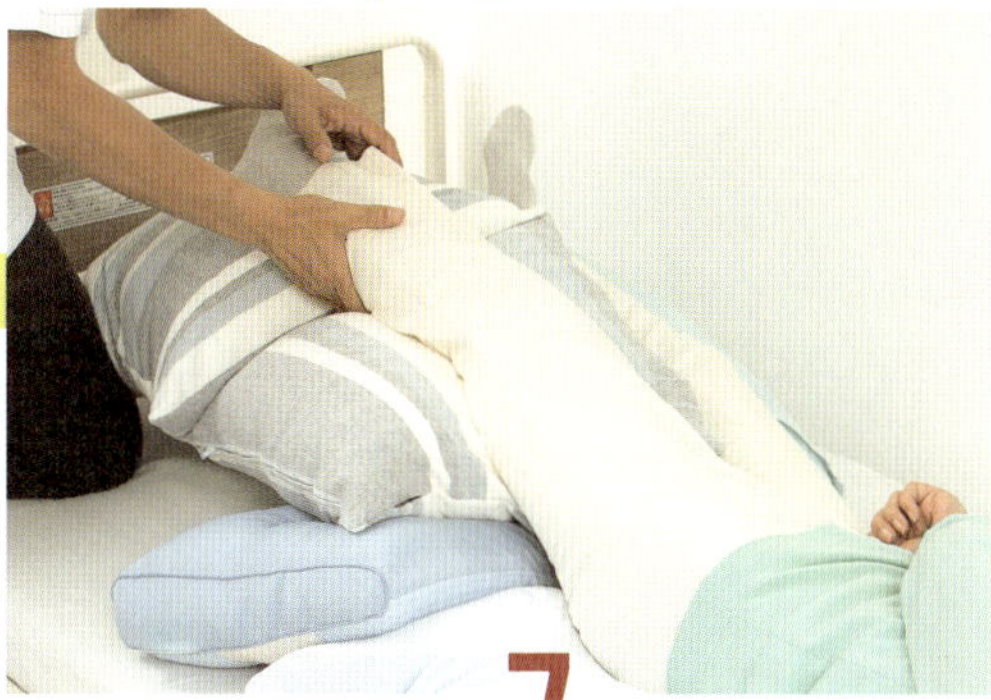

7 足先まで支える

足先が不安定にならないよう、クッションやタオルなどを入れて支える。

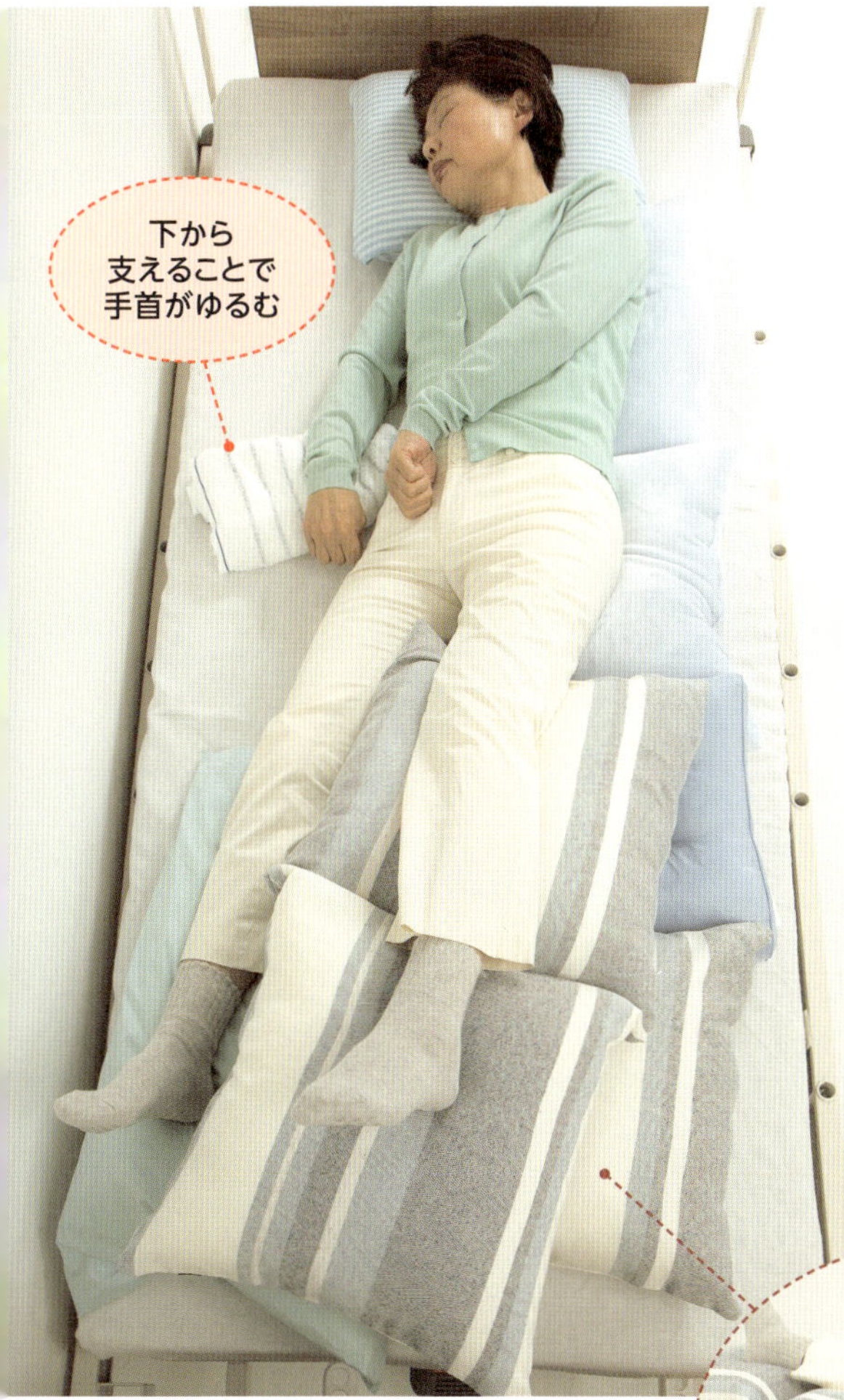
下から
支えることで
手首がゆるむ

8 傾きを確認し、手首をタオルで支える

下側の手首の下にタオルを置き、下から支える。内向きに固まった手首が、少しずつゆるんでくる。

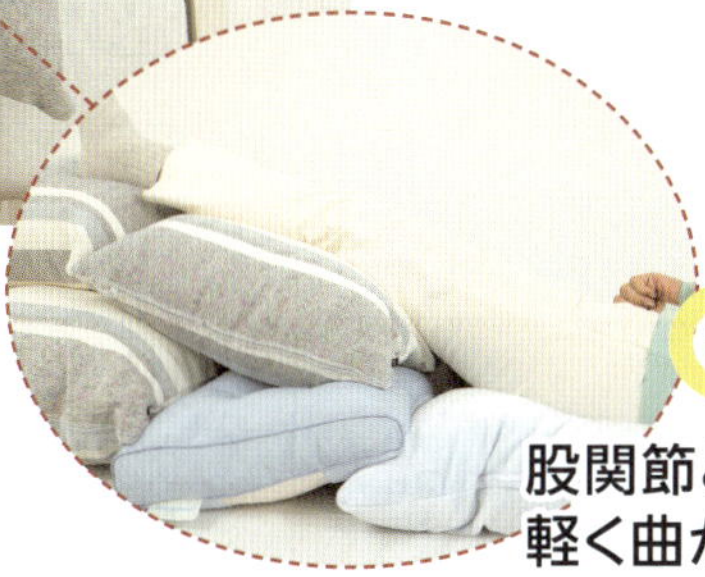
横から見た図
股関節とひざが
軽く曲がっている

その他の拘縮
〈パーキンソン病〉

硬めのクッションで筋肉の緊張をゆるめる

パーキンソン病の人は、首から背中が曲がりやすく、筋緊張が強いのが特徴。硬めのクッションでしっかり支えると、リラックスして寝られます。

硬いクッションを使うと固縮がゆるむ

パーキンソン病は、脳深部の脳幹《のうかん》の異常により起こる病気です。**筋肉が異常に緊張し、関節が動きにくくなります。これを「固縮《こしゅく》」といいます。**

歩行はできますが、最初の一歩が出にくく、寝返りしにくいなどの問題も生じます。

ポジショニングの原理は筋《きん》性拘縮《せいこうしゅく》と同じ。下から支えて、固縮した筋肉をゆるめます。**ポイントは、硬いクッションを使うことです。**支えられる感じが体感として伝わり、力を抜きやすくなります。

6つのポイントをチェックする

ひとつでも問題があれば……

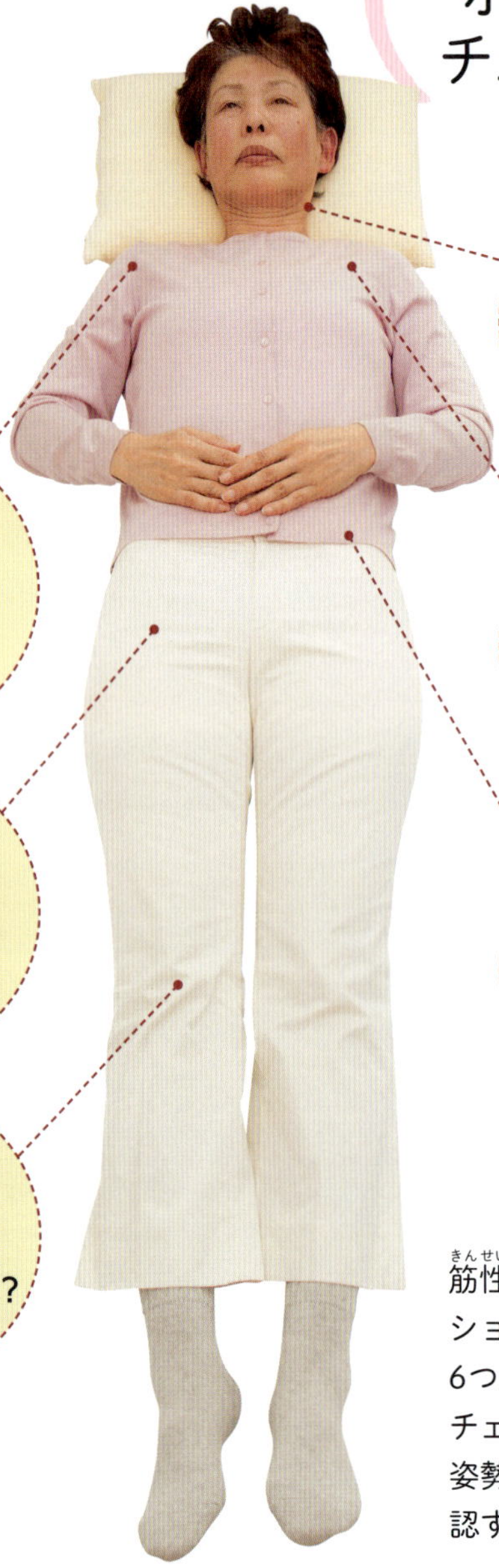

1 首が軽く曲がっているか？

2 肩甲骨《けんこうこつ》が開いているか？

3 腰が反り返っていないか？

4 肩と腰が左右に傾いていないか？

5 腰や股《こ》関節がねじれていないか？

6 ひざの下など、マットとの間にすき間がないか？

筋性拘縮《きんせいこうしゅく》と同じく、ポジショニングのポイントは6つ。まず上の6点をチェックして、不安定な姿勢になっていないか確認する。

筋性拘縮と同様にポジショニングで改善

下の写真が理想のポジショニングだが、6つのチェックポイントで該当しない箇所は、ケアしなくてよい。基本に則り、必要な箇所に必要なケアを。

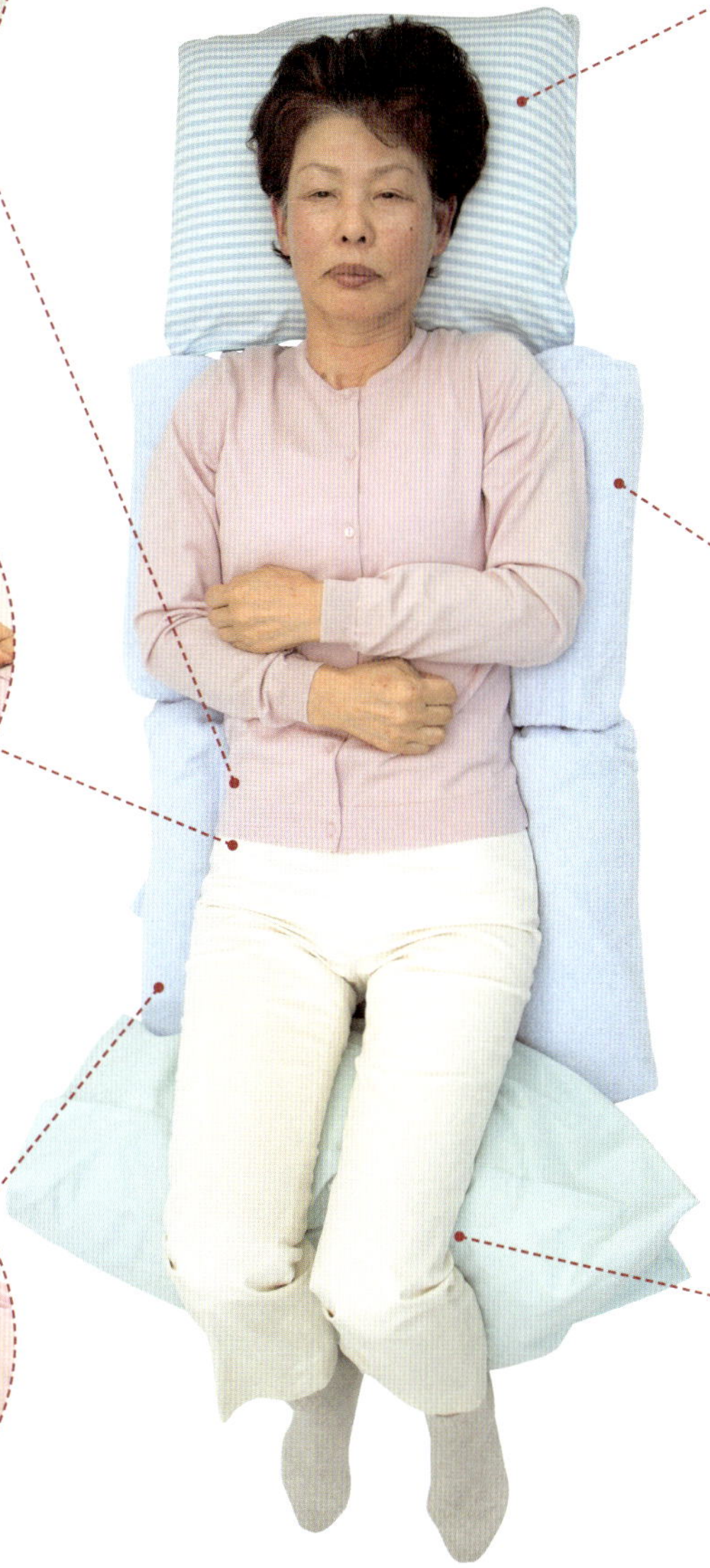

1 枕を入れて首を曲げる

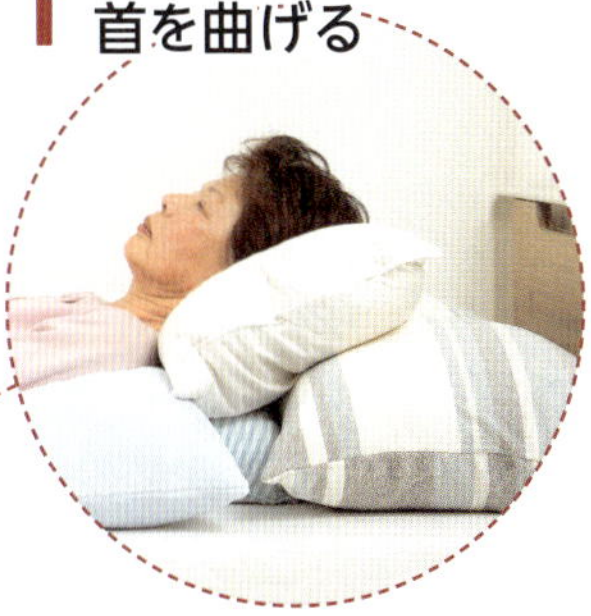

あごが上がっている場合は、枕で首を軽く曲げる。円背《えんぱい》（猫背）の人は枕を高めに。

2 肩〜腕にクッションを入れる

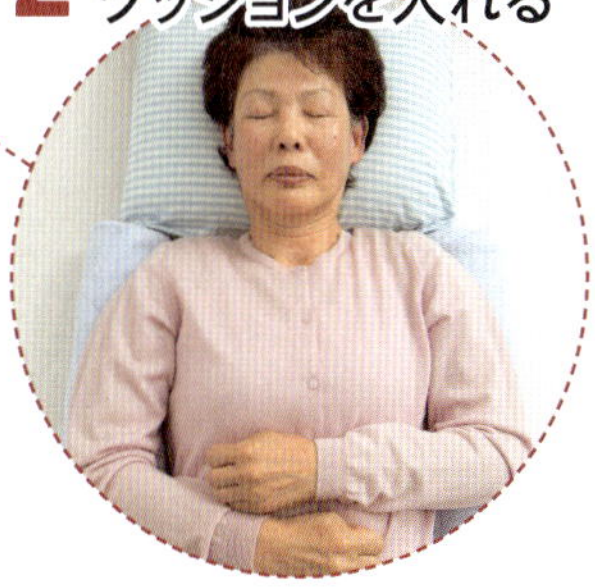

肩が開き、肩甲骨が内側に寄っているようなら、タオルなどで肩をすくませる。

3 ひざ、腰の下にタオルを入れる

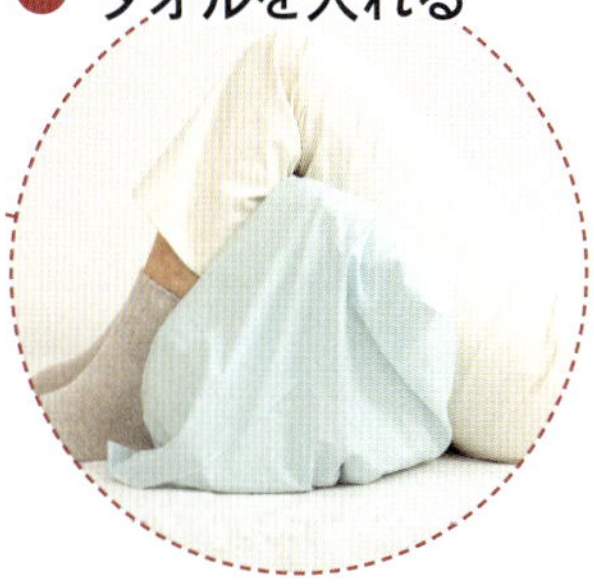

腰が反っている人は、ひざを曲げてクッションで支え、腰をまっすぐにする。

4 腰を動かして傾きをなくす

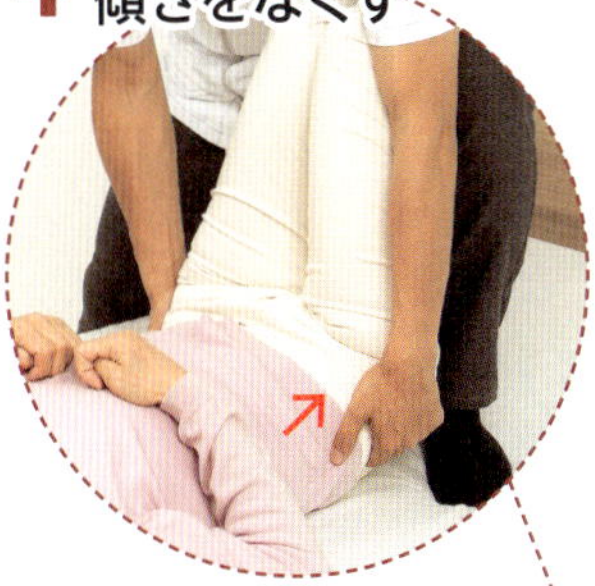

上からよくみて、体が左右に傾いているようであれば、腰を水平に直す。

5 骨盤を正面に向け、ねじれをなくす

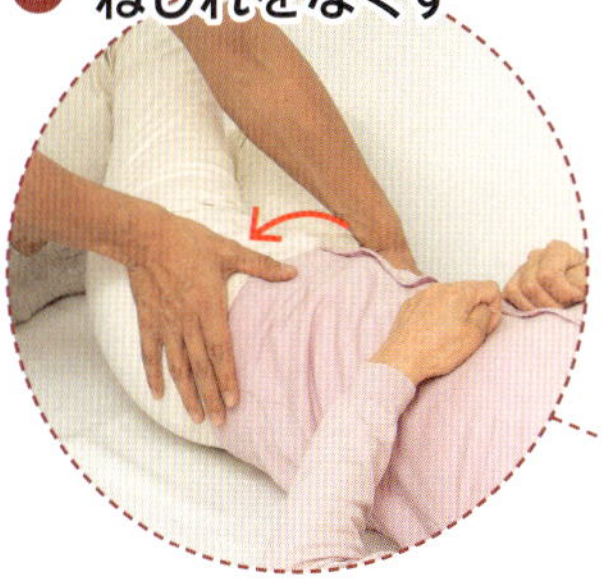

肩、腰の左右どちらかが高く、ねじれていたら、骨盤《こつばん》を正面向きに整える。

6 残りのすき間をクッションで埋める

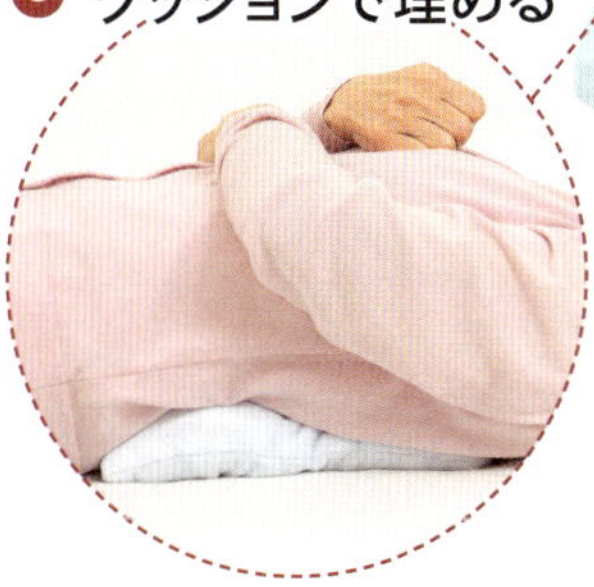

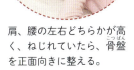

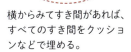

横からみてすき間があれば、すべてのすき間をクッションなどで埋める。

その他の拘縮〈パーキンソン病〉

横向きで寝るときはねじれに注意

パーキンソン病の人は、背中が曲がりやすいのが特徴です。
横向きではねじれが起きやすいので、硬めのクッションで安定させましょう。

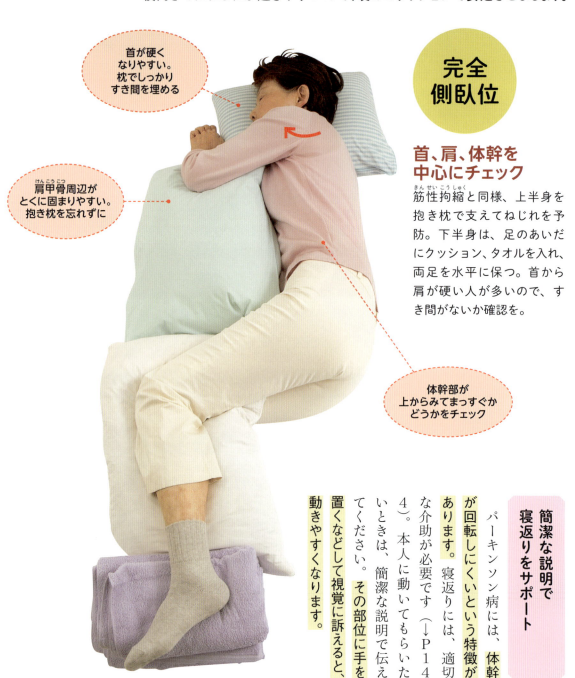

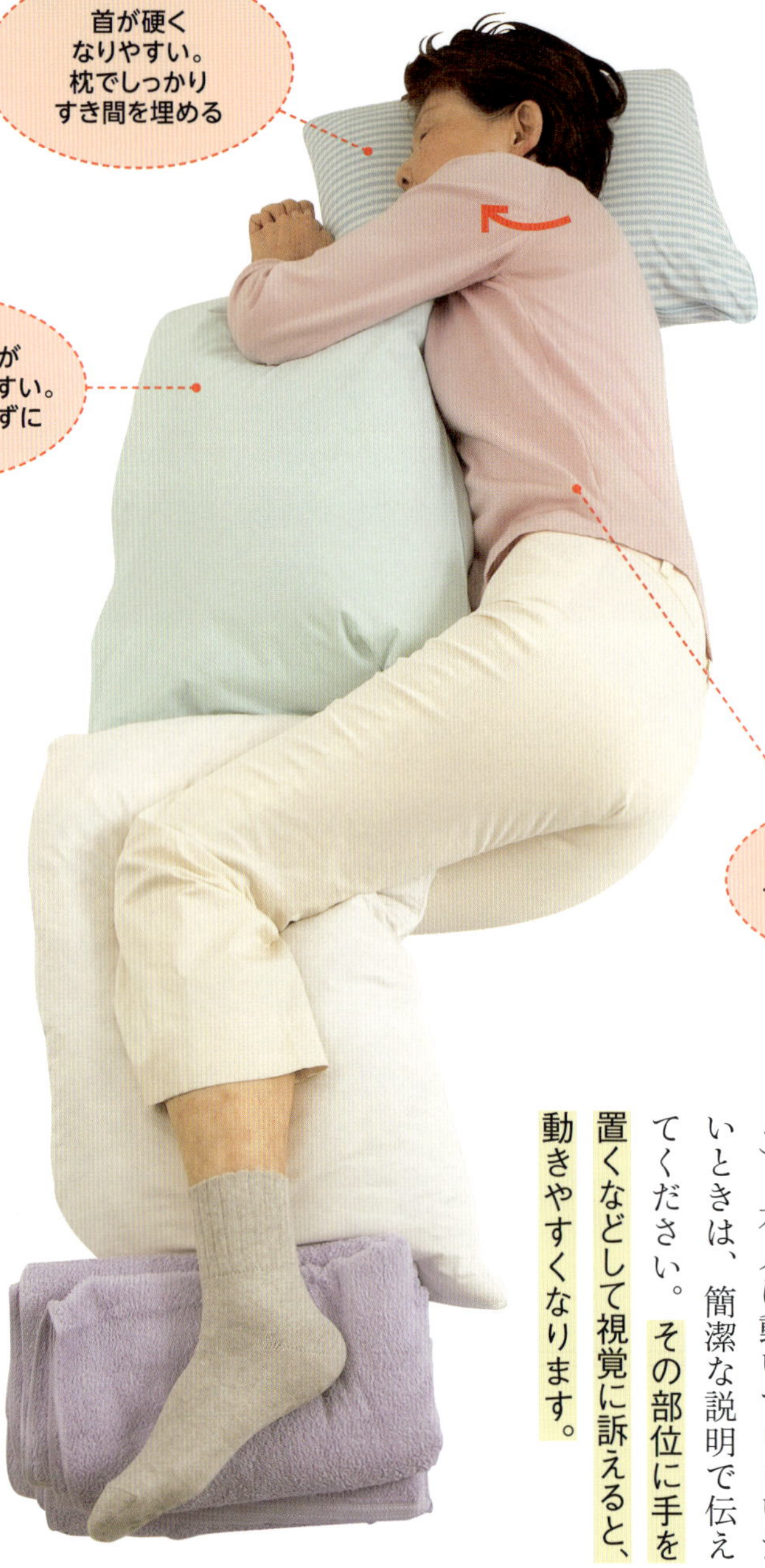

首が硬くなりやすい。枕でしっかりすき間を埋める
肩甲骨《けんこうこつ》周辺がとくに固まりやすい。抱き枕を忘れずに
体幹部が上からみてまっすぐかどうかをチェック

完全側臥位

首、肩、体幹を中心にチェック

筋性拘縮《きんせいこうしゅく》と同様、上半身を抱き枕で支えてねじれを予防。下半身は、足のあいだにクッション、タオルを入れ、両足を水平に保つ。首から肩が硬い人が多いので、すき間がないか確認を。

簡潔な説明で寝返りをサポート

パーキンソン病には、**体幹が回転しにくいという特徴があります。**寝返りには、適切な介助が必要です（↓P144）。本人に動いてもらいたいときは、簡潔な説明で伝えてください。**その部位に手を置くなどして視覚に訴えると、動きやすくなります。**

パーキンソン病：側臥位のポジショニングテクニック

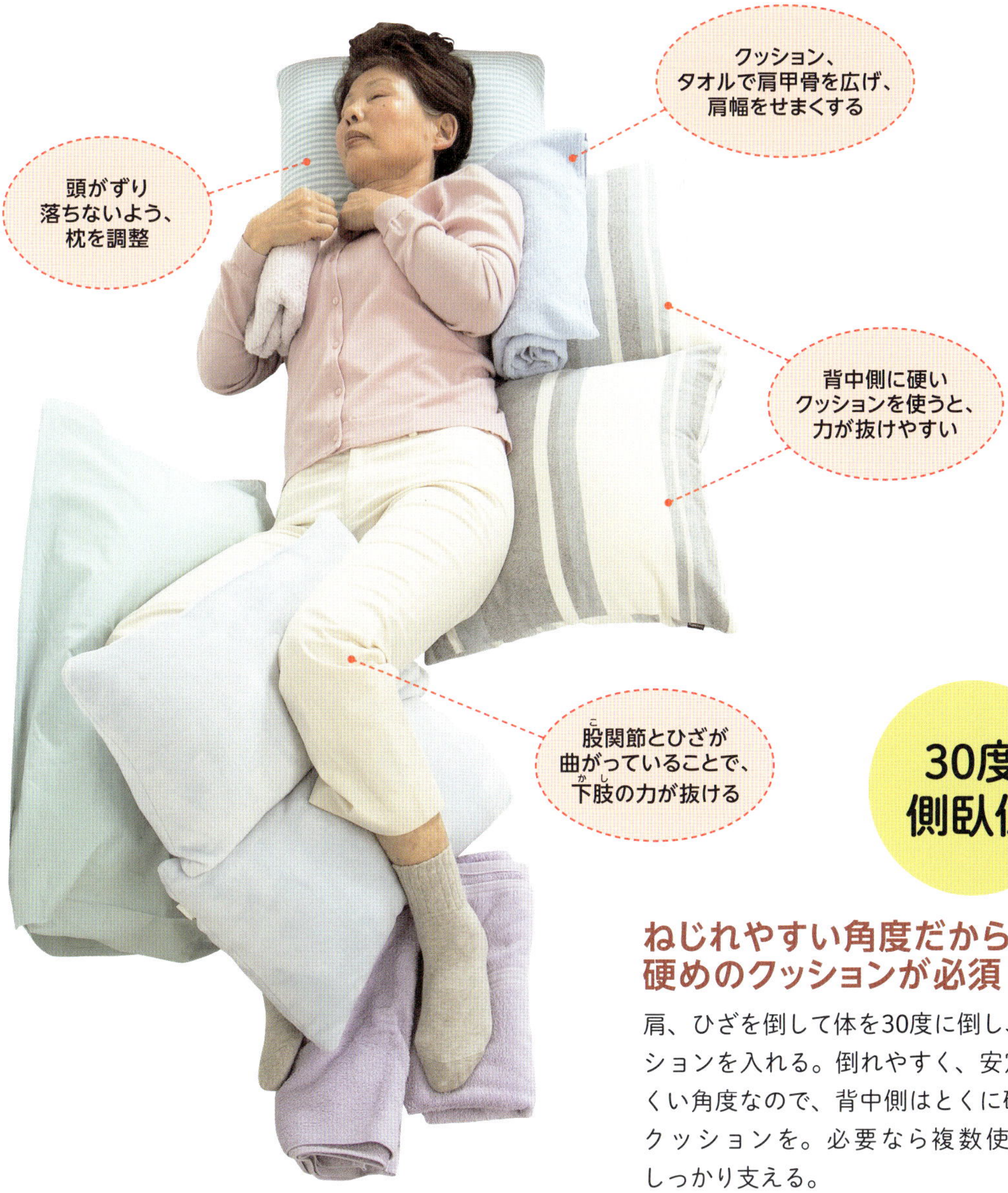
クッション、
タオルで肩甲骨を広げ、
肩幅をせまくする
頭がずり
落ちないよう、
枕を調整
背中側に硬い
クッションを使うと、
力が抜けやすい
股《こ》関節とひざが
曲がっていることで、
下《か》肢《し》の力が抜ける

**30度
側臥位**

ねじれやすい角度だからこそ硬めのクッションが必須

肩、ひざを倒して体を30度に倒し、クッションを入れる。倒れやすく、安定しにくい角度なので、背中側はとくに硬めのクッションを。必要なら複数使って、しっかり支える。

Column

パーキンソン病の人は、振戦で疲れやすい

　パーキンソン病の人には、手足が細かくふるえる「振《しん》戦《せん》」という症状がみられます。安静にしているときに現れるもので、介護の妨げにはなりません。

　しかし、ただでさえ筋肉が緊張しているのに、意思に反して体が動くので、疲労がたまっています。十分に休息させてから介助するなどの配慮が必要です。

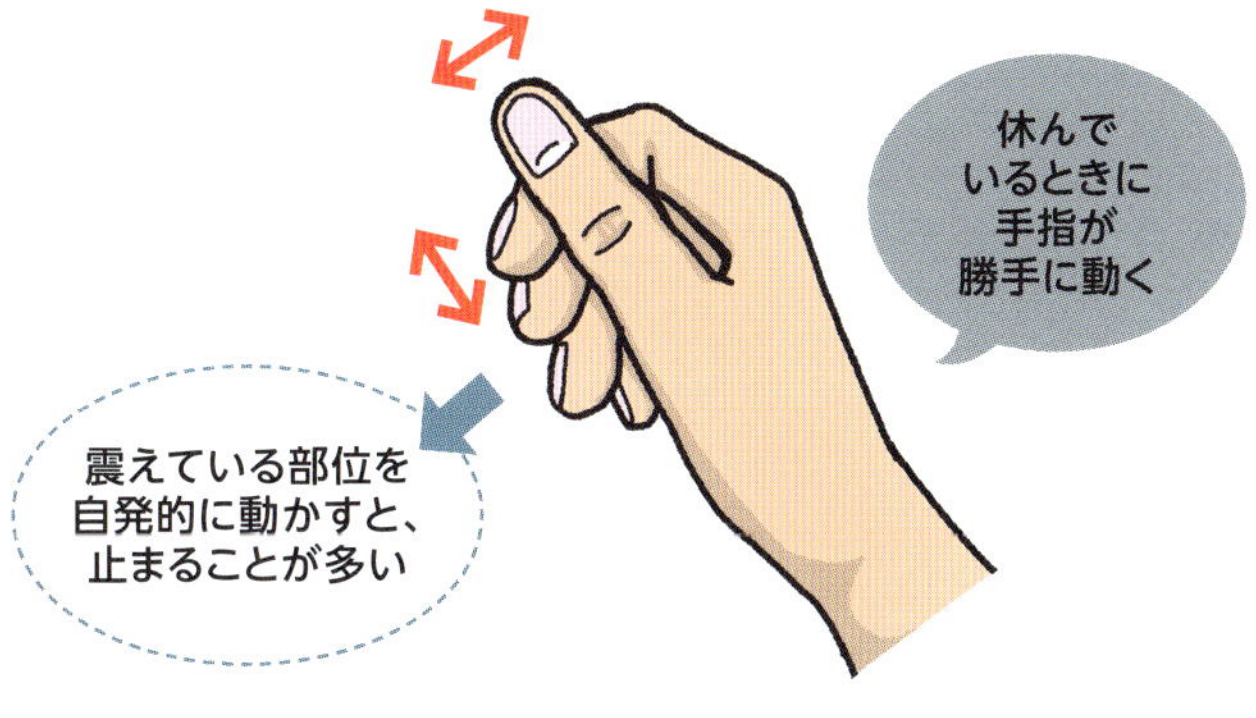
休んで
いるときに
手指が
勝手に動く
震えている部位を
自発的に動かすと、
止まることが多い

実施後の評価

口の開き、指の握りかた、呼吸筋の動きをチェック

ポジショニング後は、体の変化をよくみて、改善度合いを確認しましょう。筋肉の緊張がとれると呼吸がラクになり、表情もおだやかになってきます。

ポジショニング後、20分で表情が変わる！

ポジショニングは、やりっぱなしにしないこと。ポイントを正しく押さえられているかどうかの評価が必要です。

正しいポジショニングをおこなうと、**20分、30分後には、それまでとは明らかに違う変化がみてとれます。**

とくにわかりやすいのが、ここに紹介する3つのポイントです。よけいな力が抜けて、全身の緊張がやわらいでくると、固く握った指が開いてきます。呼吸にかかわる筋肉の働きがよくなり、呼吸が深くなります。

何より明らかなのは、**それまでゆがんでいた顔が、おだやかになることです。**時間は多少かかりますが、発語困難だった人が、声を出せるようになることもよくあります。

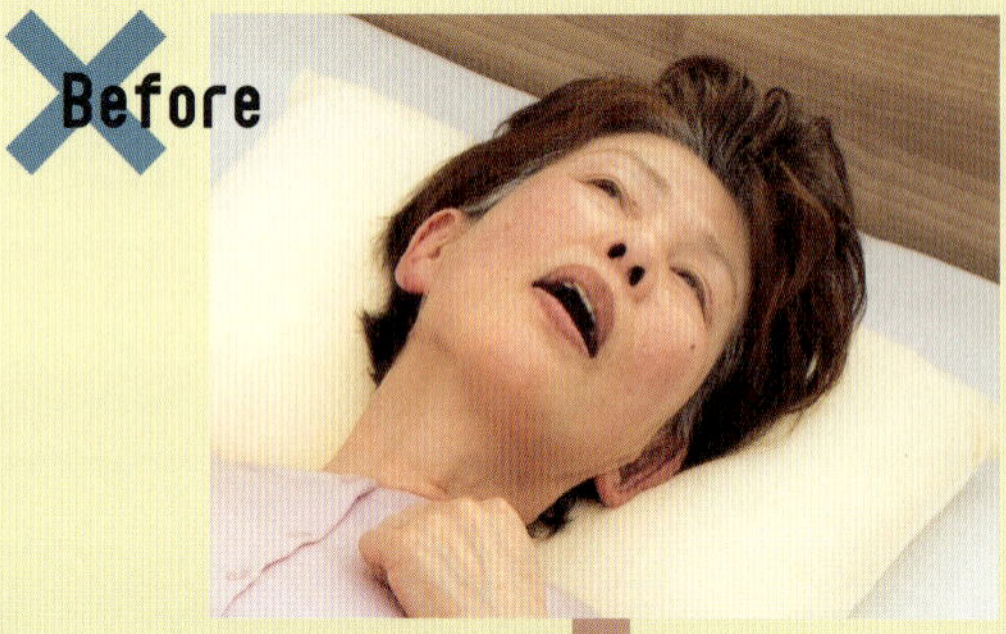
Before

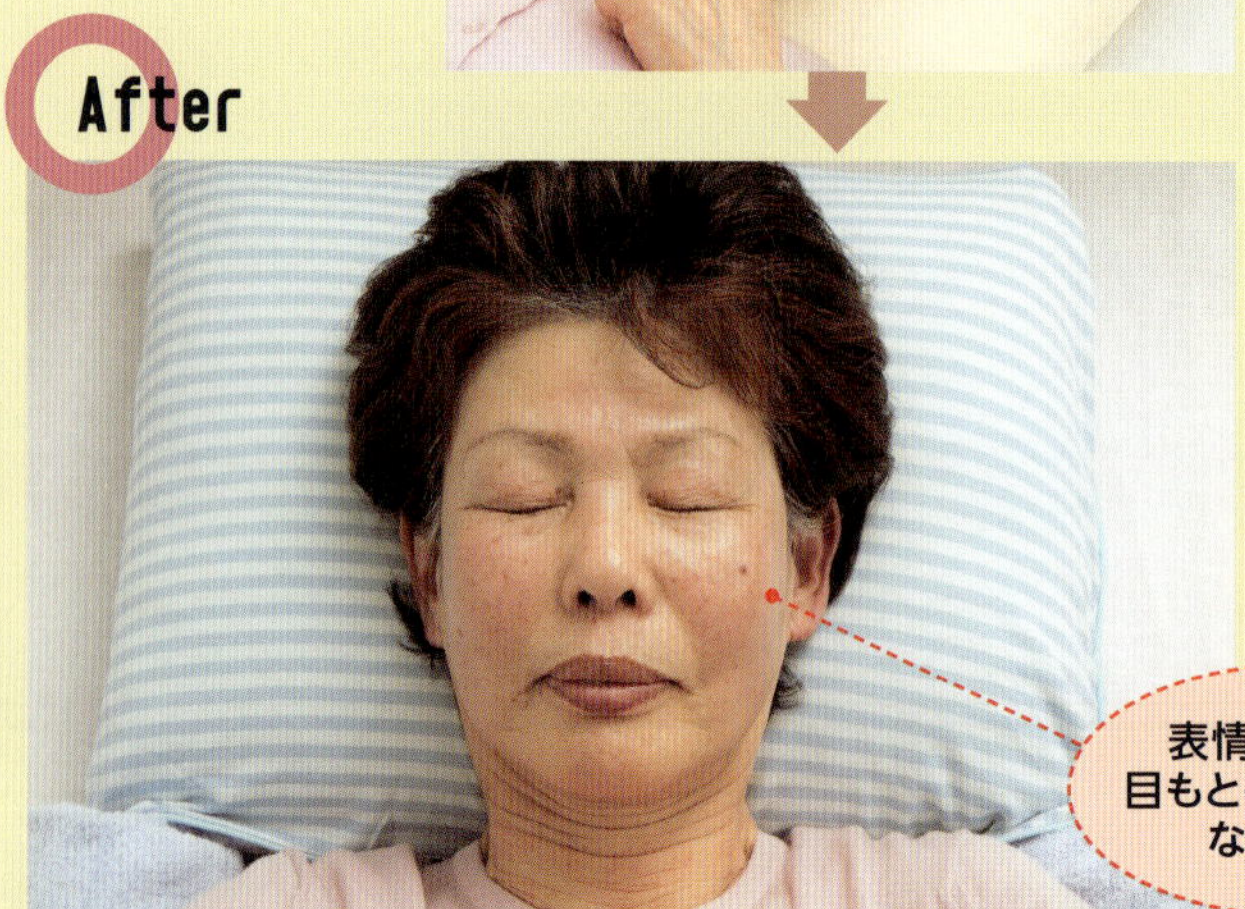
After
Point
表情がゆるみ、目もともおだやかになっている

チェックポイント 1

口が閉じ、表情がゆるんでいる？

正しいポジショニングをおこなうと、首の反りが解消し、開いていた口が閉じる。首の反りによるつらさで、ゆがんでいた顔つきもやわらぐ。表情筋の筋肉がゆるみ、表情が出て、コミュニケーションもしやすくなる。

チェックポイント2 手指の握り込みは解消されている？

ポジショニング前は、手首や指が曲がり、開こうとしてもきつく締まっている。正しくポジショニングすると、緊張した筋肉がゆるみ、握り込みが自然と解消される。指が開くようになり、手のひらの清拭《せいしき》などがラクにできる。

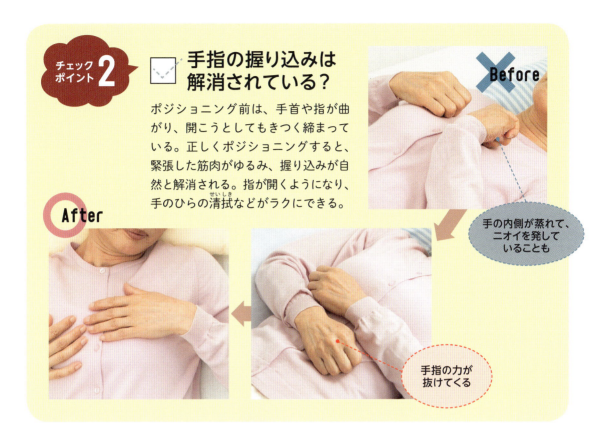

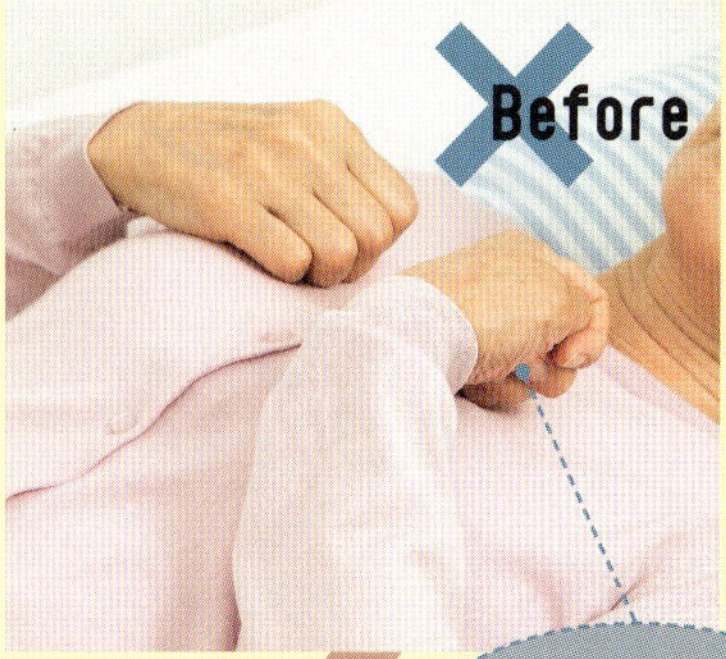
Before
手の内側が蒸れて、ニオイを発していることも

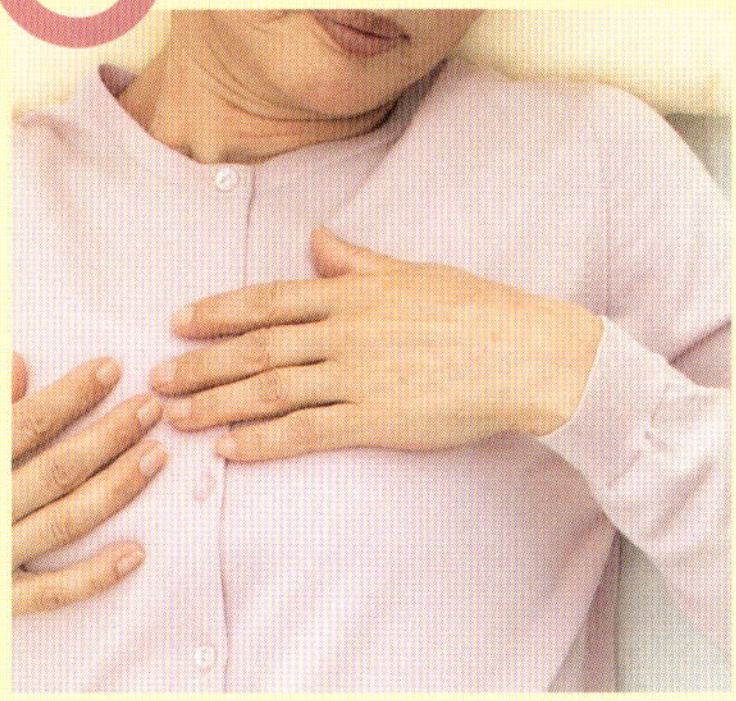
After

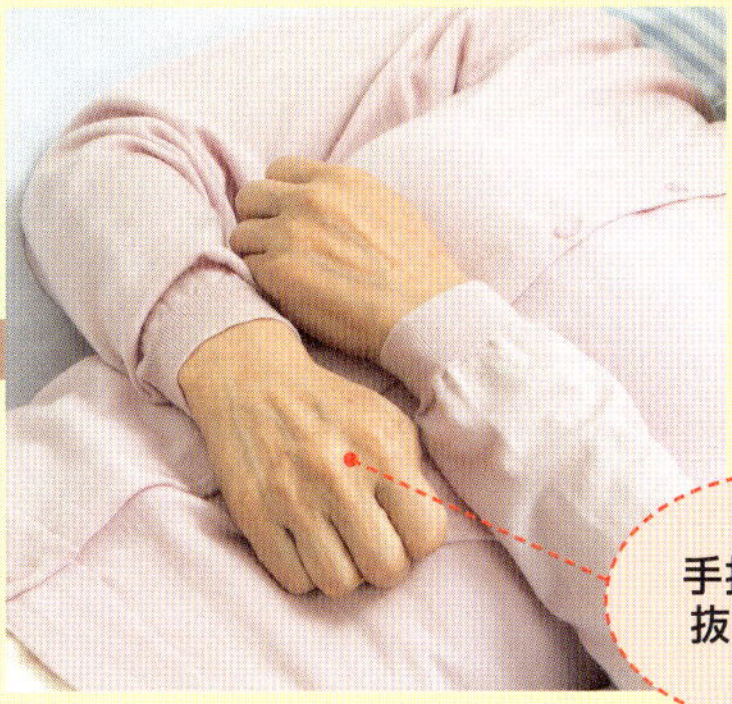
手指の力が抜けてくる

チェックポイント3 呼吸筋はしっかり動いている？

背中側が緊張していると、呼吸にかかわる腹筋の働きが低下し、呼吸が浅くなる。正しくポジショニングすると、ラクに深い呼吸ができるようになる。横からみて、胸から腹部の筋肉が動いていればOK。

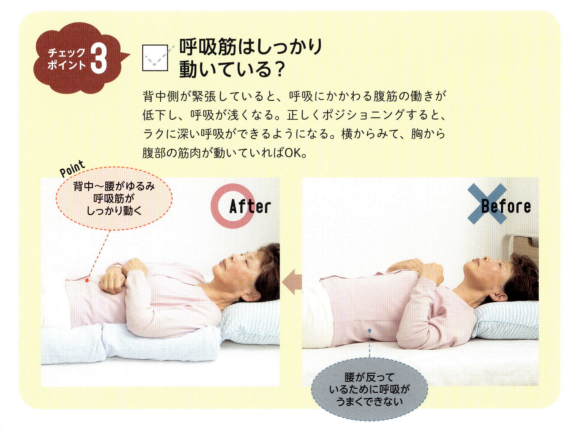

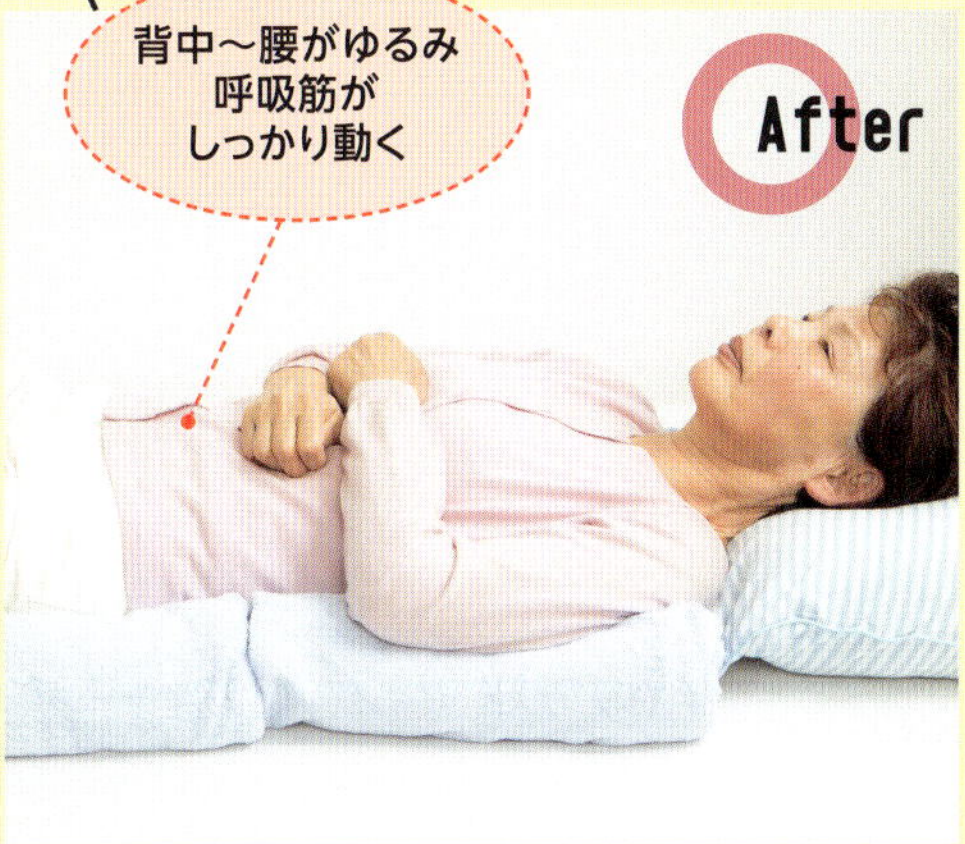
Point
背中～腰がゆるみ呼吸筋がしっかり動く
After

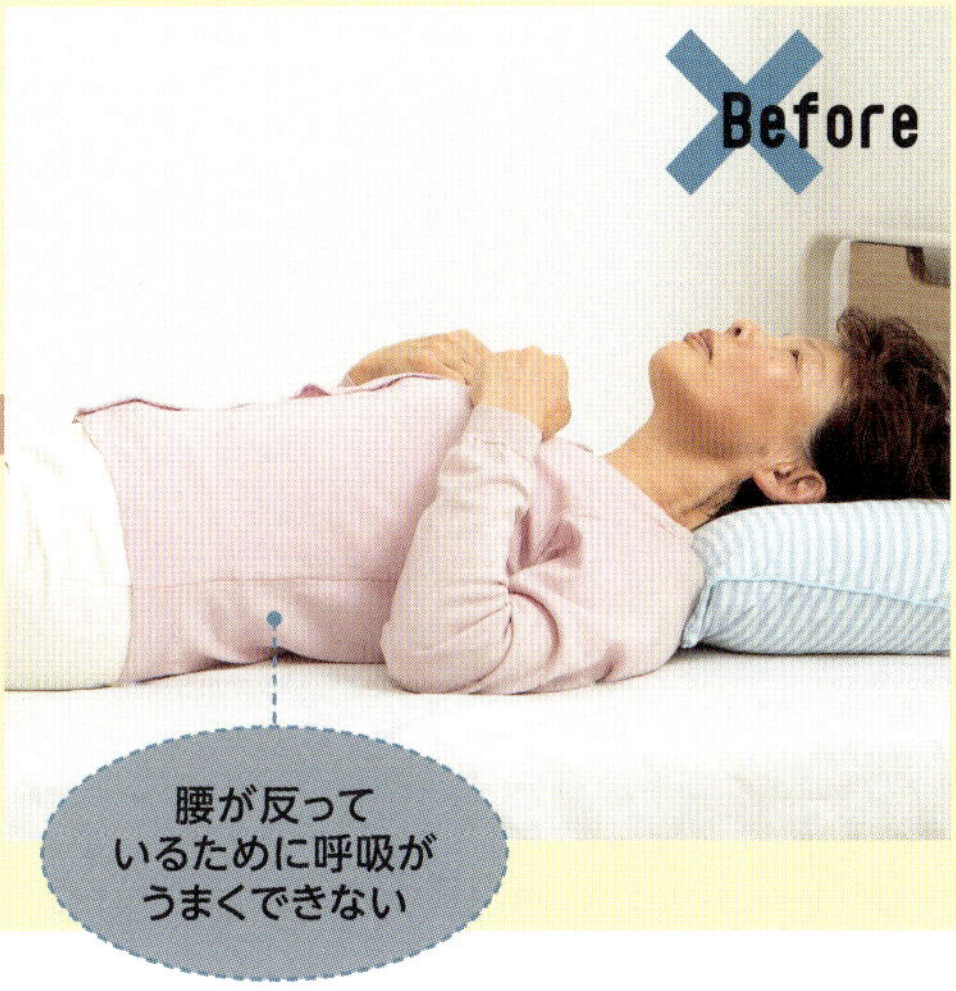
Before
腰が反っているために呼吸がうまくできない

予防的ケア

自分で寝返りできる人にクッションは使わない

クッションでのポジショニングは、寝返りできない人のための拘縮対策。自力で動ける人には、よけいなケアをしないことが、最良のケアです。

寝ている時間は、寝返りで拘縮予防

自分で動ける人は、１か所に緊張が続かないよう、自然に寝返りをうつ。動きを制限するようなポジショニングは不要。

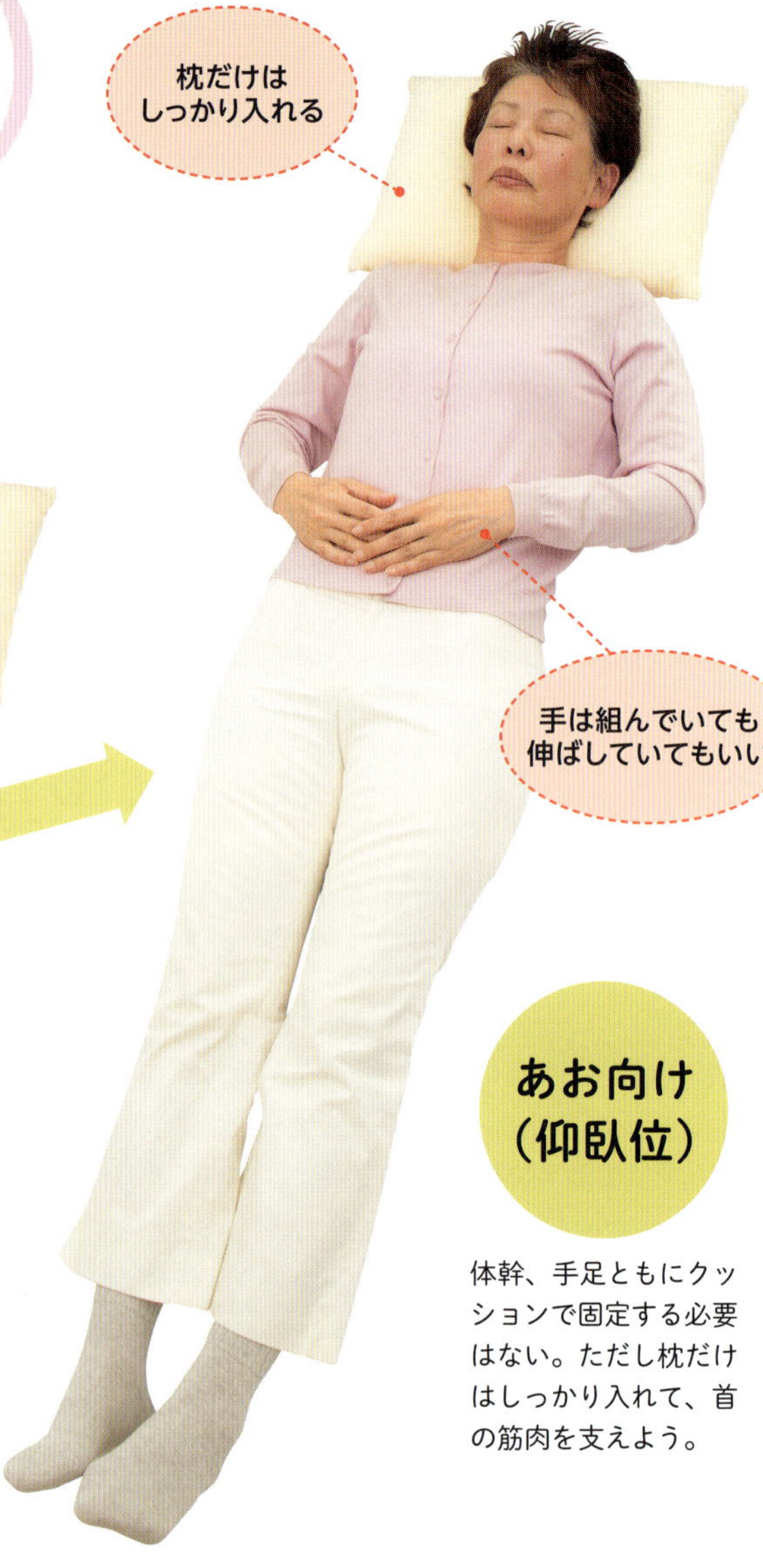
枕だけはしっかり入れる
手は組んでいても伸ばしていてもいい

あお向け（仰臥位）

体幹、手足ともにクッションで固定する必要はない。ただし枕だけはしっかり入れて、首の筋肉を支えよう。

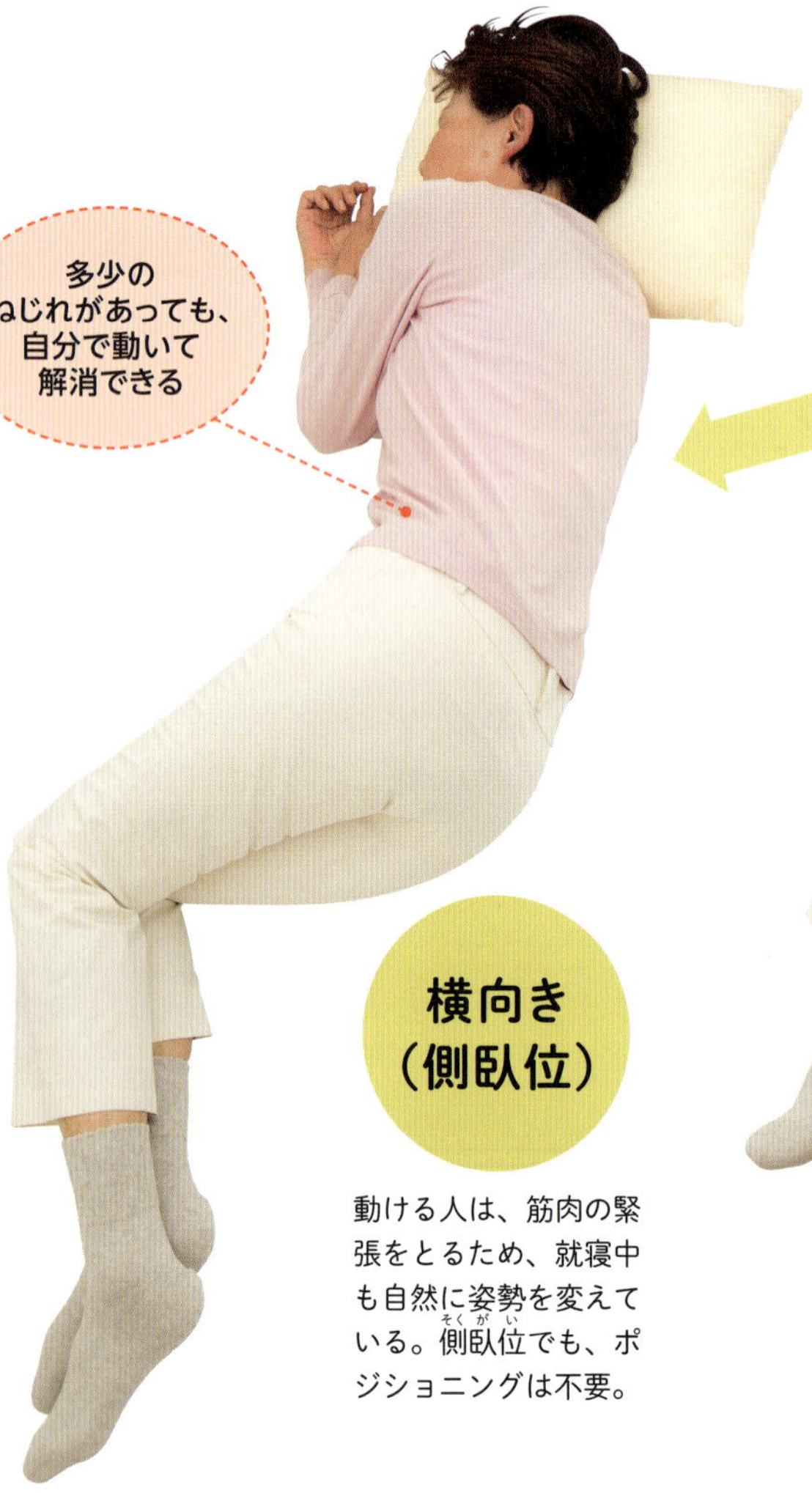
多少のねじれがあっても、自分で動いて解消できる

横向き（側臥位）

動ける人は、筋肉の緊張をとるため、就寝中も自然に姿勢を変えている。側《そく》臥《が》位《い》でも、ポジショニングは不要。

寝るときの姿勢より座っている姿勢が重要

まだ寝たきりというわけではないが、今後が心配という場合は、拘縮《こうしゅく》を防ぐためのケアを考えていきます。

自分で動ける人は、理論上正しいポジショニングをしても、いつの間にか同じ姿勢に戻ってしまうことがあります。

このようなときは、クッションなどを使ったポジショニングはしなくてもかまいません。同じ姿勢に戻ってしまうのは、それが本人にとってラクな姿勢だからです。

いくら拘縮を防ぐからと、その動きを制限してしまうと、かえってつらい思いをさせてしまいます。

動ける人は、ベッド上の姿勢よりむしろ、座っている姿勢のほうが、拘縮予防のカギになります。

離床時間をできるだけ長くする

拘縮《こうしゅく》予防のために何より大切なのが、起き上がって過ごすこと。歩行可能なうちは歩行し、むずかしければ車椅子を使って離床《りしょう》する。座っているときも6つのポイントを守って、ゆがみのない姿勢を保つ。

➡座るときの理想的姿勢はP122参照

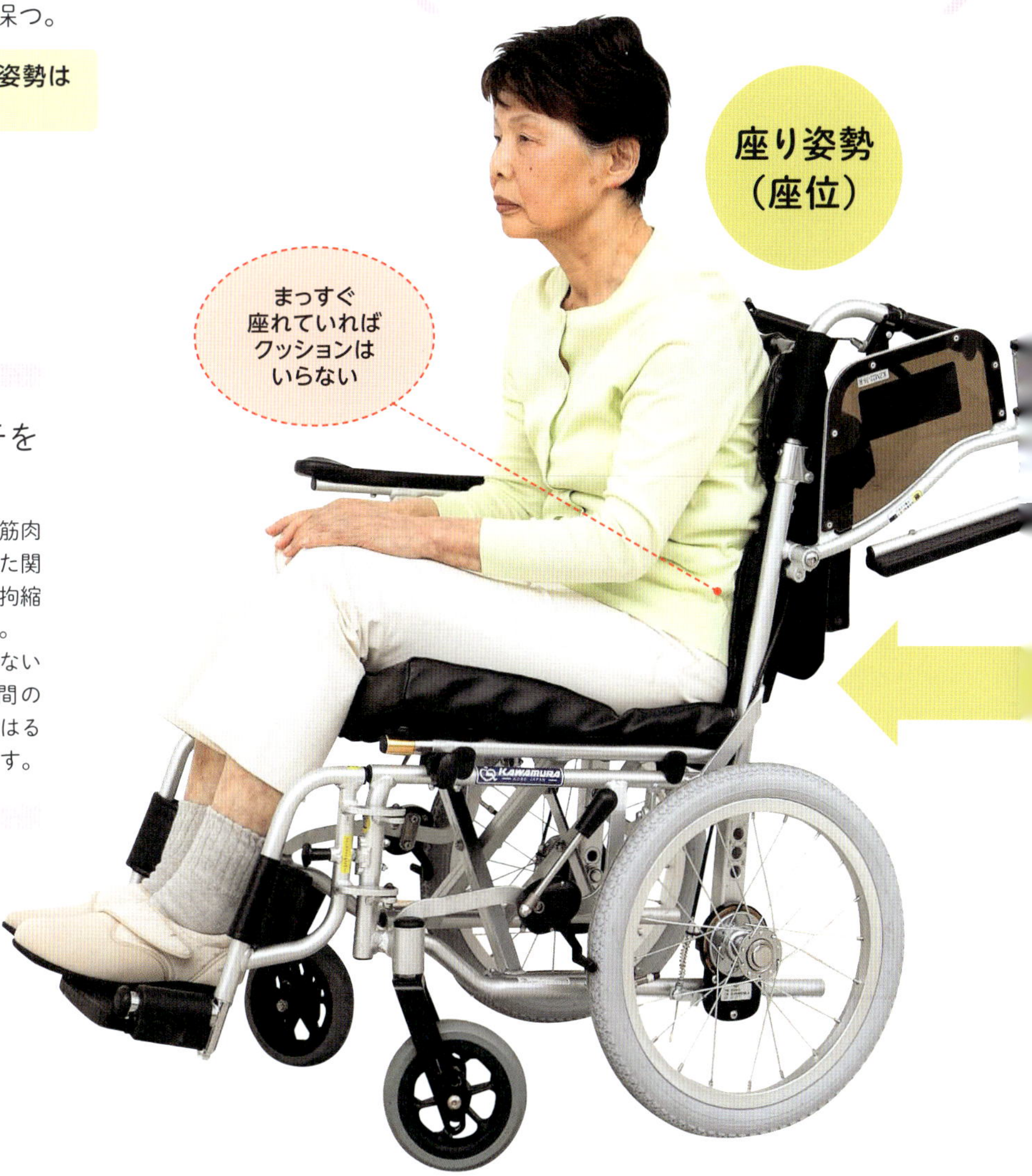
座り姿勢
（座位）
まっすぐ
座れていれば
クッションは
いらない
KAWAMURA

Column

無理にストレッチをしなくていい

ストレッチで緊張した筋肉をほぐしたり、硬くなった関節を動かして広げると、拘縮予防になるといわれます。

しかし短時間しかできないストレッチより、24時間の姿勢を改善するほうが、はるかに高い効果が得られます。

家庭でのケア

優先順位を決めてポジショニングする

家庭でのポジショニングも、施設でのポジショニングも、原理は同じ。介護者の負担にならない範囲で、優先順位を決めておこなうといいでしょう。

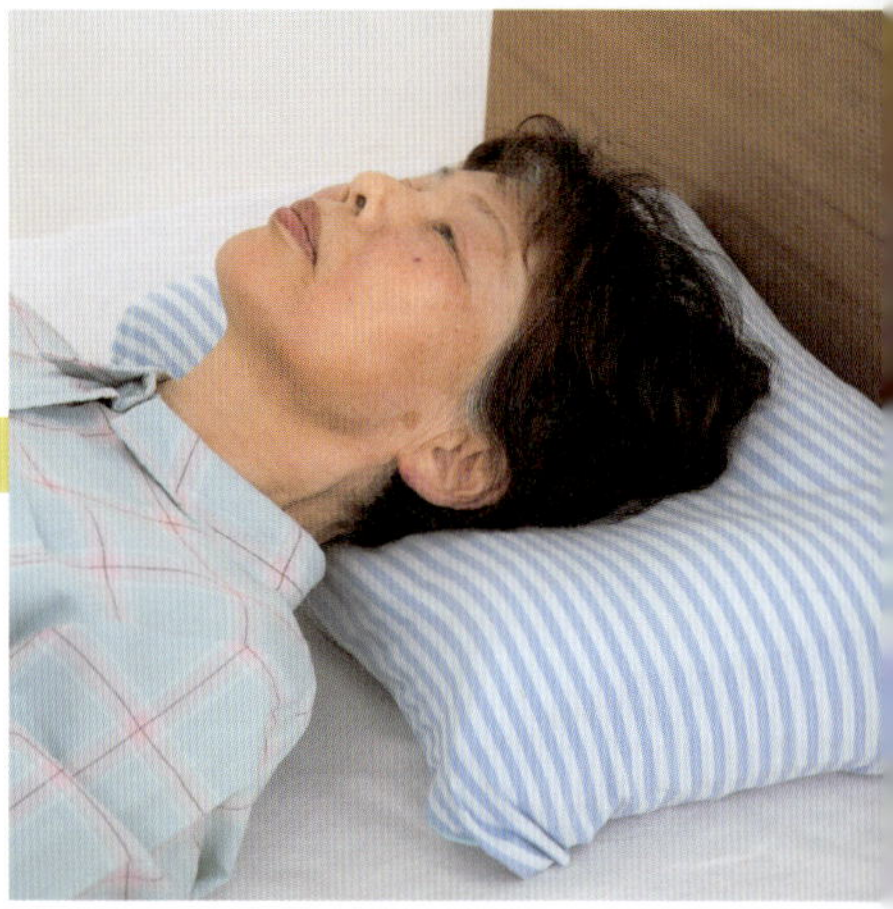

1 枕を肩口までしっかり入れる

枕でのケアは、もっとも手軽で効果的。肩までしっかり枕を入れるのがコツ。

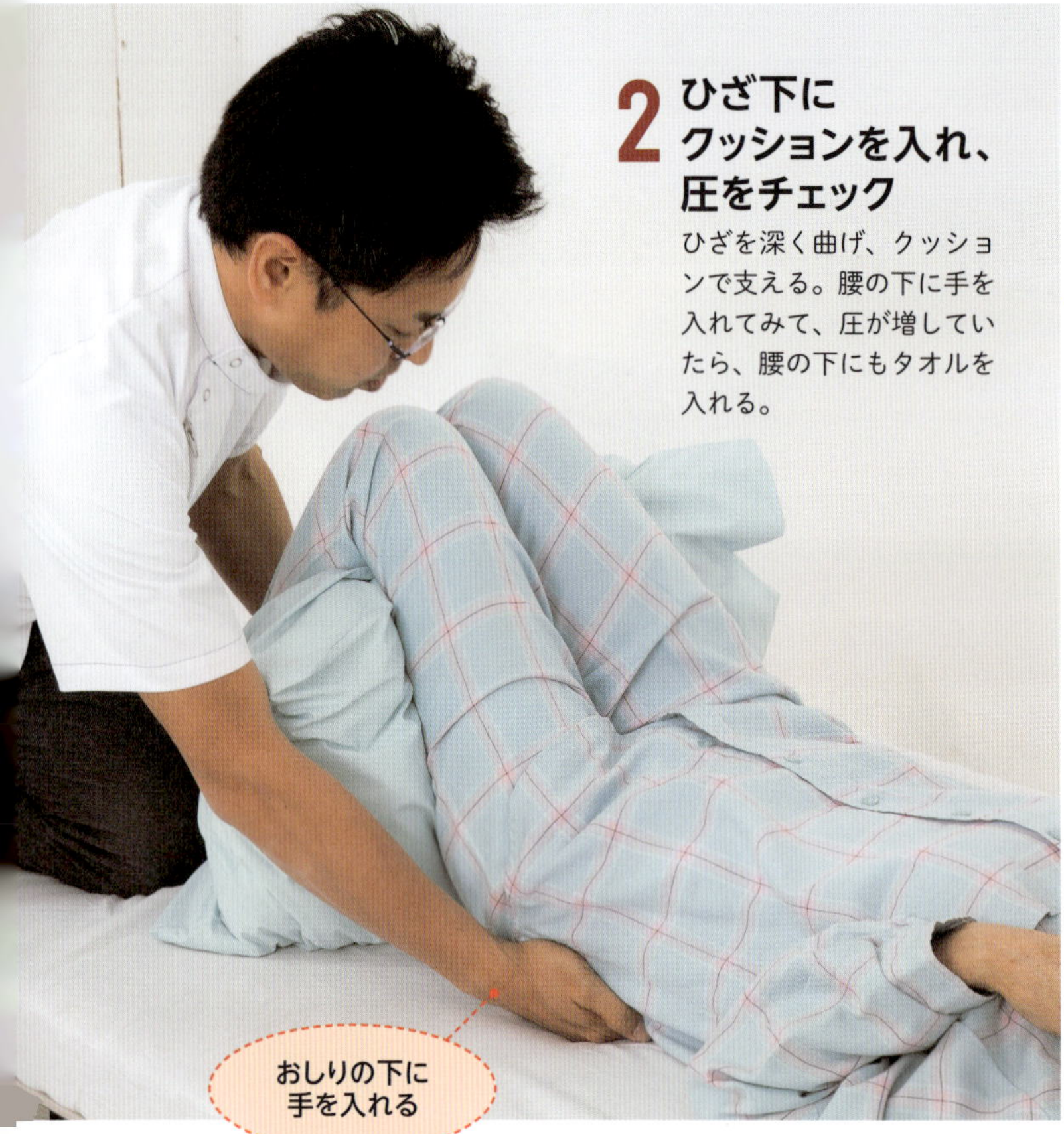
おしりの下に手を入れる

2 ひざ下にクッションを入れ、圧をチェック

ひざを深く曲げ、クッションで支える。腰の下に手を入れてみて、圧が増していたら、腰の下にもタオルを入れる。

首とひざのケアだけで体は確実にゆるむ

家庭で、プロのケアと同じポジショニングをするのは困難。技術的に可能だとしても、負担が大きく、家族が疲弊しきってしまいます。

家庭で介護している場合も、施設を離れて一時的に家庭で過ごす場合も、**すべてをやろうと考えず、重要度の高いことからおこないましょう。**

家庭でもっとも優先したいのが、首とひざのケアです。

枕を使っていない場合が意外と多いのですが、枕を肩までしっかり入れて、硬くなった首を下から支えます。

足を伸ばした姿勢も改善。軽くひざを曲げて、クッションで支える方法に改めます。

このふたつのポイントを守るだけでも、緊張した体がゆるんできます。

3 足もとにもクッションを入れる

できれば足もとにもクッションやタオルなどを入れて、足裏全体を支える。ひざ下にすき間ができるようなら、クッションを追加する。

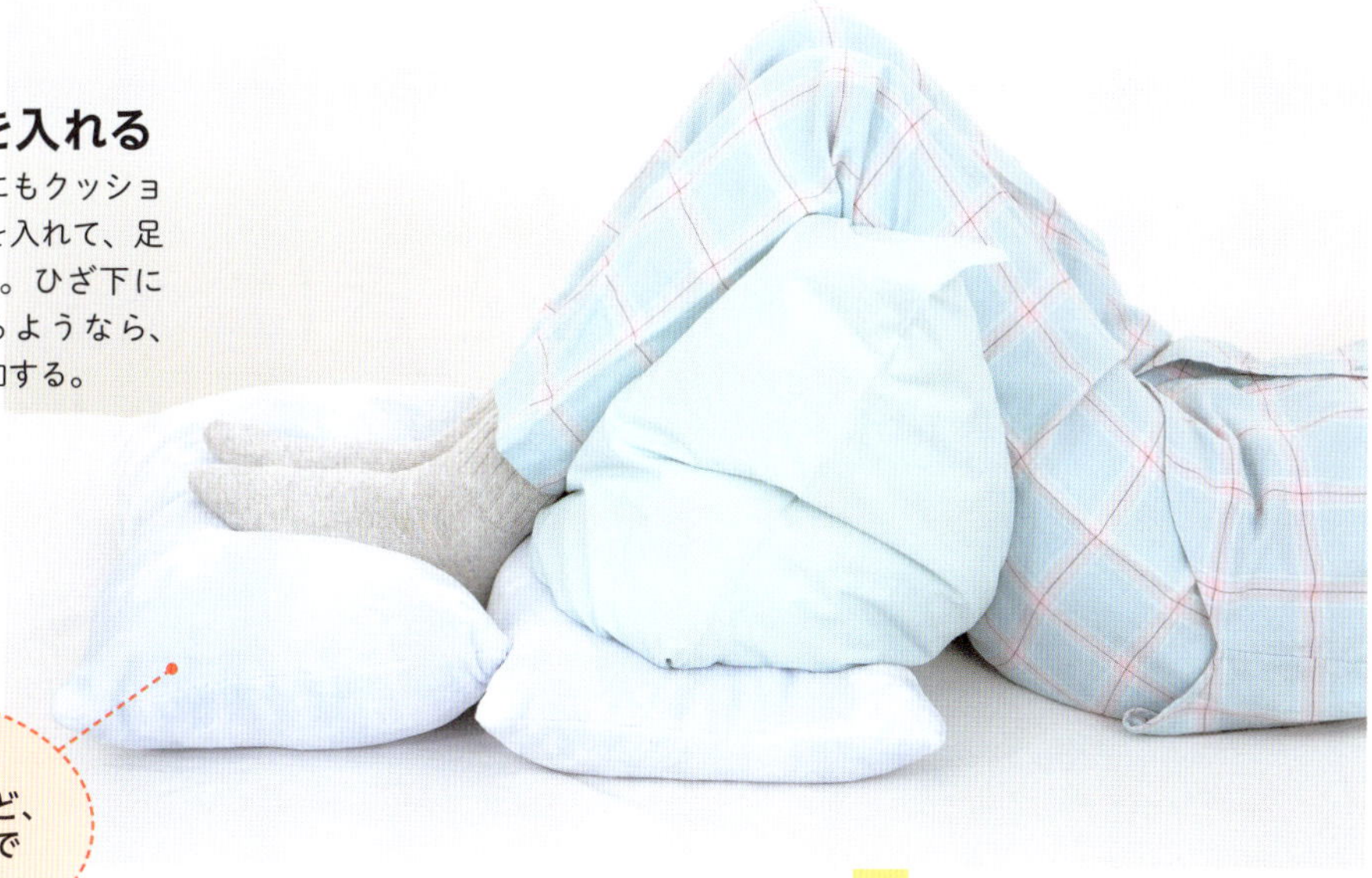

畳んだタオルケットなど、家にあるものでかまわない

+αのホームケア

肩から腕をタオルで支える

余裕があれば、肩から腕にかけて丸めたタオルを入れて、下から支える。

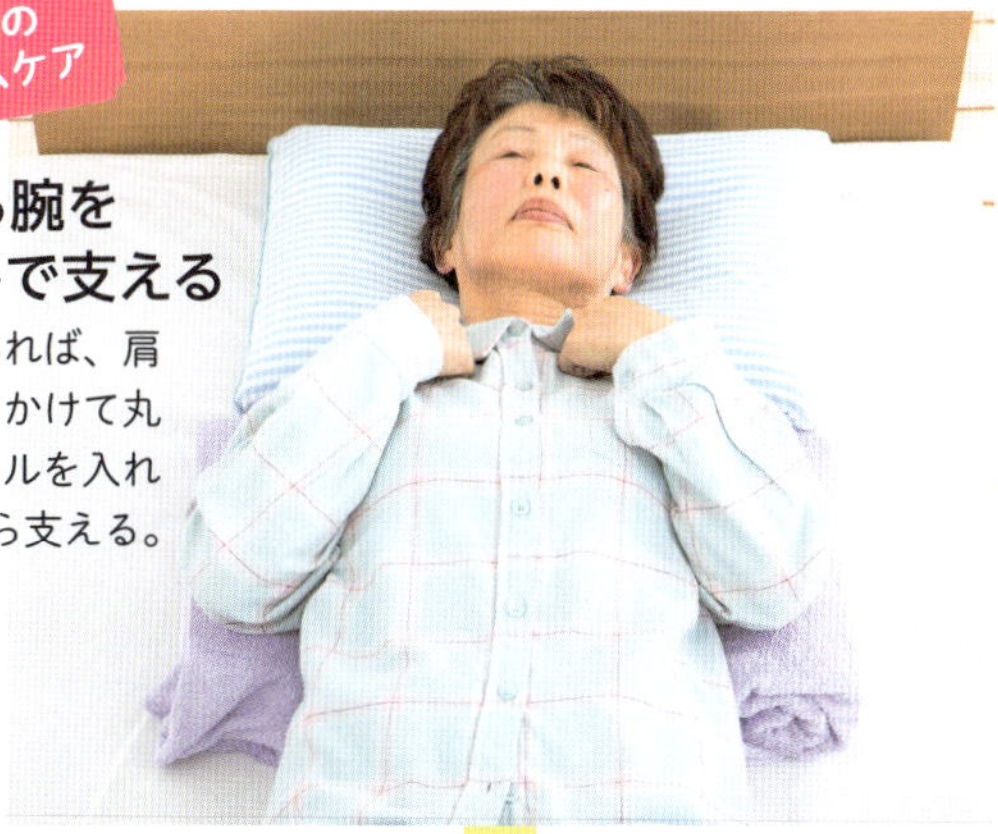

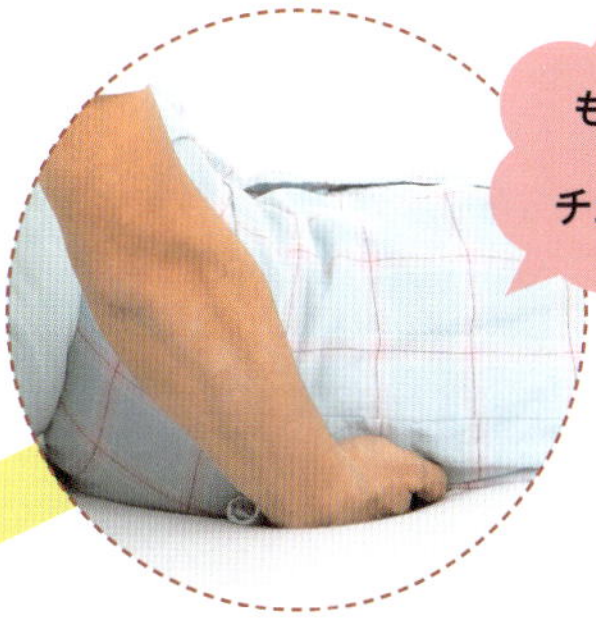

もう一度、圧をチェックする

腰の下に手を入れて、手にかかる重さが減っていることを確認。

After

首、肩、腰、足がしっかりと支えられ、体の下側にかかる負担が軽減されている。表情の変化も、よく確認しよう。

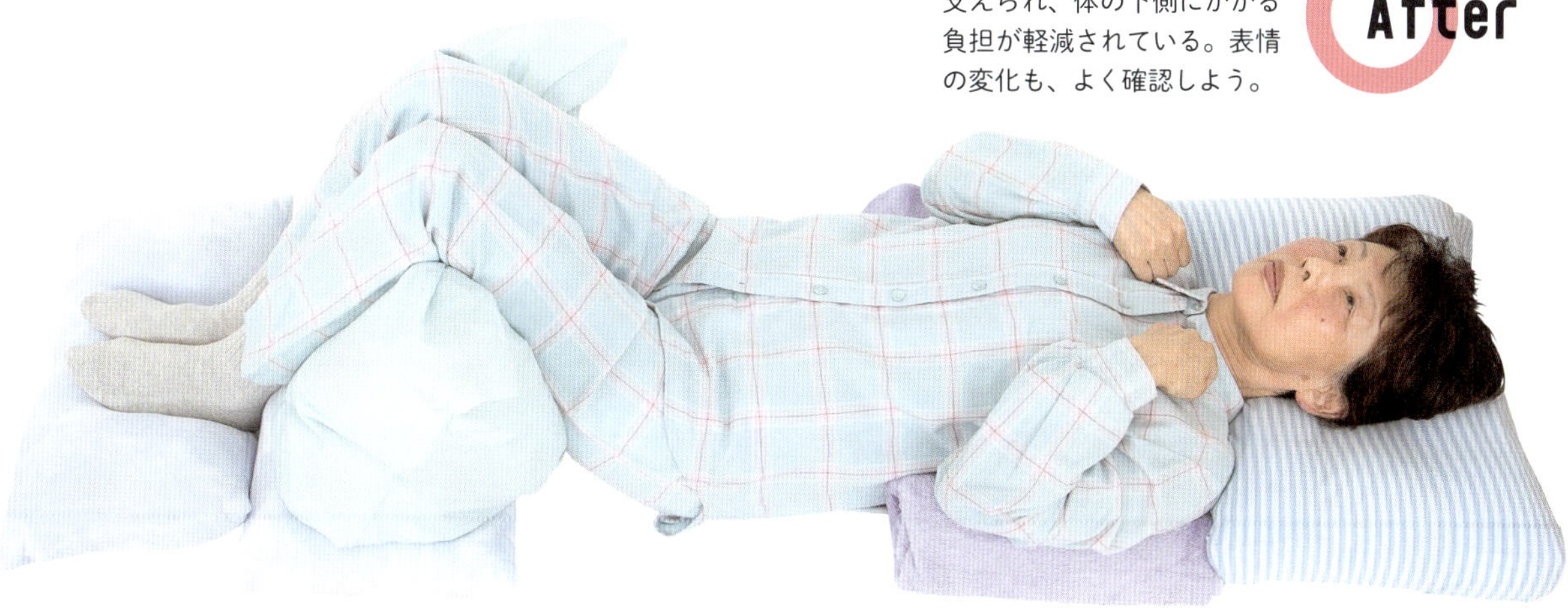

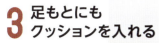

Column

蒸れるときは扇風機を使ってもいい

褥瘡対策のエアマットも蒸れの原因になる

ポジショニングのために入れたクッション、タオルで皮膚が蒸れ、不衛生になっていることがときどきあります。

これを防ぐには、室温、湿度をこまめにチェック。体位変換で皮膚にふれるときに、汗ばんでいないか、不快そうな表情をしていないか、よく確認しましょう。

蒸れの心配があるときは、扇風機で風を当てるようにします。個室で生活している人の場合は、エアコンの風でもかまいません。

また、褥瘡《じょくそう》（→P70）対策に使われるやわらかいエアマットも、蒸れやすいものです。体を下からしっかり支えられず、拘縮《こうしゅく》を進める原因にもなります。褥瘡の治療中以外は、使わないようにします。

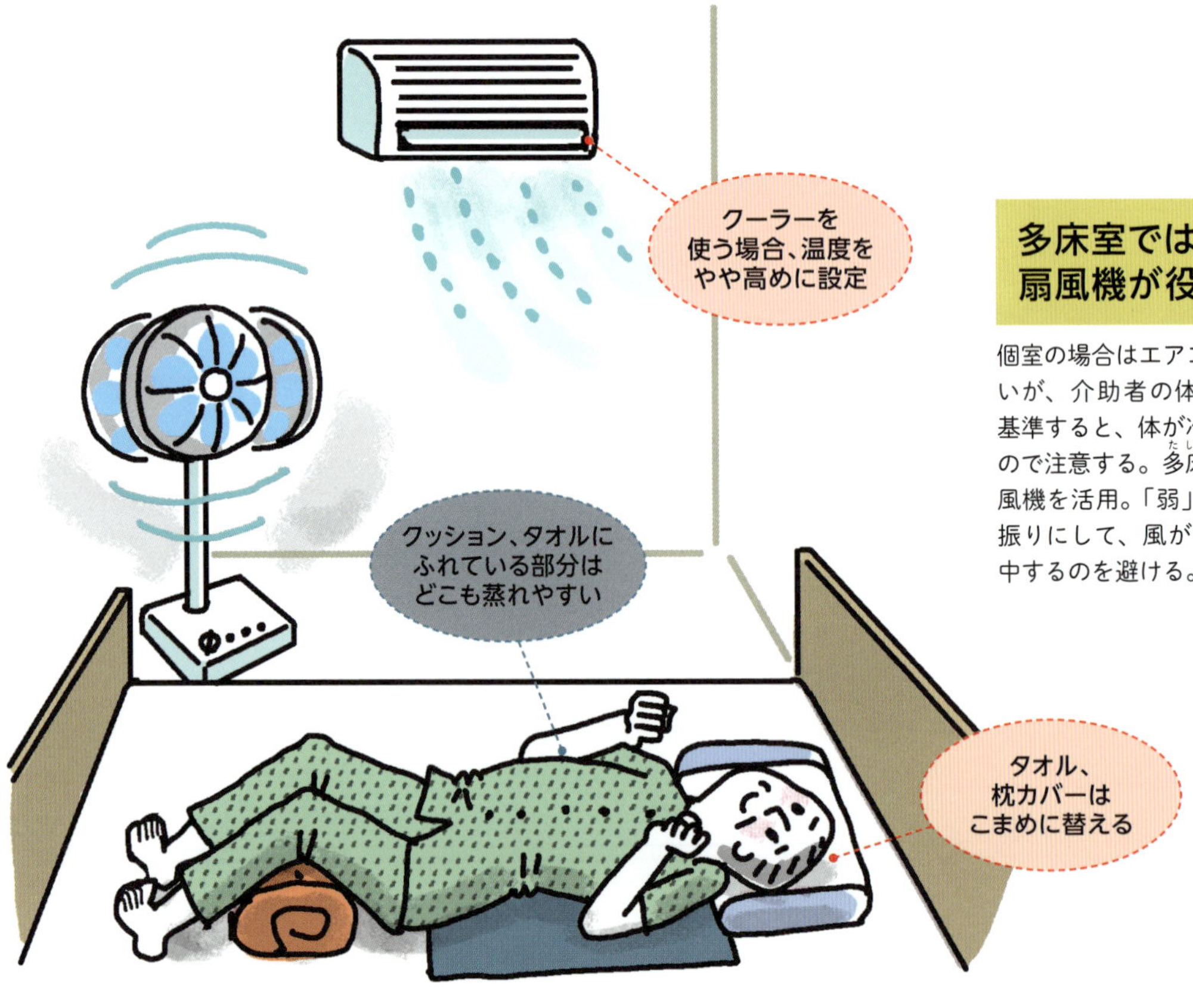

クーラーを使う場合、温度をやや高めに設定
クッション、タオルにふれている部分はどこも蒸れやすい
タオル、枕カバーはこまめに替える

多床室では扇風機が役立つ

個室の場合はエアコンでもいいが、介助者の体感温度を基準すると、体が冷えやすいので注意する。多床室《たしょうしつ》では扇風機を活用。「弱」設定の首振りにして、風が1か所に集中するのを避ける。

Part
3

実践！　拘縮ケア❷
椅子での適切な姿勢をつくる

椅子に座っているときも、重力の影響で筋肉が硬くなります。
背もたれと背中のあいだなど、すき間がないかをしっかりチェック。
クッションやタオルですき間を埋め、安定性を高めましょう。

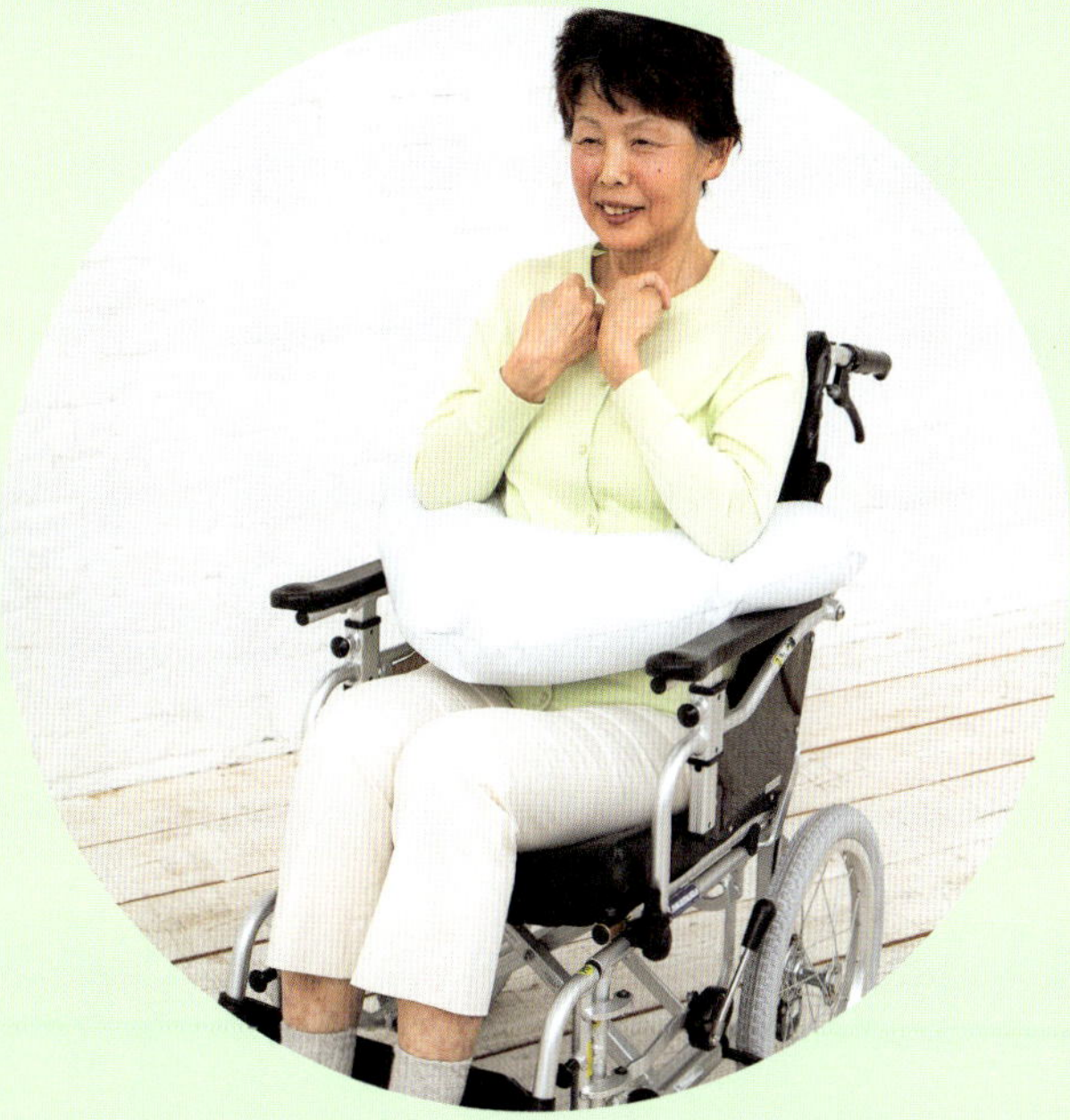

座位の基本

強引な離床は拘縮を悪化させる

寝たきりは拘縮の最大の原因。でも、離床すれば万事解決とはいきません。硬い体を強引に起こし、椅子に座らせると、拘縮はますます悪化します。

無理に座らせると体はもっと硬くなる

強引に手を入れて抱え、車椅子へ

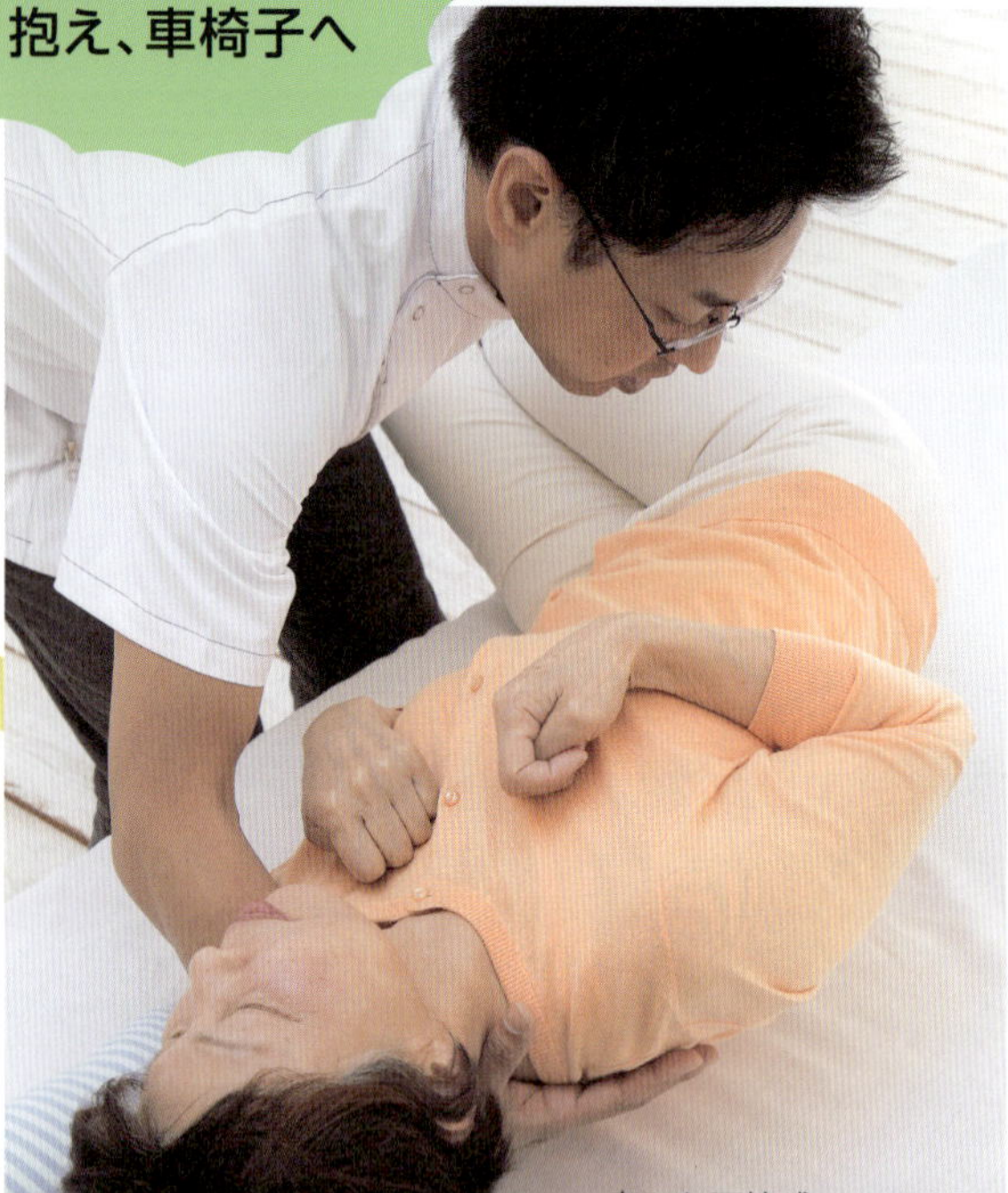

痛みと不快感で、ストレスに関与する交感神《こうかんしん》経《けい》が亢進《こうしん》。筋肉が緊張し、全身がさらにつっぱってしまう。

拘縮した体を力ずくで起こす

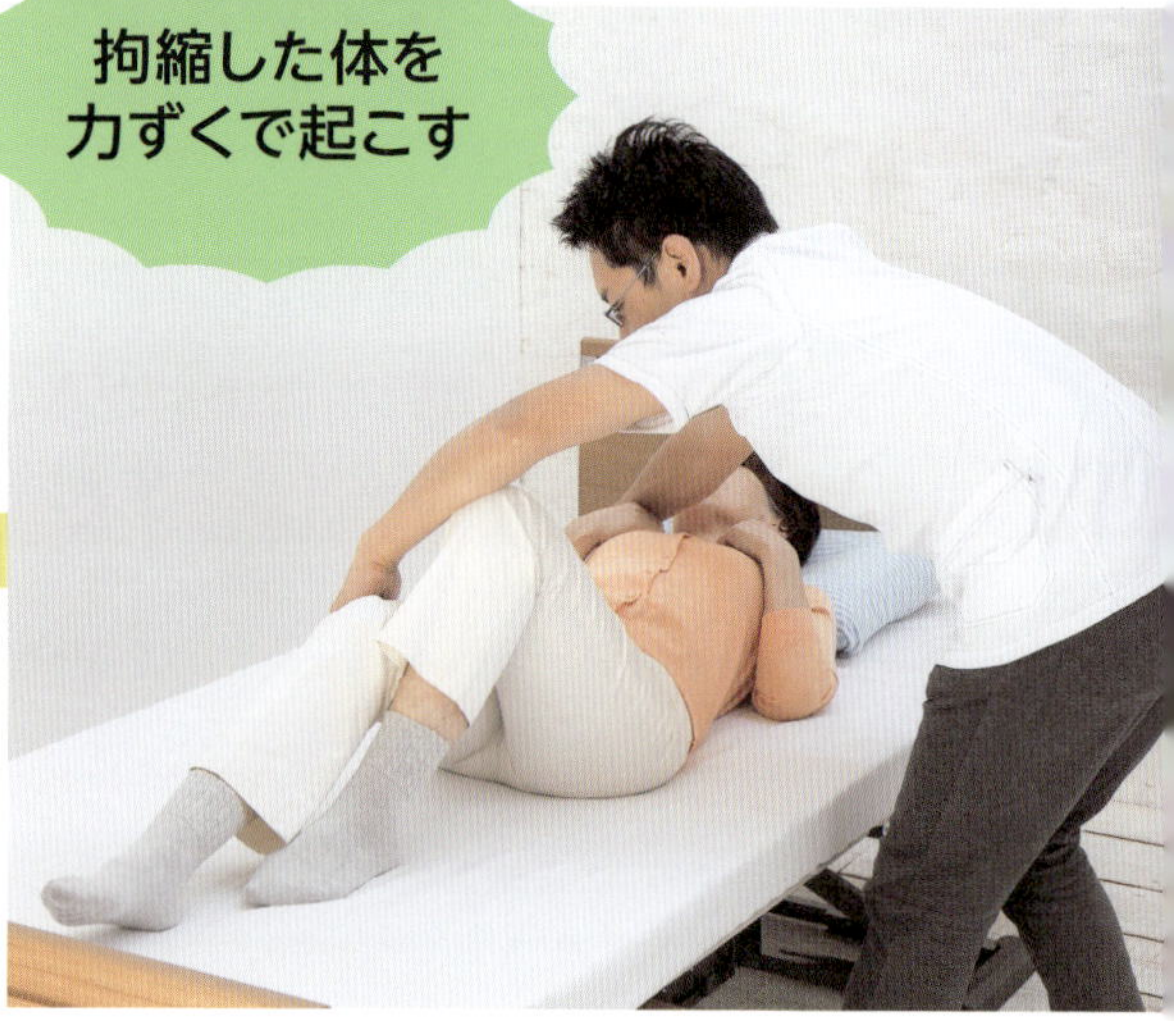

力を頼りに、体を無理に起こそうとすると、痛みにより全身が緊張してしまう。介助者は腰痛を起こす。

正しい座位でなければ離床の意味がない

拘縮《こうしゅく》予防には、ベッドから離れること（離床《りしょう》）が大切だと、よくいわれます。たしかに、立った姿勢（立位《りつい》）、座った姿勢（座位《ざい》）なら、体の前面、背面のどちらか一方だけに重力がかかることはなく、筋肉の過剰な緊張を防げます。

とはいえ、**単に離床すればよいというものではありません。**無理にベッドから起こそうとすると、苦痛のためによけい全身がつっぱります。そのまま車椅子に移動すれば、**正しい座りかたができず、筋肉の過剰な緊張が、さらに高まってしまいます。**

離床は、正しい臥位《がい》をつくる「ポジショニング」、正しい座位をつくる「シーティング」があってはじめて、効果があるのです。

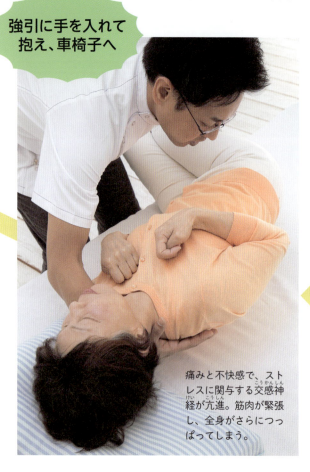

シーティングの基本

不適切なシーティング
NGポイント 1
体が一方に傾いている
NGポイント 2
肩にもひじにも支えがない
NGポイント 3
体幹のねじれが放置されている
NGポイント 4
足が揃わず片足がずり落ちている

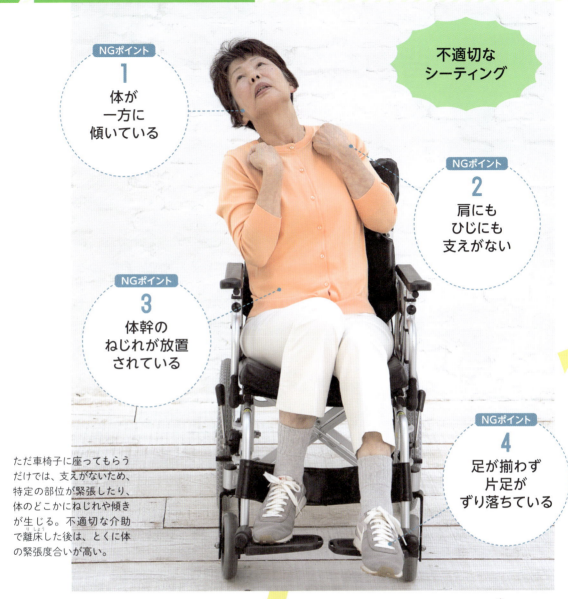

ただ車椅子に座ってもらうだけでは、支えがないため、特定の部位が緊張したり、体のどこかにねじれや傾きが生じる。不適切な介助で離《り》床《しょう》した後は、とくに体の緊張度合いが高い。

座位での緊張が、ベッドに戻ってからもとれない。あお向け（仰《ぎょう》臥《が》位《い》）では重力の影響がとくに大きく、拘《こう》縮《しゅく》がさらに進む。

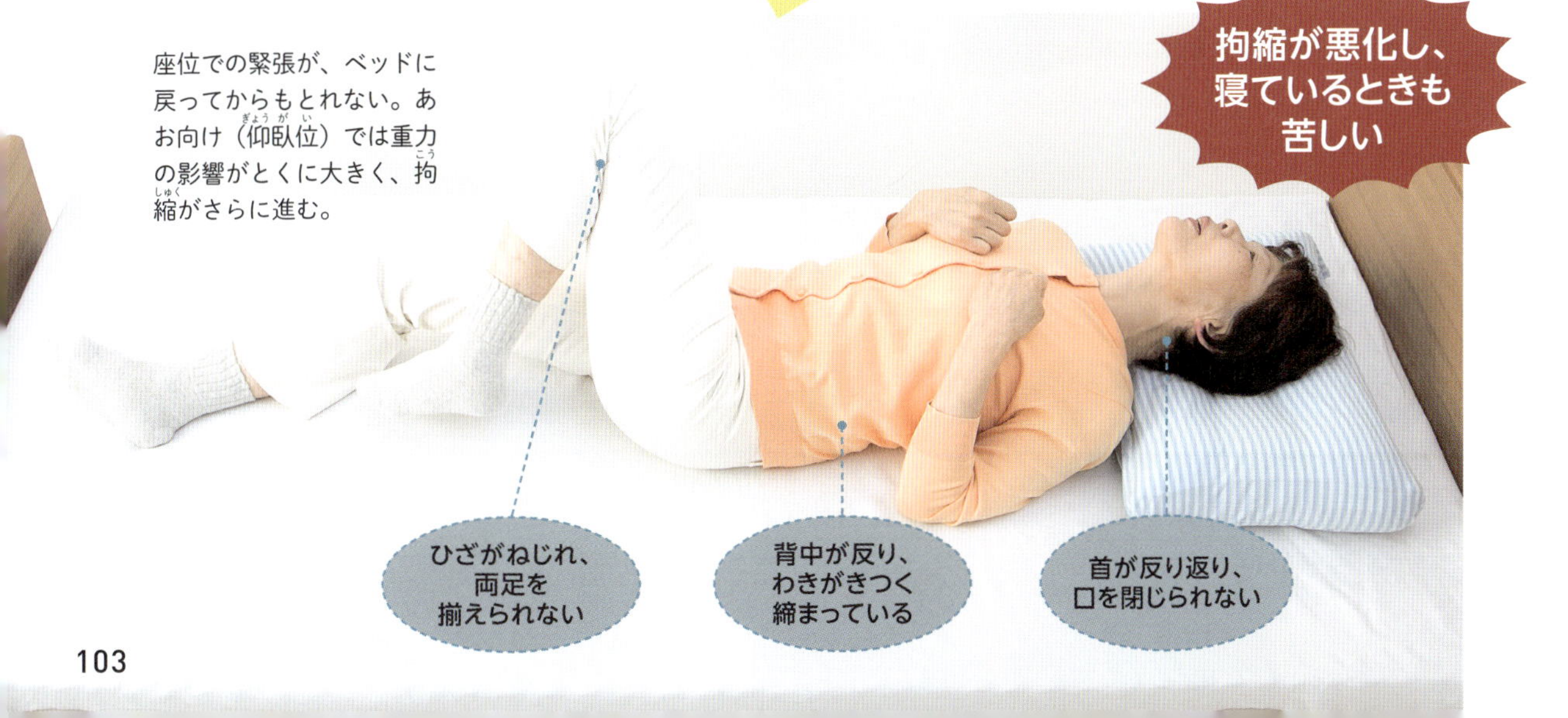
拘縮が悪化し、寝ているときも苦しい
ひざがねじれ、両足を揃えられない
背中が反り、わきがきつく締まっている
首が反り返り、口を閉じられない

座位の基本

背もたれを調整できる モジュール型車椅子を使う

正しい姿勢をつくるには、車椅子選びも大切です。拘縮の予防、改善には背もたれや座面の高さなどを調整できる、モジュール型が適しています。

車椅子の基本構造を知る

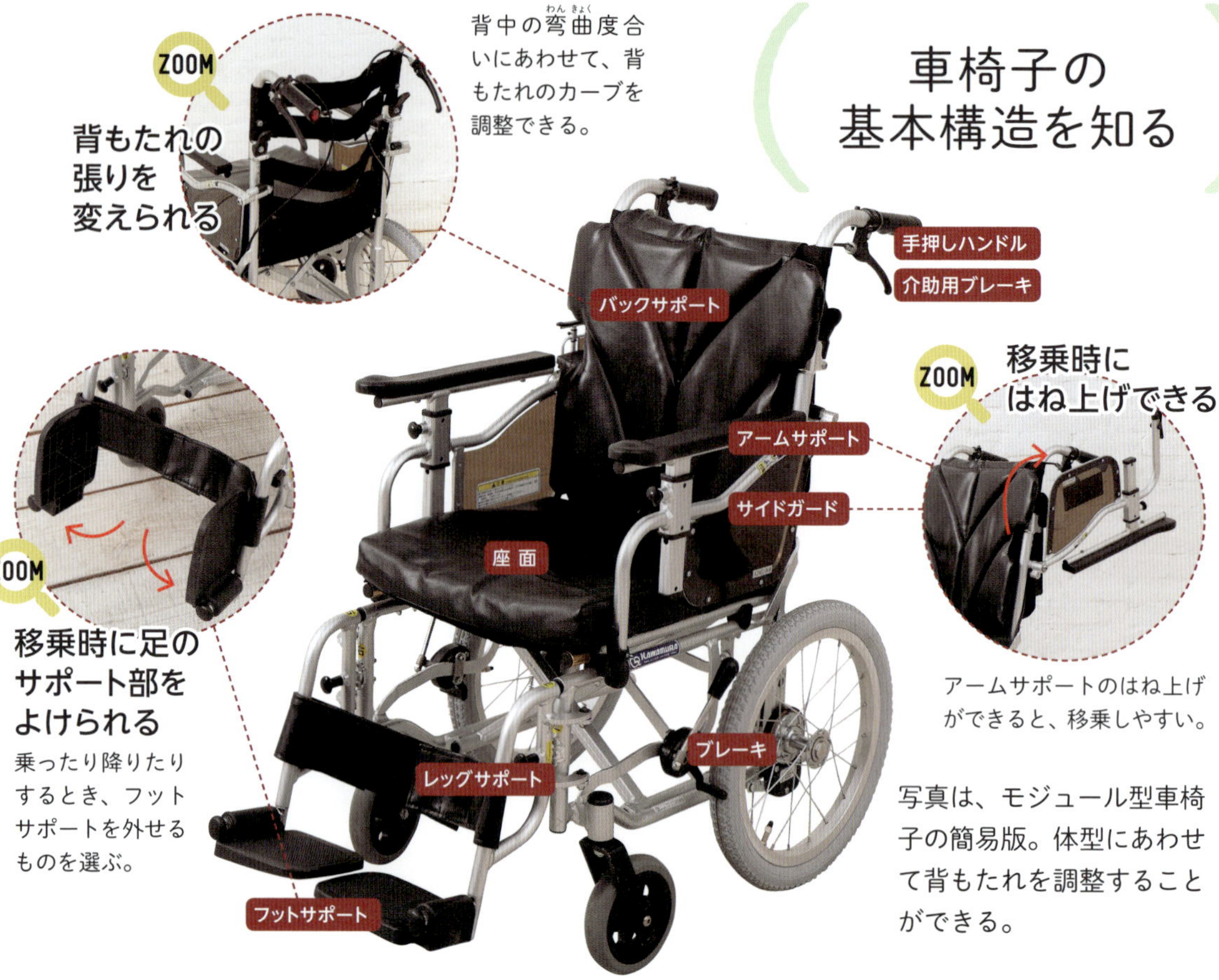

ZOOM
背もたれの張りを変えられる
ZOOM
移乗時にはね上げできる
ZOOM
移乗時に足のサポート部をよけられる
手押しハンドル
介助用ブレーキ
バックサポート
アームサポート
サイドガード
座面
ブレーキ
レッグサポート
フットサポート

背中の弯《わん》曲《きょく》度合いにあわせて、背もたれのカーブを調整できる。

アームサポートのはね上げができると、移乗しやすい。

乗ったり降りたりするとき、フットサポートを外せるものを選ぶ。

写真は、モジュール型車椅子の簡易版。体型にあわせて背もたれを調整することができる。

機能が多いほど長く活用できる

離床《りしょう》に欠かせない用具が、車椅子です。同じ福祉用でも多種類あります。

どのようなタイプを選ぶかは、障害の種類や進行度によりますが、**拘縮《こうしゅく》ケアの対象者は要介護度4～5が中心。モジュール型車椅子をおすすめします。**

モジュール型とは、使用する人の体型にあわせて、背もたれの角度や座面の高さ、幅などを調整できるタイプです。使用する人が自分で車輪を回すのではなく、介助者が押して動かす、車輪の小さな介助式を選びます。

種類によって付加された機能がいろいろあります。**できるだけ、機能が多いものを選びましょう。症状が進行した場合にも使えるためです。**

プラスαの機能をチェック

同じモジュール型でも、付加機能はいろいろ。進行したときのことを考慮すると、できるだけ豊富な機能のものを選びたい。

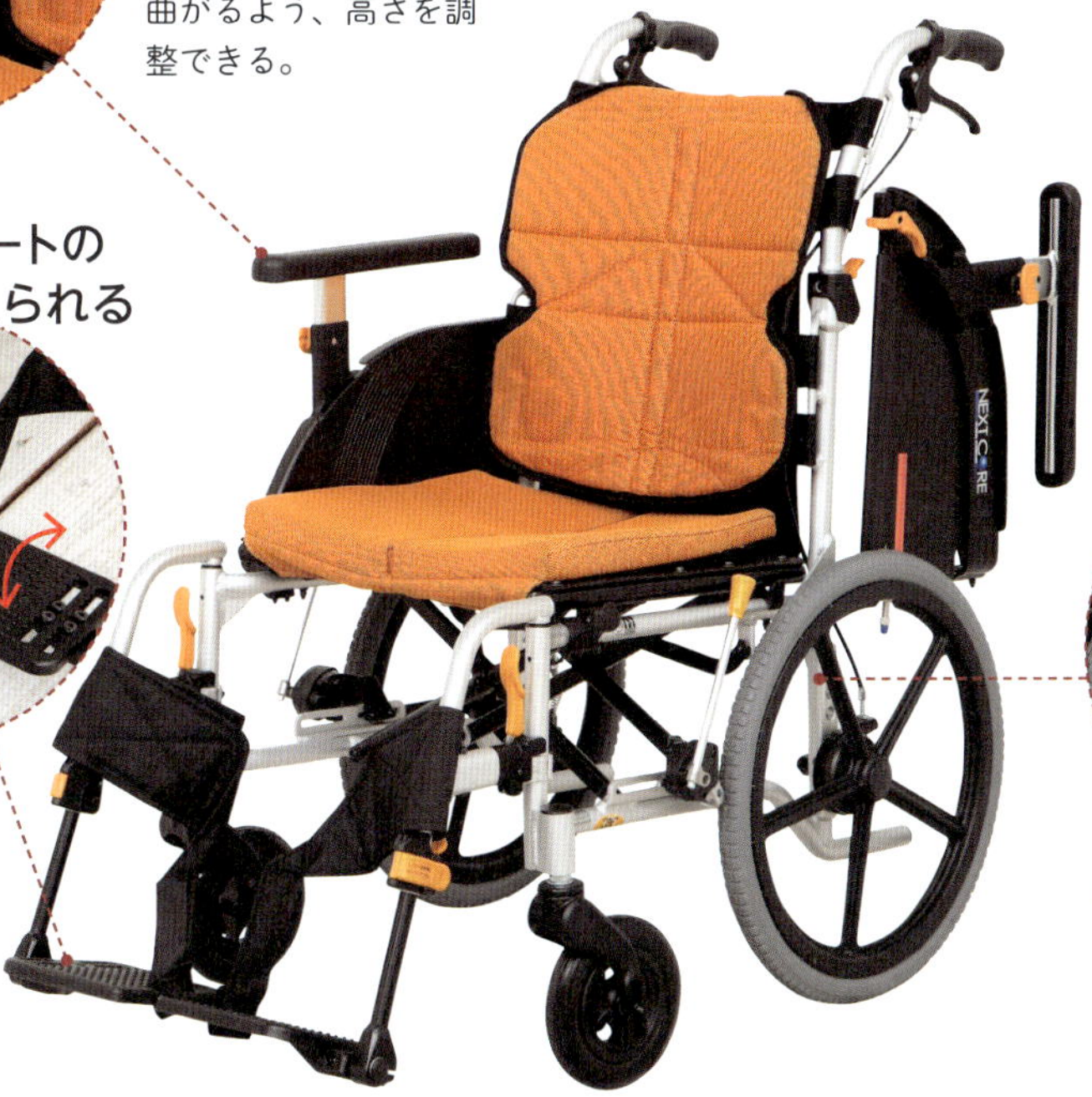

ZOOM
アームサポートの高さを変えられる
ひじが90度くらいに曲がるよう、高さを調整できる。

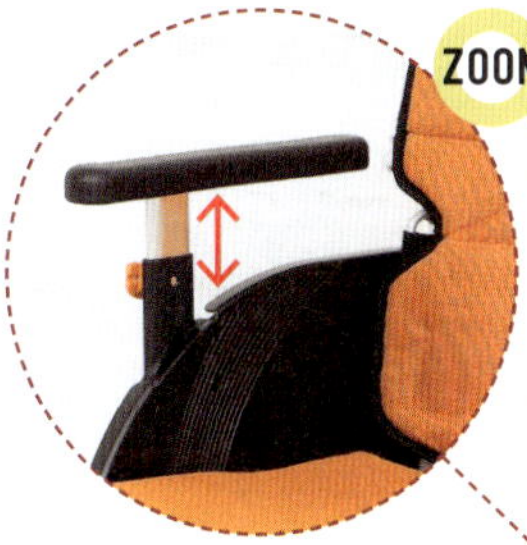

ZOOM
フットサポートの角度を変えられる
ひざを直角にできない人でも、足の裏全体を接地させやすい。

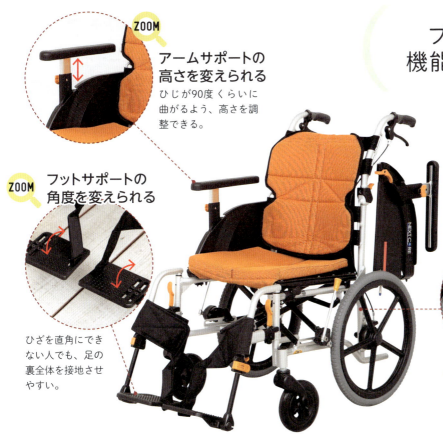

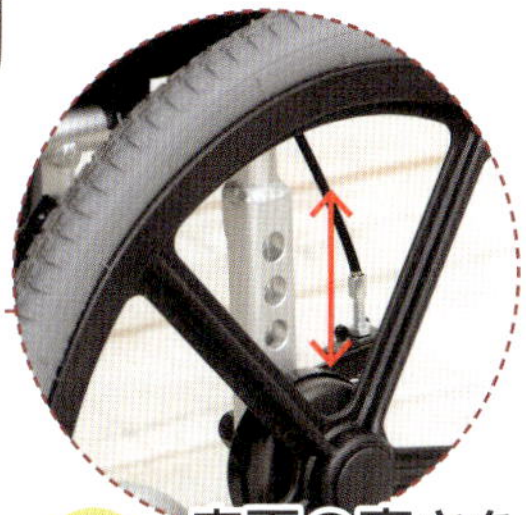

ZOOM
座面の高さを調整できる
個人差はもちろん、食事などの目的に応じて調整。

その他の車椅子

寝たきり以前の人向けの
普通型車椅子

介助専用
車輪が小さく、介助者が押して動かすタイプ。モジュール型より軽量。

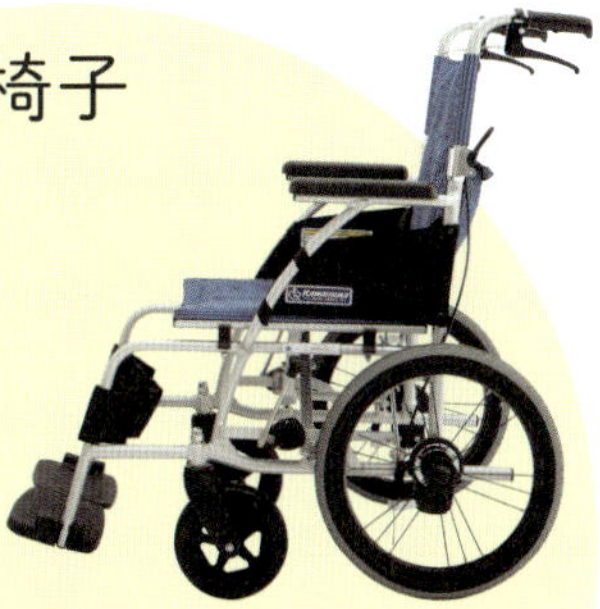

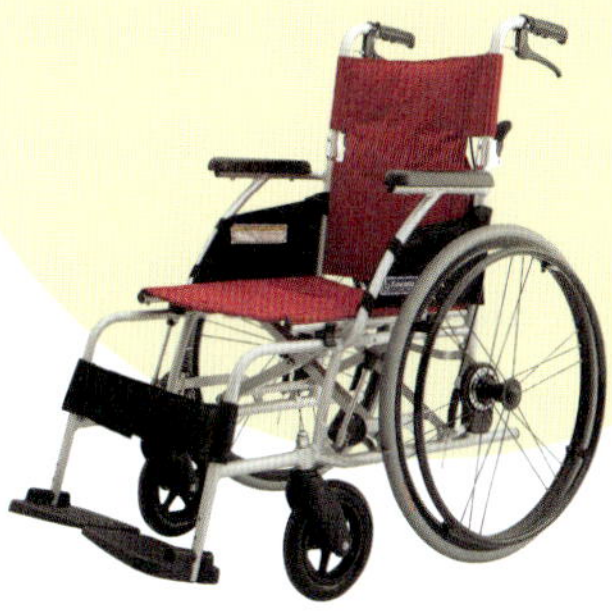

自走兼介助用
自分でもこぐことができるよう、車輪が大きく、ハンドルがついている。

除脳硬直の人に適した
ティルト&リクライニング車椅子

ティルティング　**リクライニング**

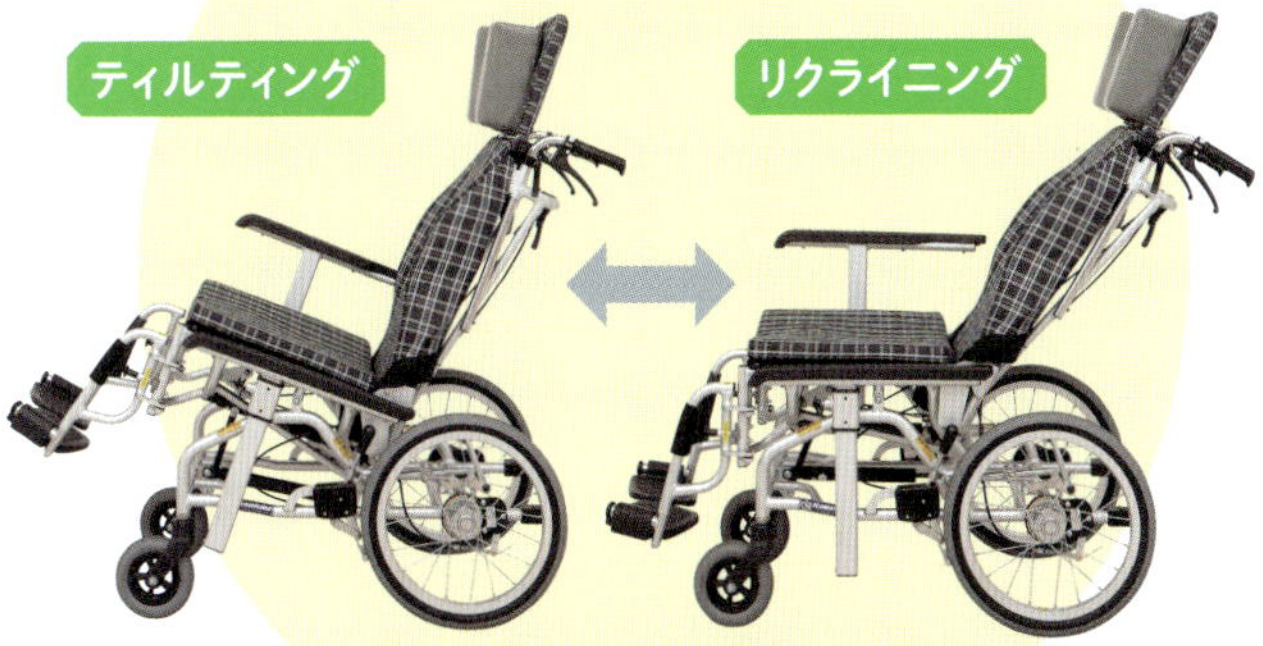

背もたれ、座面両方の角度を変えられるタイプ。除脳硬直《じょのうこうちょく》のように、骨盤《こつばん》、ひざを深く曲げられない人でもずり落ちることなく、安定した座位《ざい》を保てる。

筋性
拘縮

ねじれ、傾きを改善して椅子とのすき間をなくす

車椅子のよくない座りかたとして、もっともめだつのが「ねじれ」「傾き」。これを改善するだけで、よけいなすき間がなくなり、体への負荷が減ります。

Before

ねじれ、傾き、すき間が目立つ

首や背中など、上半身が反ったまま。車椅子とのあいだにすき間が多く、よぶんな重力があちこちにかかっている。

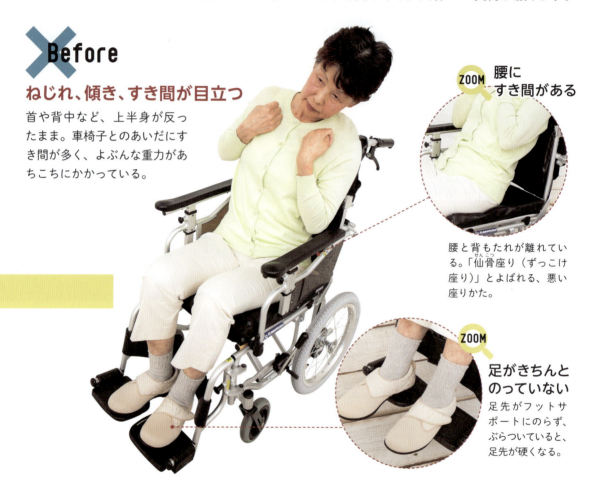

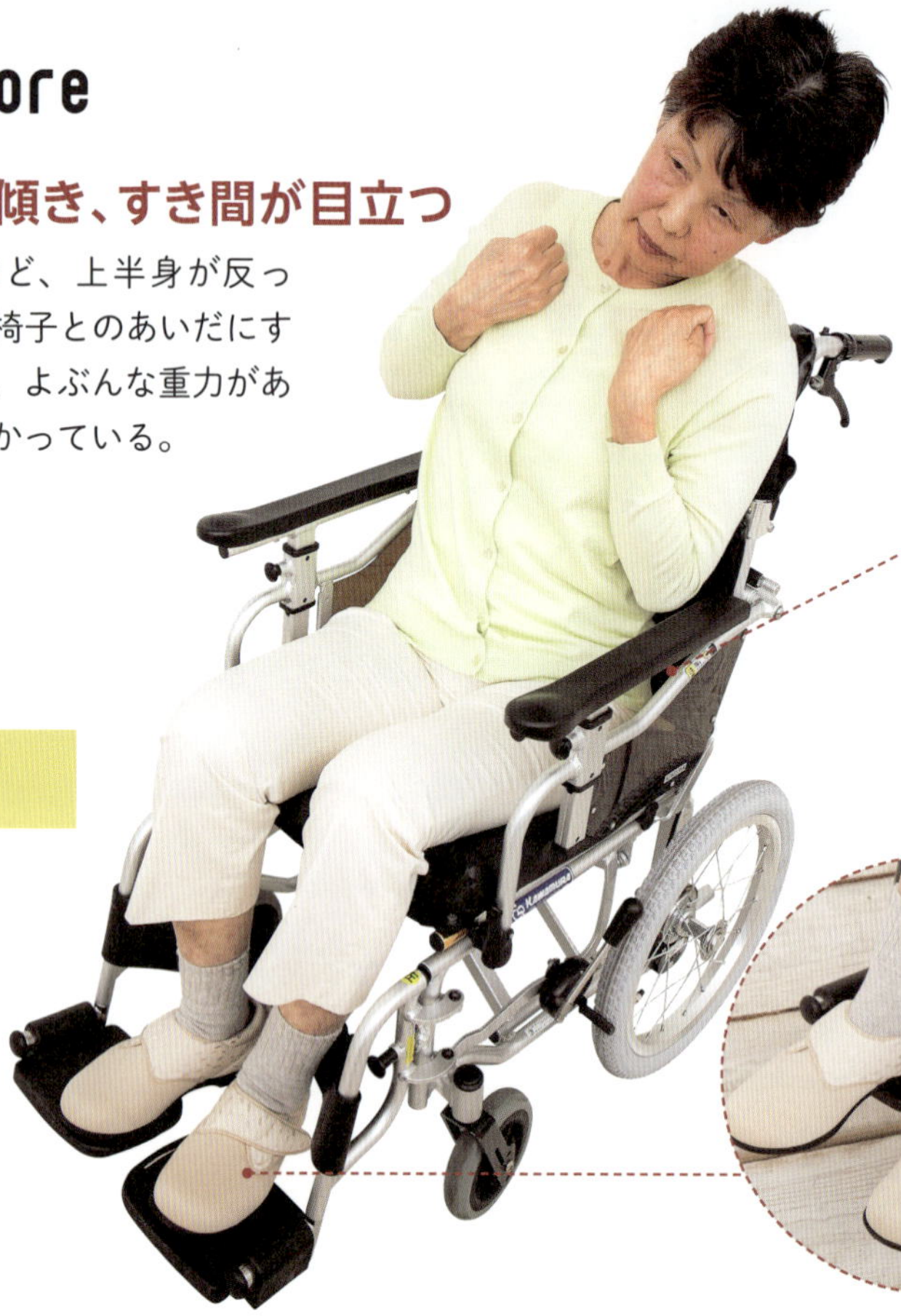

ZOOM **腰にすき間がある**

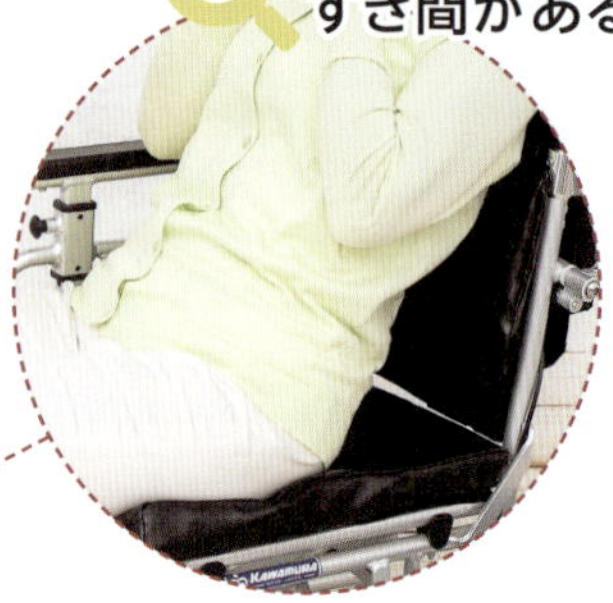

腰と背もたれが離れている。「仙骨《せんこつ》座り（ずっこけ座り）」とよばれる、悪い座りかた。

ZOOM **足がきちんとのっていない**

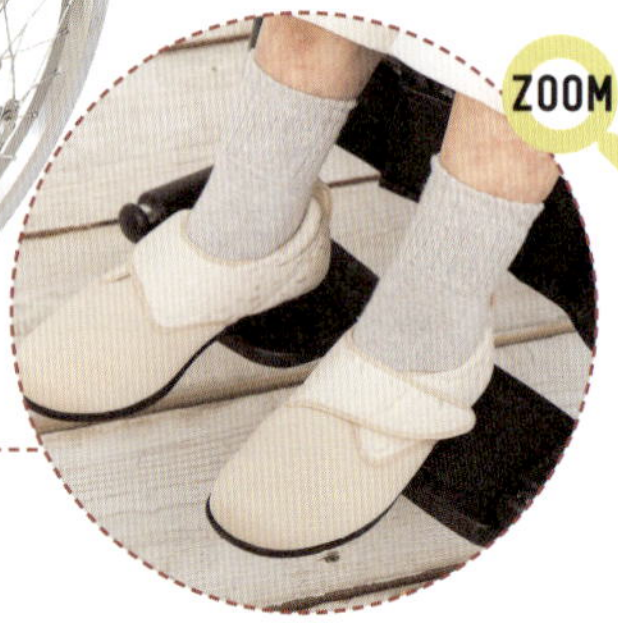

足先がフットサポートにのらず、ぶらついていると、足先が硬くなる。

すき間を埋めると抗重力筋の緊張がとれる

車椅子に座っているときも、重力を受けとめる抗重力筋《こうじゅうりょくきん》が緊張します。**姿勢がよくないと、とくに首や肩、腰、太ももなどの筋肉の緊張が高まります。**

座位《ざい》でも、抗重力筋の緊張をできるだけやわらげるケアが必要になります。

食事や休憩など、車椅子を使う目的によって、多少対応は異なります。しかし抗重力筋の緊張を軽減させるという点では、寝ているときと、基本的なケアはまったく変わりません。

まずは、**移乗《いじょう》後に適切な姿勢に整えることが大切です。**そのうえで、すき間ができやすい部分などを、クッションなどでしっかりと支えてください。

After ポジショニングと同様に6つのポイントをチェック

6つのポイントは、寝ているときの姿勢と同じ。さらに股《こ》関節とひざを90度くらいに曲げること、足の裏全体を接地させることの、2点が加わる。

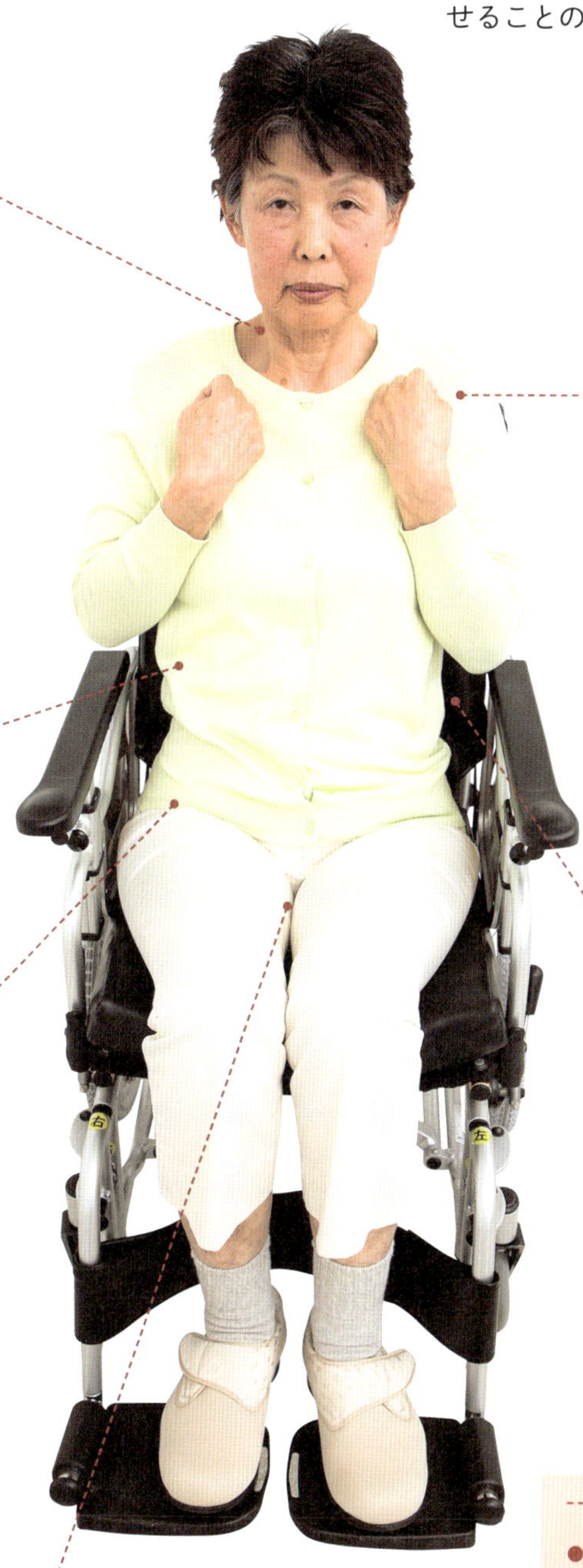

チェックポイント 1
首が軽く曲がっている

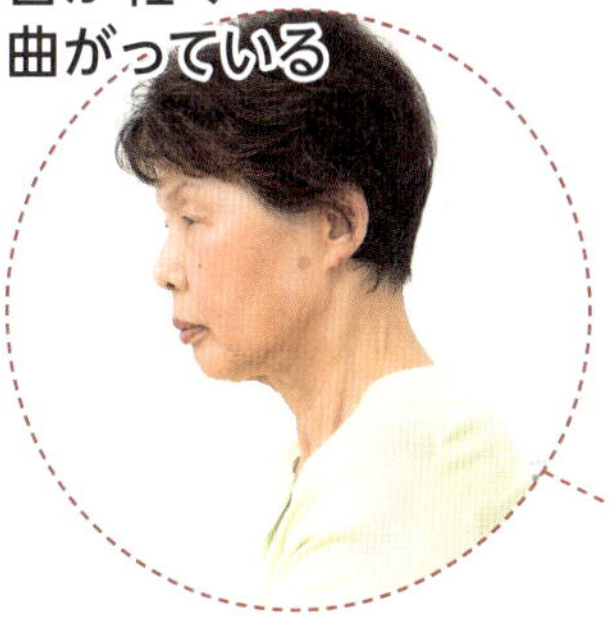

首が軽く曲がっているのが理想的。あごが引かれ、顔が前を向いている。

チェックポイント 2
肩甲骨が開いている

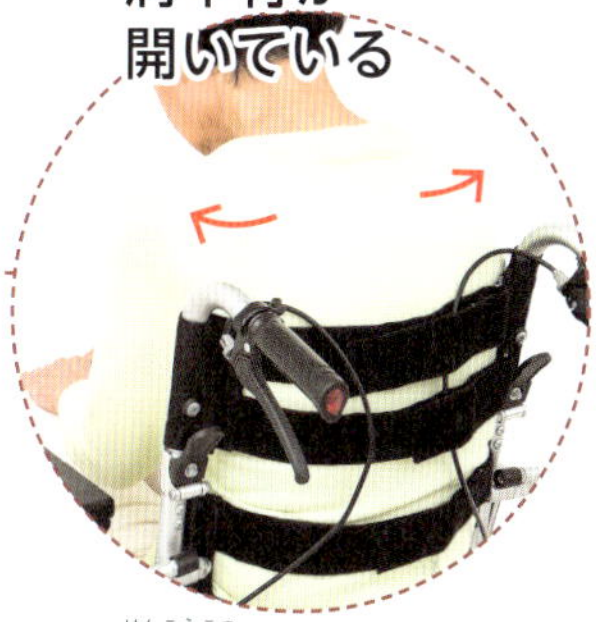

肩甲骨《けんこうこつ》が外側に開き、肩がすくんでいるのがよい。肩から背中の緊張がとれる。

チェックポイント 3
腰が反っていない

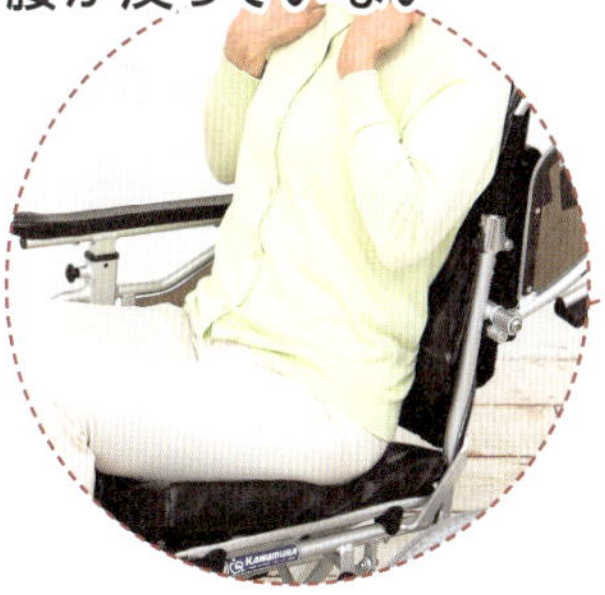

腰の反りは、ひざが中途半端に曲がっているせい。ひざを直角にすると直る。

チェックポイント 4
椅子との間にすき間がない

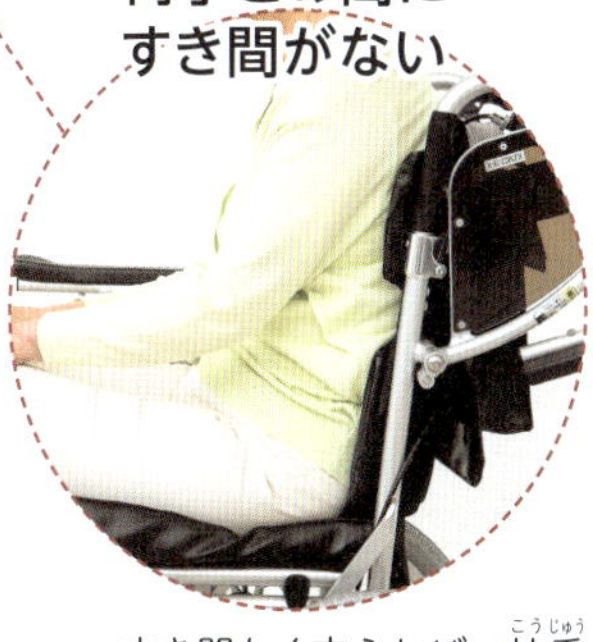

すき間なく支えれば、抗重《こうじゅう》力筋《りょくきん》の緊張が軽くなる。

チェックポイント 5
全身のねじれがない

左右の肩、腰に前後のズレがないか、見た目だけでなく、指でふれてチェック。

チェックポイント 6
全身の傾きがない

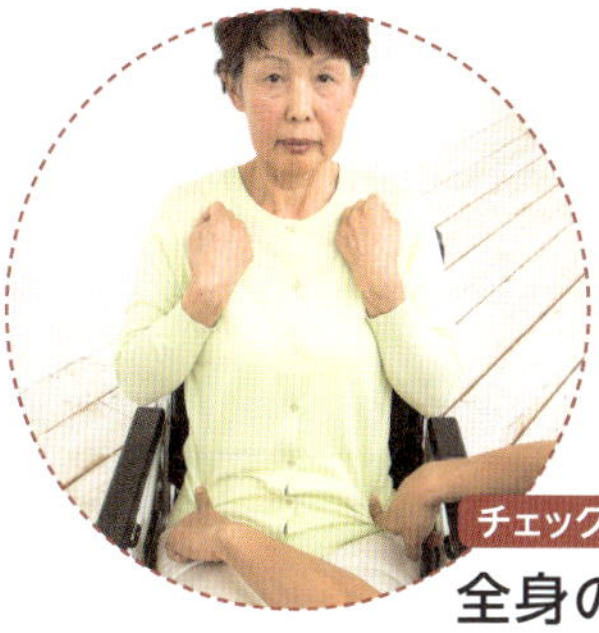

左右の肩、骨盤《こつばん》を結ぶ線が平行であれば、全身の傾きがない状態。違和感も苦しさもとれる。

ここもチェック！

- **股関節とひざ**が90度くらいに曲がっている
- **足の裏全体**が、フットサポート(または床)に接している

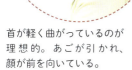

テクニック1

ねじれを直す

左右の肩、腰への圧を均等にする

ねじれがあるかどうかは、骨盤《こつばん》の位置をみれば一目瞭然。左右の骨盤が揃っていなければ、どちらかの腰が前に出ていて、肩や腰がねじれているとわかります。

ベッドから車椅子に移ったらまず、左ページ下の方法で、正しく座り直しをします。ねじれの多くは、それができていない場合に生じています。その上で骨盤の位置をチェックし、ずれを手で直します。

1 体を前に倒す

両肩に手を当てて上体を少し前に倒す。腰が浮き、動かしやすくなる。

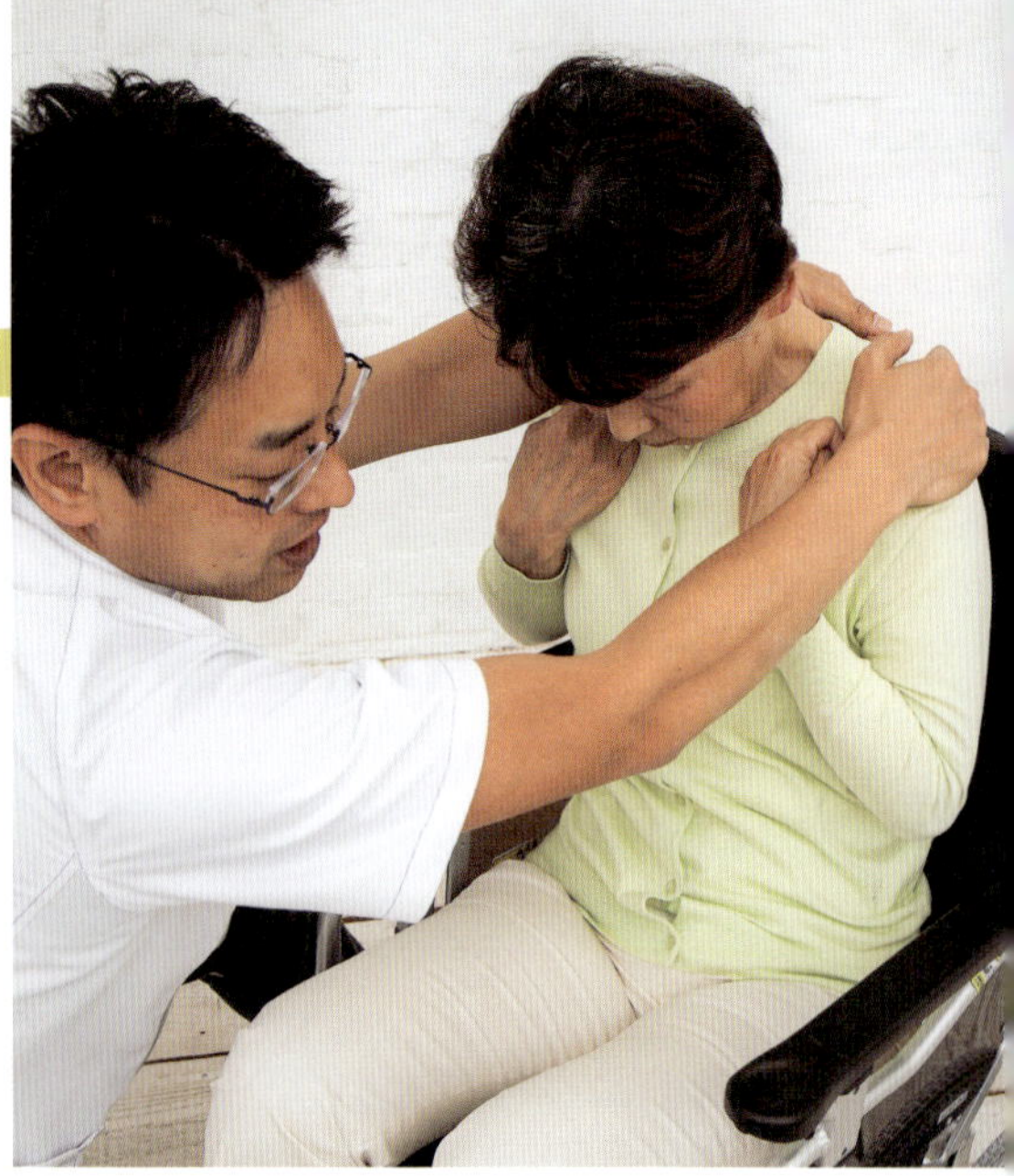

2 前後のずれを正す

後ろにずれている側の肩と、前にずれている側の腰を持ち、前後に動かす。

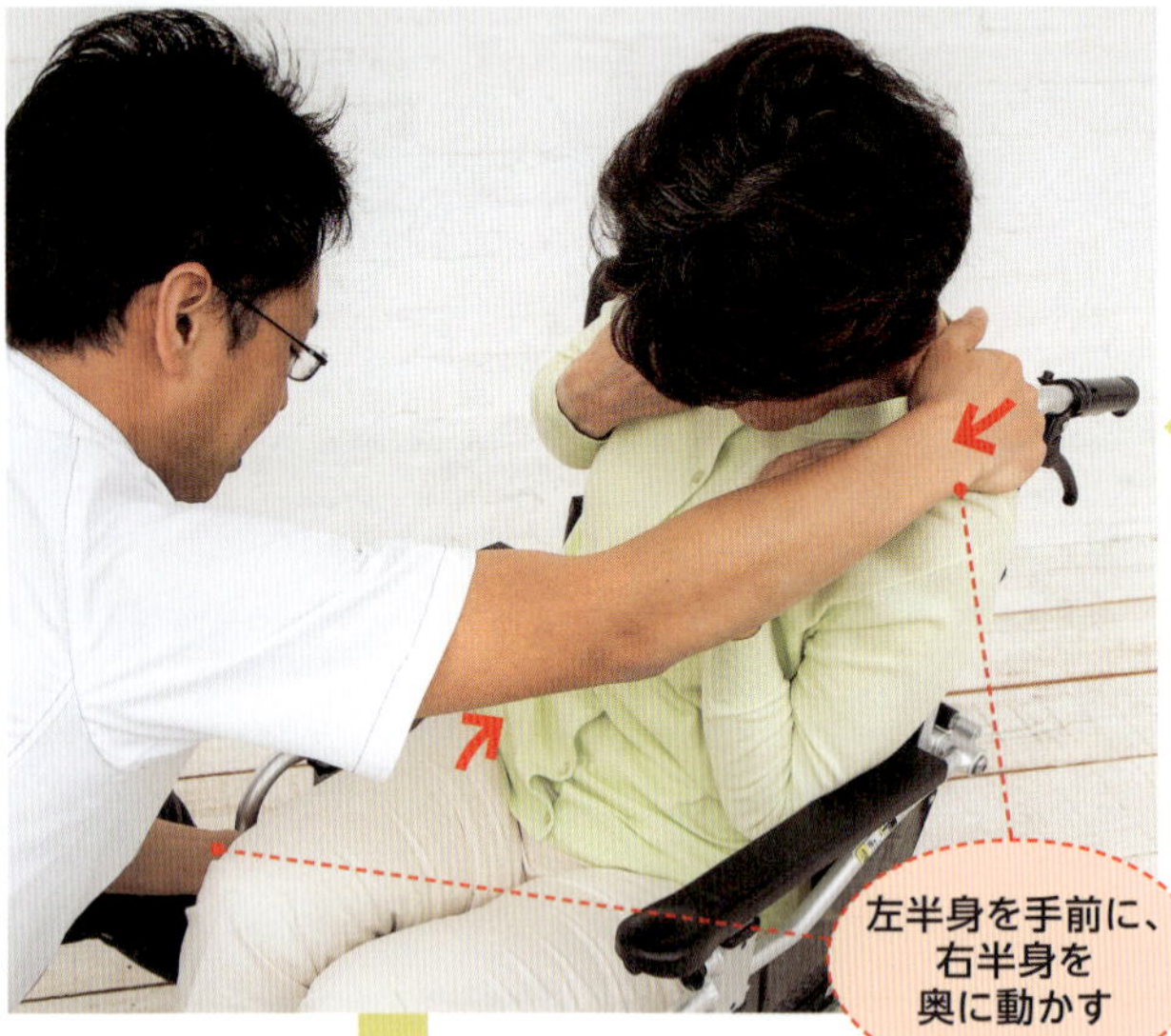

左半身を手前に、
右半身を
奥に動かす

3 ひじ受け、背もたれを調整

手で直してもねじれが戻らないときには、後ろにずれている肩の後ろにタオルを入れる。肩甲骨《けんこうこつ》を広げる効果もある。

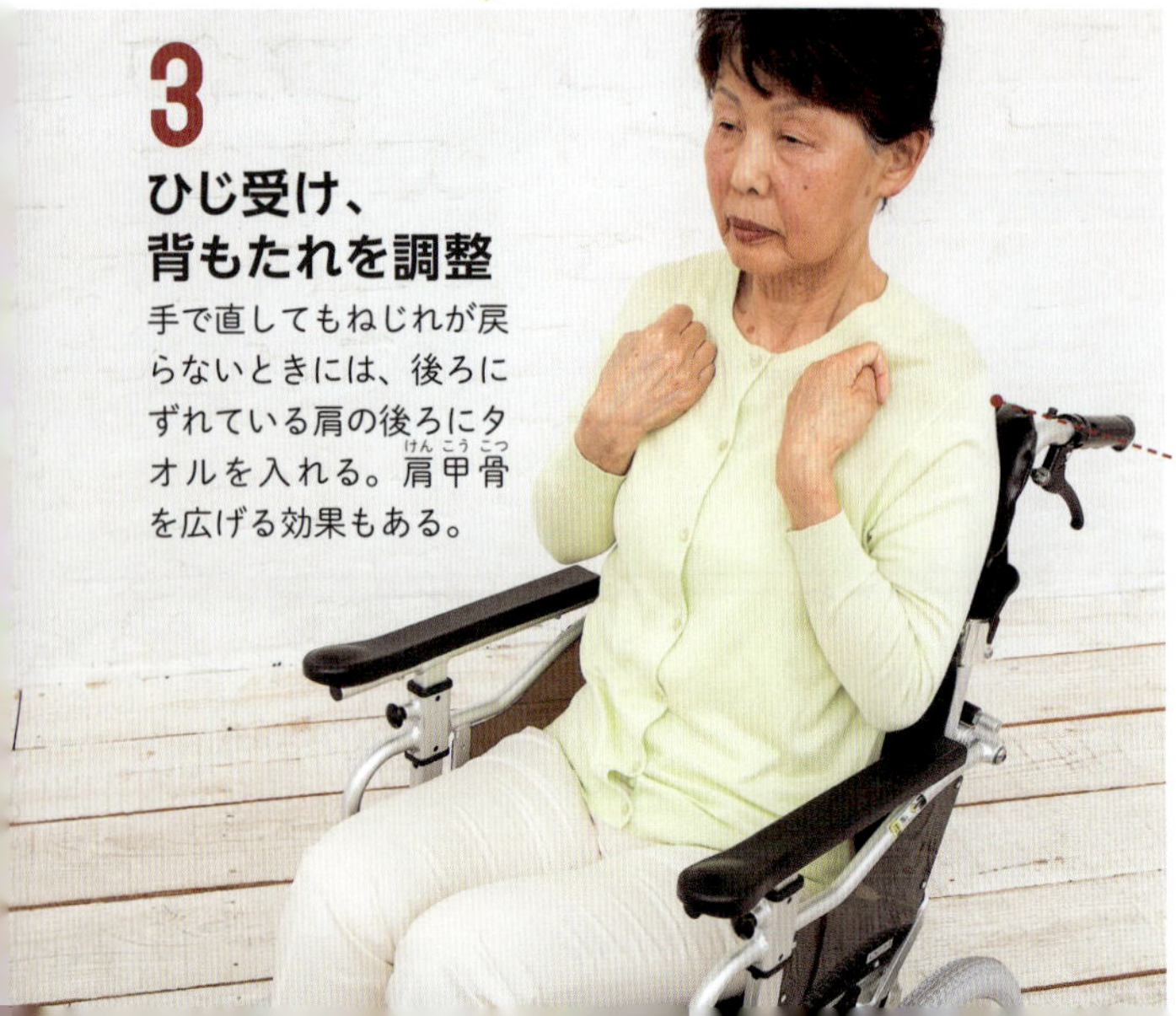

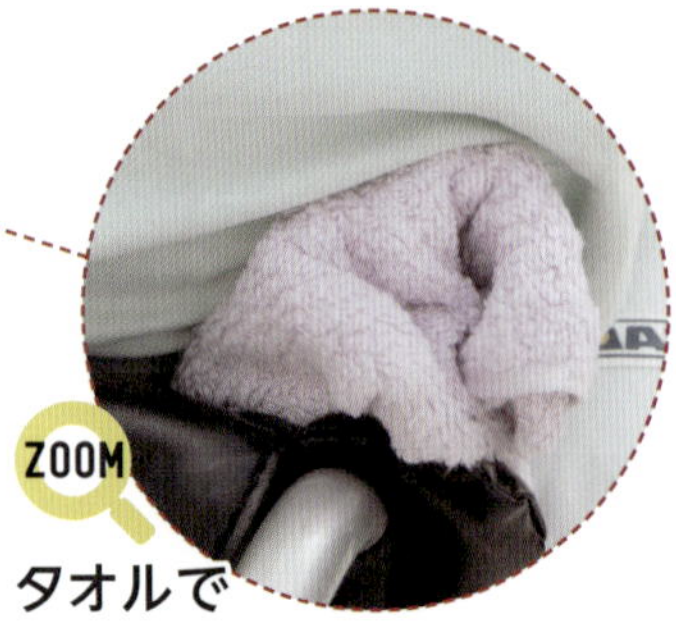

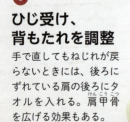

ZOOM

タオルでねじれを解消

テクニック2 傾きをなくす

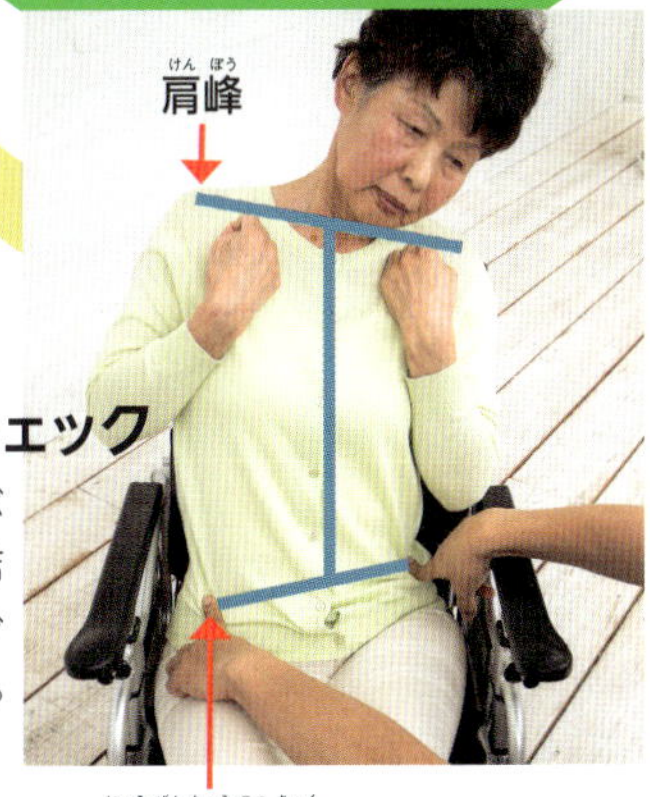

1 左右の腰、肩の高さをチェック

左右の肩峰を結ぶ線、上前腸骨棘を結ぶ線が平行か、目でみて、さわって確認。

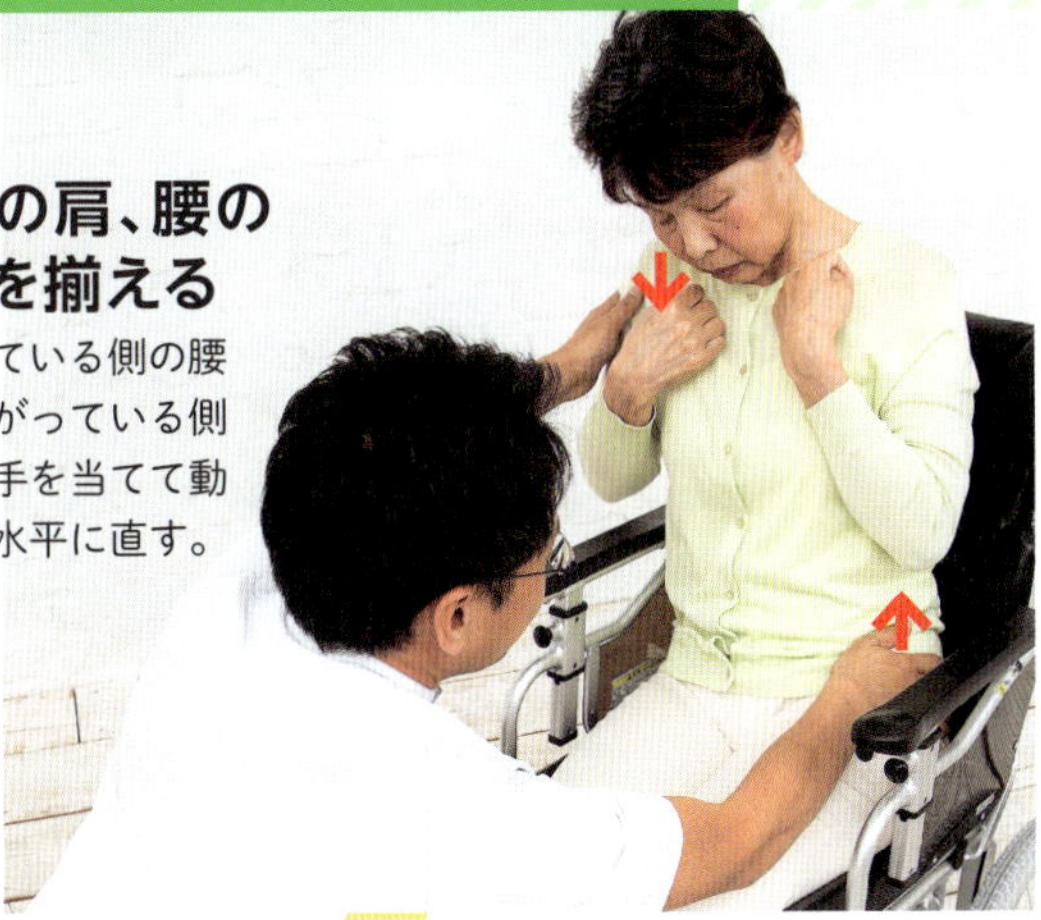

2 左右の肩、腰の高さを揃える

上がっている側の腰と、上がっている側の肩に手を当てて動かし、水平に直す。

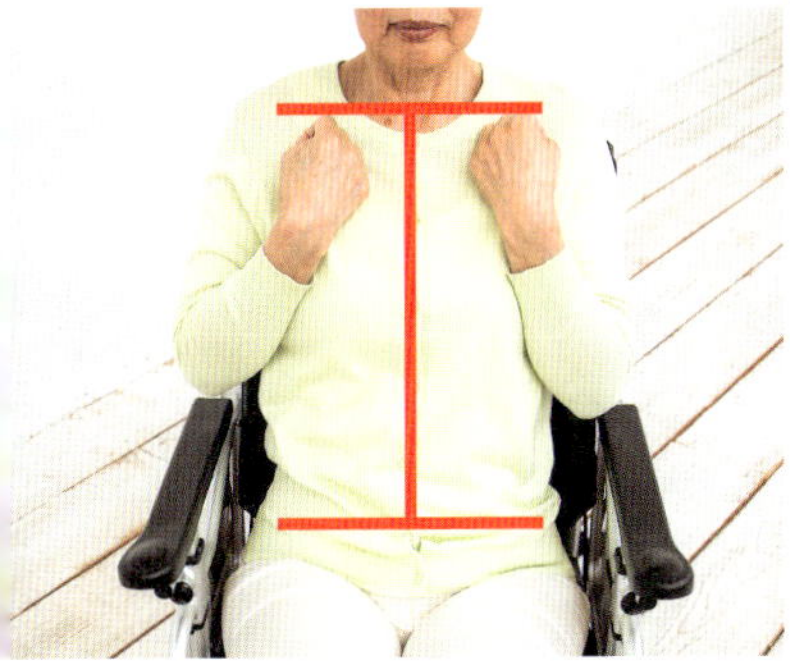

After

肩の線、腰の線がともに水平で、平行になっていればOK。

POINT 傾きが強すぎる人はタオルをはさむ

手で動かしただけでは直らないほど傾きがはげしい場合は、傾いている側のおしりの下にタオルを入れて調整する。または一から座り直して傾きを改善する。

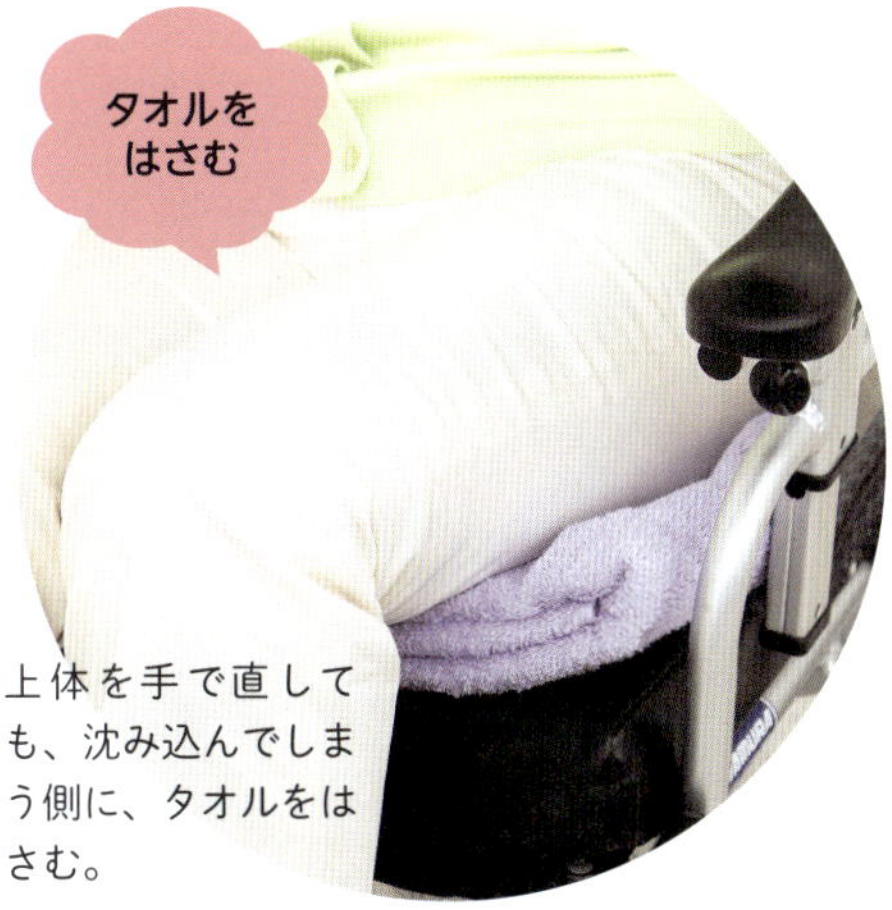

上体を手で直しても、沈み込んでしまう側に、タオルをはさむ。

タオルは座面下に入れてもOK

タオルをじゃまに感じる場合は、座面の下に入れてもいい。

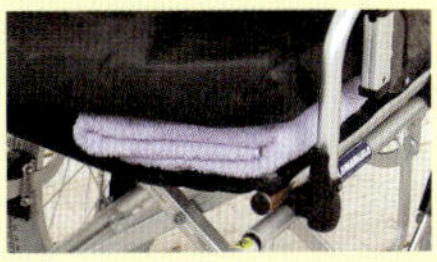

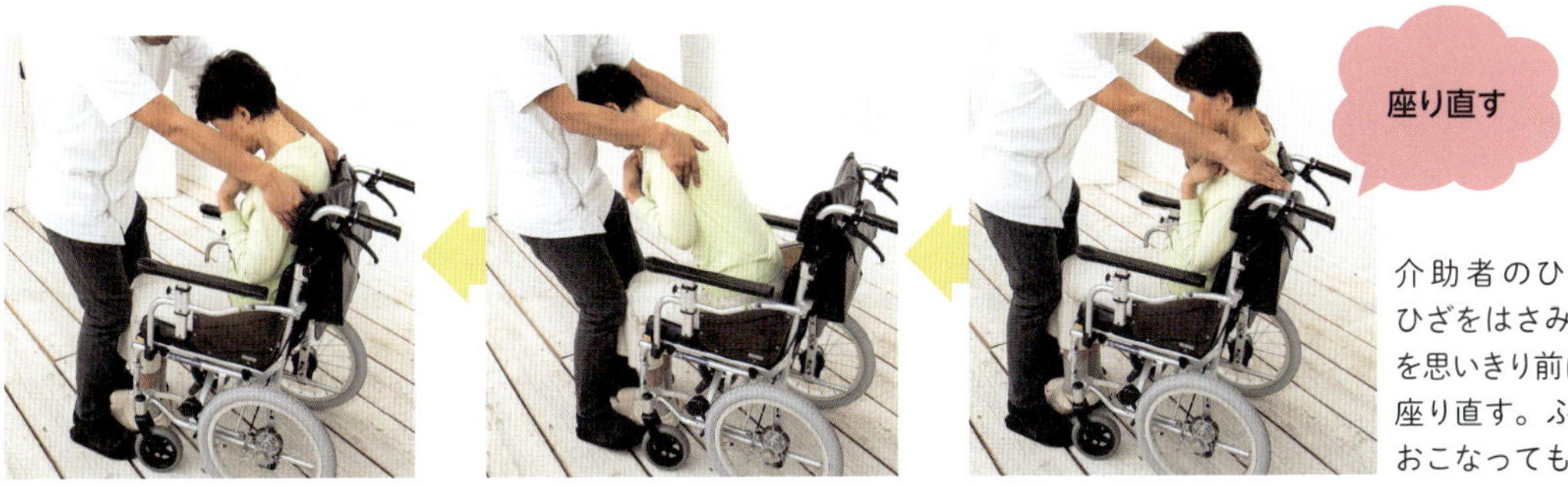

介助者のひざで両ひざをはさみ、上体を思いきり前に傾け、座り直す。ふたりでおこなってもいい。

筋性拘縮

足の変形、円背は足枕や背もたれで調整

足が反っている人、円背が強い人は、車椅子との間にすき間ができます。足の下にクッションを入れる、背もたれをゆるめるなどして調整しましょう。

足の変形

✕ Before

足首が硬く曲がり、フットサポートにのせても、かかとが浮いてしまい安定しない。

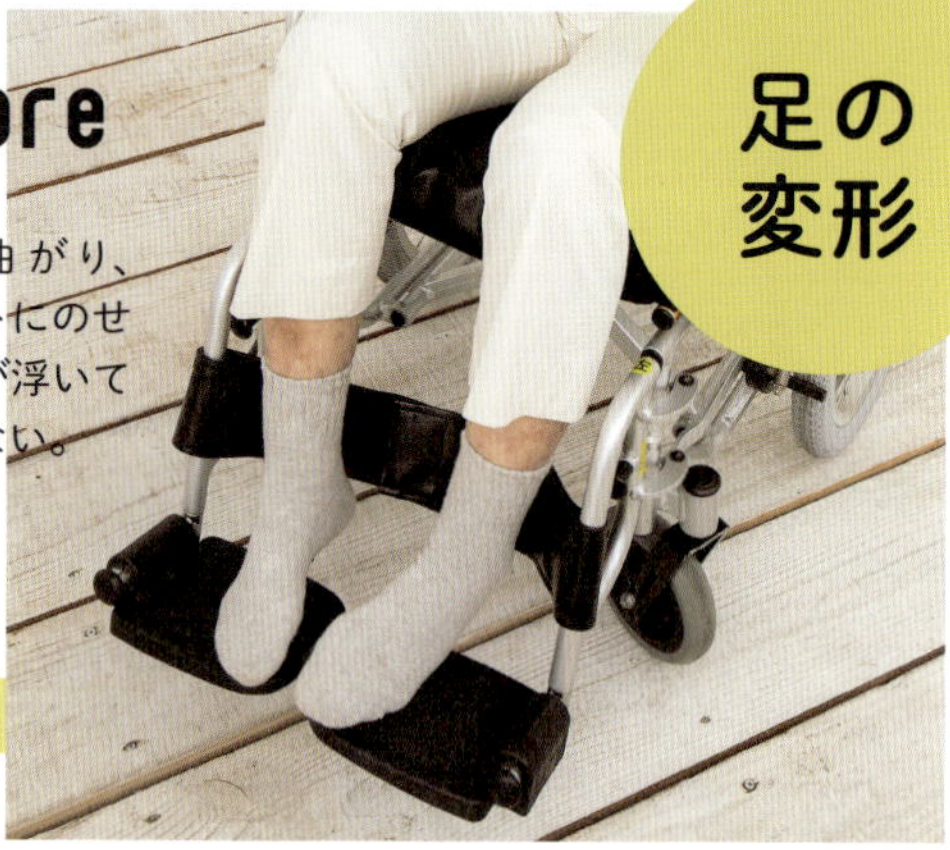

○ After

フットサポートの上にクッションを置き、その上に足をのせる。足の裏全体が支えられて安定する。

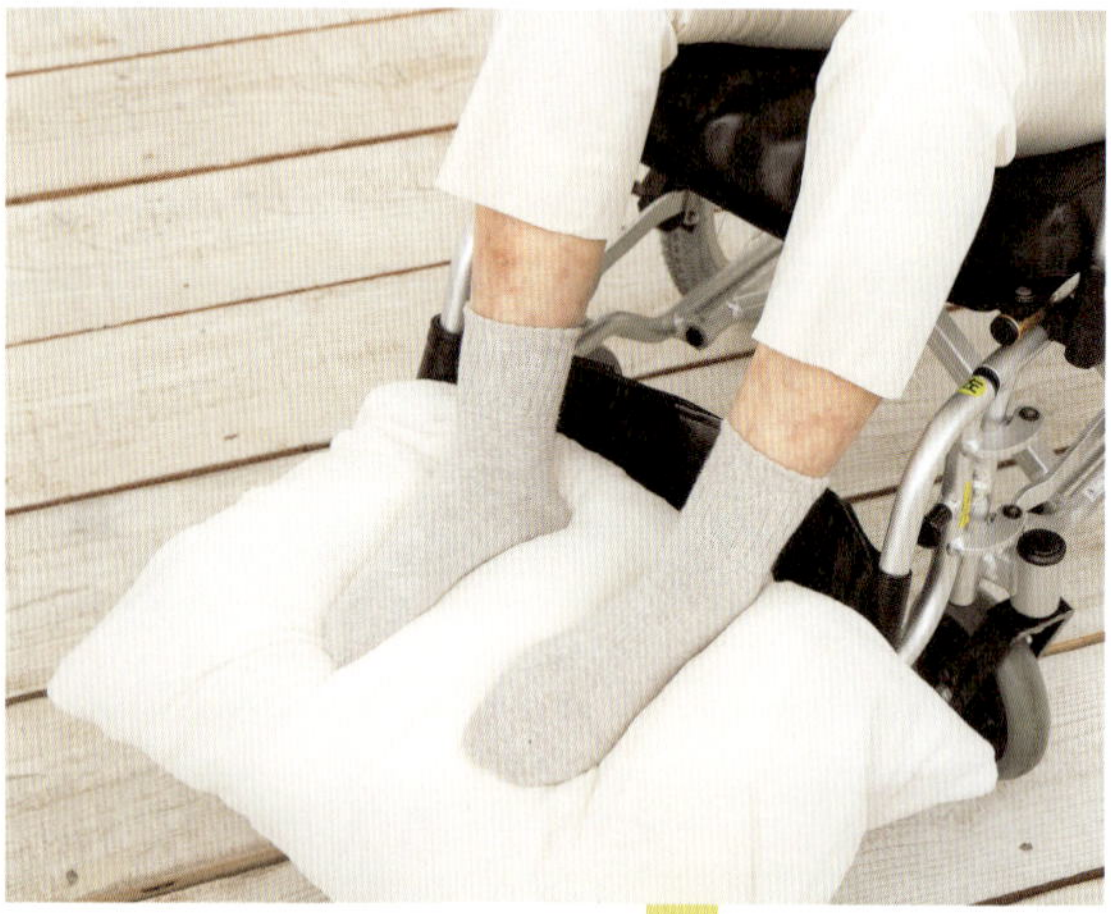

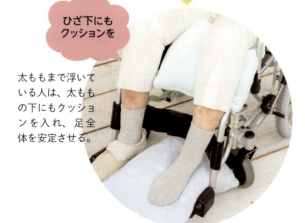

改善しないときは……

ひざ下にもクッションを

太ももまで浮いている人は、太ももの下にもクッションを入れ、足全体を安定させる。

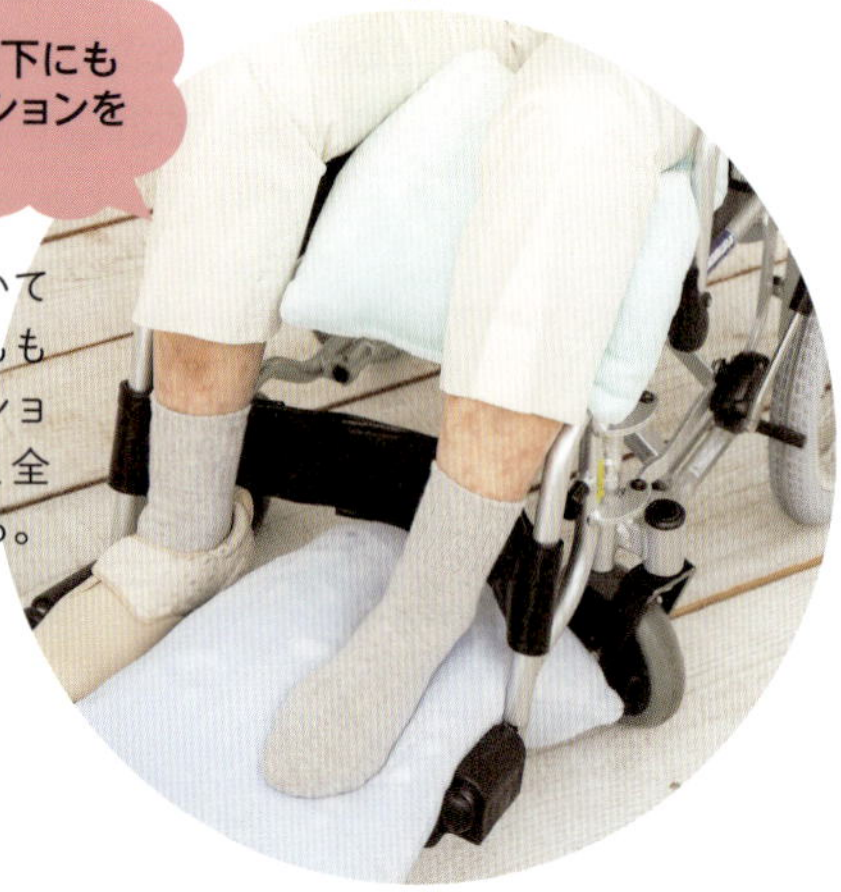

足の変形は全身の緊張を高める

足首が曲がって硬くなり、フットサポートの上に、きちんと足を置けない場合があります。**そのままにしておくと、足先がつっぱって尖足《せんそく》（→P49）になりかねません。**

また、足が浮いていると体の安定性を保ちにくく、過剰な力が入ります。すると全身の緊張も高まります。

足の裏がフットサポートから浮いているときは、クッションをはさんで足の裏全体を支えます。フットサポートの位置調整機能があれば、それを使うのもいいでしょう。

それでもダメなら、太ももの下にもクッションを入れて、高さを調整してください。

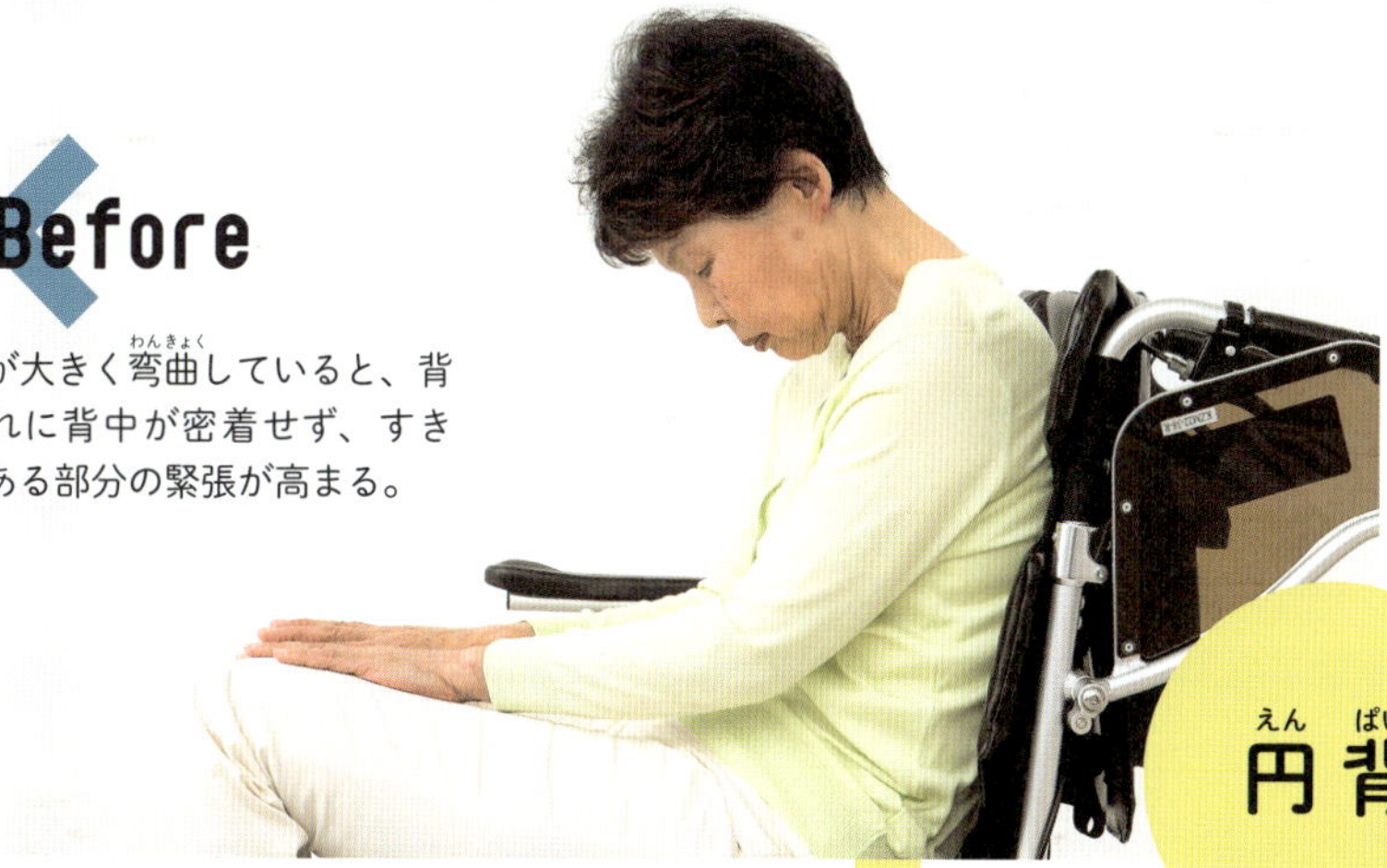
円《えん》背《ぱい》

Before

背中が大きく弯曲《わんきょく》していると、背もたれに背中が密着せず、すき間のある部分の緊張が高まる。

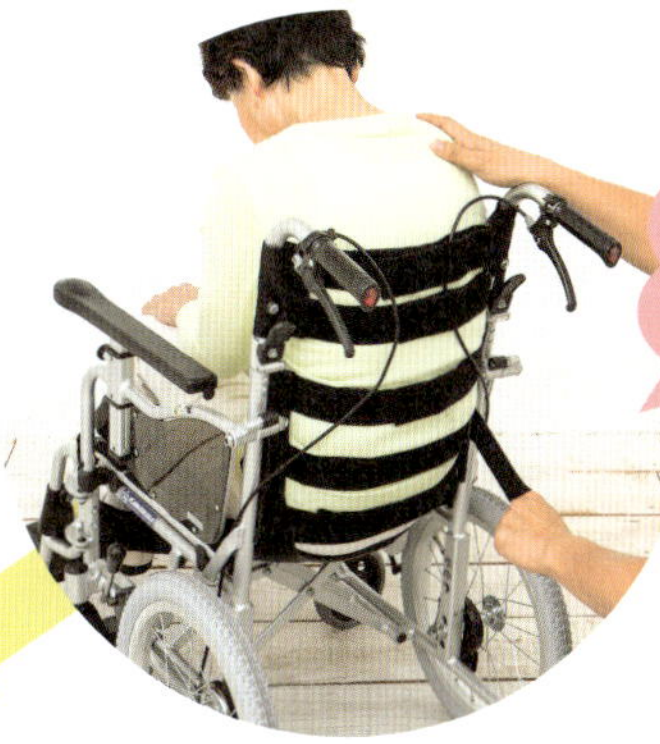
ベルトを
調整する

背のシートをはずすとベルトがあり、長さを調整できる。丸みにあわせてベルトをゆるめる。

After

背もたれを調整できる車椅子なら、丸い背中が、腰から肩まで背もたれにぴったり密着し、上体が安定する。

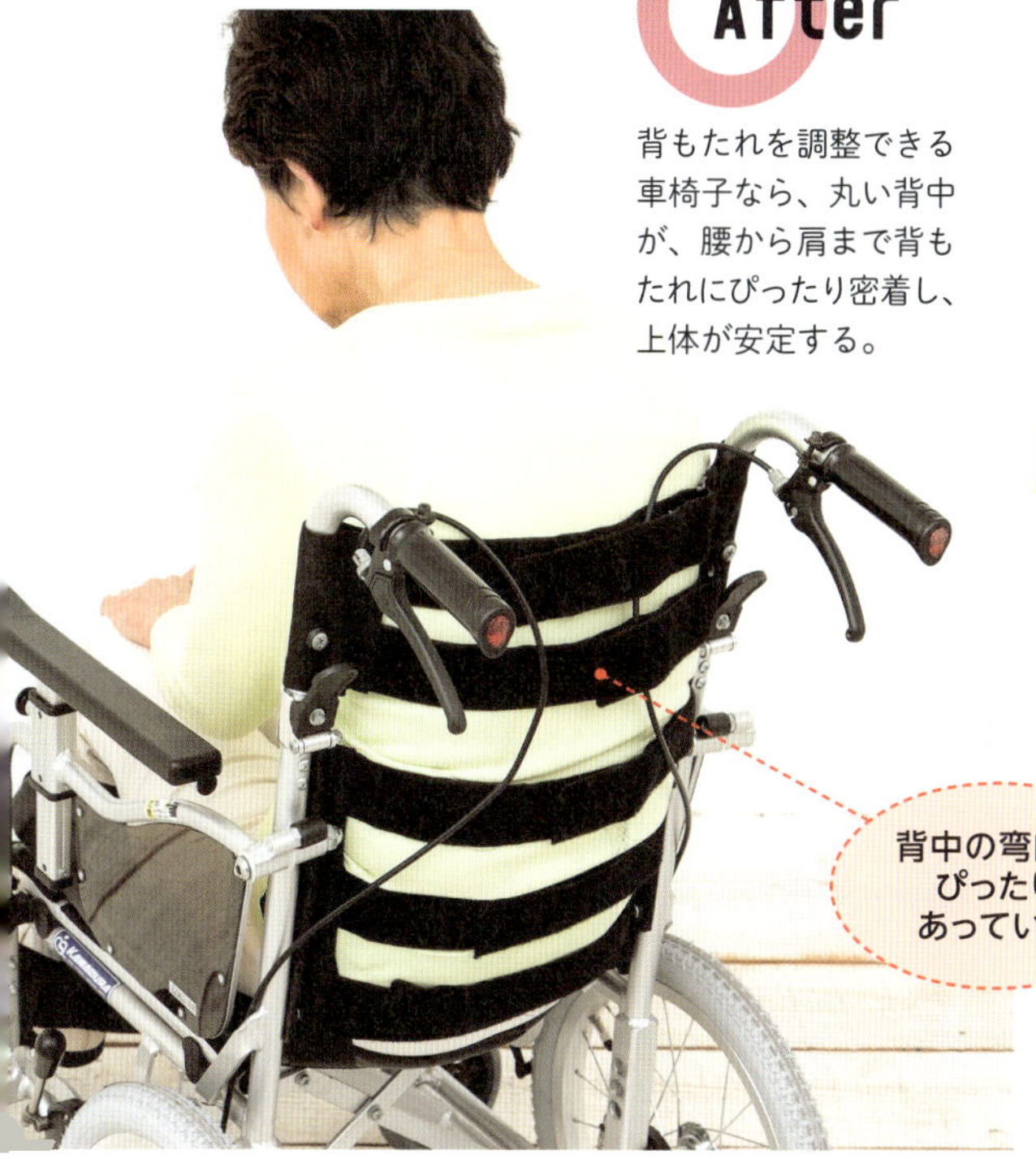
Point
背中の弯曲に
ぴったり
あっている

背もたれをゆるめ丸まった背中を支える

骨粗鬆症《こつそしょうしょう》による脊椎《せきつい》の圧迫骨折などで円背《えんぱい》（猫背）が強いと、背中が背もたれにフィットしないことがあります。

こんなときは、モジュール型車椅子の機能が活躍します。背もたれのベルトを、**円背のカーブにあわせて調整し、密着させましょう。**

まっすぐ伸ばそうとするのではなく、カーブを支えて緊張をとく視点が大切です。

普通型車椅子の場合は、クッションを使用

背もたれを調整できない普通型車椅子の場合は、クッションで調整。背中に手を入れて確認し、すき間のあるところにクッションかタオルを入れる。

腰に
クッション

背中に
クッション

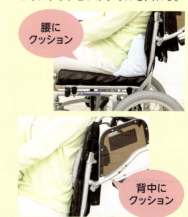

筋性拘縮

休憩、食事のときは背中とひじを支える

ダイニングやリビングの椅子でも、車椅子と同様にシーティングが必要。
体が後ろに倒れないよう、まっすぐに支えると、食事もスムーズです。

原理は車椅子と同じ。足りない部分だけ補う

食事や休憩のために、普通の椅子に座るときは、サイドガードつきで、背もたれが肩《けん》甲骨《こうこつ》の位置より高いものを選びます。座面を上げ下げできるタイプなら、ベストです。

シーティングの方法自体は、車椅子と変わりはありません。

移乗《いじょう》後はまず座り直しをし、ねじれや傾きがあれば直します。背もたれは調整できないので、すき間があれば、クッションかタオルで埋めます。

休憩

背もたれ、ひじ受けのかわりにクッションを入れる

背もたれを調整できないぶん、クッションなどですき間を埋める。ひじが浮くときはブーメラン型のクッションなどを置き、腕の緊張をとく。

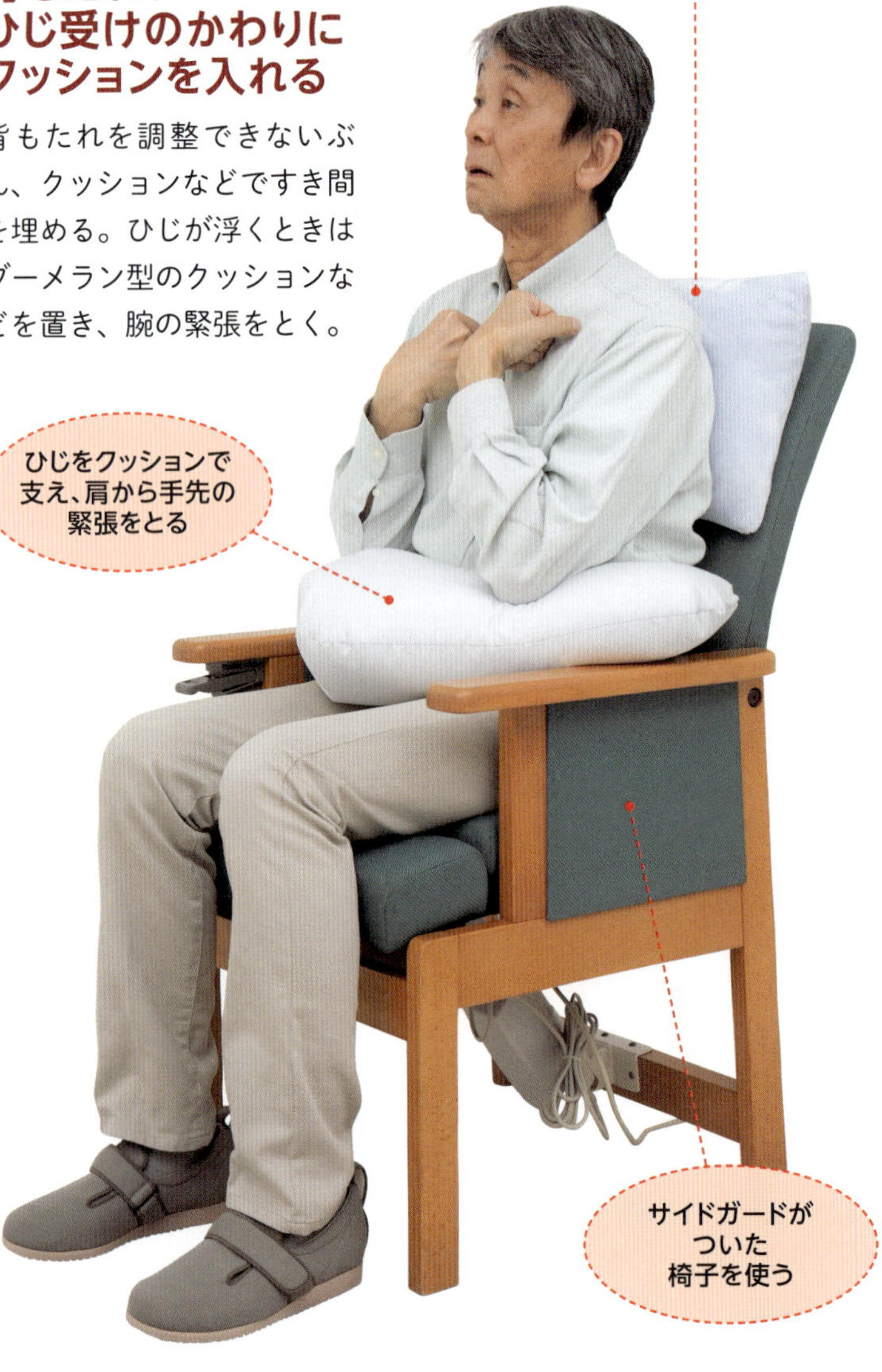
肩の後ろに
クッションを入れ、
すき間を埋める
ひじをクッションで
支え、肩から手先の
緊張をとる
サイドガードが
ついた
椅子を使う

何のために座るのか、目的を忘れないで

生活場面では車椅子を使わず、普通の暮らしを実現すべきという人がいる。しかし重要なのは、どんな姿勢で過ごすかだ。車椅子を生活用に使い、食事などをしてもかまわない。

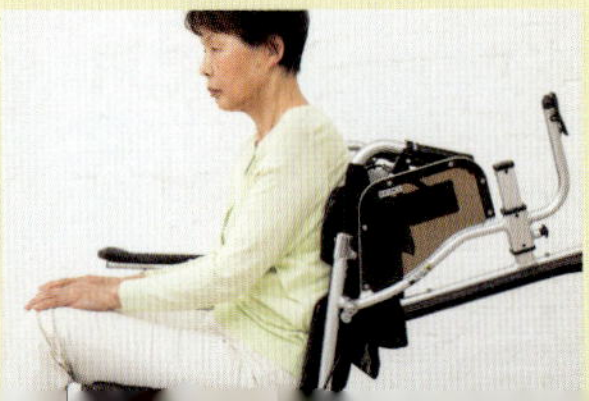

食事

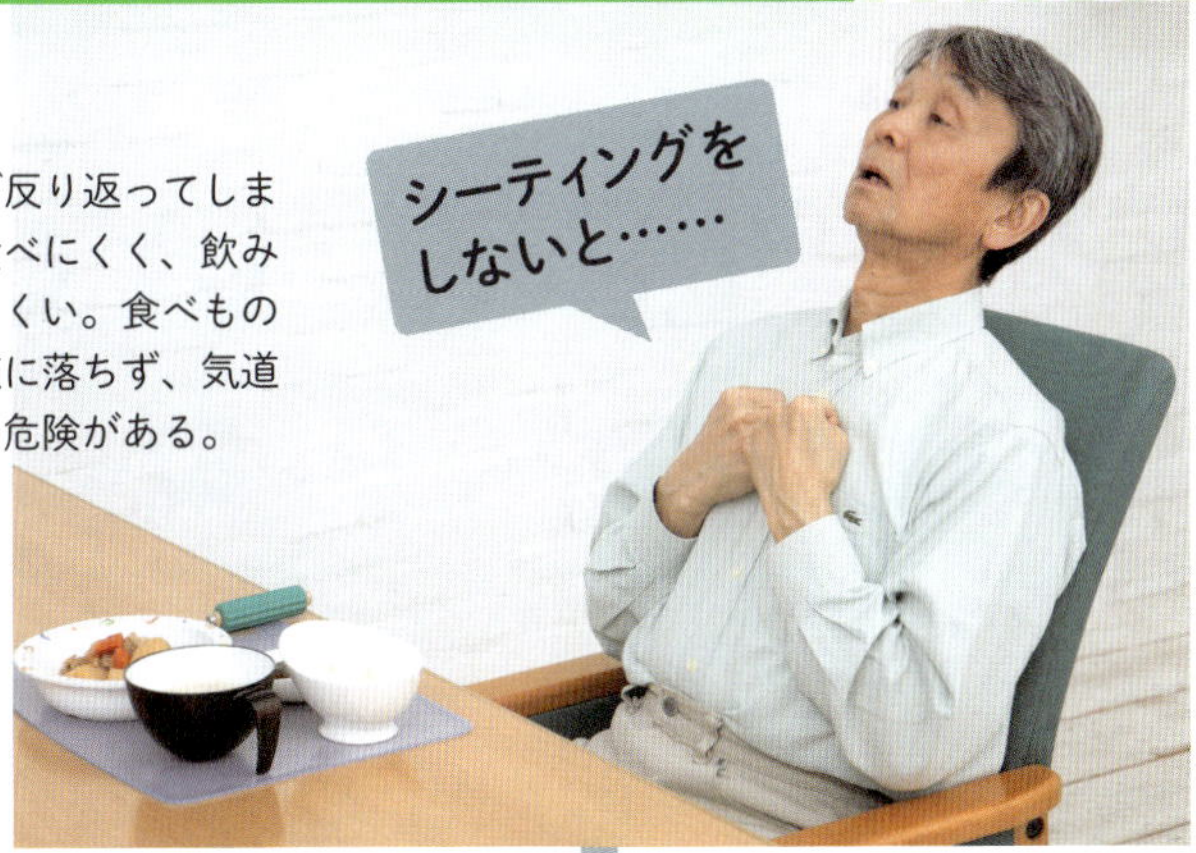
シーティングをしないと……

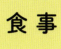

上体が反り返ってしまい、食べにくく、飲み込みにくい。食べものが食道に落ちず、気道に入る危険がある。

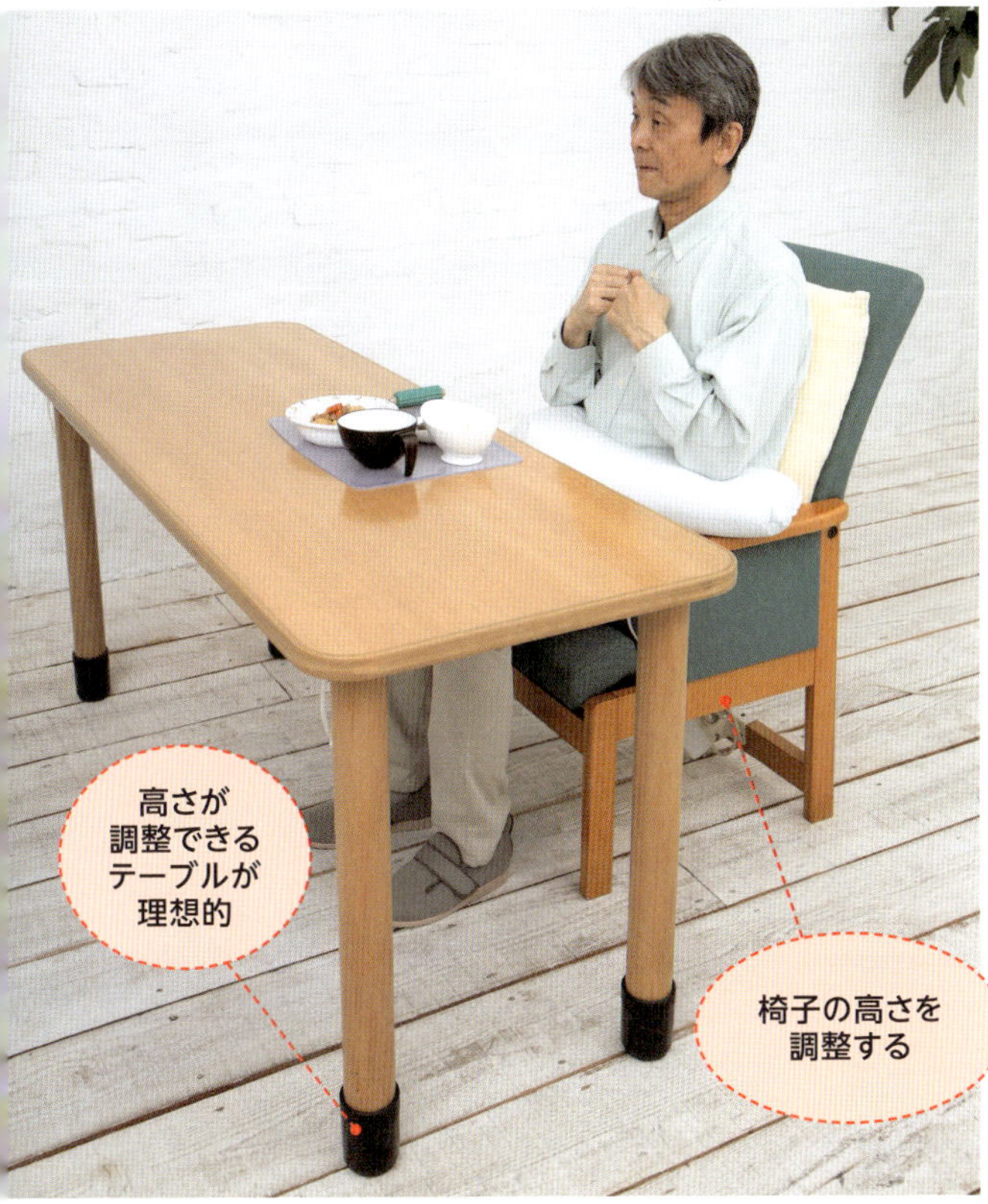
高さが調整できるテーブルが理想的
椅子の高さを調整する

上半身がまっすぐだと誤嚥しにくい

ねじれも傾きもなくまっすぐで、頭がわずかに前に傾いた状態が、もっとも食べやすい。口に入れた食べものを飲み込みやすく、誤嚥《ごえん》もしにくい。

食事の介助は目線の高さをあわせて

立ったまま食事介助をすると、首が反って食べにくく、誤嚥の危険も高まる。隣に座り、目線の高さをあわせて介助しよう。むやみに話しかけないことも大切。

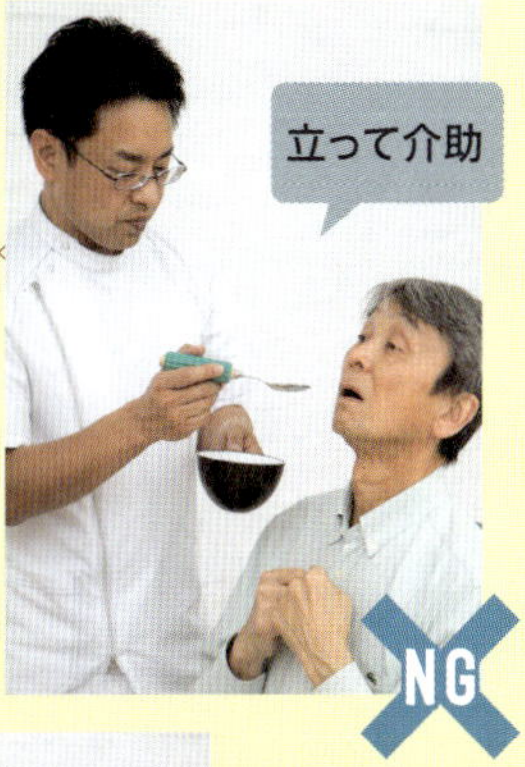
立って介助
NG

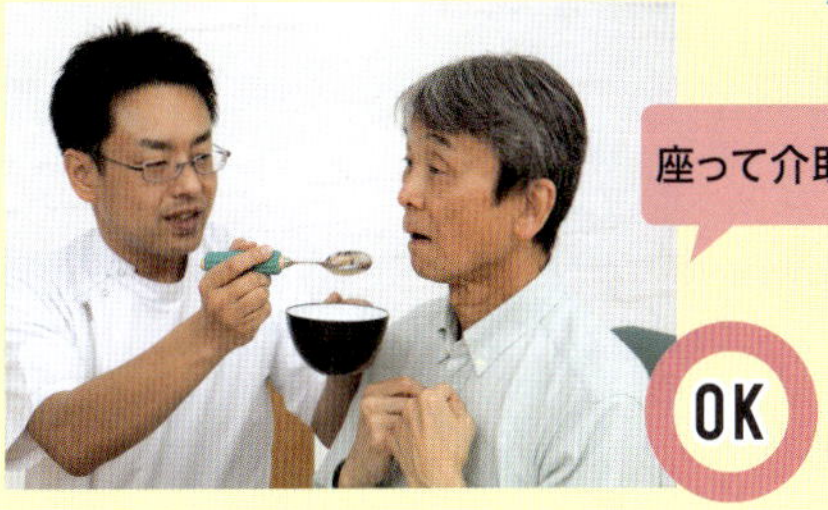
座って介助
OK

体が後傾していると誤嚥しやすい

食事目的のシーティングでは、背中と首の角度に注意を。背中や首が後傾《こうけい》していると、誤嚥《ごえん》といって、気管支に食べものが入りかねません。口の細菌が肺に入り、誤嚥性肺炎に至ることもあり、危険です。上体を軽く前傾《ぜんけい》し、首は軽くうなずくような角度にすると、食べものが飲み込みやすく、誤嚥しにくくなります。

Column

座りかたがよくなると痰が出ることがある

よいポジショニング、シーティングを続けた結果、肺や気管支などにたまっていた痰《たん》が急に出はじめることがあります。これは腹筋が働きやすくなったためで、危険な徴候ではありません。反対に、痰がたまったままだと、細菌が繁殖して〝沈下性《ちんかせい》肺炎〟を起こす危険があります。

タオルを座面に置いて非麻痺側を高くする

片麻痺があると、バランスをとるために、麻痺側に傾いてしまいがち。非麻痺側の座面を高くすると、体の傾きによる拘縮を防げます。

非麻痺側の座面にタオルを置く

非麻痺側に頼り、体が傾くのを防ぐため、非麻痺側の座面にタオルを置く。おしりに違和感がある場合は、座面の下に入れる。

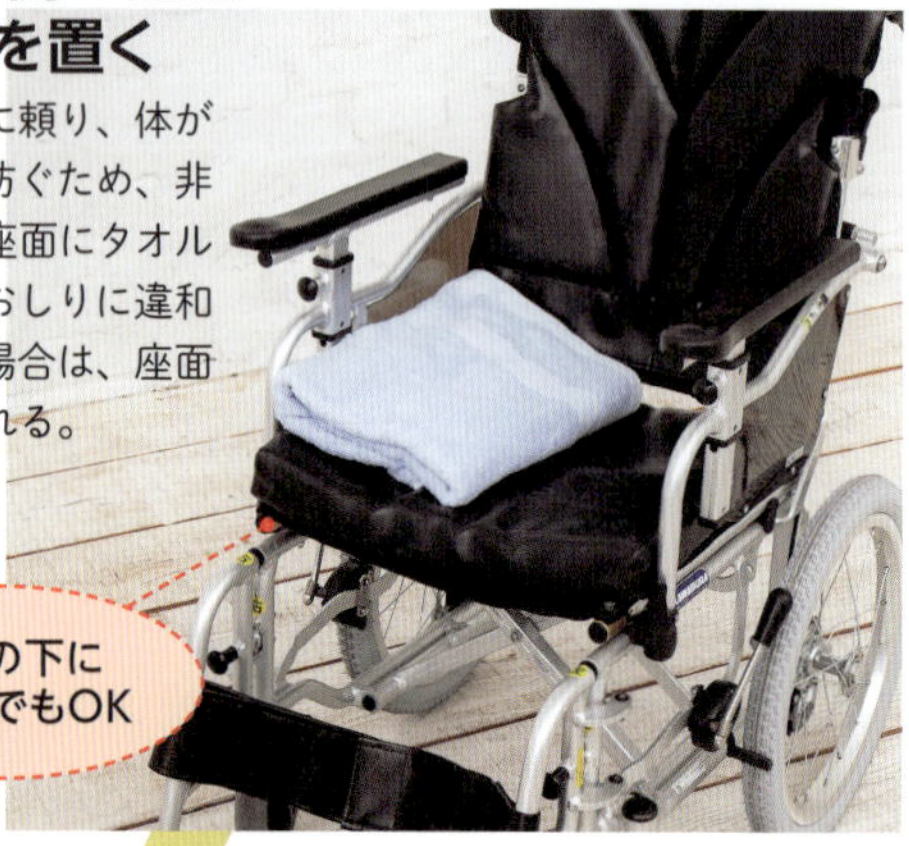
座面の下に
はさんでもOK

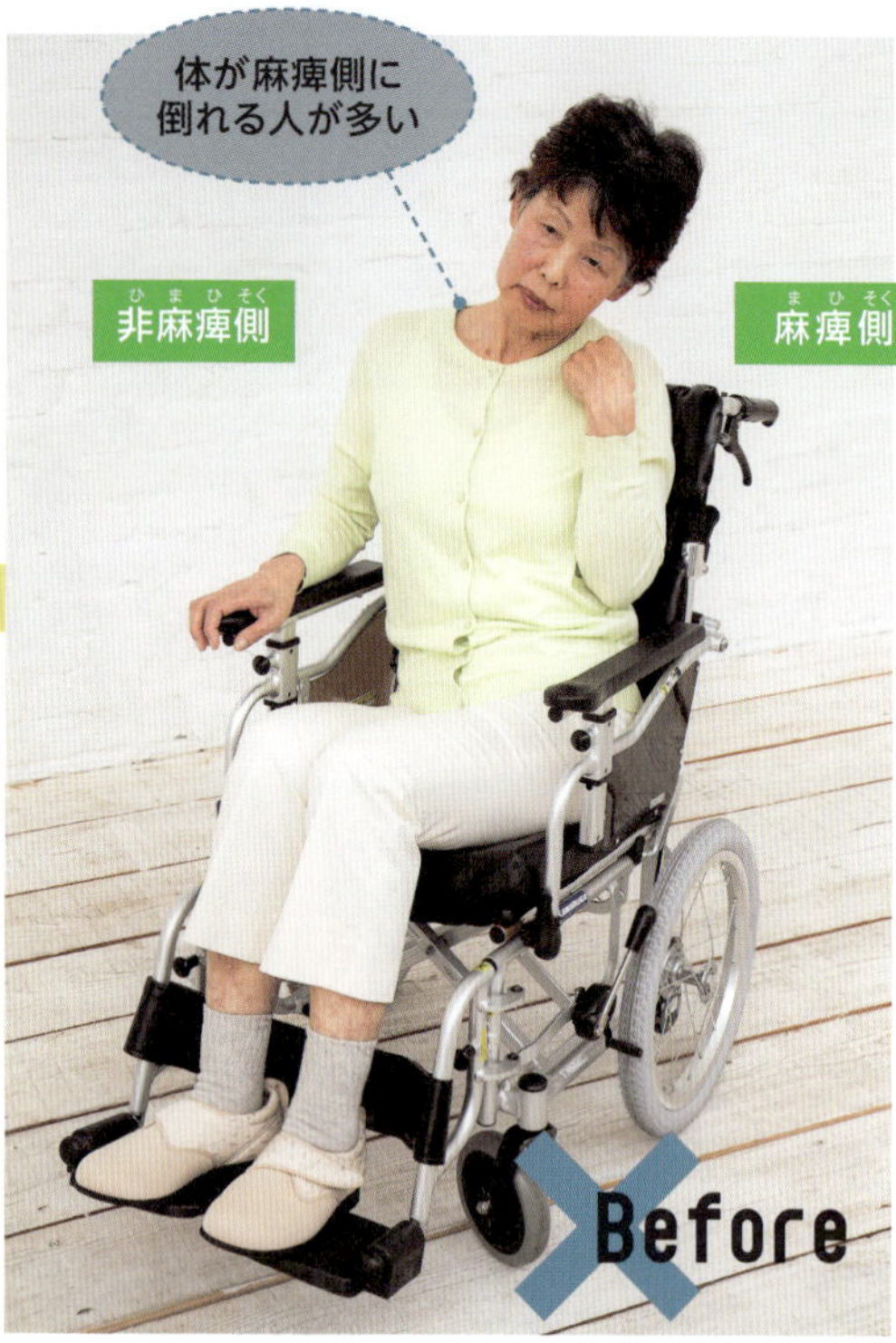
体が麻痺側に
倒れる人が多い
非麻痺側《ひまひそく》
麻痺側《まひそく》
Before

麻痺側の腕に支えがなく、不安定。非麻痺側に支えを求め、上体が傾く。バランスをとろうと、今度は首ごと麻痺側に傾く。

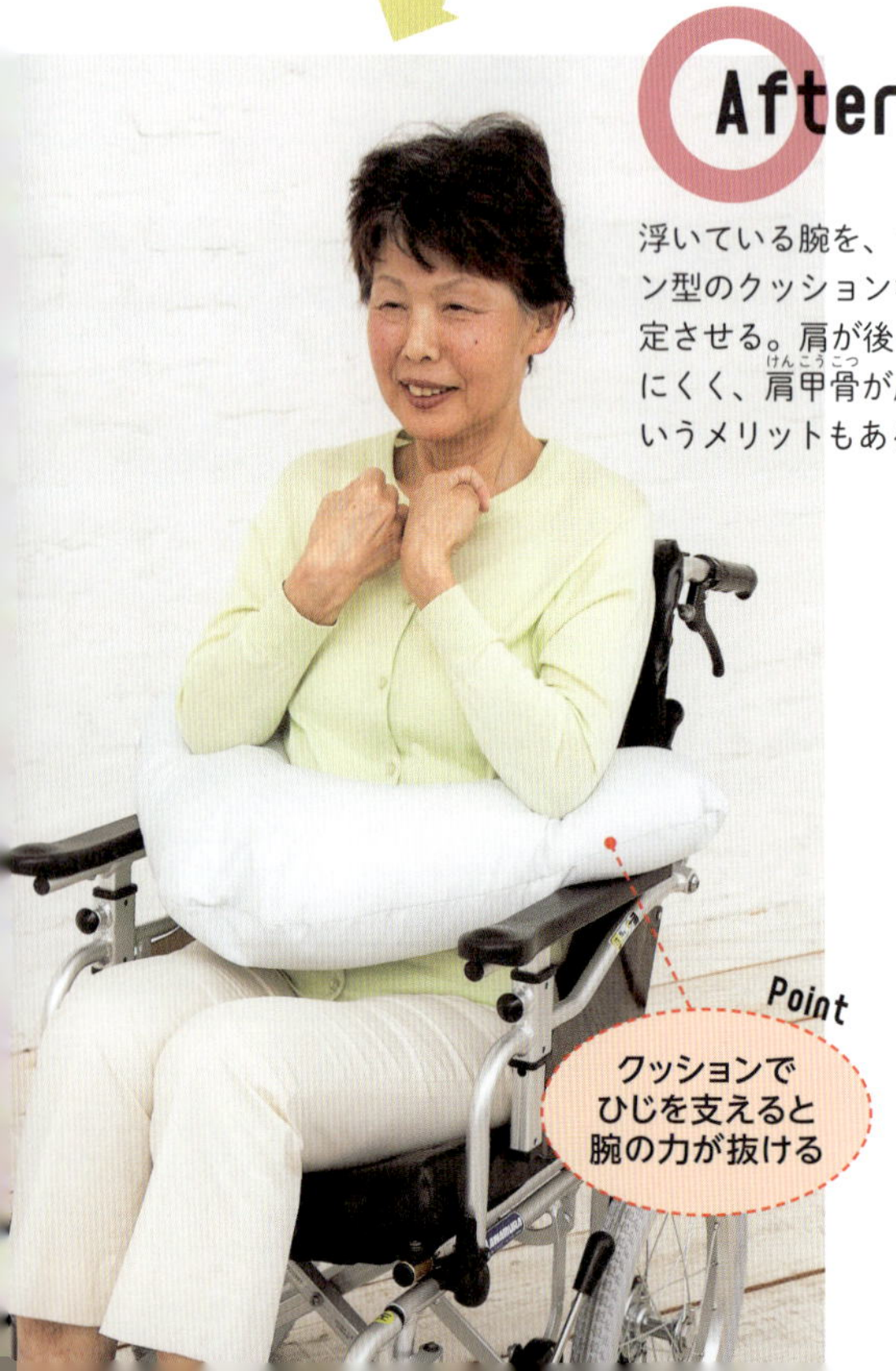
After
Point
クッションで
ひじを支えると
腕の力が抜ける

浮いている腕を、ブーメラン型のクッションなどで安定させる。肩が後ろにいきにくく、肩甲骨《けんこうこつ》が広がるというメリットもある。

感覚障害が原因で体が傾きやすい

脳卒中などで片麻痺《かたまひ》がある人は、麻痺側《まひそく》の感覚が障害されています。**車椅子に座るとどうしても、感覚のある非麻《ひま》痺側《ひそく》に頼ろうとして、体が傾きます。**そしてそれを正そうとして、今度は麻痺側に上体が傾いてしまいます。

放っておくと麻痺側が拘縮《こうしゅく》します。座面にタオルを置いて、傾きを正しましょう。

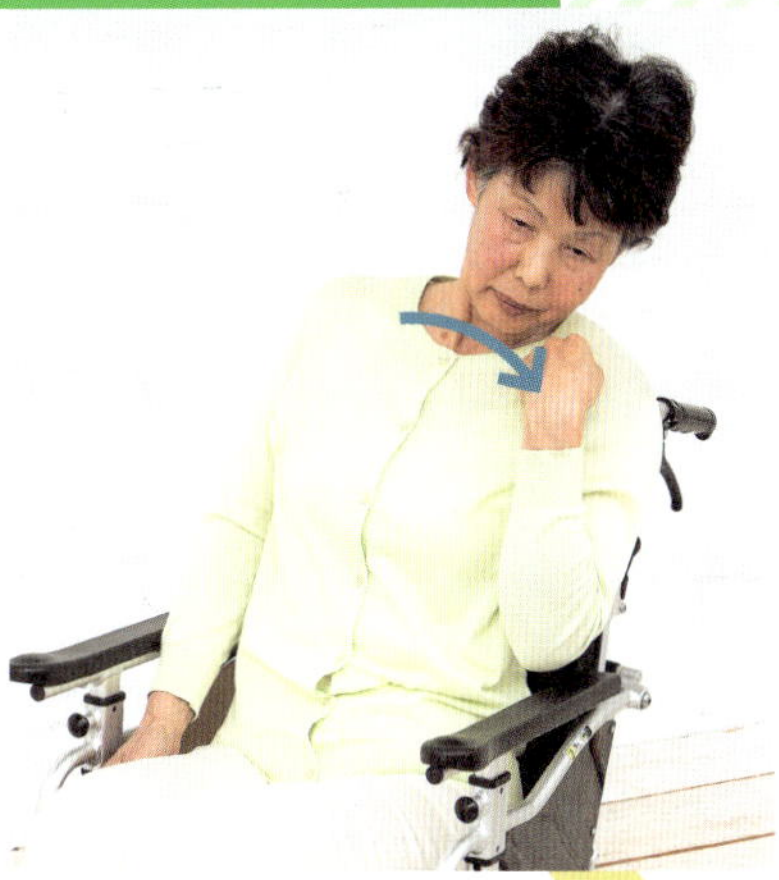

Before

上半身の傾きがひどく、座面にタオルを置いても改善しない。麻痺側のわきの締まりも強い。

POINT

傾きが強い人は麻痺側にブーメランクッションを

麻痺側の筋肉が非常に硬くなっている場合は、座面にタオルを置いても、上半身全体が麻痺側に倒れる。この問題は、ひじへのクッションの入れかたで解決できる。

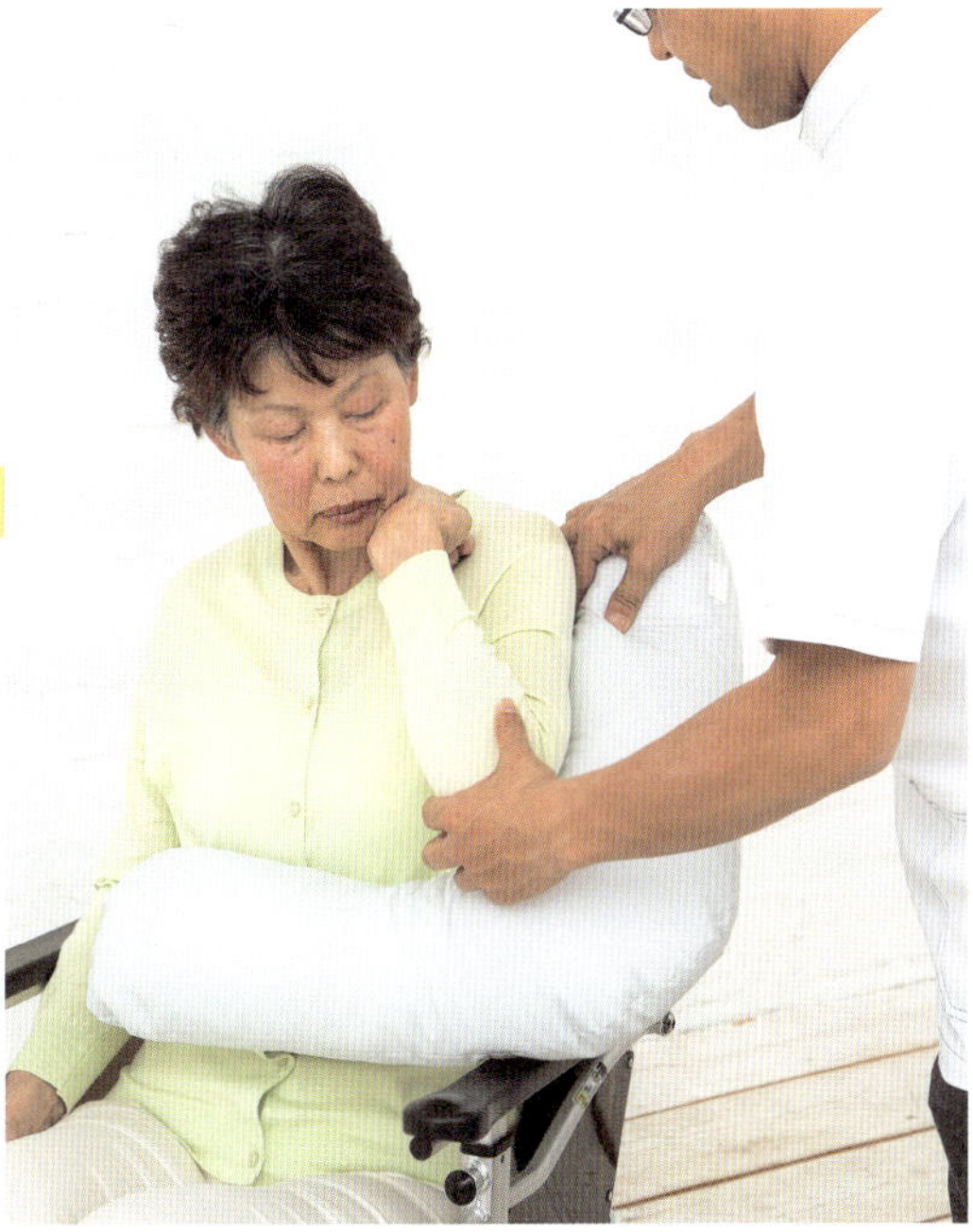

1 麻痺側のひじを持ち クッションを入れる

麻痺側の上腕部のひじを少し持ち上げ、肩まで支えるように、ブーメランクッションを入れる。

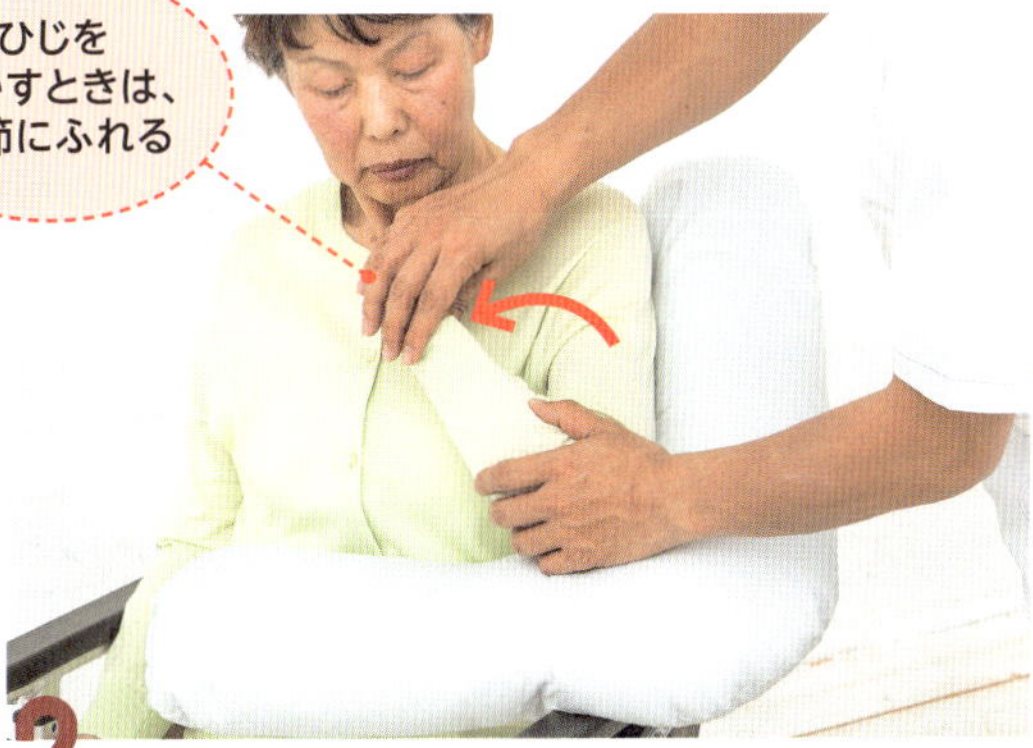

2 腕を戻して、クッションにのせる

ひじ、手首を持ち、内側に動かす。肩がすぼまり、肩甲骨が開いて、麻痺側の上肢《じょうし》がラクになる。

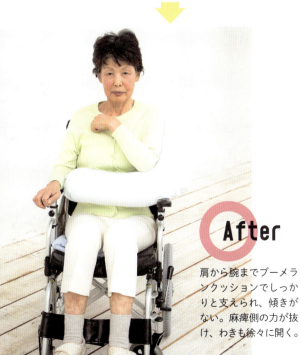

After

肩から腕までブーメランクッションでしっかりと支えられ、傾きがない。麻痺側の力が抜け、わきも徐々に開く。

麻痺側の腕を安定させて 非麻痺側をラクにする

非麻痺側の座面にタオルを置くと、非麻痺側の過剰な使用を避けられ、傾きを止めることができます。
ただし麻痺側の硬直がすでに強く、麻痺側への傾きが止まらない人もいます。その場合は、**麻痺側のひじの下だけにクッションを入れましょう。**

神経性
拘縮
〈片麻痺〉

麻痺側に傾いていると麻痺側で誤嚥が起きる

休息時はひじ受けを入れて、リラックスしやすい姿勢をつくりましょう。食事するときは体幹をまっすぐにして、食べものが気管に入るのを防ぎます。

休息時のシーティング

すき間を埋めると麻痺側に偏らなくなる

椅子に座るときは、麻痺側をクッションなどでしっかりと支える。麻痺側の過剰な緊張がゆるみ、まっすぐに、ラクに座れる。

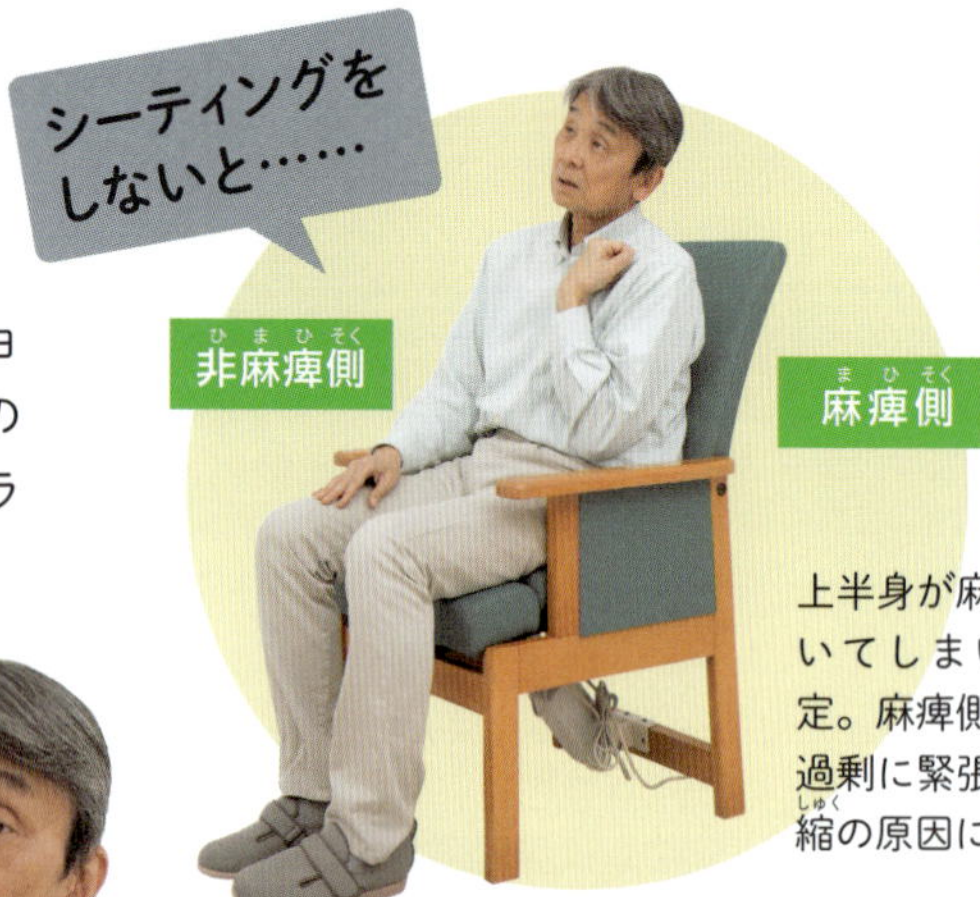
シーティングをしないと……
非麻痺側《ひまひそく》
麻痺側《まひそく》

上半身が麻痺側に傾いてしまい、不安定。麻痺側の筋肉が過剰に緊張して、拘《こう》縮《しゅく》の原因になる。

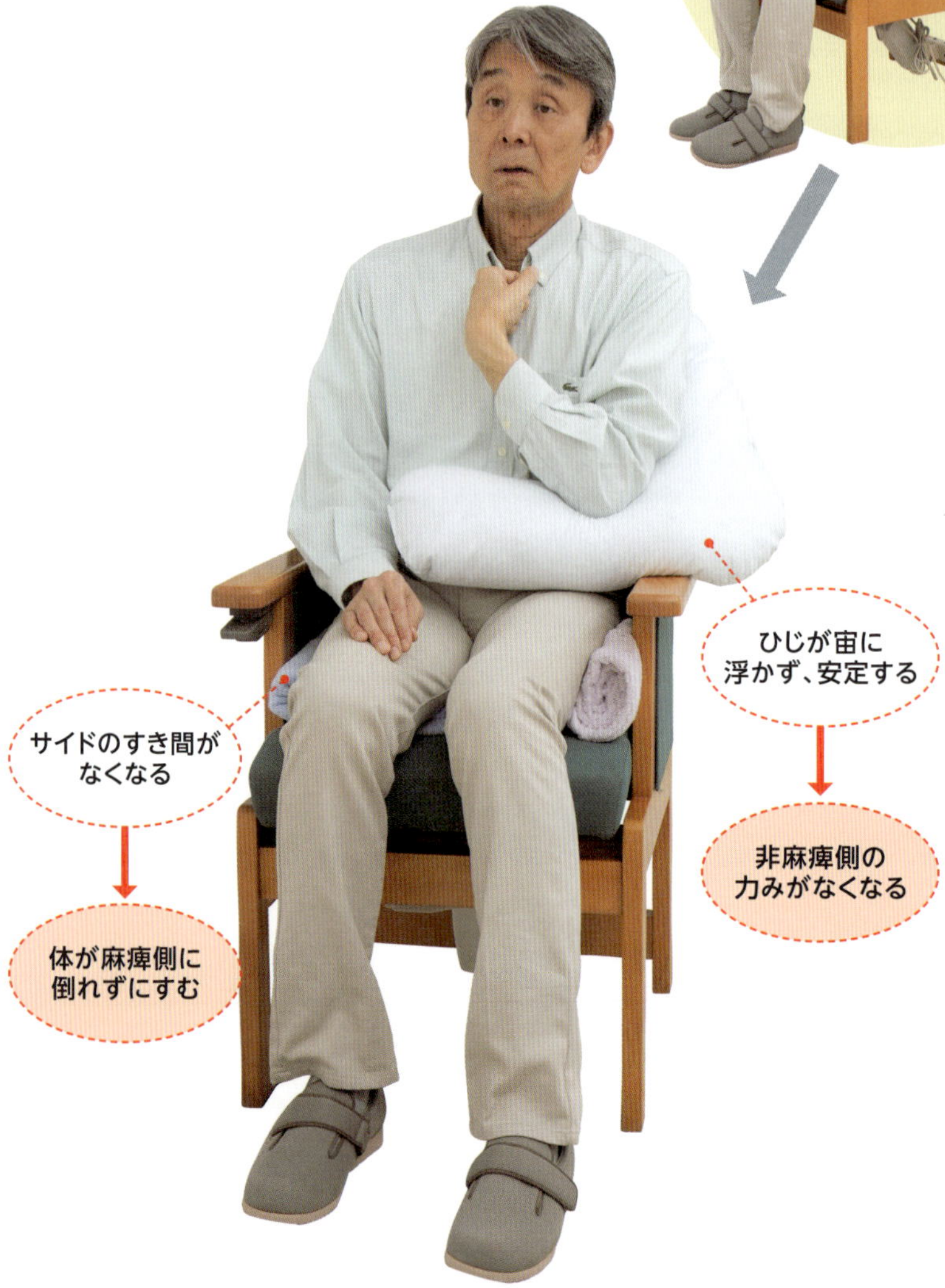
ひじが宙に浮かず、安定する
非麻痺側の力みがなくなる
サイドのすき間がなくなる
体が麻痺側に倒れずにすむ

非麻痺側の過剰な努力を防ぐ

動くほうの手足を一生懸命使っていると、連合反応が起き、麻痺側《まひそく》の拘縮《こうしゅく》、変形をまねいてしまいます。

そこで、椅子に座って休むとき、何か作業をするときにも、できるだけ麻痺側の緊張が高まらないようケアしておく必要があります。

傾きがあると、それを正そうとして過剰に緊張するため、クッションやタオルなどを入れて、すき間をなくします。

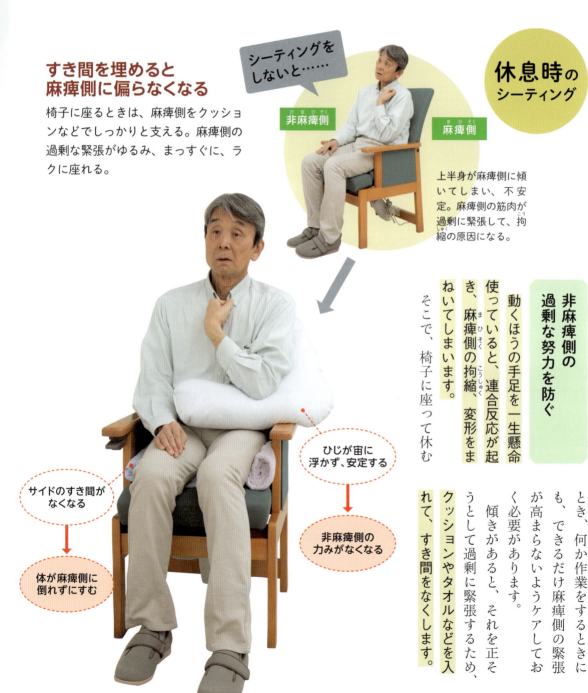

食事中のシーティング

クッションがあると力まずに食べられる

麻痺側が安定して緊張がとけると、非麻痺側が使いやすくなる。リラックスして食事ができ、拘縮を防ぐことができる。

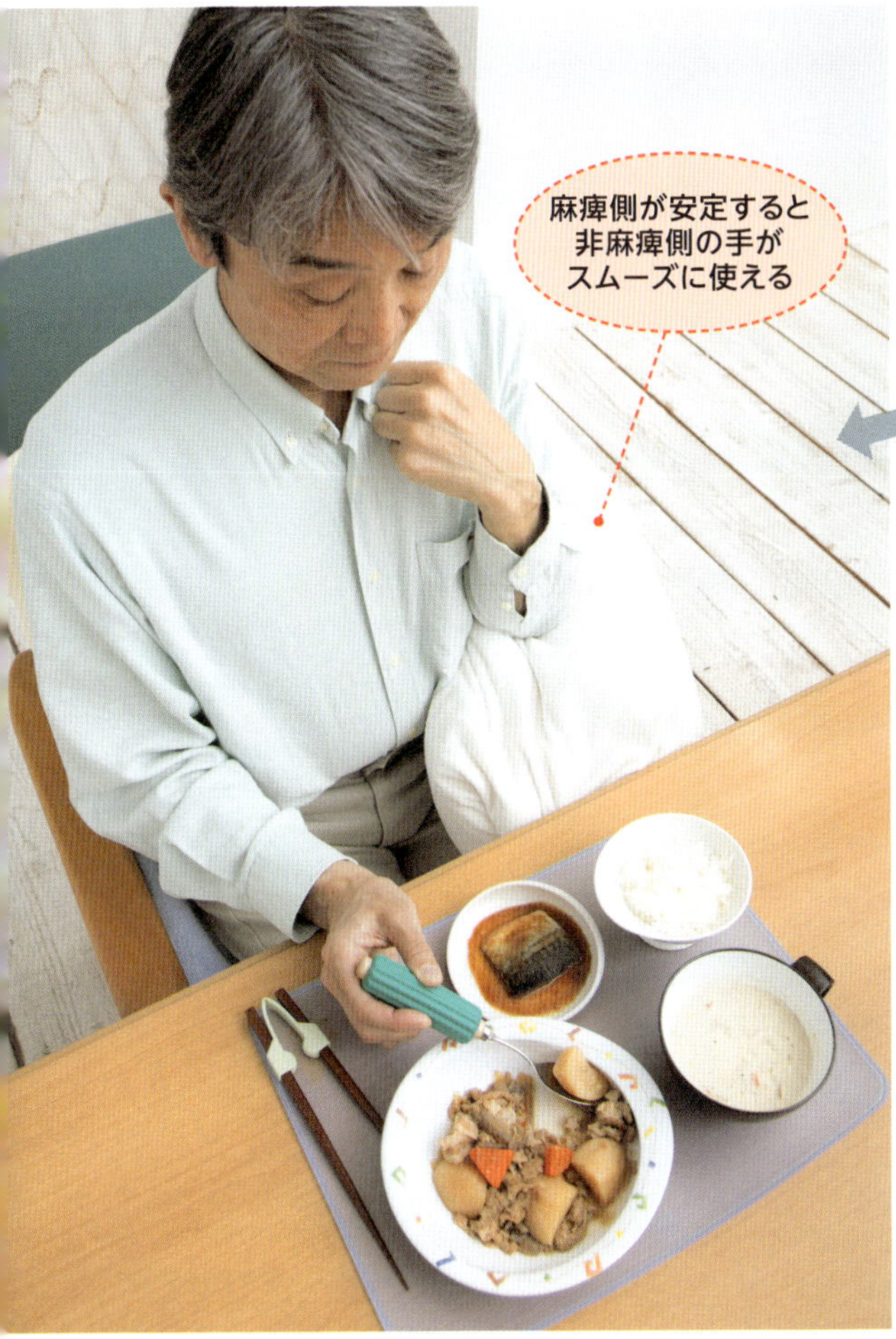
麻痺側が安定すると
非麻痺側の手が
スムーズに使える

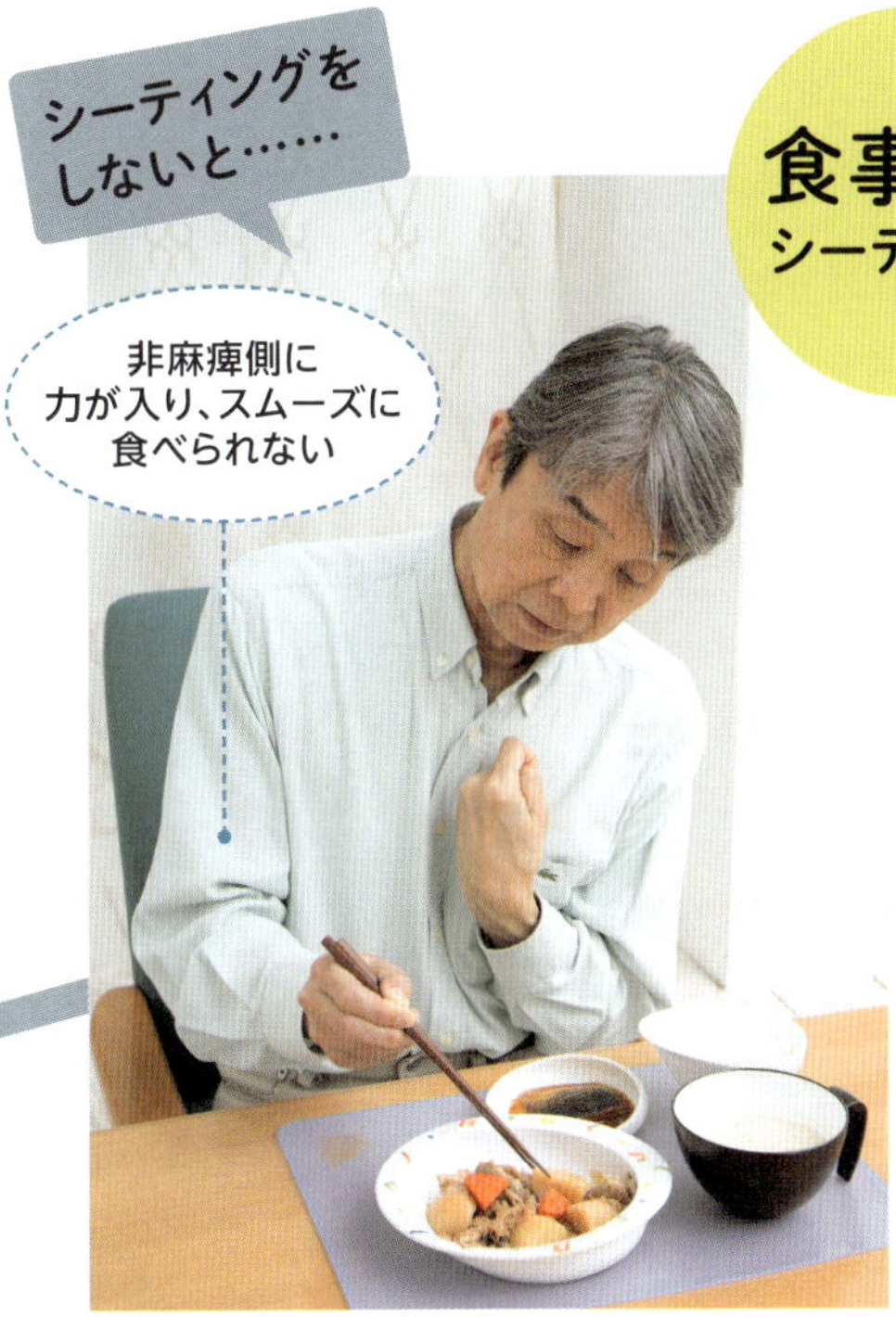
シーティングをしないと……
非麻痺側に
力が入り、スムーズに
食べられない

非麻痺側の手で食べようと努力しているうちに、連合反応により筋緊張が高まり、体も首も麻痺側に傾いてしまう。

食事の介助は非麻痺側から

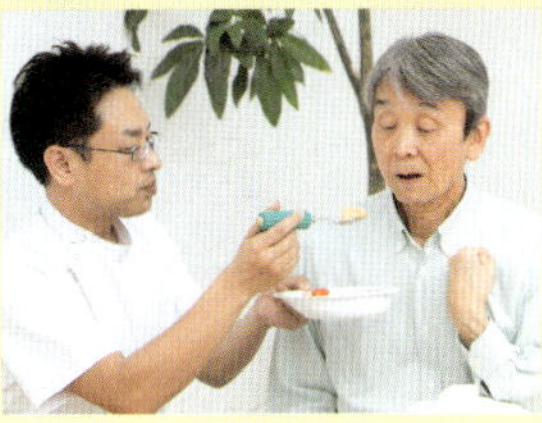

「半側《はんそく》空間無視」の症状で麻痺側がみえにくい場合は、非麻痺側から介助。ただし機能回復のトレーニングでは、逆からおこなうこともある。

体幹が傾いているとのども傾く

食事中はとくに、上半身の傾き改善に留意します。**体が麻痺側に傾いていると、食べものを飲み込みにくい麻痺側ののどが下を向きます。**誤嚥《ごえん》や、それによる肺炎をまねきやすく、たいへん危険です。非麻痺側《ひまひそく》の手を使いすぎないような工夫も必要です。

Column

介助用食具で拘縮を防ぐ

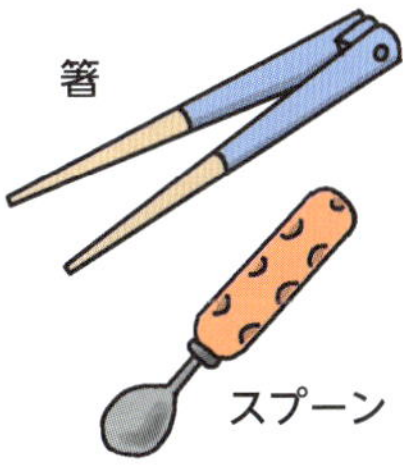
箸
スプーン

片手だけで食べるのには、労力が必要。つい力んでしまいます。食べやすい福祉用食具を使うのも、拘縮予防の工夫のひとつ。すべり止めがついた箸、口に運びやすいよう、角度を変えられるスプーン、滑り止めマットなどを利用しましょう。

神経性拘縮〈除脳硬直〉

ティルティング機能で体のずり落ちを防ぐ

除脳硬直の人はひざが曲がりにくく、普通型車椅子に座るのが困難。ティルティング機能つきの車椅子を使ってシーティングしましょう。

1 全身を後ろに傾ける

ティルティングは、座面ごと後ろに倒せる機能。股《こ》関節の角度にあわせて調整すると、ずり落ちない。

股関節が曲がり、
体が座面に
フィットする

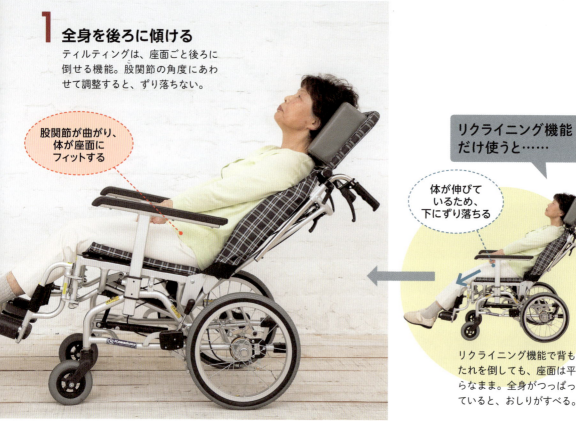

リクライニング機能だけ使うと……

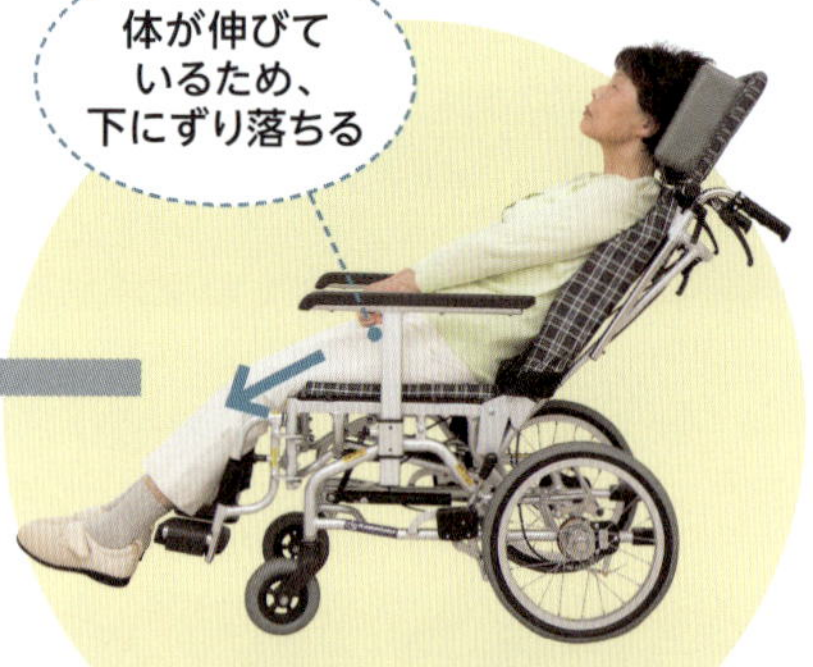
体が伸びて
いるため、
下にずり落ちる

リクライニング機能で背もたれを倒しても、座面は平らなまま。全身がつっぱっていると、おしりがすべる。

手足が曲がらなくても股関節は曲げられる

全身がつっぱってしまう除《じょ》脳《のう》硬直《こうちょく》では、普通型車椅子だけでなく、モジュール型車椅子にものれません。

リクライニングタイプの車椅子も、適しているとはいえません。背もたれを限界まで倒してのると、今度はおしりが座面からずり落ちてしまい、かえって危険です。

最適なのは、ティルティング機能が付加されたティルティング&リクライニング型の車椅子です（↓Ｐ１０５）。

このタイプは、背もたれだけでなく、座面の角度も調整できます。**手足が曲がらなくても、股《こ》関節は曲がるはず。**無理なく動く範囲内の角度に、座面と背もたれを倒して使用します。それにより、おしりがずり落ちずにすみます。

2 腕のすき間にタオルを入れる

座面を傾けても、すき間があると緊張が強まる。とくにつっぱりやすい腕は、タオルを入れてしっかり支える。

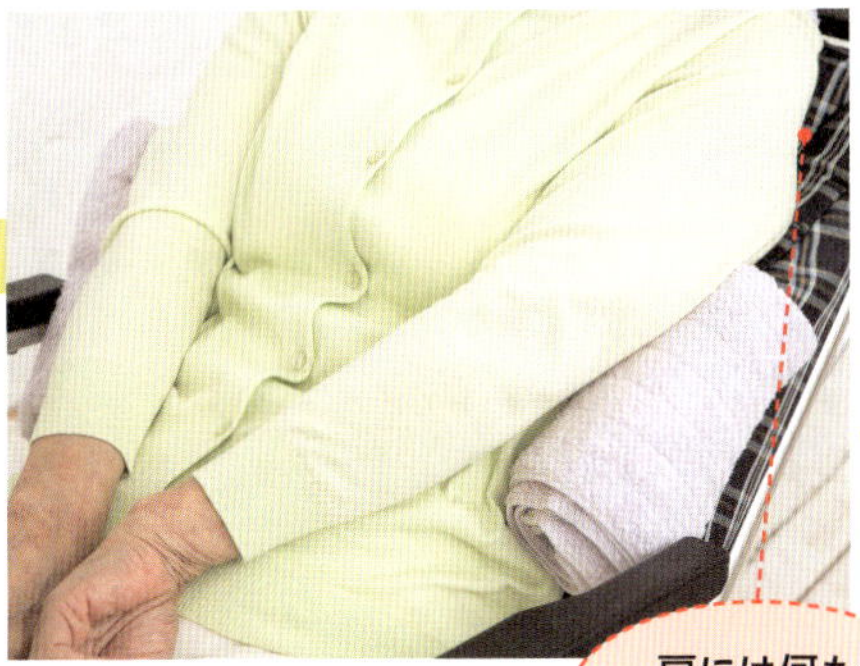
肩には何も
入れなくてOK

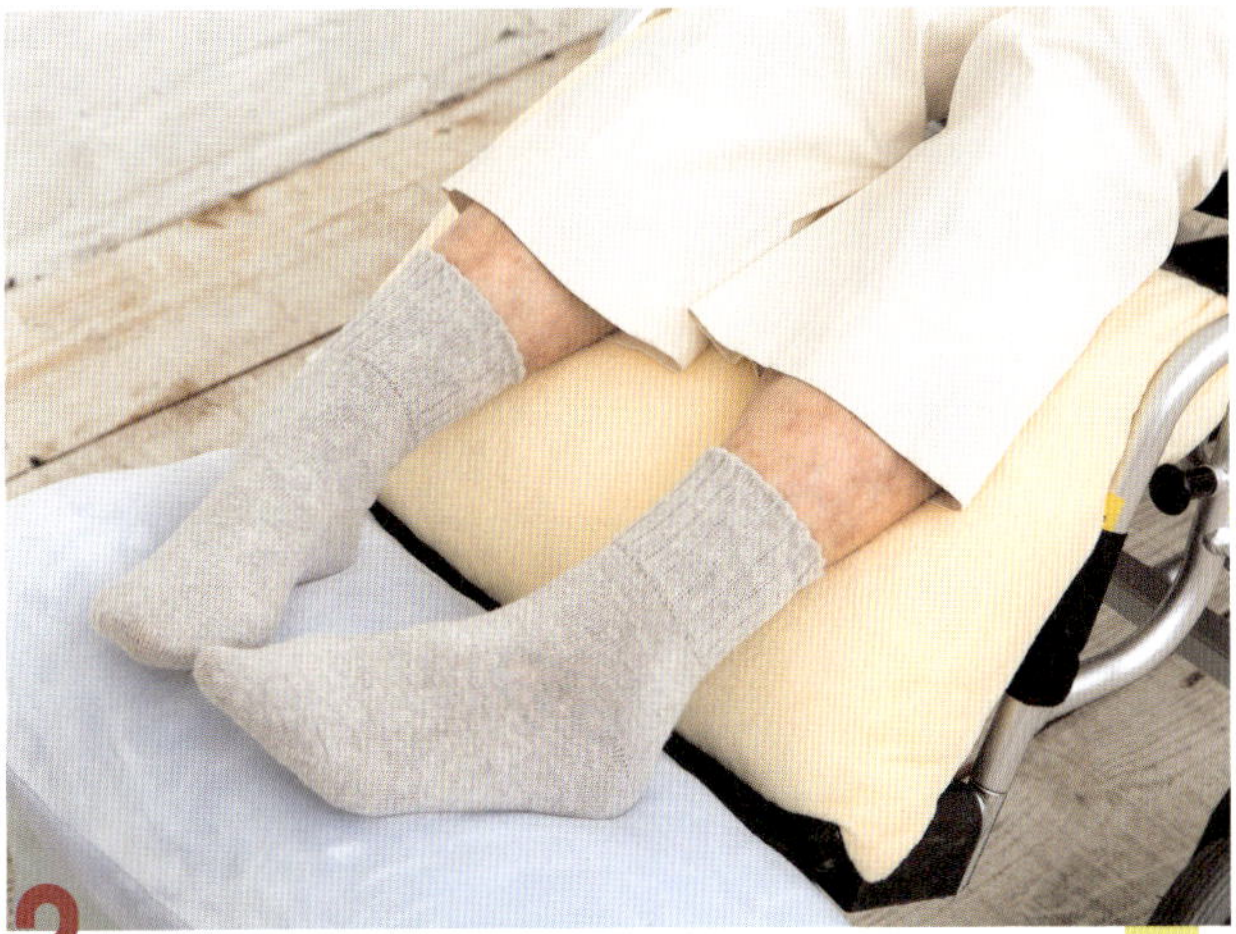

3 台を使って足を支える

股関節を曲げるとひざも少し曲がるが、フットサポートには届かない。台にクッションを置くなどし、ちょうどよい高さと位置で、足の裏を支える。

フットサポートに足がのれば台はいらない

フットサポートに足がぴったりのれば、台は使わなくていい。また、ふくらはぎを下から支えるレッグサポートが装備された車椅子があれば、それを使う。

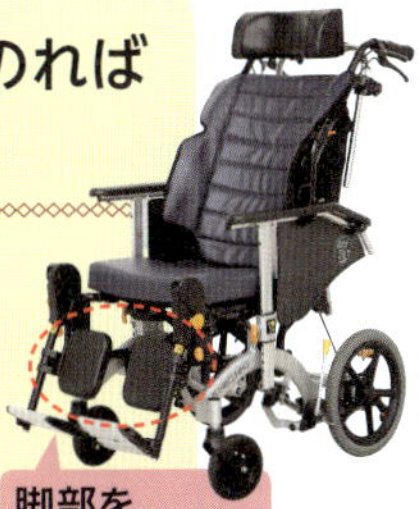
脚部を
下から支える

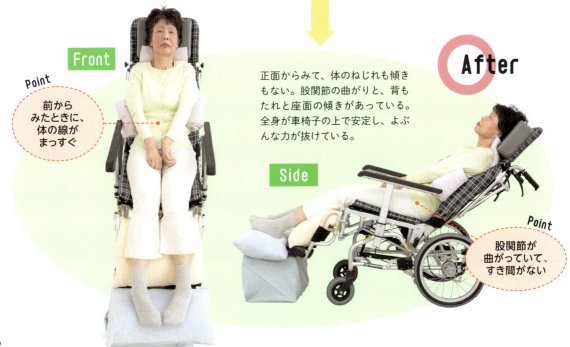

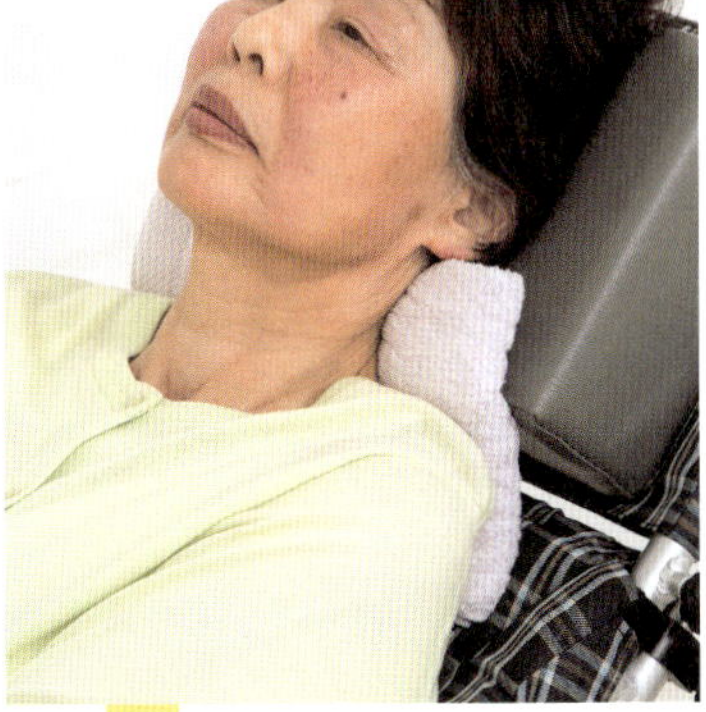

4 首をタオルで支える

首も硬直して曲がらない人は、首の後ろにタオルを入れて、首を軽く前に傾ける。枕と同じ役割。

After

正面からみて、体のねじれも傾きもない。股関節の曲がりと、背もたれと座面の傾きがあっている。全身が車椅子の上で安定し、よぶんな力が抜けている。

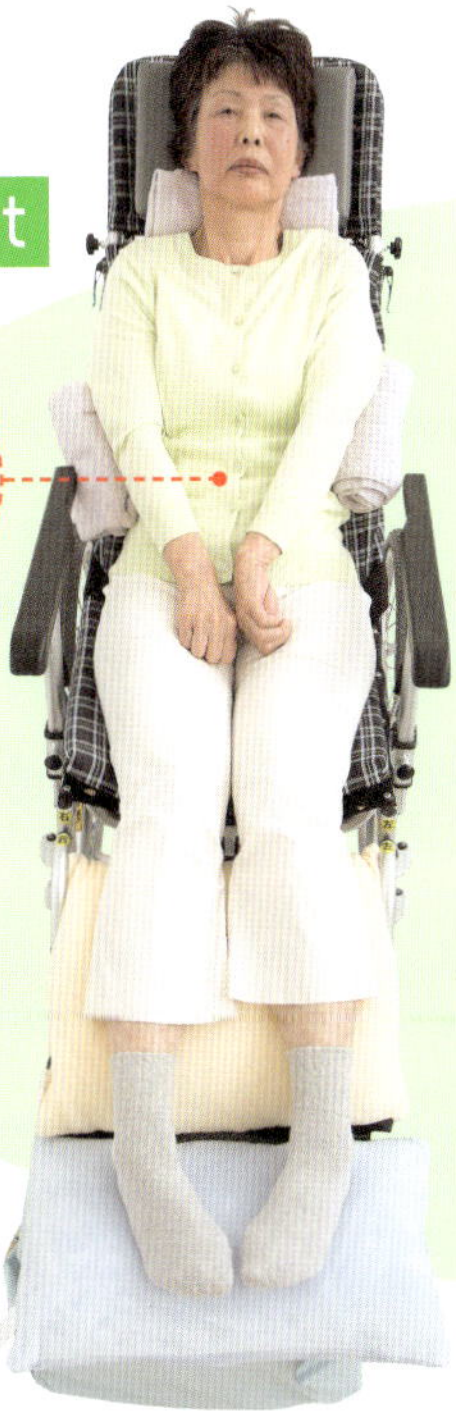
Front
Point
前から
みたときに、
体の線が
まっすぐ

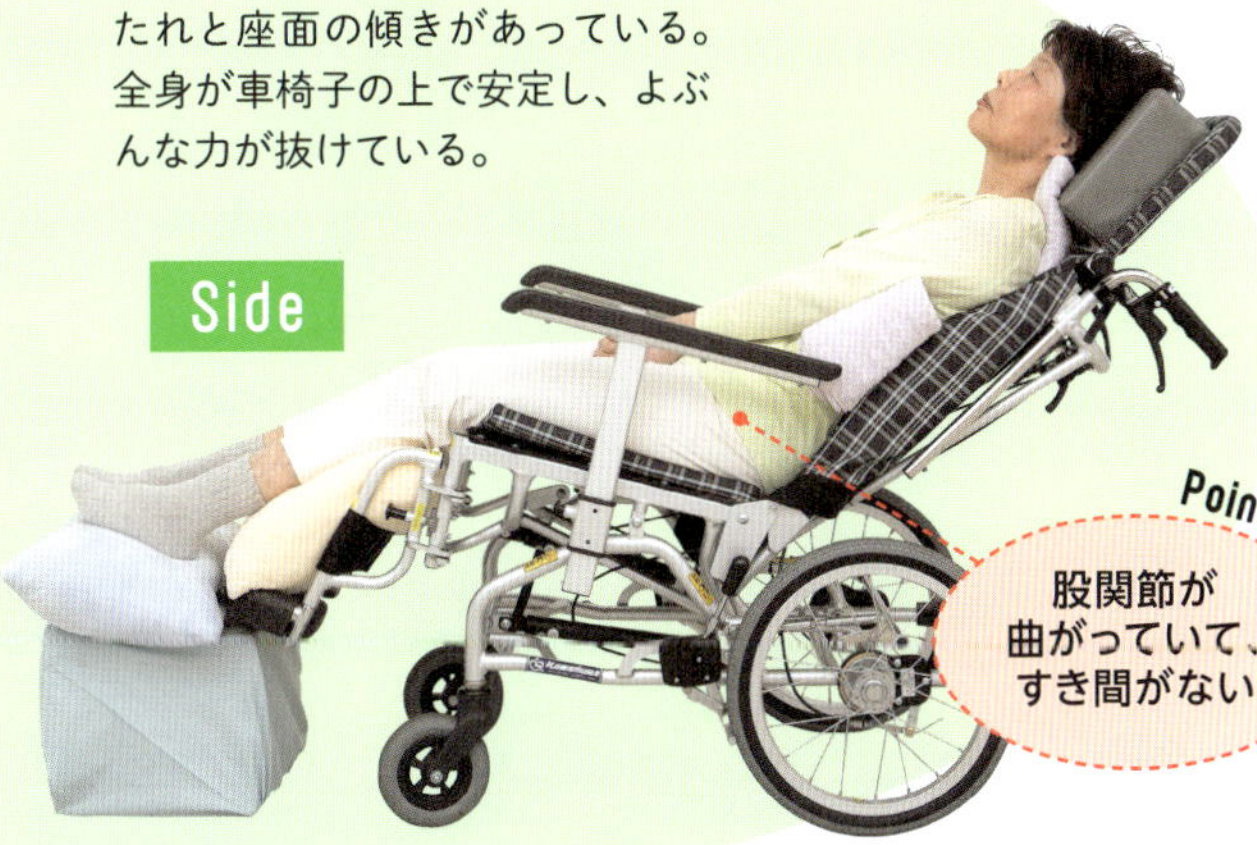
Side
Point
股関節が
曲がっていて、
すき間がない

その他の拘縮
〈パーキンソン病〉

背もたれをゆるめて座面の奥にしっかり座る

パーキンソン病の人は背中が曲がっていて、首の後ろが硬くなりがちです。背もたれを調整し、肩や腰、骨盤をしっかり支えて安定させましょう。

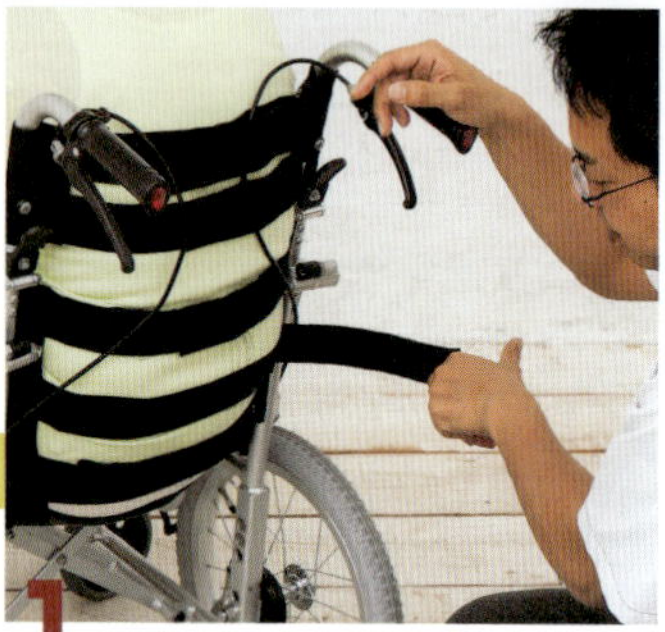

1 背もたれをゆるめる

背もたれを調整できるモジュール型車椅子を使い、背もたれのバンドをすべてゆるめる。

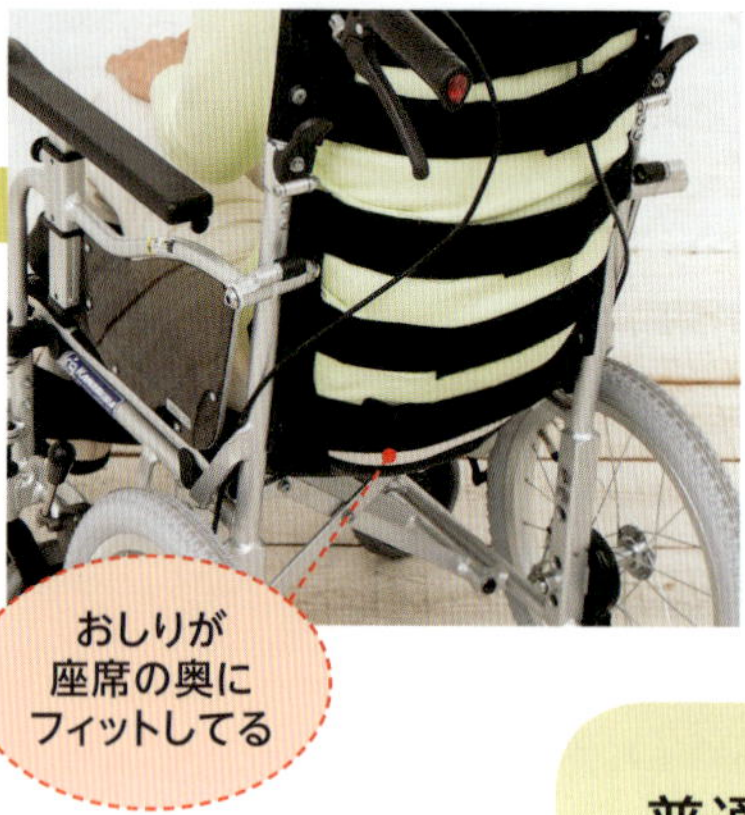
おしりが
座席の奥に
フィットしてる

2 腰のすき間をチェック

座面の奥まで深く座ってもらい、背中のカーブに沿うように、背もたれのベルトを調整する。

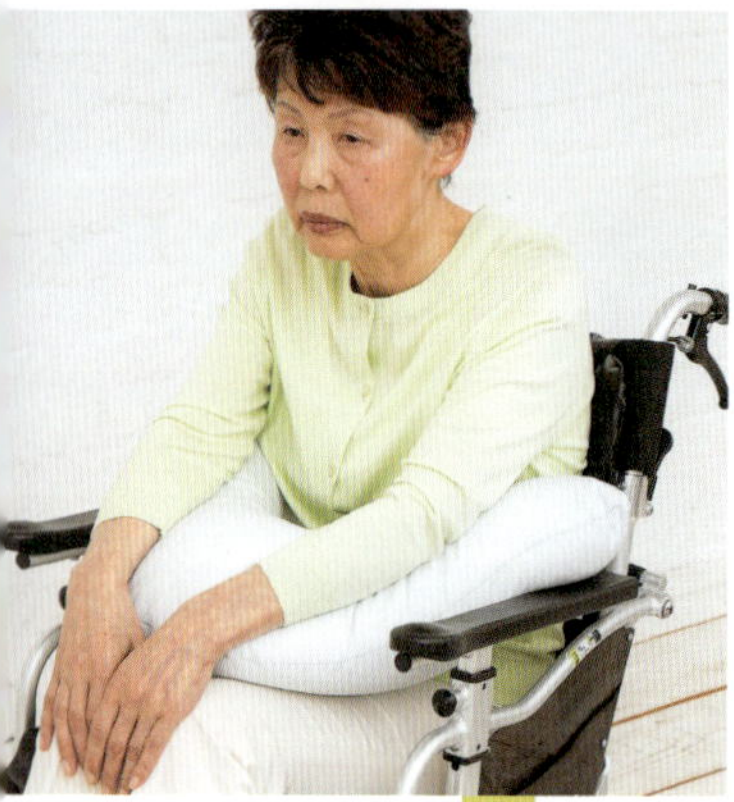

3 ひじ受けを入れる

ひじの下にブーメラン型などのクッションを置き、腕をのせて、下から支える。

After

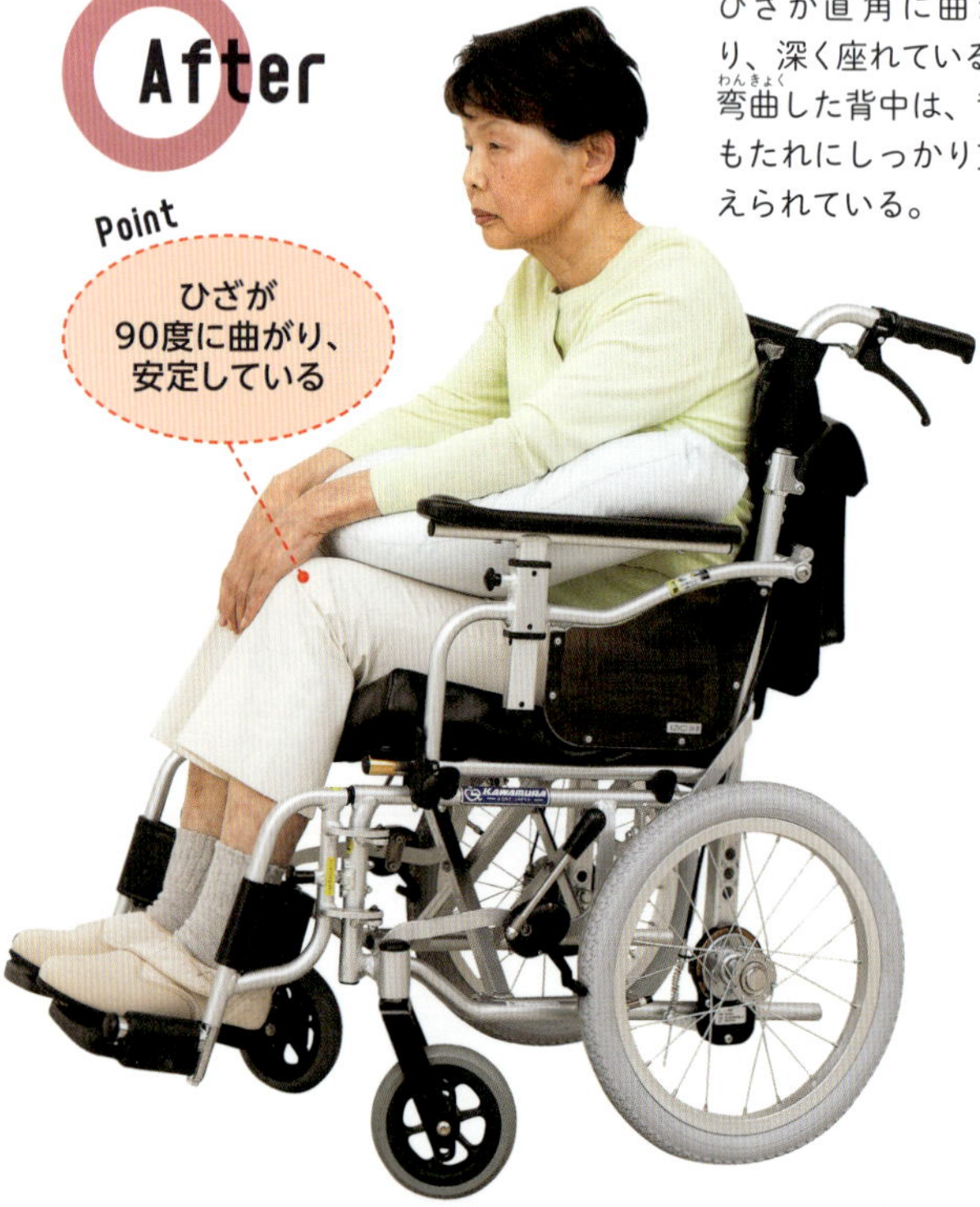
Point
ひざが
90度に曲がり、
安定している

ひざが直角に曲がり、深く座れている。弯曲《わんきょく》した背中は、背もたれにしっかり支えられている。

普通型車椅子を使うときは、硬いクッションを入れる

背もたれが調整できない普通型車椅子を使う場合は、背中に硬めのクッションを入れて、背中全体を支える。

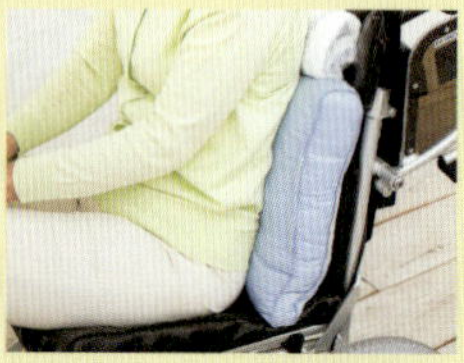

固縮のために浅座りになりやすい

パーキンソン病では、背中、股《こ》関節、ひざなどが全体に曲がっています。とくに背中の曲がりが強いと、**車椅子にのるときに「仙骨《せんこつ》座り」（→P106）になりがちです。** 背中が背もたれに密着するよう、調整してください。

休息時のシーティング

車椅子と同様、背もたれを調整

パーキンソン病の人にとって、もっともむずかしいのが休息。意識的に力を抜くことがむずかしい。背部に硬いクッションを入れると、少し力が抜ける。

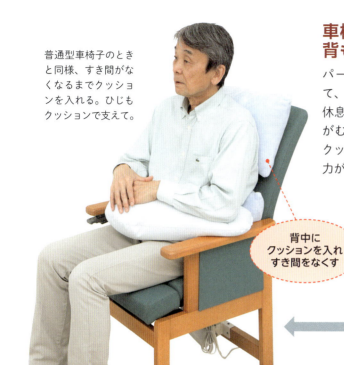

普通型車椅子のときと同様、すき間がなくなるまでクッションを入れる。ひじもクッションで支えて。

背中にクッションを入れすき間をなくす

シーティングをしないと……

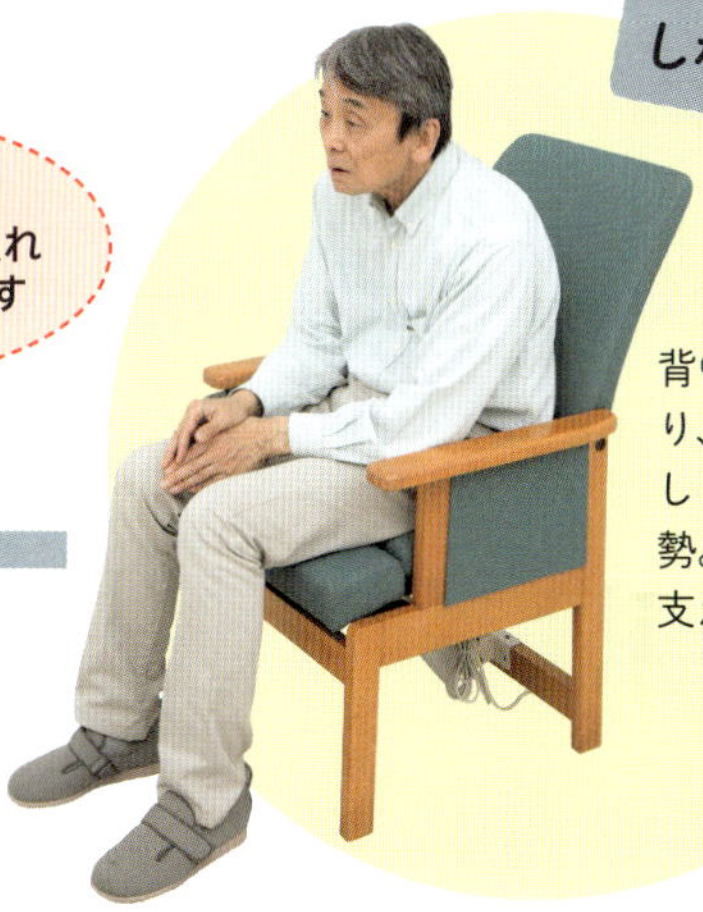

背中が思いきり丸まり、あごが前に出てしまう不安定な姿勢。背中はほとんど支えられていない。

食事中のシーティング

テーブルを低くし、浅く腰かける

前《ぜん》傾《けい》姿勢であごが上がり、かつテーブルとの距離が近くなりすぎて、食べにくい。姿勢だけでなく、テーブルと椅子の高さ、位置も調整する。

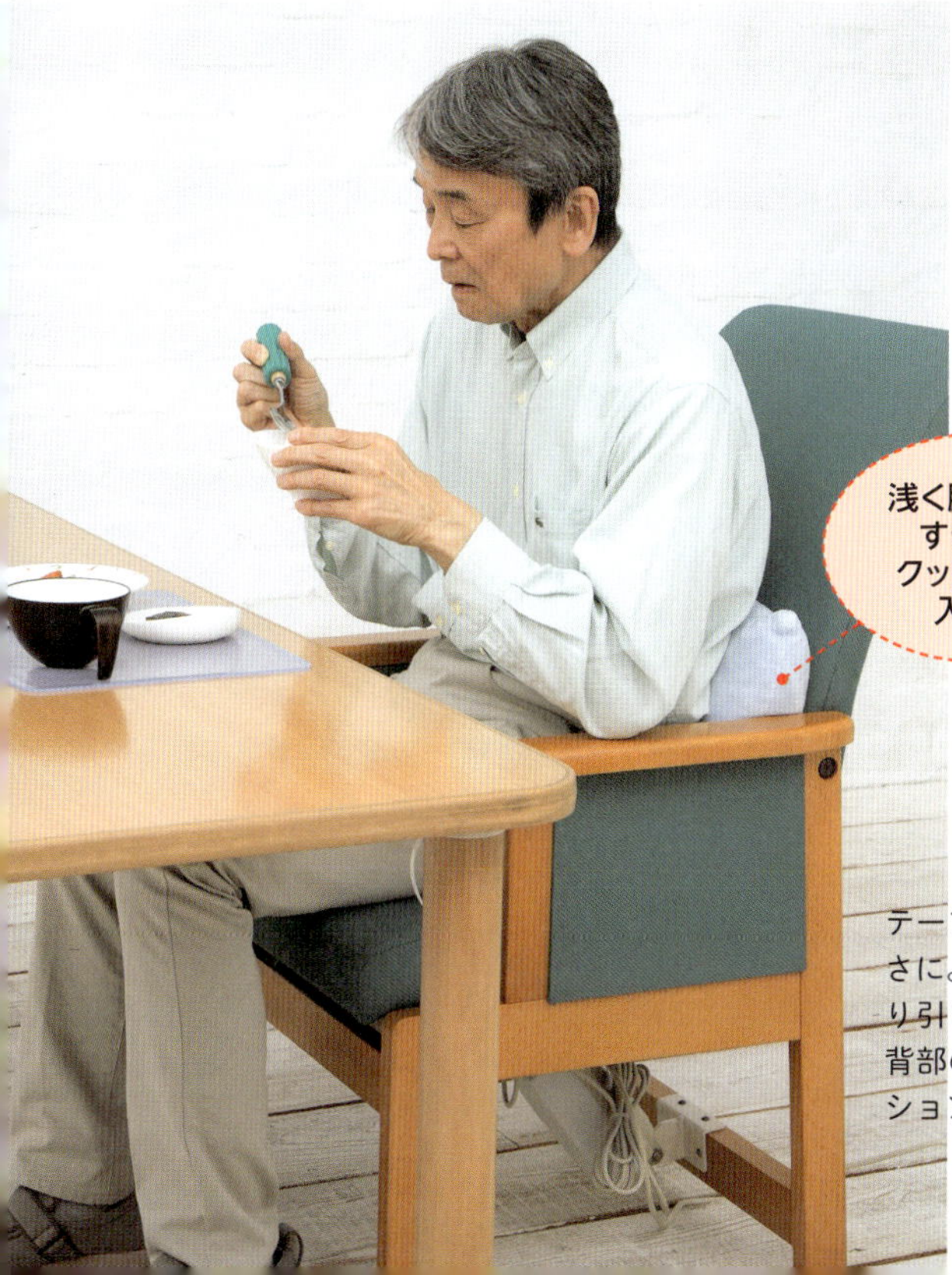

浅く腰かけてすき間にクッションを入れる

テーブルはひじの高さに。椅子はしっかり引き、浅く座る。背部のすき間はクッションで支える。

シーティングをしないと……

テーブルが高いと、体がいつも以上に前のめりになり、非常に食べにくい。

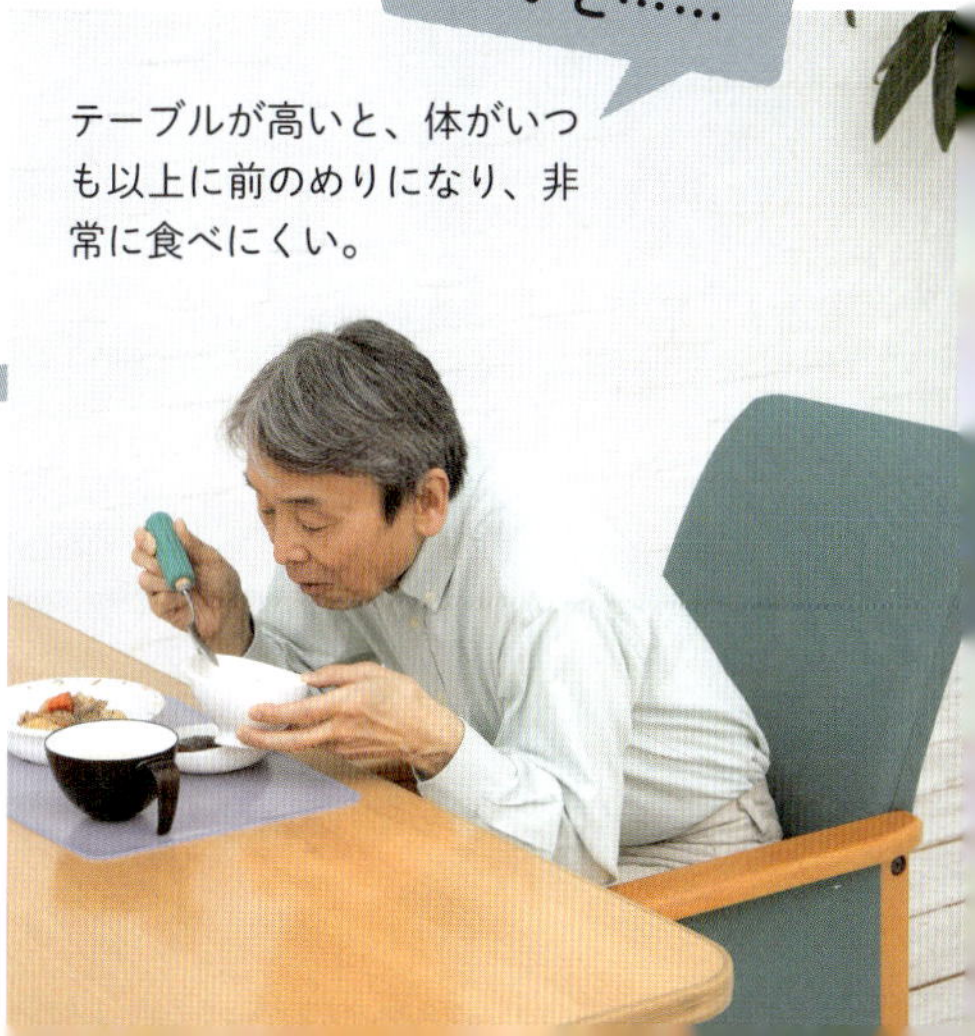

予防的ケア

腰を安定させ、手足は自由にしておく

自分で動く力が残っている人には、クッション類はほとんど使いません。いい姿勢で座れるように、座面やひじ受けの高さを調整しましょう。

背を調整できる車椅子の場合

1 背もたれをゆるめる

背中の丸みにあわせて背もたれをゆるめ、深く腰をかけて、背中から太ももまでを椅子に密着させる。

股《こ》関節が90度に曲がっている

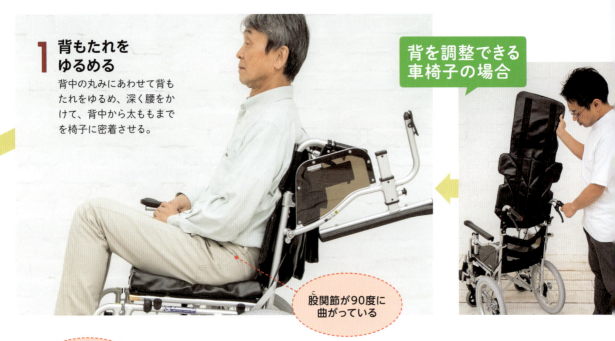

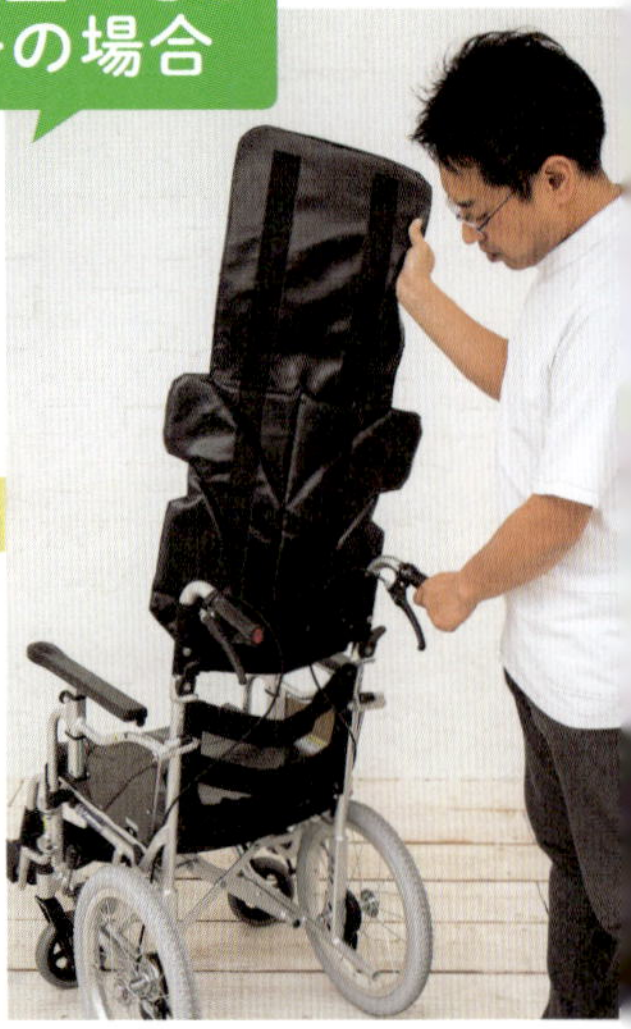

その他の車椅子、椅子の場合

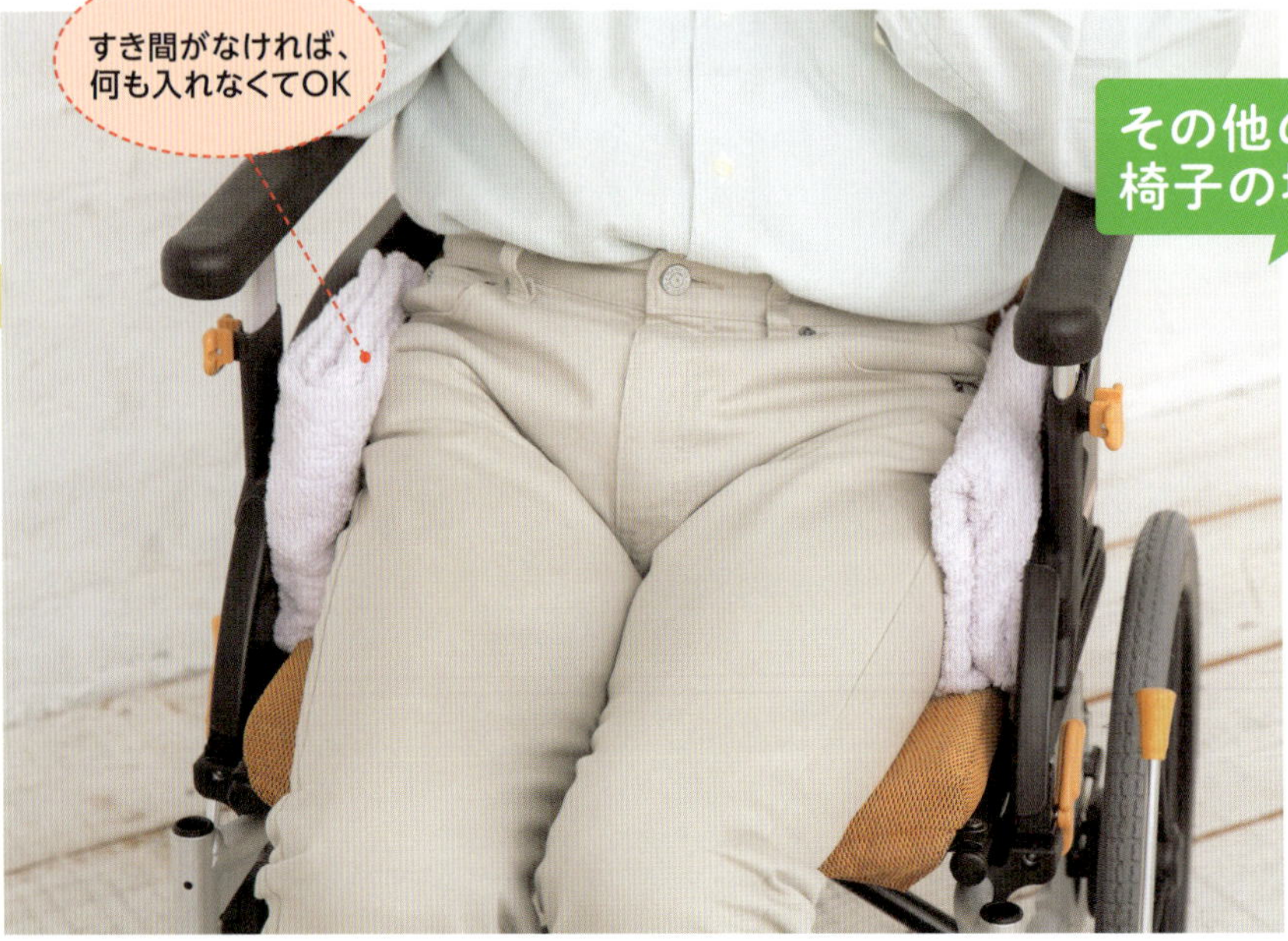
すき間がなければ、何も入れなくてOK

1 座面のすき間をタオルで埋める

普通型車椅子や通常の椅子に座るとき、腰まわりにすき間があるときは、タオルかクッションを入れる。これで、上半身がぐらつかないよう支える。

腰がグラグラすると よけいな力が入る

自分で動く力が残っている人は、ベッドから離れる時間を多くとりたいものです。

椅子に座るときの予防的ケアは、原則的には筋性《きんせい》拘縮《こうしゅく》でのシーティングと変わりません。ただ、手足がよく動くのではあれば、動きを阻まないようにします。手足には支えを入れず、それ以外の部分で抗重力筋《こうじゅうりょくきん》の緊張が高まらないよう、ケアします。

拘縮予防のポイントは、座っているときに、ぐらつかないようにすることです。不安定な態勢でいると、バランスをとろうとして、いろいろな部位によけいな力が入り、筋肉の緊張を高めてしまいます。

椅子に座るときは、とくに腰の安定に留意して、ぐらつきを抑えましょう。

2 足裏全体を床につける

足がフットサポートの上でぐらついてしまう場合は、フットサポートを使わず、足を床につける。

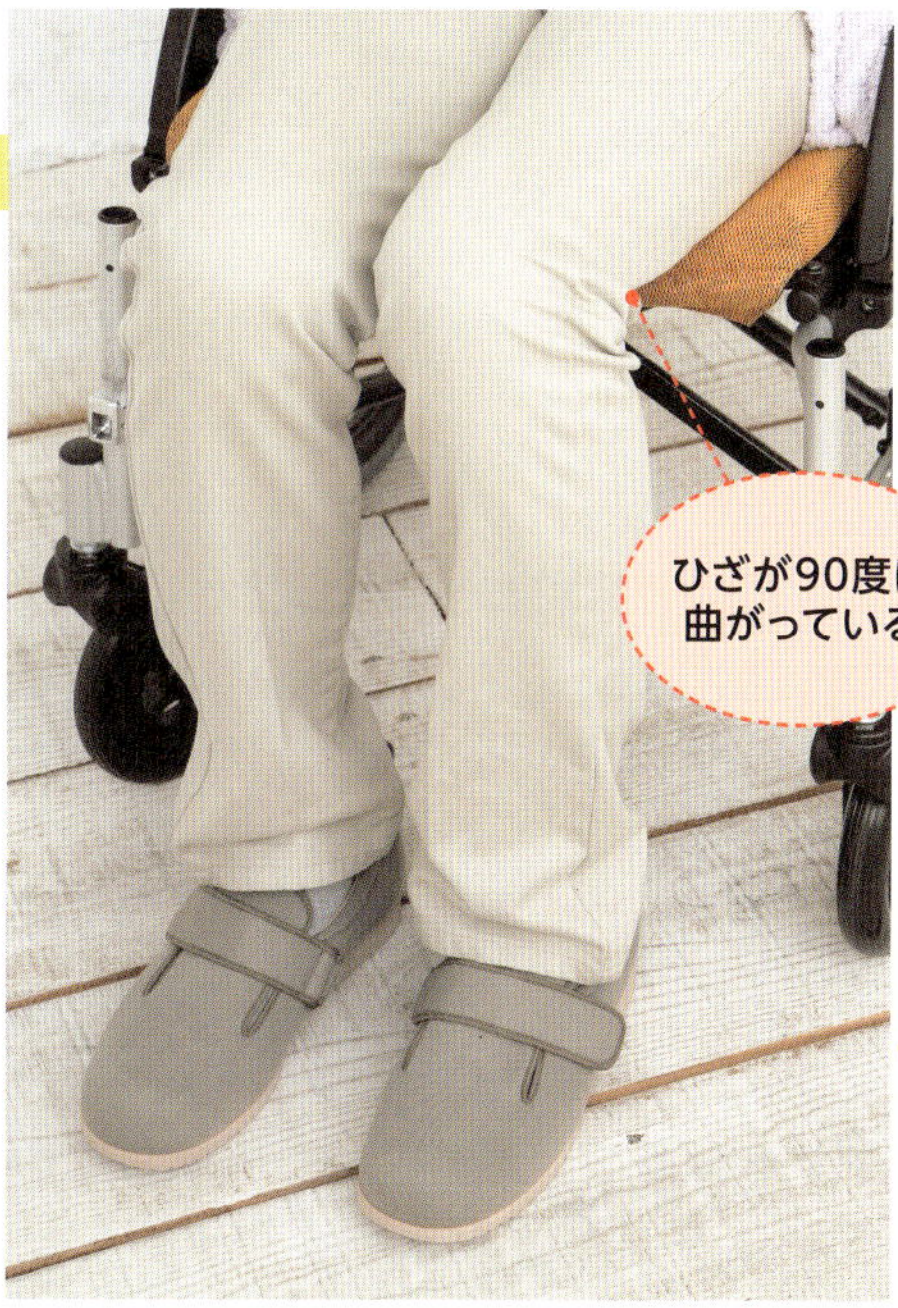
ひざが90度に
曲がっている

3 ひじ受けの高さを調整

ひじが自然にのる高さに、ひじ受けの高さをあわせる。

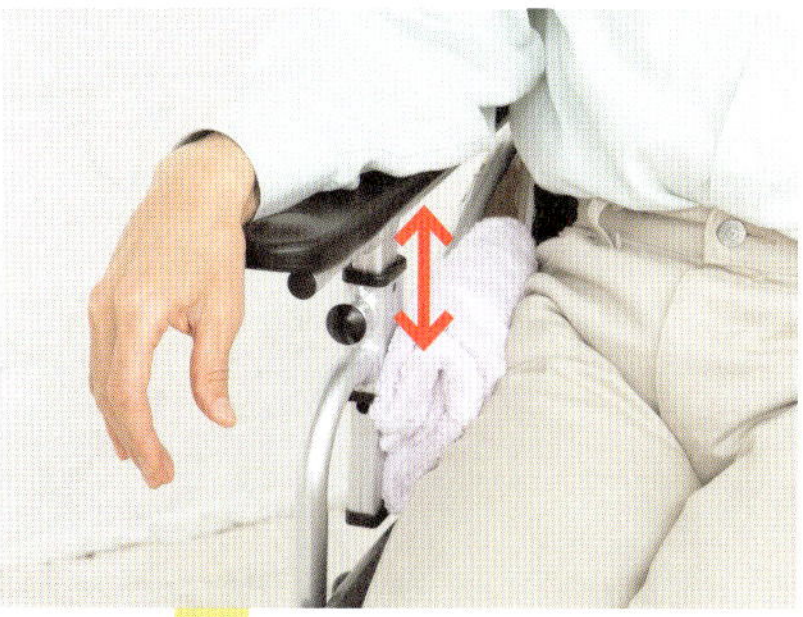

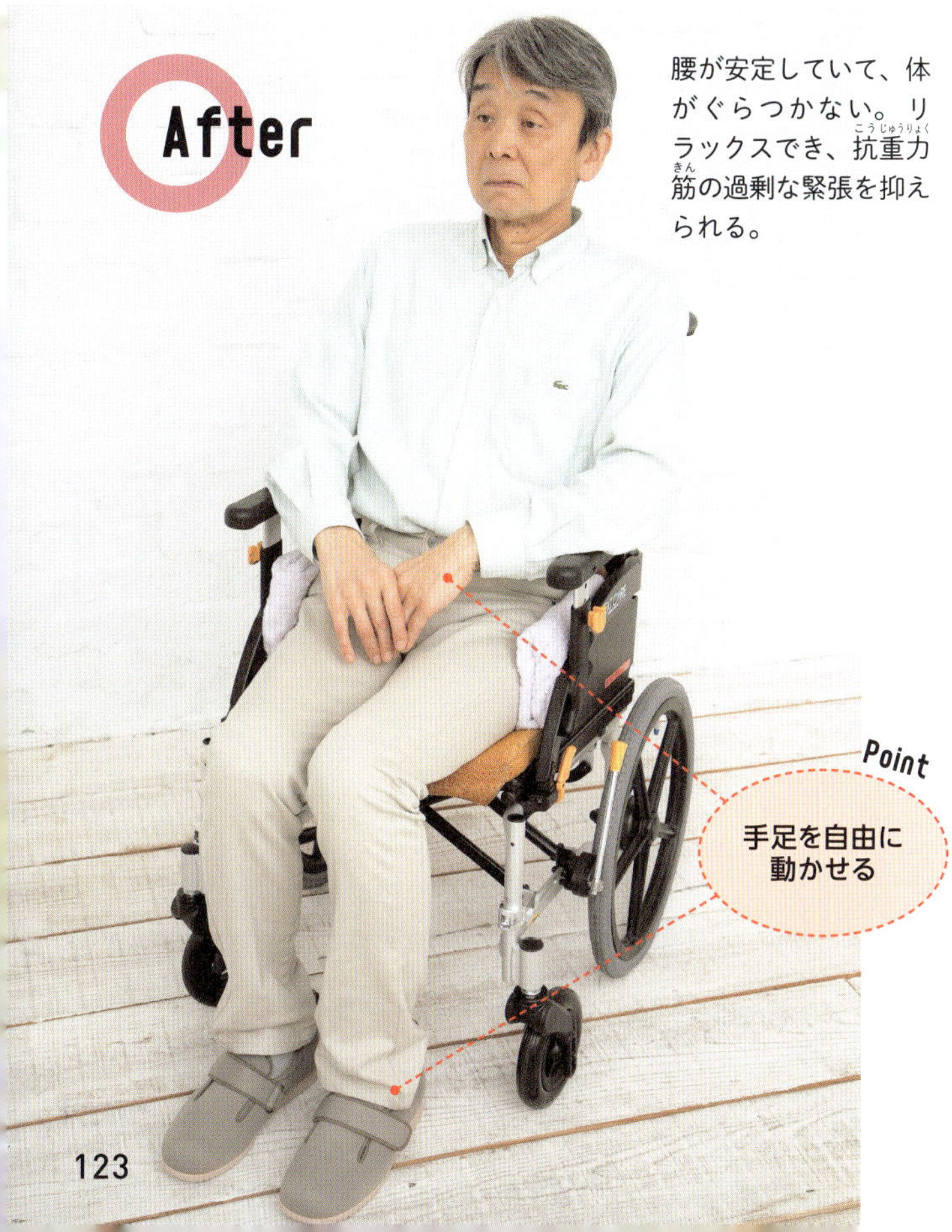
After
Point
手足を自由に
動かせる

腰が安定していて、体がぐらつかない。リラックスでき、抗重力《こうじゅうりょく》筋《きん》の過剰な緊張を抑えられる。

足がつきにくいときは、座面を調整

モジュール型車椅子の多くは、座面の高さを調整することができる。足の裏全体が自然に床につくよう、高さを調整しよう。

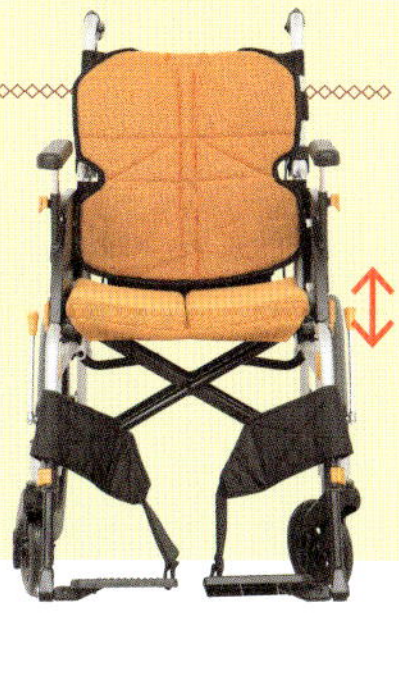

家庭でのケア

優先順位を大切に。ねじれ、傾きから直す

家庭でのシーティングは、ポジショニングと同様、優先順位をつけて。座った直後のねじれ、傾きを直すだけでも、拘縮改善につながります。

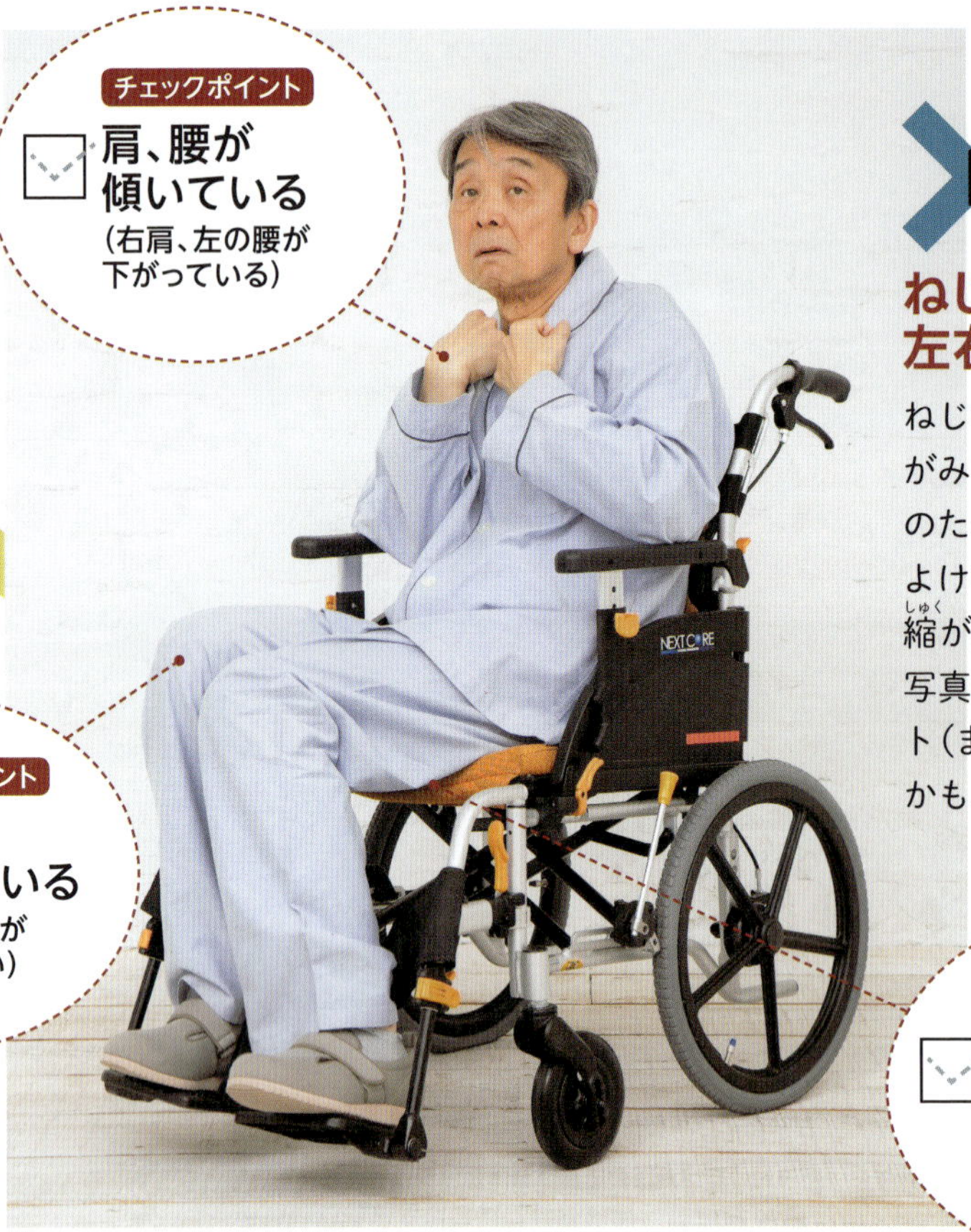

チェックポイント
肩、腰が傾いている
（右肩、左の腰が下がっている）
チェックポイント
全身がねじれている
（左右のひざが揃っていない）
チェックポイント
座面の高さがあっていない
（ひざが曲がりすぎている）
NEXT CORE

Before

ねじれ、傾きが強く左右差がめだつ

ねじれや傾きは、全身のゆがみを誘発。不安定な姿勢のため、あちこちの筋肉でよけいな緊張が高まり、拘《こう》縮《しゅく》が進む。足の裏全体が、写真のようにフットサポート（または床）に接しているかも、重要なポイントだ。

ゆがみを放置すると筋肉がガチガチになる

家庭では、離床《りしょう》して家族との時間を過ごしたいもの。しかし悪い姿勢で長く座り、拘《こう》縮《しゅく》が進行してしまうのでは、意味がありません。

できる範囲が限られる家庭では、ねじれや傾きを正すことを最優先にしてください。**車椅子や普通の椅子に座るとき、ねじれや傾きを必ずチェックします。**肩、腰が前後左右にずれていたら、P108の方法で直しましょう。**足の裏全体が、車椅子のフットサポートか床にしっかり接地しているかどうかも重要です。**

片麻痺の人は装具の使用を忘れずに

片《かた》麻《ま》痺《ひ》のある人の離床では、残された機能をいかに維持するかを、最優先に考えます。

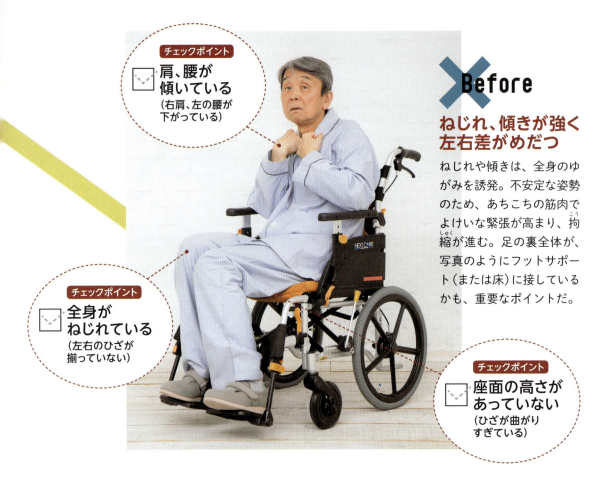

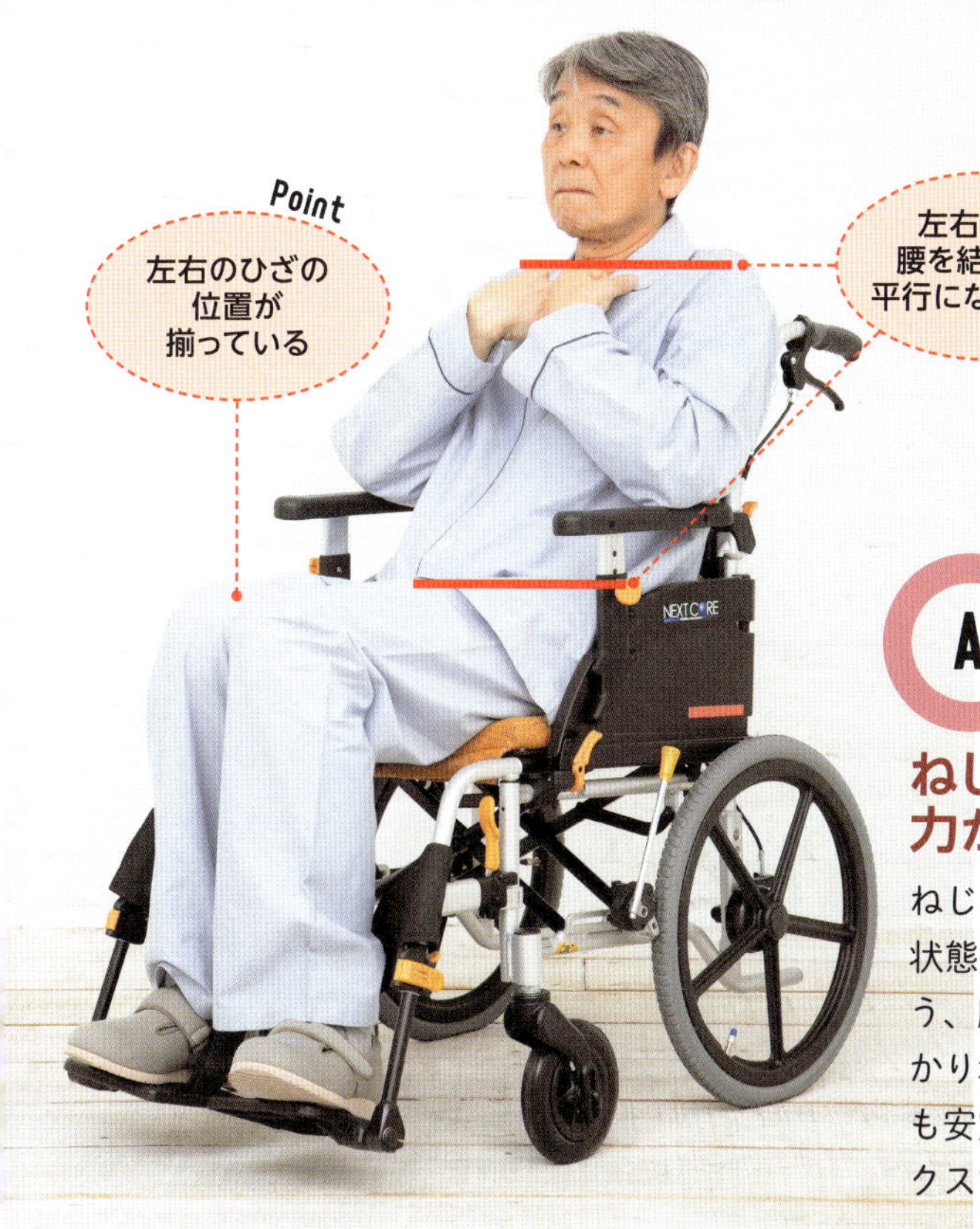
Point
左右のひざの
位置が
揃っている
Point
左右の肩、
腰を結ぶ線が
平行になっている

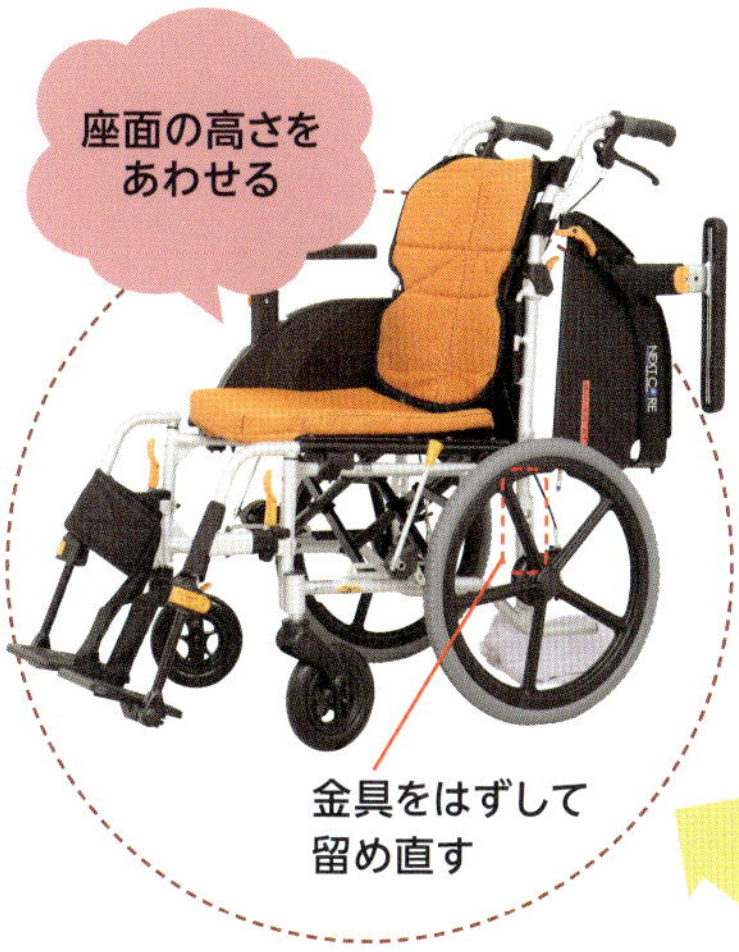
座面の高さを
あわせる
金具をはずして
留め直す

座面の高さがあわないと、足が浮いたり、体がずり落ちたりしやすい。股《こ》関節、ひざが90度くらいに曲がるよう、座面を調整する。

After

ねじれがなく力が抜けている

ねじれ、傾きを整えた後の状態。体がぐらつかないよう、腰や肩のすき間をしっかり埋めることで、上半身も安定。力が抜け、リラックスできている。

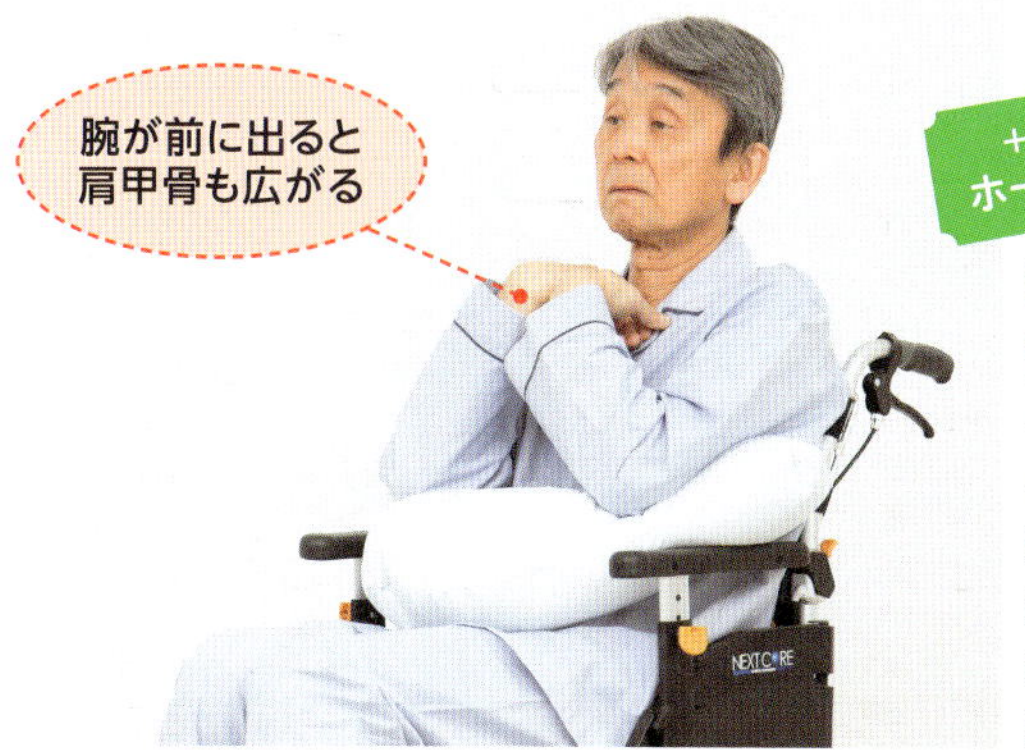
腕が前に出ると
肩甲骨も広がる

+αのホームケア

ひじ受けで体の緊張をとる

クッションでひじを支えると、腕から肩全体の緊張がほぐれる。腕が前にいくため、肩甲骨《けんこうこつ》が外側に広がり、背中の緊張も緩和される。

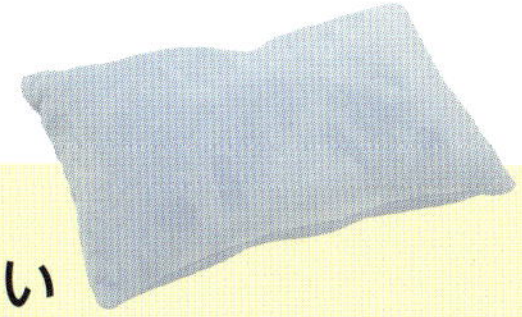

細長いクッションでも代用できる

ひじ受けに便利なブーメラン型のクッションだが、無理に買わなくても大丈夫。細長いクッションなどがあれば、左右のひじを支えられる。

Column

自宅でも靴を履いて過ごす

車椅子の足まわりは、構造が複雑。移乗《いじょう》時に、指先がフットサポートにはさまり、けがをする人もいます。けが予防のため、家のなかでも離床《りしょう》するときは常時、介護用シューズを履いて過ごしましょう。

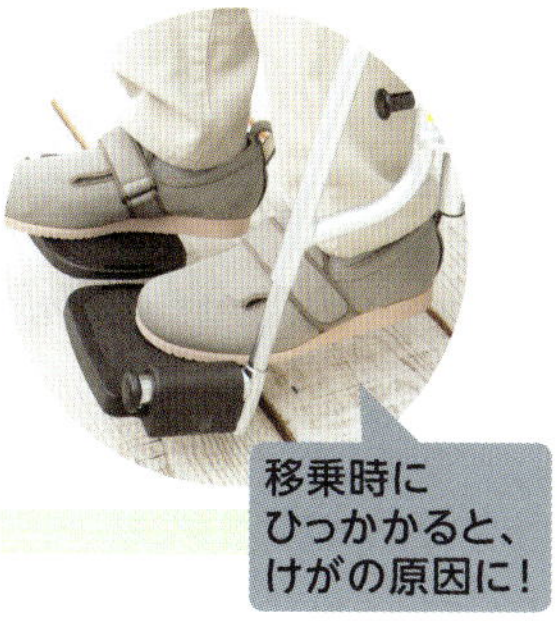
移乗時に
ひっかかると、
けがの原因に！

安全のためにも、装具や杖は欠かさず使用しましょう。装具なしでも動けるからといって、**非麻痺側を酷使していると、連合反応が進み、麻痺《まひ》側《そく》が拘縮してしまいます。**転倒により、寝たきりになってしまう危険もあります。

面倒でも、半年後、数年後もよい状態を保つために、必ず理学療法士などの指導を守りましょう。

Column

腰痛対策には20度以上の前かがみを防ぐ

自宅で荷物を運ぶときも腰を落として持つ

介護職に多い腰痛は、体の使いかたを見直せば、必ず解決できます。

腰痛がある人の多くは、前かがみになって相手の体を起こしたり、抱えたりしています。これがひとつめの問題。前かがみをできるだけ避け、体を前に傾けるときは必ず20度以内にします。

もうひとつの問題は、自宅でも前かがみになってものを拾ったりしている人が多いことです。

自宅で重いものを持つときなどは、いったんしゃがみ、自分の重心（腰の中心）と荷物の位置を近づけましょう。

また、腰をねじる動作も禁物です。体が対象に対して正面向きになるよう、こまめに向きを変えてください。

前かがみはNG。20度までの角度を保つ

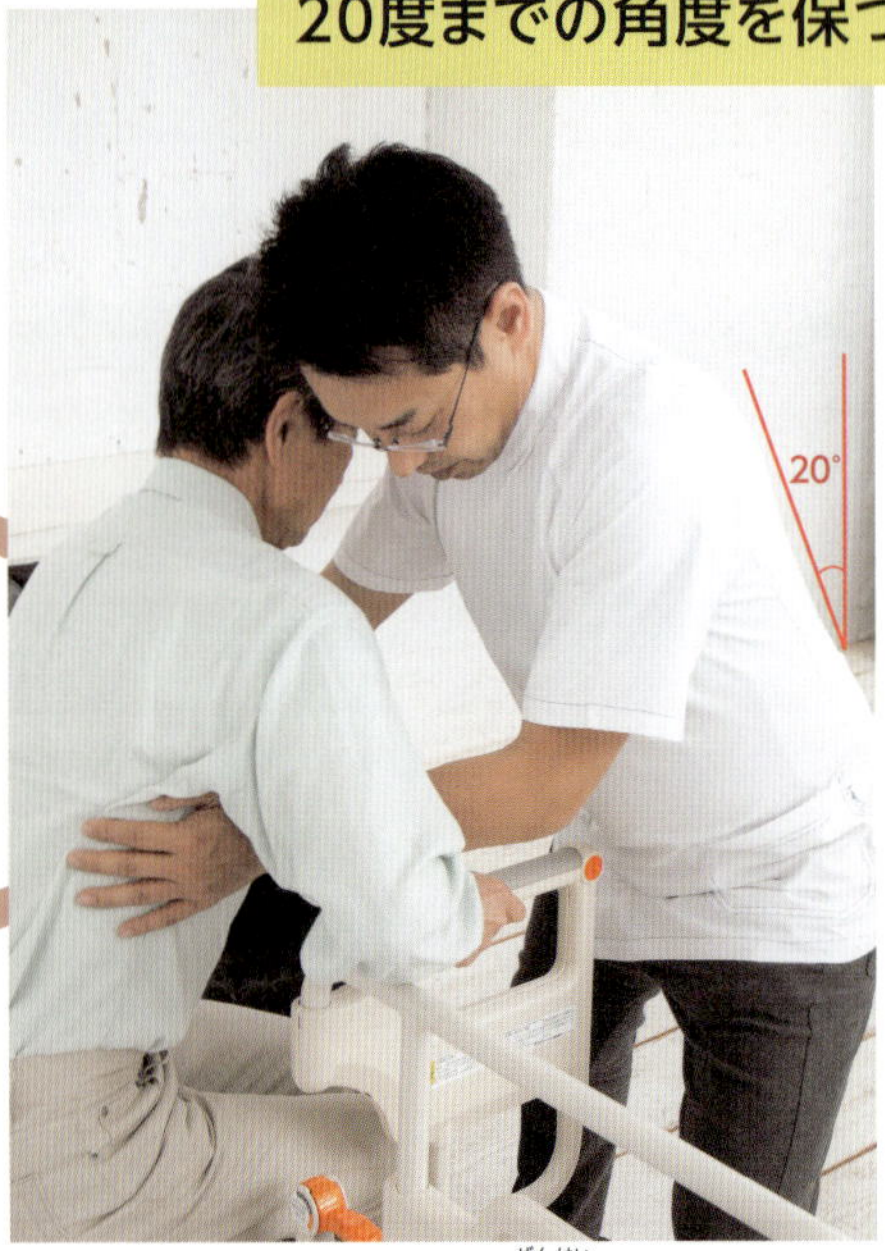

上半身を前傾《ぜんけい》させていいのは、20度まで。腰から上を一直線に保つことも忘れずに。

20度以上の前かがみが避けられないときは……

ひざを落とす

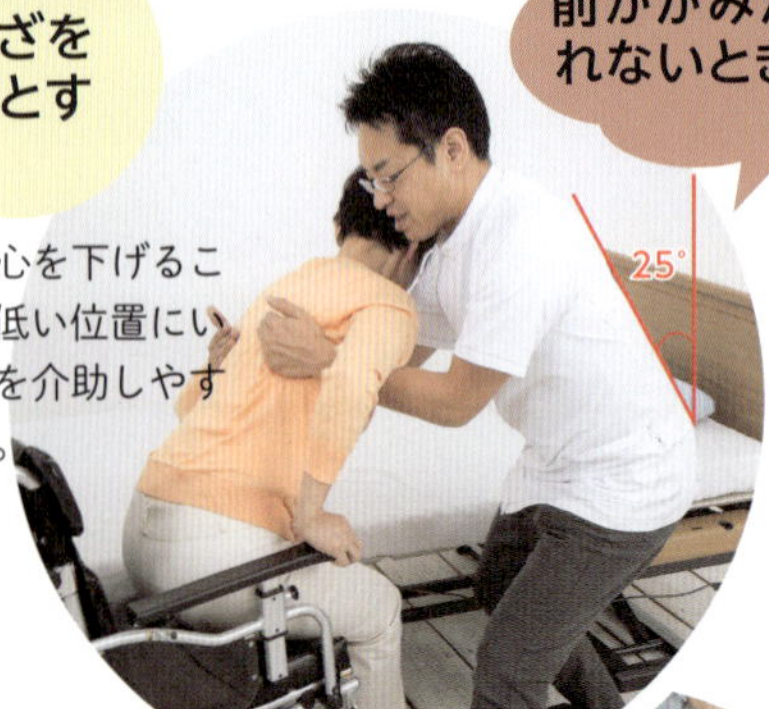

体の重心を下げることで、低い位置にいる相手を介助しやすくなる。

床にひざをつく

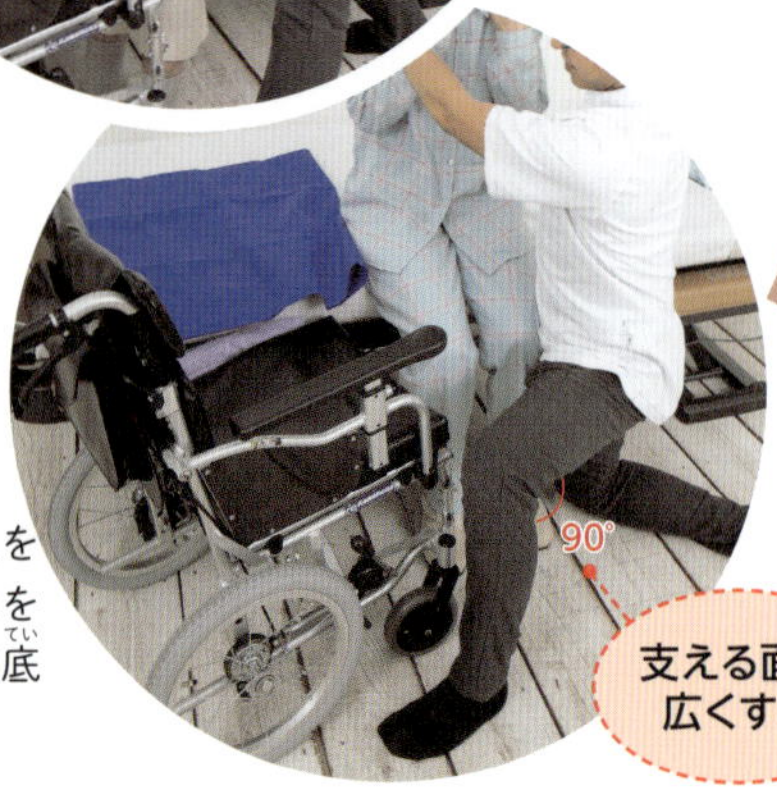

片ひざをついて足をしっかり開き、体を支える面（支持基底《しじきてい》面《めん》）を広くする。

Part

4

実践！ 拘縮ケア❸

拘縮部を無理なく動かす

拘縮があると、手足を動かし、介助するのもひと苦労です。
でも、無理に引っぱると骨折したり、皮膚を傷めて褥瘡ができることも。
拘縮部に負担がかからない、正しい介助法を身につけましょう。

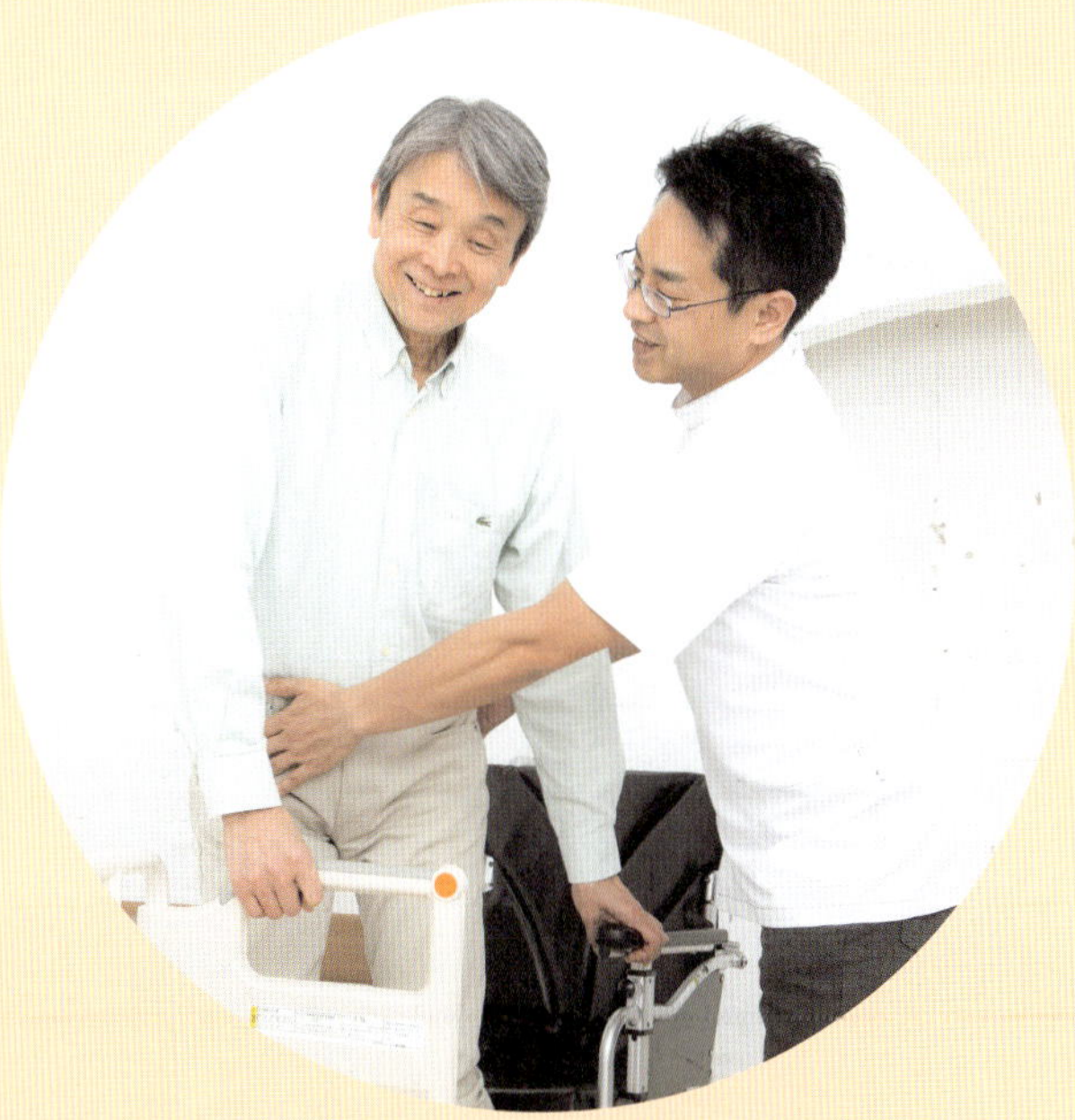

介助の基本

痛みを与えないことが拘縮ケアの基本

介助されるときに痛みを感じると、筋肉、関節がますます硬くなります。さわっていい部分、いけない部分を知り、痛みを与えないようにしましょう。

介助するときは関節&骨にふれる

やわらかい部分にふれると、もろくなってしまった皮膚、皮下組織を傷つける危険性がある。ふれるのは、関節や骨など、突出した硬い部位だけにする。

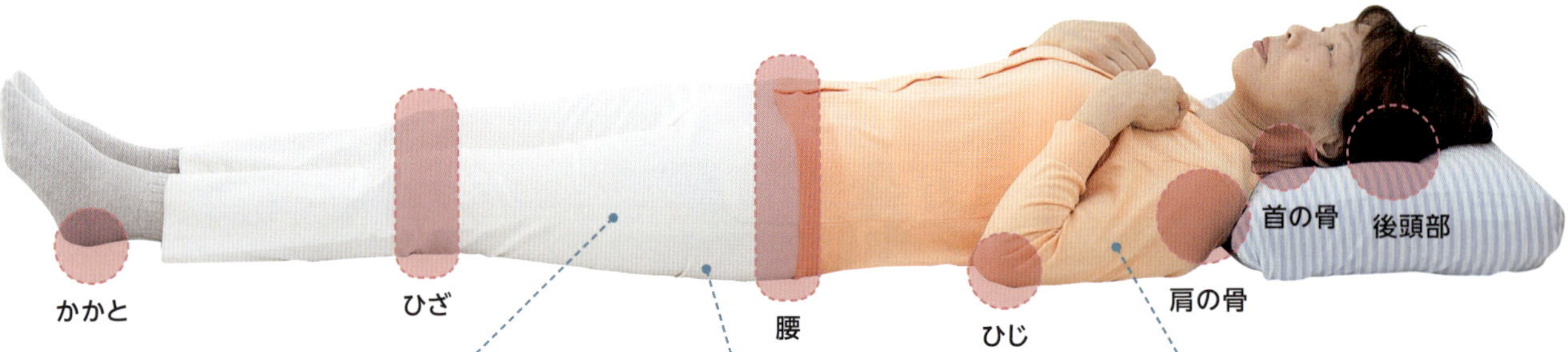

ここはNG！

太もも

寝返りや起き上がり介助で、つい手がふれてしまいがち。やわらかい部位で、皮下組織を傷めやすい。

ここはNG！

おしり

重力がかかりやすく、褥瘡《じょくそう》（→P70）ができやすいデリケートな部位。下肢《かし》を支えたいときは、腰かひざにふれる。

ここはNG！

二の腕

体を動かそうとするとき、ついつかんでしまいがち。拘縮《こうしゅく》している人は栄養状態が悪く皮膚も弱いので、簡単に傷めてしまう。

「やさしそう」と「やさしさ」は違う

拘縮《こうしゅく》予防を目的とした介助でぜったいにしてはいけないのが、体を強くつかんで、痛い思いをさせることです。

熱いものにふれると、手をさっと引っ込めます。これを逃避反応といいます。痛みを感じたときも、逃避反応が起きて、筋肉が急激に緊張します。そのため、拘縮の進行をかえって速めてしまいます。

「だから、手をふんわり丸めてそっとふれています」という人もいます。たしかに一見やさしそうですが、実際には、介助では、見た目のやさしさと本当のやさしさは違います。

よかれと思っておこなっていたさわりかたが、逆に苦痛を与えていることもあるので、体のふれかたをいま一度確認しておきましょう。

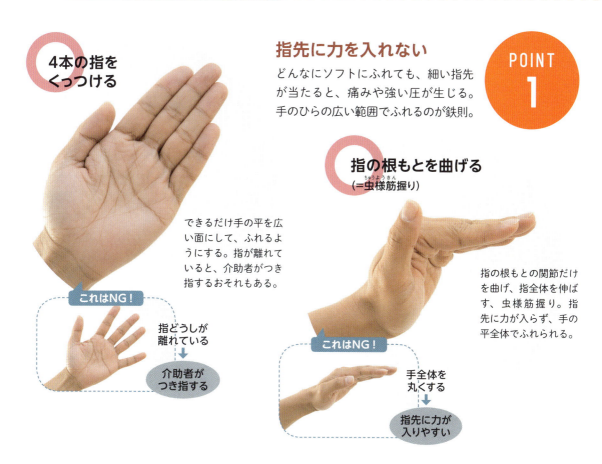

POINT 1

指先に力を入れない

どんなにソフトにふれても、細い指先が当たると、痛みや強い圧が生じる。手のひらの広い範囲でふれるのが鉄則。

4本の指をくっつける

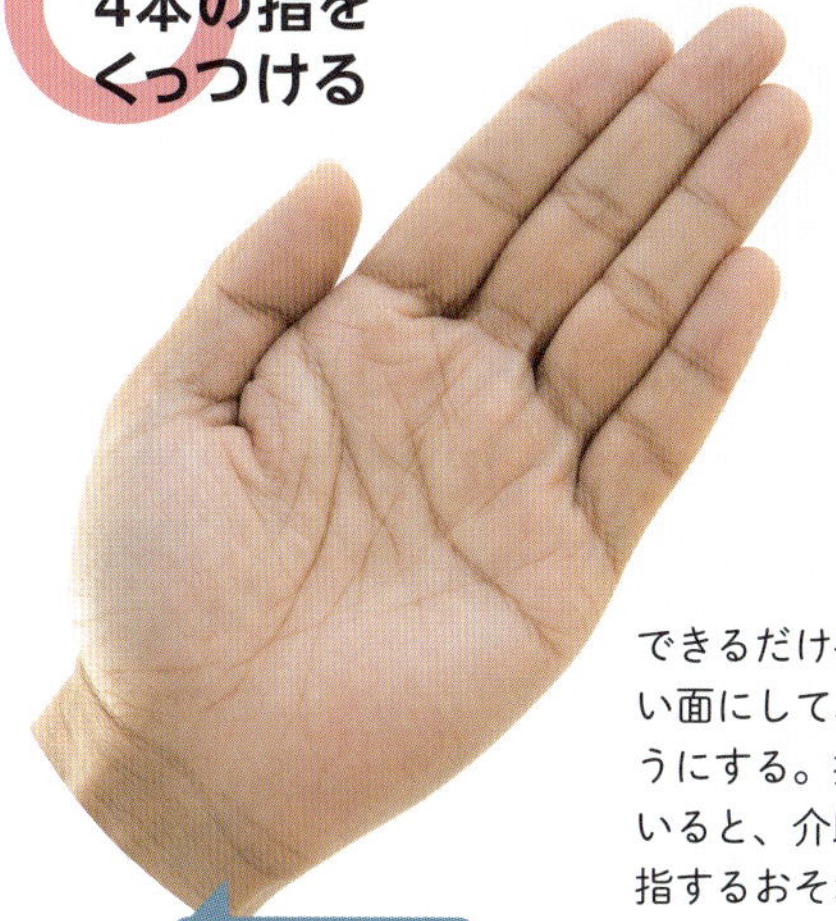

できるだけ手の平を広い面にして、ふれるようにする。指が離れていると、介助者がつき指するおそれもある。

これはNG！

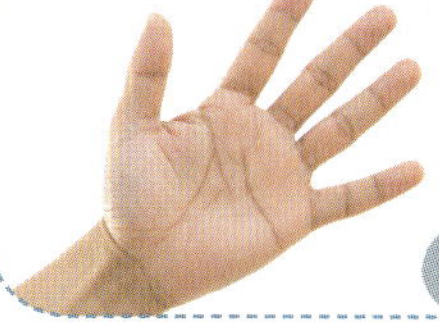

指どうしが離れている
↓
介助者がつき指する

指の根もとを曲げる（=虫様筋《ちゅうようきん》握り）

指の根もとの関節だけを曲げ、指全体を伸ばす、虫様筋握り。指先に力が入らず、手の平全体でふれられる。

これはNG！

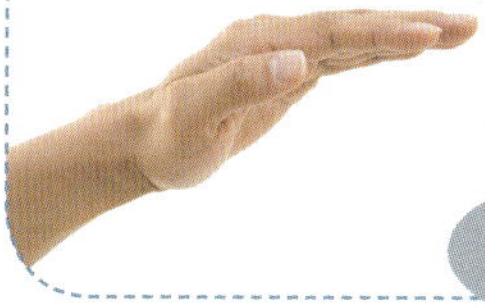

手全体を丸くする
↓
指先に力が入りやすい

POINT 2

頭部は両手で支える

寝返りや枕の入れ直しなどで頭部を持ち上げるとき、無理やり片手だけで支えるのは危険。両手でしっかりと頭部を支える。

首の後ろ、後頭部を支える

頭部だけでなく、首の後ろから後頭部にかけて、広く手で支える。

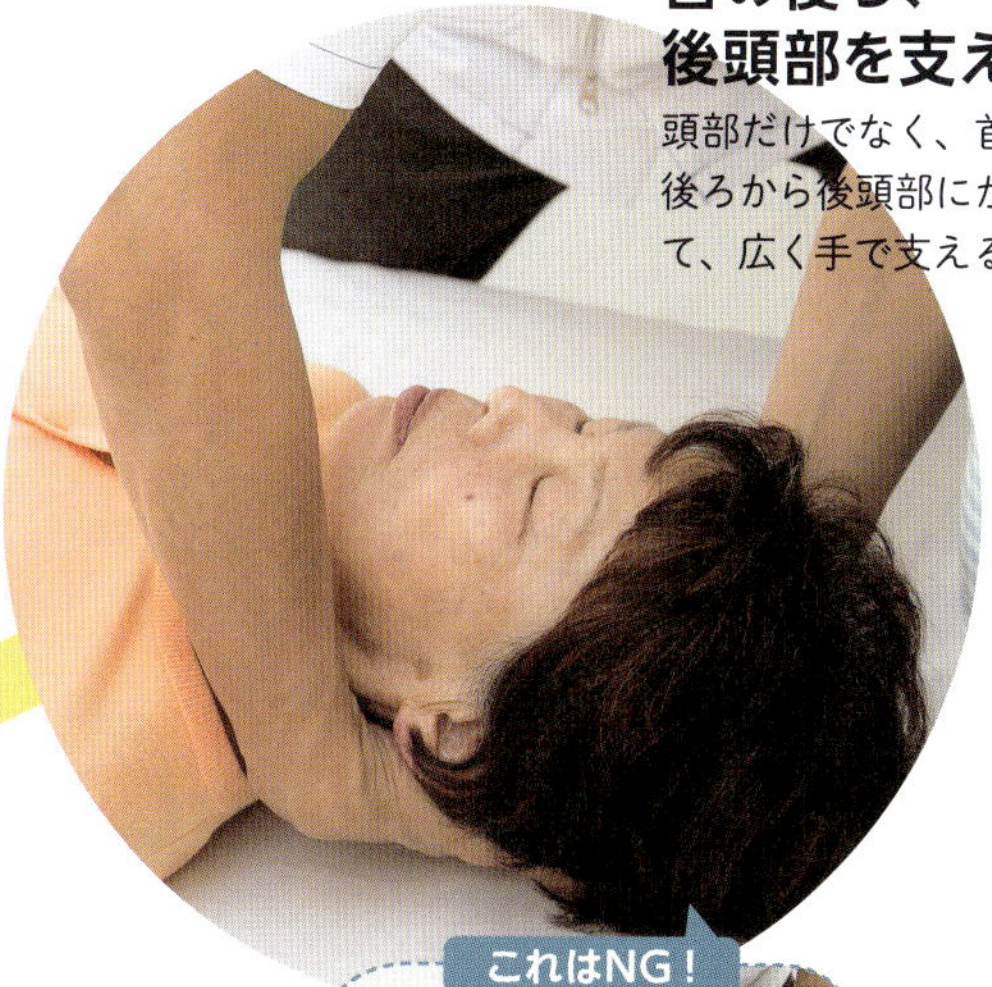

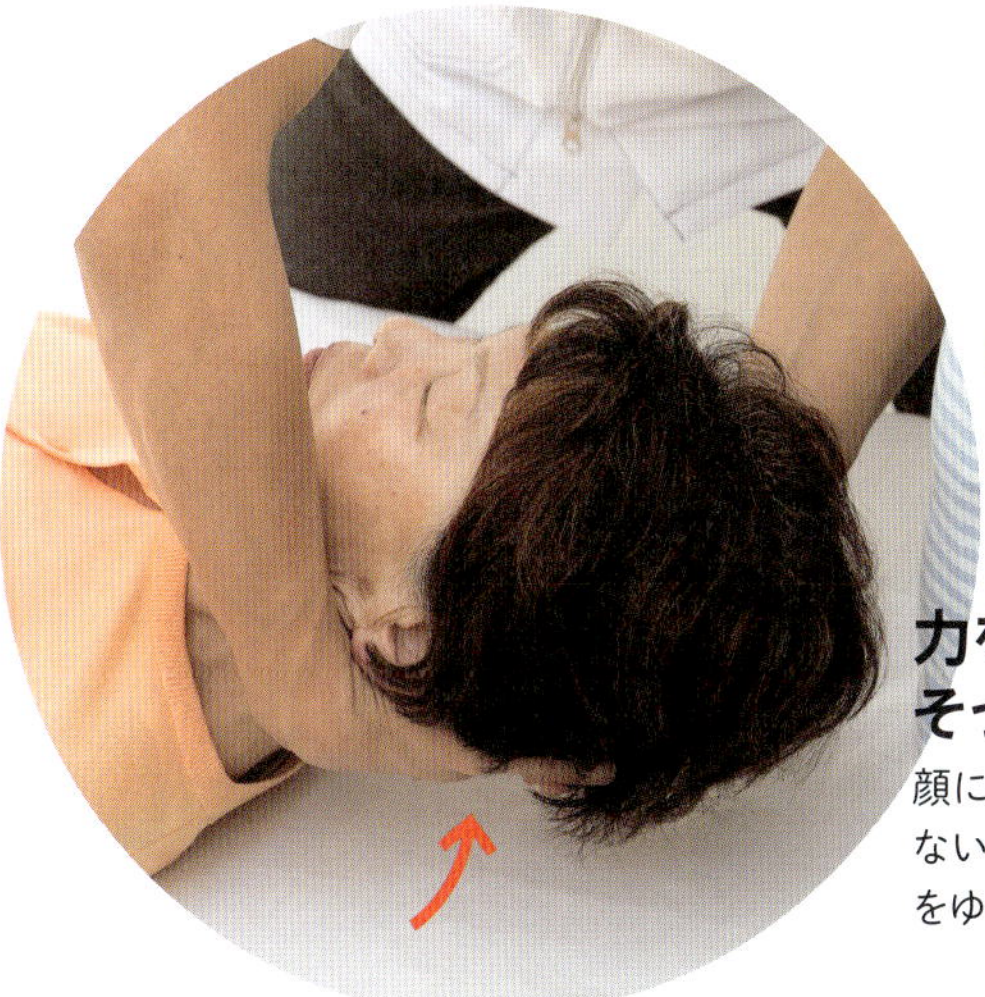

力を入れずそっと抱える

顔にひじなどが当たらないよう注意し、頭部をゆっくり持ち上げる。

これはNG！

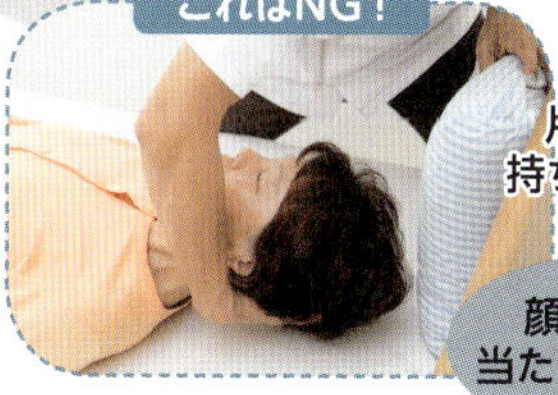

片手で持ち上げる
↓
顔に腕が当たって、痛い

関節の動かしかた

わきを開くには腕を内側に動かす

わきが締まり、腕が動かないと、更衣やシャワーなどの介助ができません。腕を開くコツは、動かしたい方向の逆に動かし、筋肉をゆるめることです。

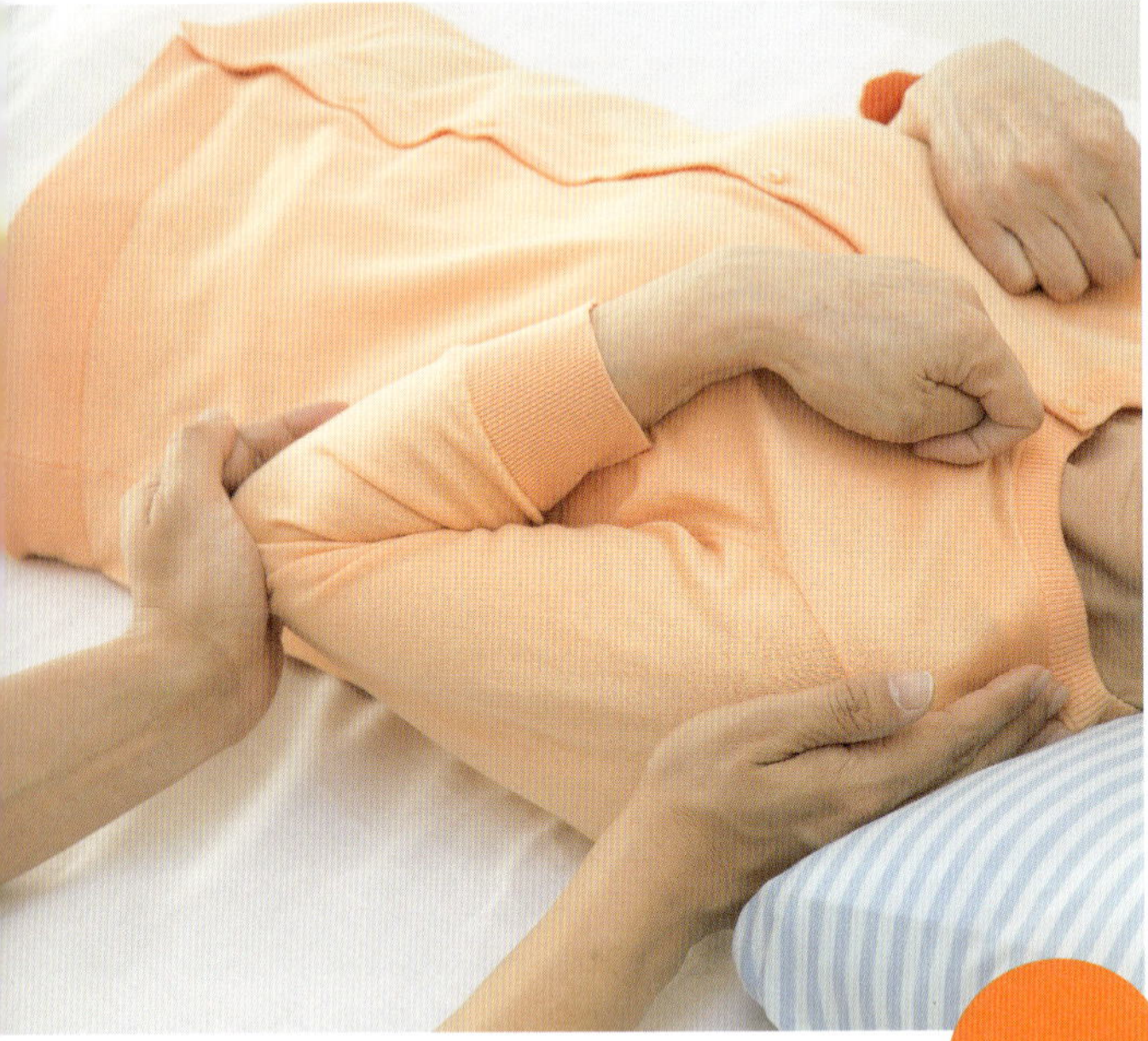

準備

肩、ひじに手を添える

動かしたい側の肩の骨と、ひじ関節の突出している骨に両手をそえる。

引いてダメなら押してみる

筋性拘縮《きんせいこうしゅく》にしても、片麻痺《かたまひ》にしても、わきが硬く締まっていて、腕が動かないことが多いものです。入浴や着替えでわきの下を開きたいときにも、まるで動かず、困ってしまうことがあります。

開きにくいところを無理に広げようとすると、当然ながら痛みが生じます。筋緊張が高まってしまい、拘縮《こうしゅく》予防をかえって阻害してしまいます。それだけでなく、無理やり開こうとすると、らせん骨折を起こす危険があります（左の囲み参照）。

固まってしまったわきを開きたいときは、発想を少し変えましょう。**〝押してダメなら引く〟の反対で、腕を引くのをやめ、まずは内側にやさしく動かします。**そのうえで、弧を描くように外側にゆっくり動かしましょう。すると筋肉の抵抗がなくなり、動かなかったわきが、すんなりと開くようになります。

手首をつかむと、骨折の原因に

拘縮《こうしゅく》している人の多くは、骨が驚くほどもろい。手首をつかんで無理やり腕を引くと、上腕《じょうわん》の骨がねじれて、〝らせん骨折〟を起こすことがある。非常に治りにくい骨折なので注意する。

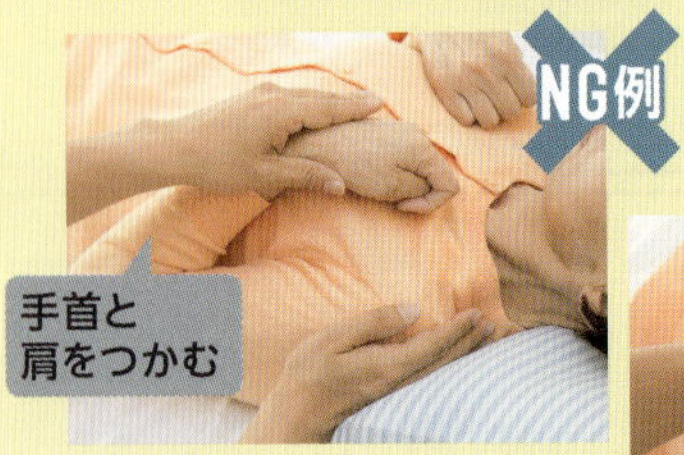
NG例
手首と
肩をつかむ

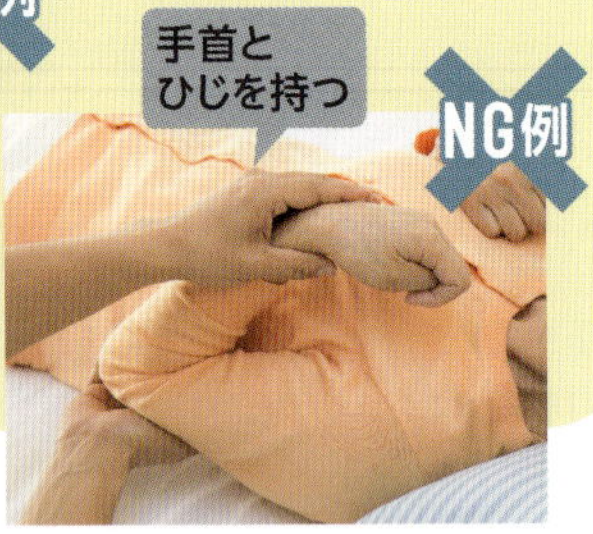
手首と
ひじを持つ
NG例

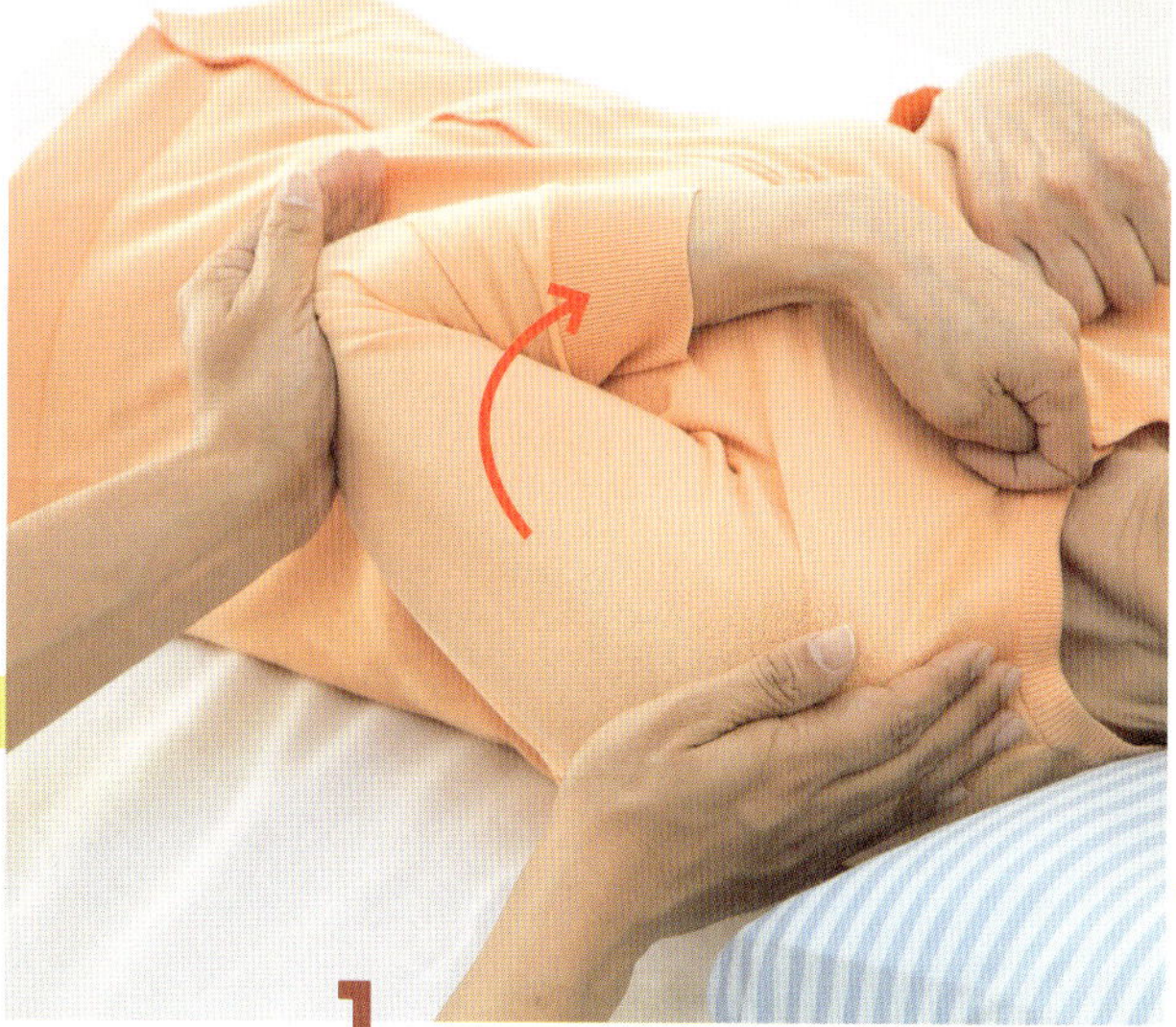

1 腕を内側に動かす

ひじを軽く押すようにして、上腕を体の少し内側に、ゆっくりと動かす。

2 弧を描くように外側に動かす

上方に弧を描くイメージで、ひじをゆっくりと外側に動かし、わきを開く。

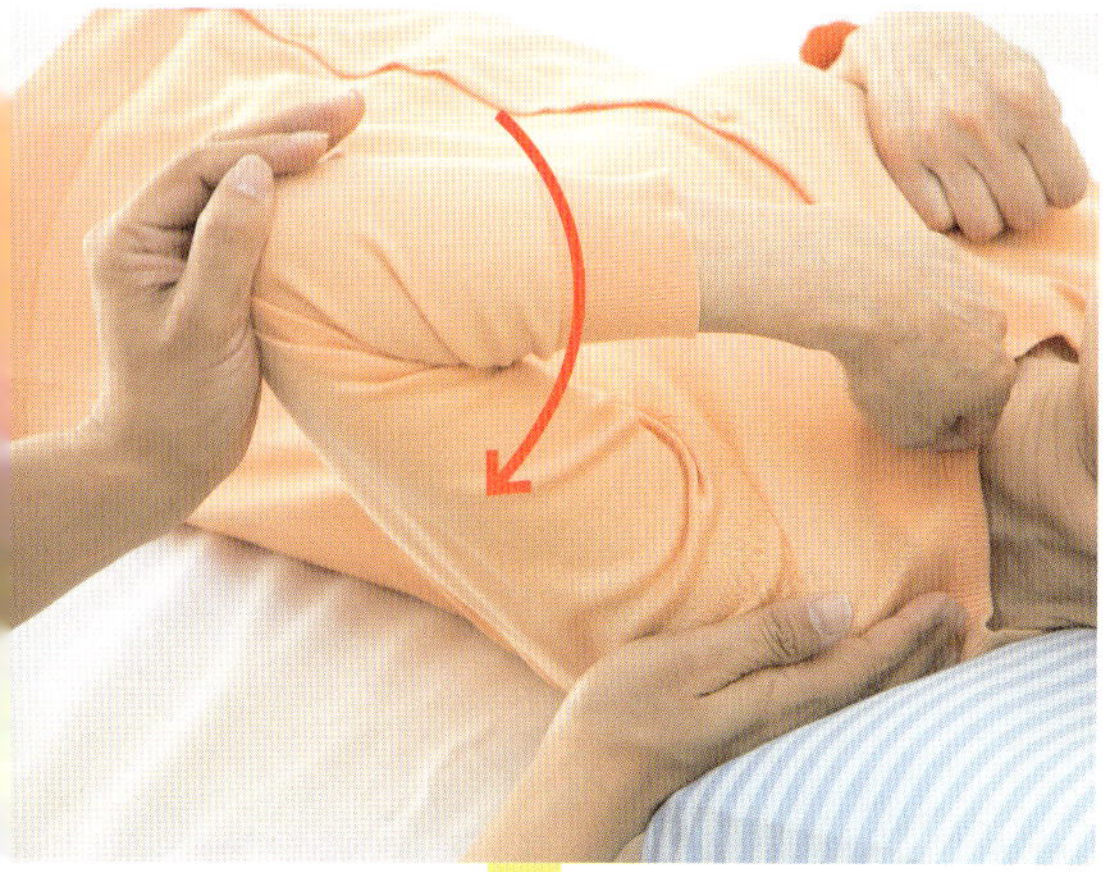

After

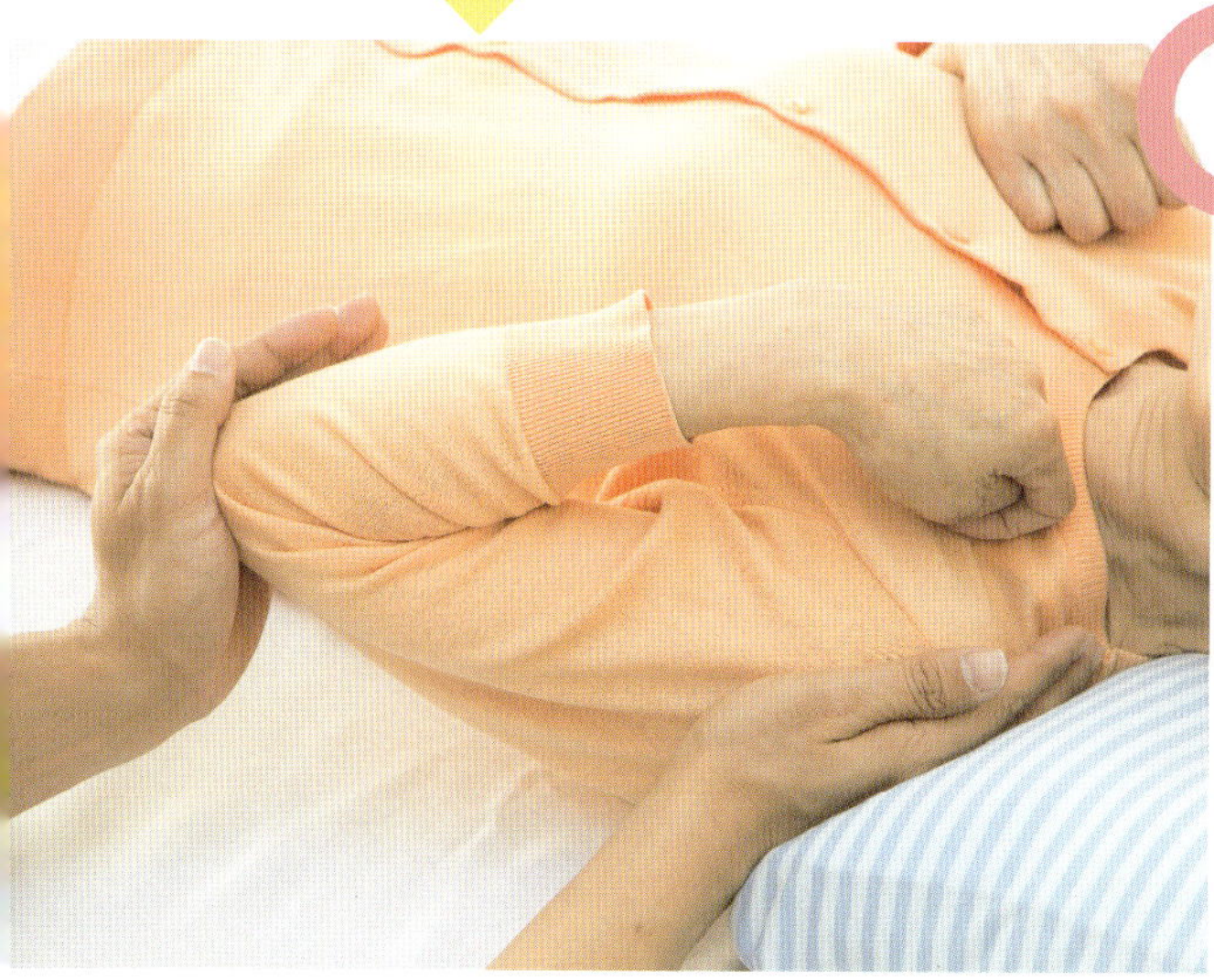

硬くなっていた腕の筋肉の緊張がほぐれ、無理なく開いている状態。

いきなり外に開くと肩関節を傷める

腕を開きすぎると、硬くなっていた肩関節が急に動かされて傷む。開くのは、介助に必要な範囲だけ。

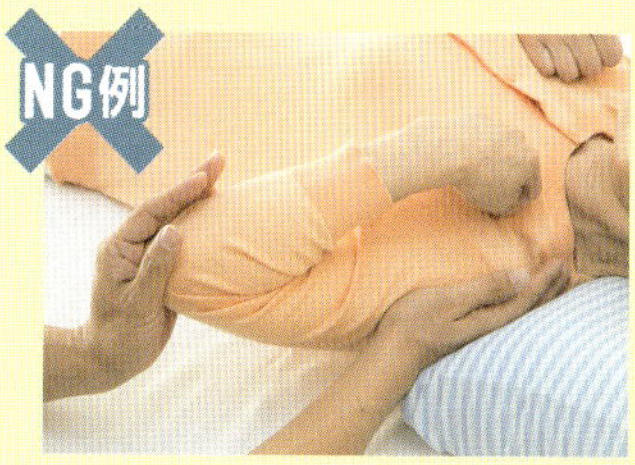
NG例

いつもの介護をチェック！

動かす速度を1.5倍くらいに落とす

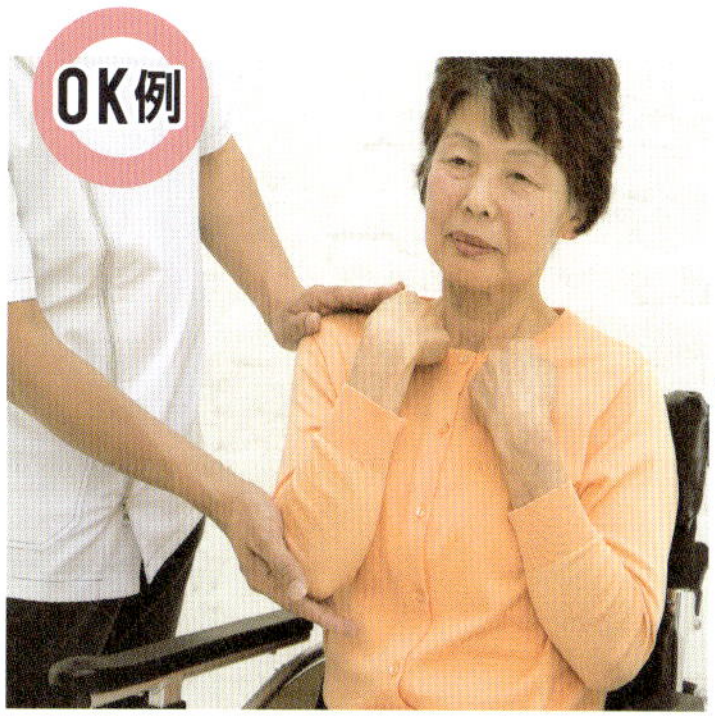
OK例

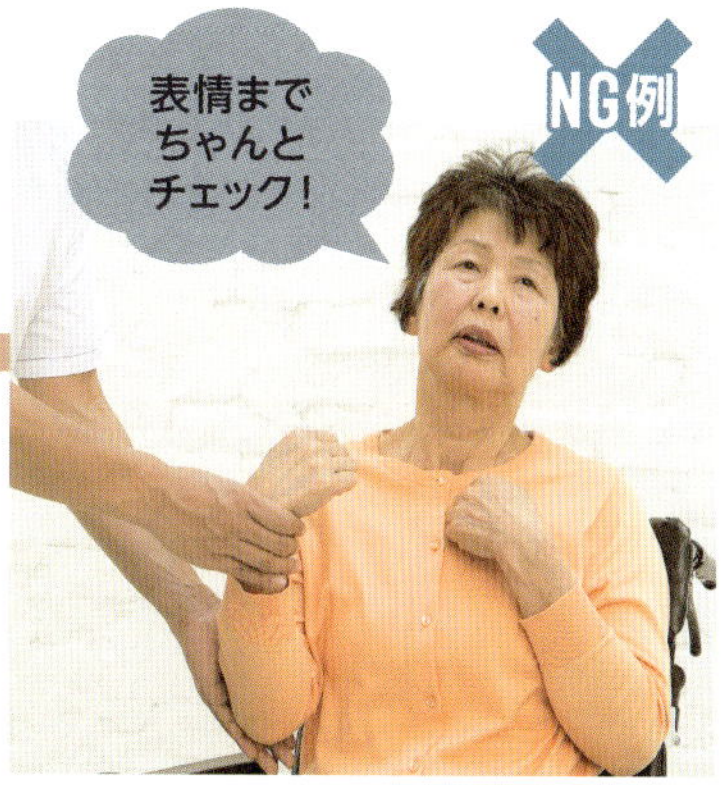
表情までちゃんとチェック！
NG例

肩にしてもひじにしても、関節が硬くなっているため、急に大きく動かすのはけがのもと。できるだけゆっくりと動かすことを心がける。普段の動かしかたの1.5倍くらいの時間をかけるつもりで。

無理なく動くようなら、適切な速さであるとわかる。

関節の動かしかた

親指のつけ根を開くと握り込んだ手が開く

拘縮が進行すると、指を内側に握り込み、開けなくなることがあります。このようなときは親指のつけ根を開き、指の緊張をゆるめてあげましょう。

準備　腕をタオルで支える

肩から上腕にかけてタオルを入れて支えると、過剰な緊張がとける。

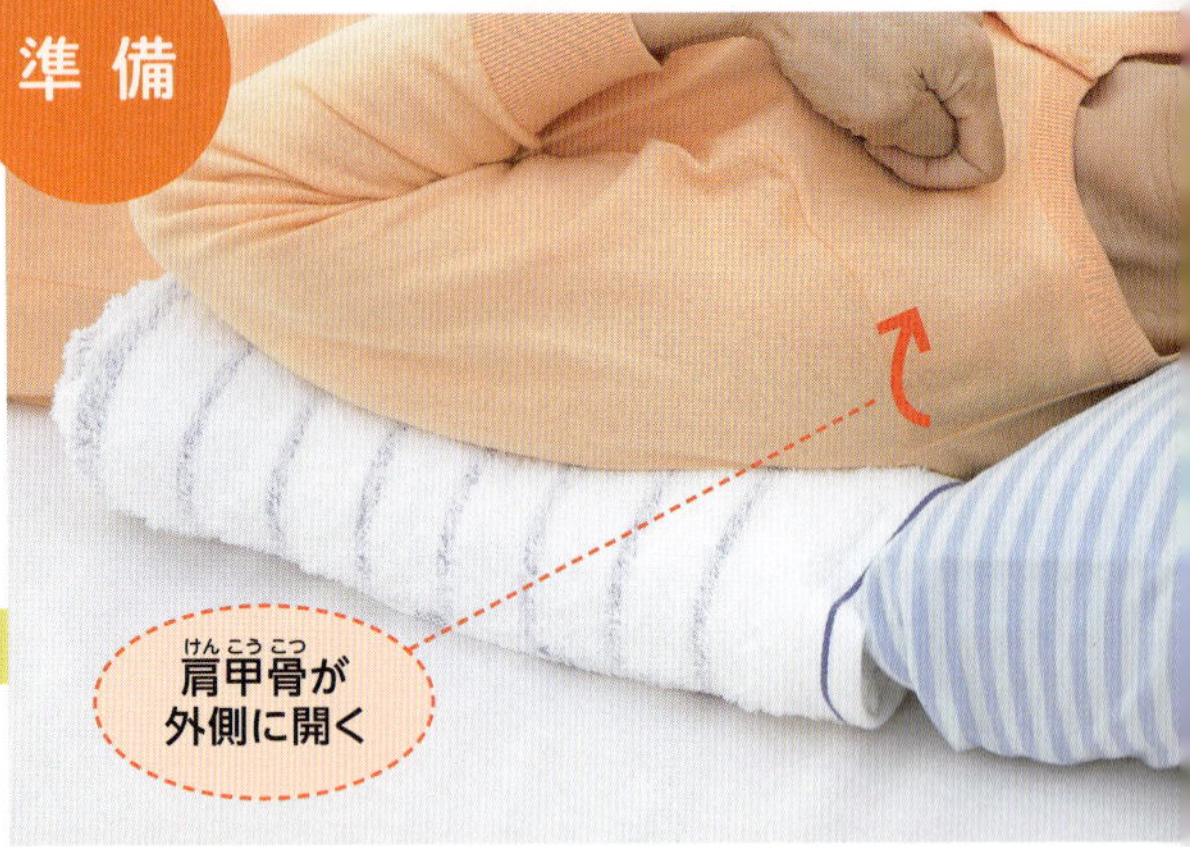

肩甲骨《けんこうこつ》が
外側に開く

1 手首をやさしく曲げる

いきなり指にふれない。内側に丸まった手首をそっと曲げ、手の甲をやさしくさする。

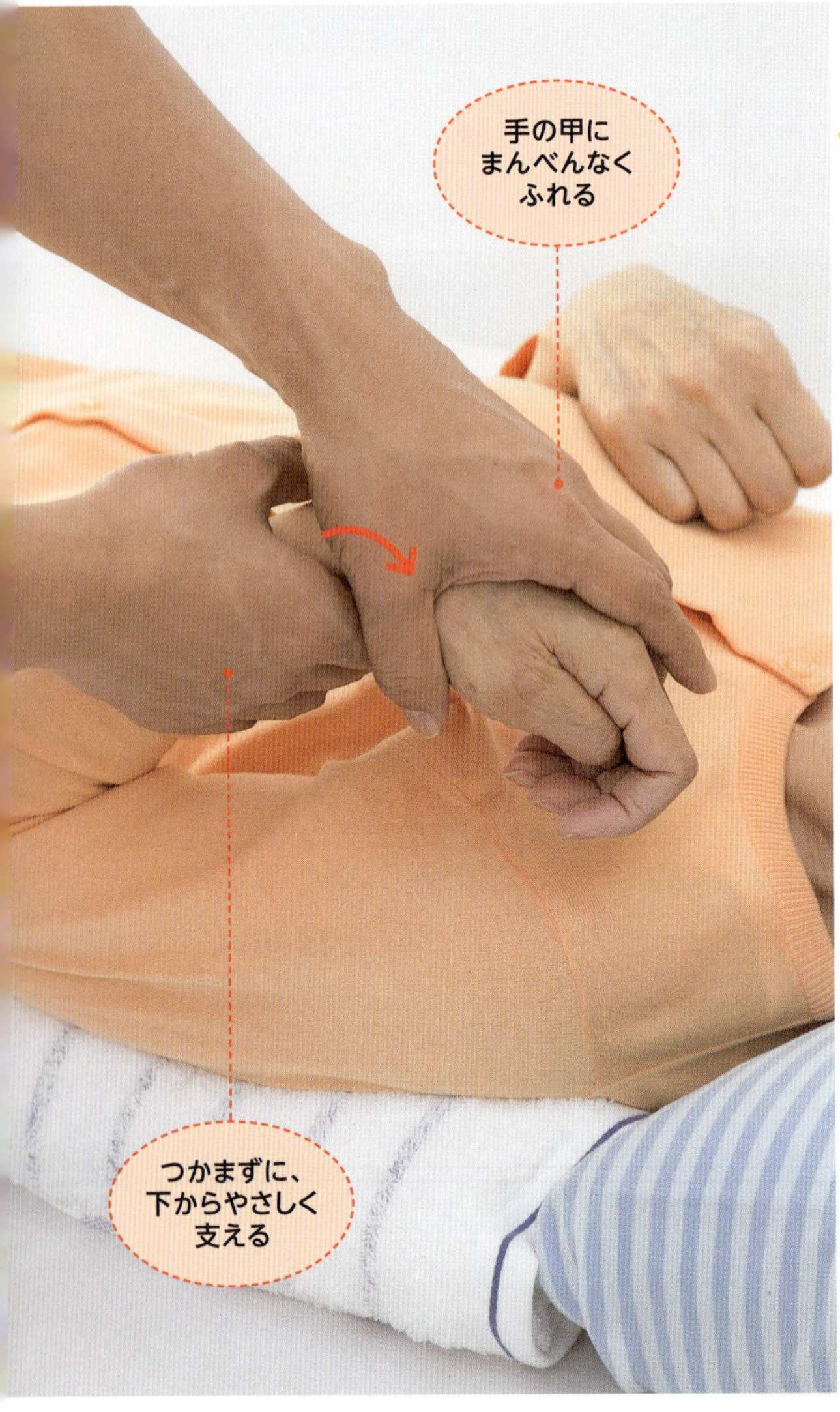

手の甲に
まんべんなく
ふれる
つかまずに、
下からやさしく
支える

指を握り込んでいると清拭もできない

手指が握り込まれていると、握られた手のひらが、汗や細菌繁殖のためにただれてしまうことがあります。

強烈なニオイもあります。すぐに拭きたくても、握り込みがはげしいと、清拭《せいしき》もできません。

ポジショニングを正しくおこなえば、握り込みは確実になくなります。ただ、あまりに長期間拘縮《こうしゅく》を放置されていた人は、少し時間がかかることもあります。

すぐに指を開いてケアするには、親指のつけ根を開くのがコツ。そのうえで、肩を中心に、ポジショニングをていねいにおこなってください。

小指から開くのは厳禁！

指の拘縮《こうしゅく》は、小指の関節がもっとも強固。それを強引に開こうとすると、腱が傷んではげしく痛む。介護の授業で「小指から開く」と教わっている人もいるが、要注意。

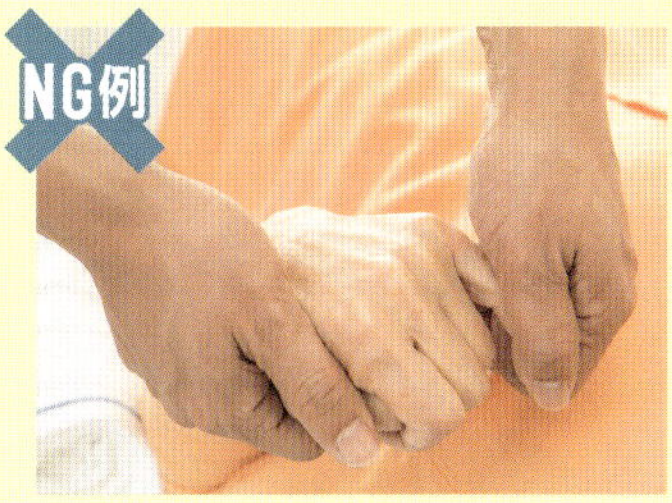
NG例

2 親指のつけ根を開く

親指のつけ根を軽く開くと、指全体が自然と開く。親指の骨のすぐ内側の腱《けん》にはふれない。

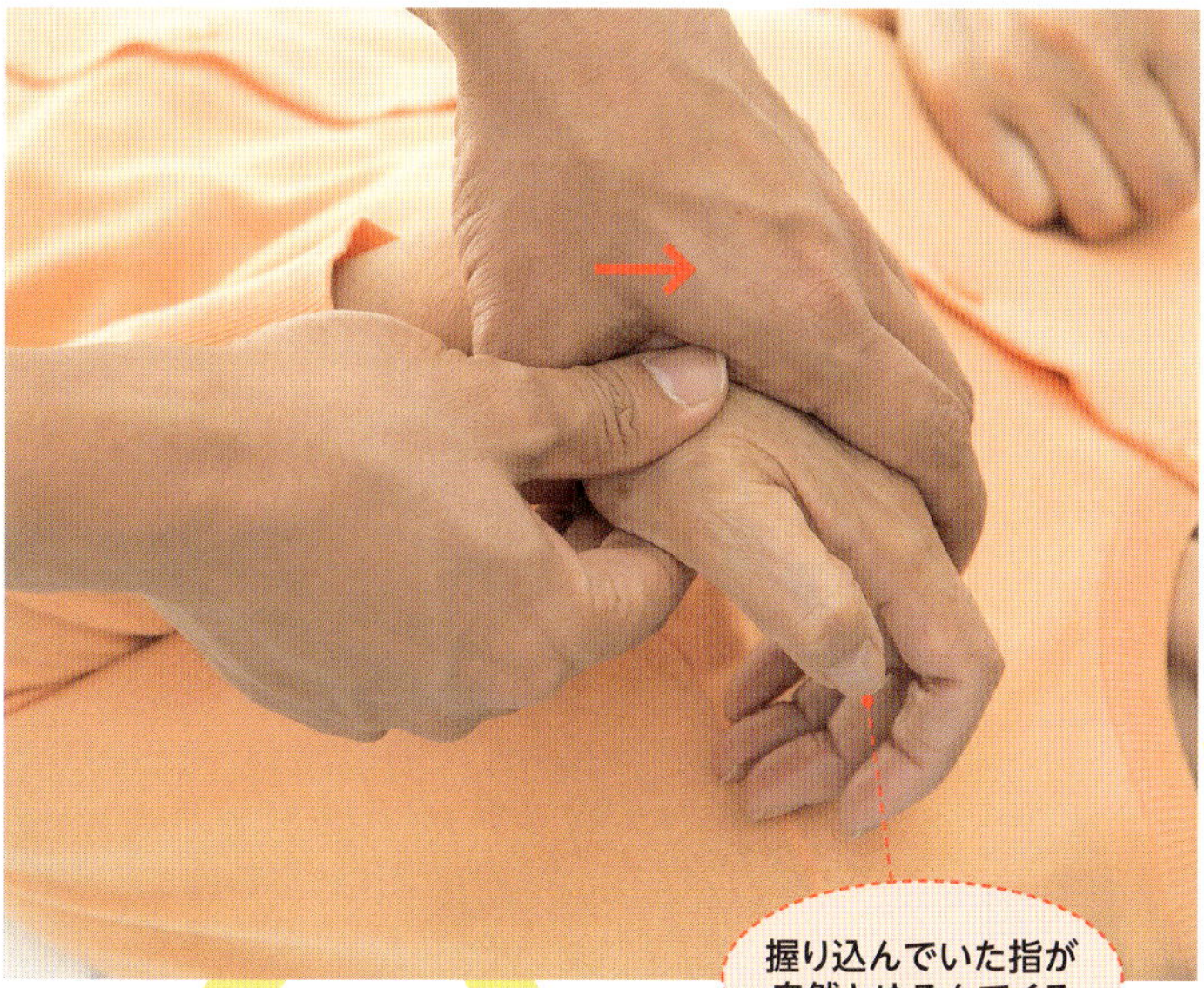
握り込んでいた指が
自然とゆるんでくる

After 人さし指から1本ずつ開く

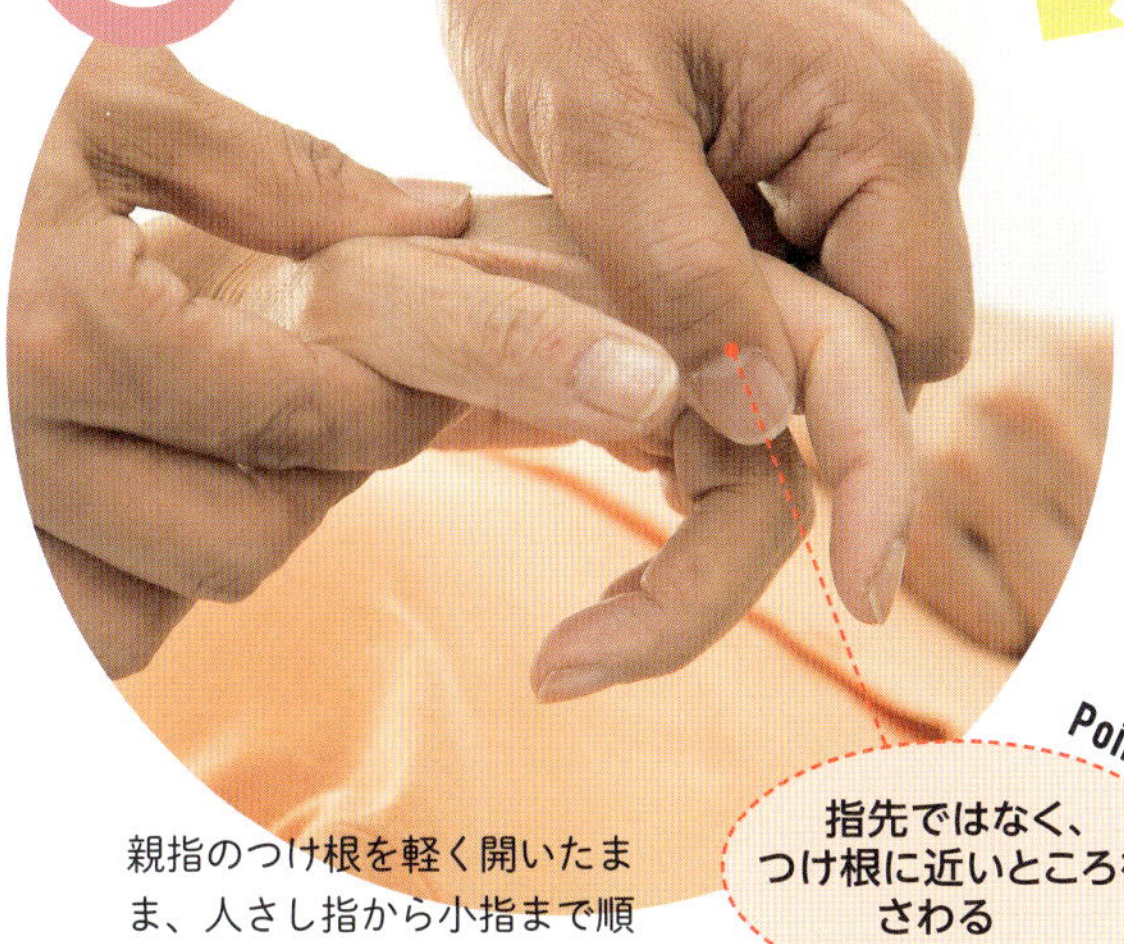
Point
指先ではなく、
つけ根に近いところを
さわる

親指のつけ根を軽く開いたまま、人さし指から小指まで順番にゆっくりと開いていく。

After 人さし指〜小指を同時に開く

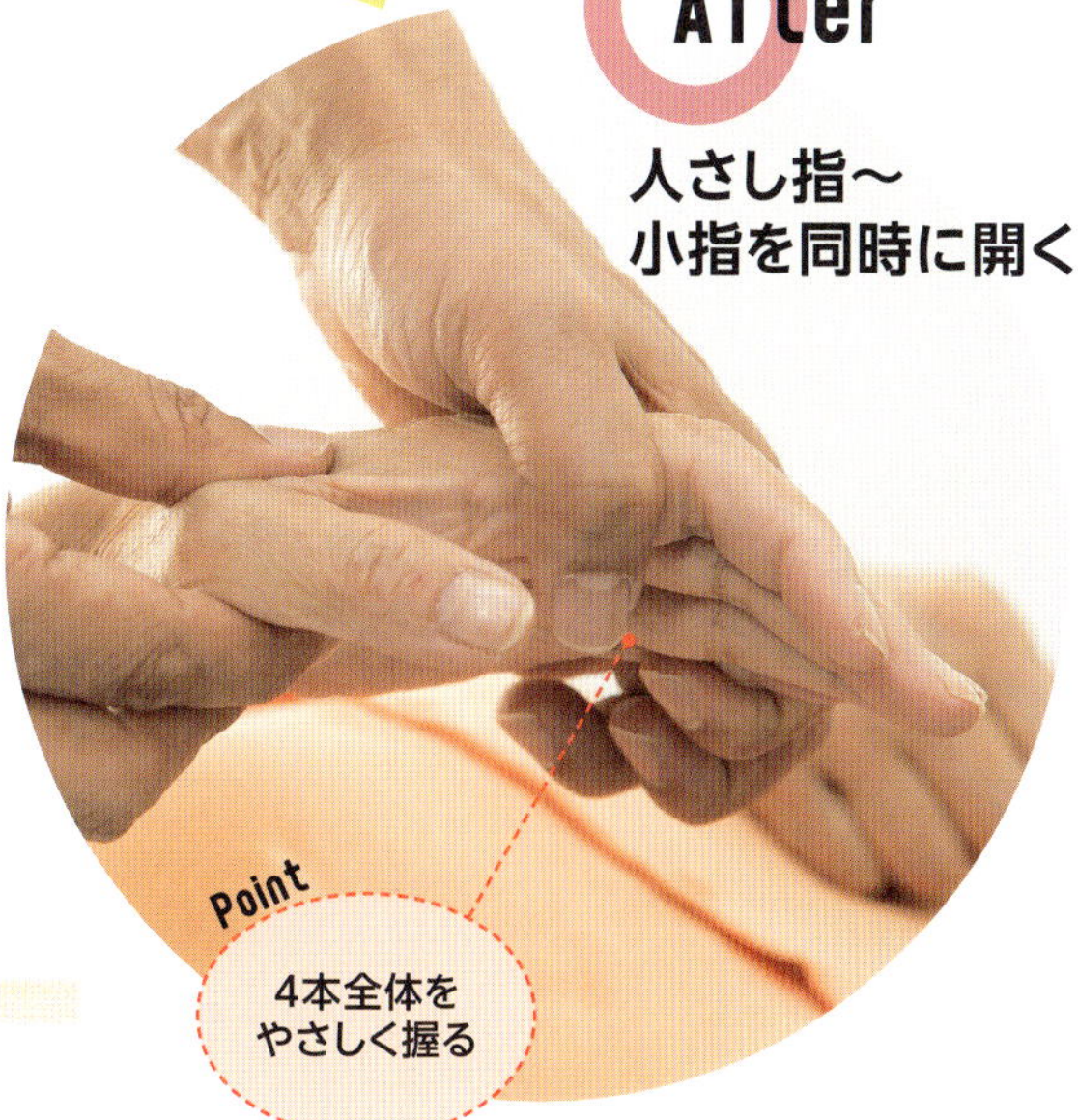
Point
4本全体を
やさしく握る

親指のつけ根を開いたまま、4本の指の根もとをやさしく握り、同時にゆっくり開く。

Column

目先のケアより、根本的な対策を

手指の握り込みを防ぐために、スポンジを握らせておくことがあります。しかし正しいポジショニングをしていれば、関節がゆるみ、指を開くのに苦労することはないはず。対処療法に頼らず、本質的な解決策を重視してください。

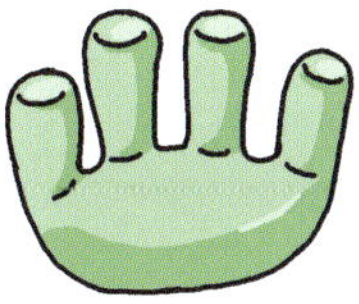

関節の動かしかた

ひざを開くときは足先を開く

オムツの交換、着替え、シャワー。足を開かなければならない場面は日常的にあります。足先を動かせば、力を入れずに簡単に開けます。

1 足先を軽く開く

足首の内側に手を当てて、足先を少し開く。けっして無理はしないよう注意。

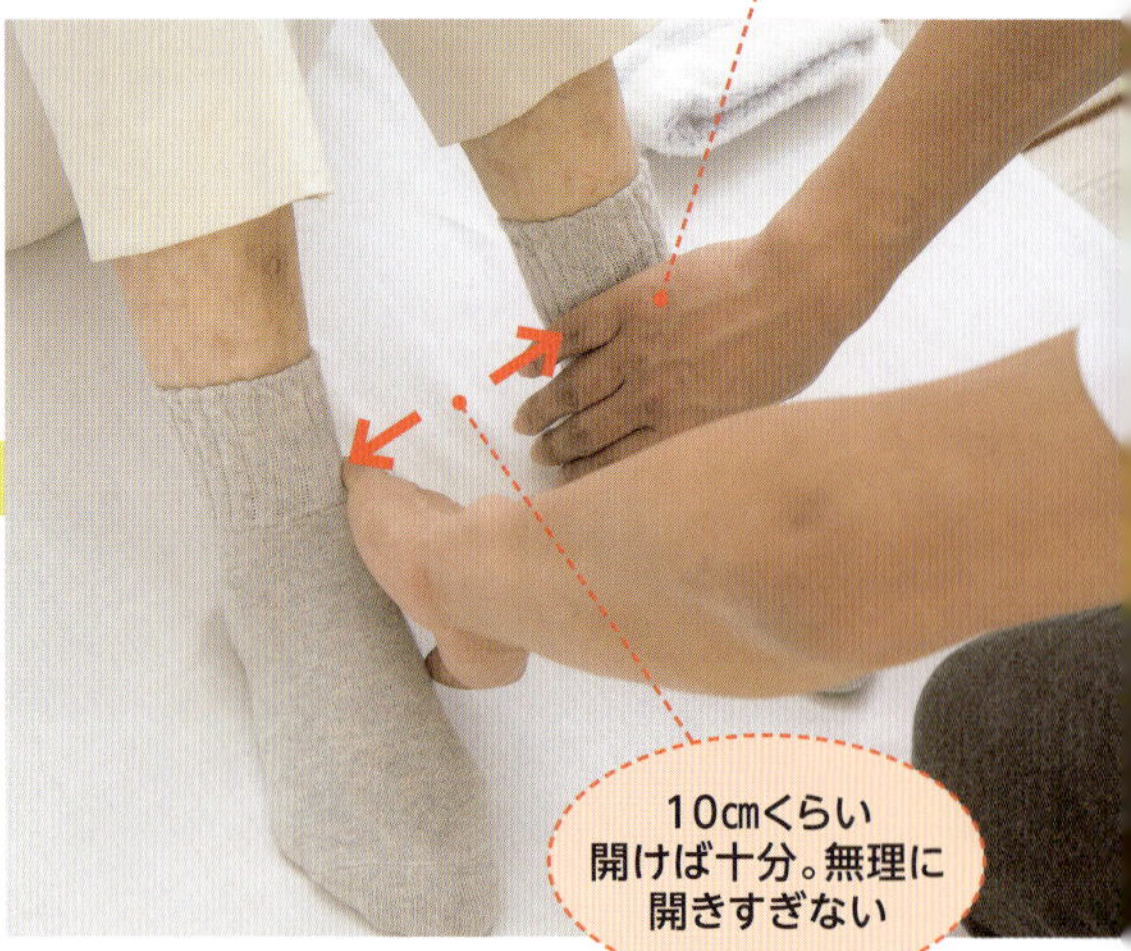
足首をつかまず、くるぶし周辺にふれる
10㎝くらい開けば十分。無理に開きすぎない

フェイスタオル1枚でOK。厚みも不要
足の変形がめだつ人は、日常のポジショニングを徹底

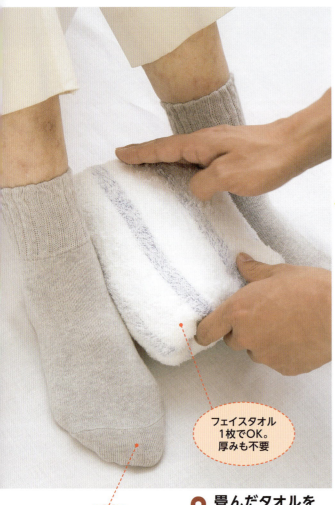

2 畳んだタオルをはさむ

足先のあいだにタオルをはさみ、間隔をキープする。足の変形に気づいたら、日ごろのポジショニングで対応する。

ひざをこじ開けると、拘縮が悪化する

ゴムは、引っぱったときにいちばん緊張が高まる。筋肉も同じで、引っぱられると強く収縮する。ひざを無理にこじ開けようとしても、開かないうえ、緊張で拘縮《こうしゅく》が進んでしまう。

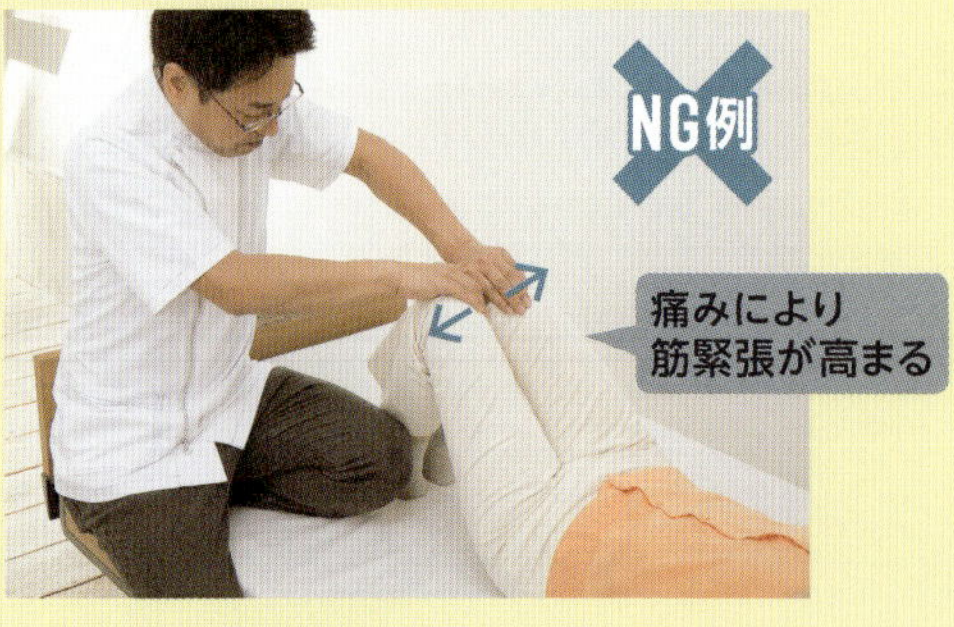
NG例
痛みにより筋緊張が高まる

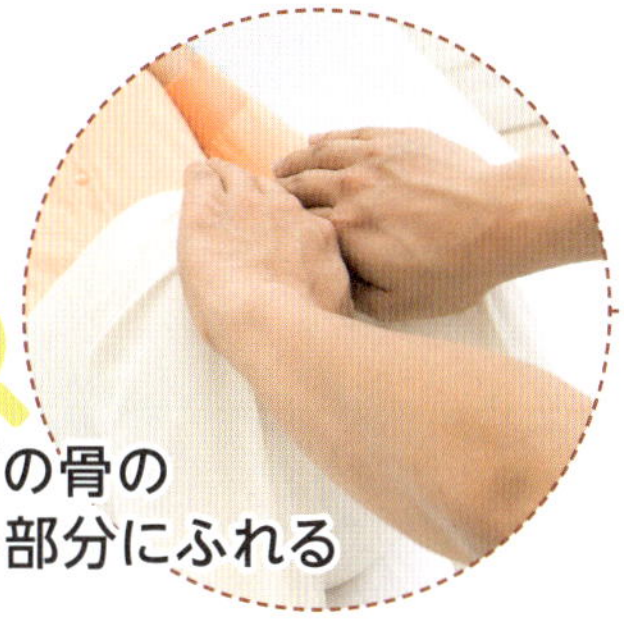
ZOOM
ひざの骨の
硬い部分にふれる

足先と同じく
10㎝程度でOK

3 ひざを軽く開く

足先を開いたことで、内またの筋肉がゆるむので、ひざ関節に手を当てて軽く開く。

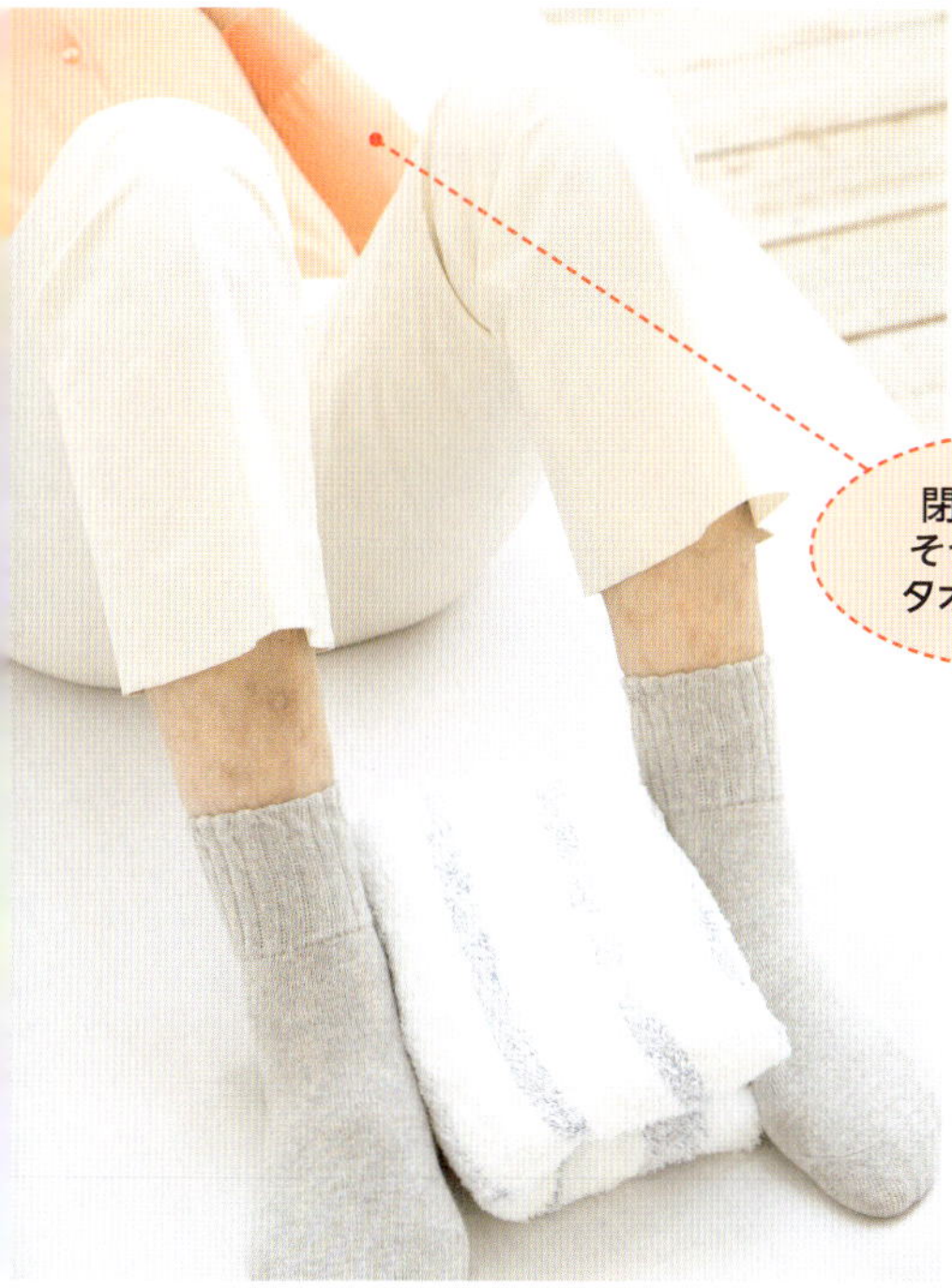
Point
閉じてしまいそうなときは、
タオルをはさむ

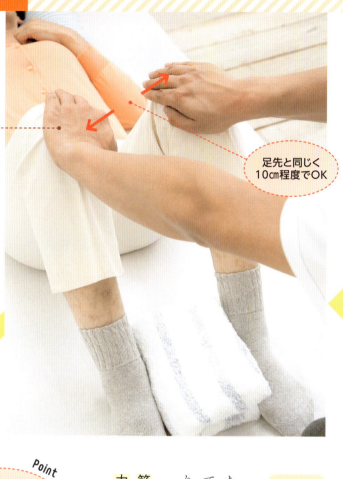

After

無理なくひざが開いた状態。ケアするうちにもとに戻ってしまいそうなら、ひざに軽くタオルをはさんでおく。

ひざが開かない人でも足先は簡単に開く

排泄などのケアで足を開きたいのに、両足が締まっていて、ビクともしないことがあります。

このような場合、**内またの筋肉が強く緊張しているので、力を入れても開きません。**

ただし、ひざが強く閉じていても、足先は簡単に開くことができます。そこで、まず足先を開きます。

両ひざはそのままに、足先だけを10㎝ほど開きましょう。両ひざはいったん内側に入ります。すると内またの筋肉の緊張がゆるみ、ひざが簡単に開きます。

Column

むくみ改善には、ふくらはぎをマッサージ

むくみ（浮腫《ふしゅ》）があると、血流が悪くなり、拘縮《こうしゅく》も褥瘡《じょくそう》も起きやすくなります。医師や看護師と相談のうえ、必要ならマッサージを。外くるぶしの後ろ側、ひざの内側、裏側の3か所を、さする程度の軽い圧迫で、リンパを上に流すようにマッサージします。

関節の動かしかた

足を伸ばしたいときは股関節を曲げる

寝ているとき、座っているときは、ひざを曲げたままにしておきます。ケアなどで伸ばす必要があるときは、股関節を曲げるのがコツです。

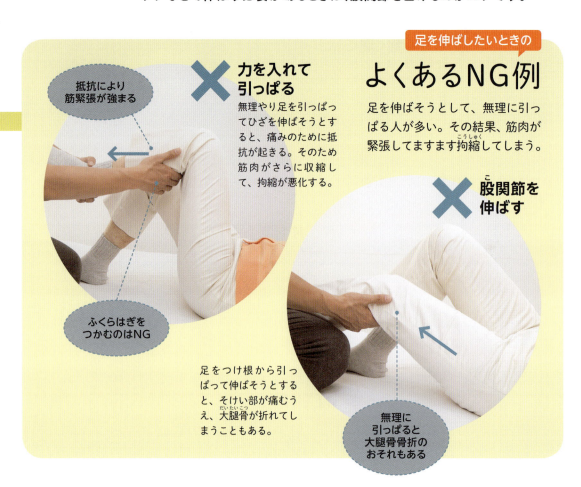

足を伸ばしたいときの

よくあるNG例

足を伸ばそうとして、無理に引っぱる人が多い。その結果、筋肉が緊張してますます拘縮《こうしゅく》してしまう。

✕ 力を入れて引っぱる

無理やり足を引っぱってひざを伸ばそうとすると、痛みのために抵抗が起きる。そのため筋肉がさらに収縮して、拘縮が悪化する。

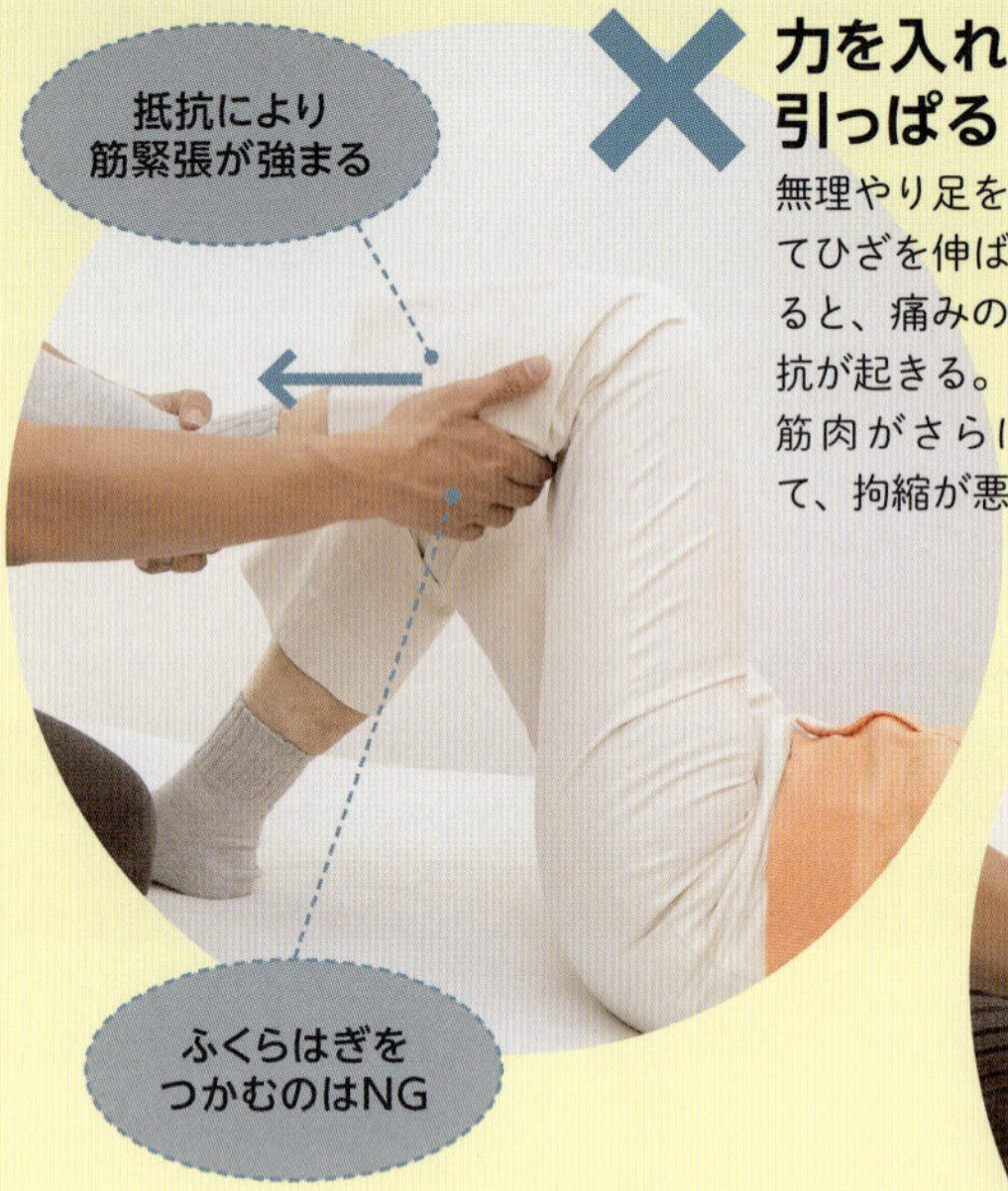

抵抗により筋緊張が強まる
ふくらはぎをつかむのはNG

✕ 股《こ》関節を伸ばす

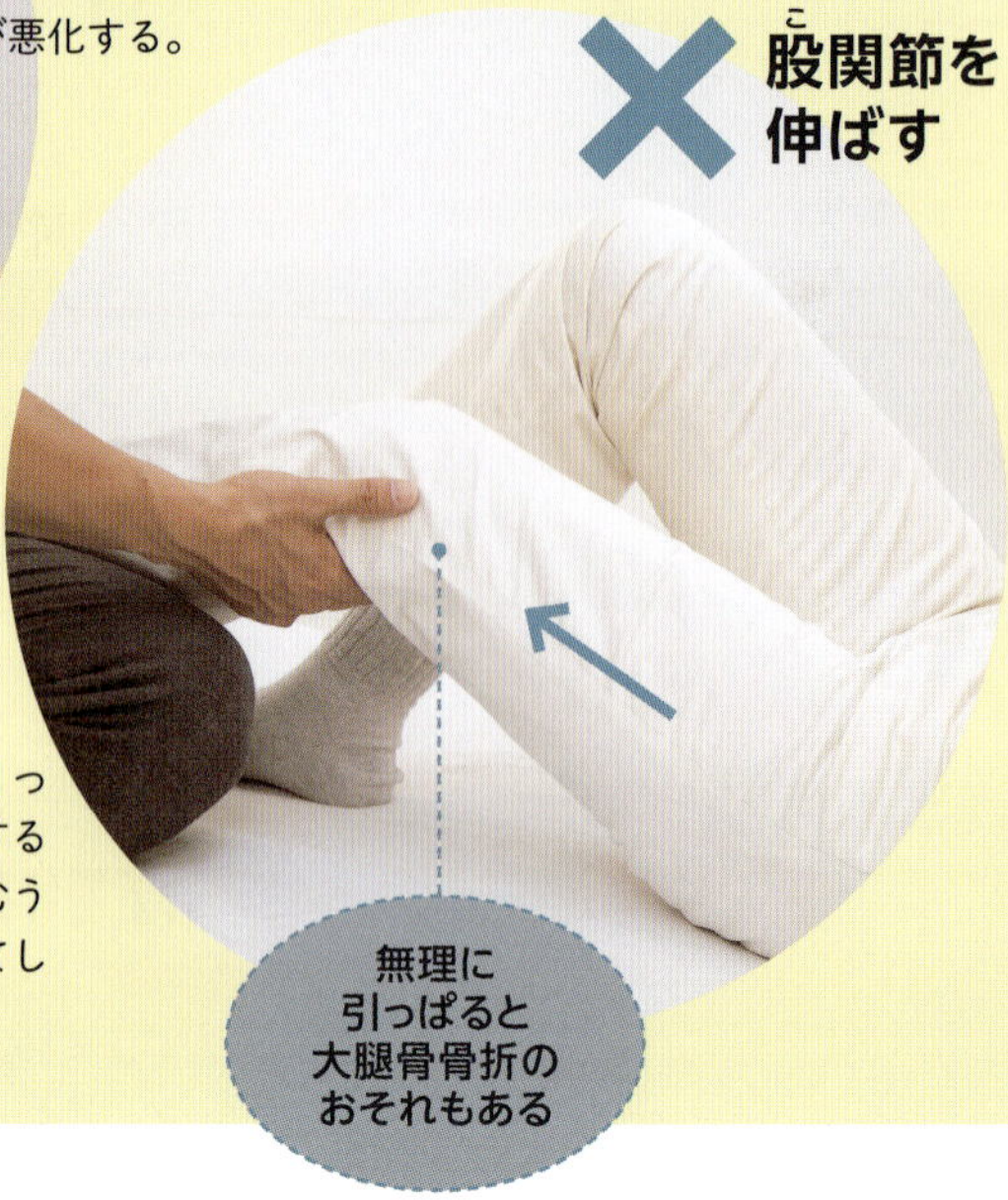

無理に引っぱると大腿骨骨折のおそれもある

足をつけ根から引っぱって伸ばそうとすると、そけい部が痛むうえ、大腿骨《だいたいこつ》が折れてしまうこともある。

骨盤を後ろに倒すと下肢全体がゆるむ

臥《が》位《い》のポジショニングでは、ひざを軽く立てています。これは抗重力筋《こうじゅうりょくきん》である、背中の筋肉の緊張を高めないためです。ひざを曲げると骨盤《こつばん》が後《こう》傾《けい》して、上半身の反りが解消され、背中にかかる筋緊張がやわらぎます。

したがって、**ひざを伸ばす姿勢は基本的におすすめできません。** ただときには、治療やケアのために、ひざを伸ばしたい場面も出てきます。

ひざを伸ばすとき、いきなり足を引っぱるのは厳禁です。股《こ》関節を大きく曲げてから、ゆっくりと戻し、ひざを伸ばすようにします。

股関節が動いて骨盤が後傾《こうけい》すると、背中の反りが直り、抗重力筋の緊張がほぐれて、ひざを伸ばしやすくなります。

1 ふくらはぎ、かかとを支える

ふくらはぎ上部と、かかとの骨を支えて、足を少し持ち上げる。

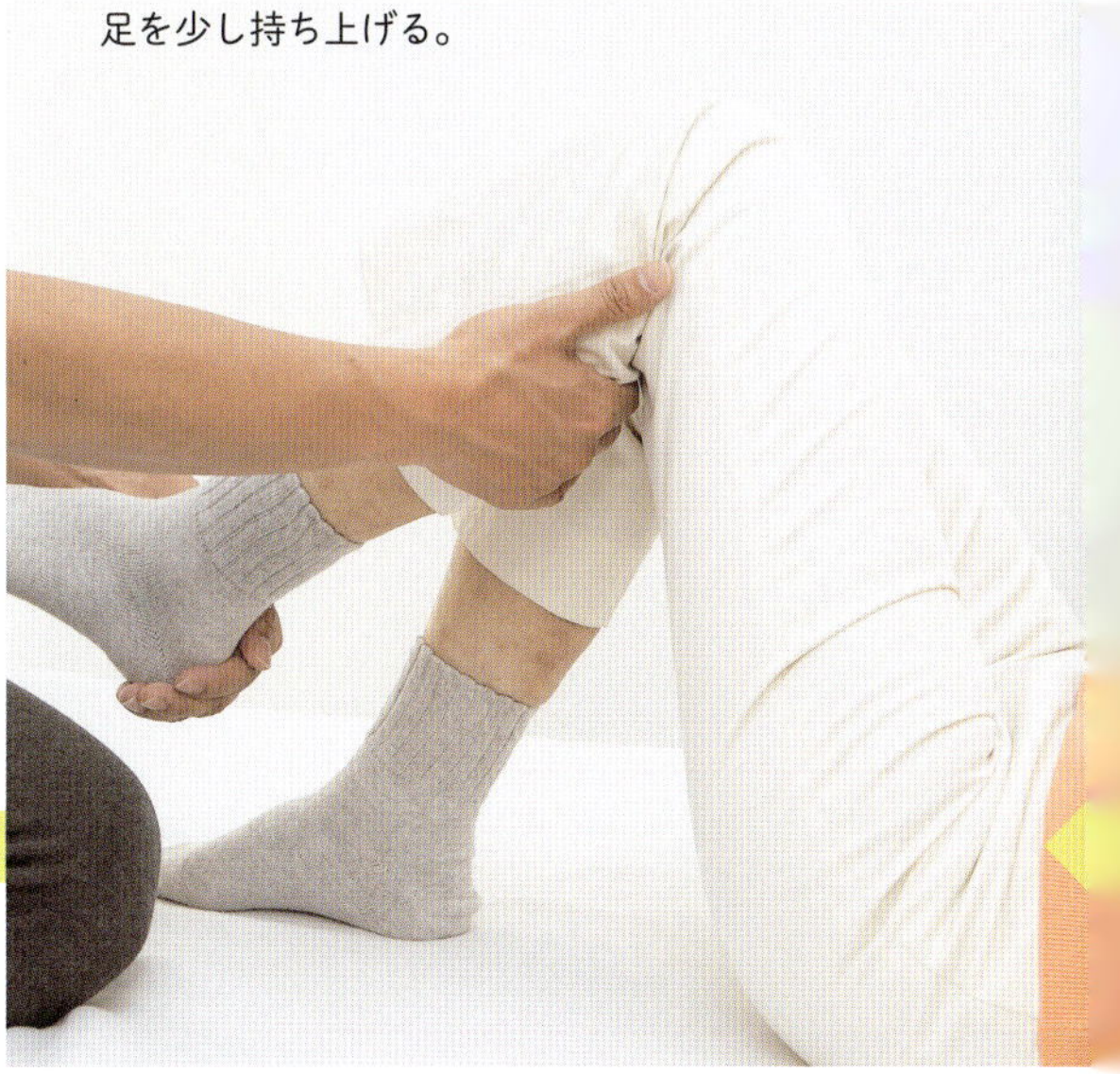

除脳硬直の人は、無理に曲げない

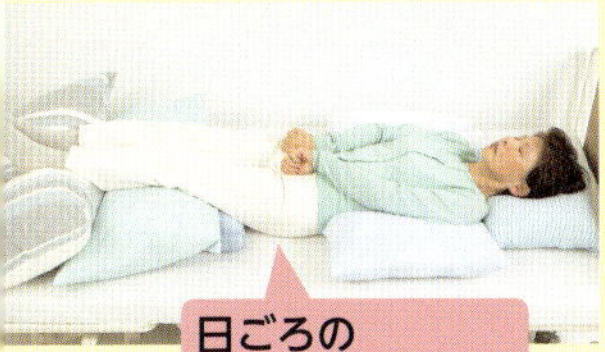
日ごろの
ポジショニングで
硬さをとる

脳の障害が原因の除脳硬直《じょのうこうちょく》では、股関節が曲がる範囲がかなり限られるため、無理に曲げない。日ごろのポジショニングをていねいにおこない、全身の硬さをとる。

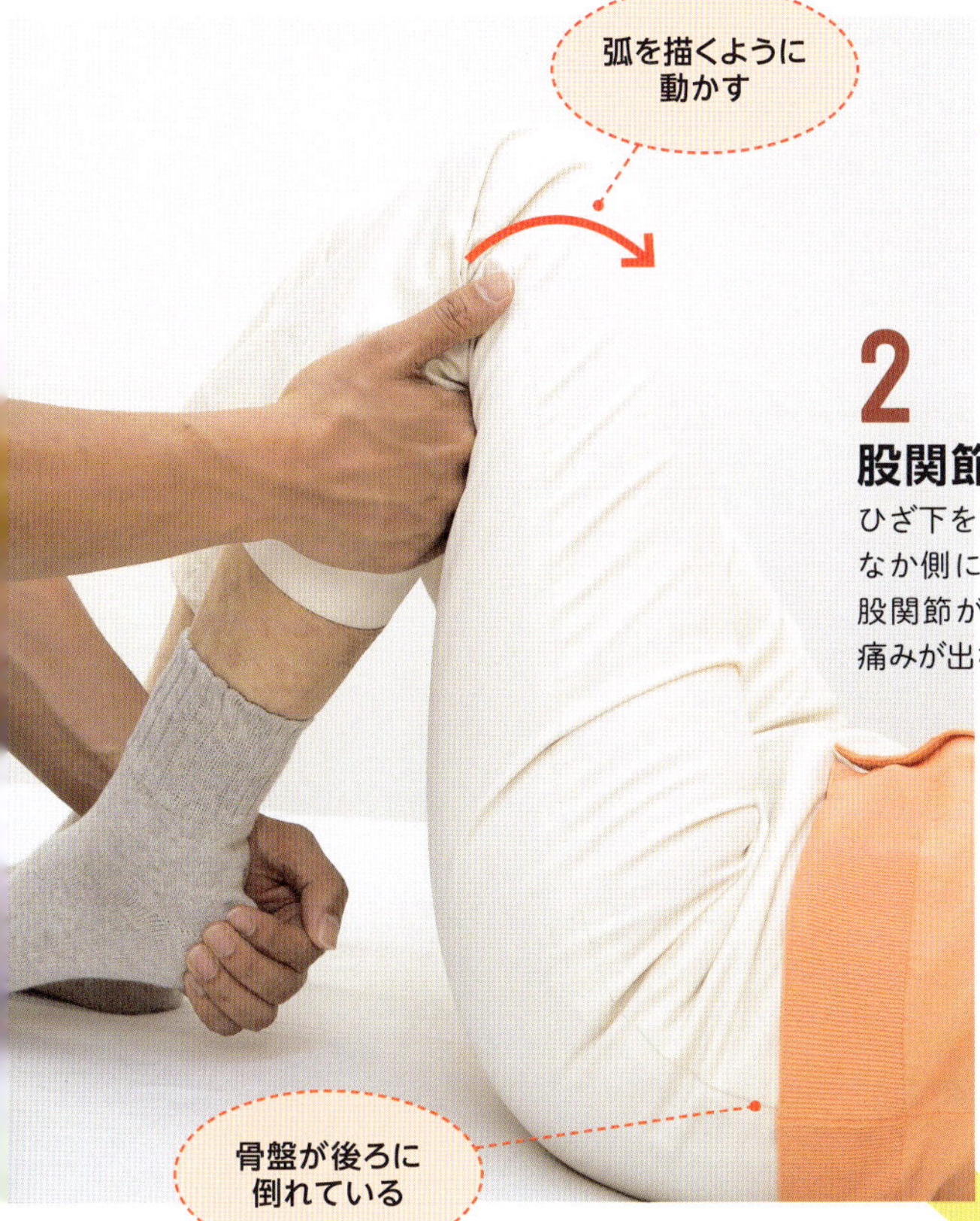
弧を描くように
動かす
骨盤が後ろに
倒れている

2 股関節を深く曲げる

ひざ下を支えたまま、ひざをおなか側に向ける。それにより、股関節が深く曲がる。ただし、痛みが出ない範囲内にとどめる。

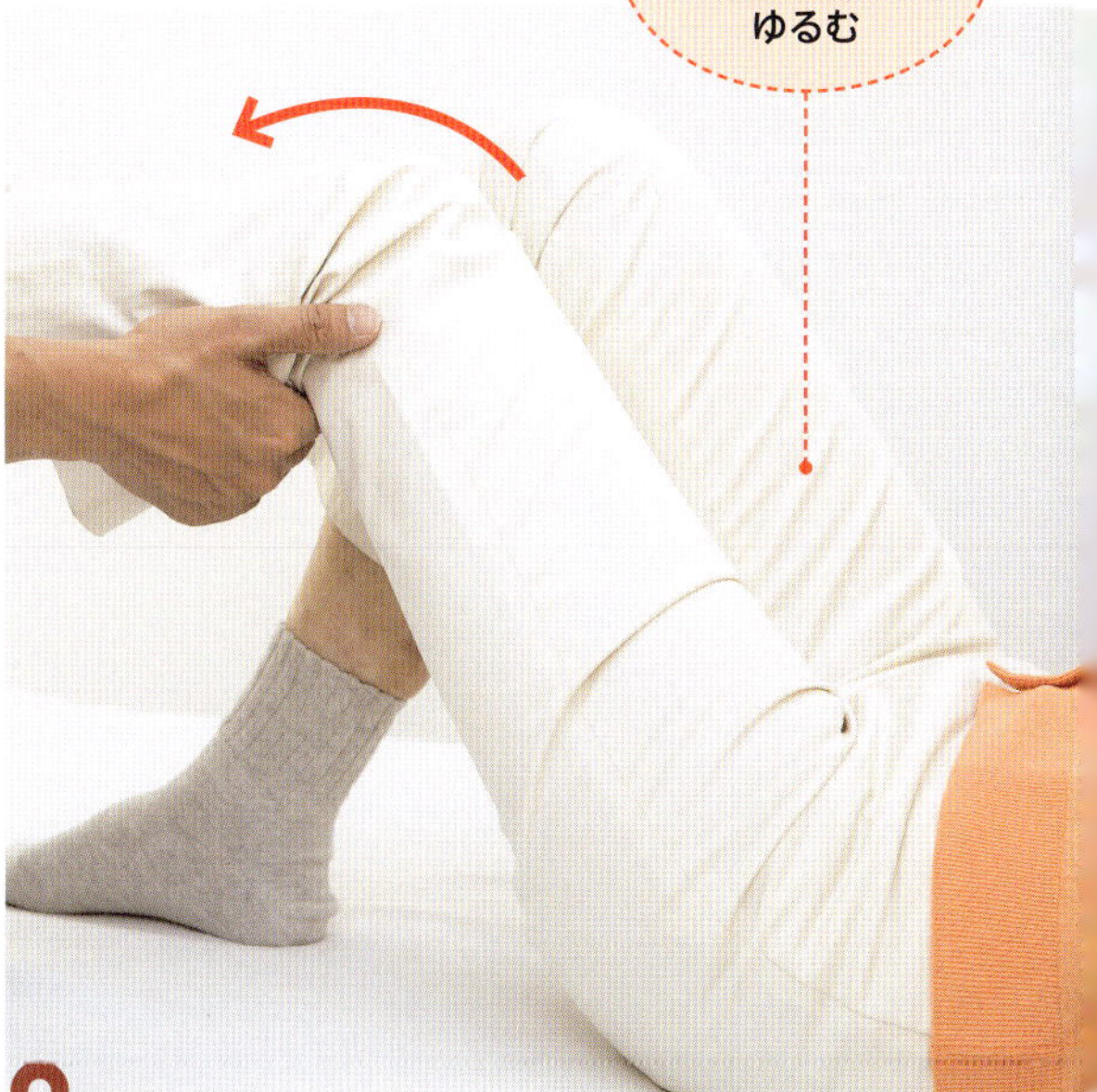
抗重力筋《こうじゅうりょくきん》が
ゆるんだことで
下肢《かし》全体が
ゆるむ

3 弧を描くようにひざを伸ばす

抗重力筋がゆるみ、足の筋肉の過剰な収縮も解消されるので、弧を描くようにして足を伸ばす。

Column

変形性関節症の人は 医師に注意点を確認しておく

ひざの軟骨《なんこつ》がすり減る「変形性膝関節症《へんけいせいしつかんせつしょう》」の人は、ひざを曲げ伸ばしすると、強い痛みを感じることがあります。どのくらい曲げ伸ばししていいか、どの角度には注意が必要か、医師によく確認をしておきましょう。

寝返り
介助
〈予防的ケア〉

拘縮を防ぐための基本の寝返りを覚える

**寝返りをするときは、体本来の自然な動きを引き出すのが原則。
下半身を横に倒すと、上半身も自然と横に倒れてきます。**

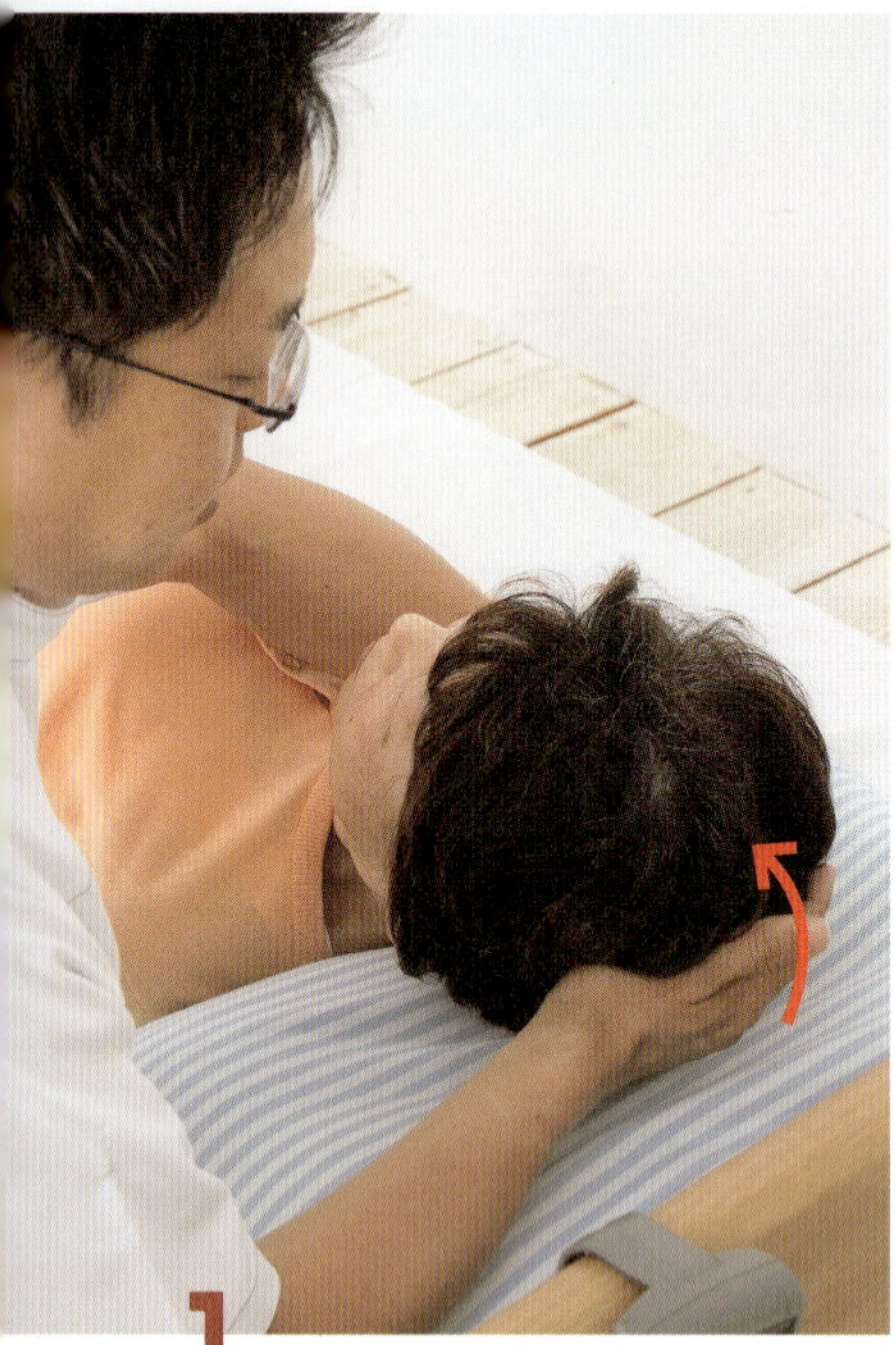

1 首を前に傾ける

寝返りさせたい側に立つ。両手でしっかり頭を支えて持ち上げ、首を前に傾けて枕を入れる。

寝返り介助の3大ルール

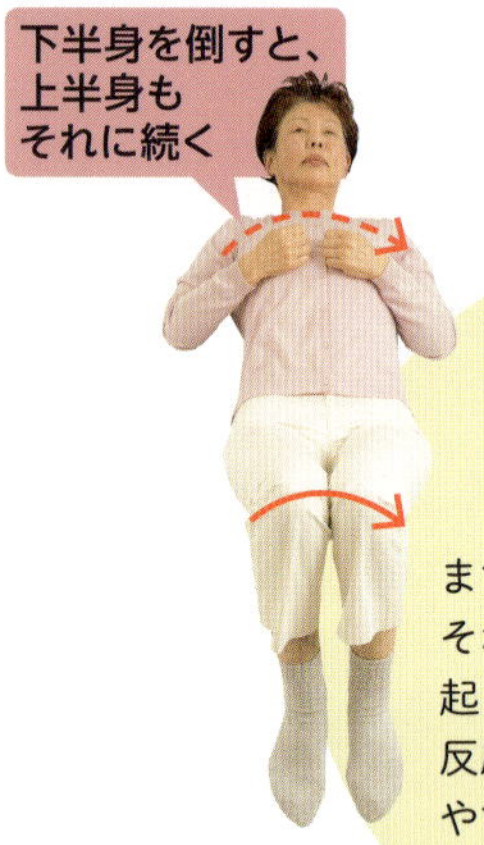
下半身を倒すと、
上半身も
それに続く

Rule Ⅰ 下半身を先に倒す

まず最初に下半身を倒す。それにより体幹のねじれが起き、それを戻そうとする反応が生じて、向きを変えやすくなる。

Rule Ⅱ 首、肩を前に出す

枕を首までしっかり入れて、頭や肩が前を向くようにする。腹筋群が活性化すると、反回旋《はんかいせん》の立ち直り反応を引き出しやすくなる。

Rule Ⅲ マットとの接地面を減らす

肩とひじを持って、肩幅をせまくする。マットレスとの接地面をできるだけ小さくすることで、体が転がりやすくなる。

ラクな寝返りほど予防効果が高い

拘縮《こうしゅく》予防はもちろん、褥瘡《じょくそう》予防にも、定期的な寝返りが欠かせません。ただ介助側からいうと、腰への負担が大きく、回数も多いだけに、労力がかかるのもたしかです。

寝返り介助で重要なのは、体のねじれを直そうとする自然の反応（反回旋《はんかいせん》の立ち直り反応）を十分に利用することです。下半身を先に横向きにすれば、ねじれた体を戻す反応で、上半身も同じ方向を向こうとします。その動きを軽くサポートするだけで、ラクに寝返りできます。

具体的には、上の3つのルールを頭に入れてください。

このルールをしっかり守ってケアすることで、よけいな労力を使わず、本人にもやさしく介助できます。

寝返り介助：拘縮を防ぐ介助テクニック

2 下になる腕を外側に出す

寝返りした後で下になる側の腕を、少し外側へ離しておく。下になったとき、つぶれないようにするため。

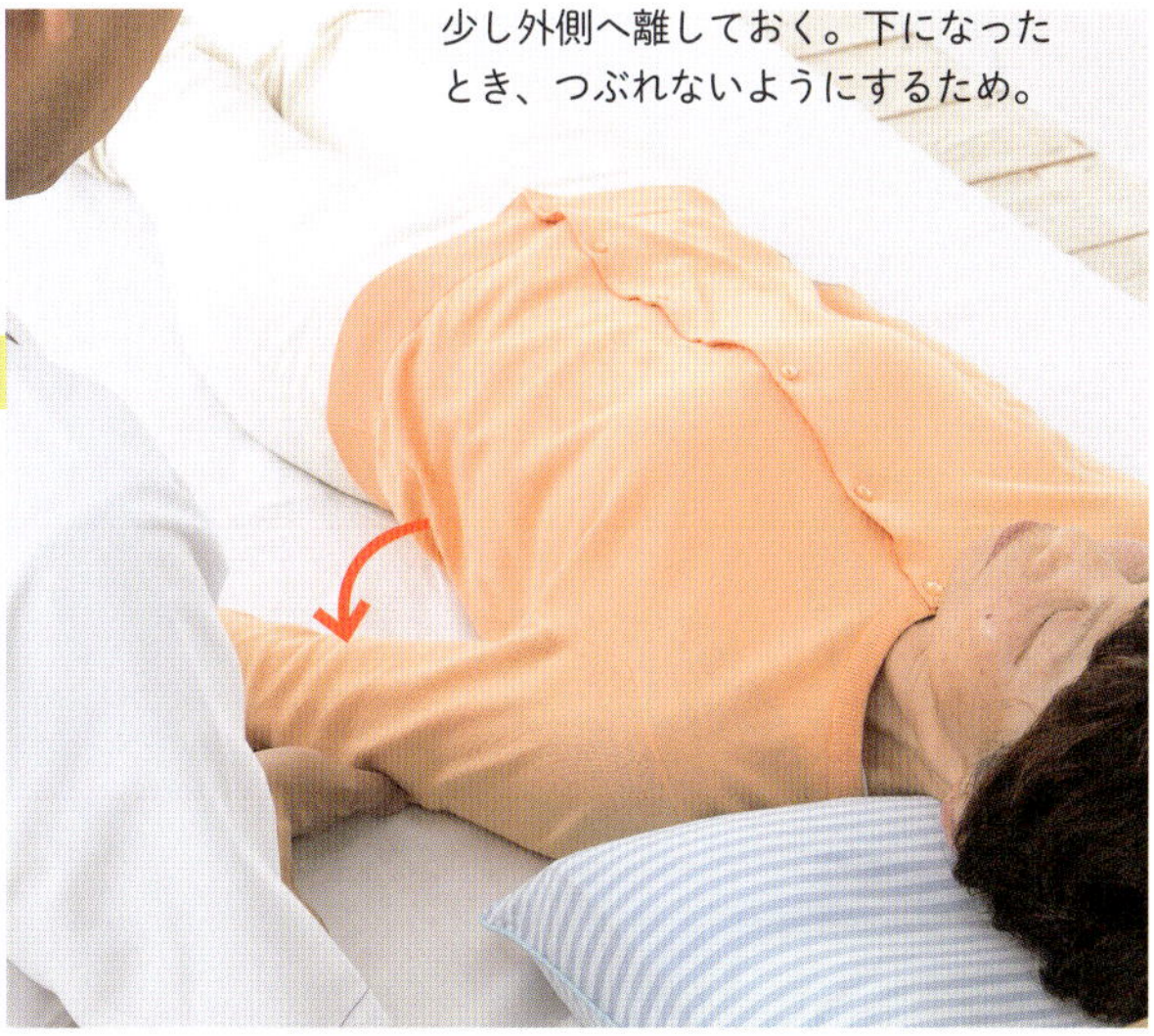

3 反対の腕を内側に動かす

反対側の腕を内側に入れて、肩幅をせまくして回旋しやすくする。

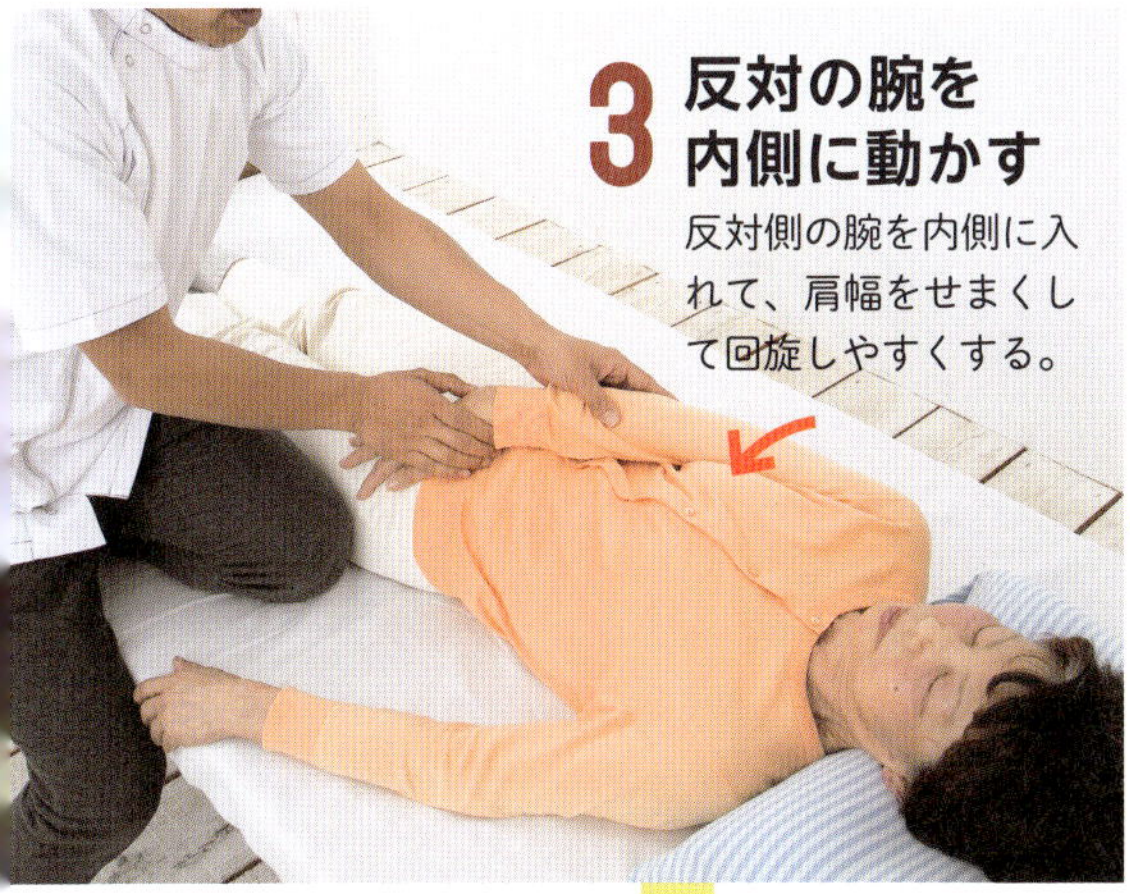

4 ひざを立てる

ひざを片方ずつ曲げる。かかとの骨に手を当てて支え、引きずらないようにする。

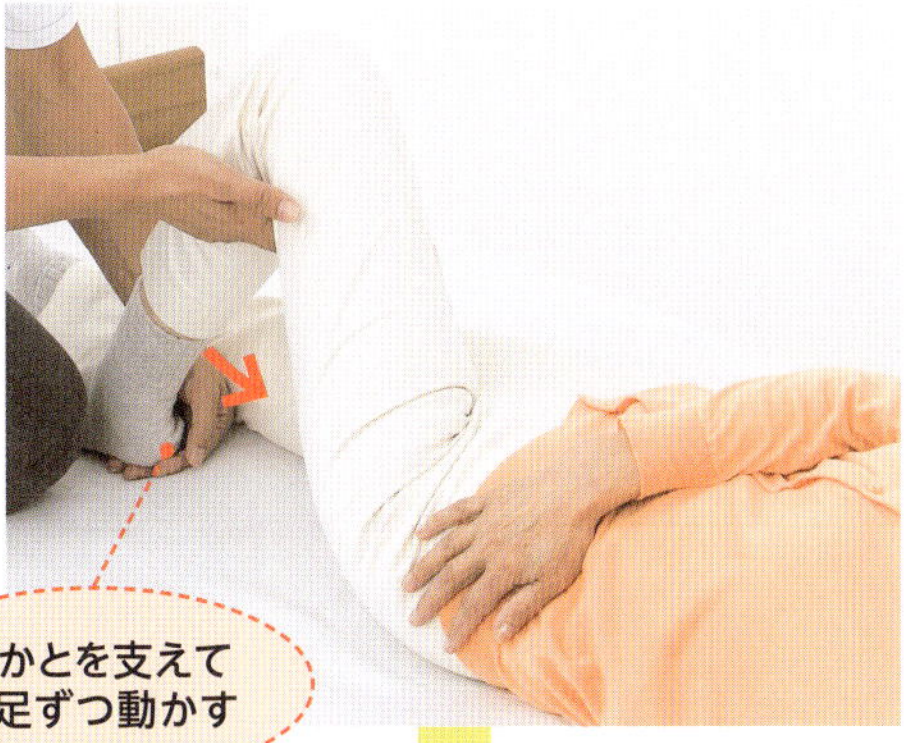

かかとを支えて
片足ずつ動かす

5 ひざを倒す

ひざに手を当てて、両ひざを手前にゆっくりと倒す。

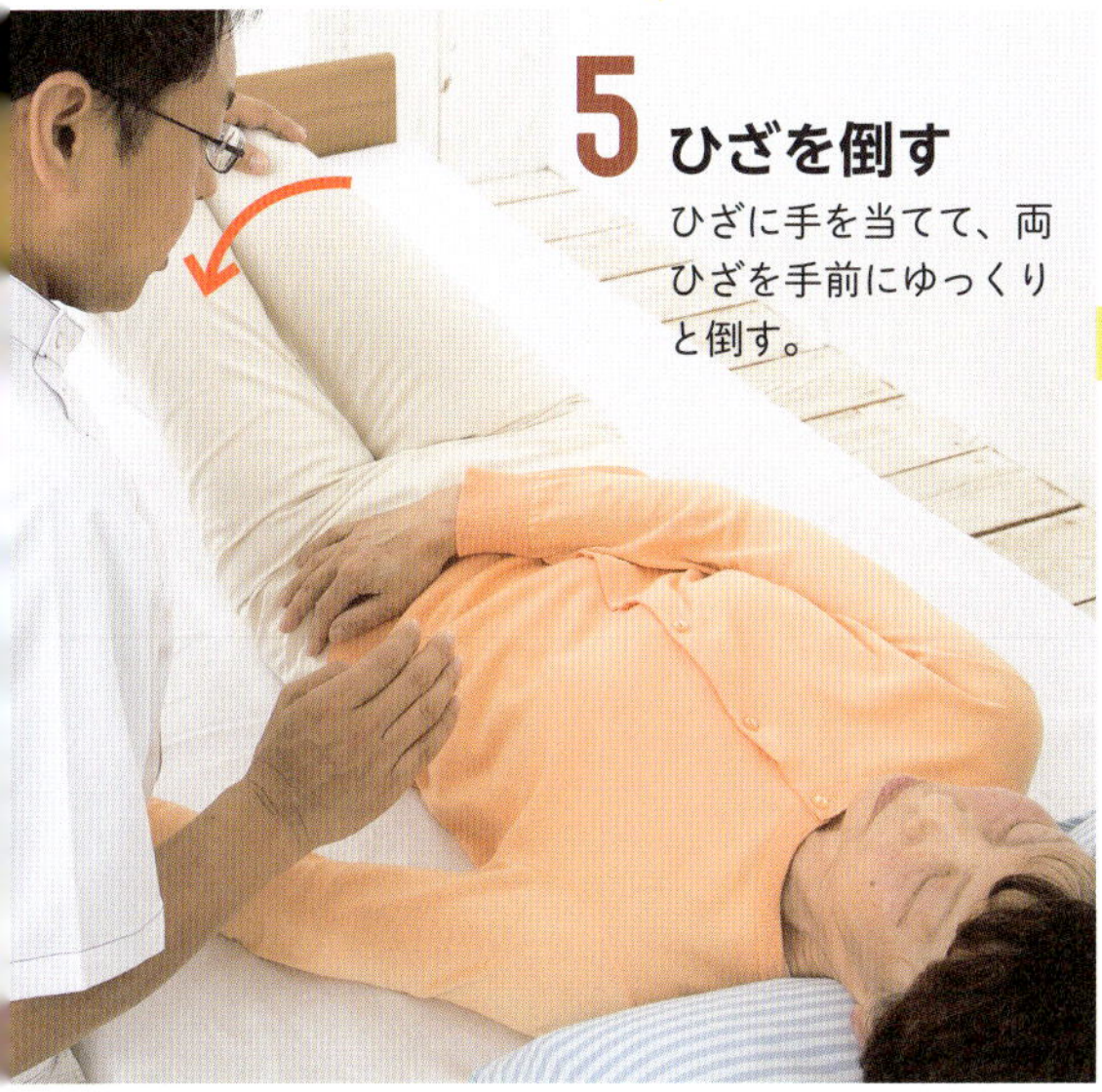

6 肩の動きをサポート

肩が浮いてくるので、肩の骨に手を当て、上半身が倒れるのを助ける。

自然に
浮いてくるので、
その動きを手伝う

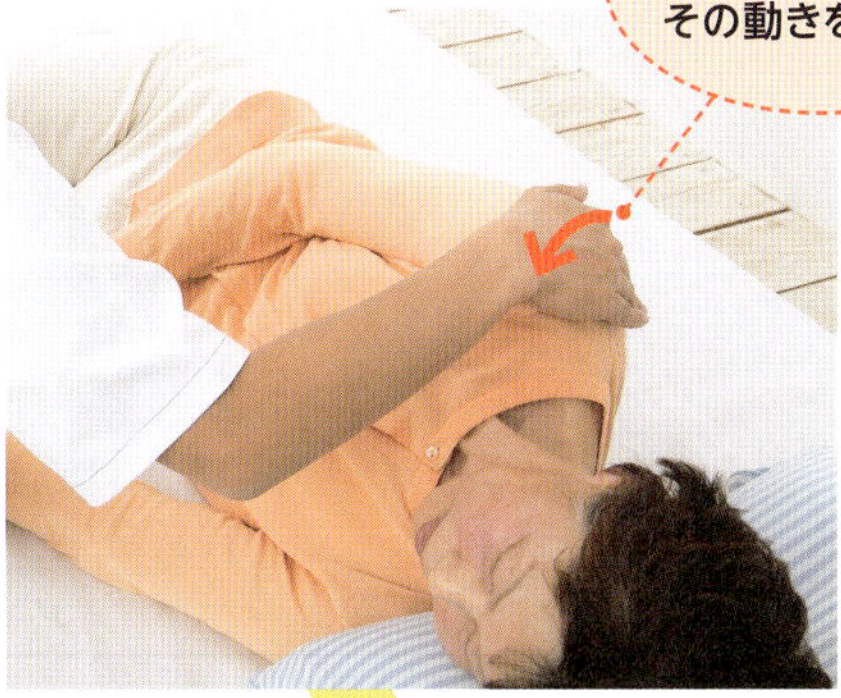

After

角度は90度に。枕が首をしっかり支えているか確認。

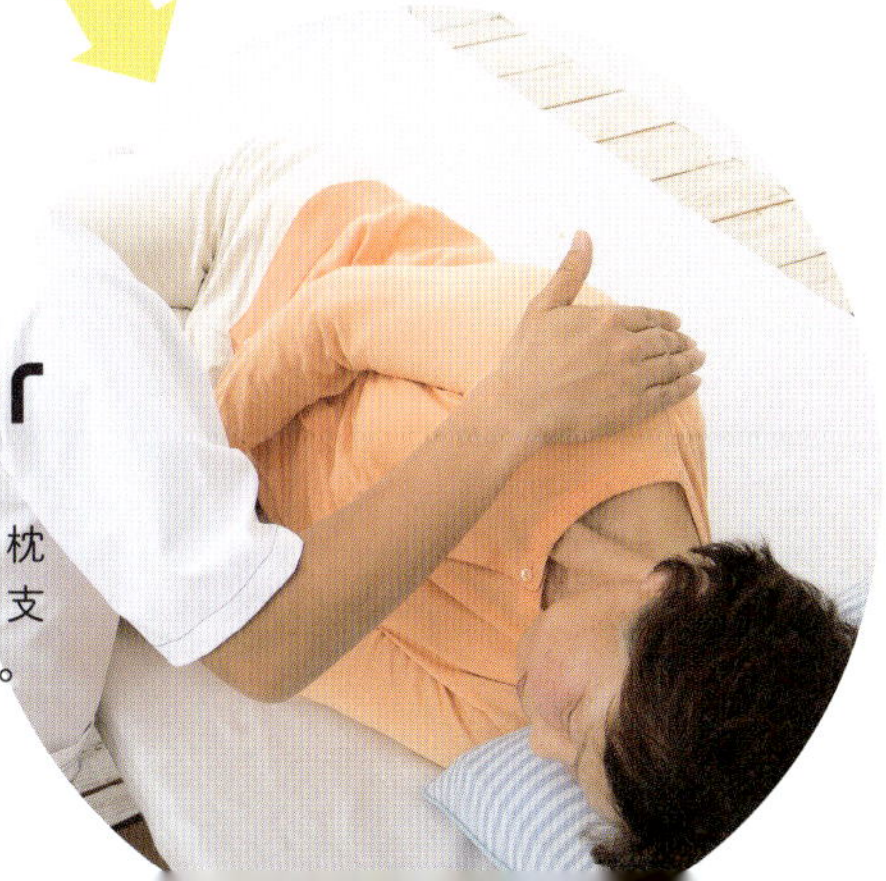

寝返り介助
〈筋性拘縮〉

首、肩の向きをしっかり調整する

拘縮の進んでいる人も、寝返りの介助法は同じ。ただし首が後ろに倒れ、肩が開いていることが多いので、きちんと傾けてから寝返りしましょう。

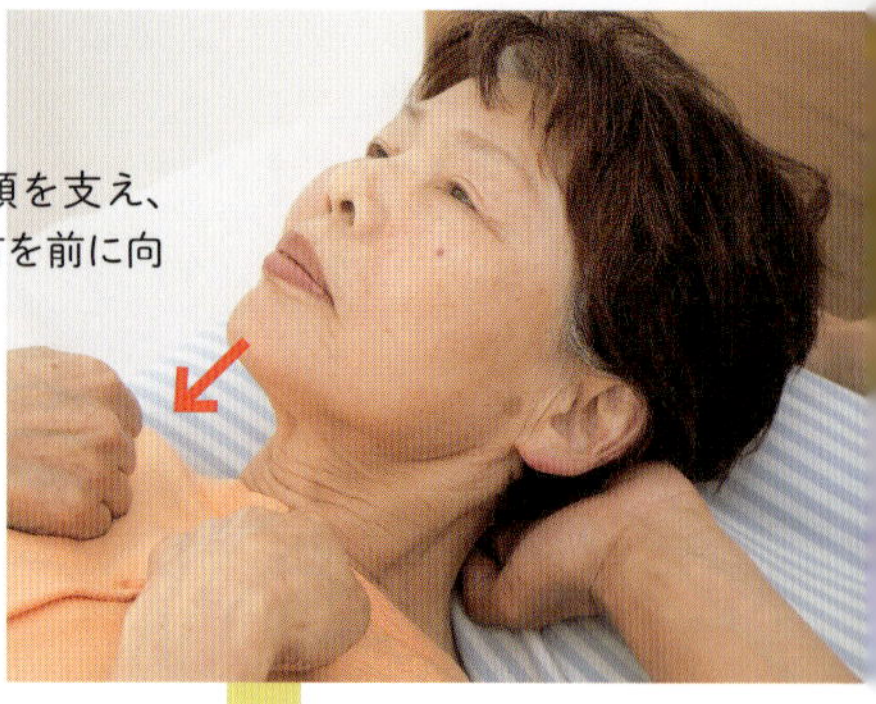

1 枕を入れてあごを引く

手でしっかりと頭を支え、枕を深く入れ、首を前に向ける。

2 腕を内側に動かす

肩とひじを、少し内側に入れる。肩がすぐ開く人には、タオルを入れておくといい。

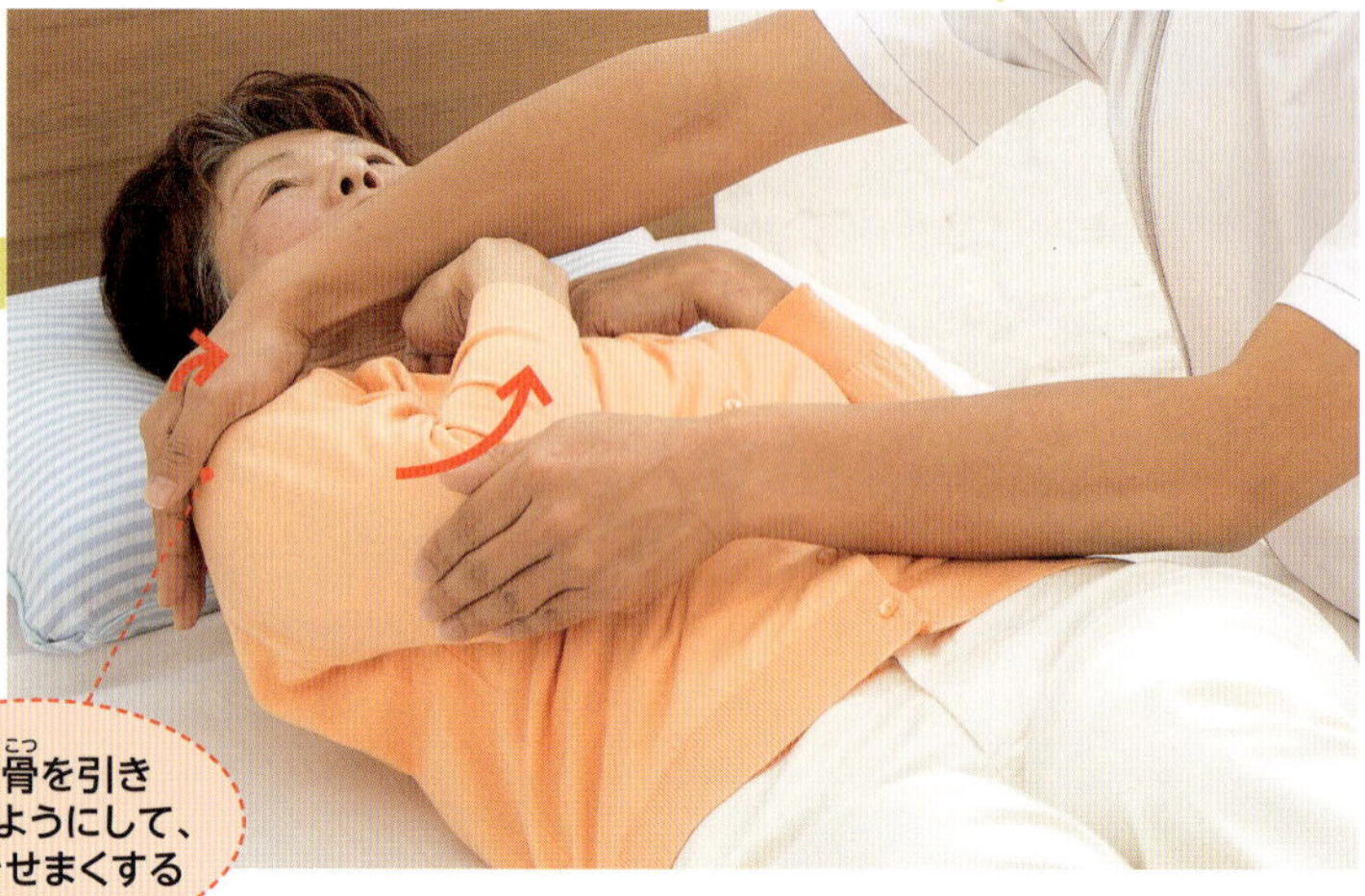

肩甲骨《けんこうこつ》を引き上げるようにして、肩幅をせまくする

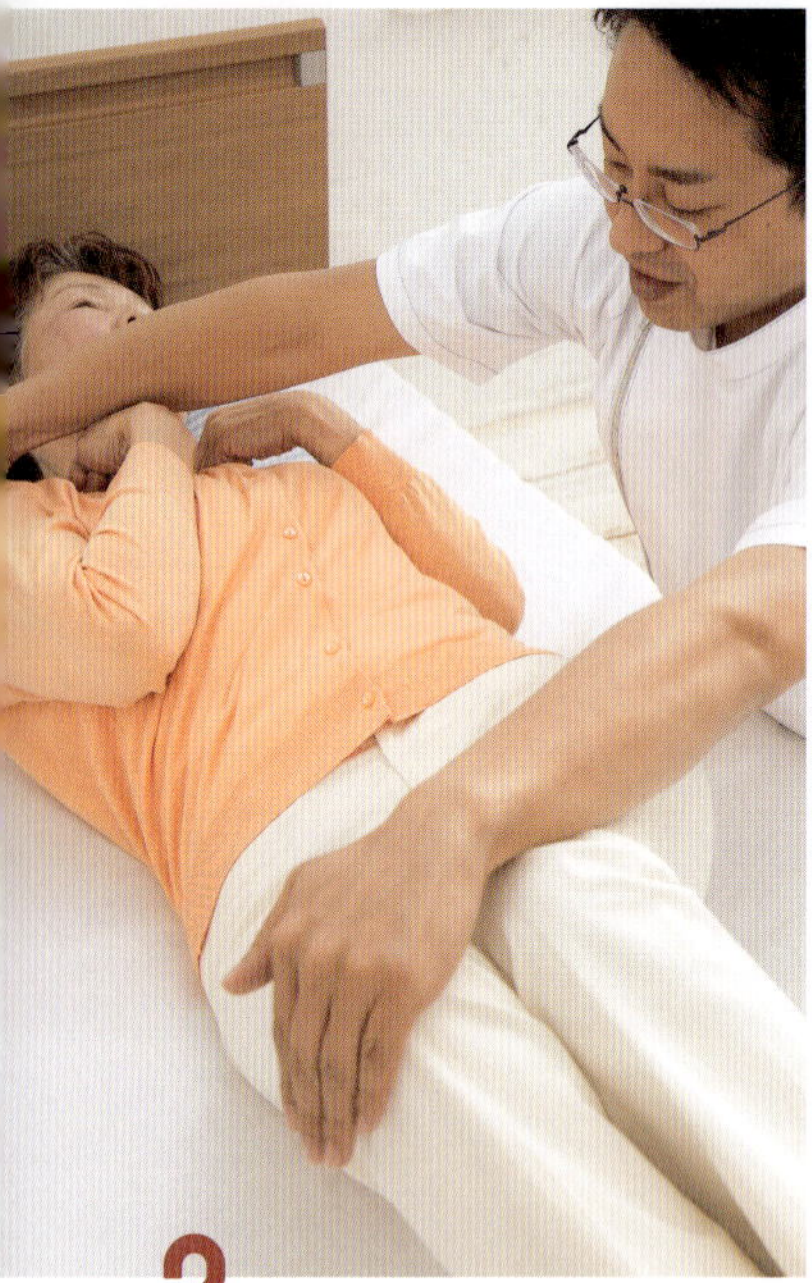

3 肩、ひざに手を当てる

肩の骨の尖《とが》ったところと、ひざに手を当てる。

回旋反応を利用すれば負担を減らせる

拘縮《こうしゅく》が起きている人の寝返りは労力が大きいと思われがちです。しかし、基本の寝返り（→Ｐ１３８）と同様、反《はん》回旋《かいせん》の立ち直り反応を利用すれば、無駄な力はいりません。

よくないのが、肩とひざを持ち、上半身と下半身を同時に倒すことです。ねじれを直そうとする回旋反応が起きず、力だけが頼りになってしまいます。このような方法を続けていると、**回旋反応自体が消失し、介助負担はより大きくなります。**圧迫骨折があったり、体幹のねじれが悪影響を与える場合を除き、同時に倒すのは避けるべきです。

拘縮のある人は、首が反り、肩が開いています。この2か所さえていねいに直せば、体は簡単に倒れます。

太もものねじれに注意する

太ももがねじれないよう、ひざは真横に倒す。とくに大腿《だいたい》骨《こつ》の骨折で、人工骨頭《じんこうこっとう》を入れている場合は注意。どの方向に動かすとはずれやすいか、医師に確認しておく。

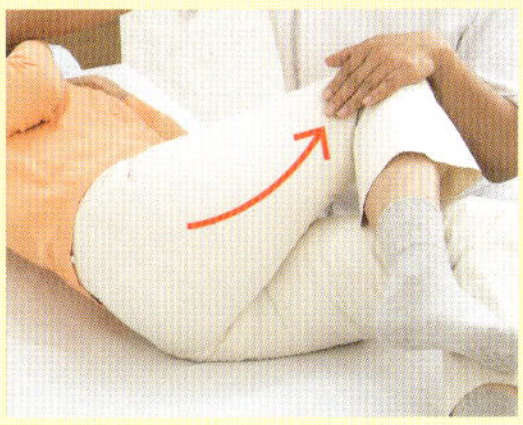

4 ひざを横に倒す

ひざを手前にゆっくり倒す。前かがみだと腰痛になるので、座ったまま。

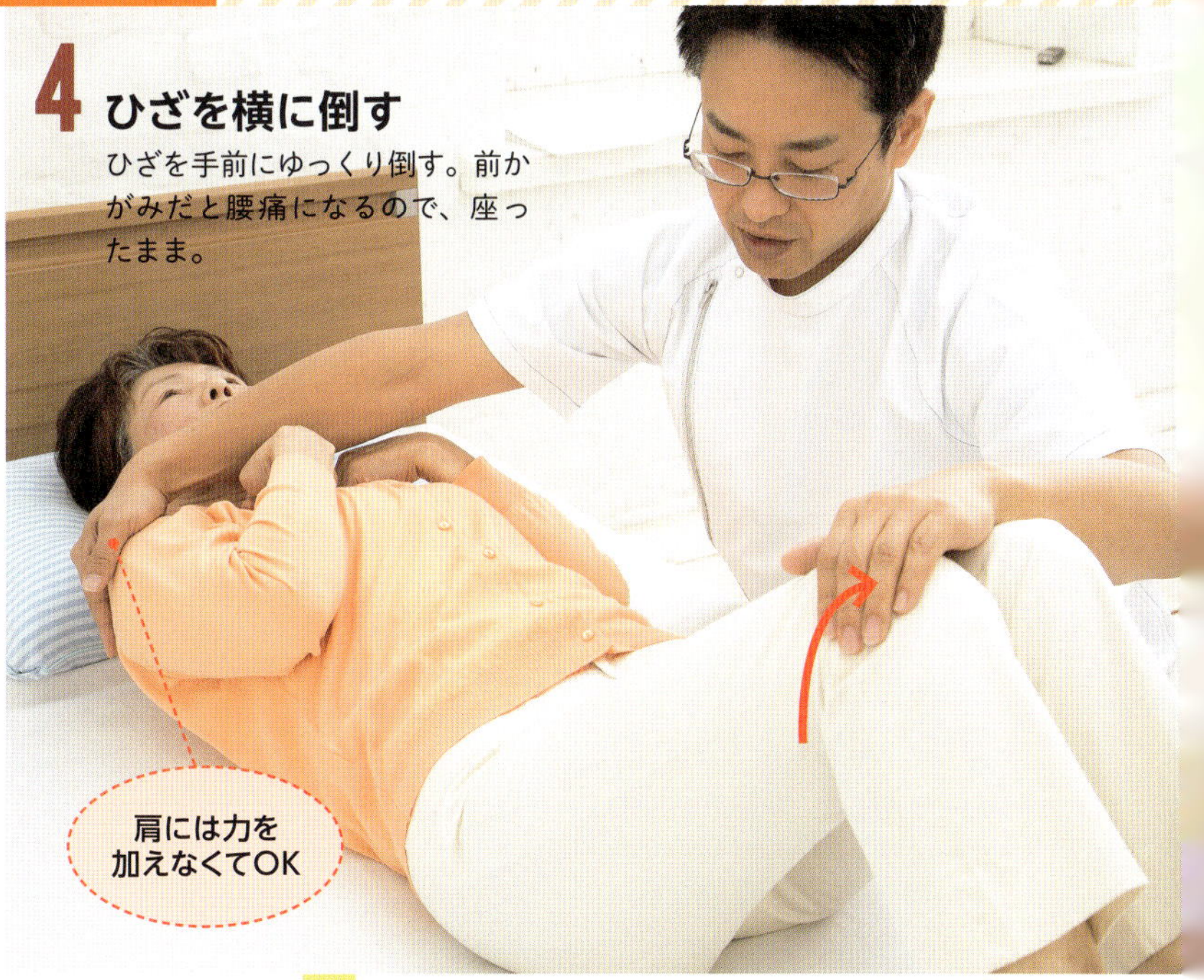
肩には力を
加えなくてOK

5 肩の動きをサポート

反回旋《はんかいせん》の立ち直り反応で、肩が自然に浮いてきたら、上半身を手前に倒す。力はいらない。

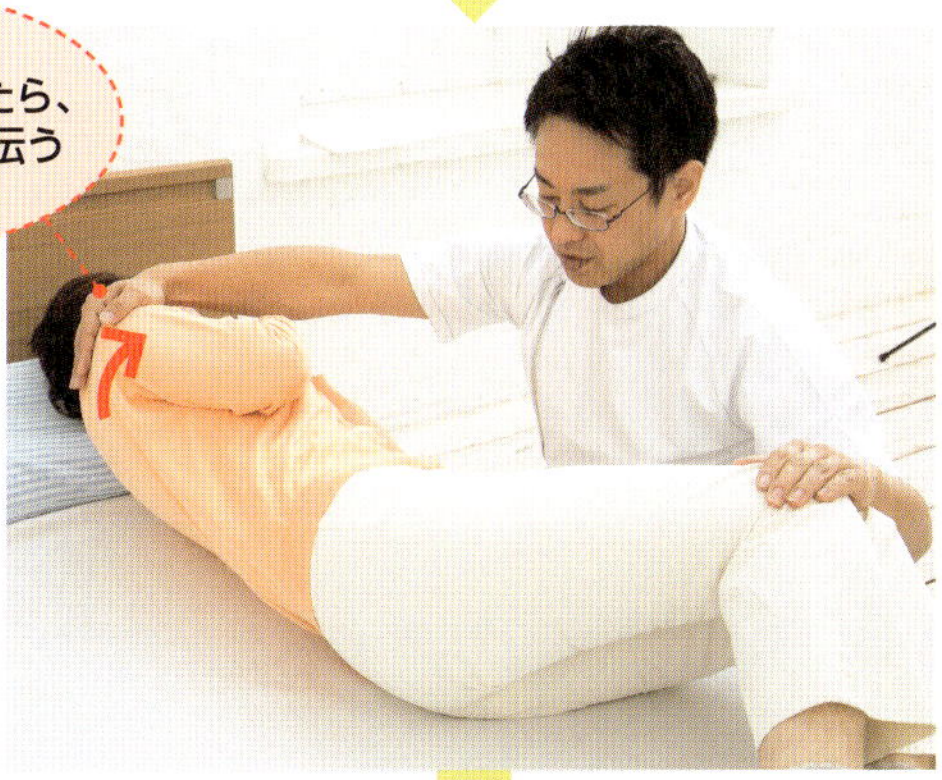
肩が浮いてきたら、
その動きを手伝う

6 腕を外側に逃がす

下側になった腕に体重がかからないよう、ひじの下に手を入れて、体の前方に出す。

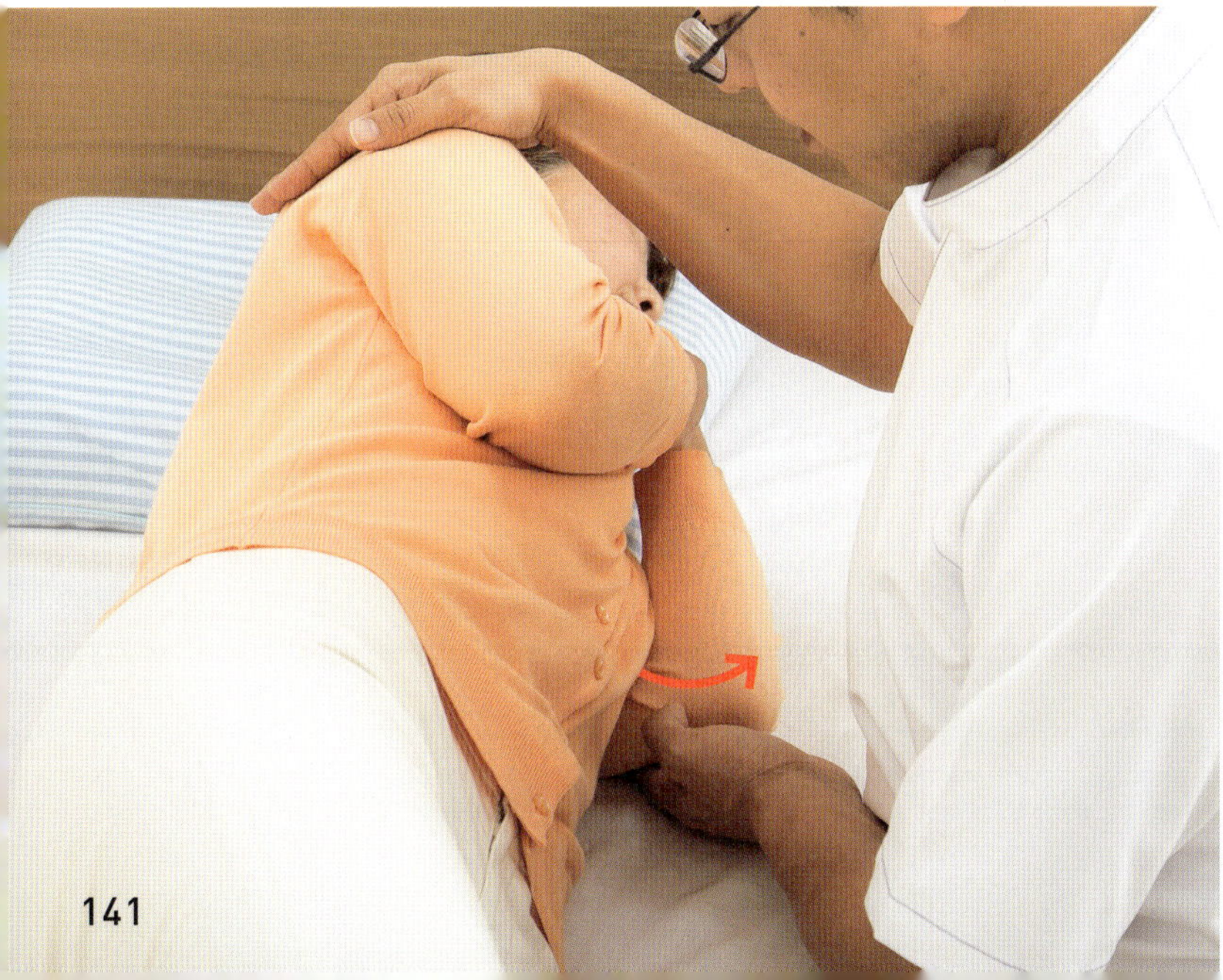

腕を放っておくと、痛みが出る

拘縮《こうしゅく》のある人では、下側の腕に注意を。外に逃がしておかないと、下側の腕がはさまれ、体の重みで強い痛みを生じる。

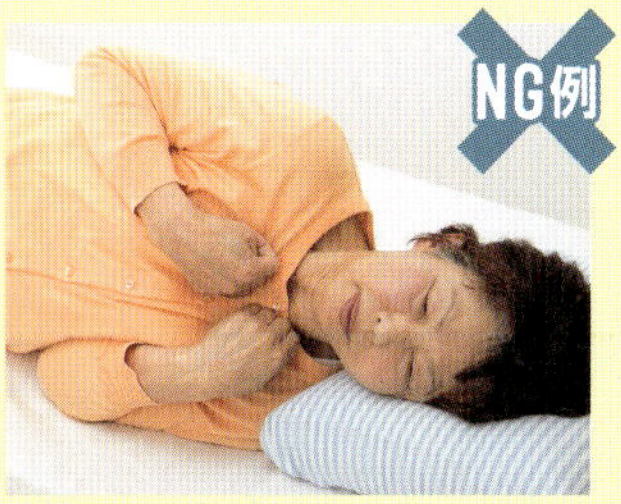
NG例

寝返り介助
〈片麻痺〉

足をクロスさせて寝返りをサポート

片麻痺の人は足がつっぱりやすいという特徴があります。足を重ねてマットレスとの接地面を小さくすると、簡単に寝返りできます。

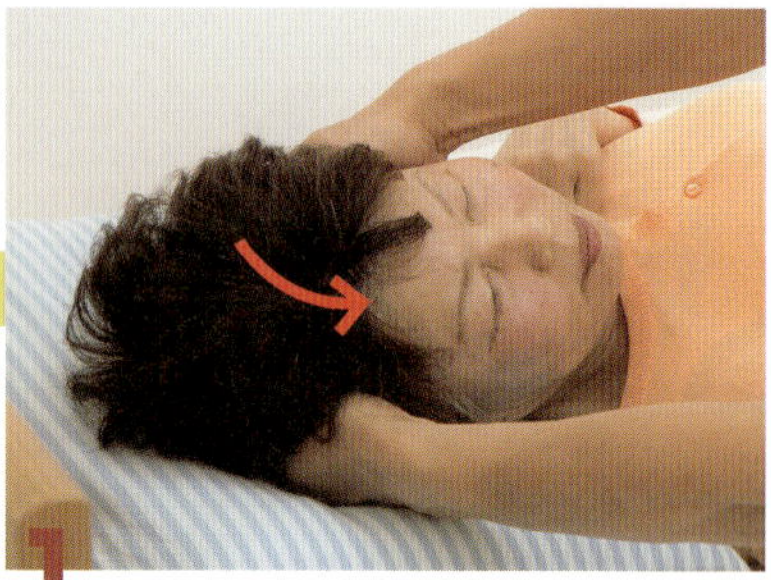

1 頭部を斜め前に傾ける

両手で頭部を支え、枕を入れる。首を軽く曲げ、さらに寝返りする側に少し傾けておく。

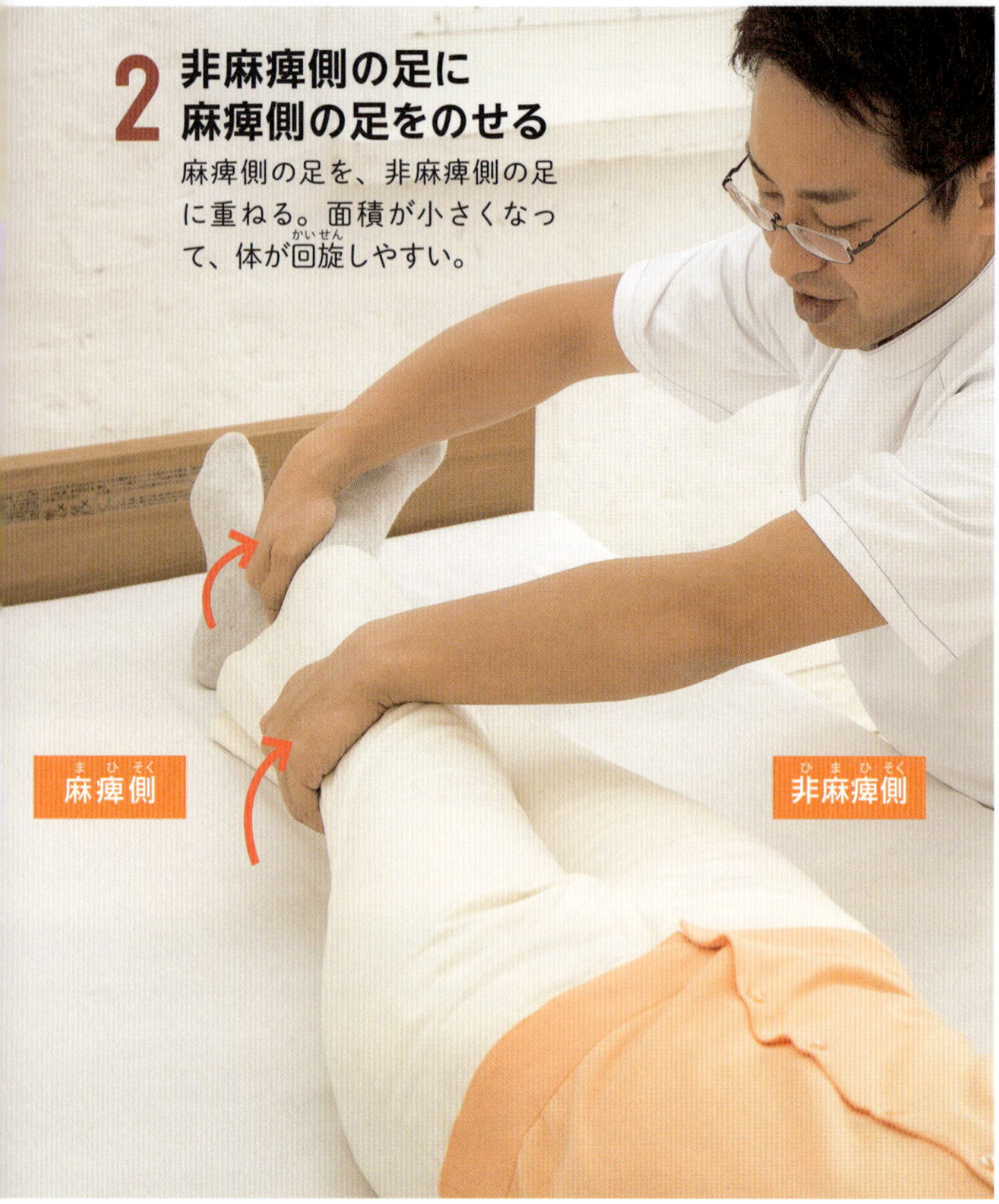

2 非麻痺側の足に麻痺側の足をのせる

麻痺側の足を、非麻痺側の足に重ねる。面積が小さくなって、体が回旋《かいせん》しやすい。

足幅をせまくすると体が横に倒れやすい

片麻痺《かたまひ》の人の多くは、足がつっぱりぎみです（伸展拘縮《しんてんこうしゅく》）。そのまま寝返りするには、大きな力が必要です。負担を小さくするポイントは、足幅をせまくすることです。両足を寄せるだけでなく、足をクロスさせれば、足幅はさらにせまくなります。

この姿勢なら、マットレスに接している面が少なく、ラクに体が倒れます。あとは筋《きん》性拘縮《せいこうしゅく》の場合と同じ。肩幅もせばめて、反回旋《はんかいせん》の立ち直り反応で、横に倒すだけです。

いつもの介護をチェック！

片麻痺の人の寝返り、NG例

非麻痺側の腕で柵をつかめば、自力で起き上がることはできる。しかし非麻痺側に力が入りすぎ、麻痺側が拘縮《こうしゅく》してしまう（連合反応→P76）。なるべく習慣化させないようにする。

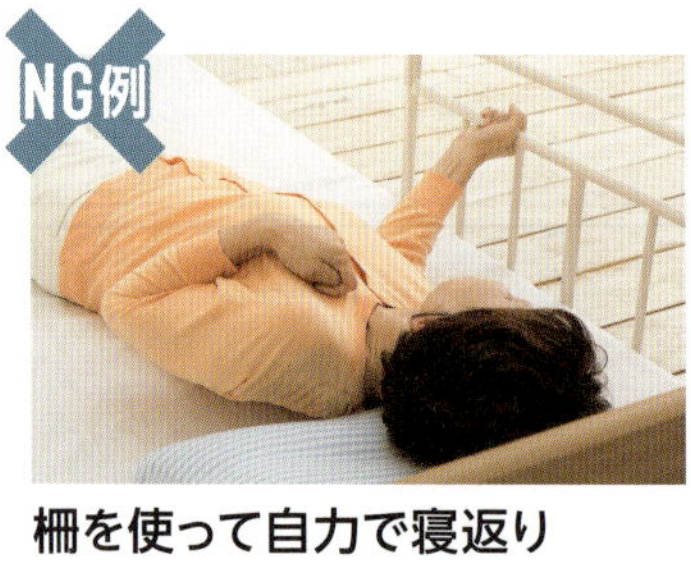

柵を使って自力で寝返り

3 麻痺側の腕を内側に入れる

麻痺側の腕を内側に動かし、肩幅をせまくする。肩は動かさない。

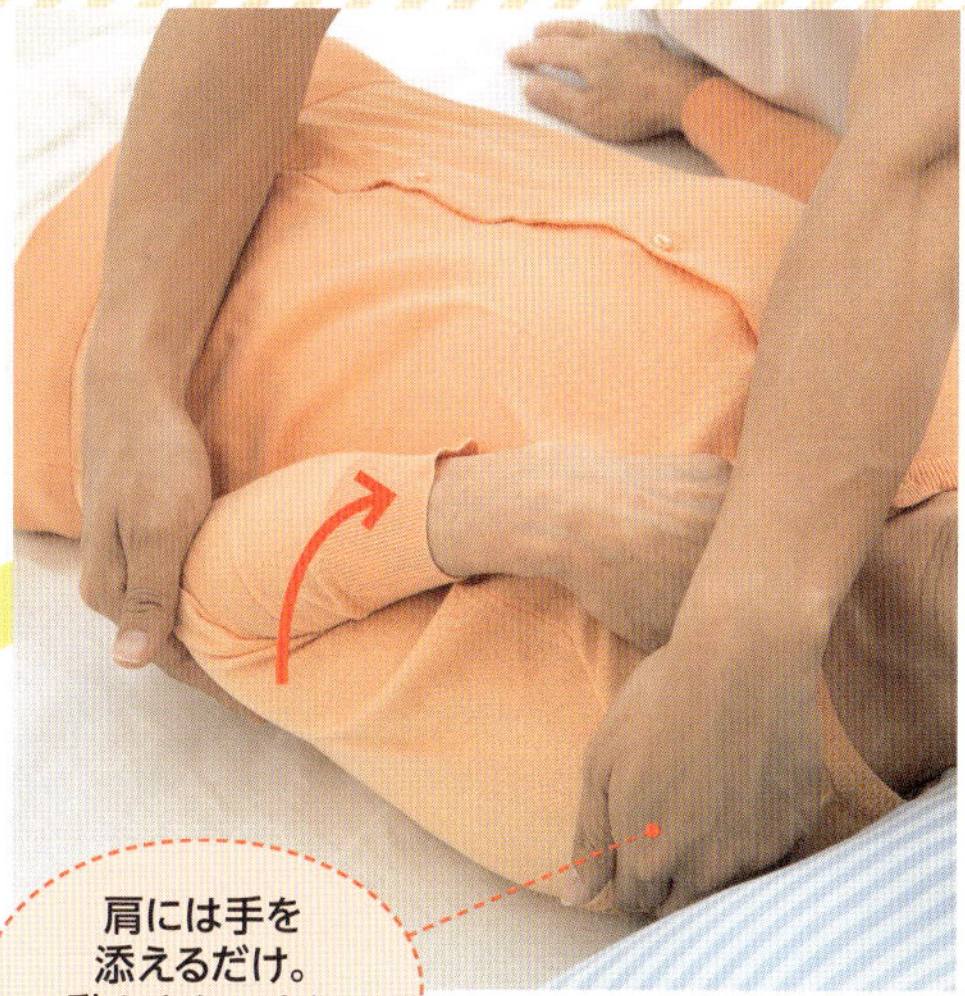

肩には手を添えるだけ。動かさないよう注意する

4 ひざを横に倒す

ひざと肩に手を当て、ひざだけを手前に倒す。

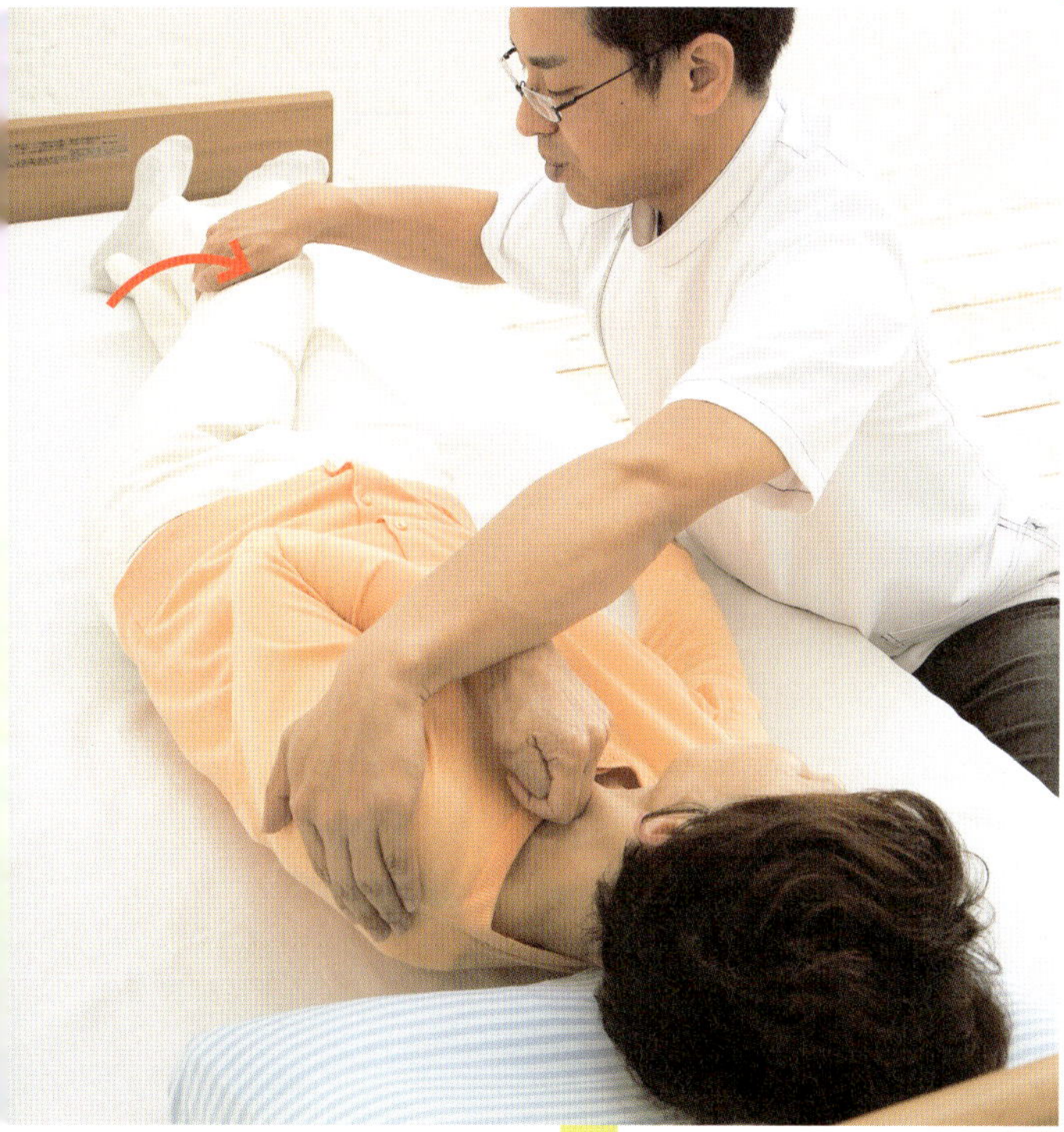

関節以外にふれてはダメ

おしりや腰のやわらかい部分に手を添えている人が多いが、これはNG。やわらかい部位のほうが、皮膚も皮下組織も傷つきやすい。

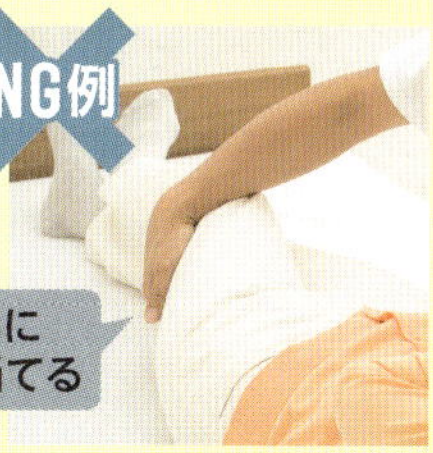

太ももに手を当てる

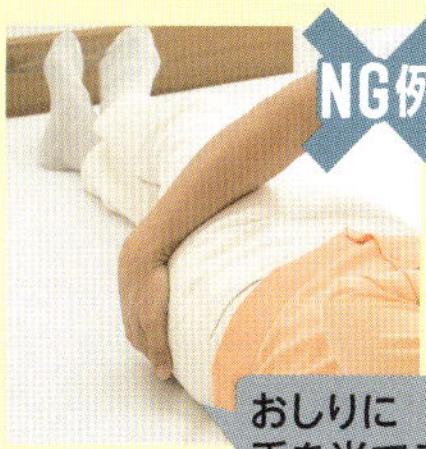

おしりに手を当てる

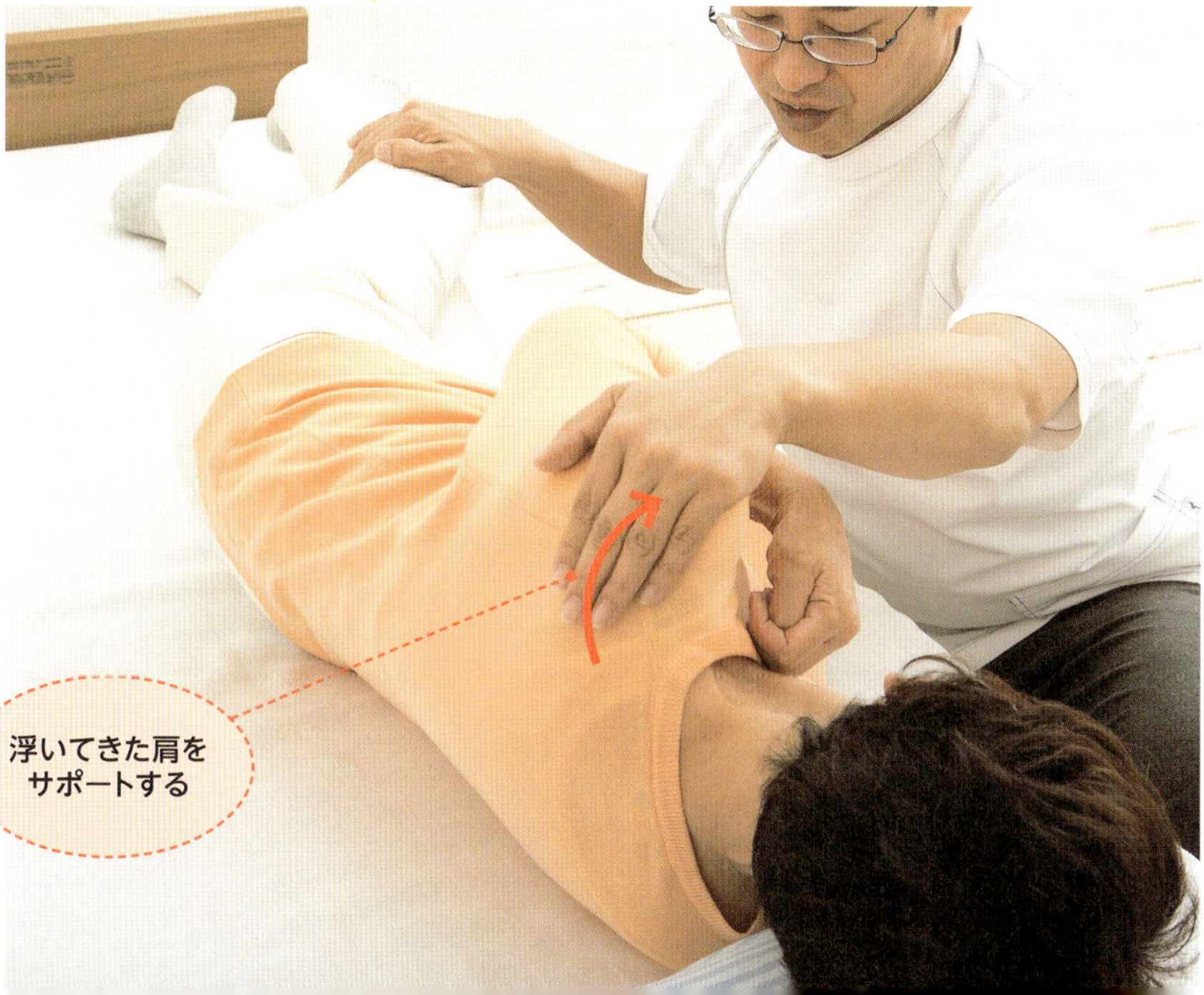

浮いてきた肩をサポートする

5 上半身の寝返りをサポート

肩が浮いてきたら、肩に手を当てて、上半身を手前に倒す。力を入れず、体の自然な反応を手助けするイメージで。

寝返り介助〈パーキンソン病〉

声がけで誘導しながら自分の力で寝返りを

パーキンソン病の人の多くは、動作を意識しすぎると動きにくくなります。言葉だけでなく、手の合図で寝返りを誘導すると、うまくいきます。

1 下になる側の手で柵をつかむ

寝返りする側に、柵を設置しておく。「ここですよ」と声をかけながら、寝返りしたときに下になる側の手で、柵をつかんでもらう。

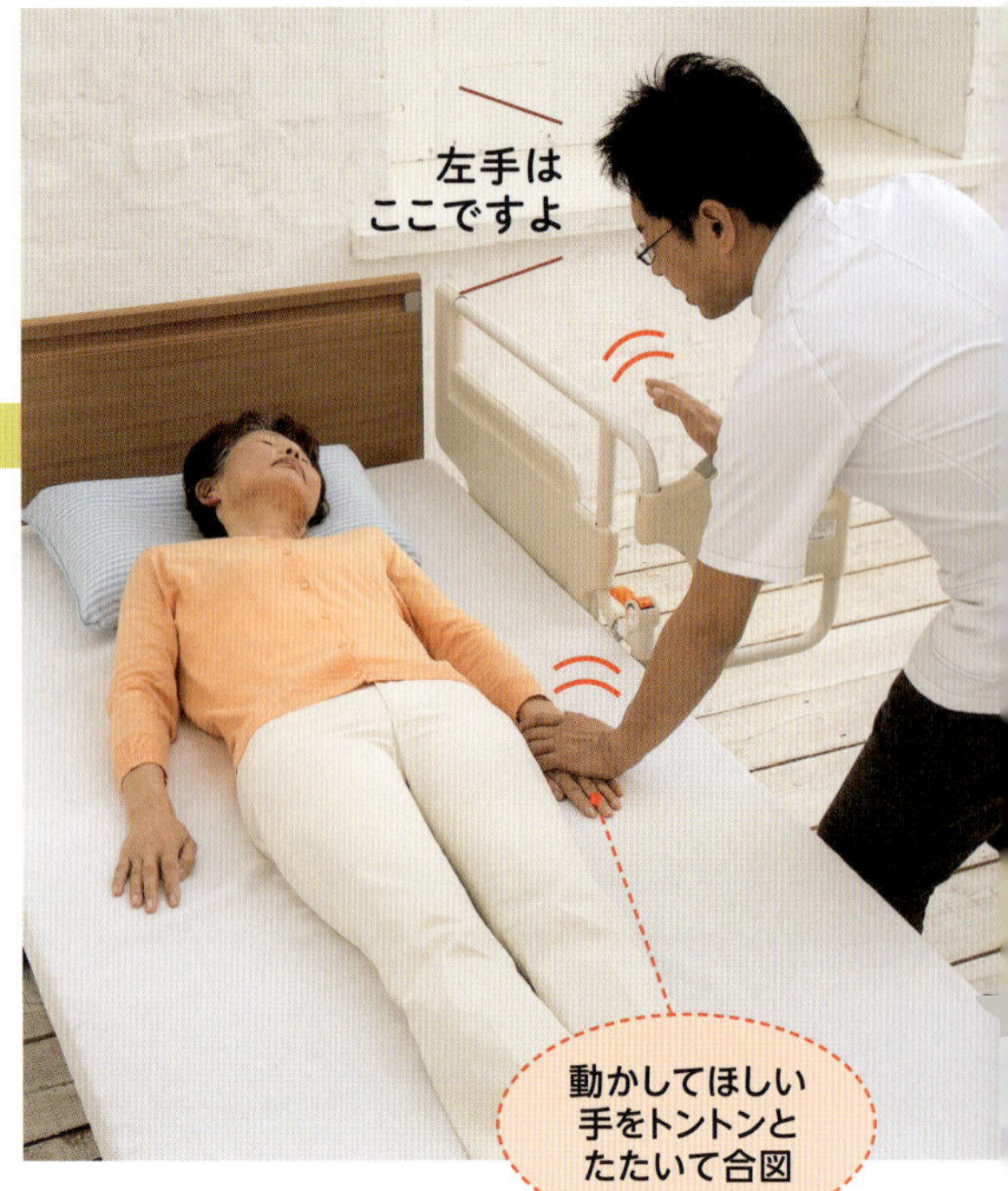
左手は
ここですよ
動かしてほしい
手をトントンと
たたいて合図

2 反対の手も柵に誘導

同様に声をかけ、反対側の手でも柵をつかんでもらうよう、誘導する。

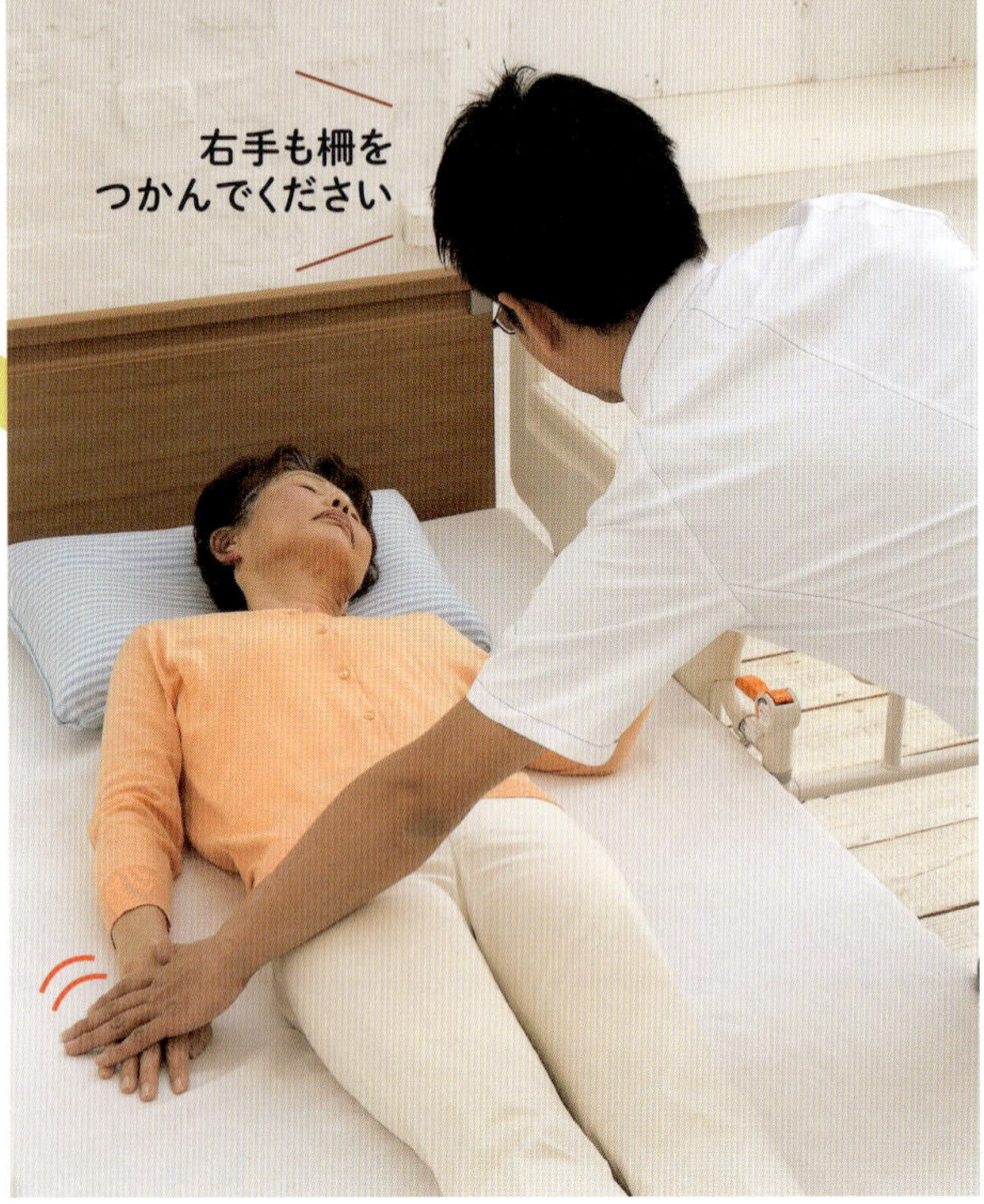
右手も柵を
つかんでください

手や足にふれながら簡潔な説明で誘導

パーキンソン病で、自分では体を動かせない場合は、筋《きん》性拘縮《せいこうしゅく》の人と同様の寝返り介助が必要になります。

自分で体を動かせる人は、ベッドの柵などにつかまりながら、自力で寝返りをしてもらうのが基本です。その際に大切なのが、寝返り動作をうまく誘導することです。

パーキンソン病の人に、言葉で長い説明をすると、混乱してしまいます。「柵はここですよ」「この足を動かします」など、簡潔な声がけをしながら、動く方向を指し示し、視覚で誘導してください。

また、**肩まわりが硬く、体が少しねじれにくいという特徴があります。回旋《かいせん》反応が十分に起きないときは、体の動きを部分的に手伝いましょう。**

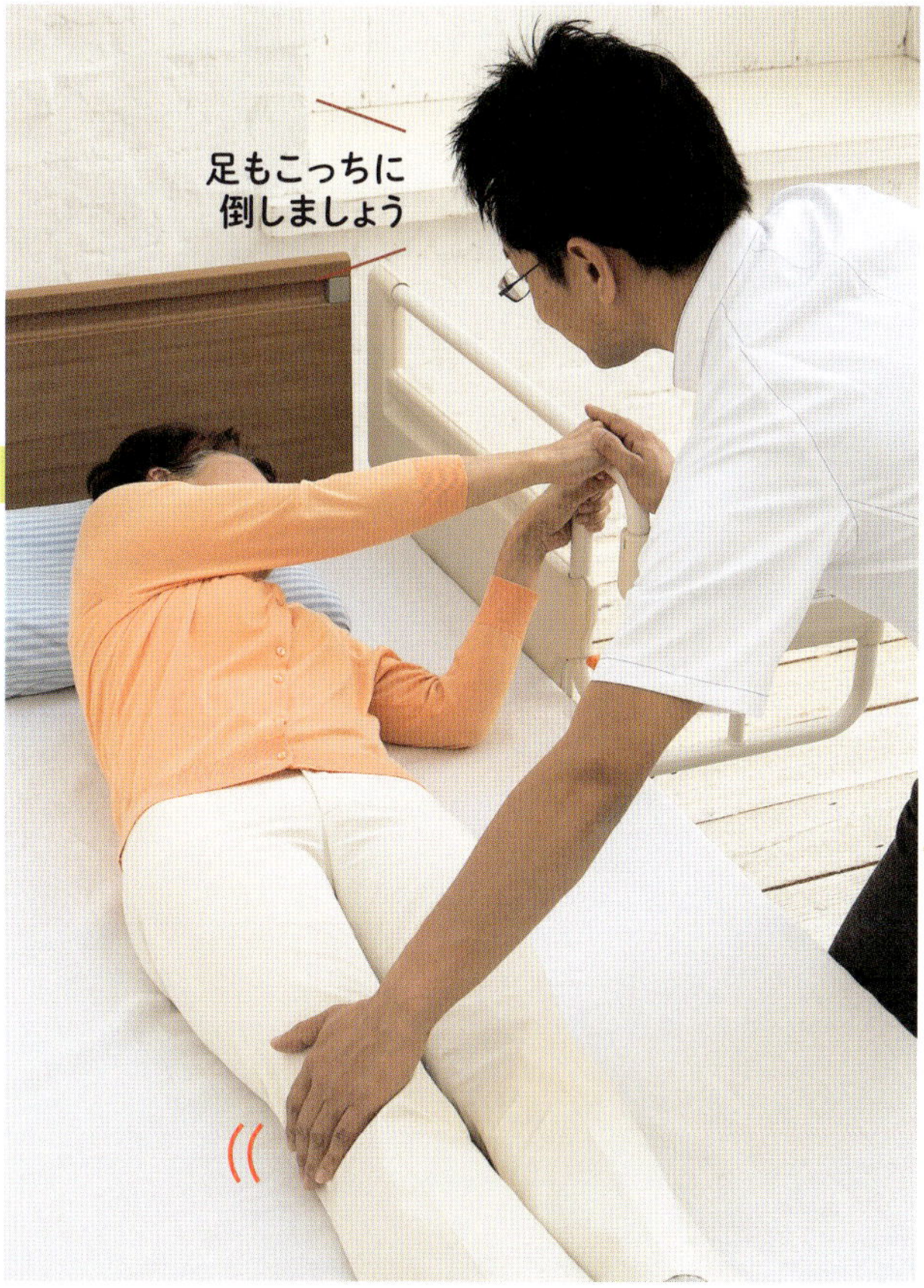
足もこっちに
倒しましょう

3 上になる側の足を動かしてもらう

手でトントンと合図をしながら、上になる側の足を倒してもらう。

4 足の動きを少しだけサポート

完全な真横向きに倒れるよう、少しだけ動きを手助けする。

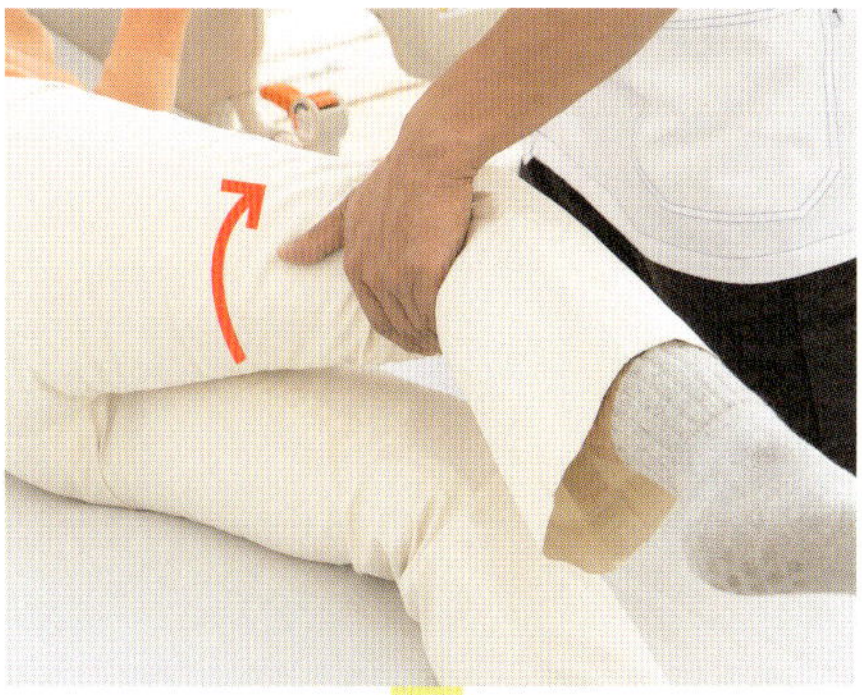

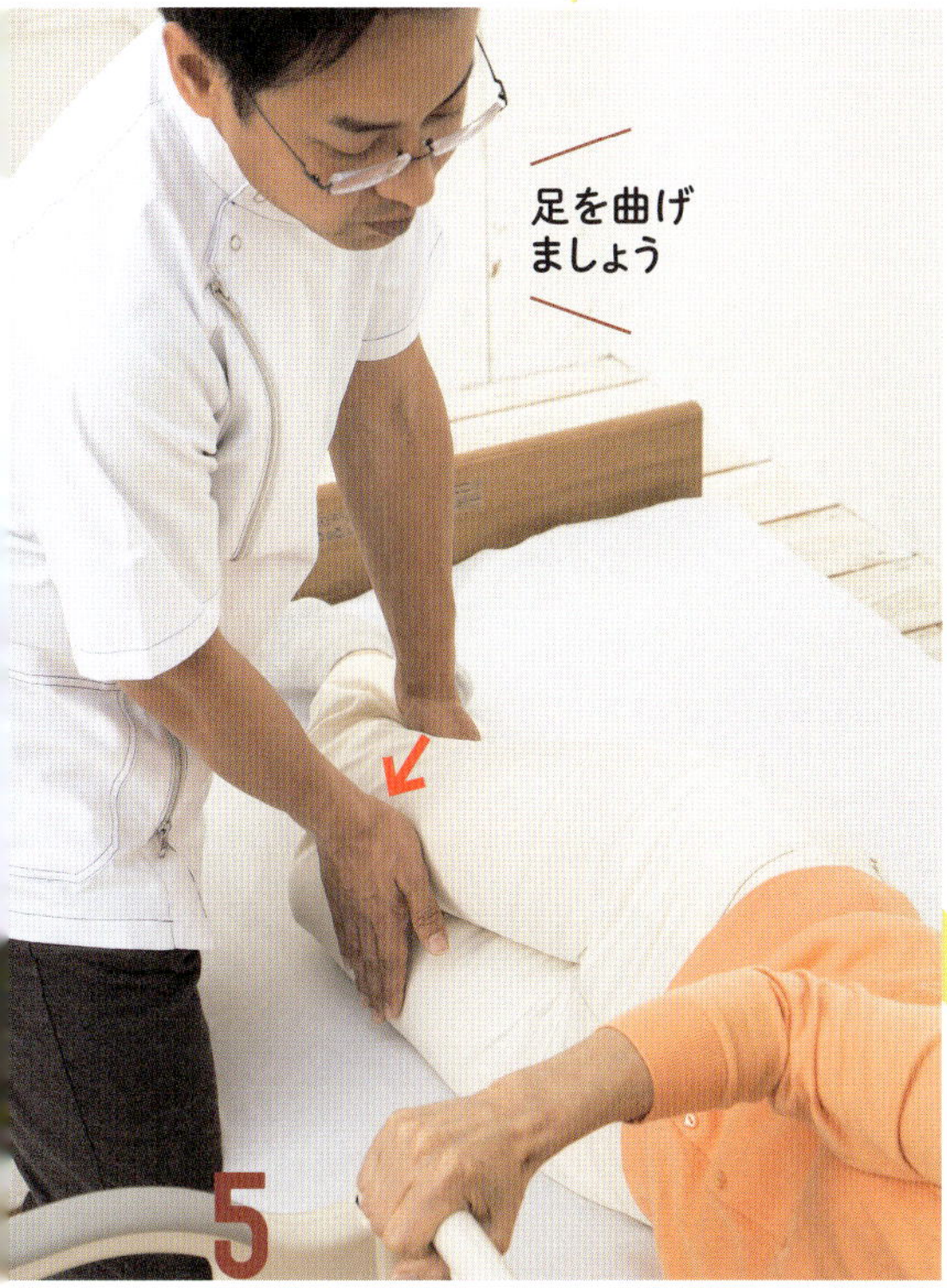
足を曲げ
ましょう

5 ひざを曲げてもらう

声をかけながら、自分でひざを曲げてもらう。介助者の手は添える程度でOK。

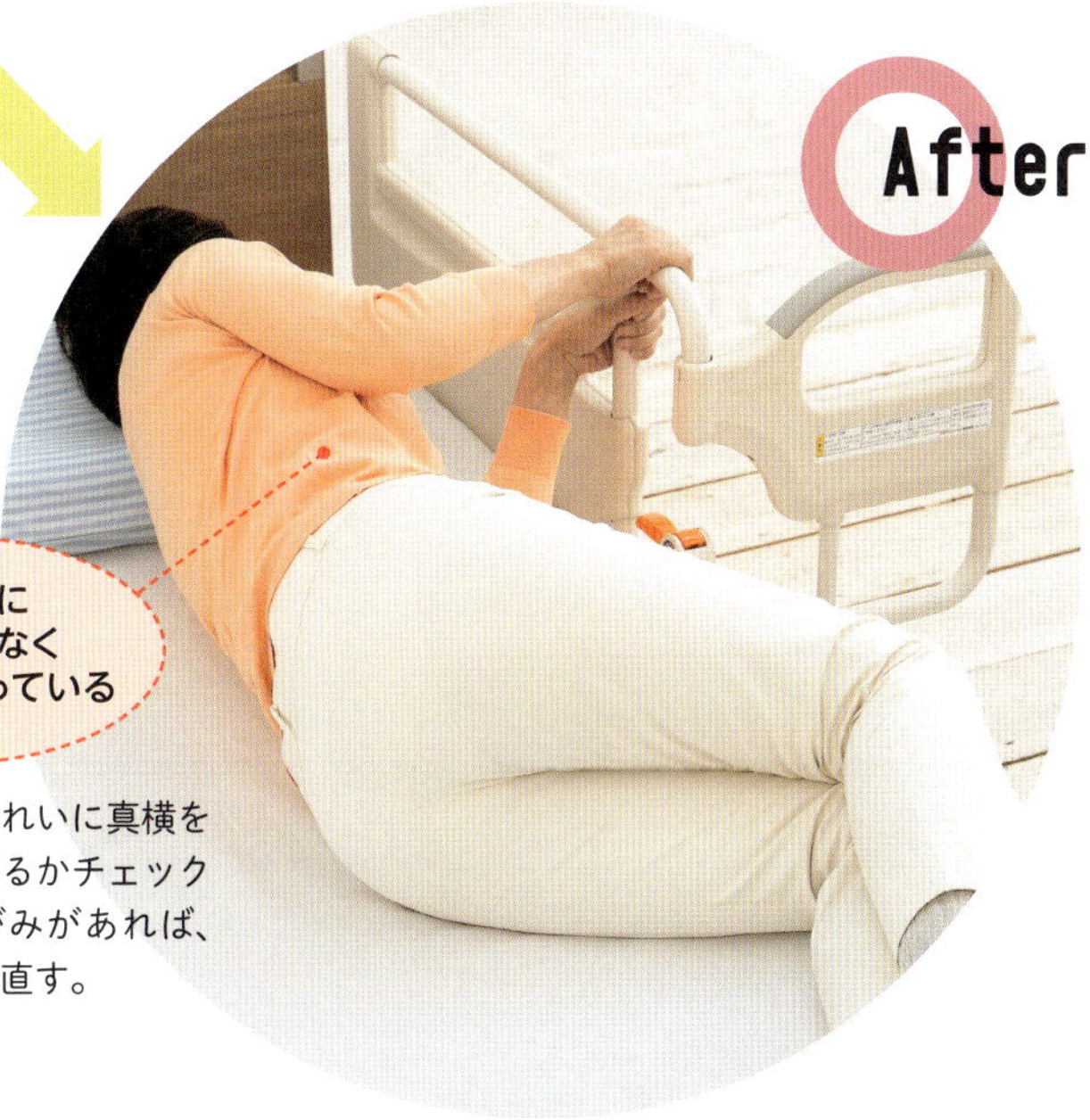
After

Point
上半身に
ねじれがなく
一直線になっている

全身がきれいに真横を向いているかチェックし、ゆがみがあれば、動かして直す。

起き上がり
介助
〈予防的ケア〉

拘縮させない 起き上がり介助を覚える

体を持ち上げて起こそうとすると、介助者に負担がかかるだけでなく、拘縮の原因となります。力まずに起こす方法を身につけましょう。

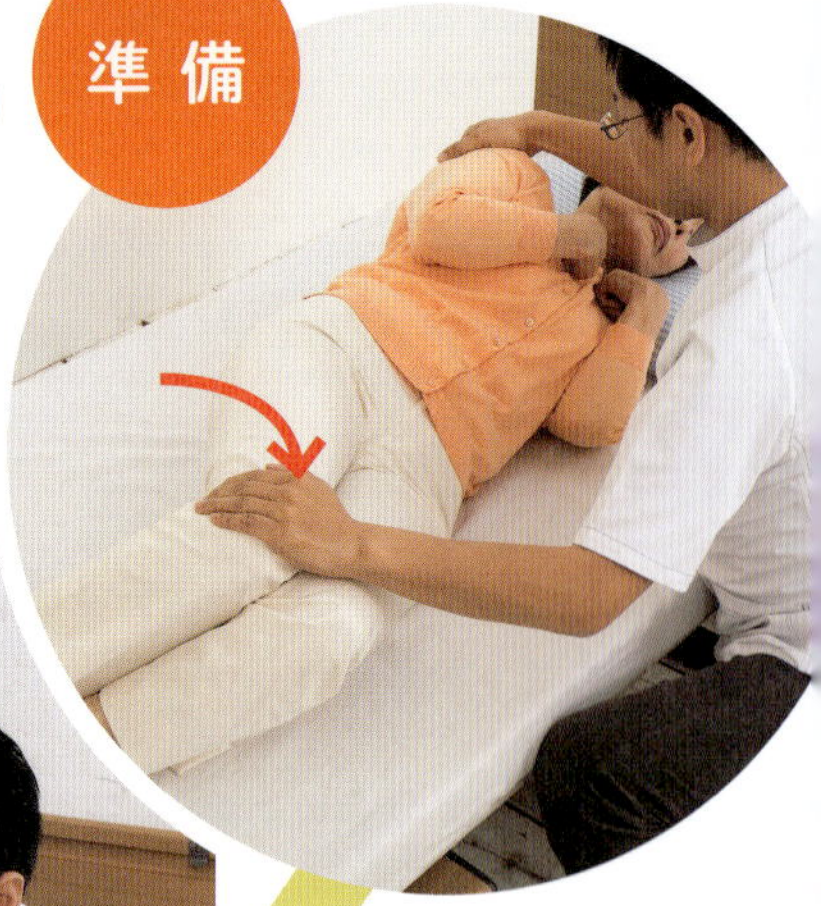

準備

あお向けから横向きに寝返り

➡P138

あお向け（仰臥位《ぎょうがい》）から、起き上がりたい方向に寝返りをする。

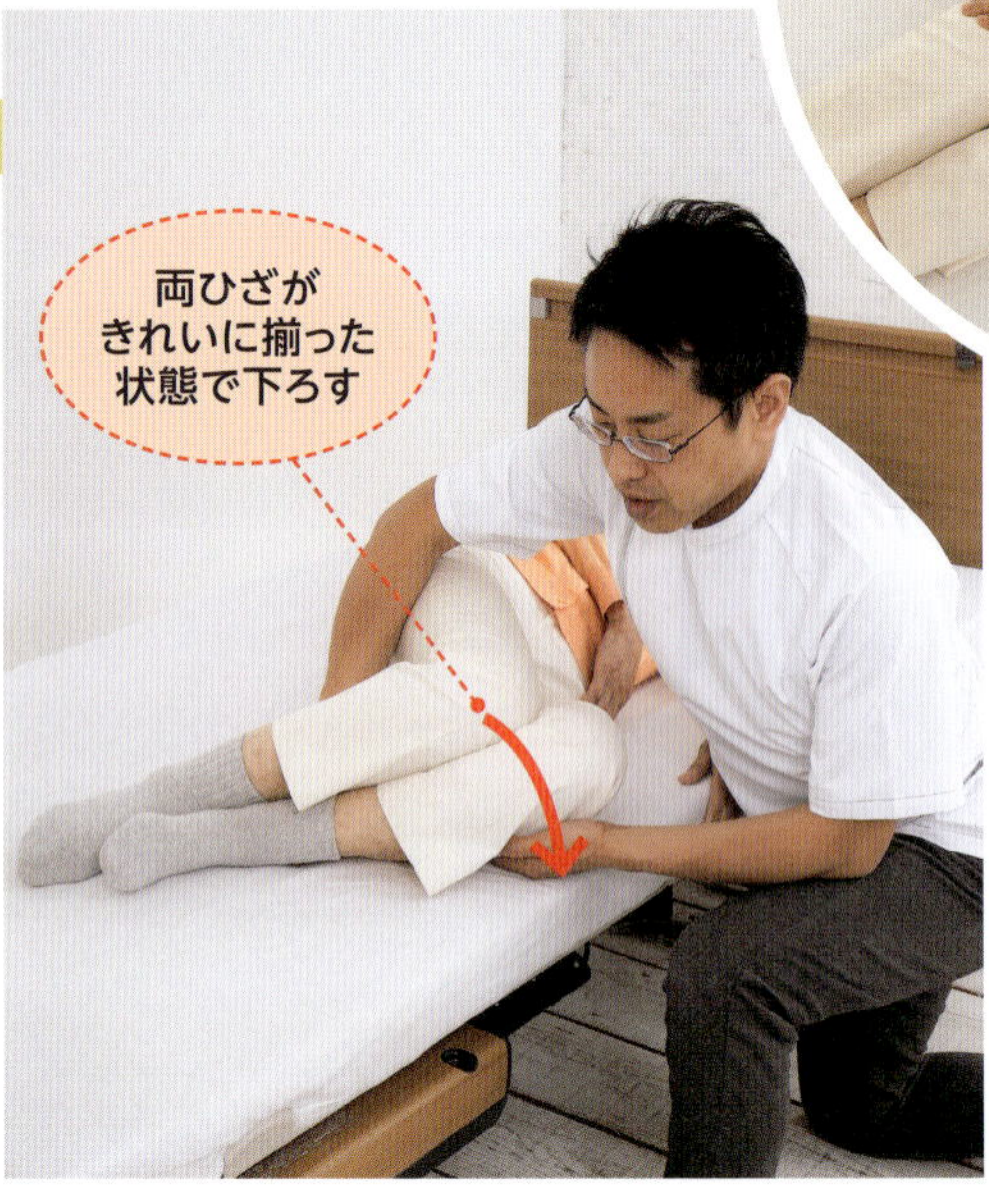
両ひざが
きれいに揃った
状態で下ろす

1 両足を下ろす

両足がきれいに揃い、曲がった状態のまま、ひざの裏を抱えてベッドから下ろす。

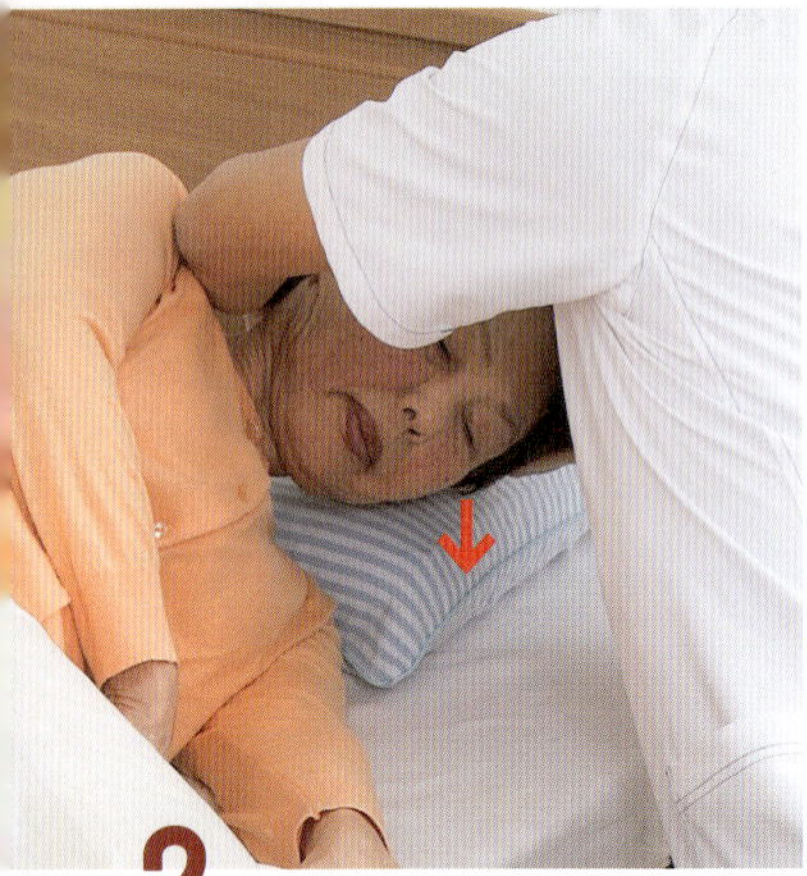

2 首を曲げる

首を少し前に倒す。上側の腕は体の前に動かし、肩幅をせまくする。

足を下ろしてから体を傾ける

　ベッドから起き上がって離《り》床《しょう》してもらうとき、あお向け（仰臥位《ぎょうがい》）からいきなりベッドの端に座らせようとすると、介助者が体を持ち上げる格好になります。強い力がかかり、本人も痛みを感じます。せっかくの離床なのに、拘縮《こうしゅく》予防効果が損なわれかねません。

　そこで起き上がり介助は、2段階でおこないます。**第1段階は、仰臥位から、起き上がりたい方向に寝返りを。そして第2段階として、横向き（側臥位《そくがい》）から、ベッドの端に座る姿勢（端座位《たんざい》）に移ります。**

　側臥位から起き上がるときは、まず足をベッドから下ろします。弧を描くように上体の起き上がり介助をすれば、ラクにできます。

3 背中、腰に手を添える

頭をひじのくぼみにのせ、手の平を背中に。反対の手は腰に添える。

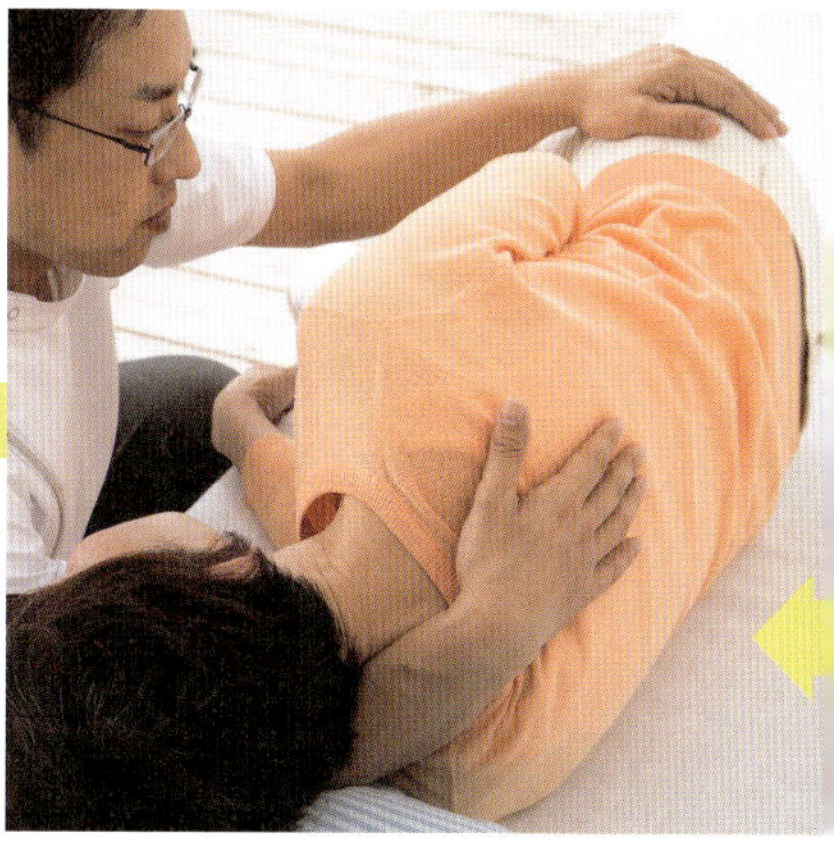

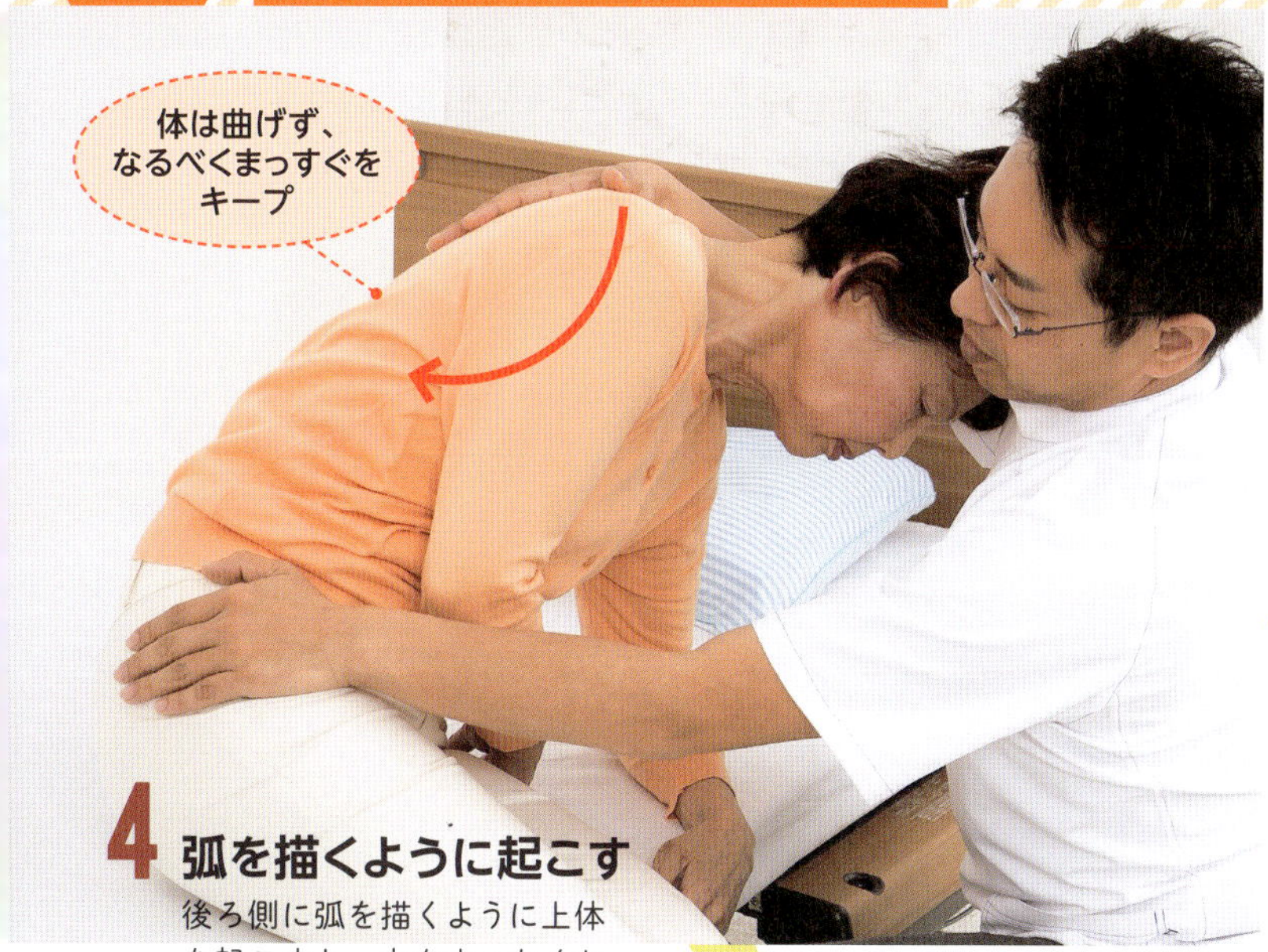
体は曲げず、
なるべくまっすぐを
キープ

4 弧を描くように起こす

後ろ側に弧を描くように上体を起こすと、力をまったくかけなくても体が起きる。背骨は一直線の状態をキープ。

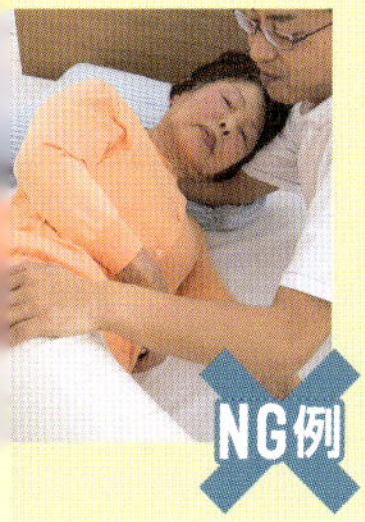
NG例

胸を開いたまま起こさない

胸が開いた状態だと、体を起こすときに抵抗が大きくなる。起こす前に、よく確認を。

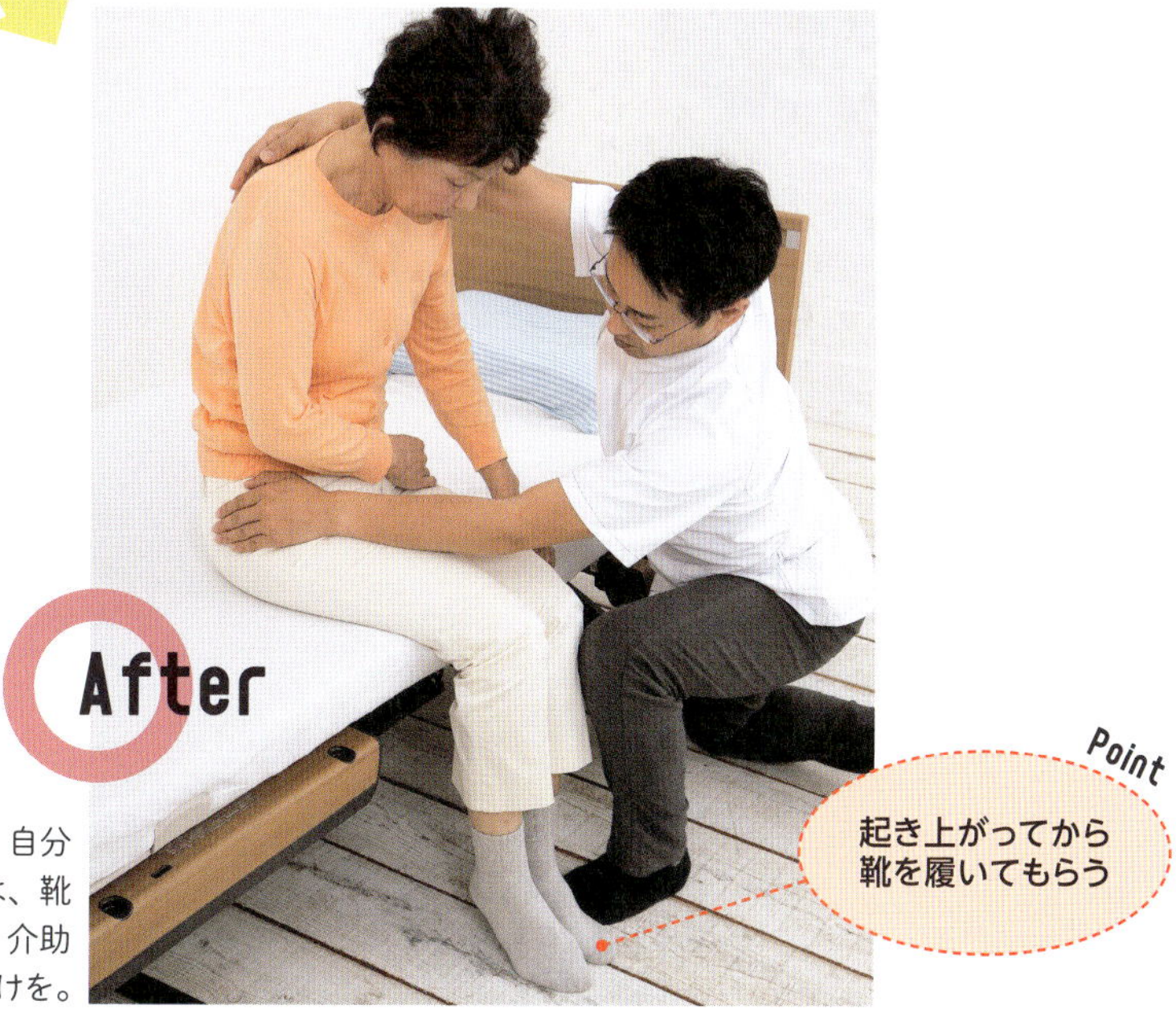
After
Point
起き上がってから
靴を履いてもらう

起き上がり完了。自分で靴を履ける人は、靴を履いてもらう。介助が必要なら、手助けを。

いつもの介護をチェック！

こまめに位置を変え、姿勢を崩さない

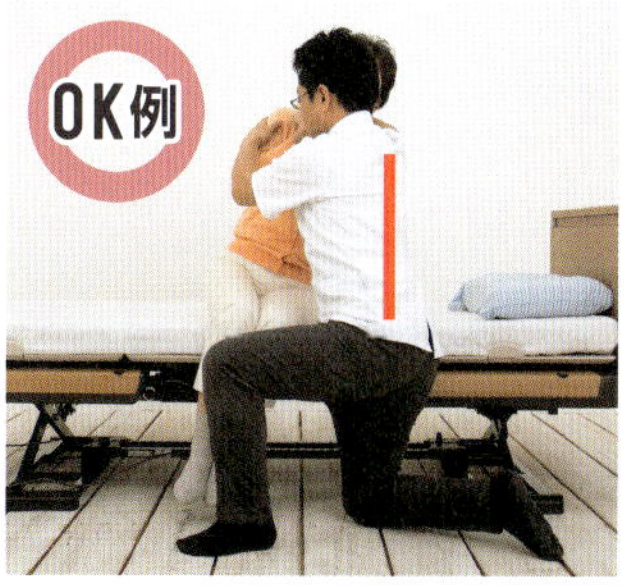
OK例

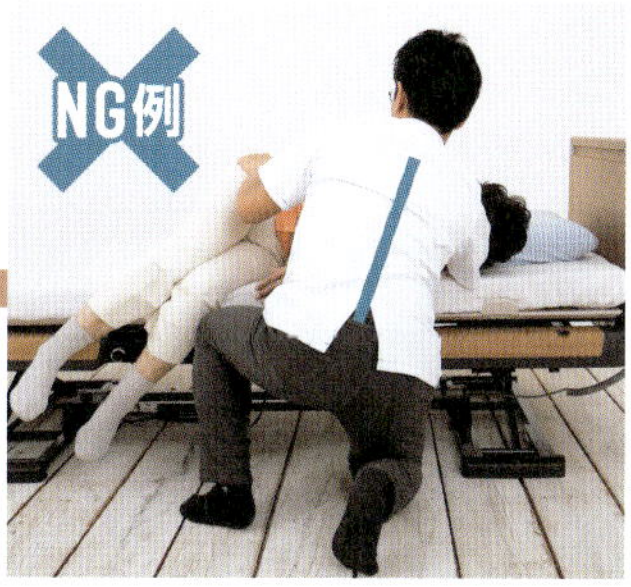
NG例

　介助者の腰痛を防ぐには、前かがみでの介助を避けること、力まかせに相手を抱えないことが大切。ここで紹介する起き上がり方法なら、床にひざをついたまま、力をかけずにおこなえる。さらに体の傾きにも注意を。背骨をまっすぐに保つよう、必要に応じて自分の位置を変えよう。

起き上がり介助〈筋性拘縮〉

拘縮している人は首をできるだけ曲げる

寝返りするときと同様、首をしっかり曲げ、肩をすぼませるのがコツ。日ごろからいいポジショニングをしていると、簡単に曲がるようになります。

1 足を下ろして靴を履かせる

P140の介助法で、横向き（側臥位《そくがい》）に寝返りをおこない、足をベッドから下ろす。この時点で靴を履かせておく。

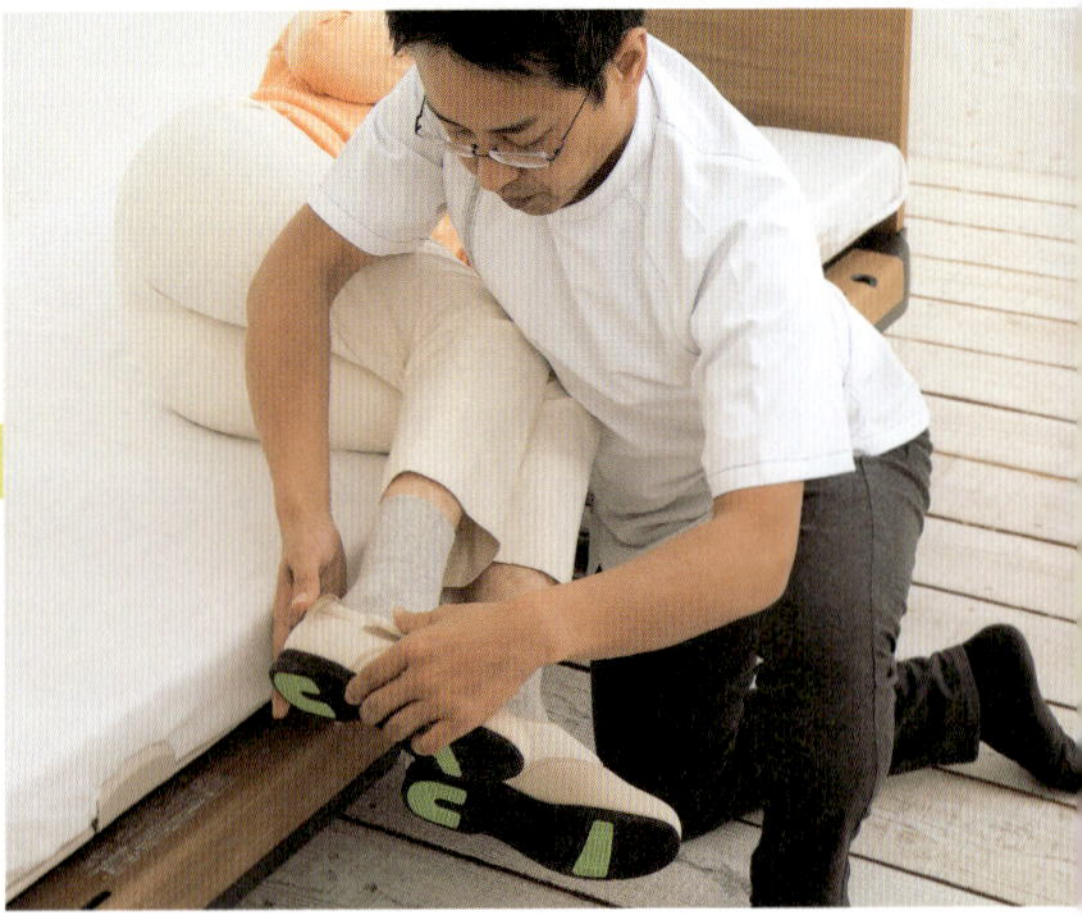

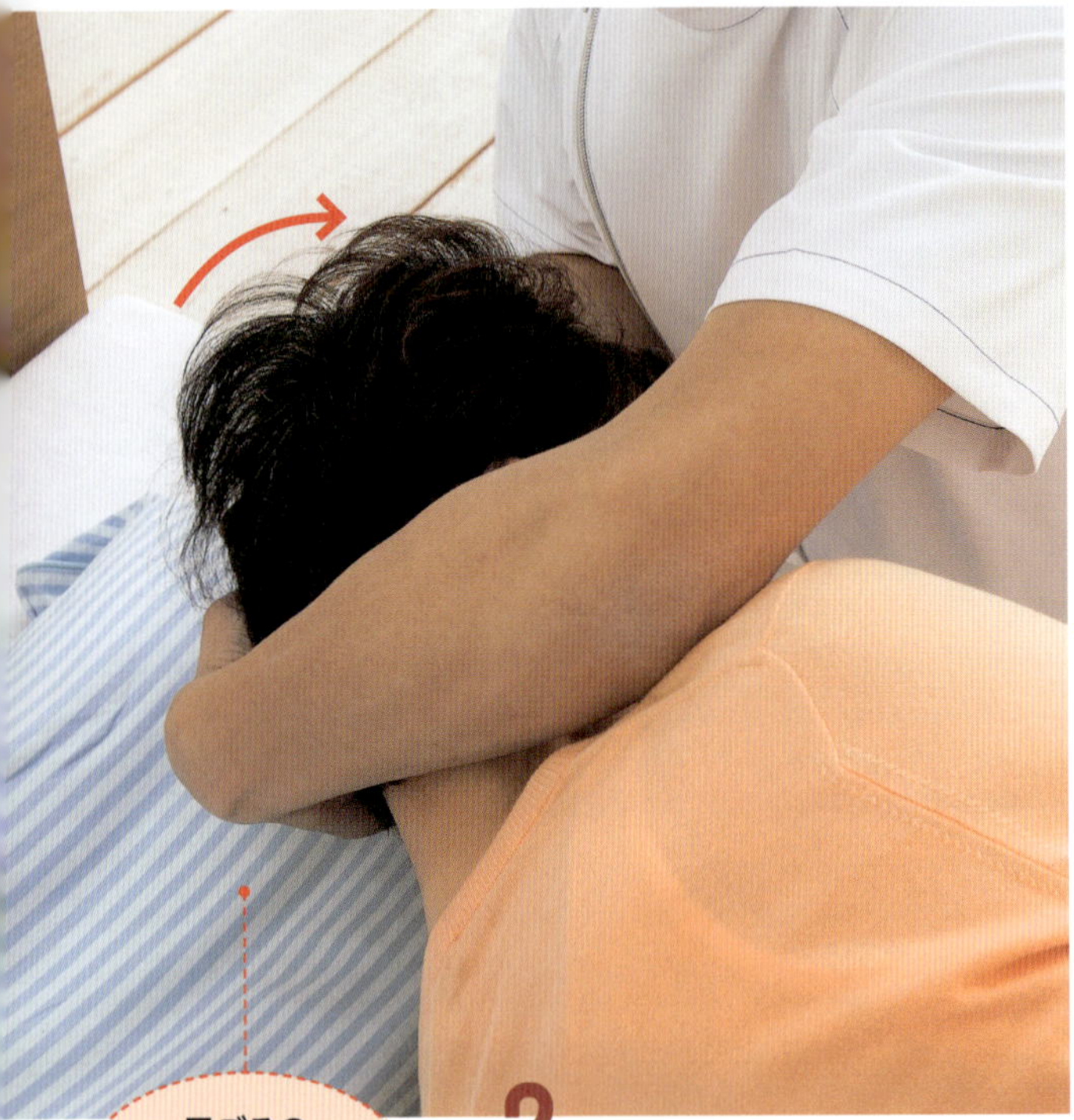
日ごろのポジショニング、枕の入れかたが重要

2 首を曲げる

首を前方へ曲げると、上体を持ち上げるときに体が軽くなる。抵抗を感じない範囲で、できるだけ曲げる。

ベッドのオプション受けはしまっておく

足が引っかかるのを防ぐため、柵を設置するためのオプション受けはしまっておく。足を引っかけたまま起こすと、けがをするおそれがある。

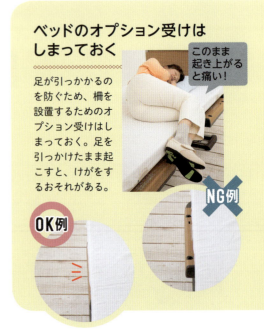

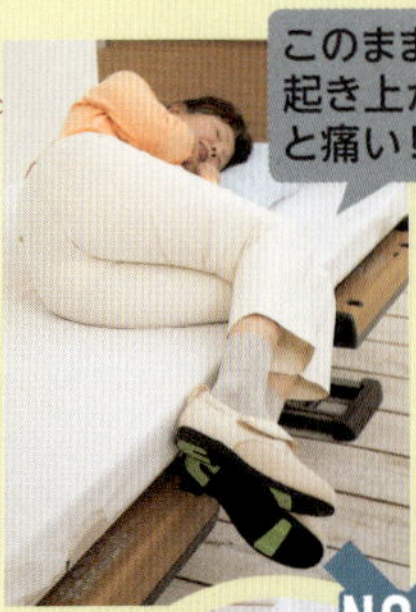
このまま起き上がると痛い！

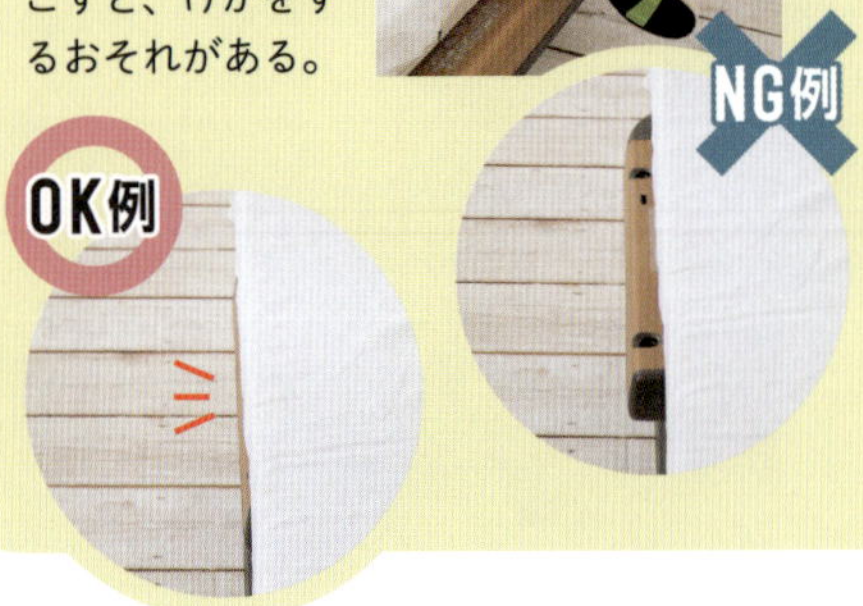
OK例
NG例

起き上がるときに体が後ろに反りやすい

拘縮《こうしゅく》している人の起き上がり介助は、拘縮予防の基本的介助と同様におこないます。

ただし**拘縮していない人に比べ、上半身が全体に反り返っています。**そのまま体を起こすと抵抗が強く、無理に引き上げる格好になり、痛みを与えてしまいます。**起こす前に首をできるだけ曲げ、肩をすぼめておきましょう。**

首は前傾をキープする

ひじで支えたときに、首が後ろに反っていないか確認。反っていると、起き上がるときの抵抗が強くなる。

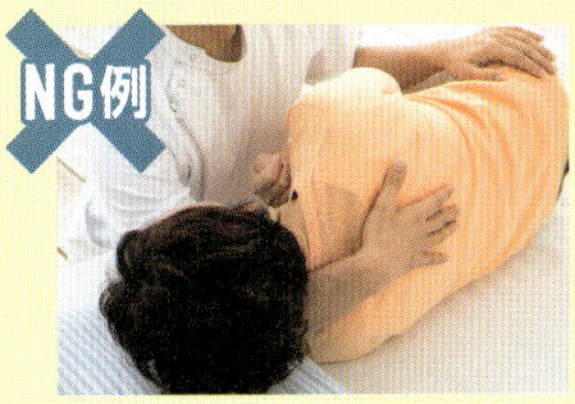
NG例

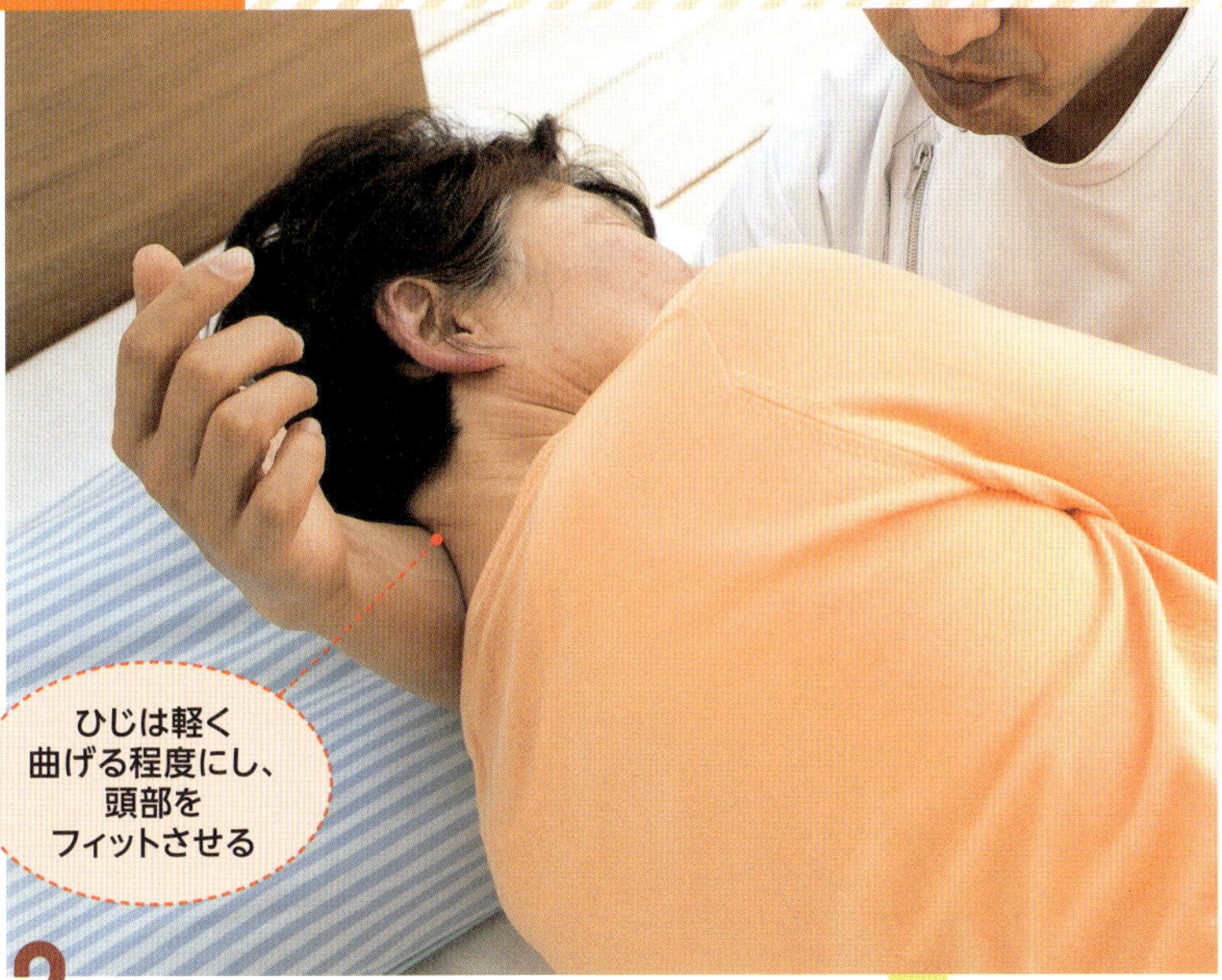
ひじは軽く
曲げる程度にし、
頭部を
フィットさせる

3 ひじのくぼみで頭部を支える

頭部を両手でそっと持ち上げ、ひじを下に入れる。ひじのくぼみに首のつけ根をのせて、やさしく支える。

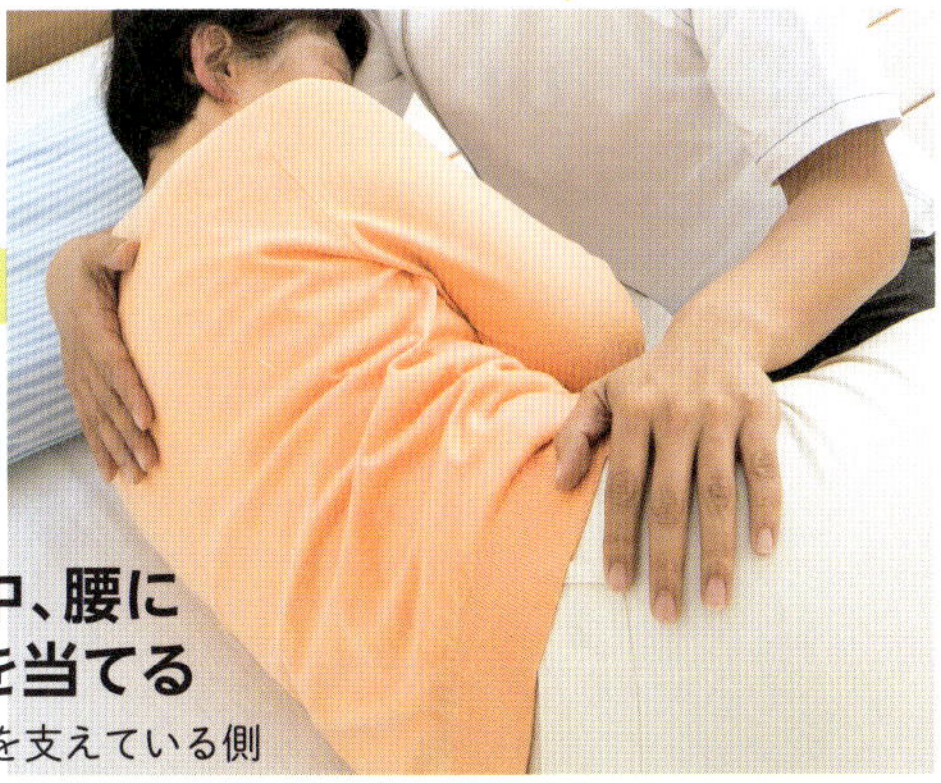

4 背中、腰に手を当てる

頭部を支えている側の手は背中に、反対の手は腰に添える。

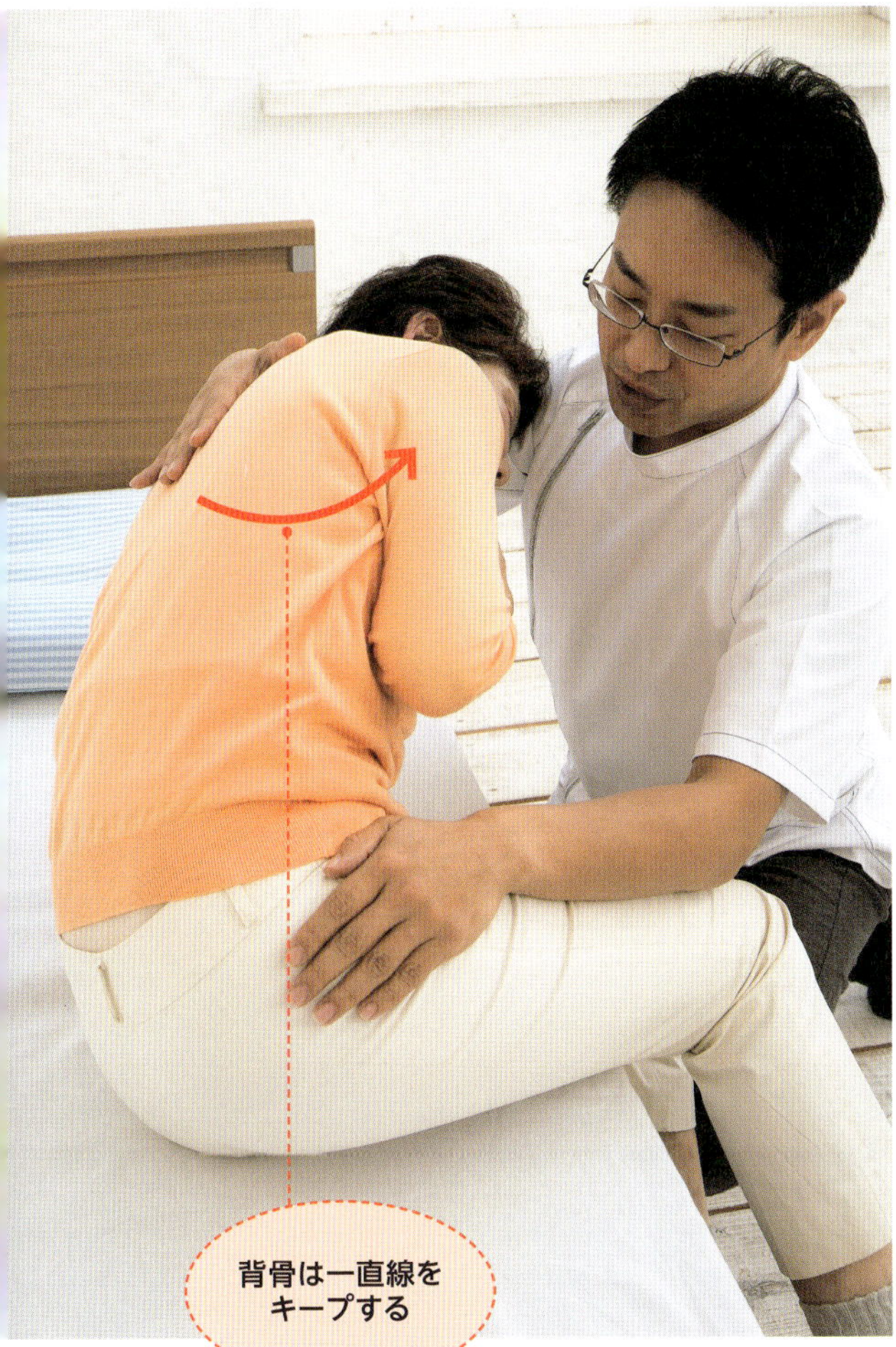
背骨は一直線を
キープする

5 弧を描くように起こす

上体はまっすぐをキープしつつ、後ろ側に弧を描くように傾けると、ラクに起き上がれる。

おしりや太ももにはふれない

左手は、腰の骨の出っぱった部分にのせる。手をまわしすぎておしりにふれると、皮膚や皮下組織を傷めてしまう。

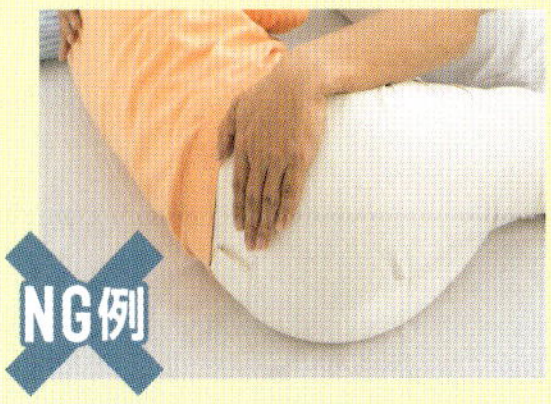
NG例

起き上がり介助
〈片麻痺〉

自力で起きられる人でも必要に応じて介助を

片麻痺の人は、非麻痺側の腕を使えば、自分で起き上がることができます。しかし非麻痺側の過剰使用は、拘縮の原因。起き上がり時は介助が必要です。

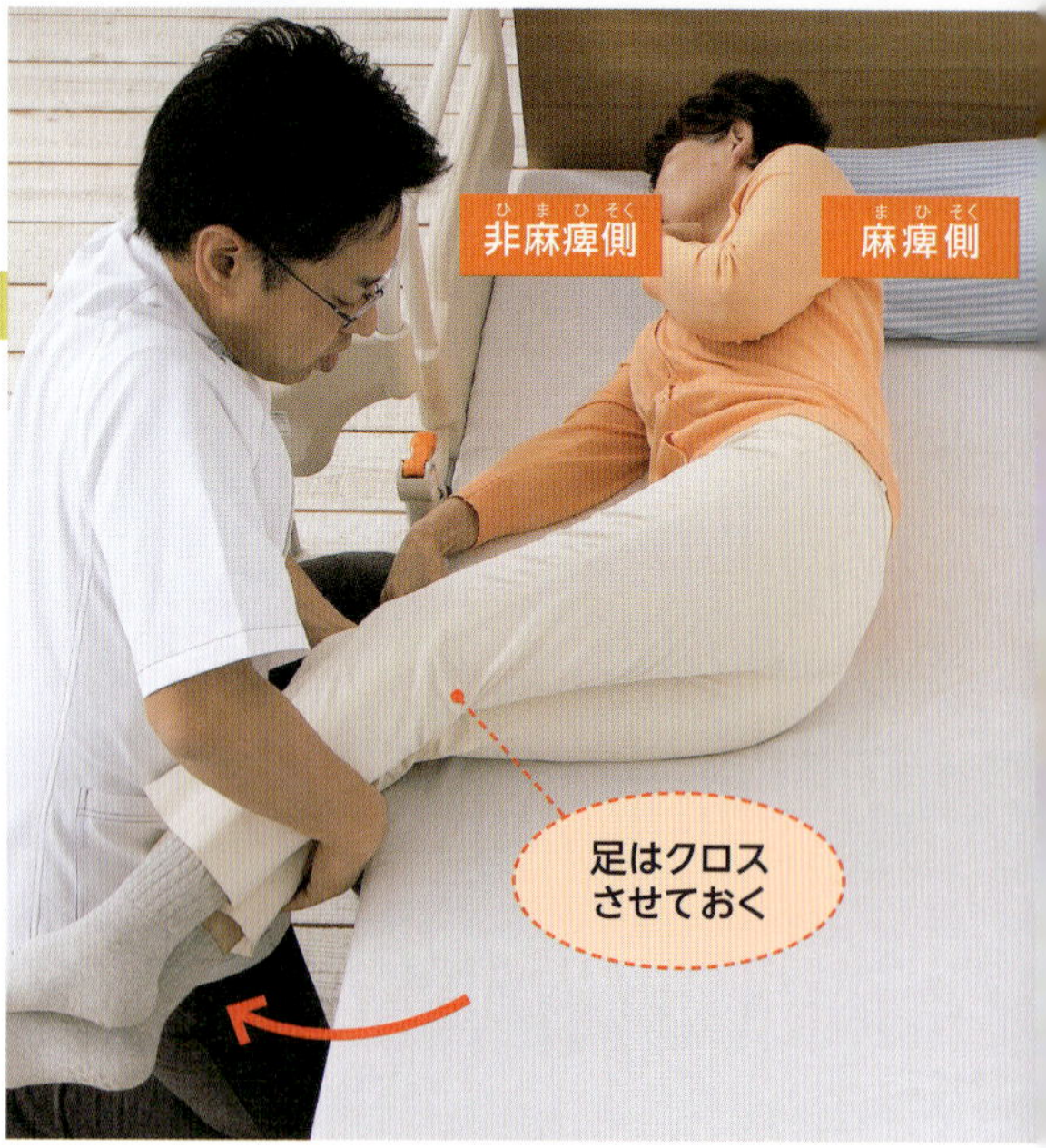

1 非麻痺側を下にして足を下ろす

P142の寝返り介助で、横向き（側臥位《そくがい》）になり、両足をベッドから下ろす。

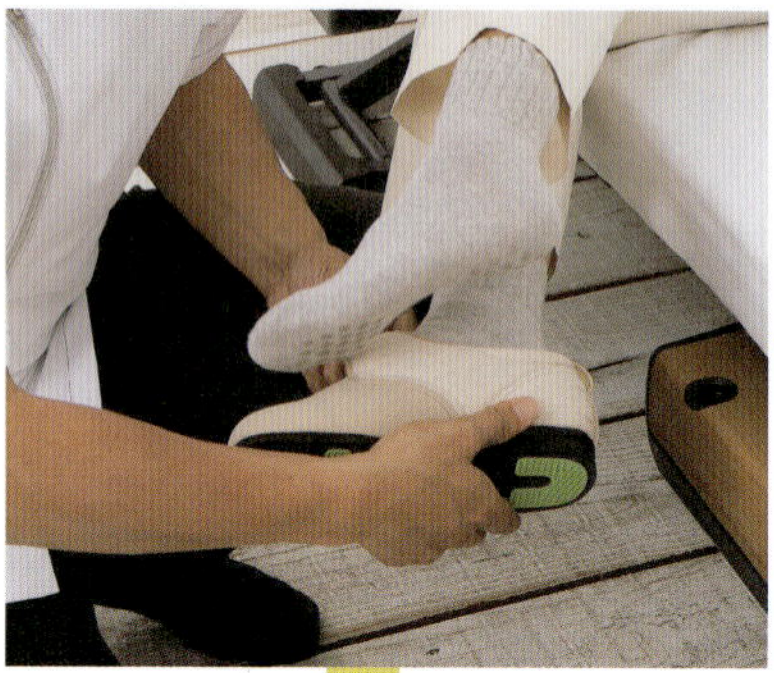

2 靴を履かせる

立ち上がったり、車椅子に移乗《いじょう》したりするときに、靴が必要なので、先に履かせておく。

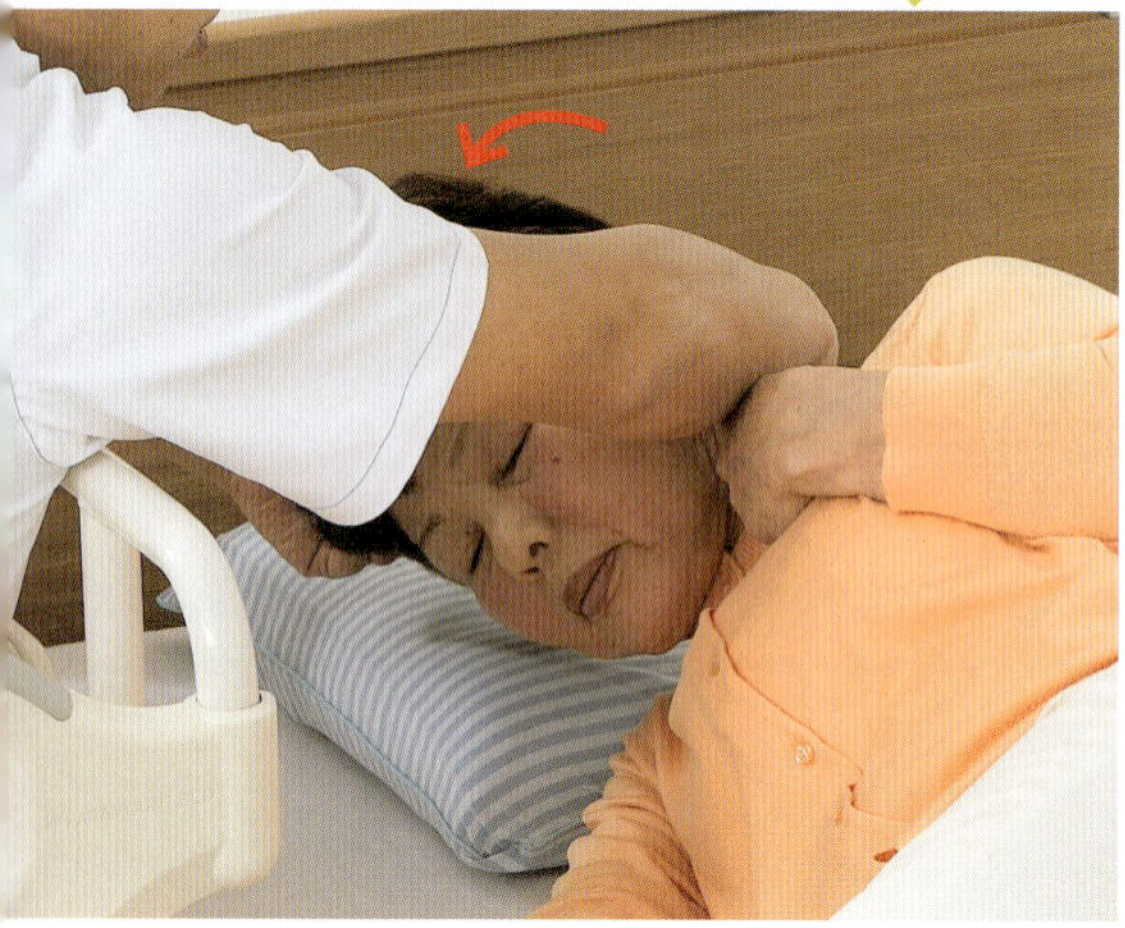

3 首を前に曲げる

頭部を両手でしっかり支えて、首を前方に曲げる。これで体を起こしやすくなる。

立ち上がるときに柵が必要になる

片麻痺《かたまひ》の人の起き上がり動作は、寝返りと同様、できるだけ介助をします。

柵を使えば自分で起きられますが、非麻痺側《ひまひそく》の上半身に力が入り、連合反応を起こしてしまうからです。

起き上がりは、柵を使わずにおこないます。ただ、ベッドの端から立ち上がるとき、車椅子に移乗《いじょう》するときなどに、柵が必要です。介助時にややじゃまになりますが、柵は最初に設置しておきます。

なお、麻痺の程度や病状によって、ある程度自分で起き上がれる人もいれば、まったく動けない人もいます。主治医や理学療法士に話を聞き、その人の状況にあった介助をおこなうことが大切です。

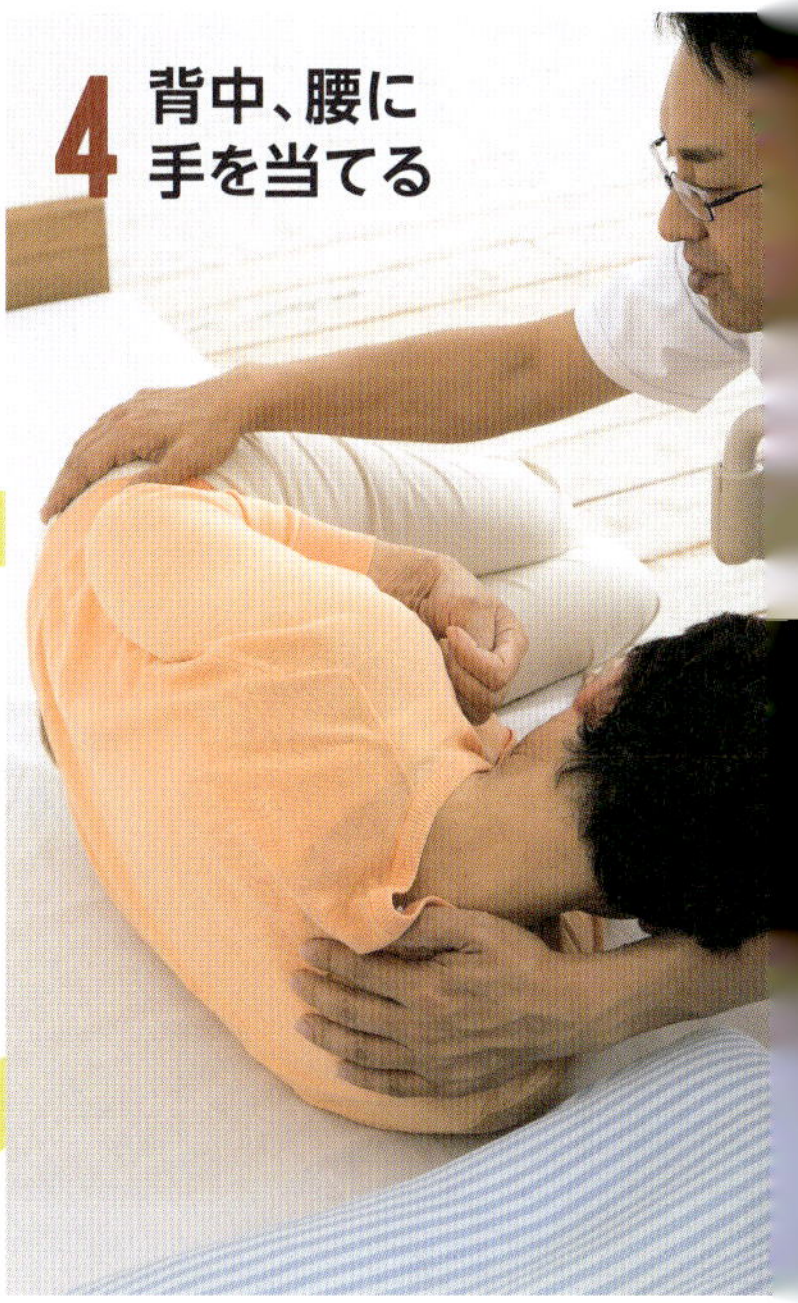

4 背中、腰に手を当てる

頭部の下に腕をまわし、背中に手を添える。反対側の手は、腰に添える。

動く力がある場合

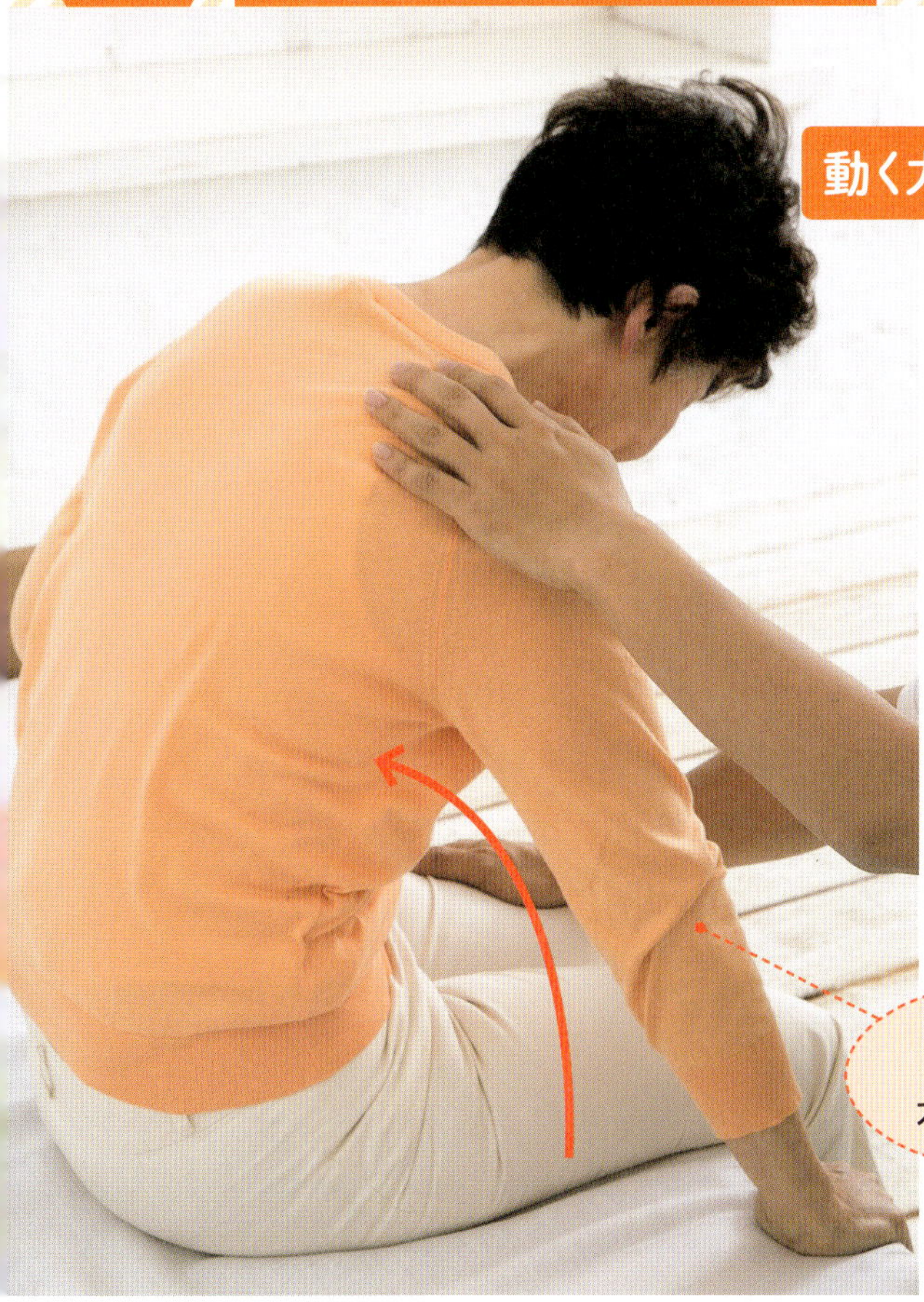
非麻痺側の
腕には
力を入れない

5 手を添えてサポート

動く力がある人は、非麻痺側を少し押して、斜め前に軽く寄せてあげれば、自分で起き上がることができる。

動く力がない場合

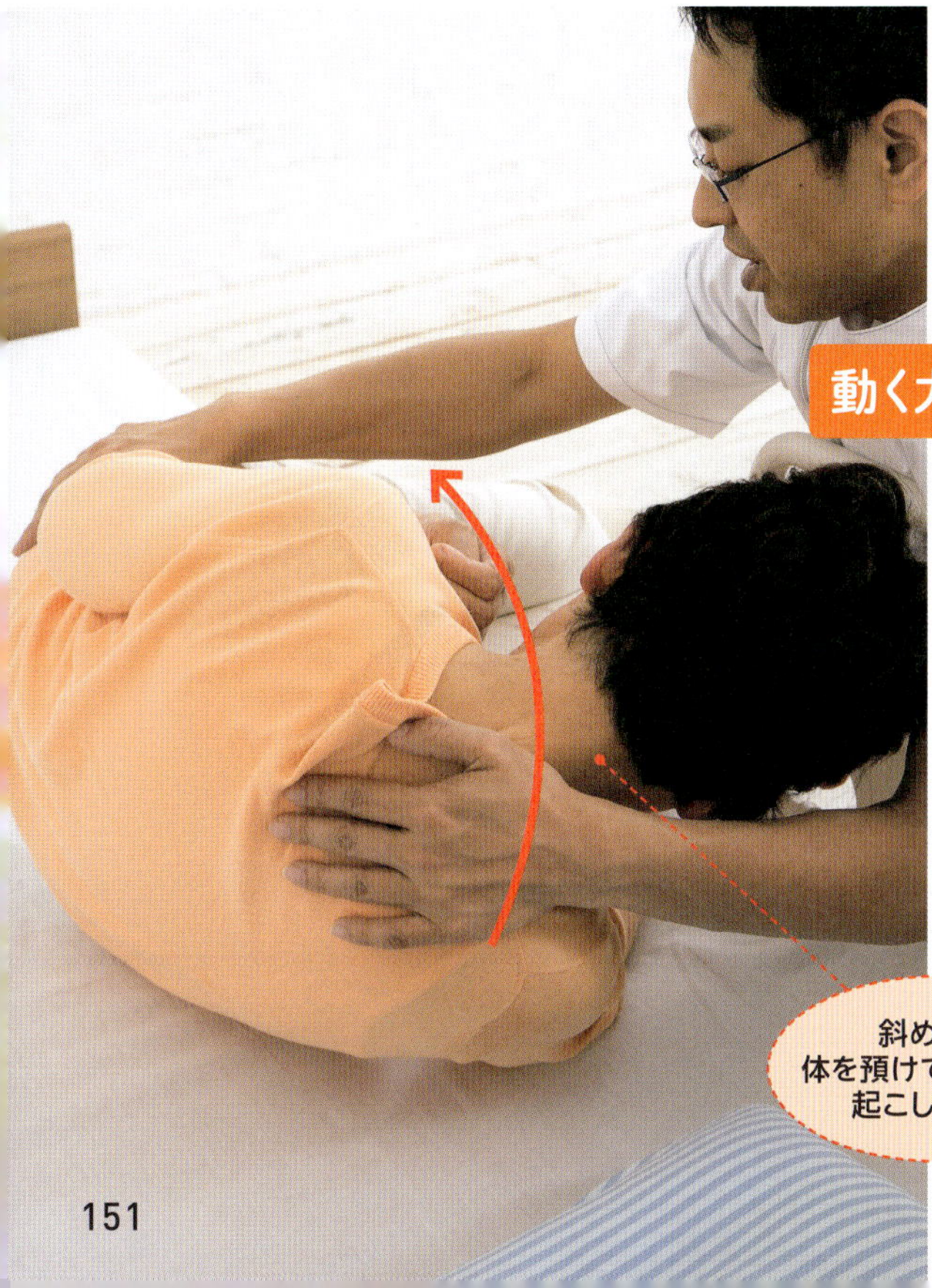
斜め前に
体を預けてもらうと、
起こしやすい

5 弧を描くように起こす

自力でほとんど動けない人には、筋性拘縮《きんせいこうしゅく》の場合（→P149）と同様、弧を描くようにして、上体を起こす。

Column

柵越しの介助は、短時間にとどめる

片《かた》麻《ま》痺《ひ》がある人の起き上がり介助は、柵越しにおこないます。介助者は前かがみにならざるをえず、腰への負担がかかります。

何らかの事情で、柵越しで前かがみになって介助する場合は、できるだけ短時間で終わらせるようにしましょう。

ギャッチアップ

ベッドの軸と体の軸をしっかりあわせる

ベッドの上部を傾け、上半身を上げることを「ギャッチアップ」といいます。ベッド上部の軸に股関節の位置をあわせると、正しい姿勢を保てます。

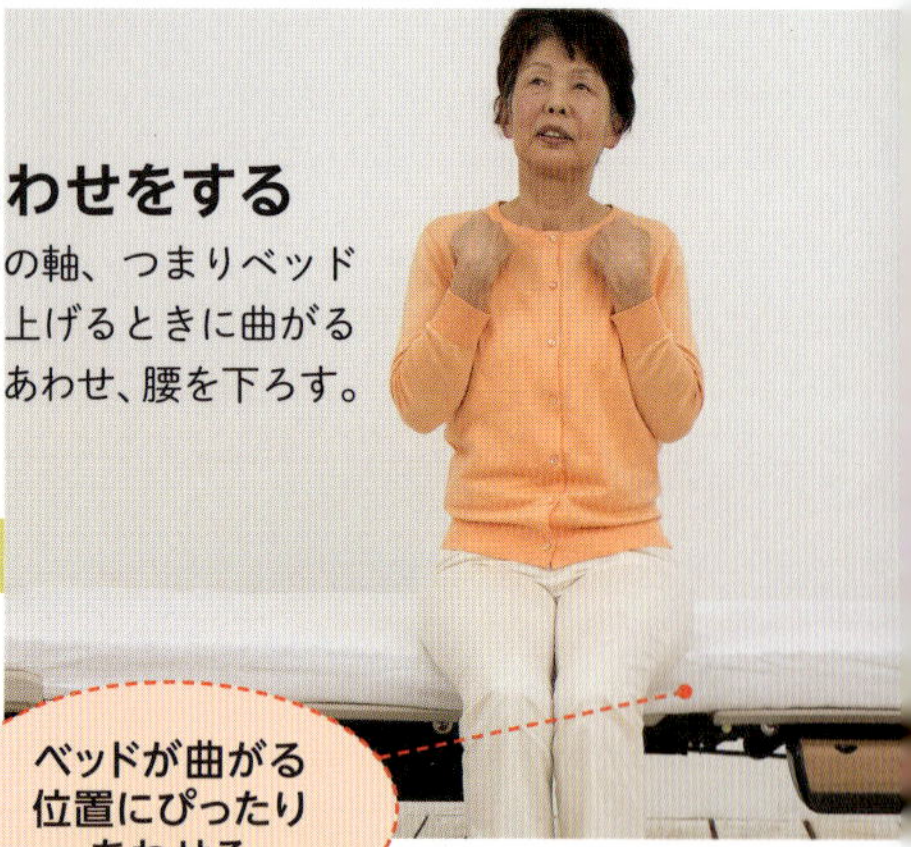

ベッドが曲がる位置にぴったりあわせる

1 軸あわせをする

ベッドの軸、つまりベッド上部を上げるときに曲がる位置にあわせ、腰を下ろす。

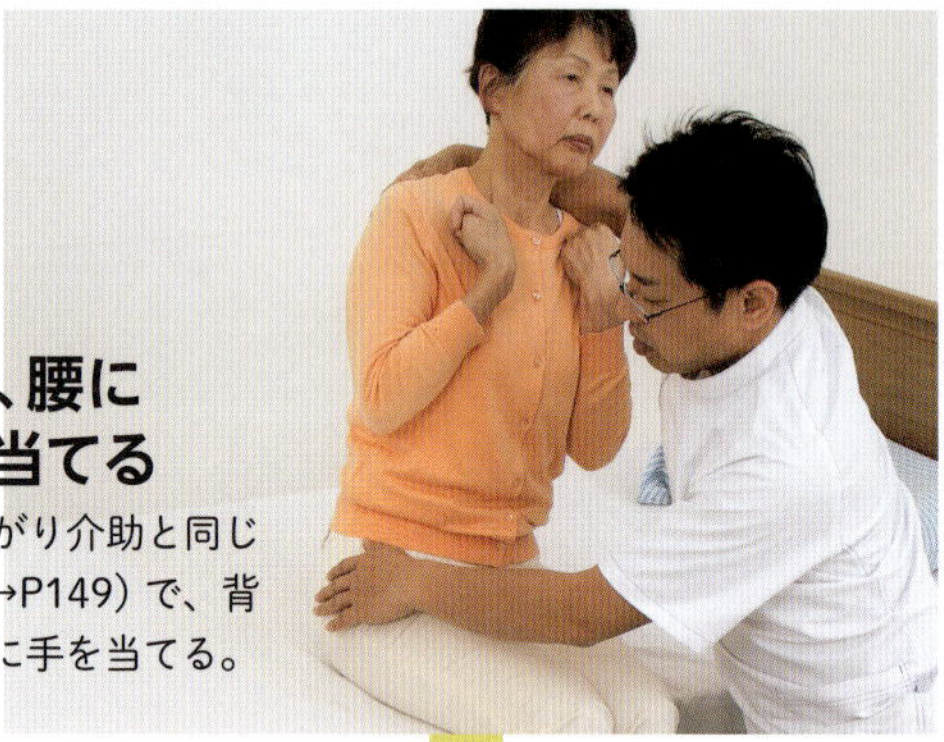

2 背中、腰に手を当てる

起き上がり介助と同じ要領（→P149）で、背中と腰に手を当てる。

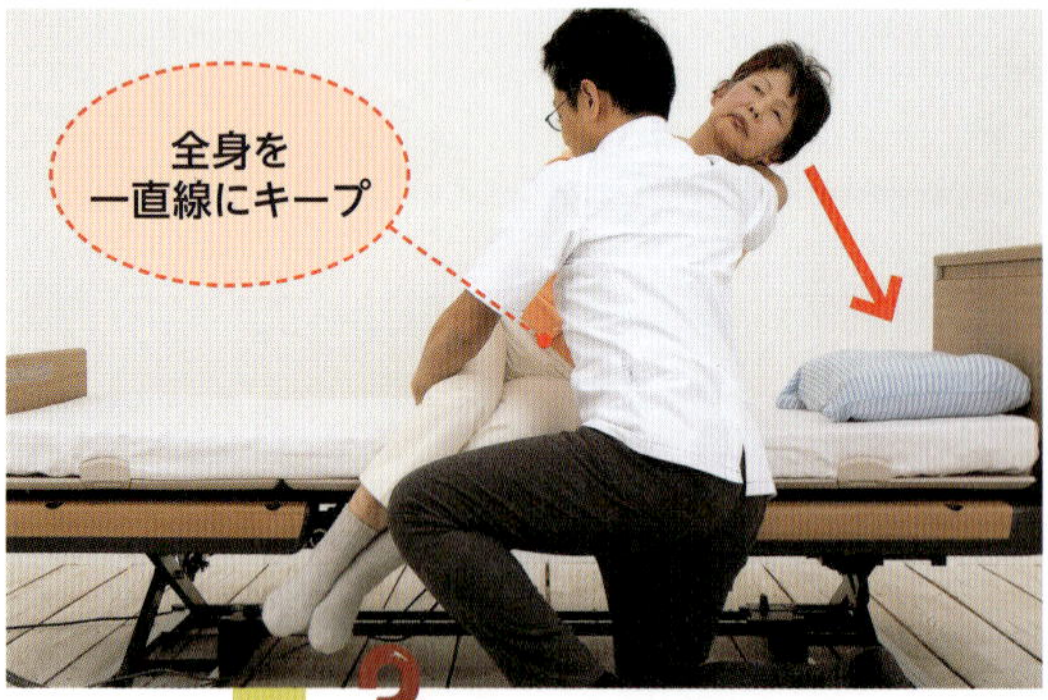

全身を一直線にキープ

3 まっすぐ横に倒す

体を一直線に保ったまま、横に倒し、横向き（側《そく》臥《が》位《い》）にする。

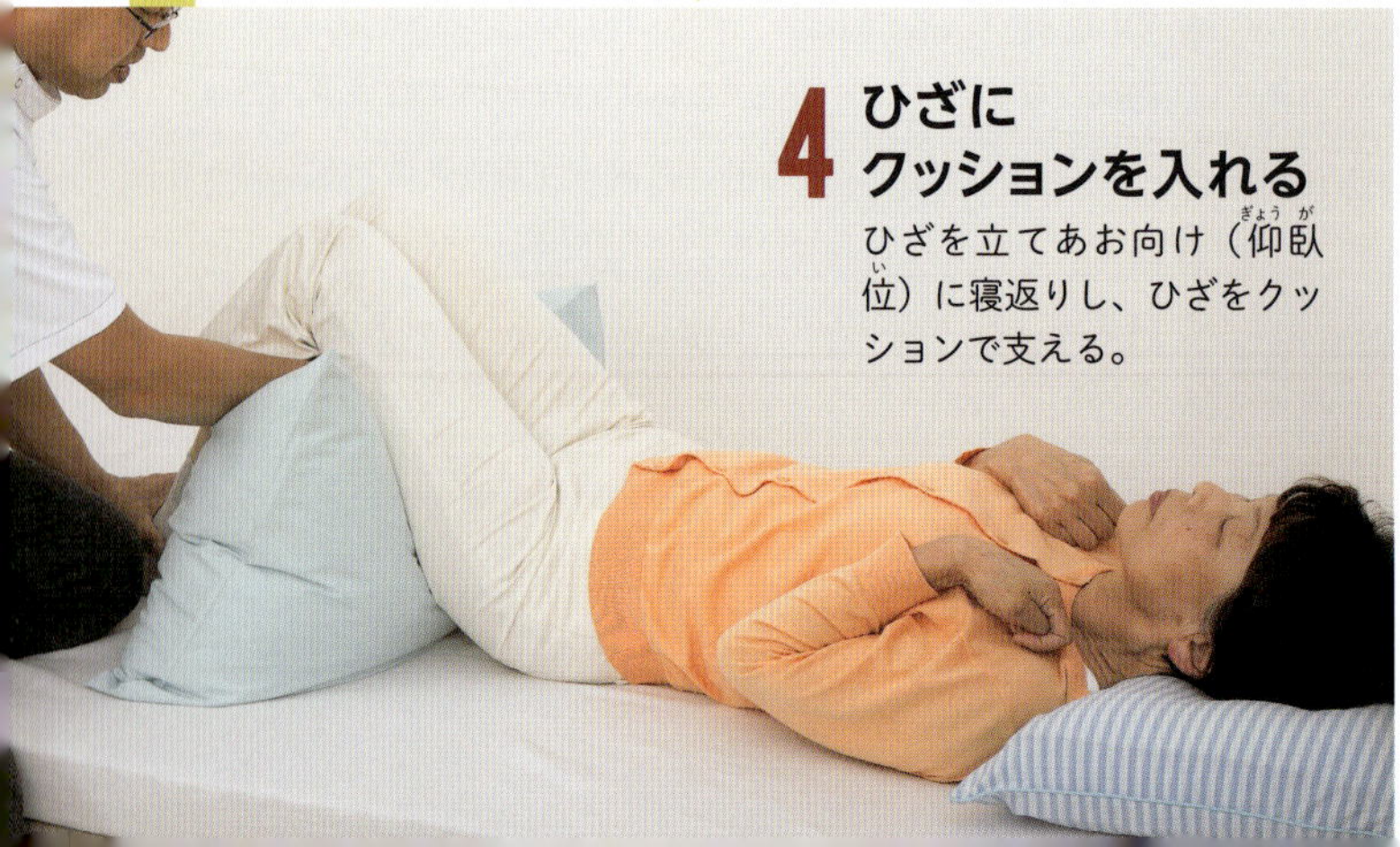

4 ひざにクッションを入れる

ひざを立てあお向け（仰《ぎょう》臥《が》位《い》）に寝返りし、ひざをクッションで支える。

軸がずれていると痛みで体が硬くなる

ベッドの上部を起こすことを、ギャッチアップといいます。**ギャッチアップしてリクライニング姿勢にするとき、気をつけたいのが、ベッドの軸と体の軸を確実にあわせることです。**

リクライニングの姿勢では、股《こ》関節が曲がります。ベッドの軸と股関節の位置があっていないと痛みが生じ、そのために全身の拘縮《こうしゅく》が進んでしまいます。

位置がずれていると背中が痛む

ベッドの軸と股《こ》関節の位置がずれていると、背骨が曲がり、強い痛みを生じる。位置がずれていないか、よくみておく。

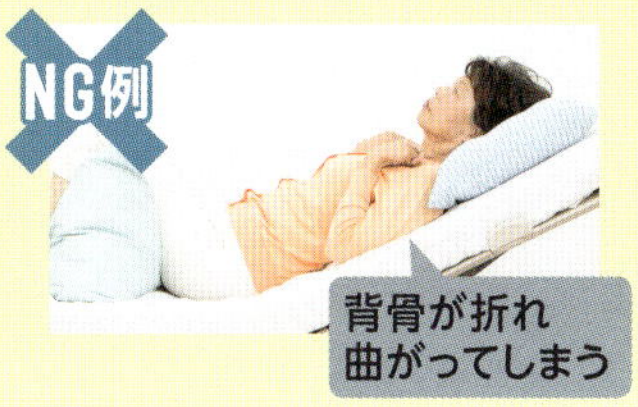
NG例
背骨が折れ曲がってしまう

5 ベッドを上げる

ベッドのリモコンでギャッチアップする。角度は30度まで。

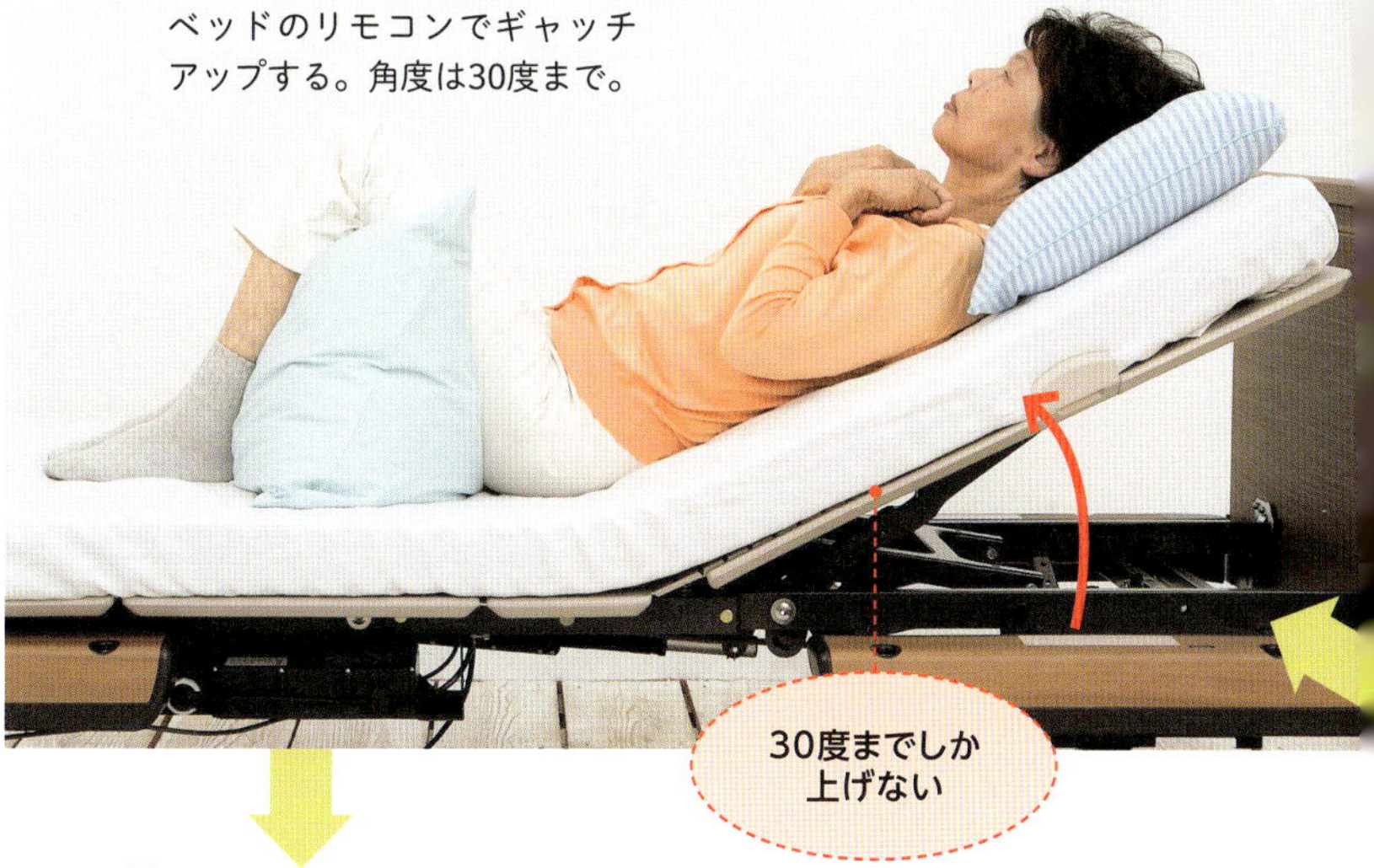
30度までしか上げない

6 圧抜きをする

機械的に体が上がると、皮膚に圧がかかる。マルチグローブ（→P88）をはめた手を、マットレスと皮膚のあいだに入れて、圧を抜く。

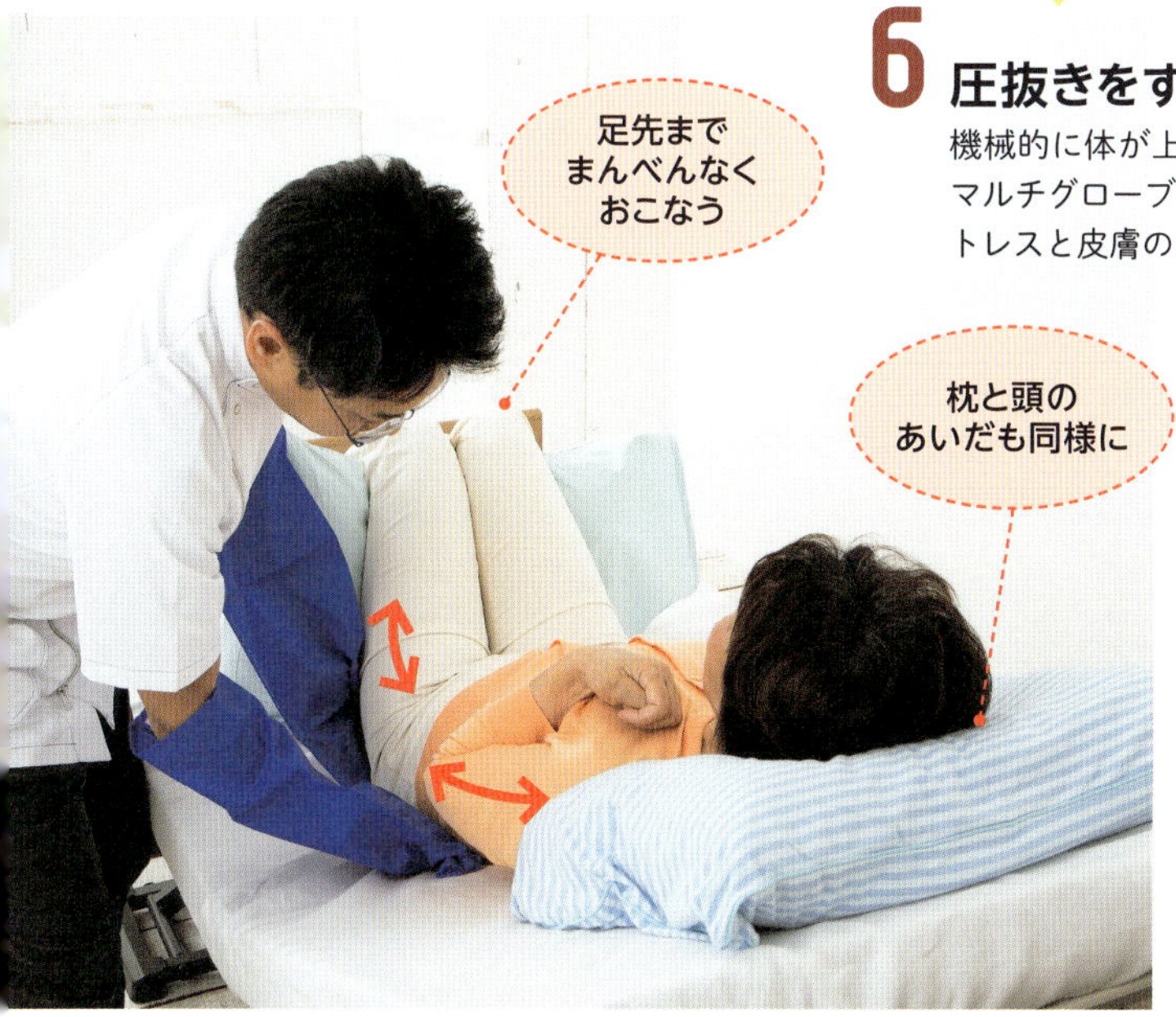
足先までまんべんなくおこなう
枕と頭のあいだも同様に

道具がないときは、手で圧抜きを

マルチグローブがなければ、体を左右に傾けて、マットレスと体のあいだに空気を入れる。これで、皮膚への強い圧がなくなる。

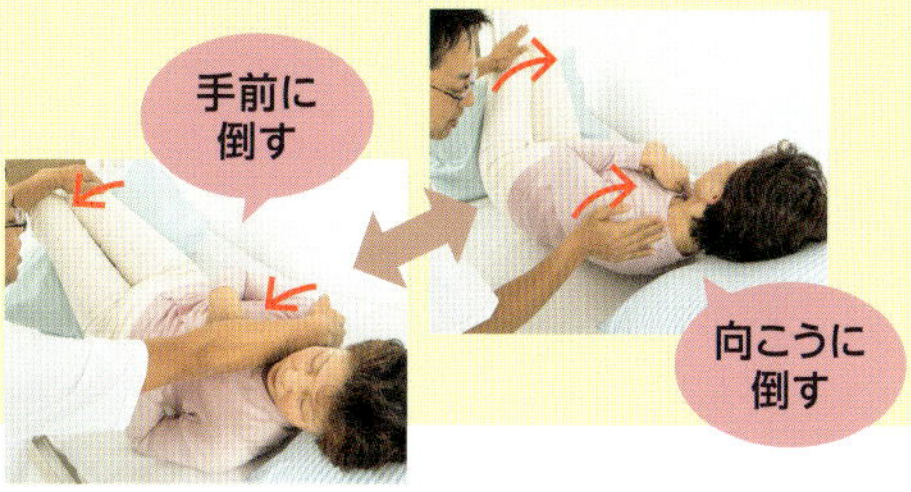
手前に倒す
向こうに倒す

いつもの介護をチェック！

横向きのギャッチアップも、軸をあわせて

離床のときなどに、横向きでギャッチアップする方法がある。この場合も、ベッドの軸との軸あわせが重要だ。

足を下ろした状態でギャッチアップし、上体を起こす。このとき、ベッドの軸と股関節の位置がきちんとあっていれば、背中を傷めることもなく、ごく軽い力で起こすことができる。

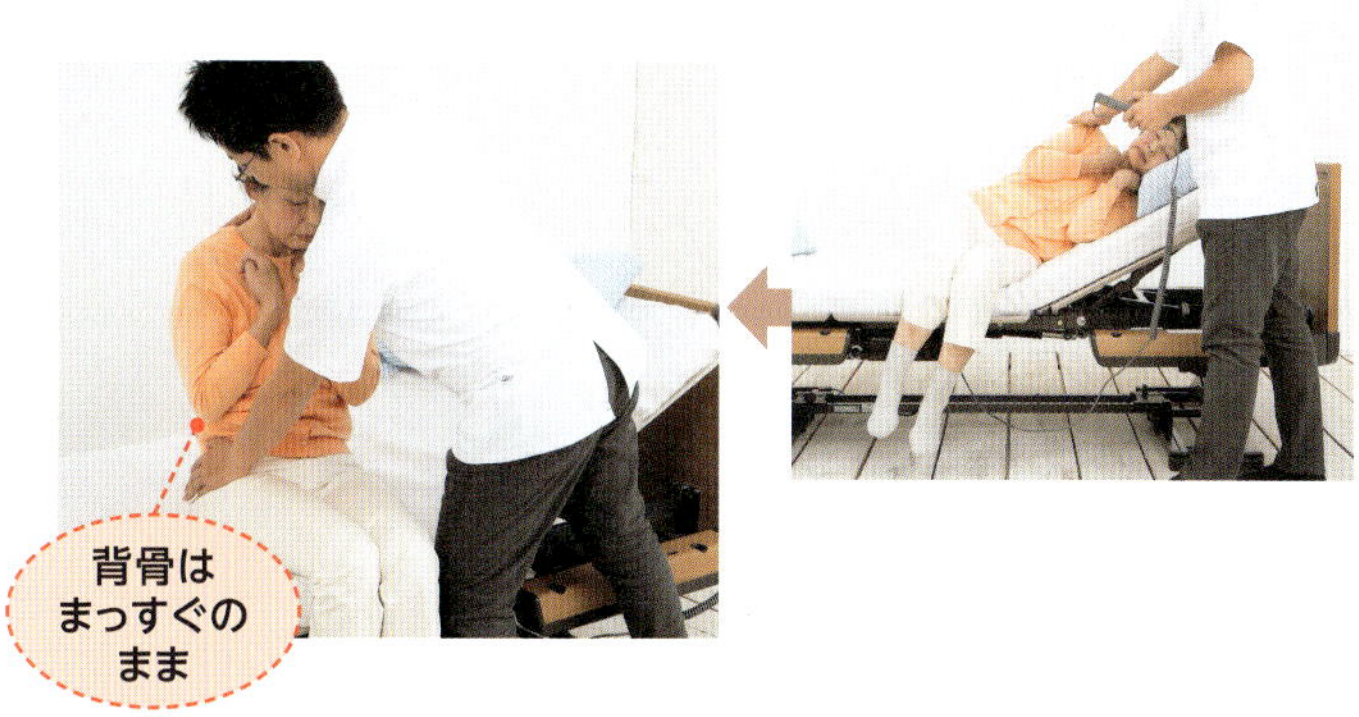
背骨はまっすぐのまま

ベッド上の移動

体を前に倒して重心を移動させる

ベッド上で体の位置をずらすとき、引きずって動かすのは厳禁。一度体を起こし、ベッドに腰かけてから、体を平行に移動させます。

準備

寝返りしてから起き上がる

寝返りで横向き（側《そく》臥《が》位《い》）にし(→P140)、足を下ろす。次に起き上がり介助で(→P148)、ベッドの端に座る。

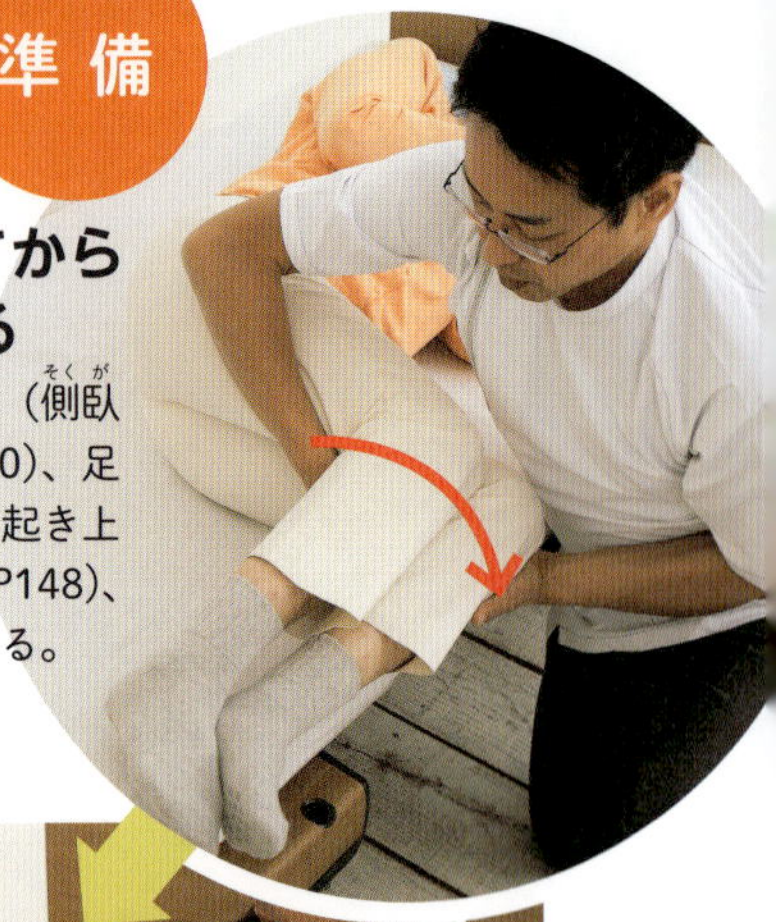

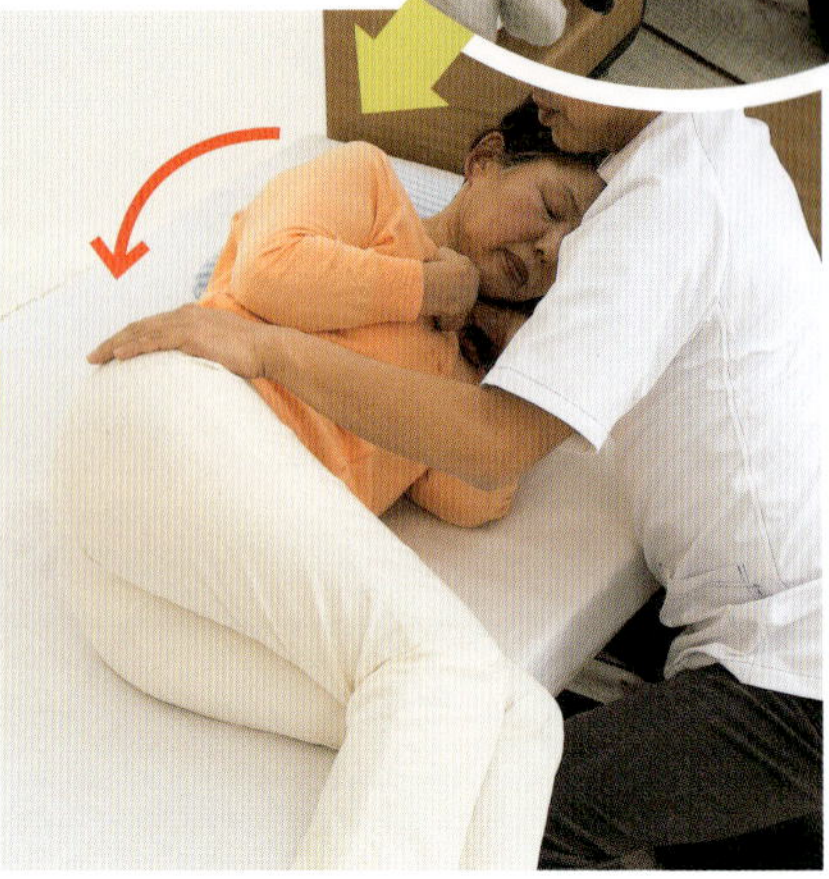

1 体を寄せて隣に座る

軸あわせには、向かって右に動く必要がある。動く方向の反対に介助者が座り、体を密着させる。手は肩に添える。

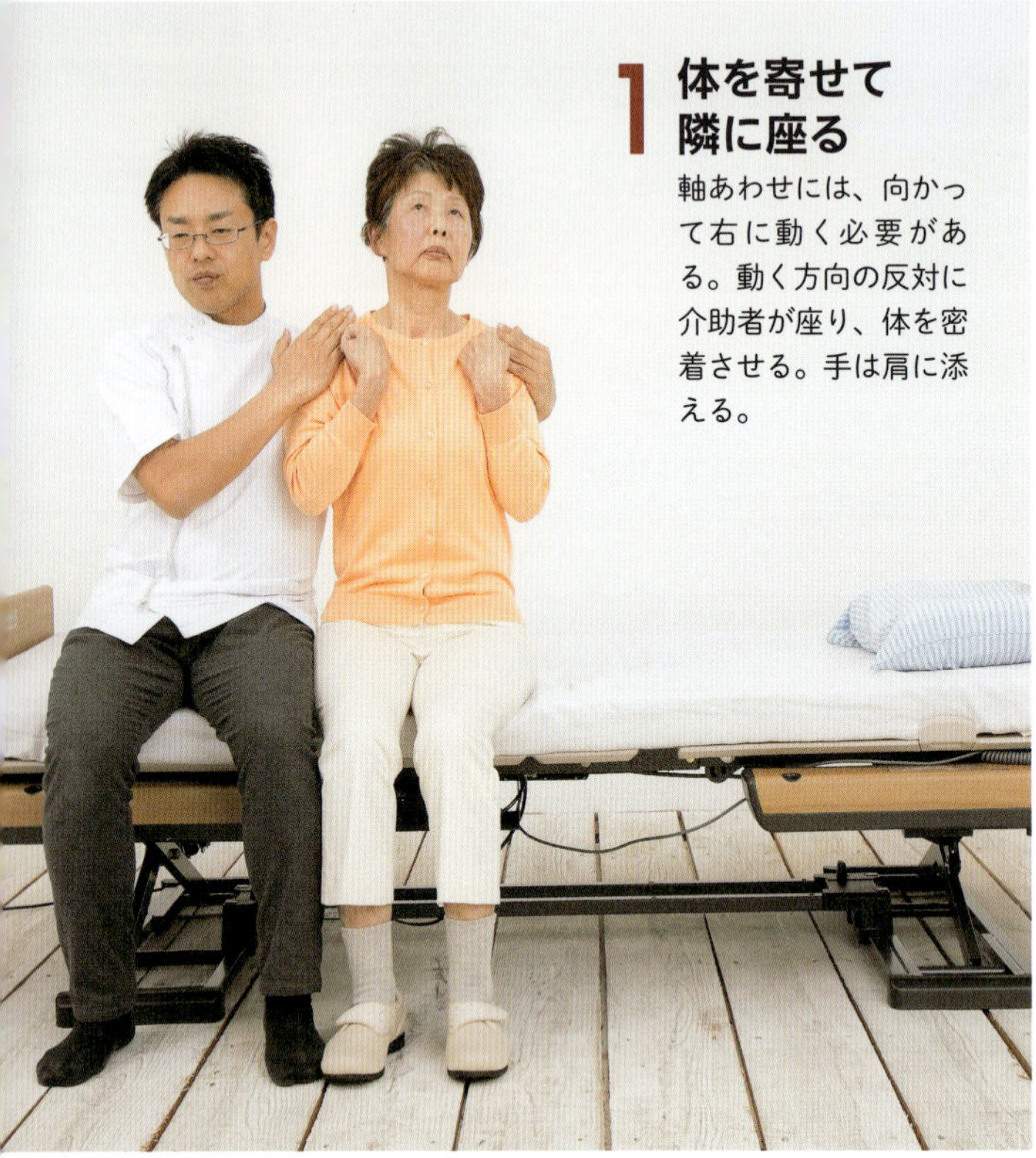

二の腕にはさわらない

介助者の手が、二の腕にふれてしまいがちなので注意。やわらかい部位にふれると、指がくい込んで皮膚を傷める。

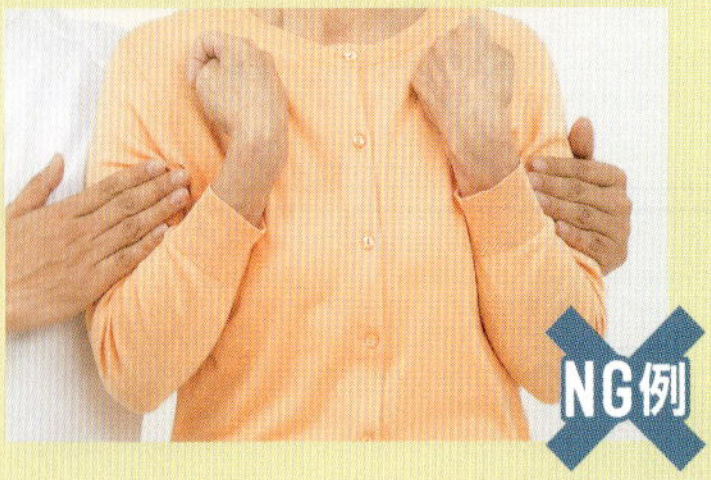

皮膚がすれて傷になるのを防ぐ

ギャッチアップ(→P152)では、ベッドとの軸あわせが重要。しかし動く力のない人は、**寝たまま体を動かし、ちょうどいい位置にずれることができません。**体を持ち上げて動かすと負担がかかり、引きずると皮膚が傷つきます。

そこで、発想の転換を。**一度起き上がり、座った状態で体を横にスライドさせ、ベッドの軸に位置をあわせます。**

2 いっしょに体を倒す

手でサポートしながら、体を思いきり前に倒す。横からみたときに、みぞおちがかかとより前にくればOK。

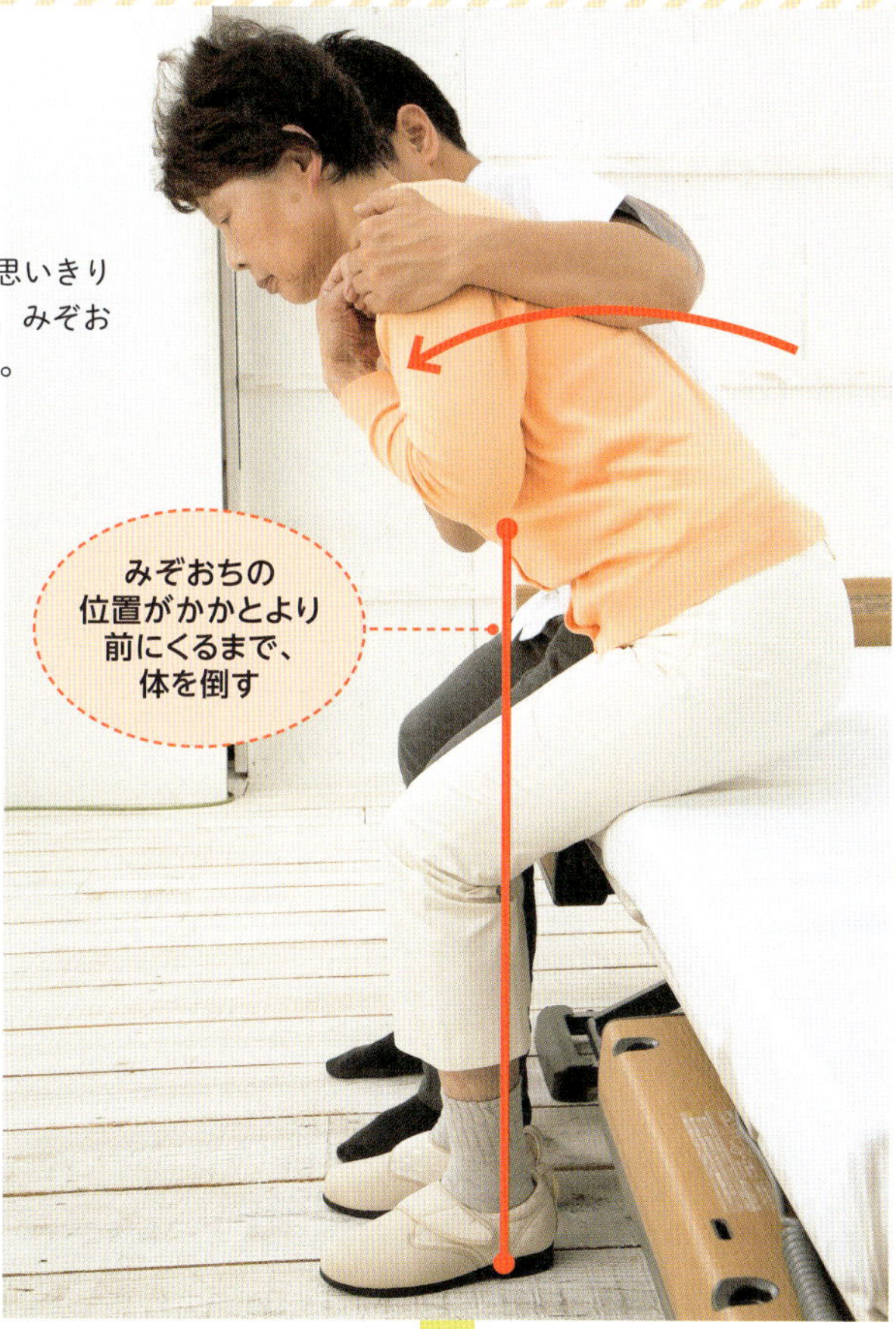
みぞおちの
位置がかかとより
前にくるまで、
体を倒す

重心移動にはベッドの高さも重要

ベッドの高さが低すぎると、足を前に投げ出したような姿勢になり、重心を前方に移しにくい。背骨などの異常がないのに、体を深く前傾《ぜんけい》させられないときは、ベッドの高さを確認してみよう。

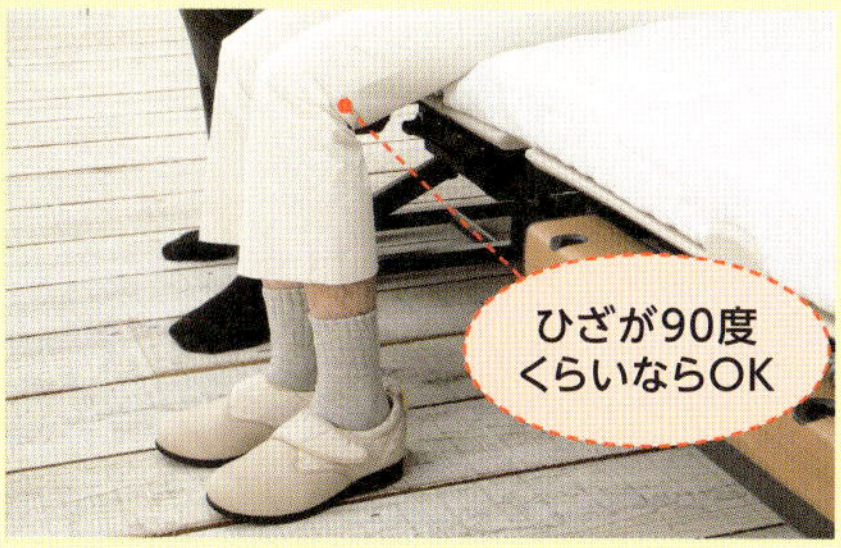
ひざが90度
くらいならOK

3 おしりを押して横に移動

前傾姿勢になると重心が前に移動し、おしりが浮く。腰でおしりを押し、いっしょに横に移動する。

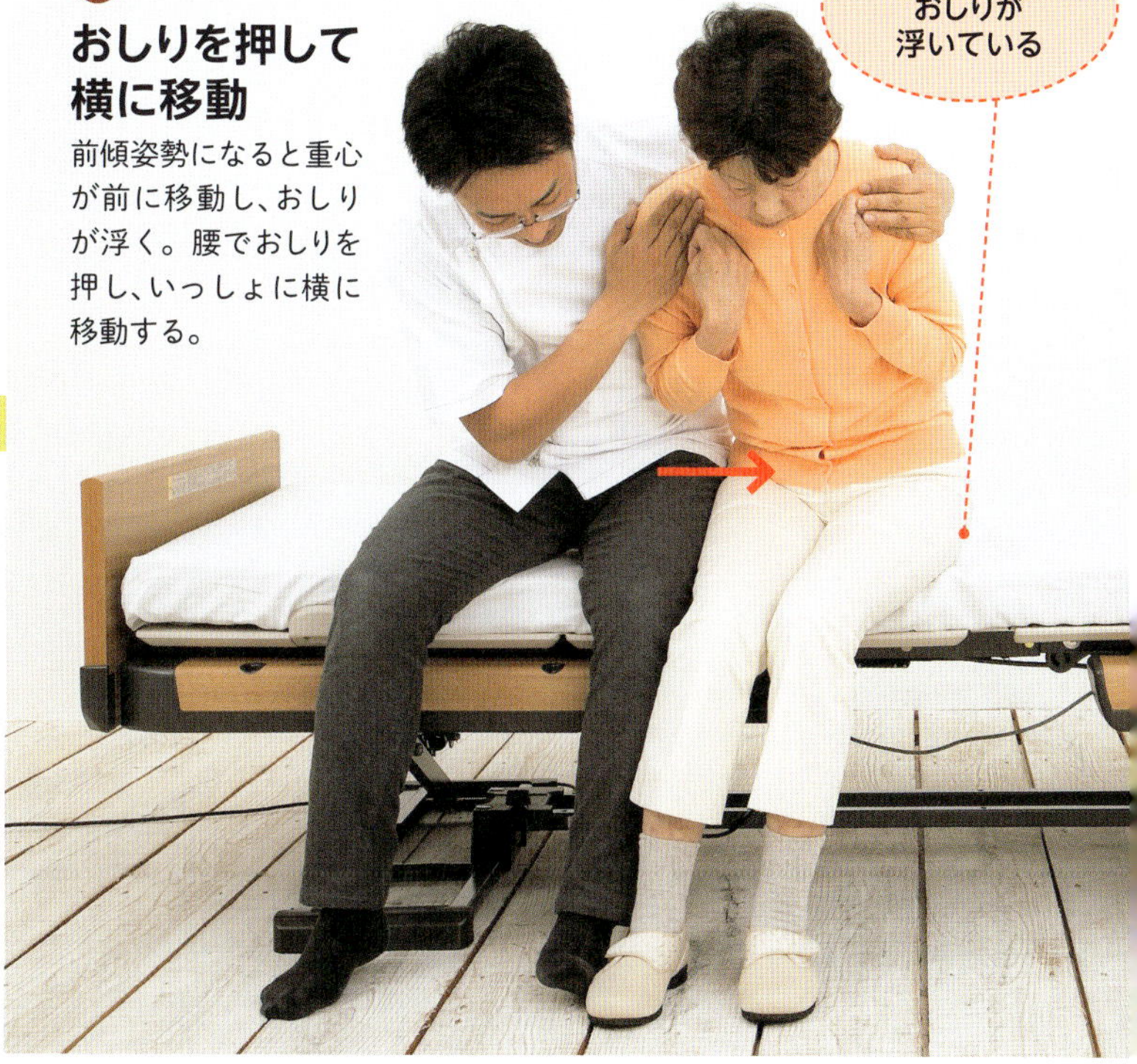
体を倒したぶん、
おしりが
浮いている

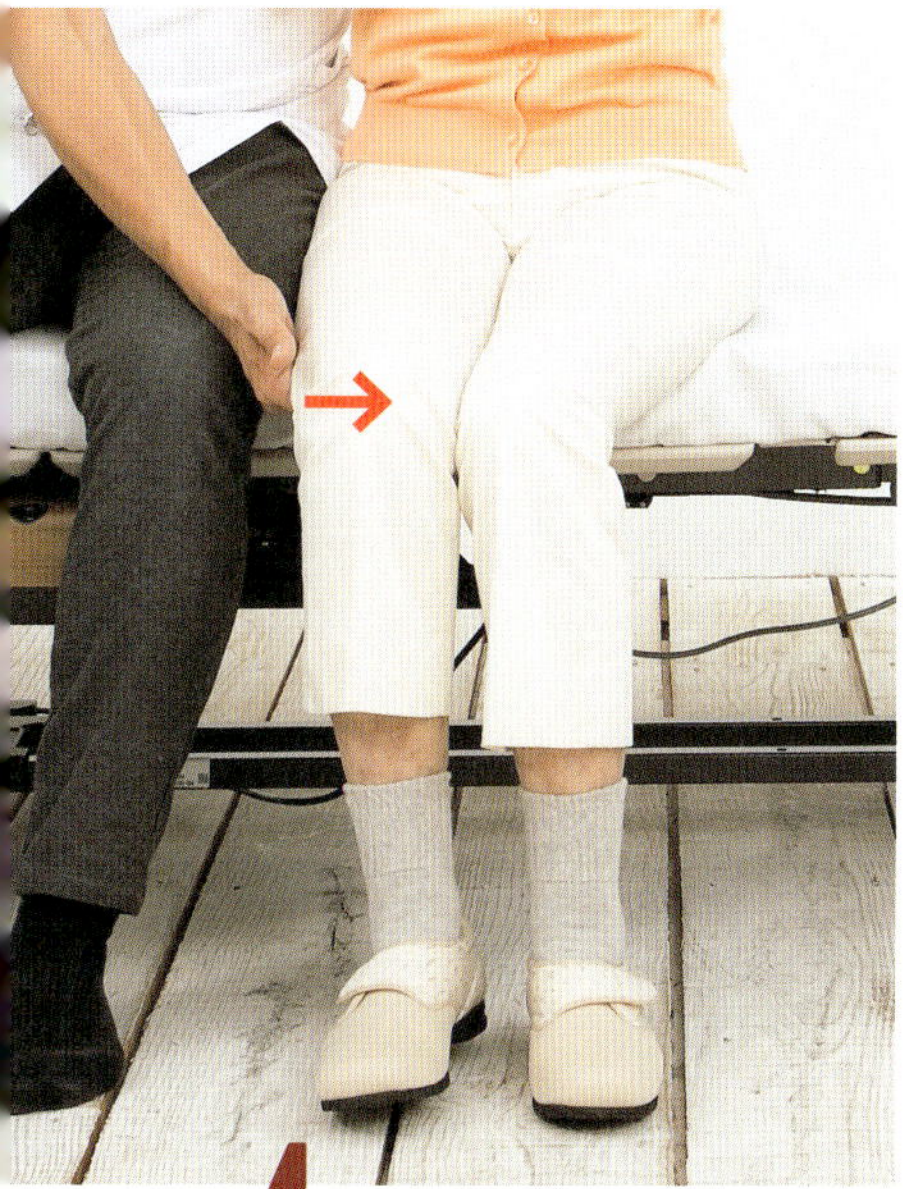

4 足の位置を調整

足がもとの位置のままなので、ひざを押して直す。重心が足から離れているので、簡単に動く。

ベッド上の移動

スライディングシートを上方にすべらせる

スライディングシートが手もとにあるときは、積極的に使いましょう。
上方への移動がラクにでき、家庭で介護している家族にもおすすめです。

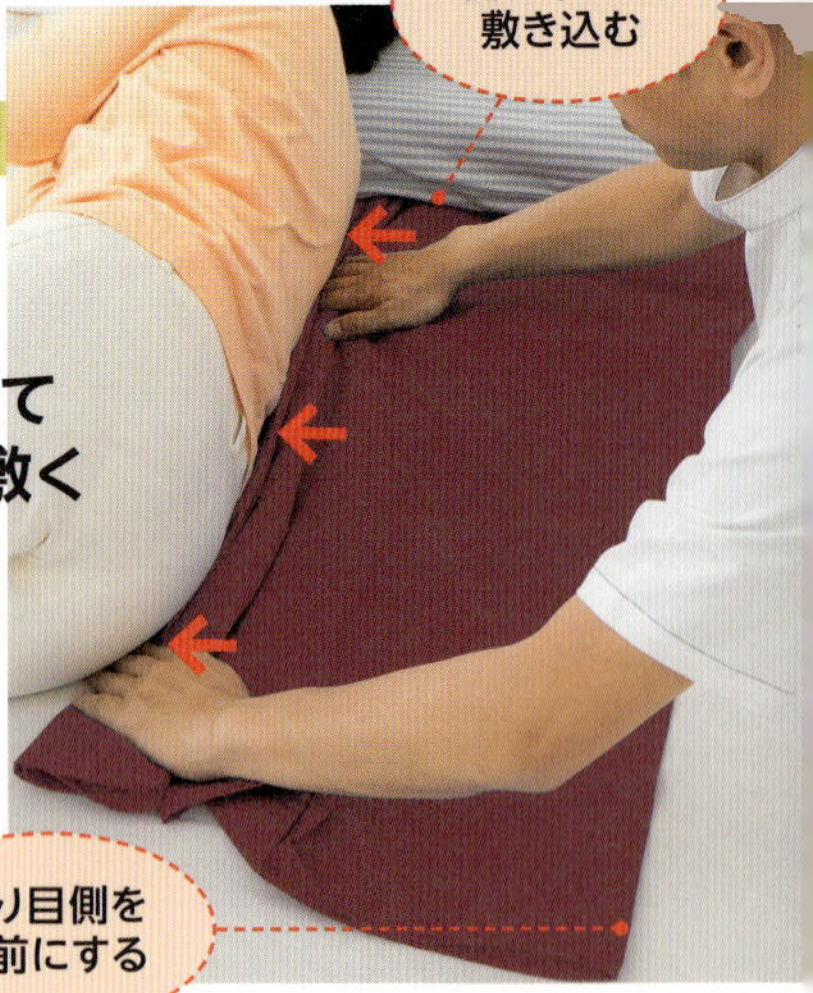
枕の下にも
敷き込む
折り目側を
手前にする

1 シートを折って体の手前に敷く

横向き（側臥位《そくがい》）に寝返りし、半分に折ったシートを手前に敷く。

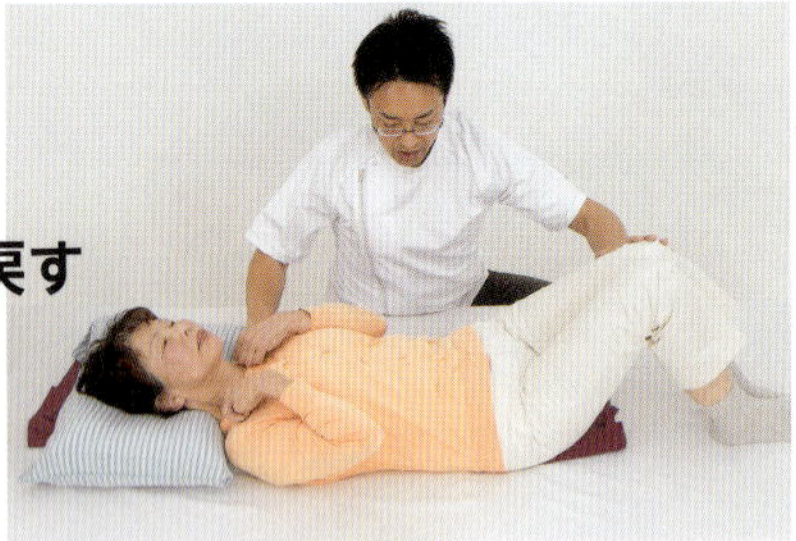

2 寝返りであお向けに戻す

ひざを立て、肩を動かし、あお向け（仰臥位《ぎょうがい》）にする。シートに体がのる。

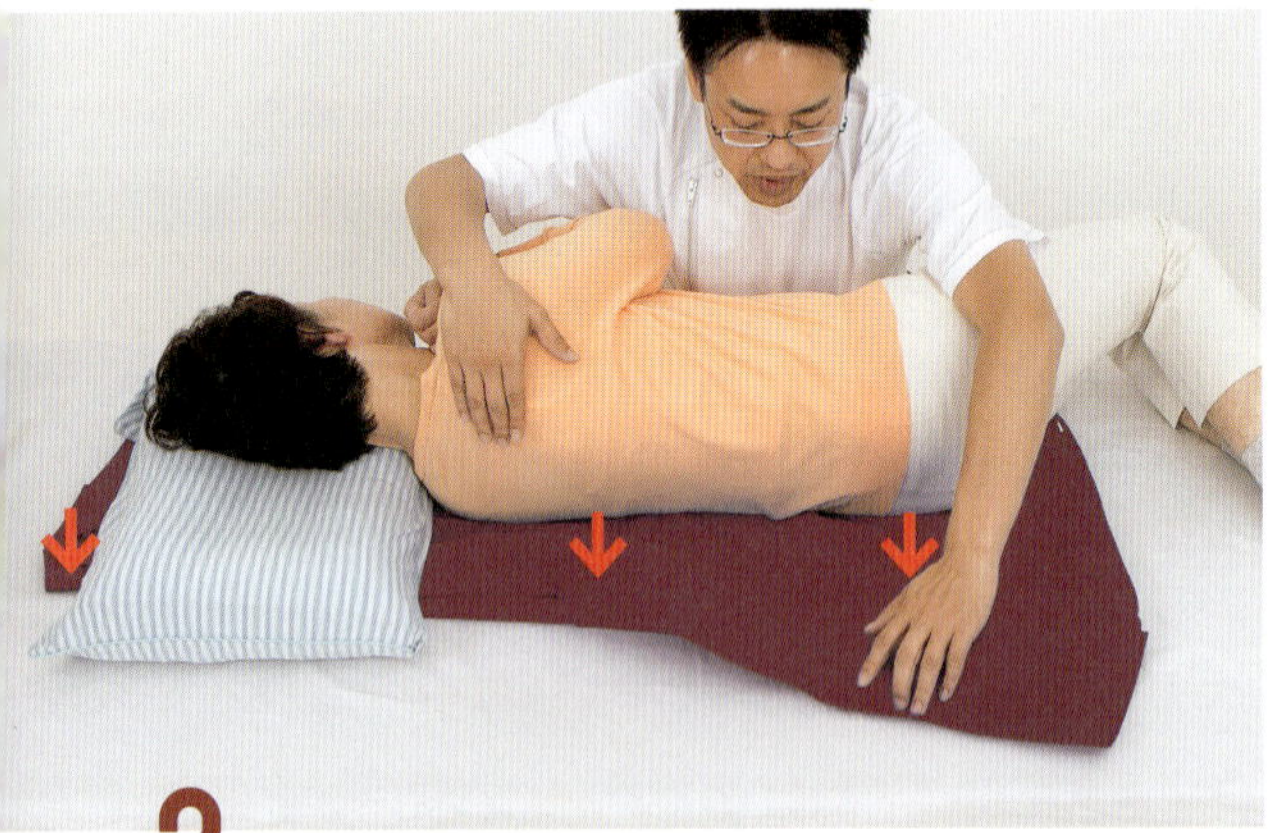

3 手前に寝返りし、奥にシートを敷く

介助者側に寝返りしてもらい、折ったシートを広げて、体全体がのるようにする。

体の向こう側に敷くと、腰痛の原因に！

体を介助者側に向けた側臥位だと、介助者は前かがみにならざるをえず、腰を傷める。

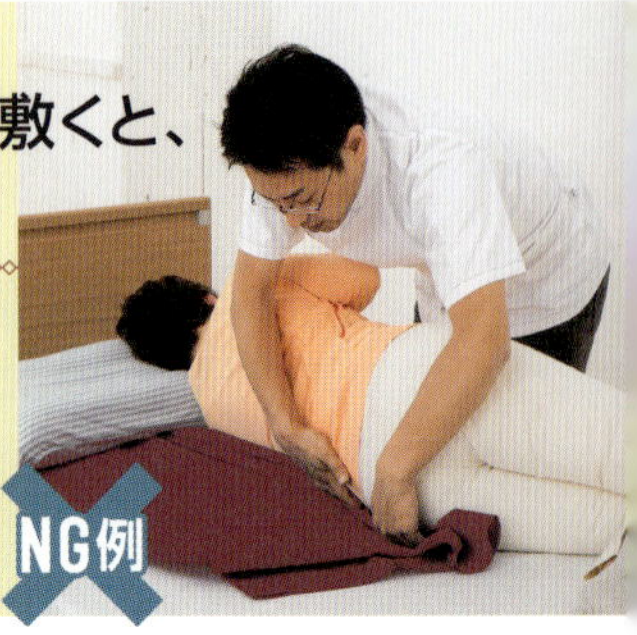
NG例

Column

側方移動には手袋が役立つ

体をベッド上で横にずらすには、マルチグローブ（→P88）が便利です。手にマルチグローブをはめ、動かしたい側のベッドサイドに立ちます。手を下肢《かし》の下に入れ、手前に引きましょう。次に骨盤《こつばん》、最後に肩から頭部の順に、手前に動かします。体を3つの部位に分けて移動させるのがコツです。

摩擦がなく体に負担をかけない

プロにも家庭でもおすすめの福祉用具に、**スライディングシートがあります。**よくすべる素材のシートで、体とマットレスのあいだに入れて使います。力を入れずに、マットレスと皮膚がすれることもなく、簡単に体を動かせます。**ポイントは、体だけでなく枕も、シートの上にのせることです。**枕から腰までのる大きなサイズを選びましょう。

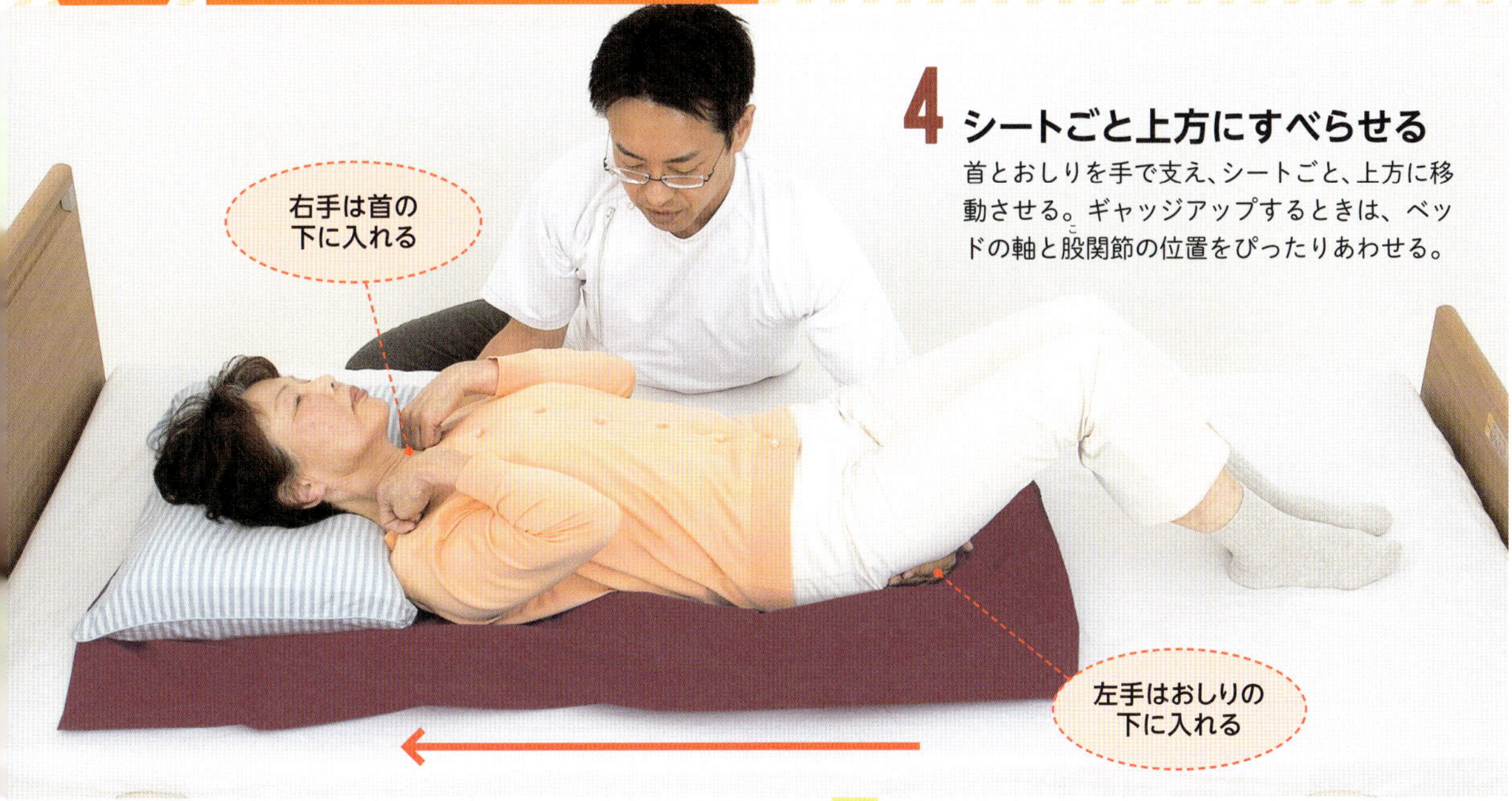
右手は首の
下に入れる
左手はおしりの
下に入れる

4 シートごと上方にすべらせる

首とおしりを手で支え、シートごと、上方に移動させる。ギャッジアップするときは、ベッドの軸と股《こ》関節の位置をぴったりあわせる。

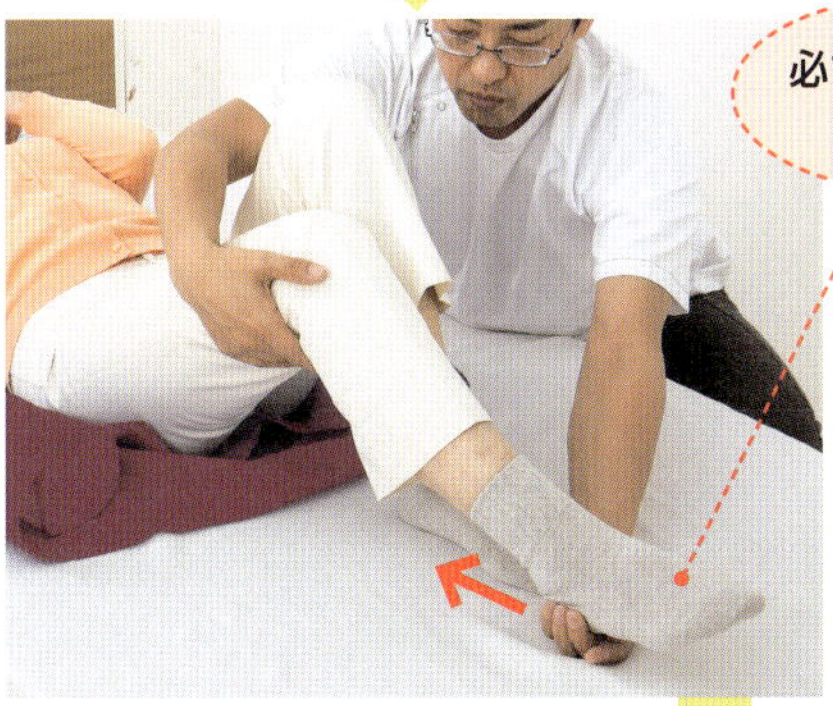
必ず片足ずつ
動かす

5 足を上にずらす

かかとを引きずらないよう注意して、足も上にずらす。

足を引くと、かかとに褥瘡ができる

かかとは、褥瘡《じょくそう》（→P70）のできやすい部位。かかとを引きずって足を動かすと、マットレスでこすれて褥瘡の危険が高まる。

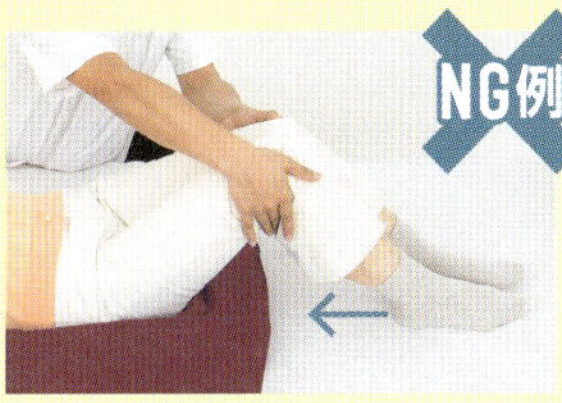
NG例

6 寝返りし、手前のシートを畳む

向こう向きの側臥位になるよう寝返りし、手前側のシートを畳み込む。

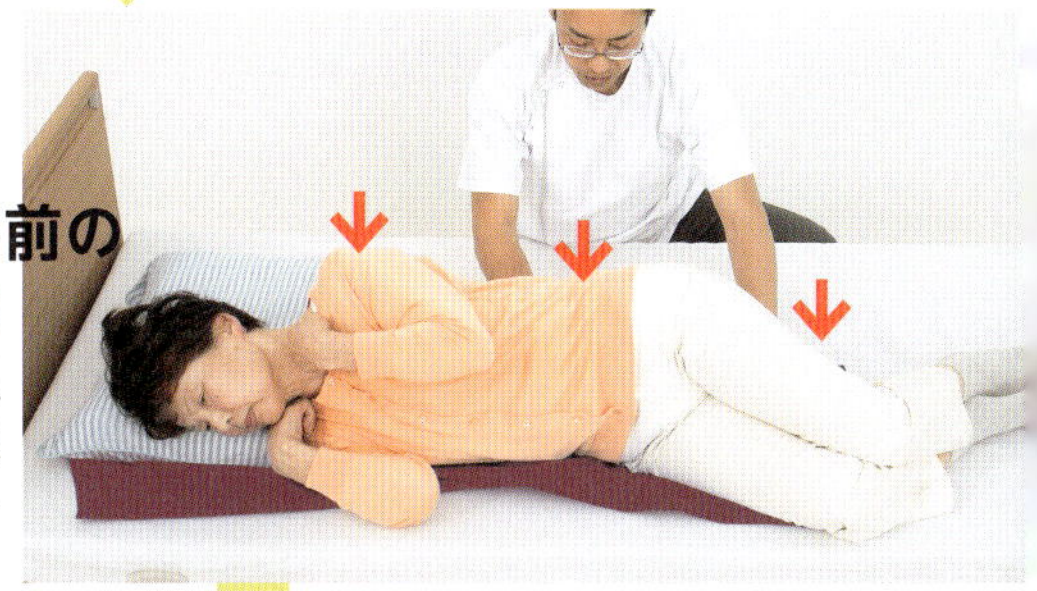

7 再び寝返りし、シートを抜く

仰臥位、手前向きの側臥位の順に寝返りし、シートをよける。

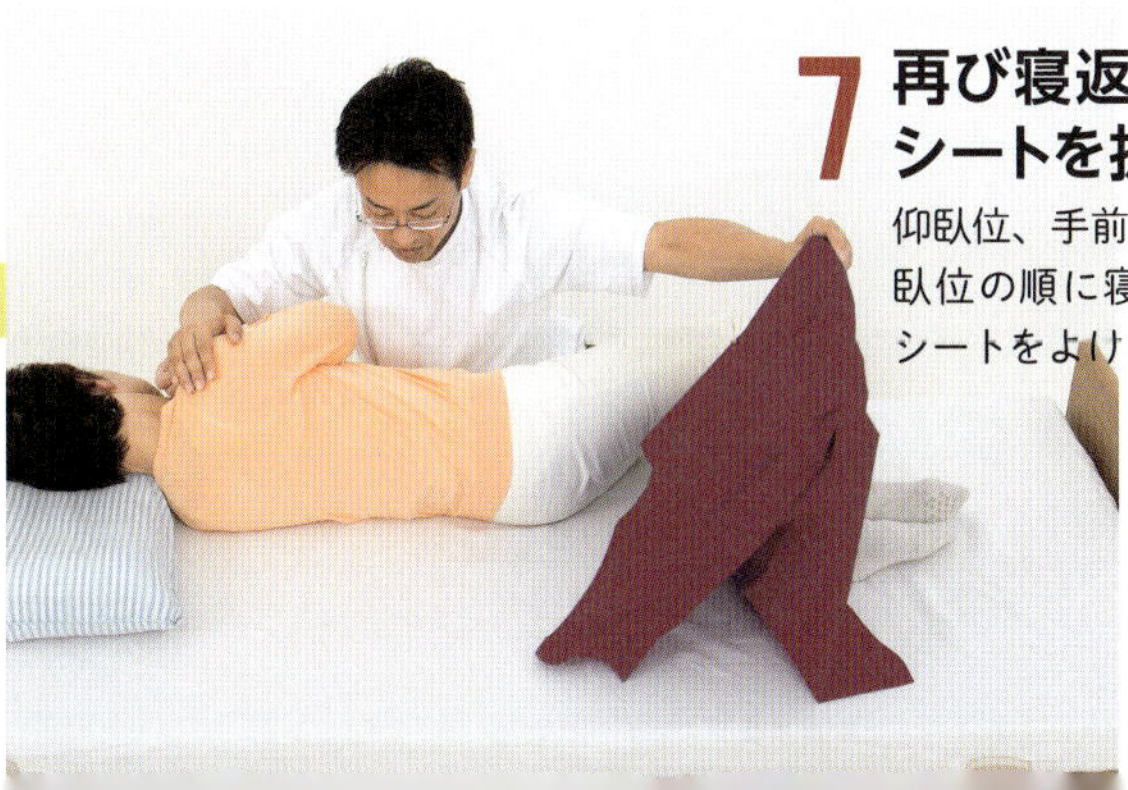

After

再び仰臥位に寝返り。股関節とベッドの軸があう位置に、移動できた。

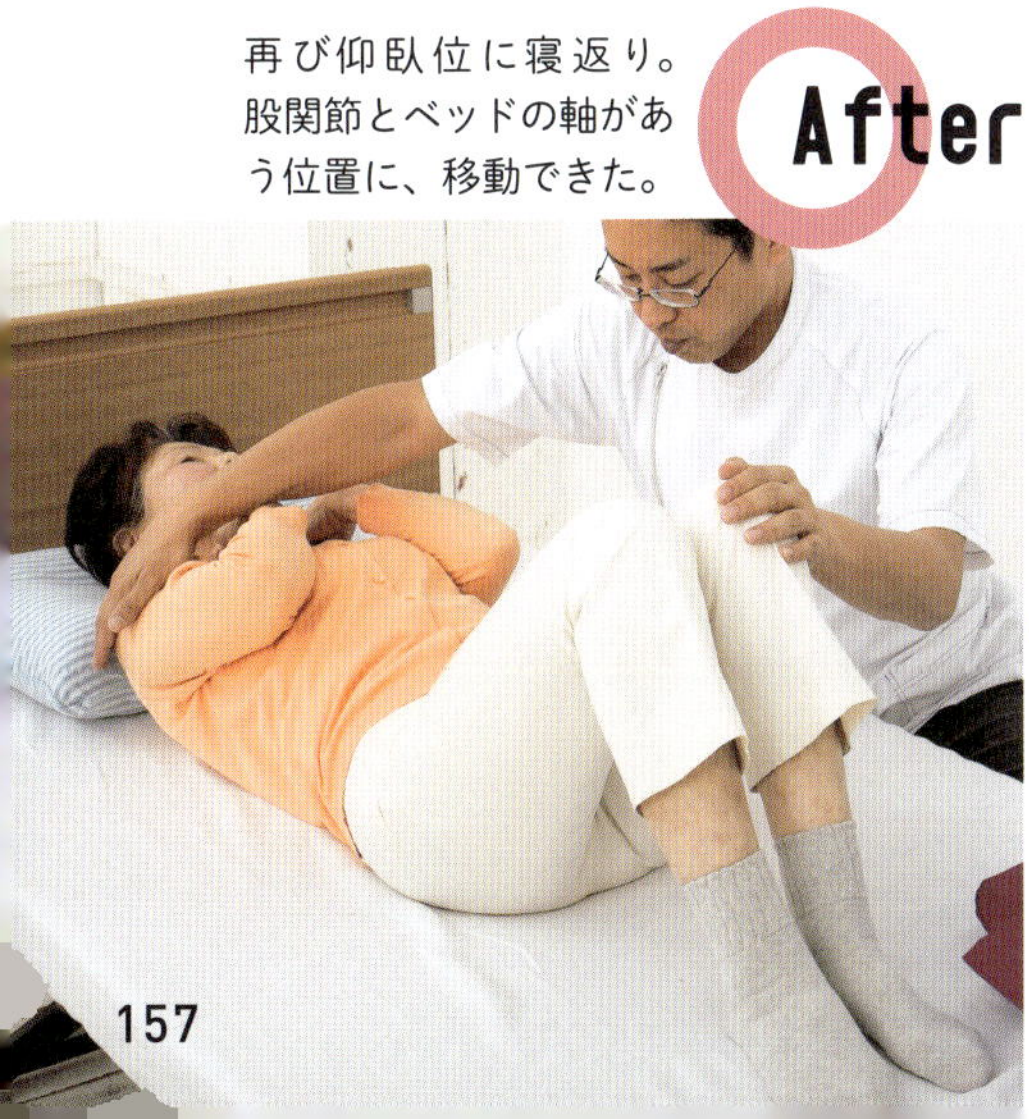

移乗
〈予防的ケア〉

立って移乗することで体の機能を保つ

ラクに移乗するという意味では、移乗法のバリエーションは数多くあります。ただし体の機能を保つには、一度立ち上がる方法がもっとも適しています。

まっすぐ立つことで足の筋肉を保てる

　ベッドから車椅子に移るとき、体を抱えて力ずくでおこなうと、筋肉の緊張が高まります。転倒の危険もあります。負担の少ない安全な介助法を、身につけておきたいものです。

　ポイントのひとつは、ベッドの端から立ち上がるとき、一度前傾《ぜんけい》姿勢にすることです。重心を体の前方に移すと、てこの原理でおしりが浮き、簡単に立ち上がれます。

　もうひとつ大切なのが、一度しっかりと立ってもらうことです。足や背など、起立するための筋肉がしっかりと働き、機能低下を防げます。

　立った後で体の向きを変えるときは、一歩ずつ足を動かして。動かしたい足の反対側に重心を移すと、足が自然と前に出ます。

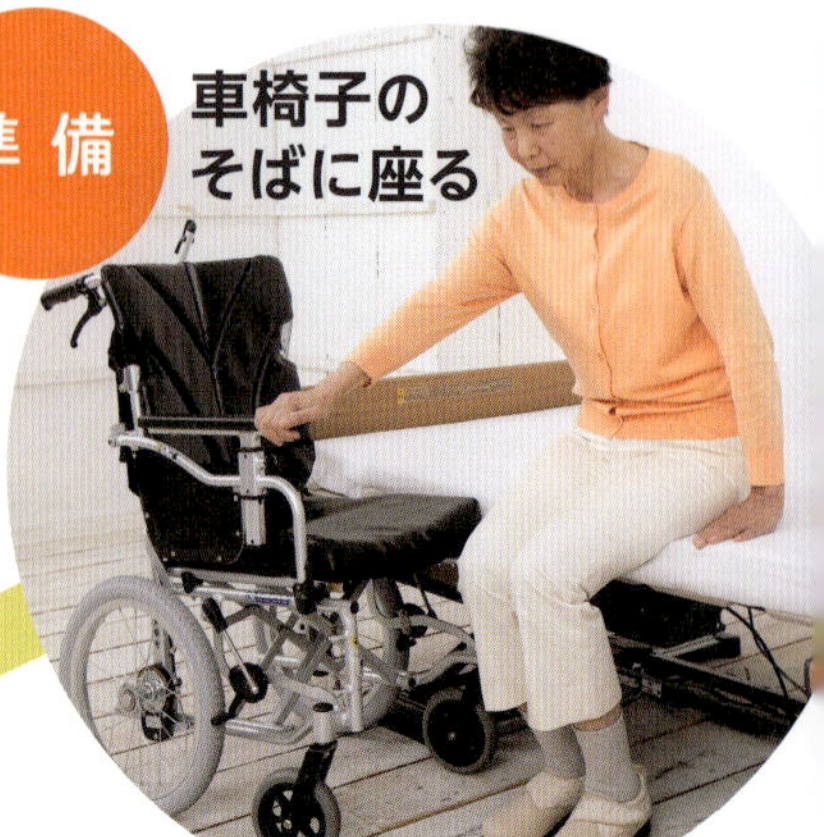

準備　車椅子のそばに座る

体を起こしてベッドの端に腰かけ、すぐそばに車椅子をつける。

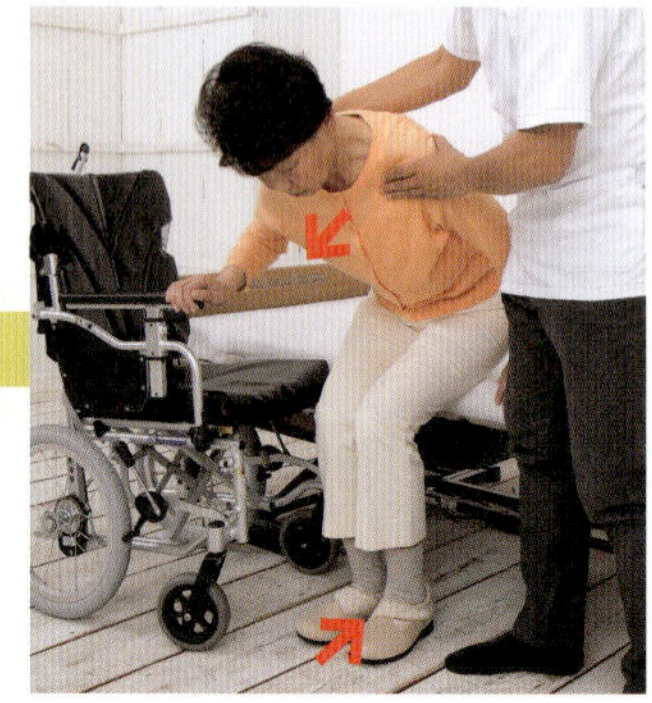

1　足を引いて体を前に倒す

足を後ろに引き、上体を倒す。重心が移動し、おしりが浮く。

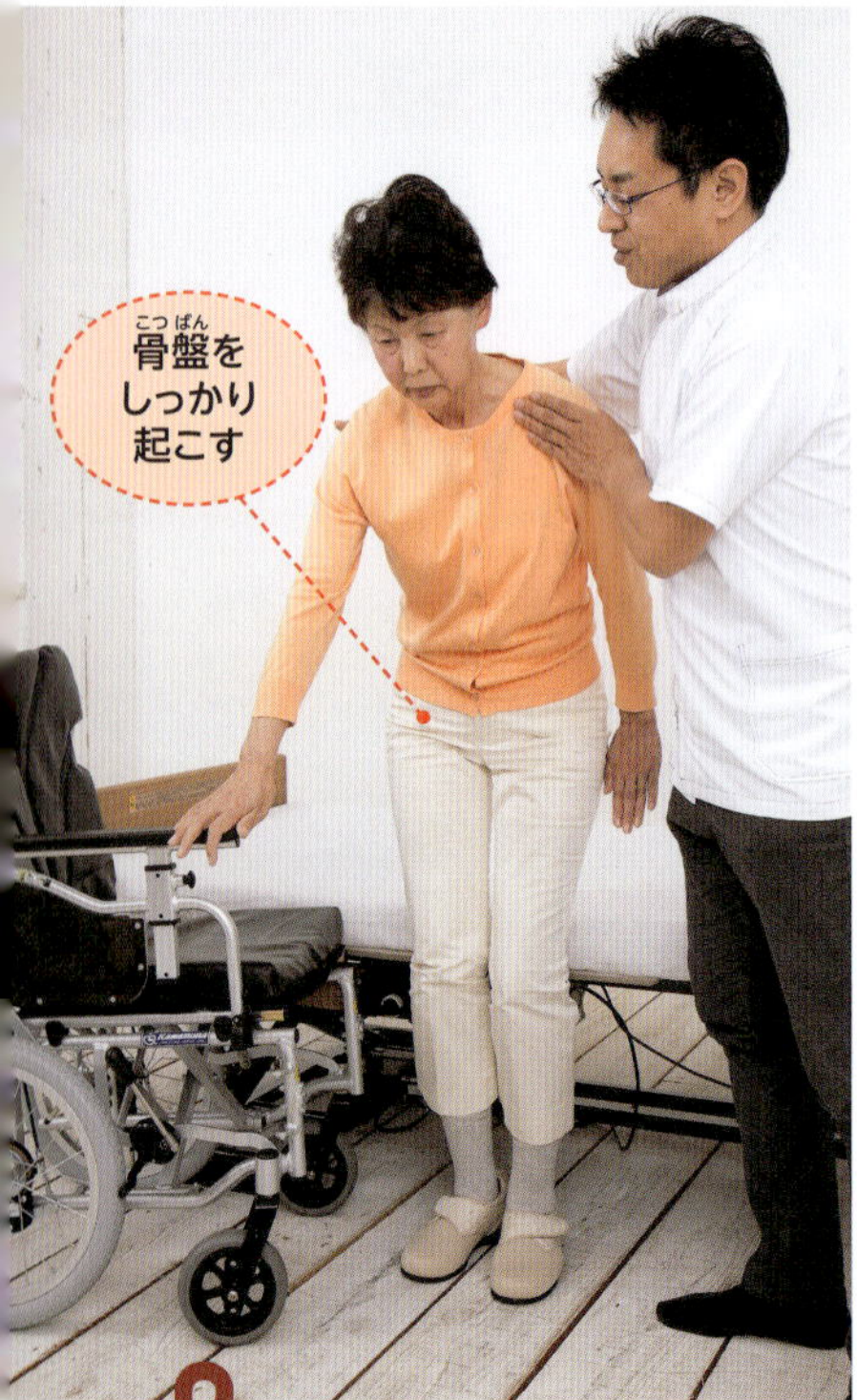

2　まっすぐ立つ

車椅子のひじ受けを支えにしながら、まっすぐに立つ。

いつもの介護をチェック！

中腰での移乗は、残存機能を奪う

　腰を浮かせて体をまわせば、移乗《いじょう》はラク。しかしこれを続けると体の機能が低下し、やがて立てなくなる。面倒でもまっすぐ立ってもらうことが大切だ。

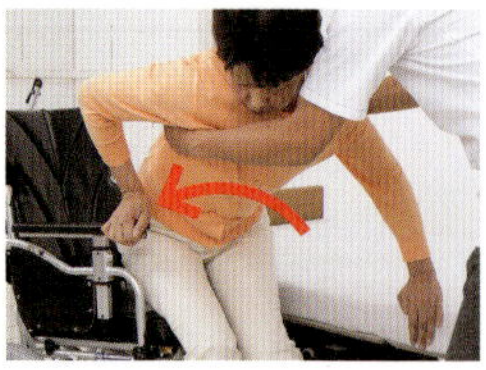

3 介護者に体を寄せる

右の足を出すため、重心を介助者側に寄せる。これで足が自然と出る。

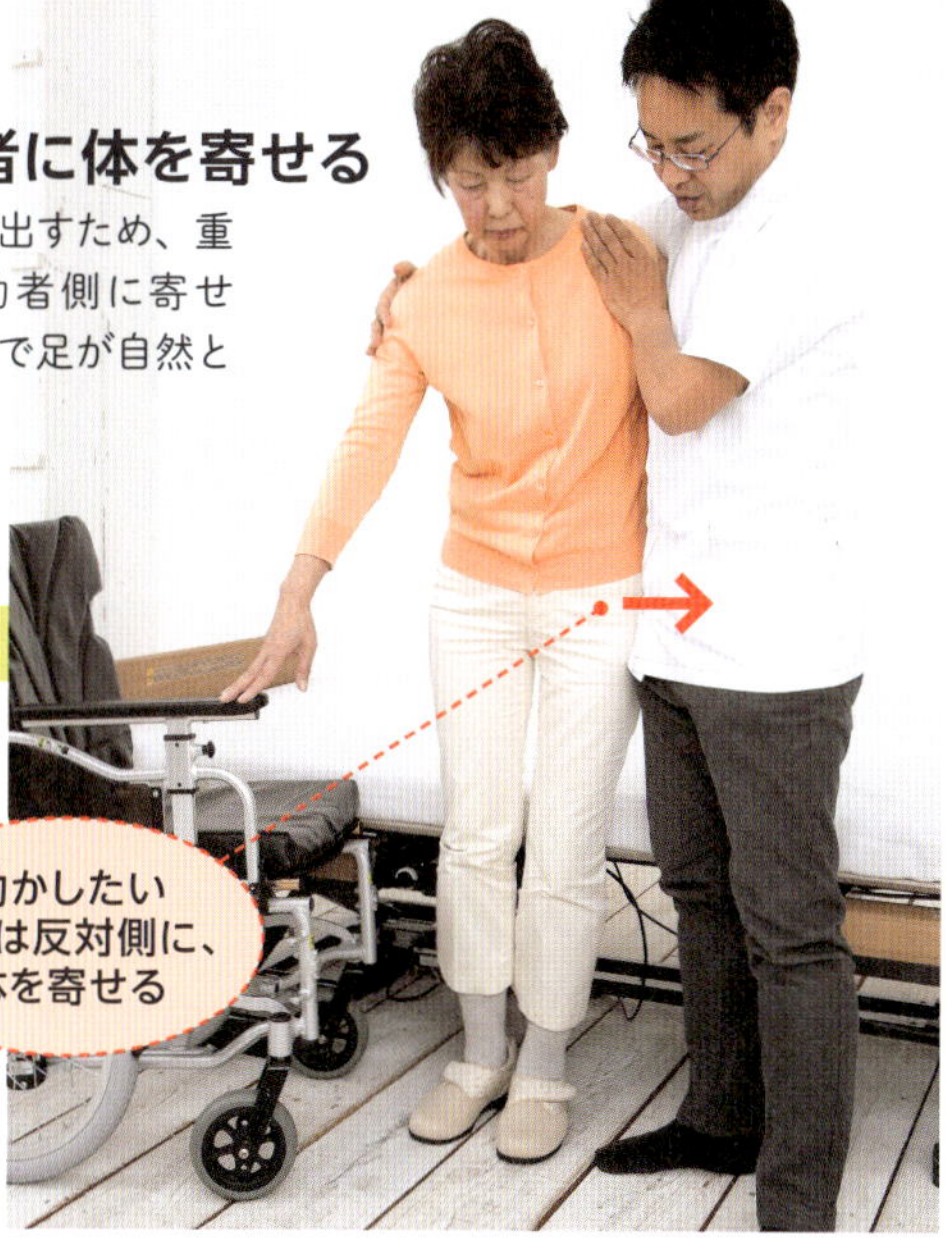
動かしたい
足とは反対側に、
体を寄せる

4 右足を出してもらう

右足を軽くたたいて促し、車椅子の前に一歩踏み出してもらう。

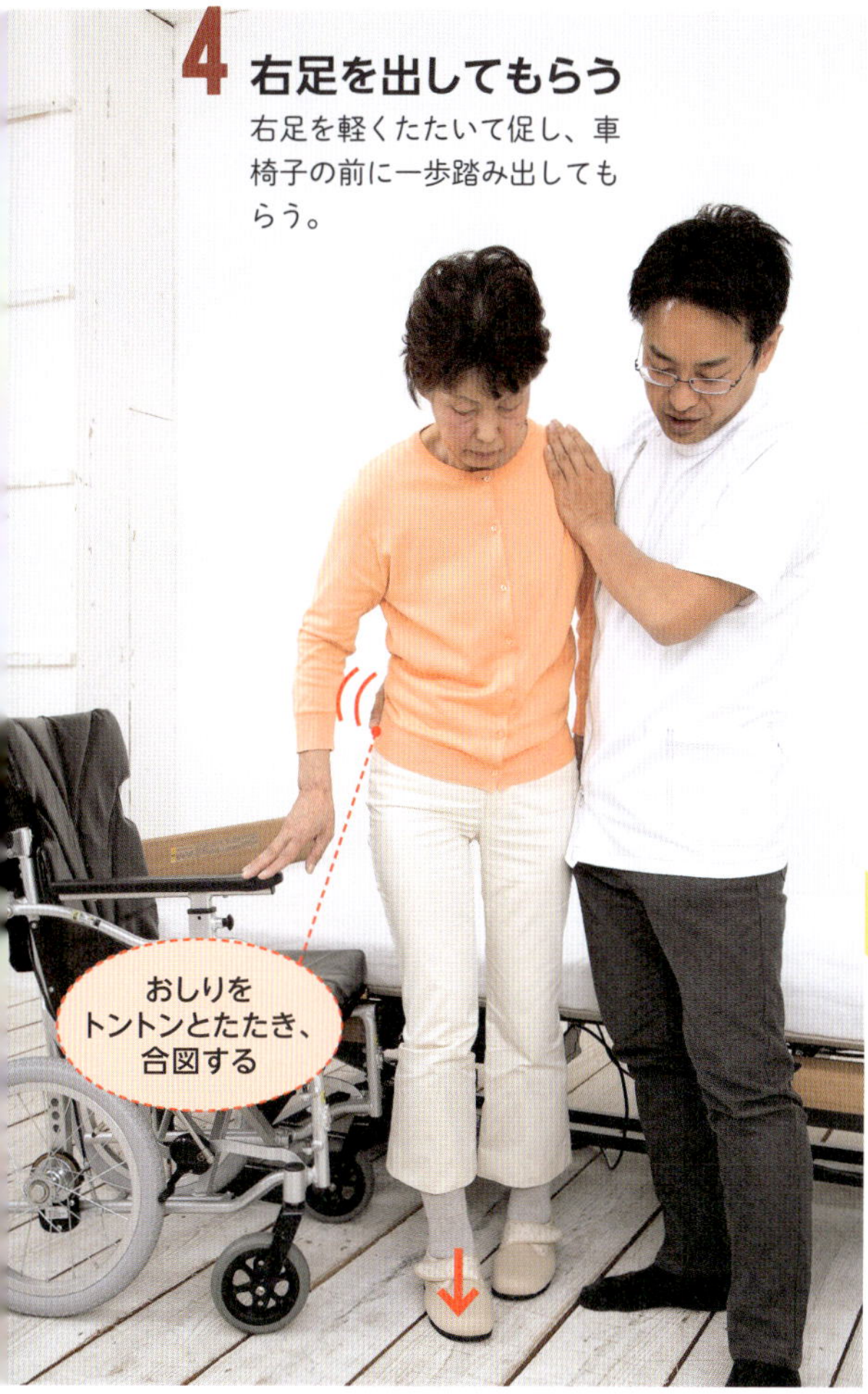
おしりを
トントンとたたき、
合図する

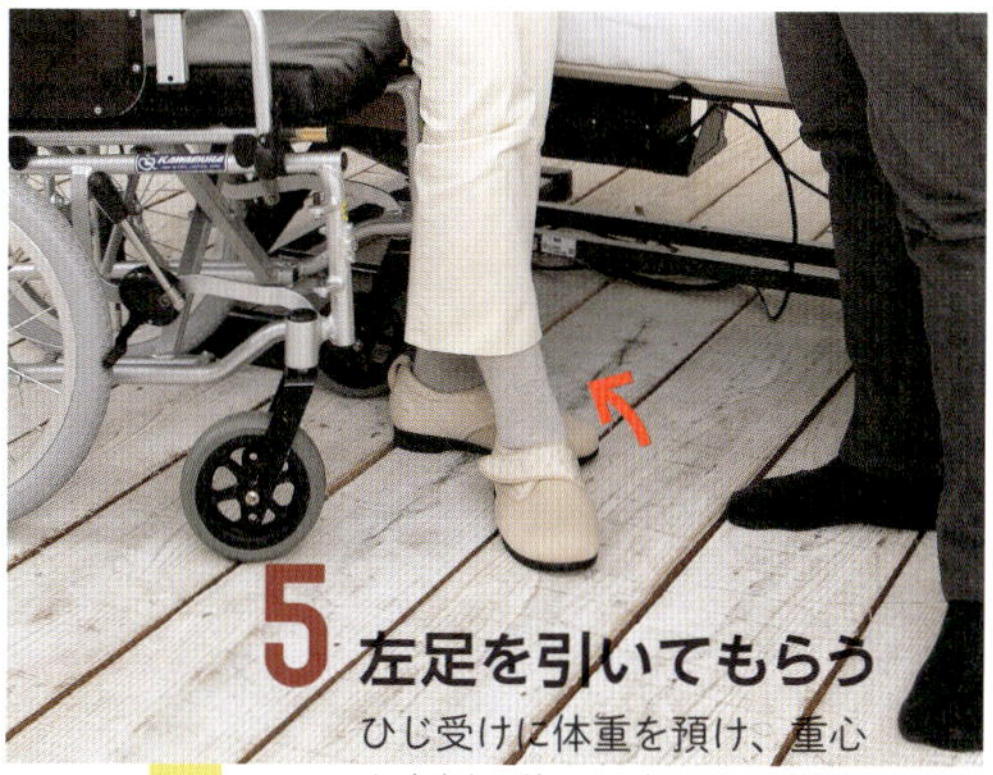

5 左足を引いてもらう

ひじ受けに体重を預け、重心を右側に移し、左足を手前に引く。これで両足が揃う。

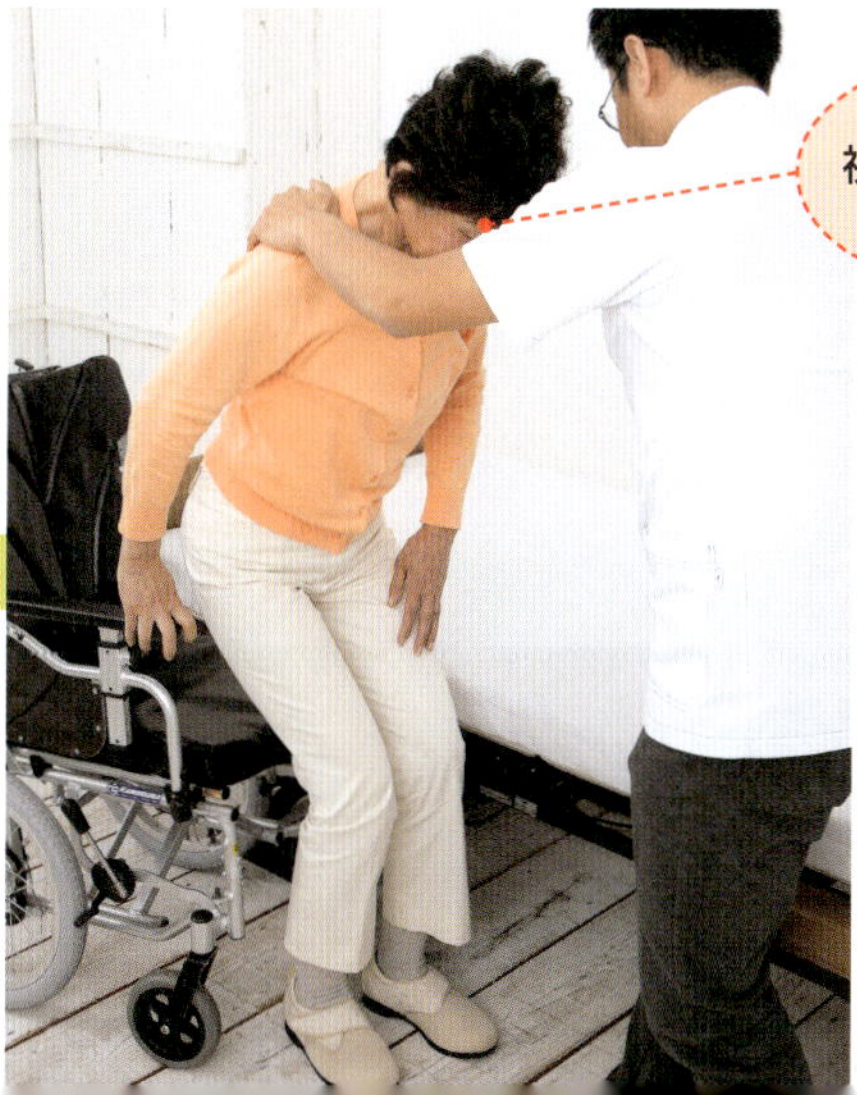
足もとに
視線を向けると、
ゆっくり座れる

6 ゆっくり座る

車椅子に腰かける。ドスンと座ると脊椎《せきつい》（背骨）の負担になるので、ゆっくりと座る。

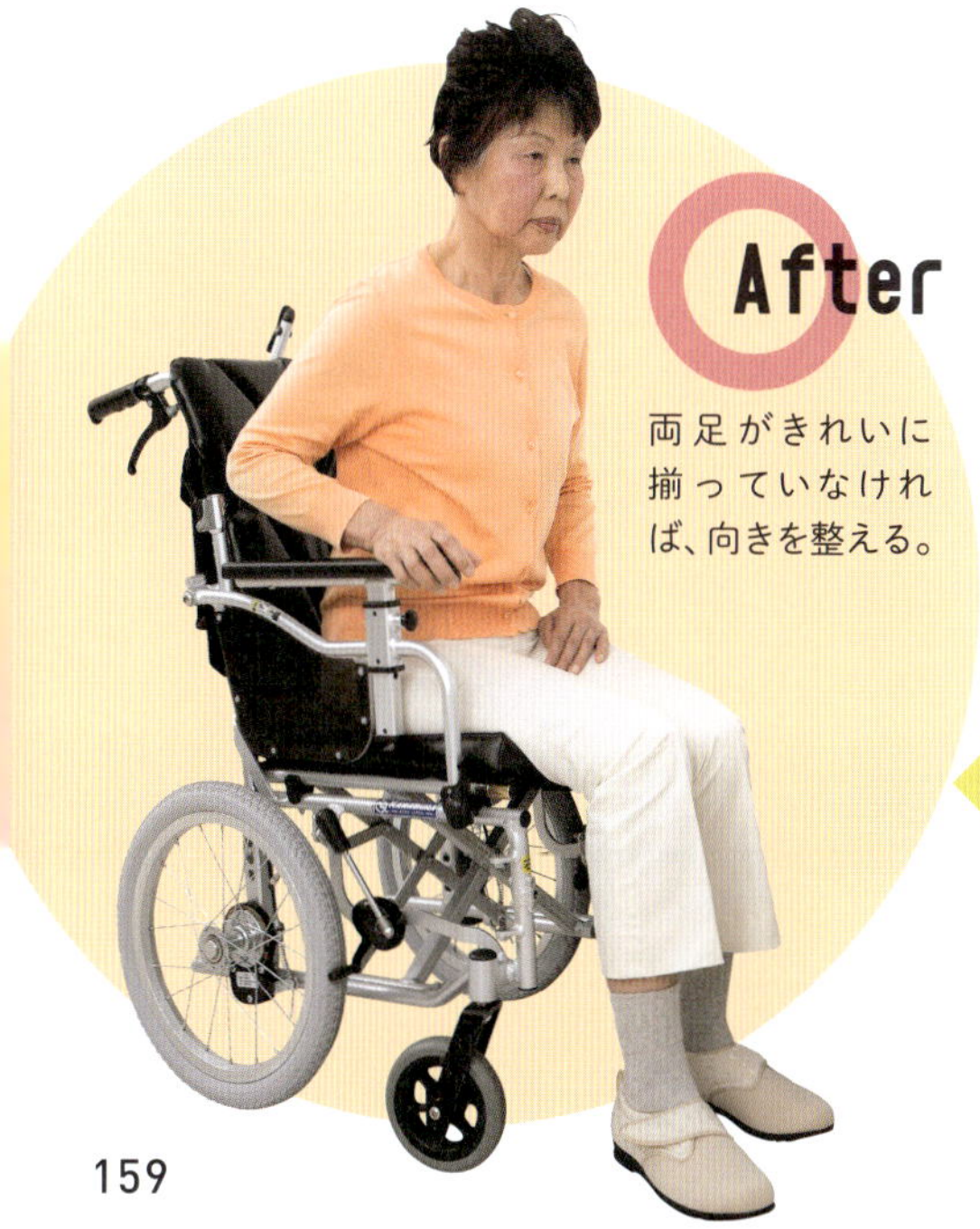

After

両足がきれいに揃っていなければ、向きを整える。

移乗
〈予防的ケア〉

立ち上がりの補助だけでベッドに移乗する

車椅子からベッドに移るときの方法は、車椅子への移乗法と同じ原理。体の機能がまだ十分に残っている人には、柵を使って立つ方法もあります。

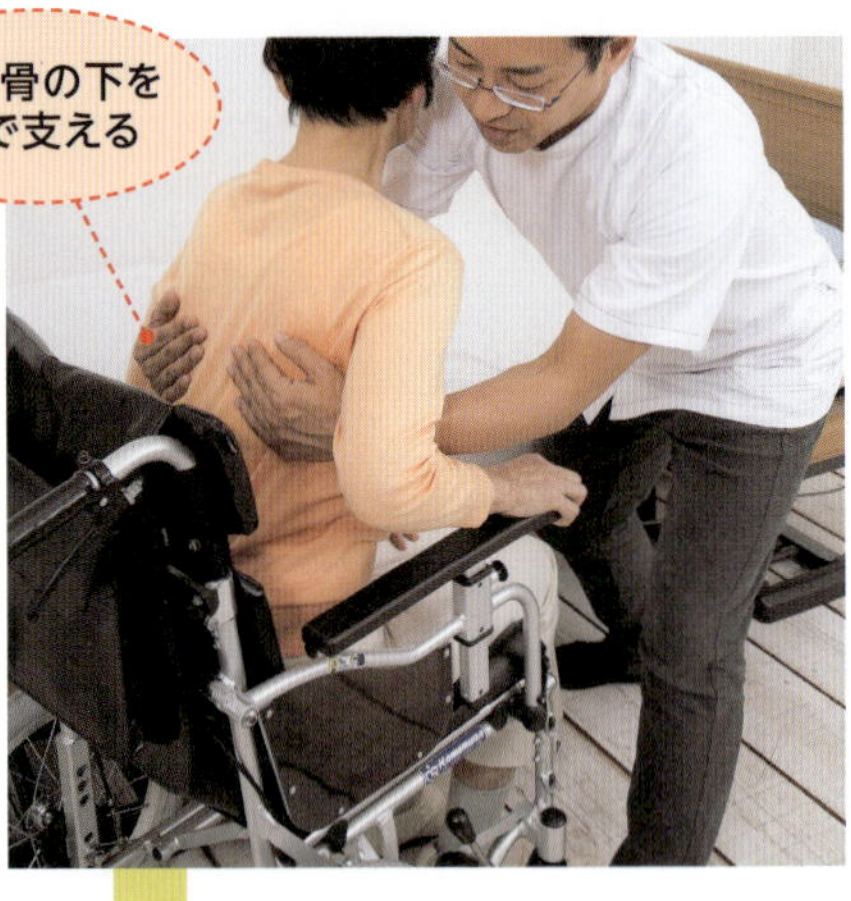

肩甲骨の下を
手で支える

1 ひじ受けを持ち、足を引く

介助者は前に立ち、両手を肩甲骨《けんこうこつ》の下にまわす。足はできるだけ手前に引いてもらう。

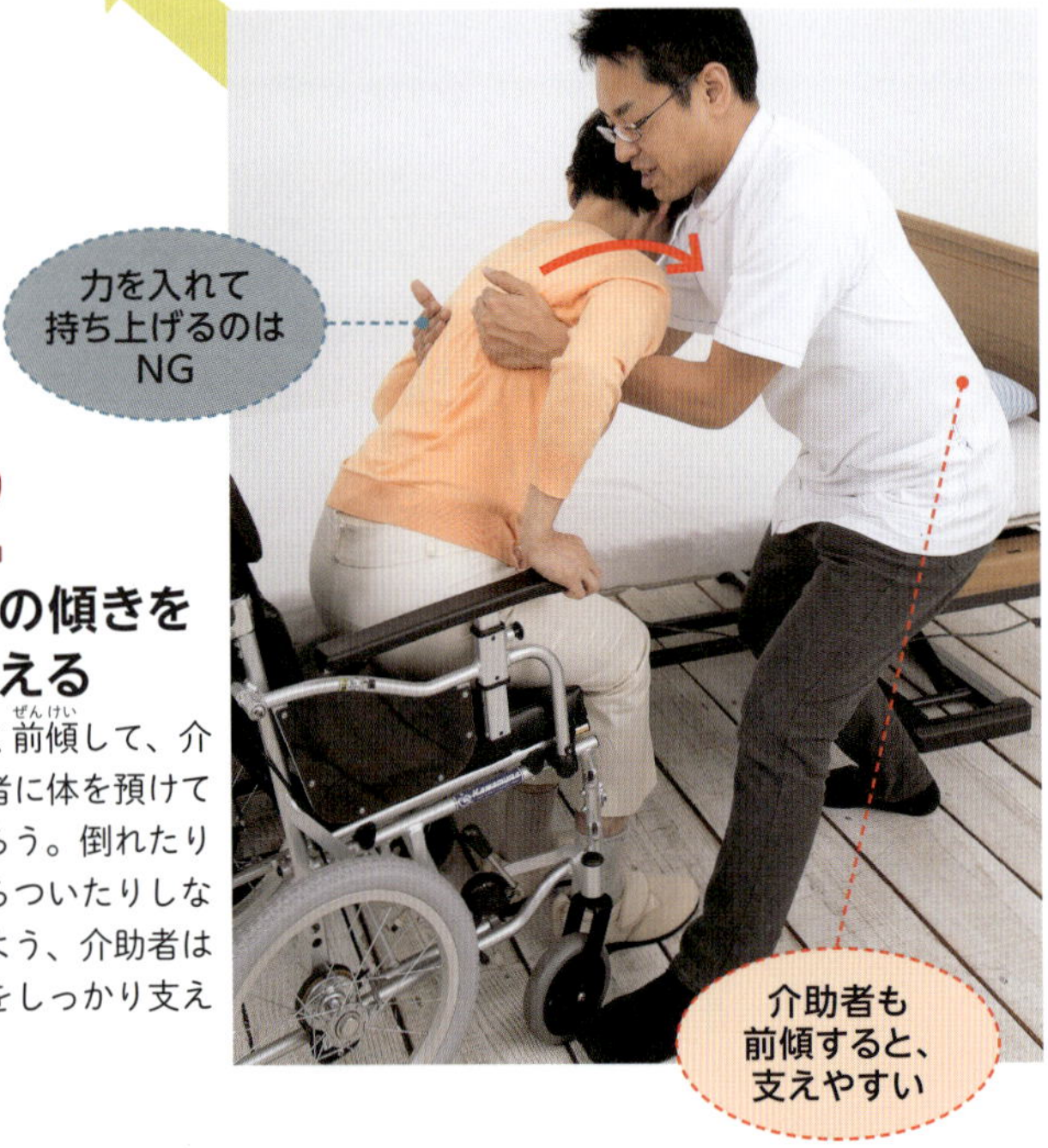

力を入れて
持ち上げるのは
NG
介助者も
前傾すると、
支えやすい

2 体の傾きを支える

深く前傾《ぜんけい》して、介助者に体を預けてもらう。倒れたりぐらついたりしないよう、介助者は体をしっかり支える。

3 まっすぐ立つ

介助者につかまりながら、一度まっすぐ立ってもらう。

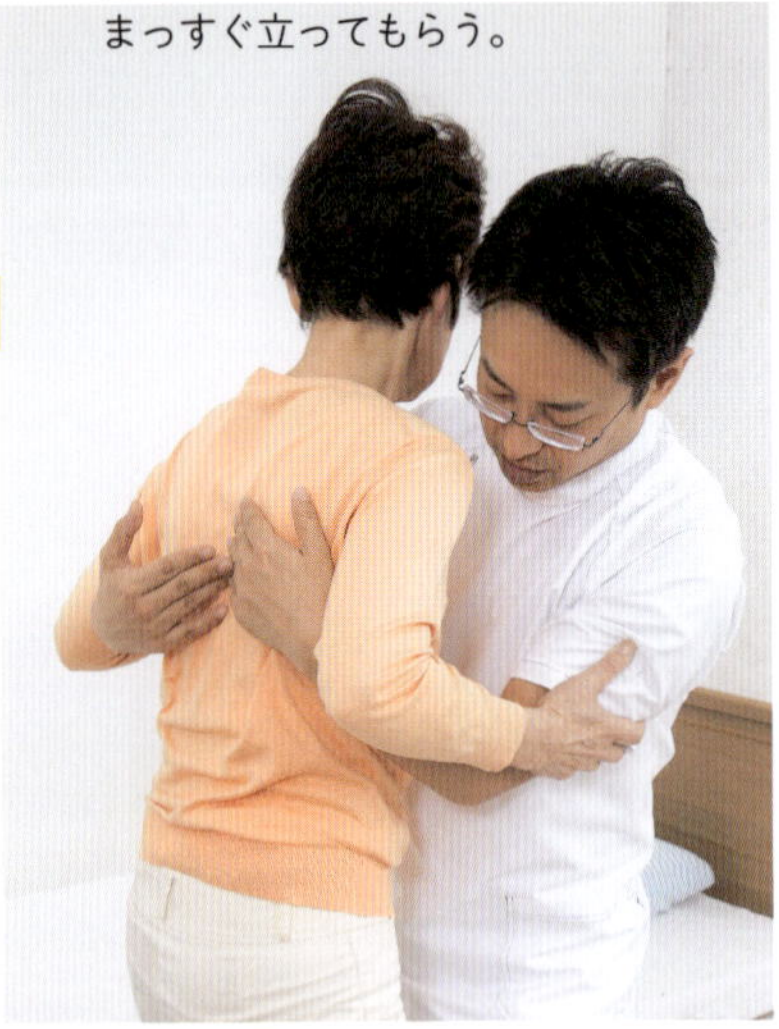

前傾して立ち、角度を変えてベッドへ

車椅子からベッドへの移乗《いじょう》も、ベッドから車椅子への移乗と、考えかたは同じです。車椅子から降りるときも、前傾《ぜんけい》姿勢になって、重心を前方に移します。腰が浮いて、立ち上がりやすくなります。拘縮《こうしゅく》がない人、ごく初期の人は、立ったり座ったりするときに、介助者が少し手を貸してあげる程度でできます。体がかなり動く人なら、ベッドの柵につかまって、立ち上がるときの支えにすることもできます。

4 ベッド側の足を引いてもらう

ベッドに座るため、角度を変えていく。右半身に重心をかけてから、左足を一歩引く。

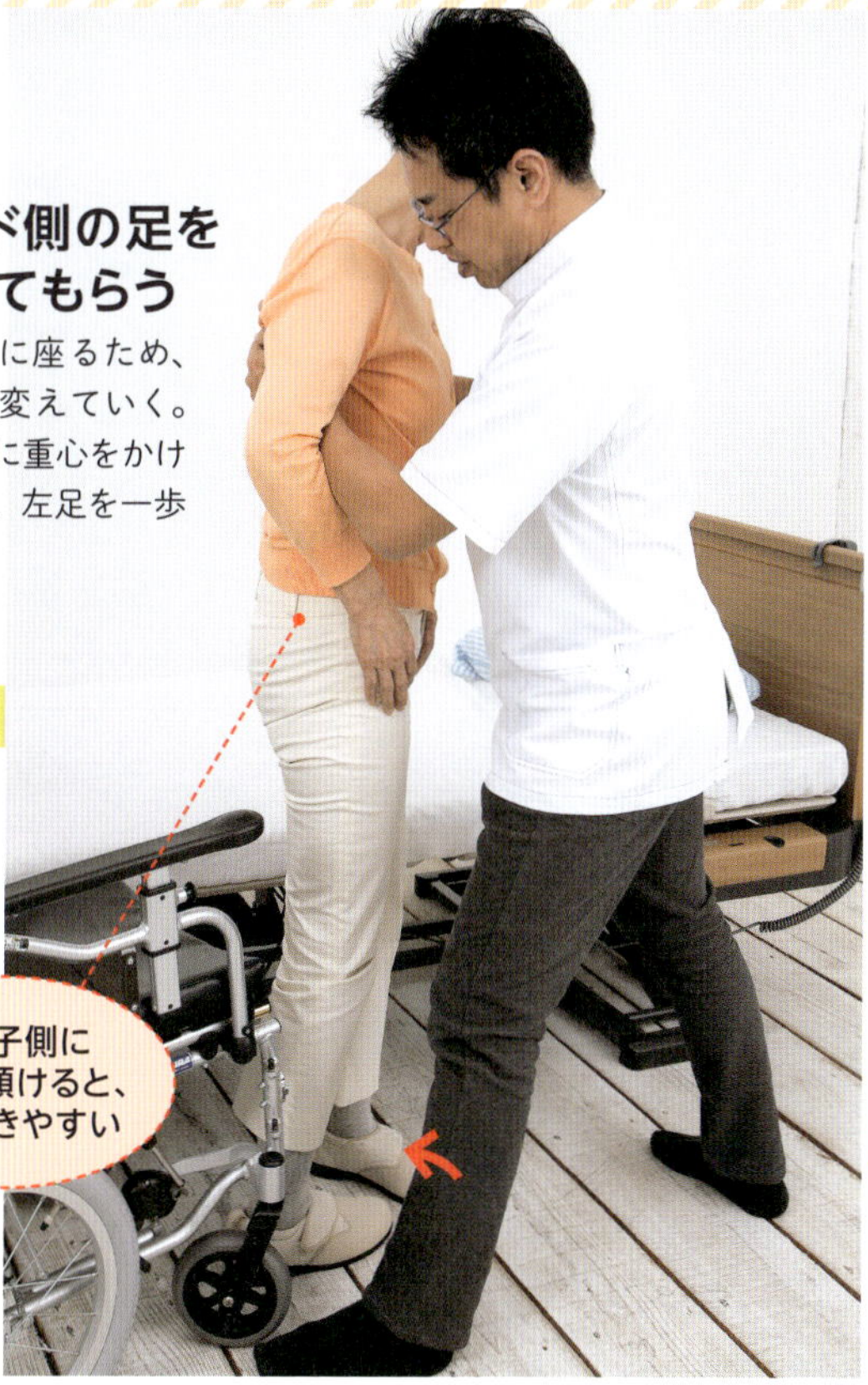
車椅子側に
重心を傾けると、
足を引きやすい

5 車椅子側の足を引いてもらう

今度は左側に重心を移し、右の足を一歩引く。これでベッドにおしりが向く。

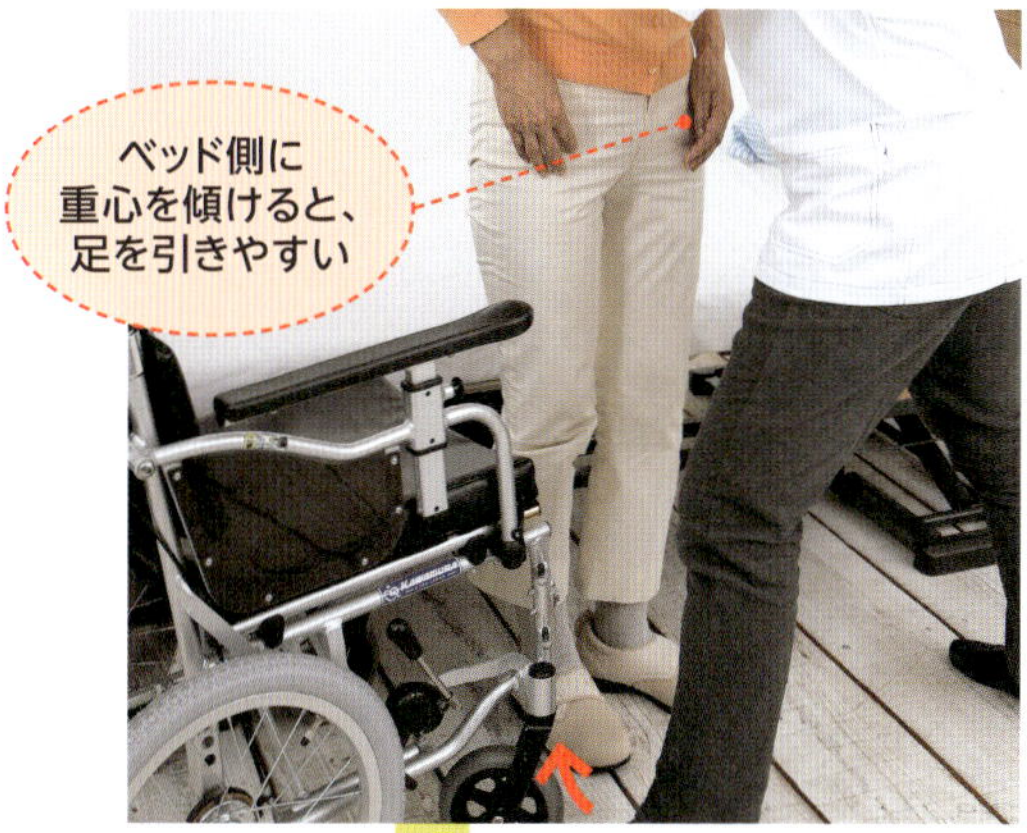
ベッド側に
重心を傾けると、
足を引きやすい

6 ゆっくり座る

足もとをのぞき込みながら、ベッドにゆっくり座る。介助者は軽く支えていればOK。

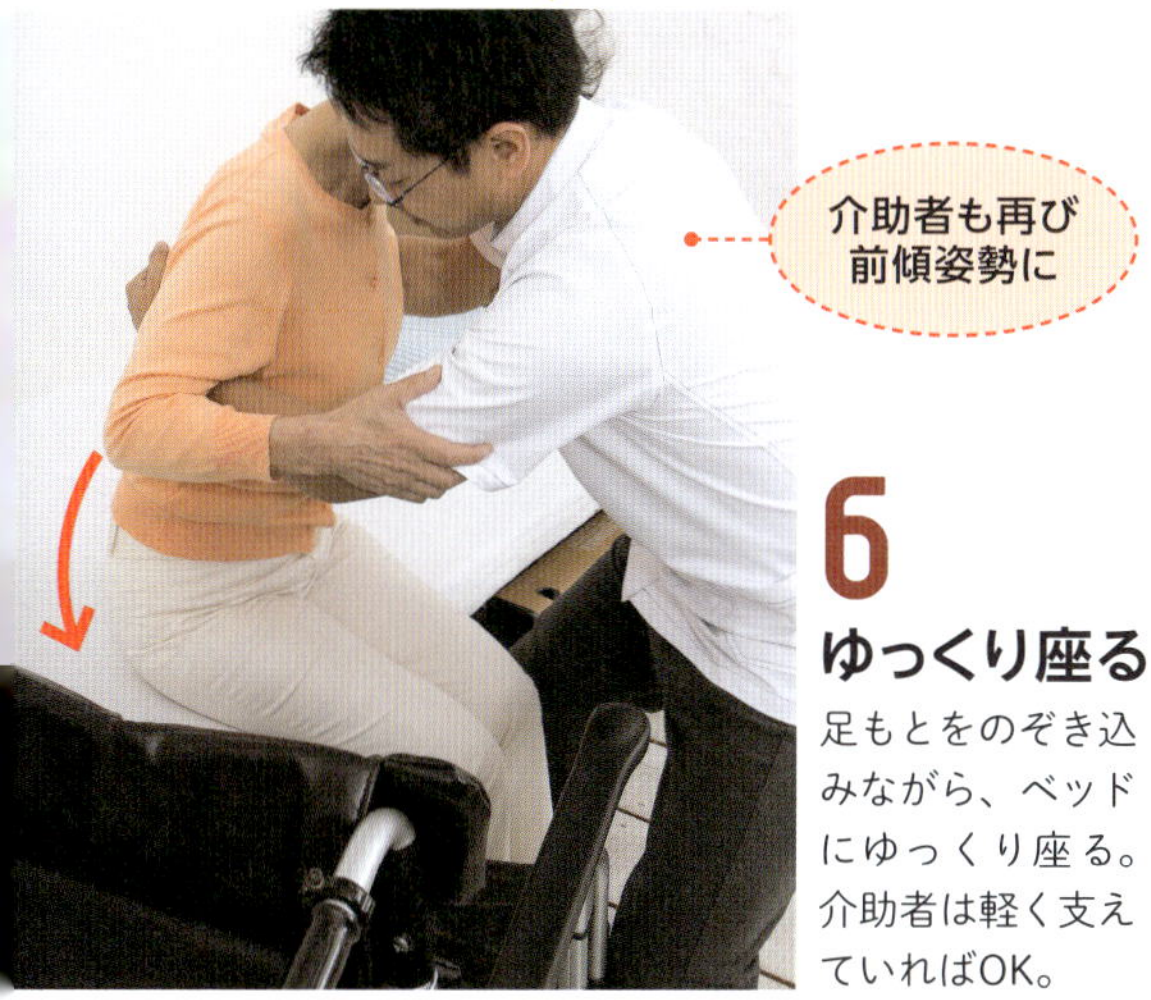
介助者も再び
前傾姿勢に

POINT 残存機能が高い人は柵をつかんで立つ

腕の力などがまだかなり残っている人は、ベッドの柵を利用して立ち上がる。残存機能を保つトレーニングになる。

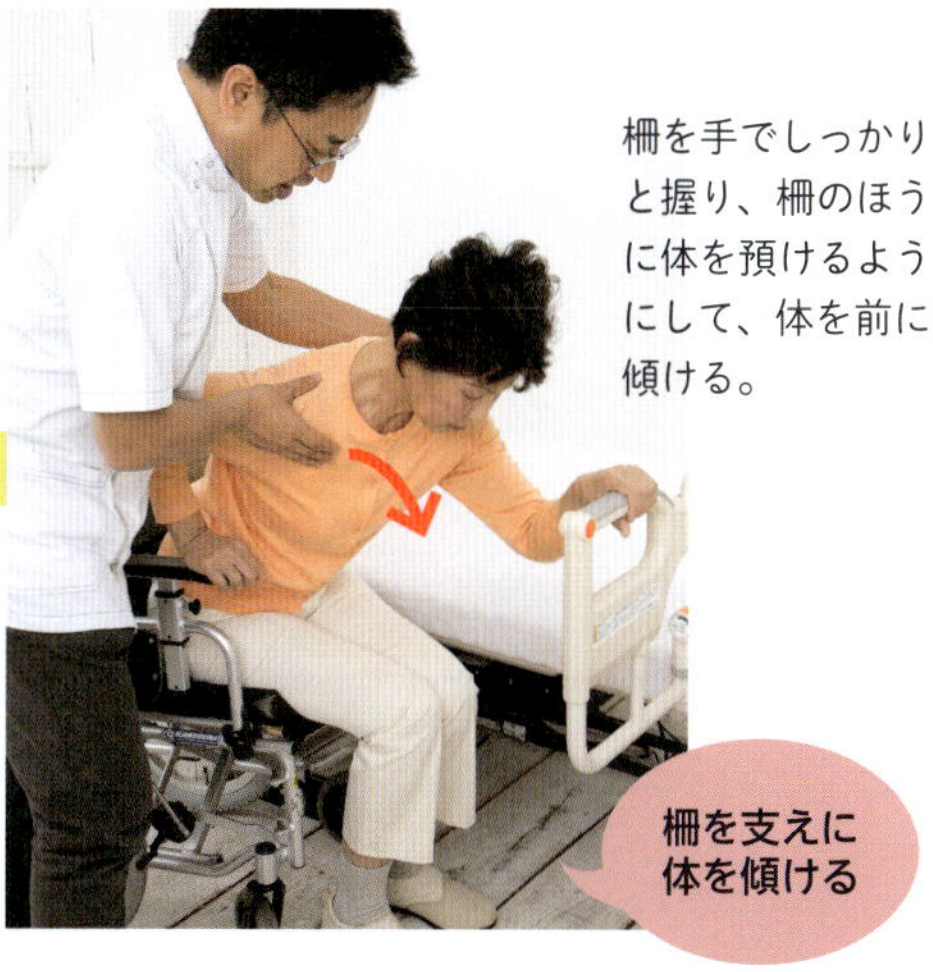
柵を支えに
体を傾ける

柵を手でしっかりと握り、柵のほうに体を預けるようにして、体を前に傾ける。

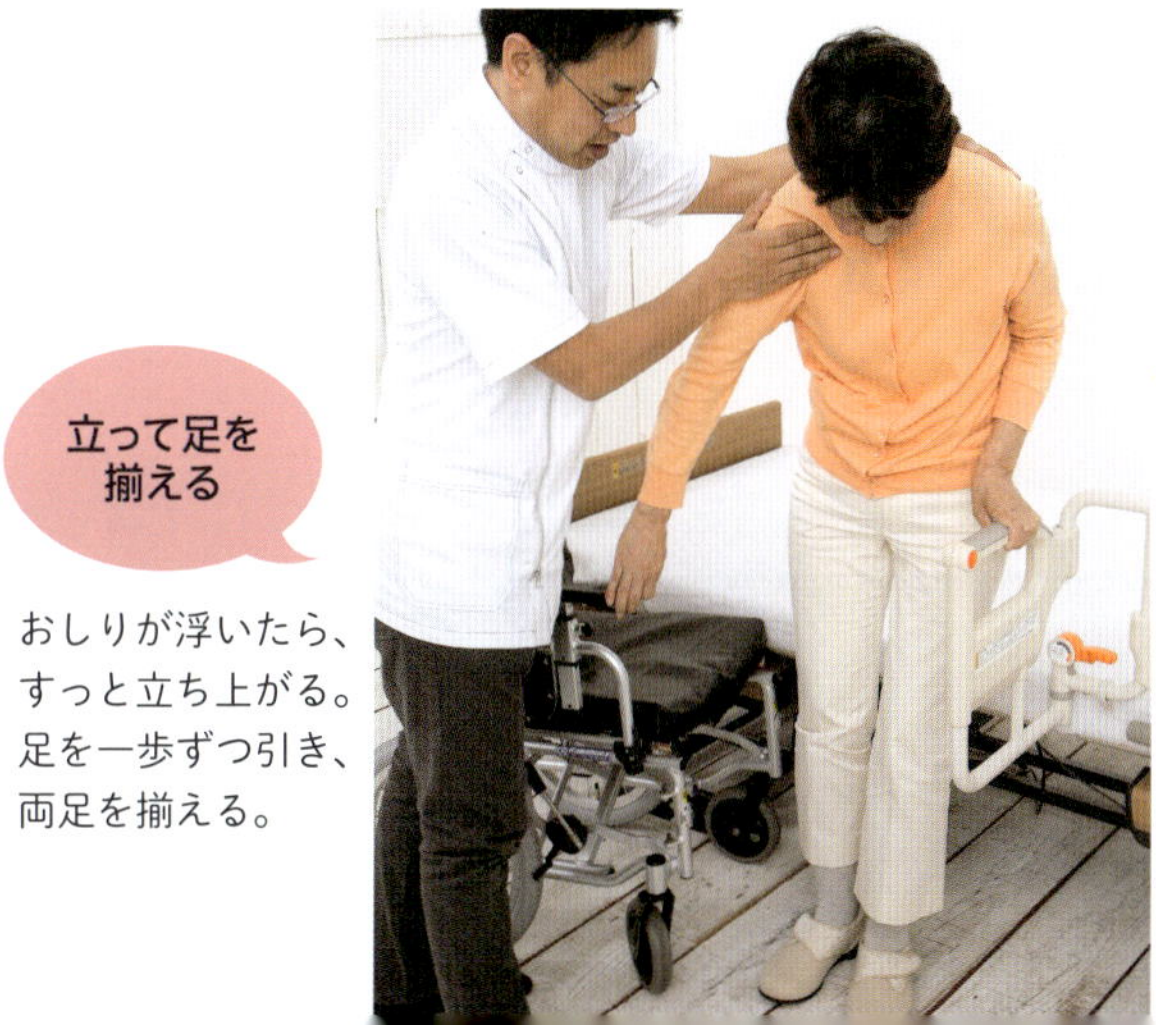
立って足を
揃える

おしりが浮いたら、すっと立ち上がる。足を一歩ずつ引き、両足を揃える。

移乗
〈筋性拘縮〉

拘縮している人は座ったまま車椅子へ

すでに拘縮が進んでいる人は、全介助の対象。立ち上がることはできません。介助者に体の一部を預けるなどして、座ったまま、車椅子に移動します。

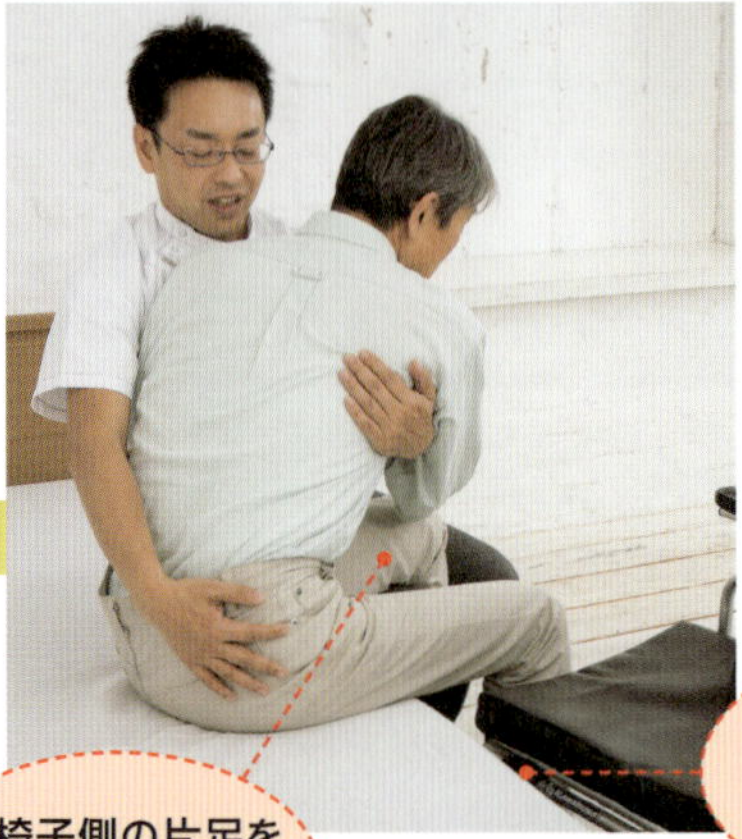

1 介助者の太ももに足をのせる

介助者は車椅子の反対側に座り、自分の太ももに相手の片足をのせる。

車椅子はベッドにぴったりつけておく

車椅子側の片足を介助者の太ももにのせる

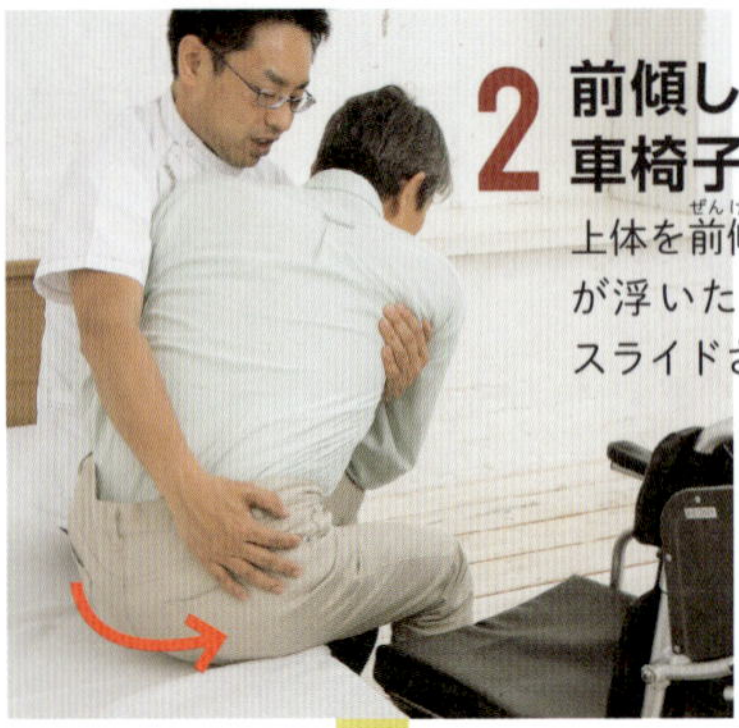

2 前傾して、車椅子側に移動

上体を前傾《ぜんけい》させ、おしりが浮いたら、体を横にスライドさせる。

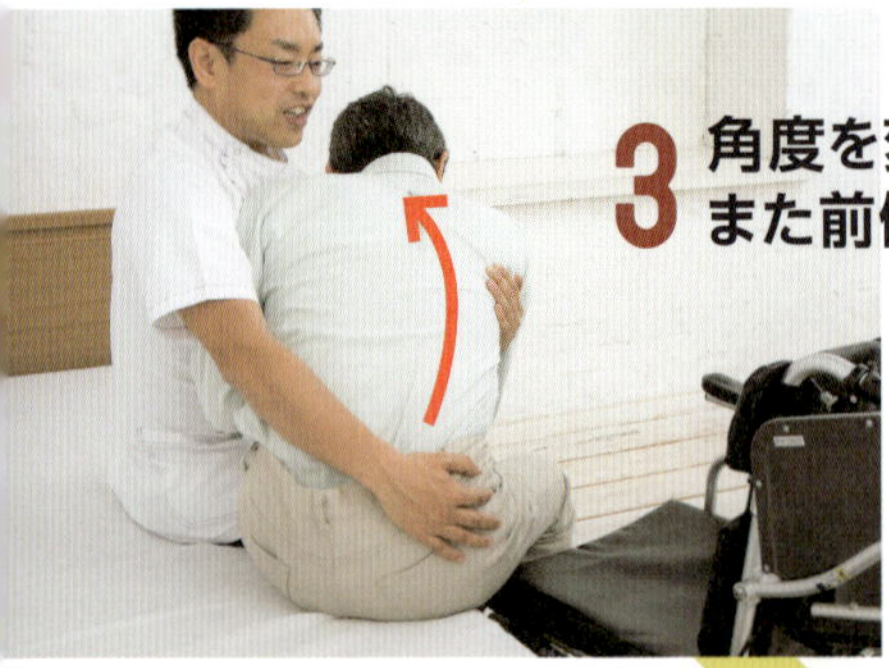

3 角度を変えてまた前傾

上体を介助者側に少し傾け、前傾させる。これで、車椅子側におしりが向く。

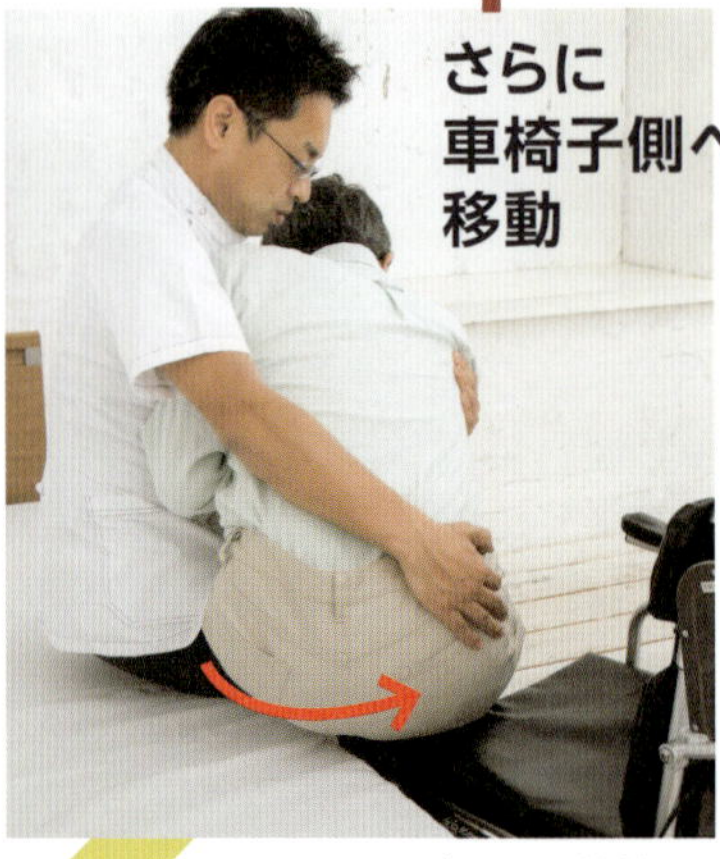

4 さらに車椅子側へ移動

おしりが浮いた状態で、また車椅子側に体をスライドさせ、動かす。

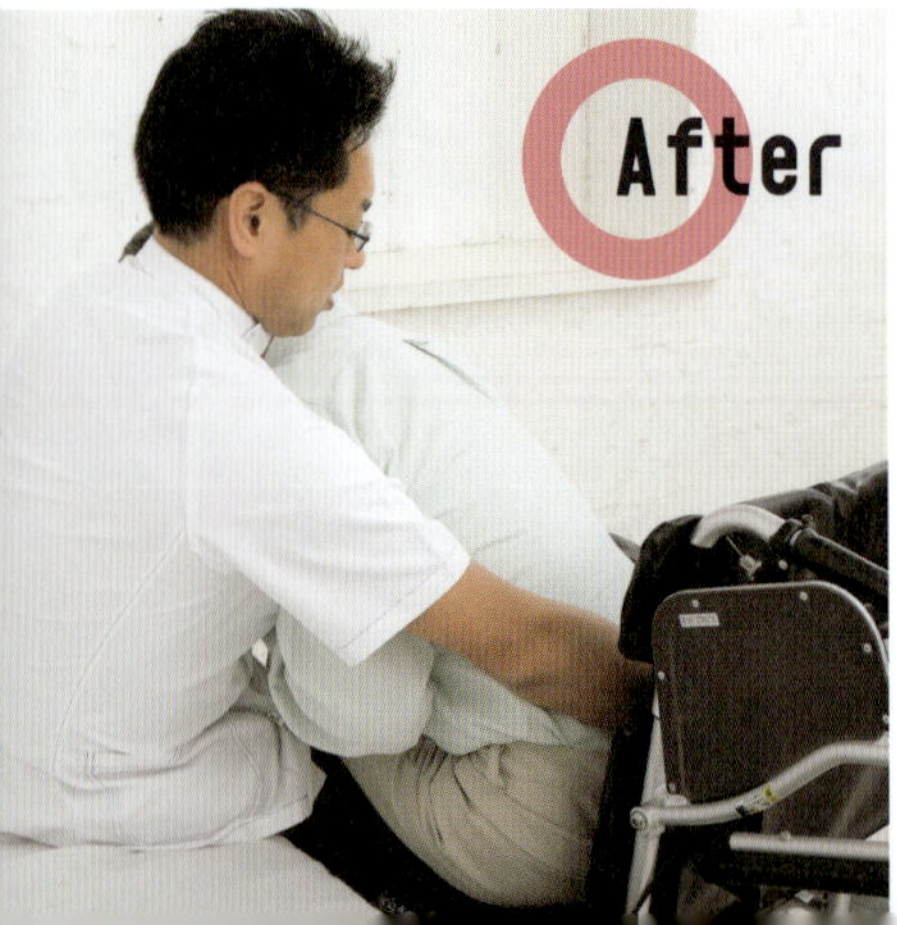

車椅子の座面におしりがのりきったら終了。上体をまっすぐに戻し、足を揃える。

拘縮している人は担いで介助できない

すでに拘縮《こうしゅく》のある人は、**自分では腰を浮かせ、まっすぐに立ち上がることはできません。**かといって、抱いて車椅子に移すのも、負担が大きすぎます。そこで座った姿勢のまま、ベッドから車椅子へ、スライドさせて移乗《いじょう》します。**介助者が横に座り、おしりをすべらせるようにして、車椅子へと移します。**

上方移動のテクニックも応用できる

POINT

軸あわせのために、ベッドの端に腰かけて横に動く方法（→P154）が、ここでも応用できる。いっしょに体を傾けて、おしりを介助者のおしりで押す。

1 体を寄せて座る

すぐそばに車椅子をつけ、介助者は反対側に体を寄せて座る。手は両肩に添える。

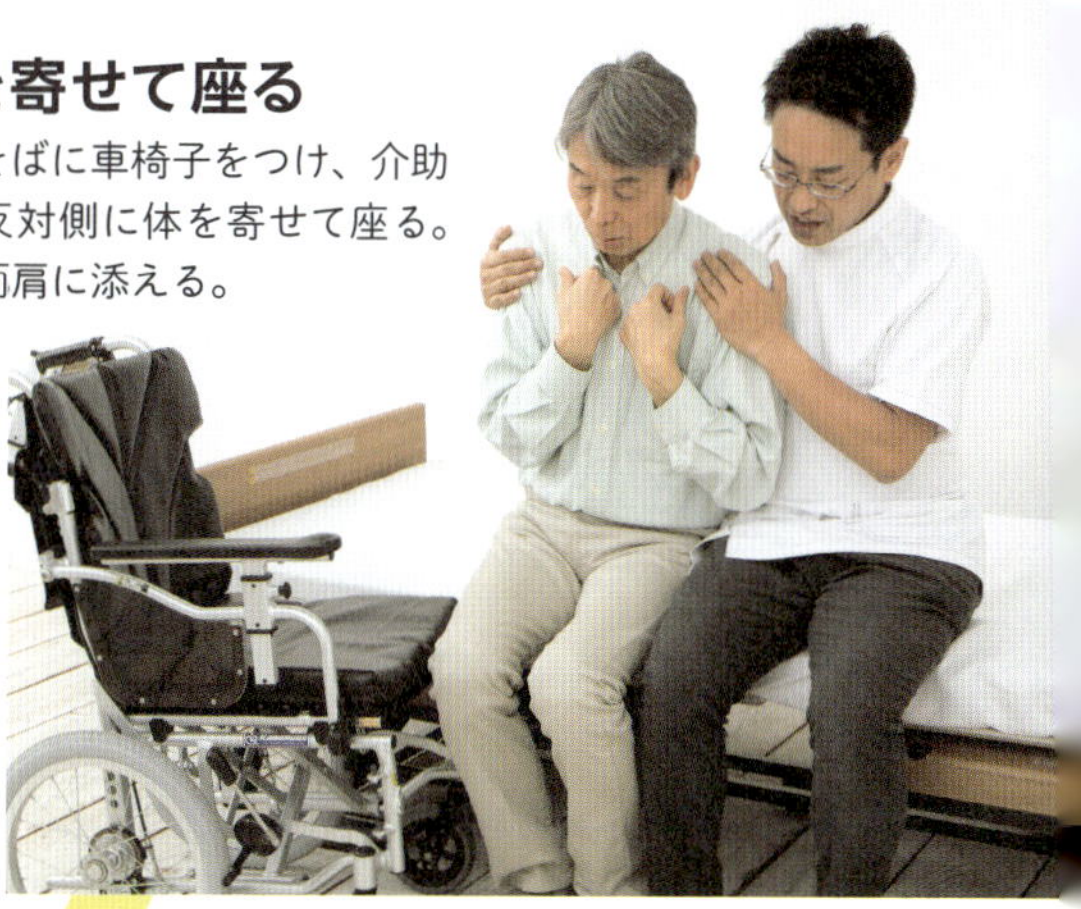

2 体を前に倒す

いっしょに体を前に傾ける。横からみたとき、みぞおちがかかとより前にくる角度まで、前傾。

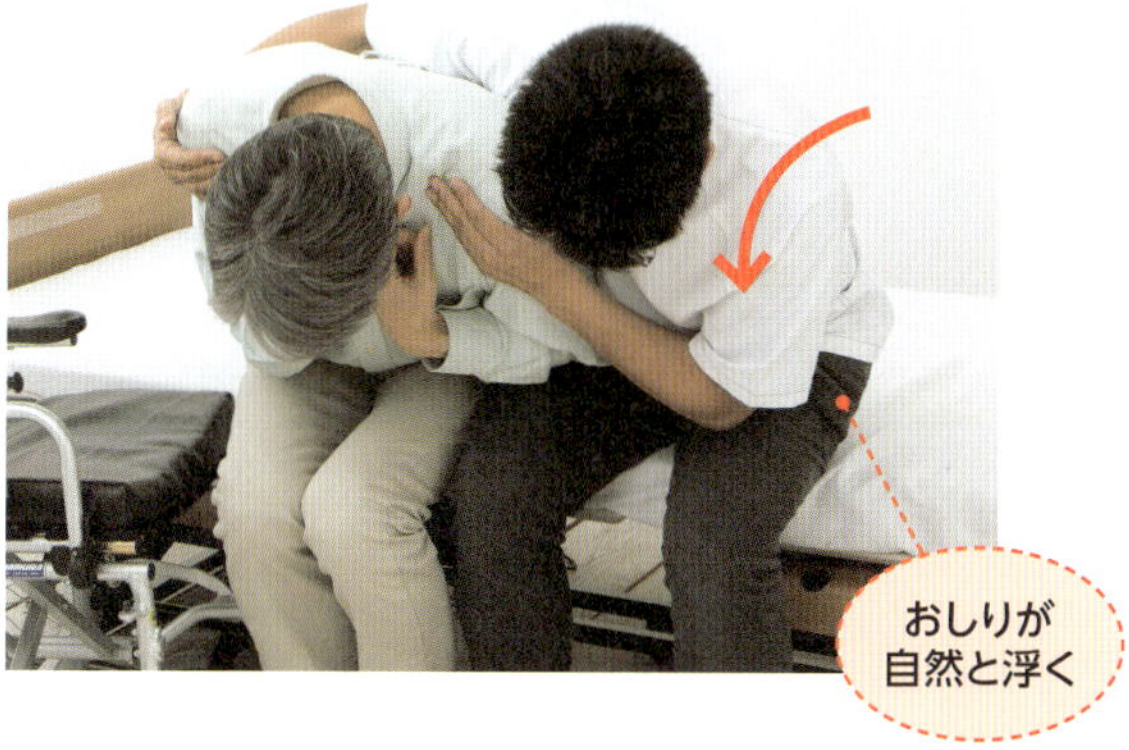

3 おしりを押して移動

おしりが浮いたら、介助者のおしりで、おしりを車椅子側に押す。一気にいかず、動く範囲で。

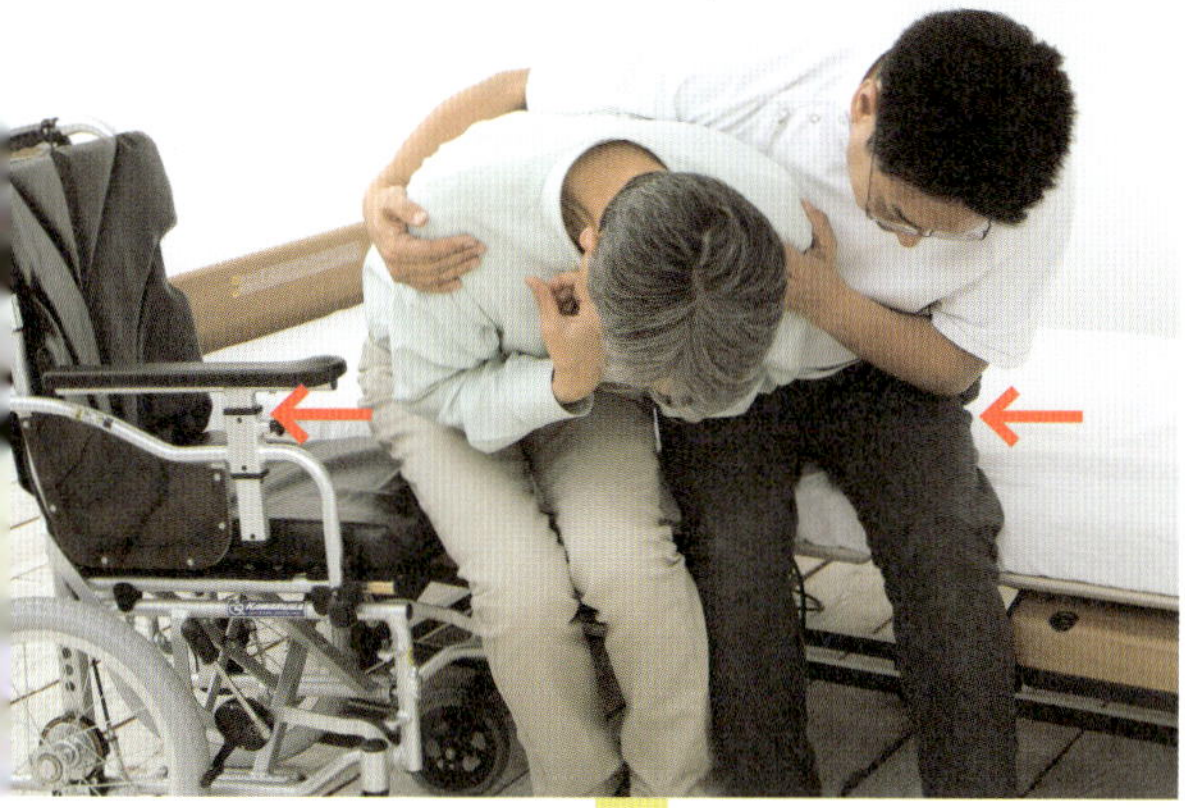

2～3をくり返す

After

おしりが車椅子にのったら、上体をまっすぐにし、両足を揃える。

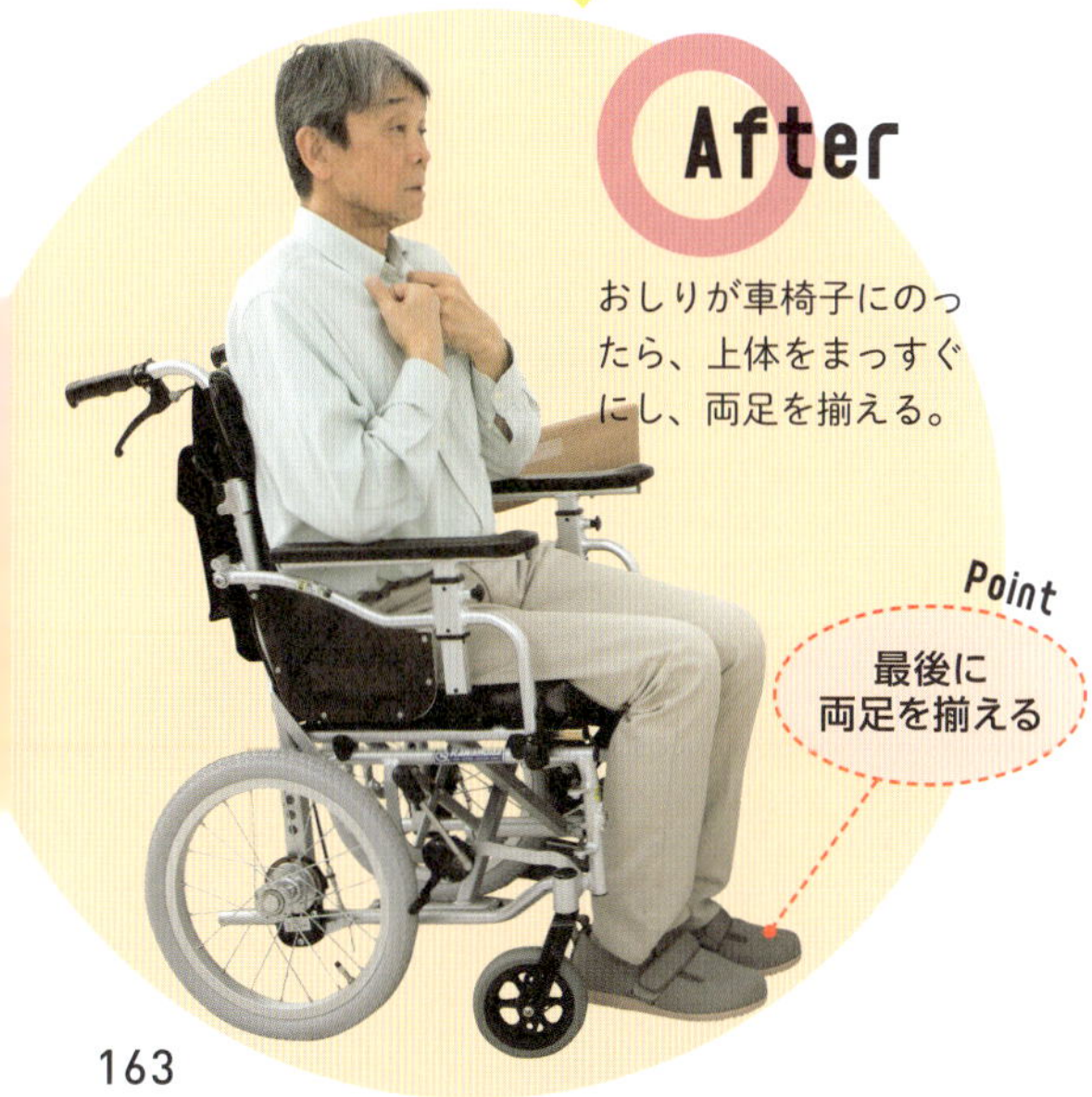

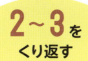

いつもの介護をチェック！

ズボンベルトをつかまない

車椅子に移《い》乗《じょう》させるとき、ズボンベルトをつかむ人がいるが、これはNG。おしりの皮膚がすれる。体を引き上げる方法自体を見直し、相手にも自分にも負担にならない介助を心がけたい。

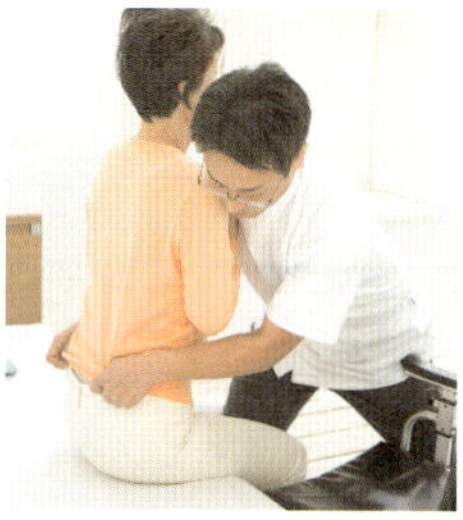

移乗
〈筋性拘縮〉

おしりをすべらせてベッドに移動する

P160のように、立ち上がってベッドに移ることがどうしてもできない場合は、介助者の太ももに片足をのせ、おしりを浮かせて移動する方法もあります。

1 太ももに足をのせる

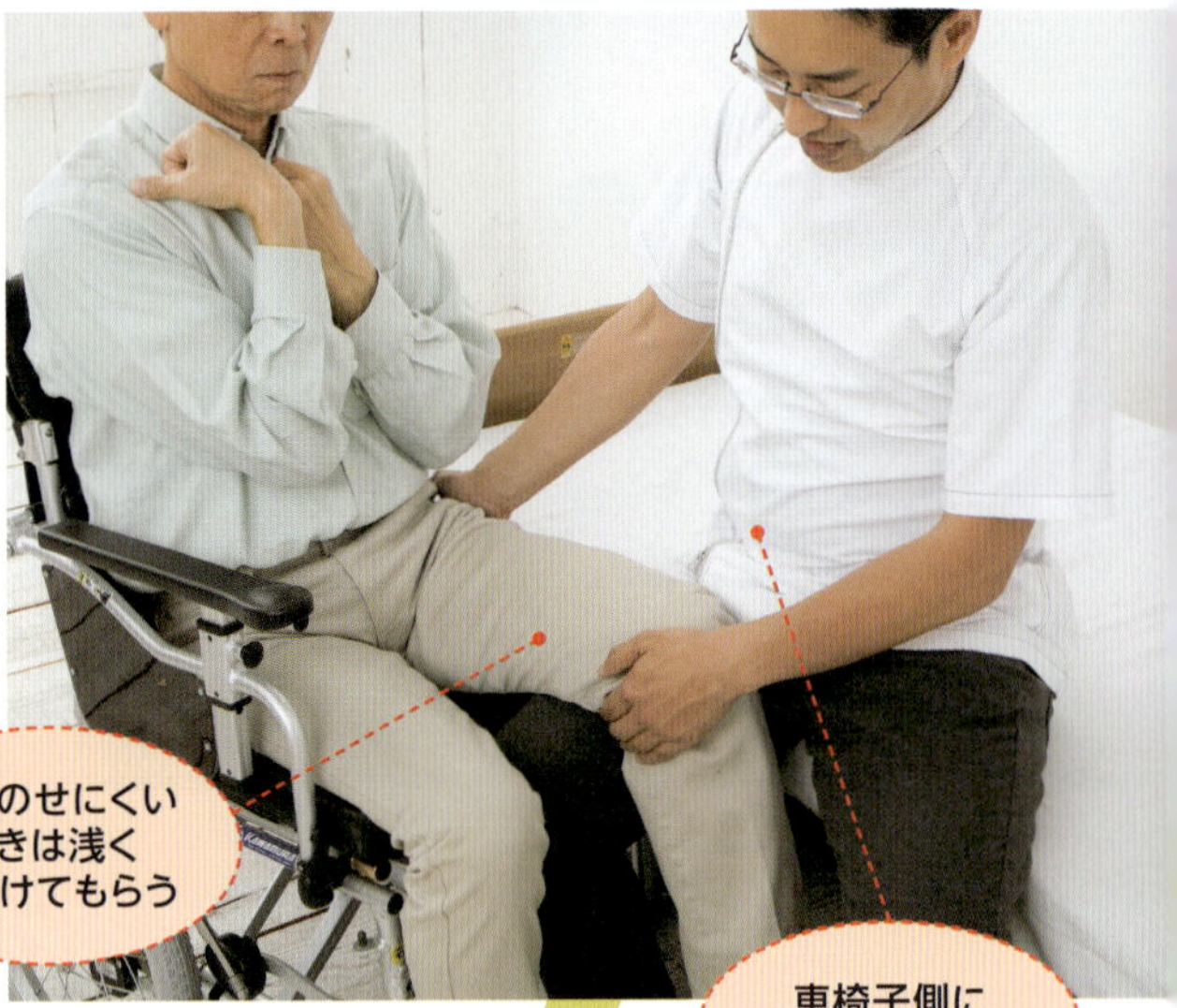
足をのせにくいときは浅く腰かけてもらう
車椅子側に体を向ける

介助者はベッドに腰かける。拘縮《こうしゅく》している人の、ベッド側の足を、自分の太ももにのせる。

2 わきを開く

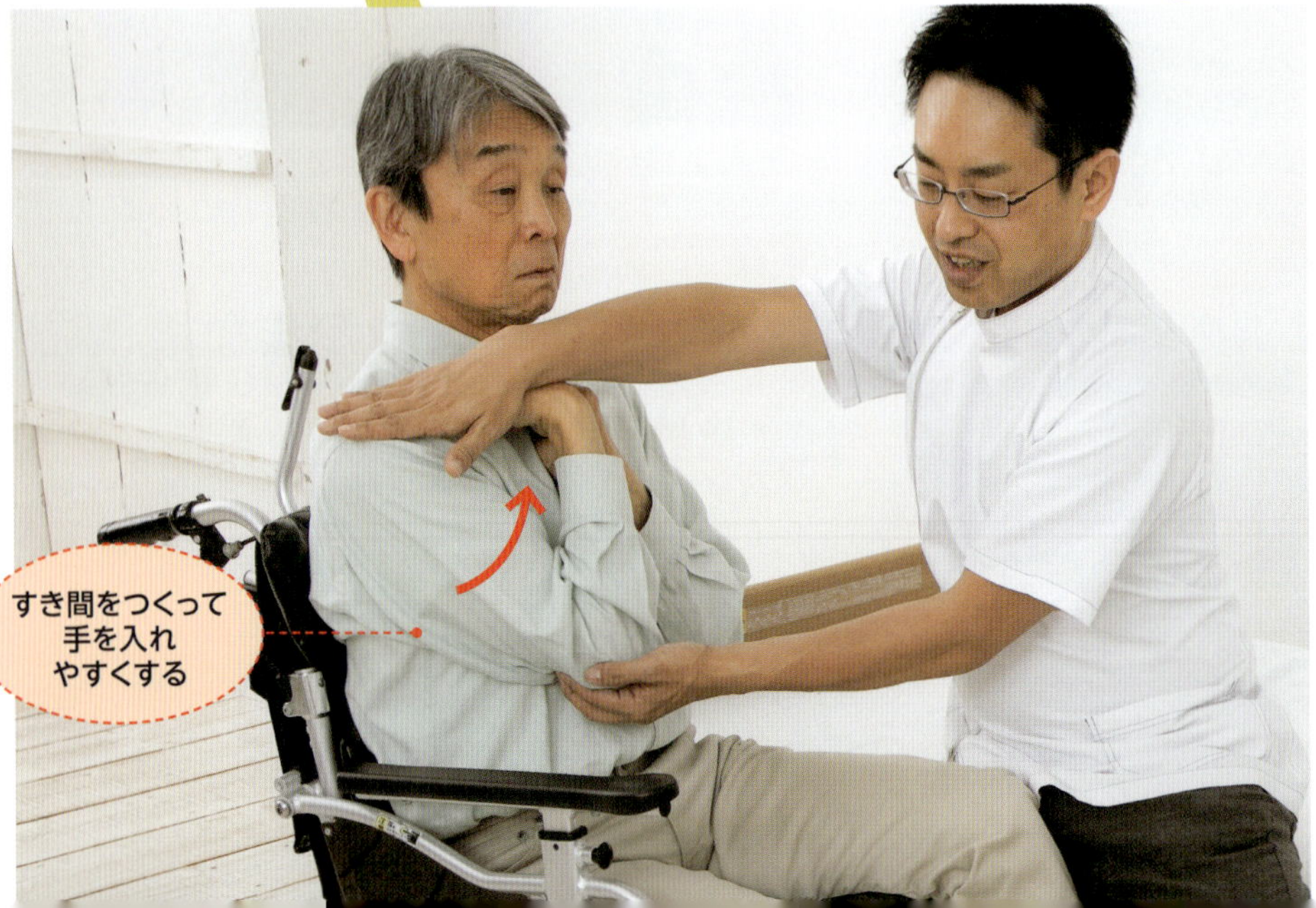
すき間をつくって手を入れやすくする

介助者の腕が入るよう、わきにすき間をつくる。腕を少し内側に入れてから、ゆっくり外側に開く。

3 体を前に倒す

わきの下に腕を入れ、体を支える。上体を介助者に預けて、力を抜いてもらう。

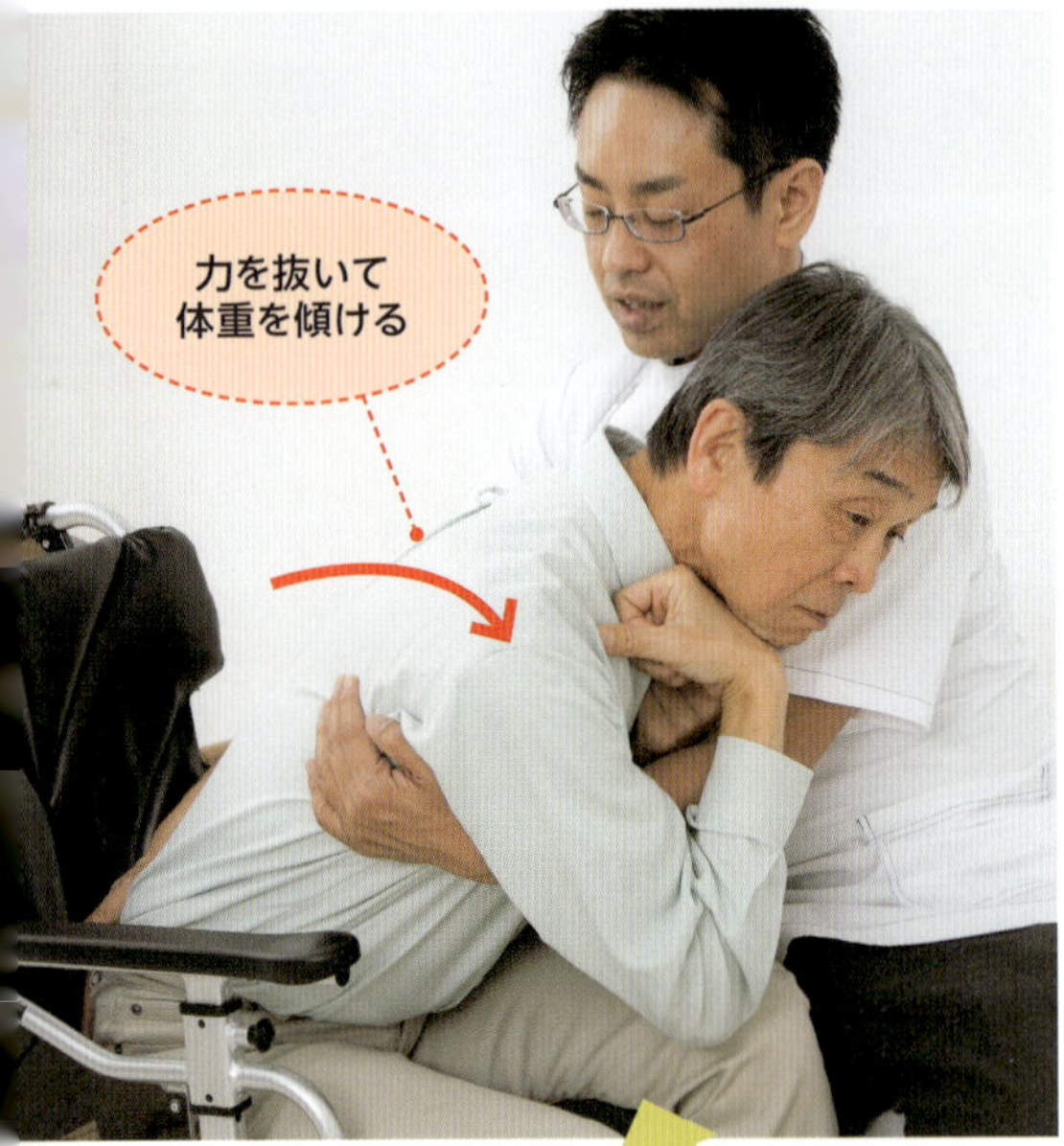
力を抜いて体重を傾ける

4 さらに前傾させ おしりを浮かせる

介助者の左肩付近に頭部がくるよう、上体をしっかり前に倒す。するとおしりがわずかに浮く。

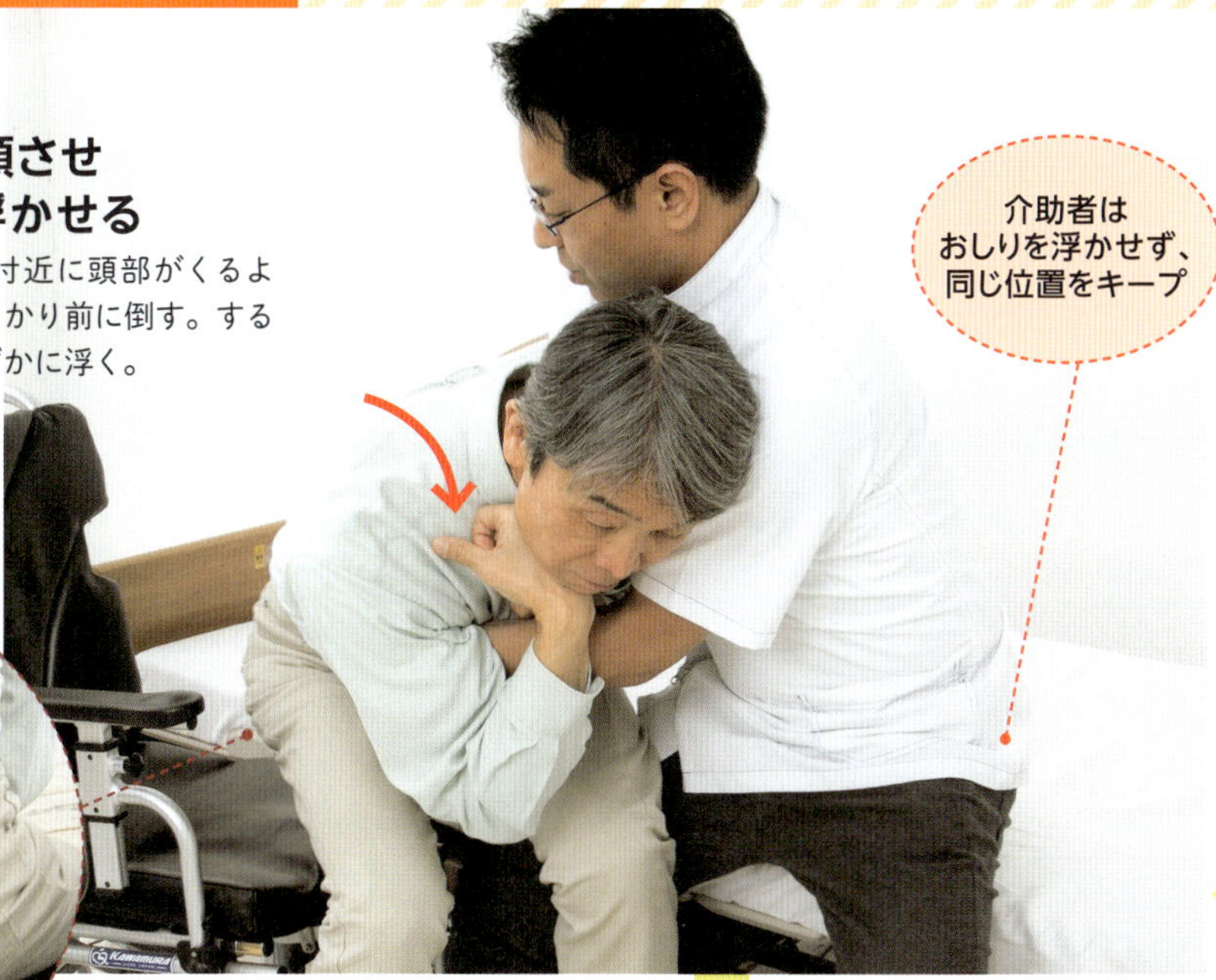
介助者は
おしりを浮かせず、
同じ位置をキープ

後ろからみると……

おしりがわずかに浮いている

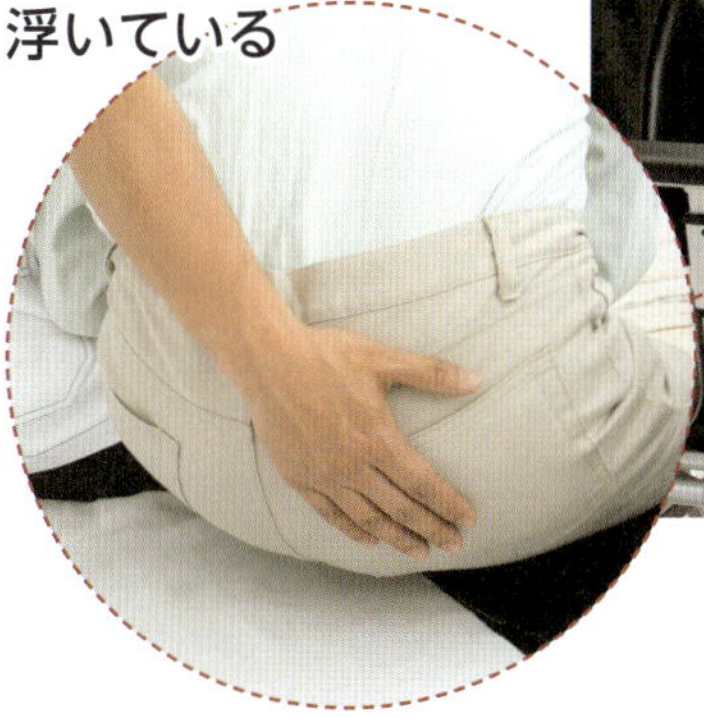

5 すべらせるように移動

おしりをわずかに浮かせたまま、すべらせるように、ベッド側に体をスライドさせる。

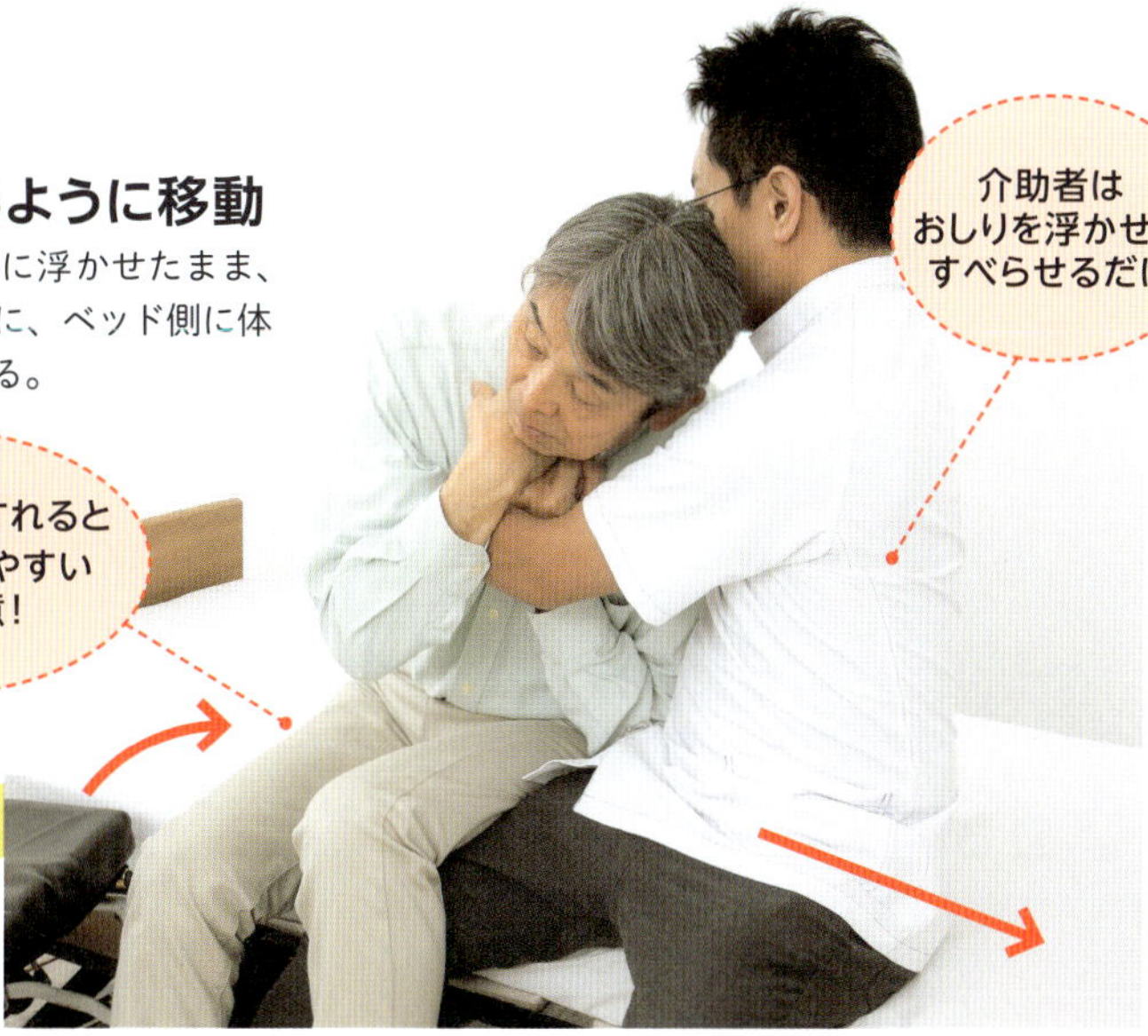
介助者は
おしりを浮かせず
すべらせるだけ
マットレスとこすれると
皮膚を傷つけやすい
ので、注意！

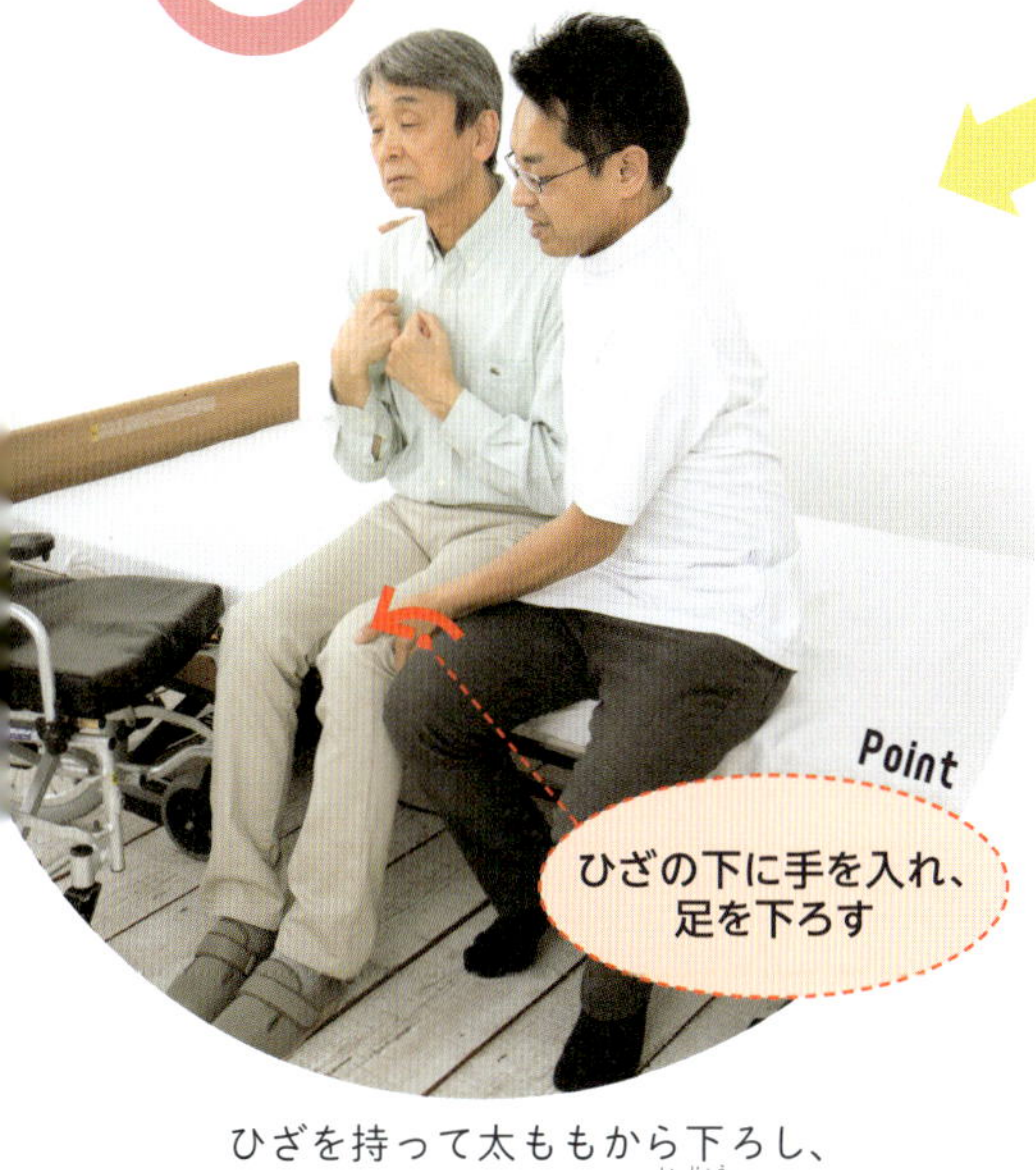
After
Point
ひざの下に手を入れ、
足を下ろす

ひざを持って太ももから下ろし、上体をまっすぐにすれば移乗《いじょう》終了。

介助者の太ももに片足をのせてすべらせる

拘縮《こうしゅく》のある人に、車椅子からベッドに移ってもらうときは、おしりをすべらせる方法をとります。

ベッドから車椅子への移乗《いじょう》と同様、**介助者が横に座って上体を移動させていきます。前傾《ぜんけい》姿勢をとってもらい、浮いたおしりをすべらせます。**

介助者の太ももに片足をのせておこなうと、よけいな負担がかかりません。

移乗
〈片麻痺〉

片麻痺の人は麻痺側に重心を移す

麻痺側の足に重心を移しにくく、非麻痺側の足を出しにくいことがあります。麻痺側への重心移動をサポートし、非麻痺側の足を出しやすくします。

1 非麻痺側の足を引く

介助者は隣に座り、体を支える。非麻痺側の足を引いてもらい、立ち上がりの軸とする。

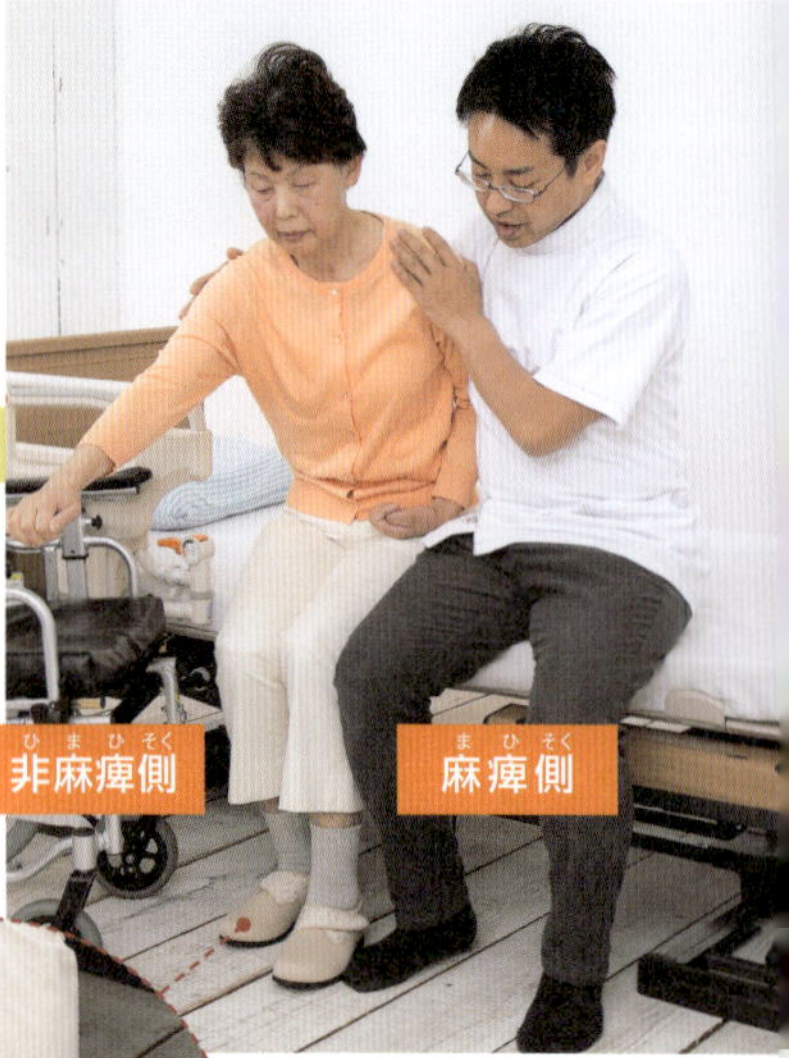

非麻痺側《ひまひそく》
麻痺側《まひそく》

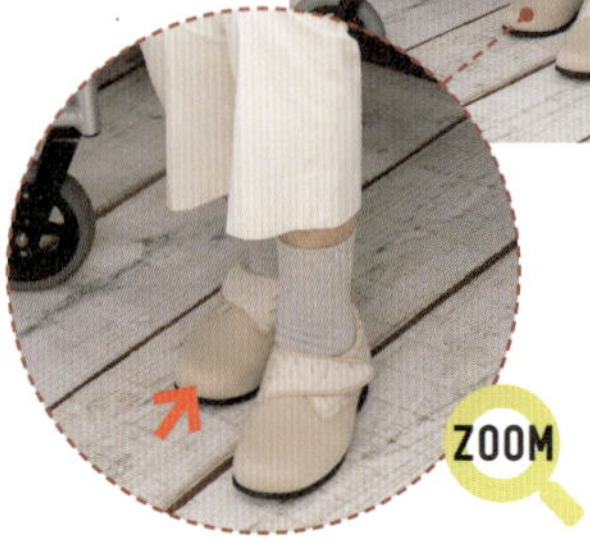

ZOOM

2 体を傾け おしりを浮かせる

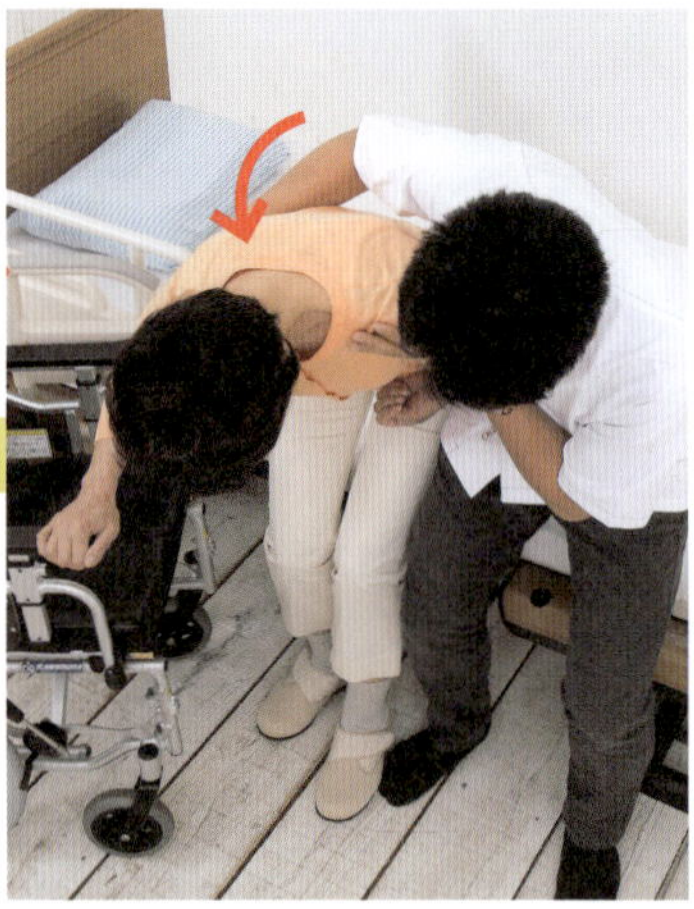

車椅子のひじ受けに体重を預けるように、上体を前に倒す。おしりが自然に浮いてくる。

3 立ち上がる

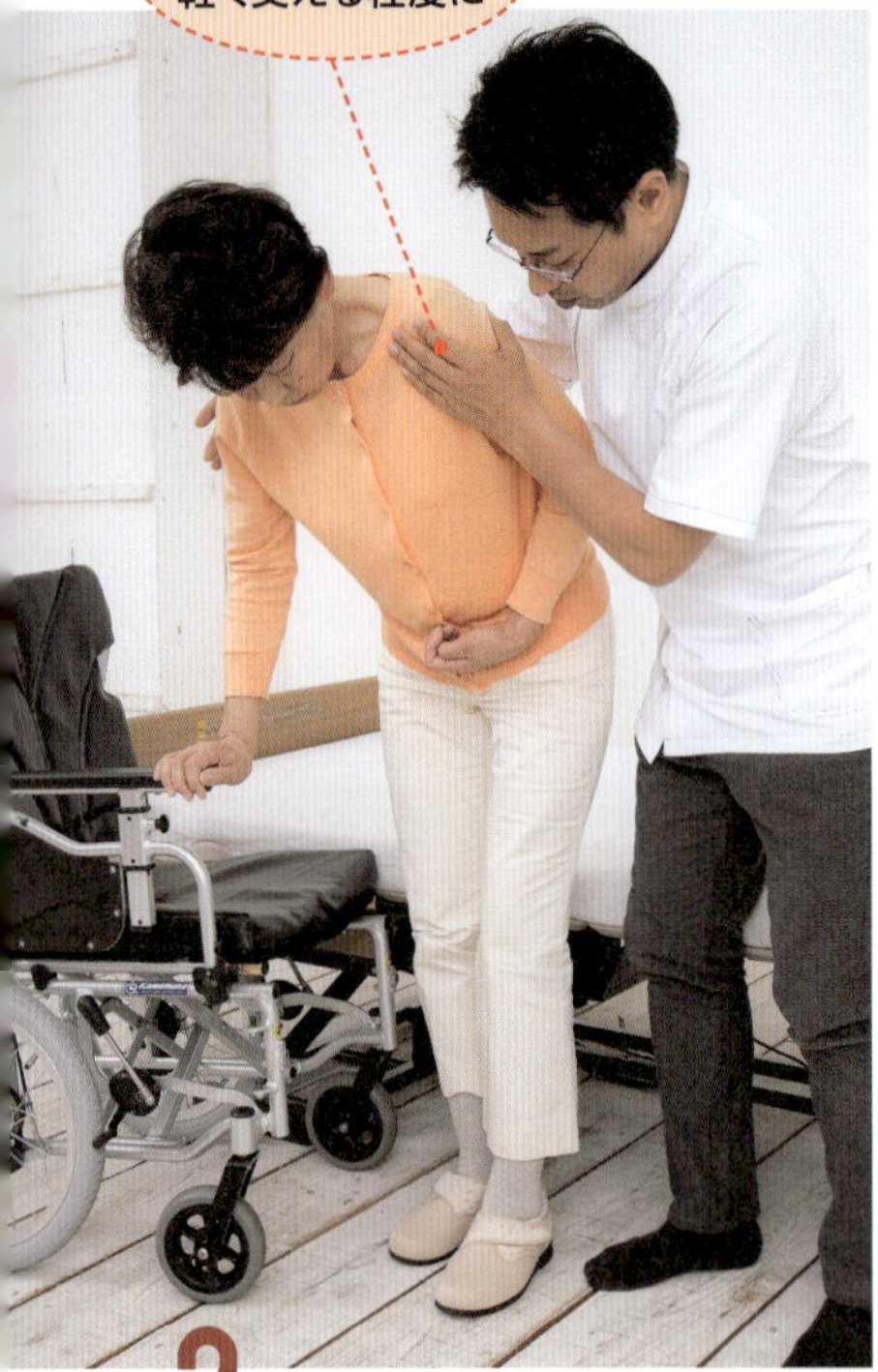

手のサポートは
軽く支える程度に

自分の力でまっすぐ立つ。介助者は、軽く手を添えてサポートする程度にする。

感覚が残っていて動かしやすい側を活用

片麻痺《かたまひ》がある人は、動く力が残っています。そのためP158の予防的移乗《いじょう》法と、基本的には同じです。立つときは、体を前傾《ぜんけい》させておしりを浮かせます。車椅子に移るときは一度立ち、片足を後ろに引いて角度を変えます。

片麻痺がある場合は、麻痺がないほうの足を軸にして、角度を変えることがポイントになります。これを「非麻痺《ひまひ》側《そく》まわり」といいます。車椅子に座るときは、非麻痺側の手でひじ受けを持って、体を支えます。

ただし、**感覚が残っている手足に力をかけすぎないことも大切。**連合反応が起きるだけでなく、非麻痺側のひざ関節が変形して痛み、両足が使えなくなる危険性があります。

移乗：片麻痺での介助テクニック

4 介助者に体を寄せる

介助者側に体を寄せ、重心を移してもらう。これで非麻痺側の足がすっと出やすくなる。

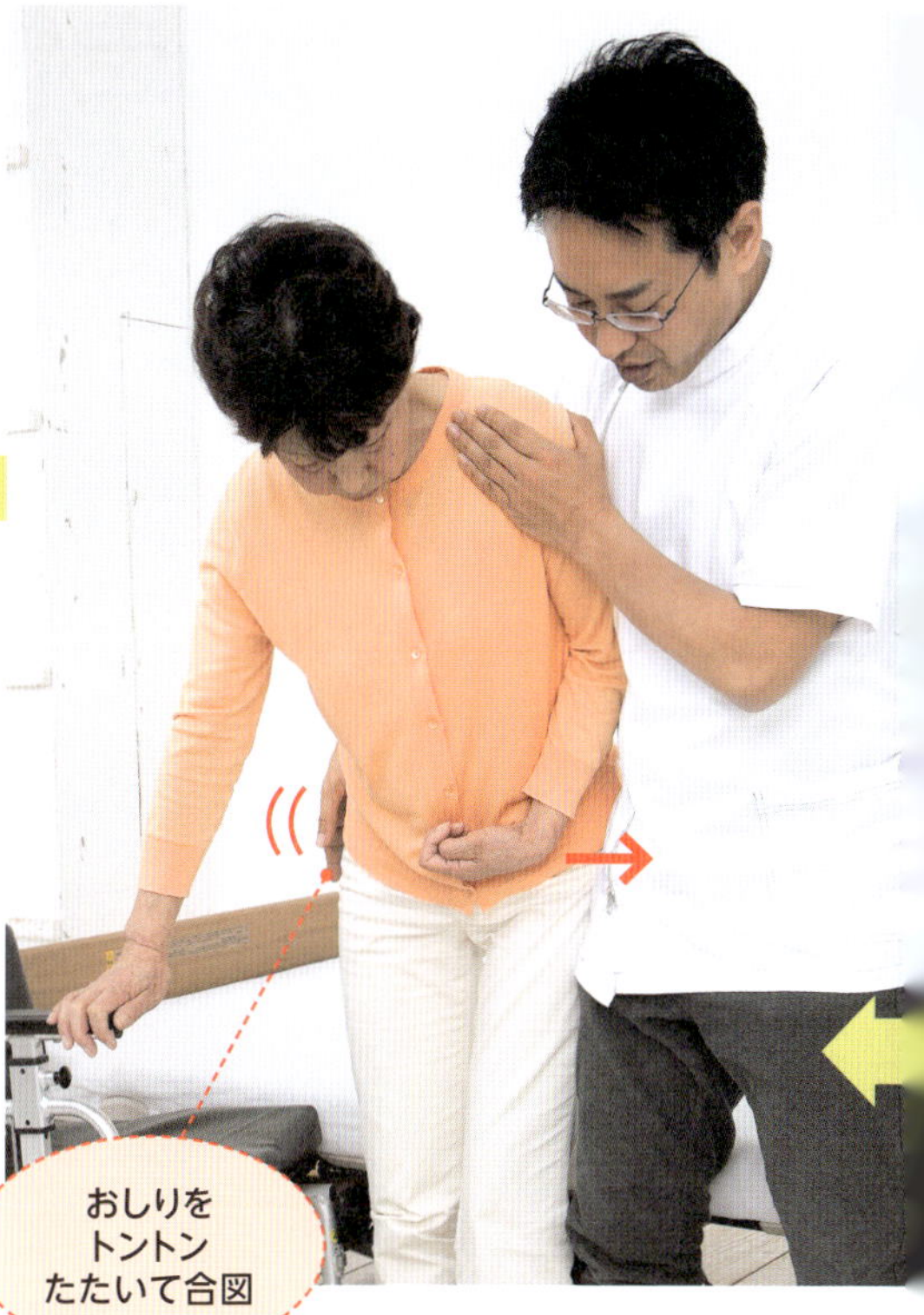
おしりを
トントン
たたいて合図

5 非麻痺側の足を出す

非麻痺側の足を斜め前に出す。角度が変わり、おしりが少し車椅子側に向く。

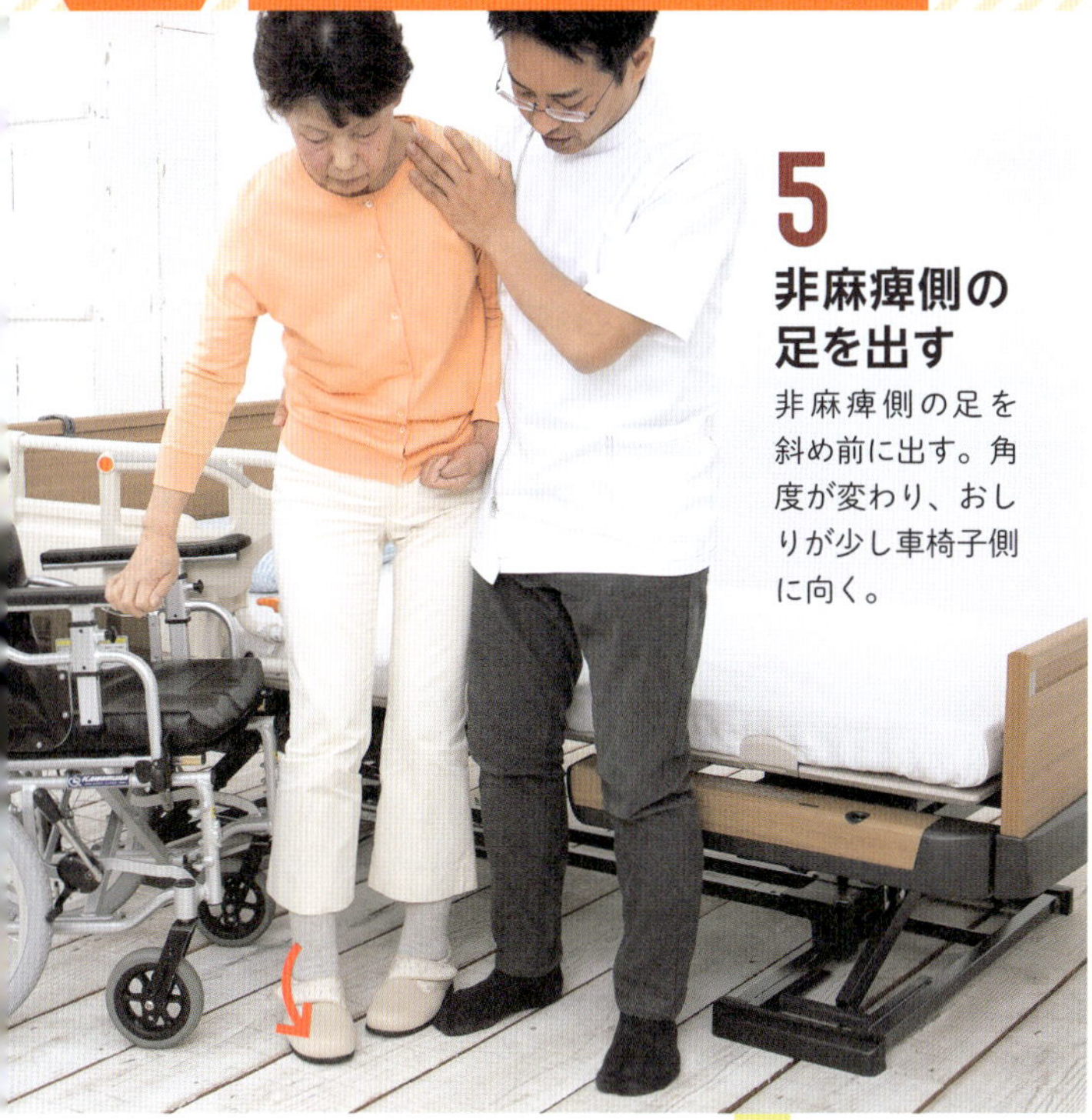

6 麻痺側の足を引く

非麻痺側に重心を傾ける。麻痺側の足が動きやすくなるので、一歩引く。

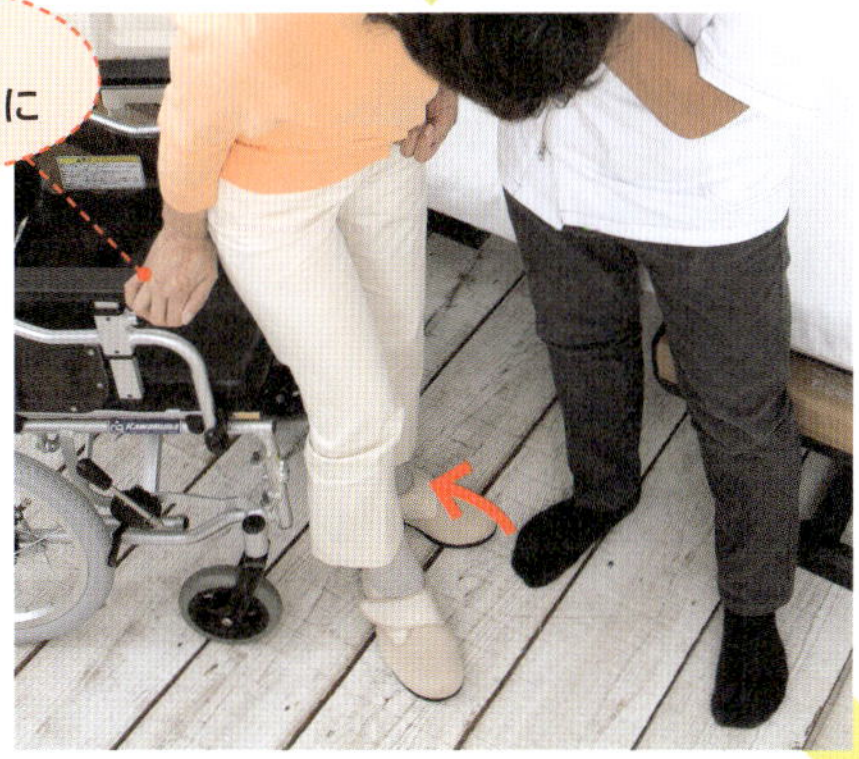
重心は
車椅子寄りに

7 非麻痺側の足を引く

位置が違うときは、座りやすい位置に介助者が直し、非麻痺側の足を引く。

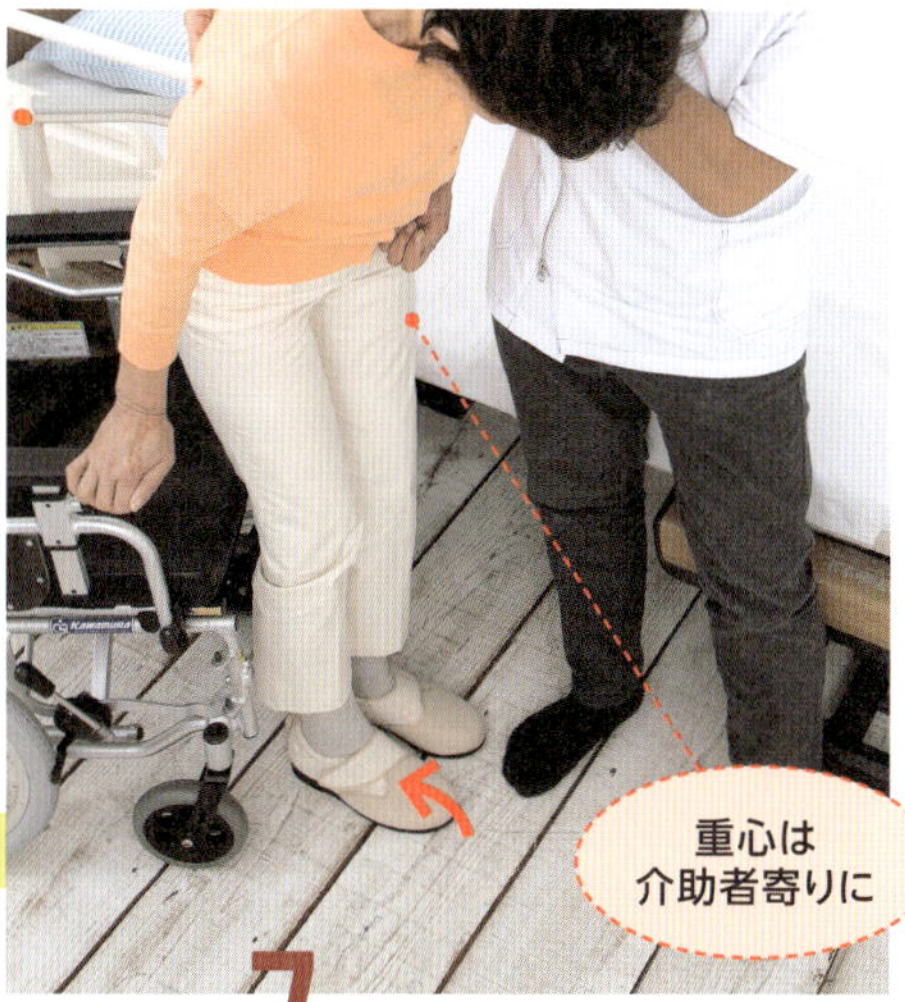
重心は
介助者寄りに

After

足もとをみながら、ゆっくりと座面に腰を下ろす。座った後で、両足の位置を整える。

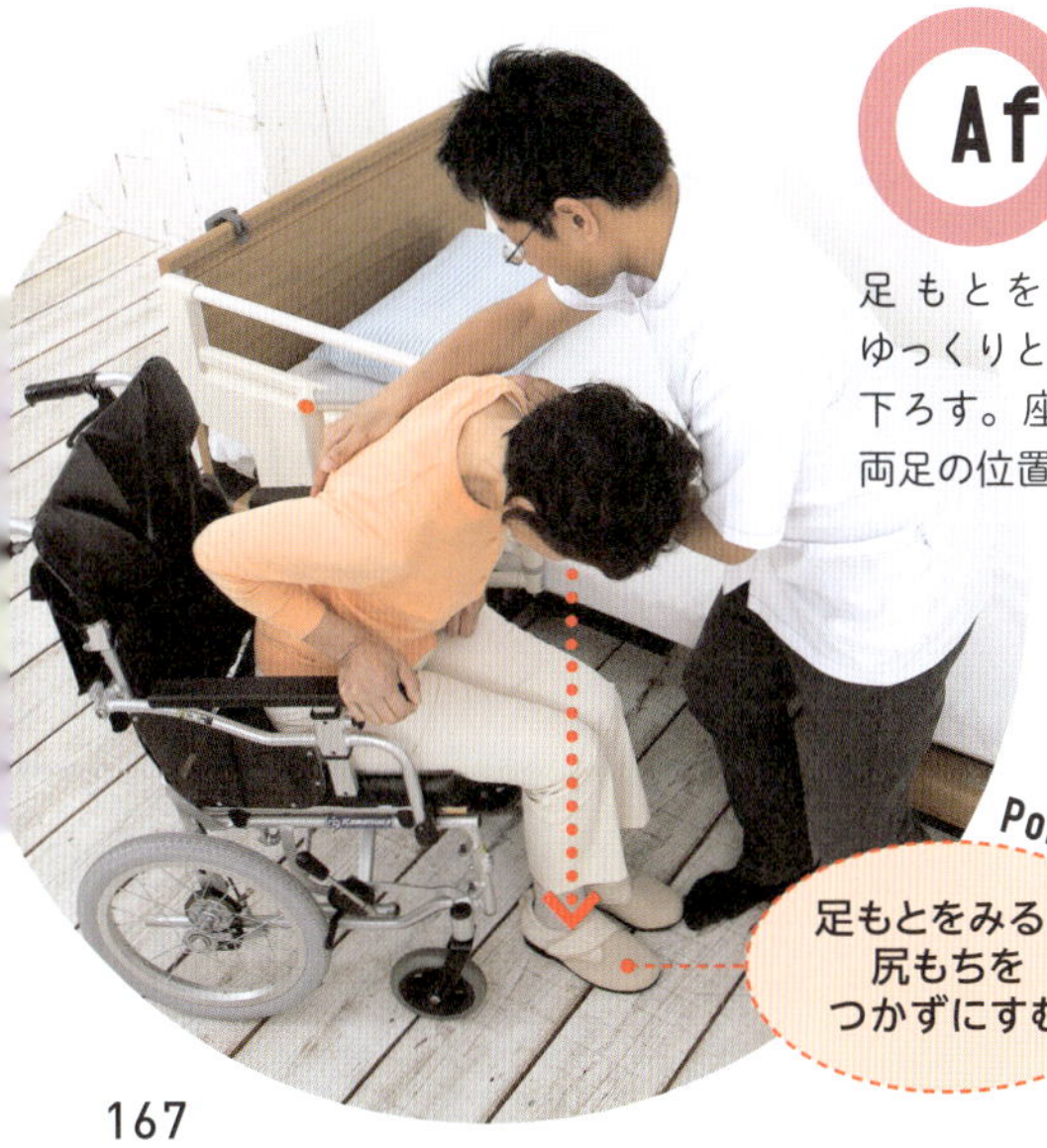
Point
足もとをみると
尻もちを
つかずにすむ

移乗
〈片麻痺〉

せまい空間に備えて麻痺側まわりも覚える

一般的な移乗法は、非麻痺側の足を出す方法。ただし日常生活では、それが困難な場面も。非麻痺側の足を引く方法も覚えておくと便利です。

1 麻痺側の足を出す

ベッドに柵を設置し、車椅子を反対側につける。麻《ま》痺《ひ》側《そく》の足を少し前に出す。

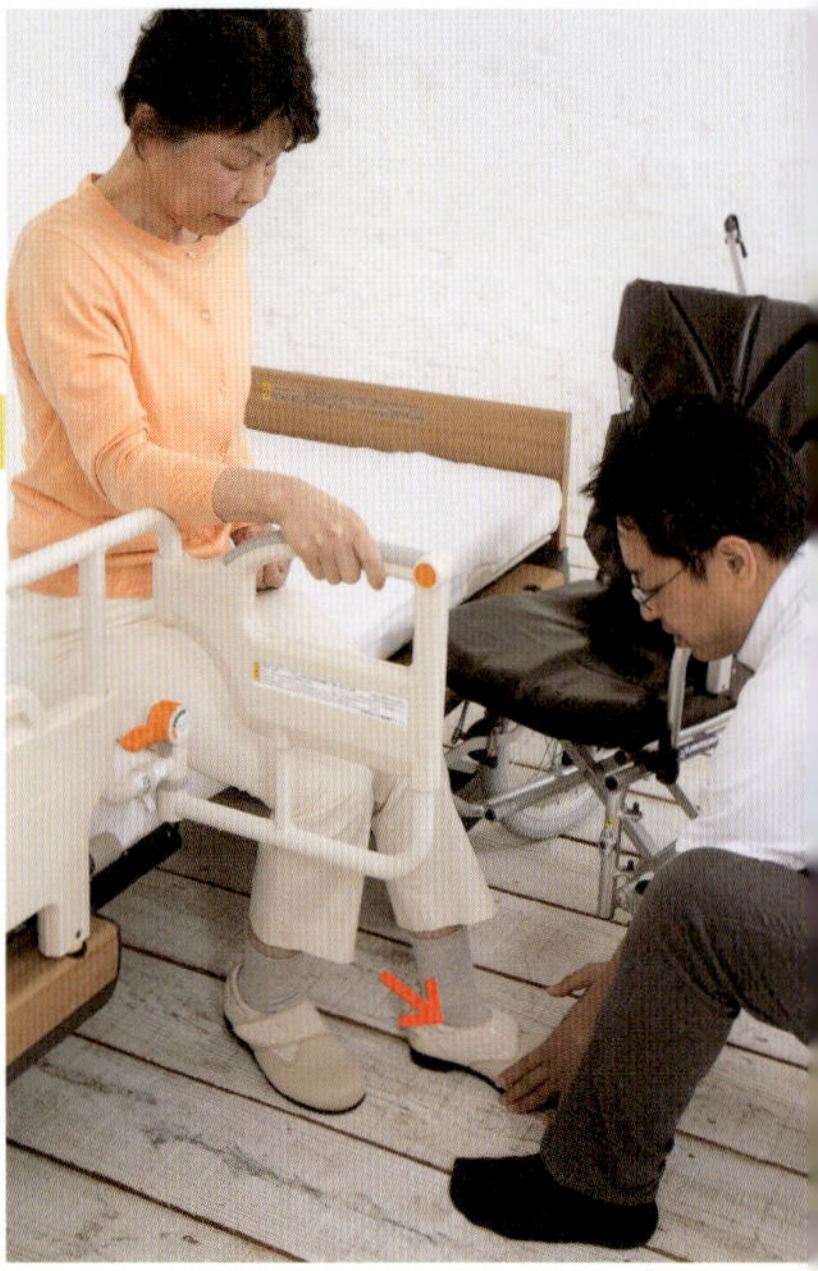

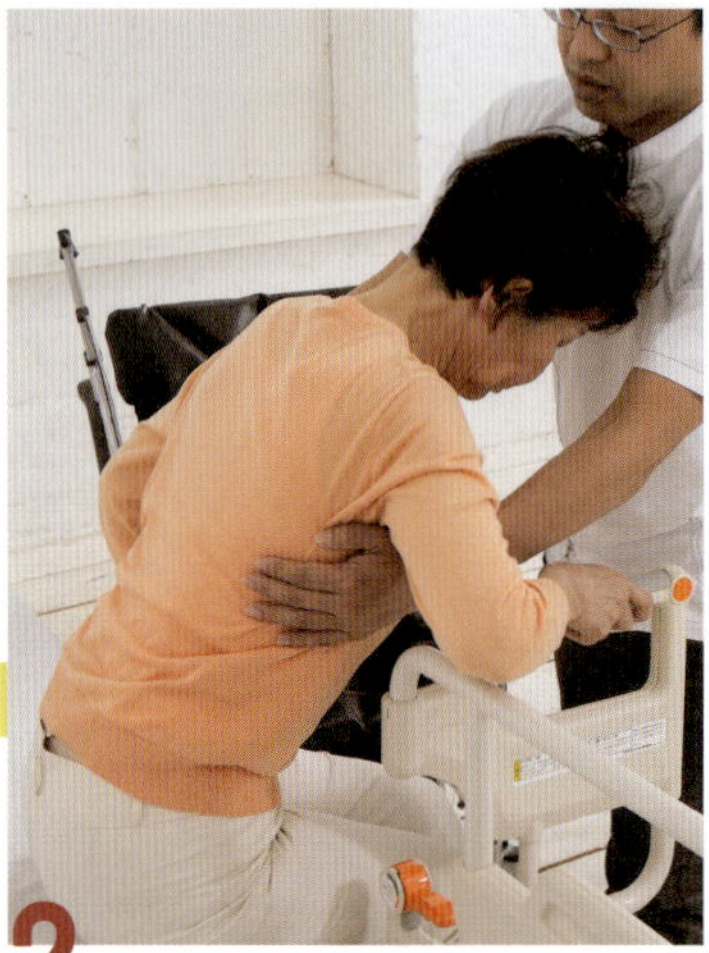

2 わきに手を入れる

体をできるだけ前に倒してもらう。しっかり立てる人の場合は、わきを軽く支えるだけでもいい。

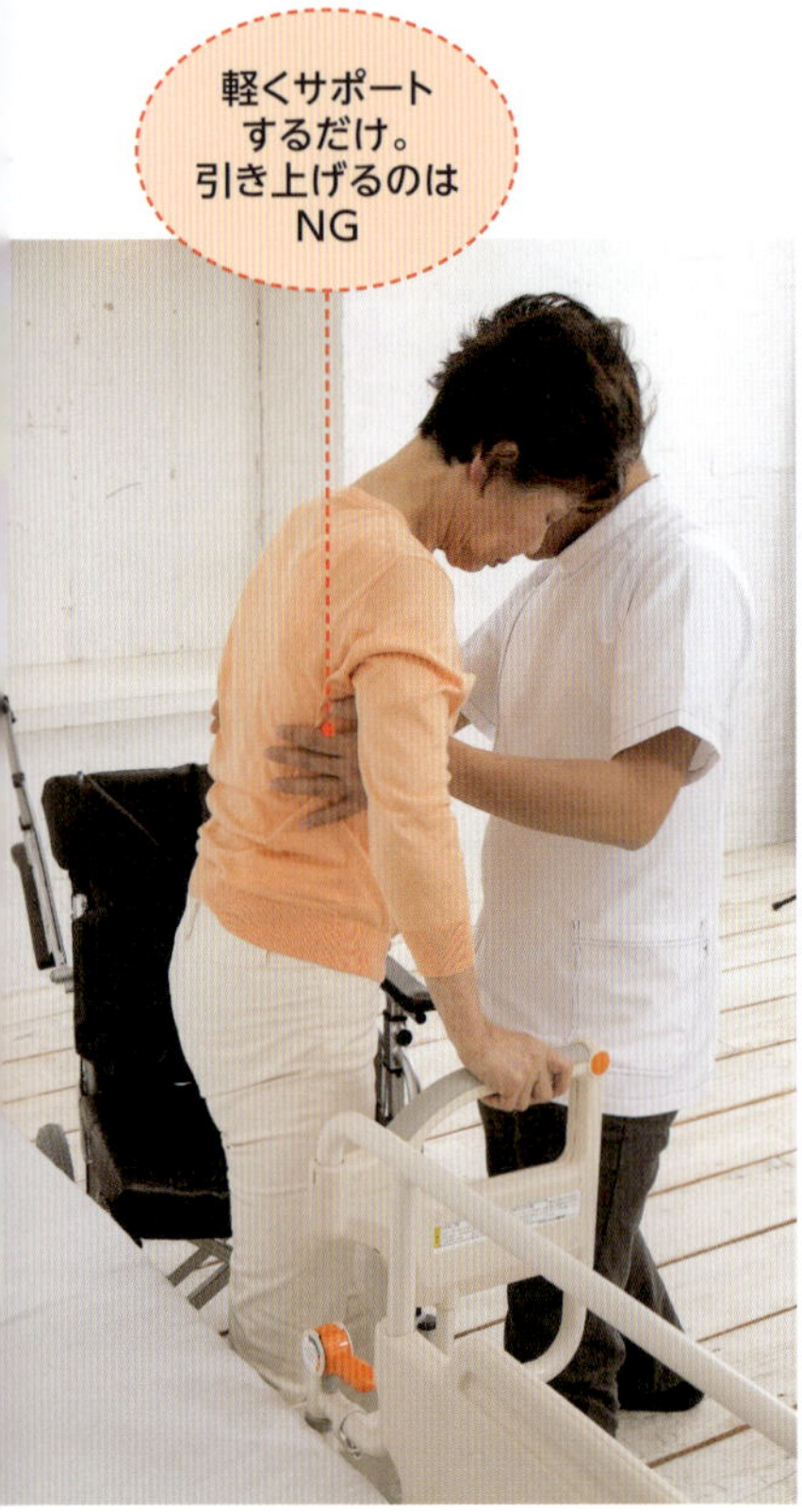

軽くサポートするだけ。引き上げるのはNG

3 まっすぐ立つ

おしりが浮いたら、非《ひ》麻《ま》痺《ひ》側《そく》の足を軸にして、自分の力でまっすぐに立つ。

トイレなどで方向が限られるときに

片《かた》麻《ま》痺《ひ》がある人は、基本的に、非《ひ》麻《ま》痺《ひ》側《そく》まわりで移乗《いじょう》するようにします。

しかし**ベッドの位置の都合などで、どうしても非麻痺側に車椅子を寄せられないこともあります。**また、トイレなどではスペースが足りず、非麻痺側まわりで移動できない場合もあります。

このようなときは麻《ま》痺《ひ》側《そく》まわりで、車椅子に移乗します。どうしても必要な場合に備え、練習しておくと安心です。

麻痺側の手足は感覚が低下しているので、転倒にはくれぐれも注意してください。麻痺側の足を出すとき、介助者が手で動かすと、バランスを崩しかねず、かえって危険です。非麻痺側の足を引く方法で介助します。

4 麻痺側に重心を移す

麻痺側に重心を移す。麻痺側の感覚が低下している人はバランスを崩しやすいので、腰を支えておく。

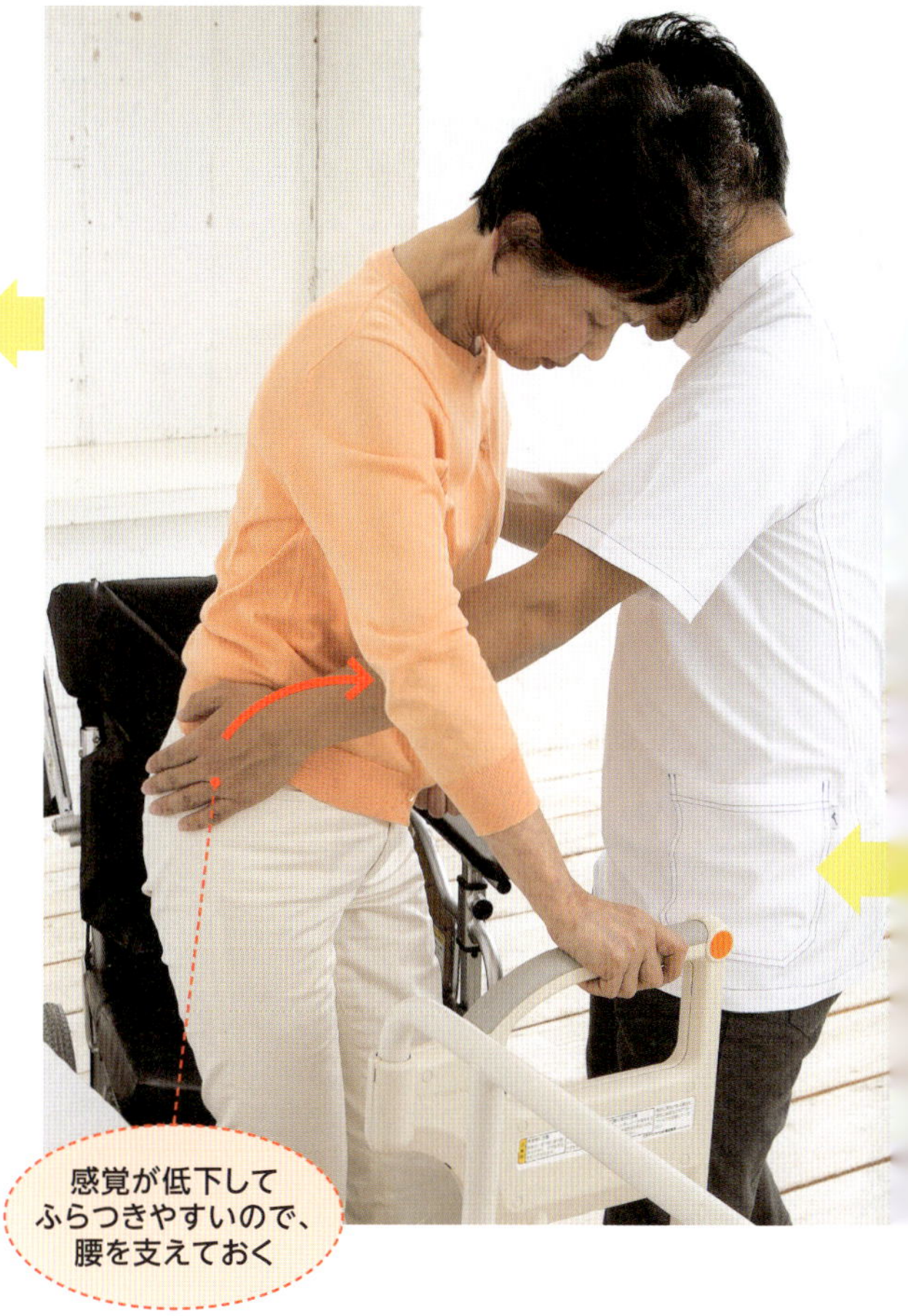
感覚が低下して
ふらつきやすいので、
腰を支えておく

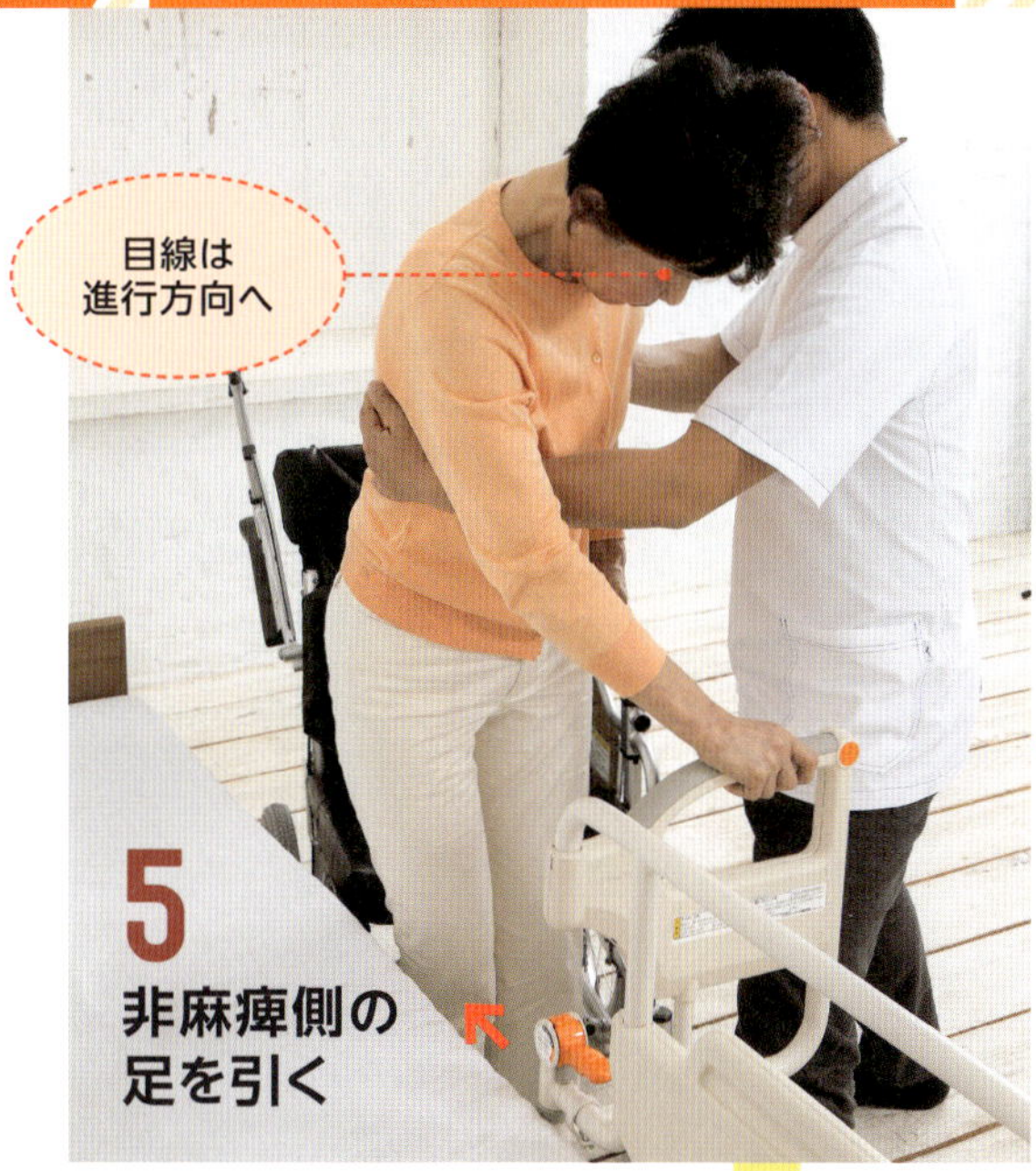
目線は
進行方向へ

5 非麻痺側の足を引く

重心を移したことで、非麻痺側の足が動かしやすくなるので、車椅子側に一歩引く。

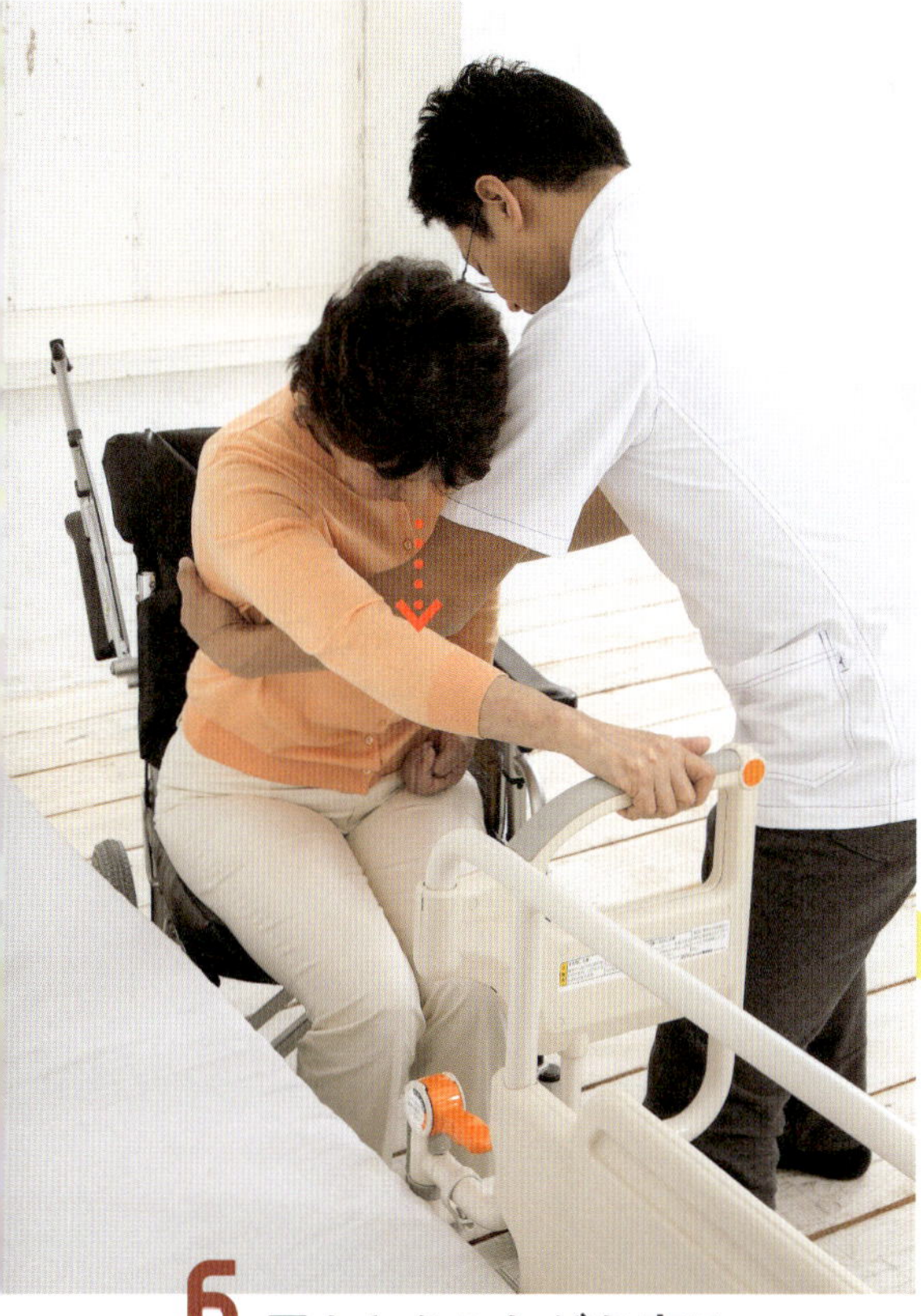

6 足もとをみながら座る

おしりが完全に車椅子に向くまで、4～5を数回くり返す。車椅子のすぐ前まできたら、足もとをみながらゆっくりと座る。

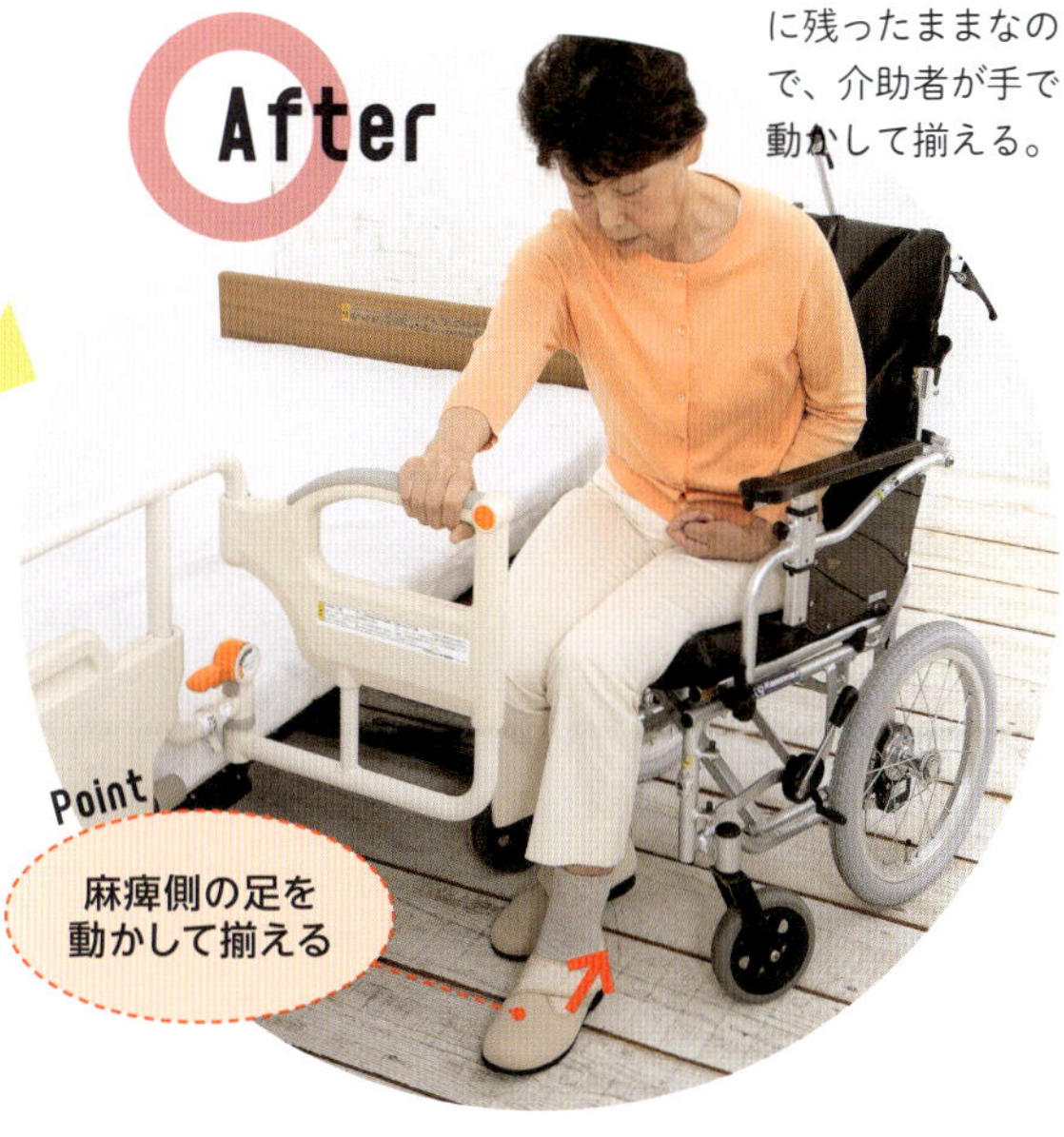
After
Point
麻痺側の足を
動かして揃える

麻痺側の足が前に残ったままなので、介助者が手で動かして揃える。

車椅子からの移乗は非麻痺側の足を使って

移乗〈片麻痺〉

片麻痺の人の移乗には、麻痺側まわりと非麻痺側まわりがありますが、ベッドに移るときはできるだけ、非麻痺側まわりにしたほうが安全です。

1 非麻痺側の足を引く

非麻痺側の手で柵を握る。立ち上がりの準備のために、非麻痺側の足を後ろに引く。

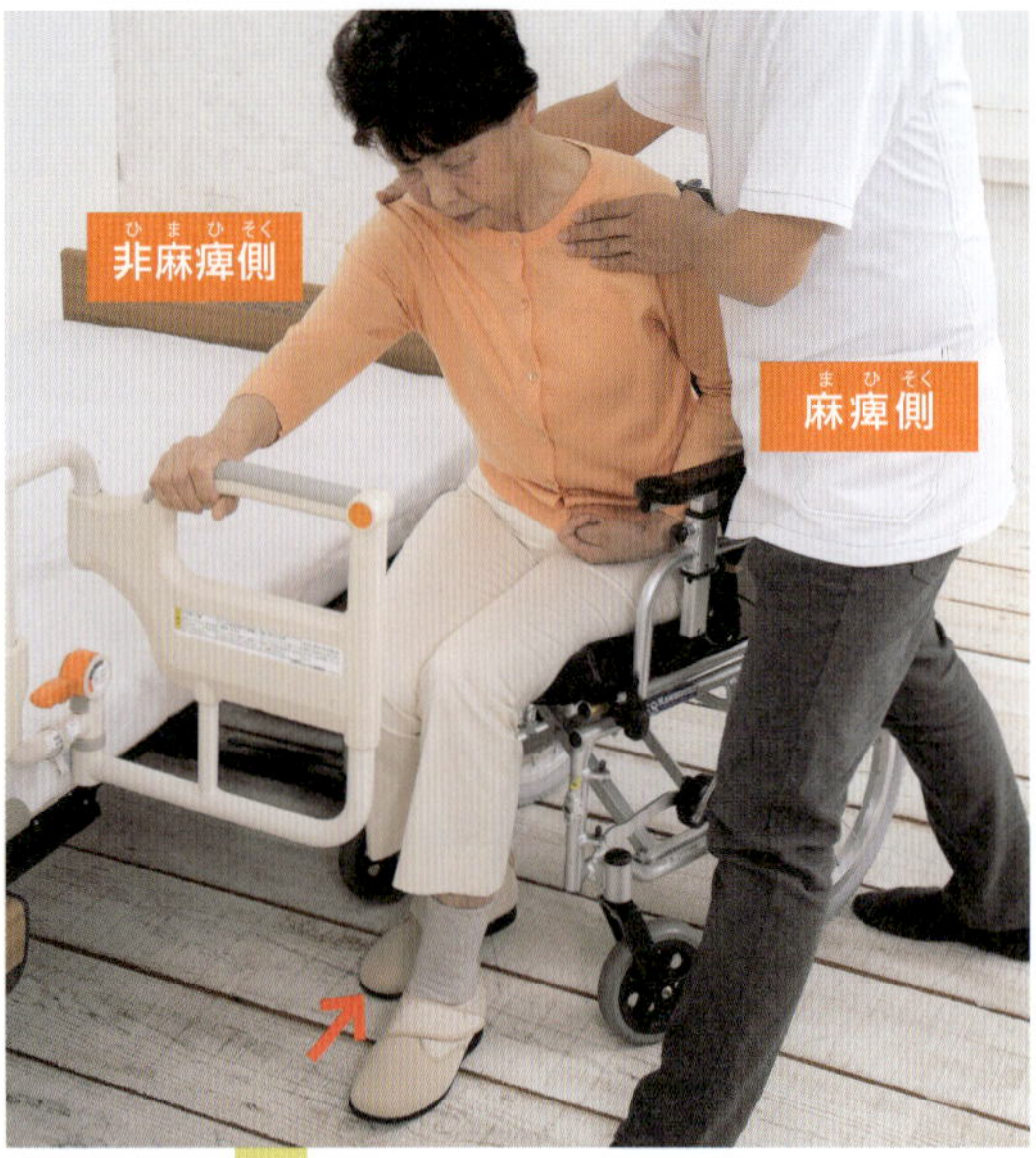

2 前傾しておしりを浮かせる

肩に両手を添えた状態で、体を前に倒すのをサポート。みぞおちがかかとより前にくるまで、前傾《ぜんけい》してもらう。

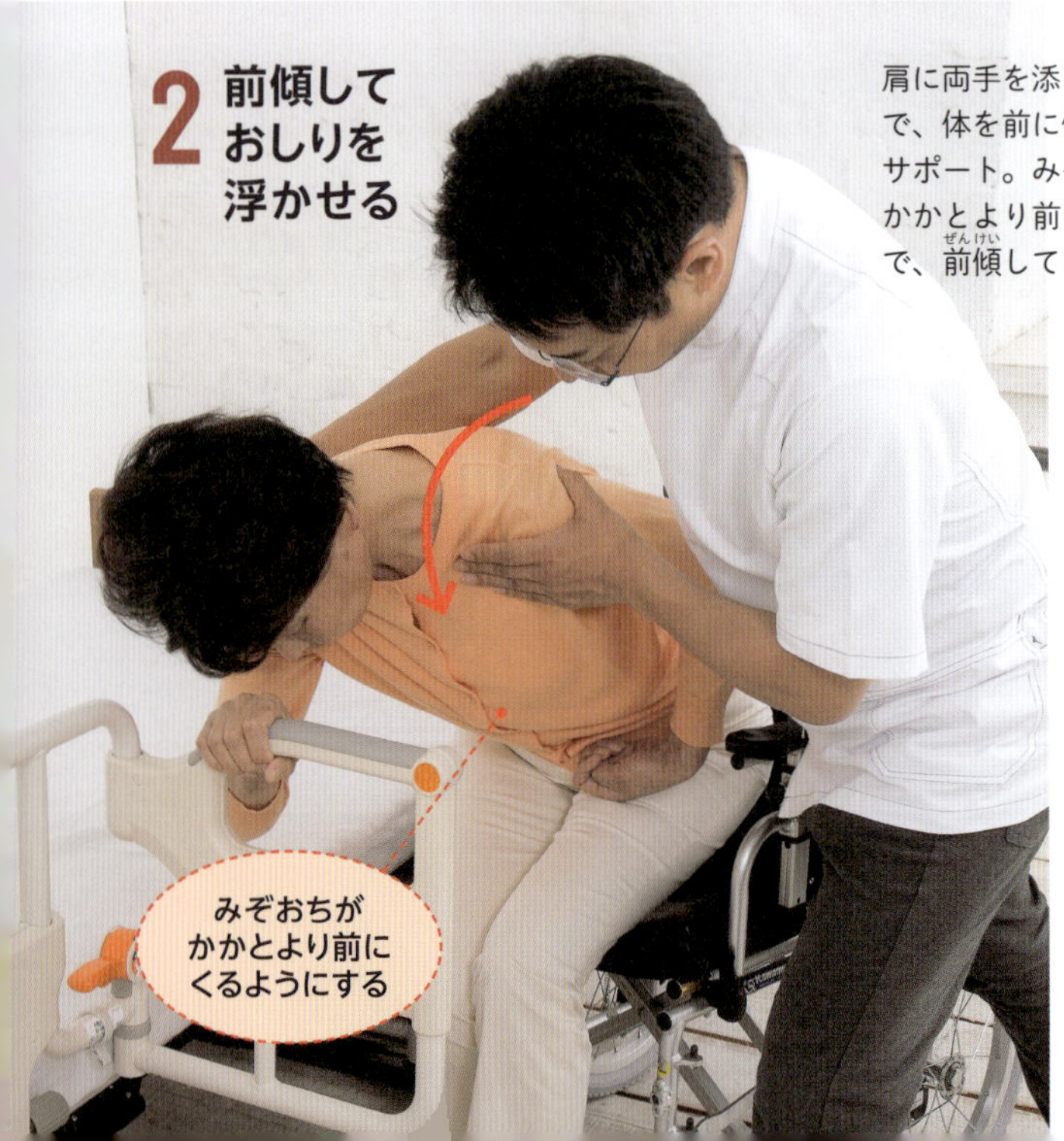

非麻痺側まわりだと起き上がりやすい

車椅子からベッドへの移乗《いじょう》時には、非麻痺側《ひまひそく》まわりにあわせて、ベッドと車椅子を配置しておくと便利です。横向き（側臥位《そくがい》）から寝返りをして、起き上がるときにも、非麻痺側を下にした動きになり、残存機能を活用しやすくなります。

移乗の方法は、非麻痺側まわりでの車椅子への移乗（→Ｐ１６６）の、逆バージョンです。

非麻痺側の手で柵を握り、足を引いて、車椅子から立ち上がります。体を前傾《ぜんけい》させ、重心移動でおしりを浮かせるのは、どのような体の移動でも同じです。

一度完全に立った後、非麻痺側の足を出して方向転換するのも、大切なポイントです。

移乗：片麻痺での介助テクニック

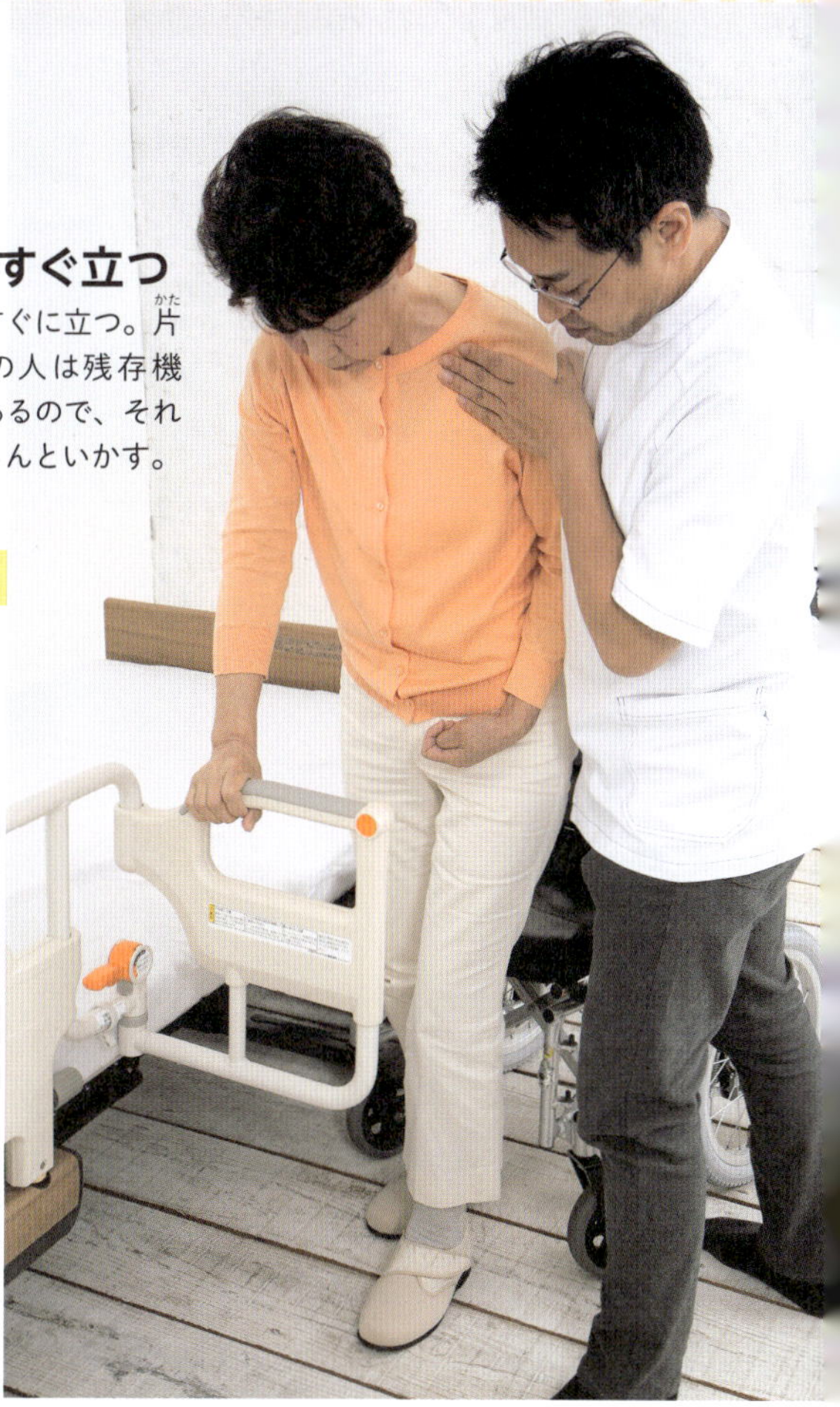

3 まっすぐ立つ

まっすぐに立つ。片《かた》麻《ま》痺《ひ》の人は残存機能があるので、それをきちんといかす。

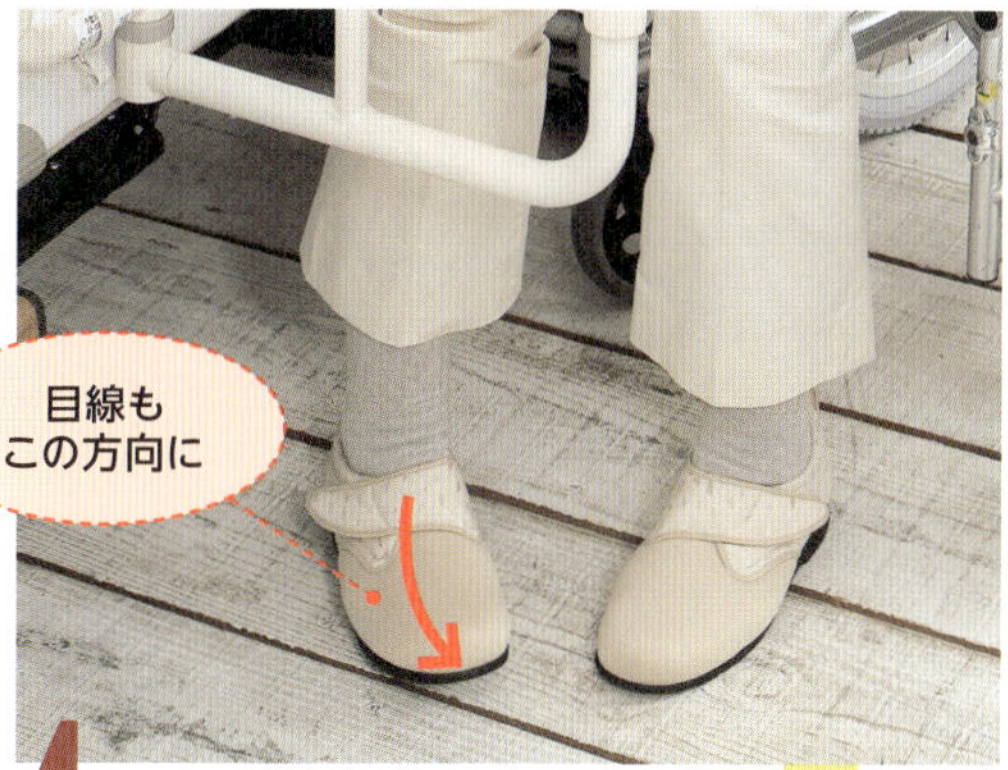
目線も
この方向に

4 非麻痺側の足を出す

非麻痺側の足を斜め前に一歩出す。目線も動こうとする方向に。

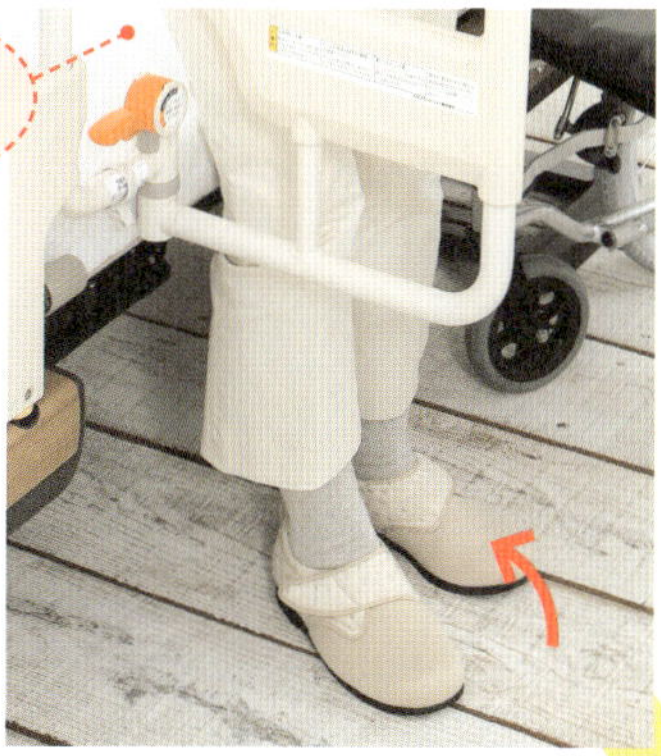
おしりが
ベッドに近づく

5 麻痺側の足を引く

非麻痺側に重心を移してから、麻痺側の足を一歩引く。

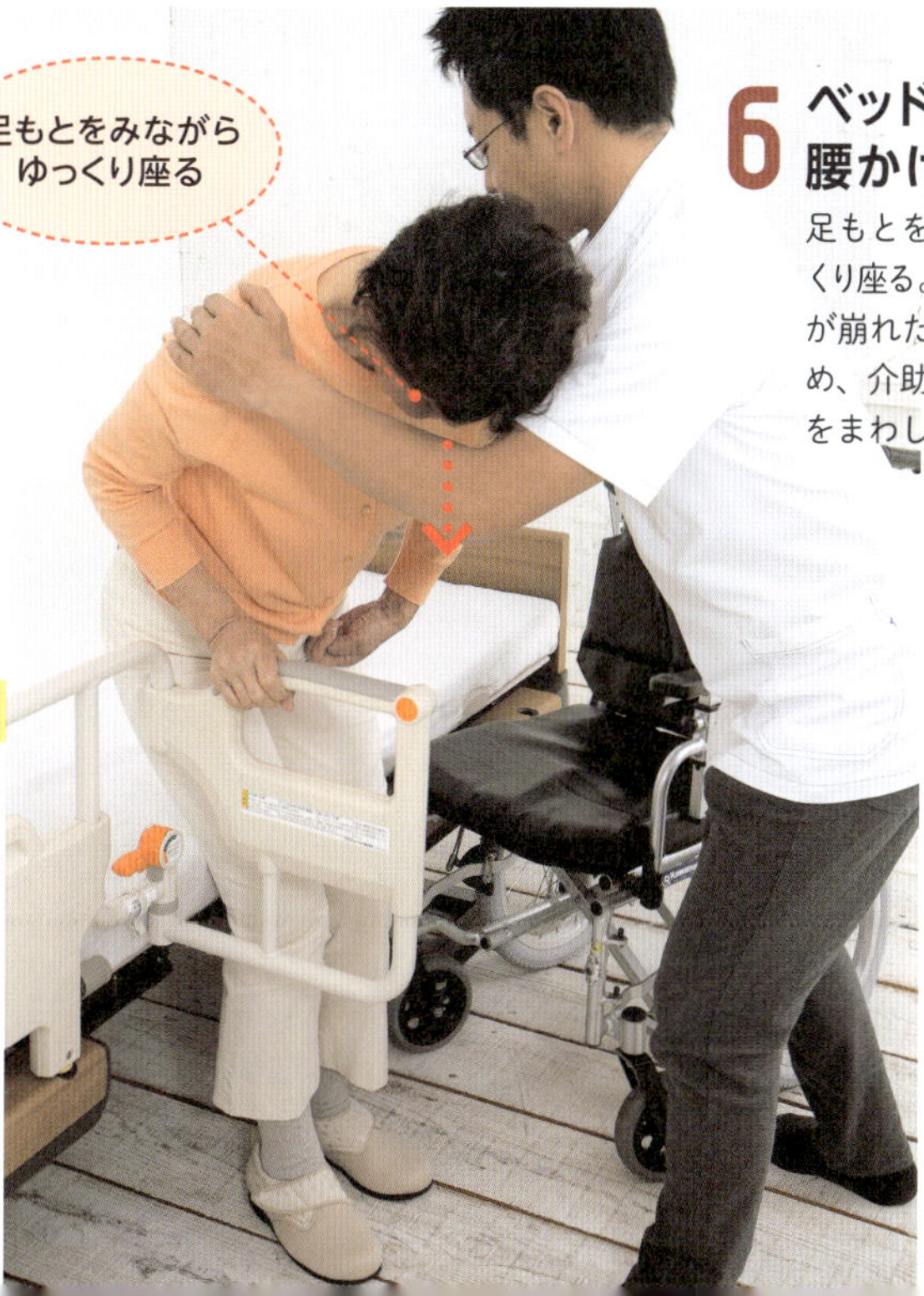
足もとをみながら
ゆっくり座る

6 ベッドに腰かける

足もとをみてゆっくり座る。バランスが崩れたときのため、介助者は両手をまわしておく。

After

非麻痺側の足を少し引き両足を揃える。非麻痺側まわりの移乗《いじょう》完了。

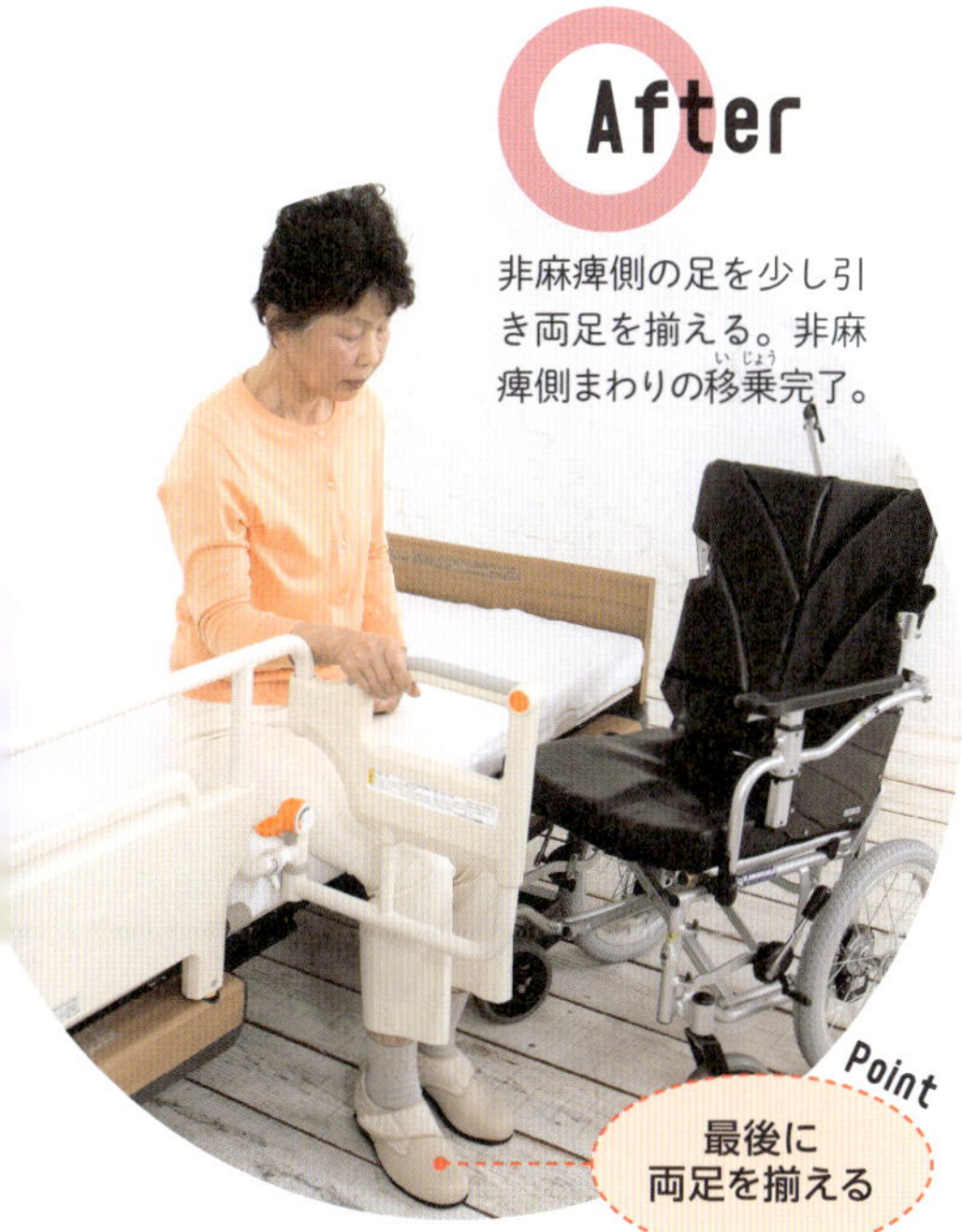
Point
最後に
両足を揃える

移乗
〈パーキンソン病〉

言葉と指さしで誘導し立ち上がってもらう

パーキンソン病の人の多くは、ふらつきやすいものの、自分の力で立って歩けます。車椅子に移るときも、一度立ち上がるのがベストです。

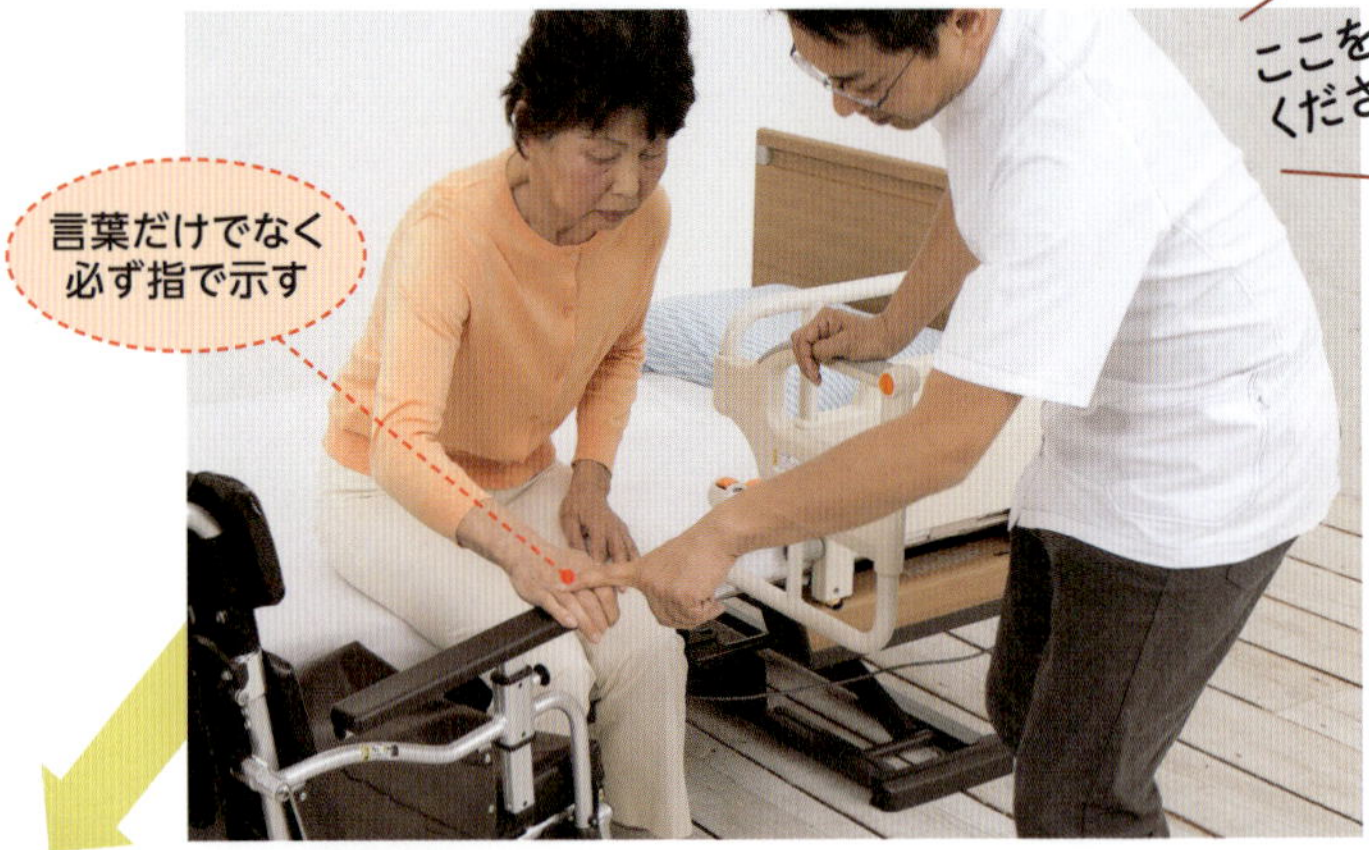
ここを持ってください
言葉だけでなく必ず指で示す

1 ひじ受けを持つ

車椅子をベッドにぴったりつけ、反対側に柵を設置する。言葉と指さしで誘導し、車椅子側の手で、ひじ受けを握ってもらう。

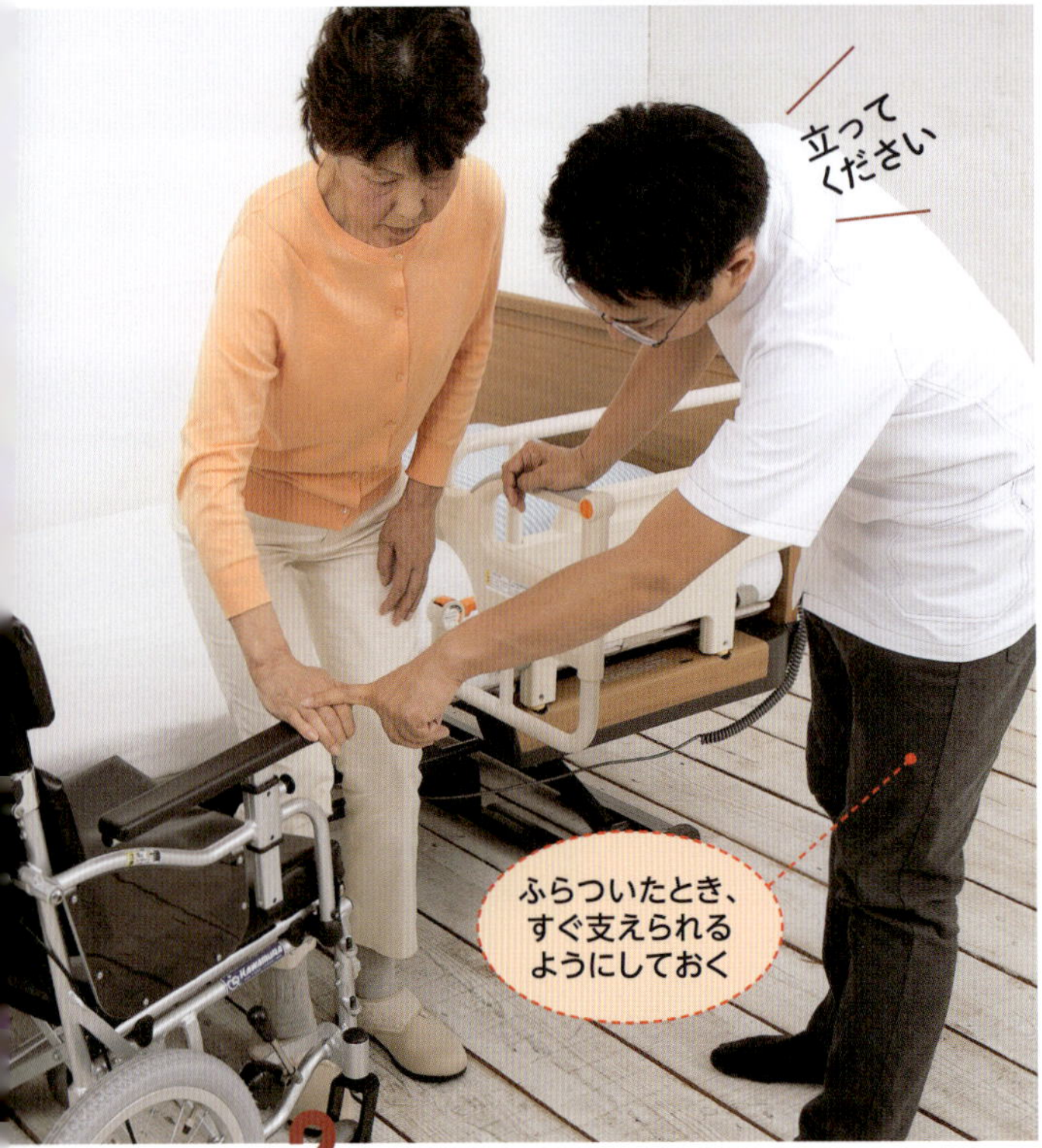
立ってください
ふらついたとき、すぐ支えられるようにしておく

2 立ち上がる

言葉で促して、自分の力で立ってもらう。体が伸びきらない人が多いので、できるかぎりまっすぐに。

寝返りに比べて立ち上がりはしやすい

パーキンソン病の人は、あお向け（仰臥位《ぎょうがい》）から横向き（側臥位《そくがい》）への寝返りはしにくくても、**ベッドから下りたり車椅子にのったりする動作は、無理なくできます。**

そのため特別な介助は必要としていません。むしろ「足を揃えてください」「座りましょう」などと、**簡潔な言葉で、次の動作を誘導してあげることが大切です。**

ただ歩行はできてもバランス感覚が乏しく、不安定です。歩くときは、いっしょに歩幅を揃えて歩くなど、安全を確保する配慮が必要です。

3 ベッド側の足を引く

ベッド側の足を引くよう、言葉で促す。指示が多いと混乱するので、重心の移動、目線の誘導はしなくてOK。

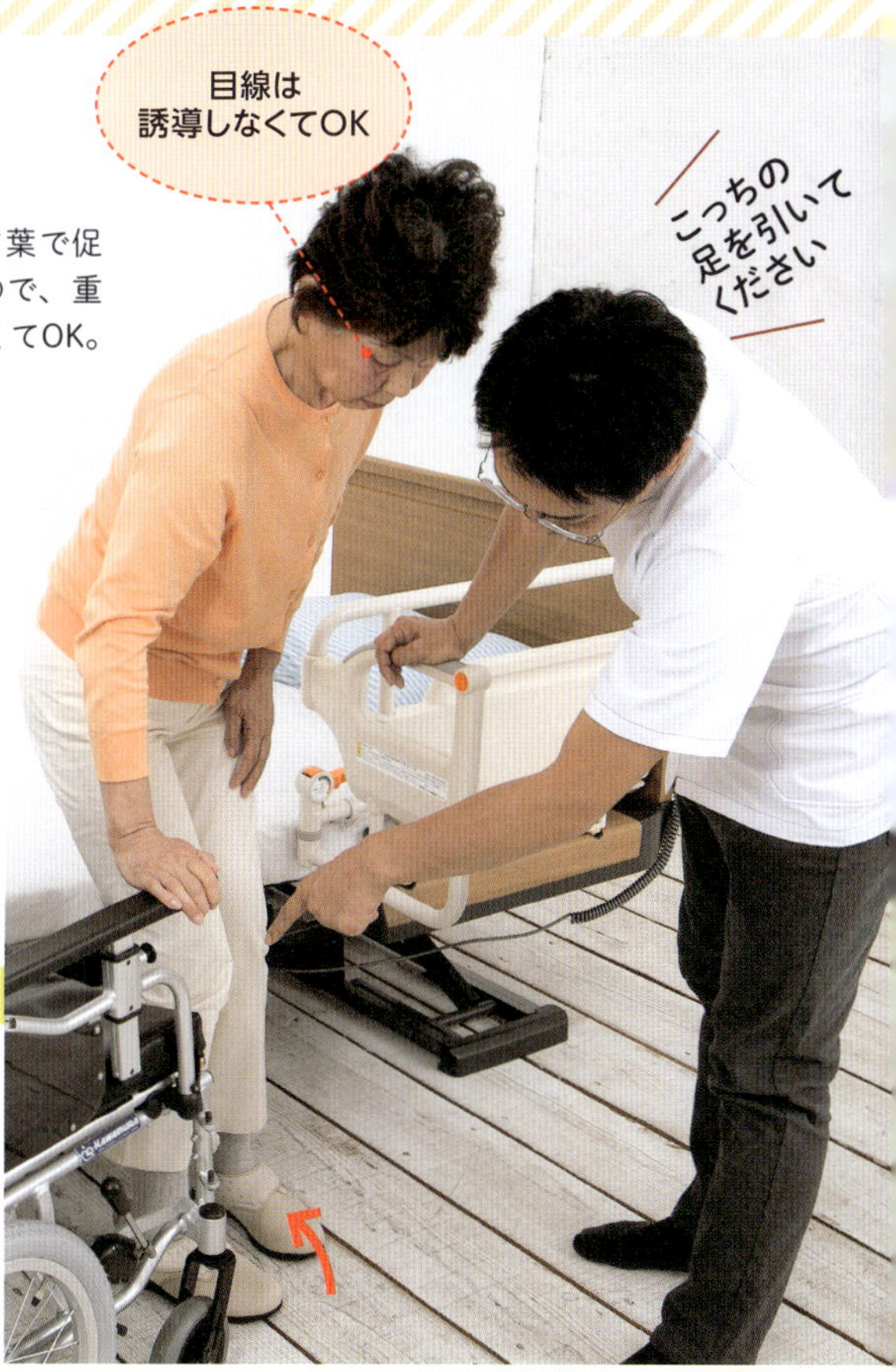
目線は
誘導しなくてOK
こっちの
足を引いて
ください

4 車椅子に ゆっくり座る

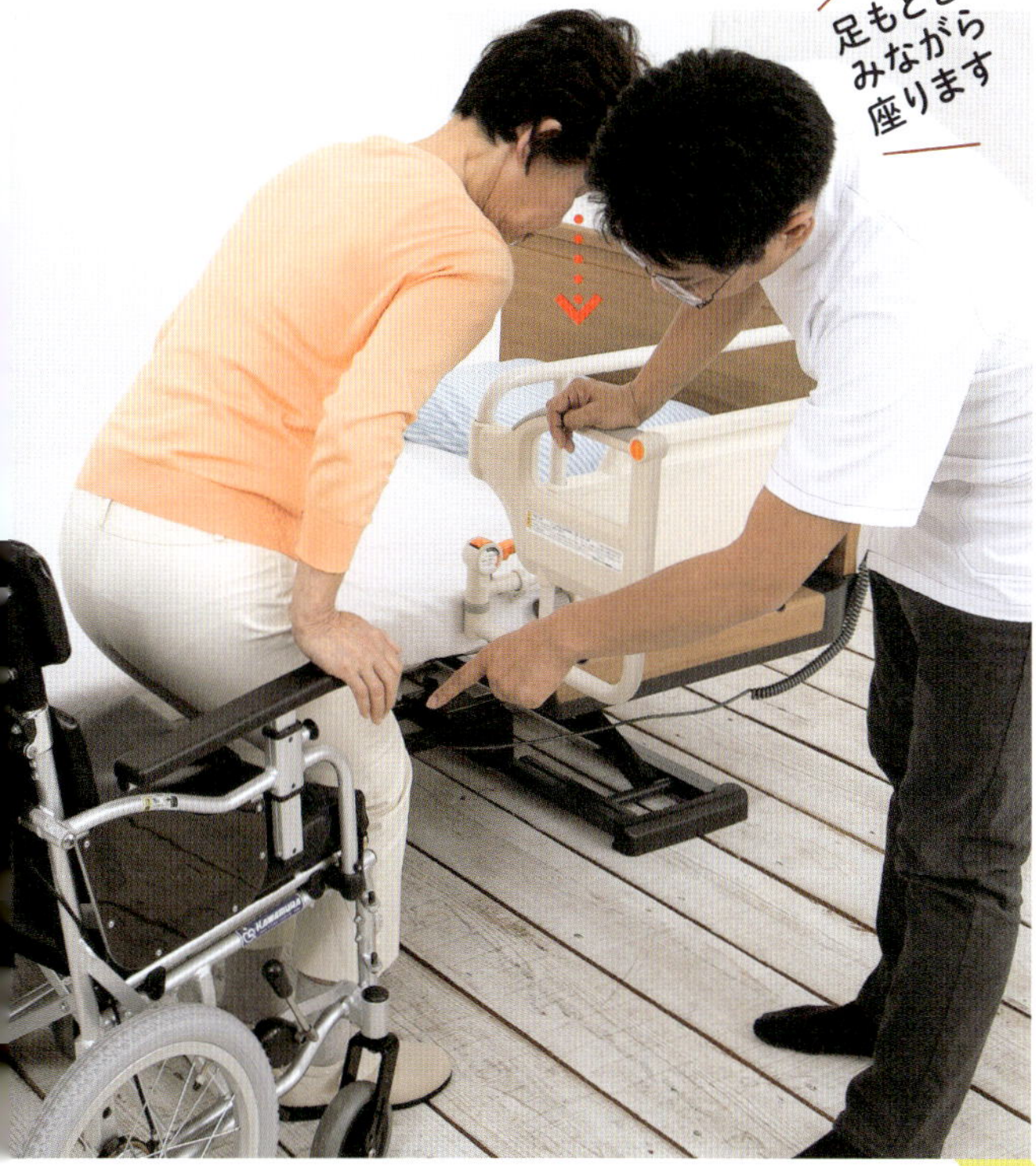
足もとを
みながら
座ります

おしりをドスンと下ろさないよう、足もとをみるよう促す。「足もと」の言葉に加え、指さしも忘れずに。目線が下を向き、ゆっくりと車椅子に座れる。

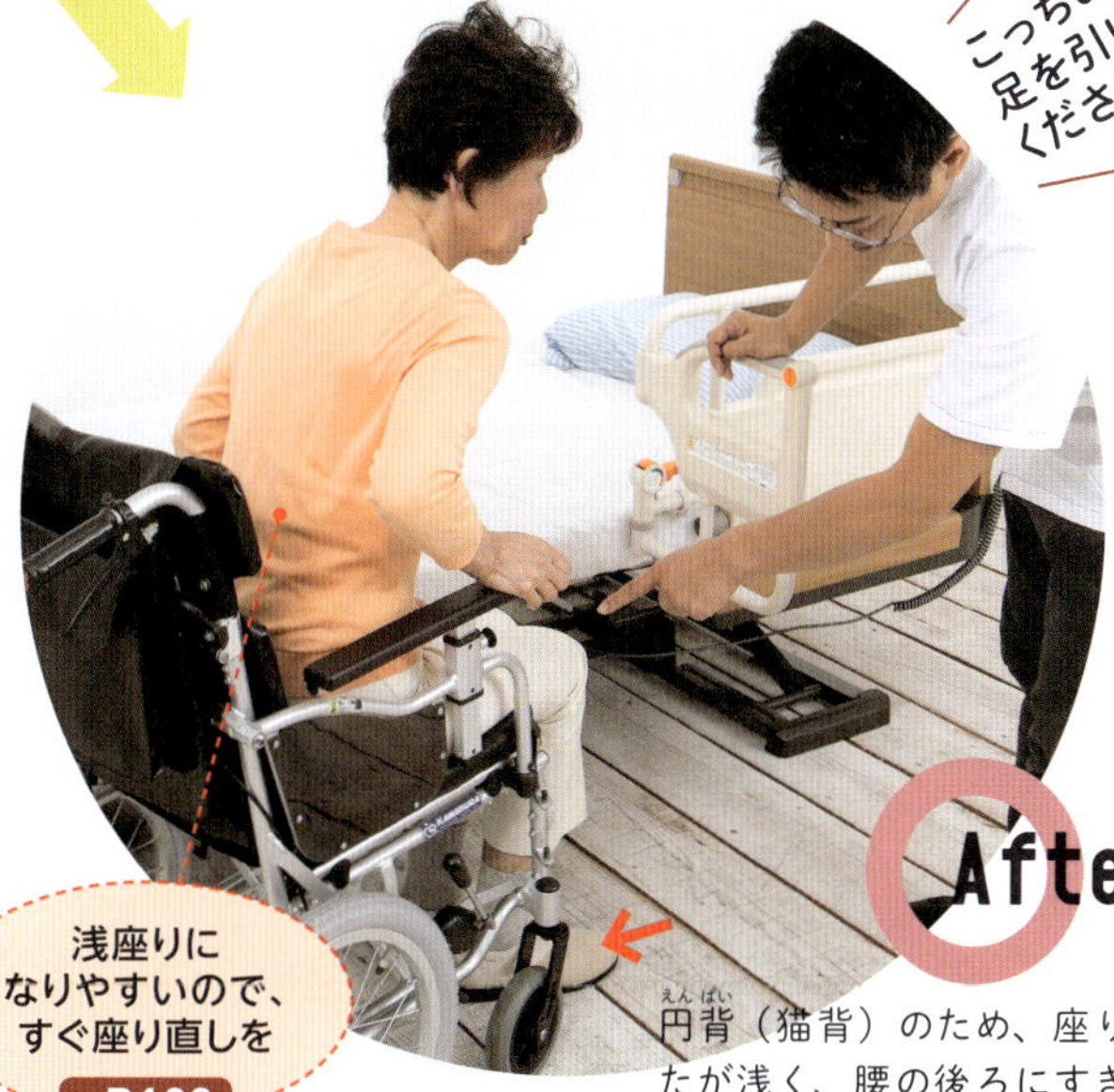
こっちの
足を引いて
ください
After
浅座りに
なりやすいので、
すぐ座り直しを
➡P109

円《えん》背《ぱい》（猫背）のため、座りかたが浅く、腰の後ろにすき間ができやすい。深く座り直してもらい、最後に両足を揃える。

Column

覚醒レベルや 運動機能が変化しやすい

パーキンソン病の人は、覚醒レベルに波があり、介助者の言葉に対する理解度も、そのときによって異なります。「on-off現象」といって、治療薬の副作用による運動機能の変動もあります。先ほどまでしっかり動いていたのに、いまは動きが鈍いといった変化が起きます。その日の動き、覚醒レベルにあわせて、介助の程度を調整してください。

家庭での
ケア

福祉用具を使って無理なく移乗する

寝返りや起き上がりの介助に比べ、移乗には少し技術が必要です。家族の負担を軽くするには、福祉用具を使う方法がおすすめです。

準備

車椅子をベッドにつける

ベッドは車椅子の座面より少し高くする。車椅子をつけ、ひじ受けははね上げておく。

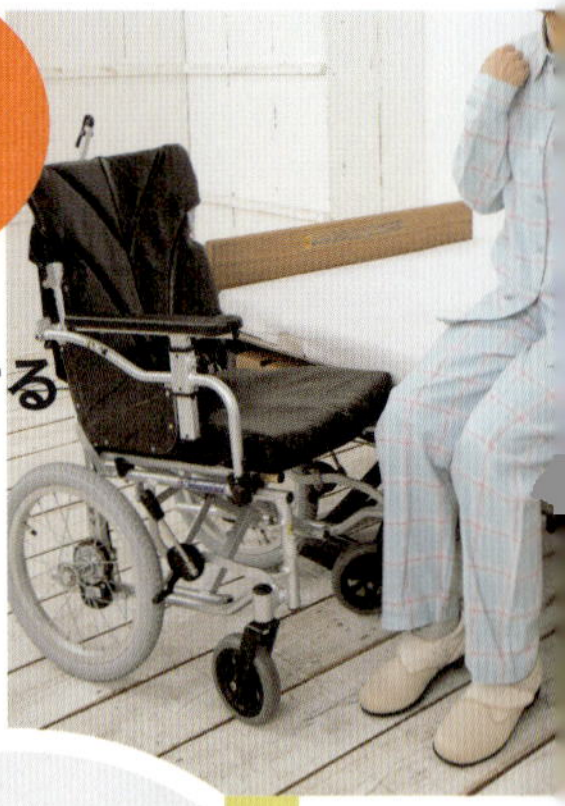

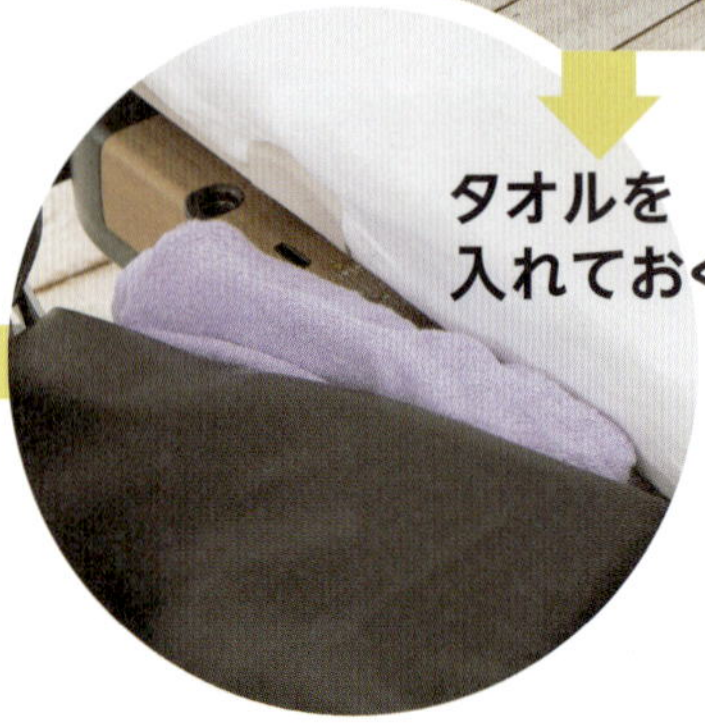
タオルを入れておく

車椅子とベッドのあいだに、畳んだタオルをはさみ、すき間を埋めておく。

1 シートを広げて体を傾ける

半分に折ったシートを置く。手を肩甲骨《けんこうこつ》、腰に添え、シート側に体を傾け、体を少しのせる。

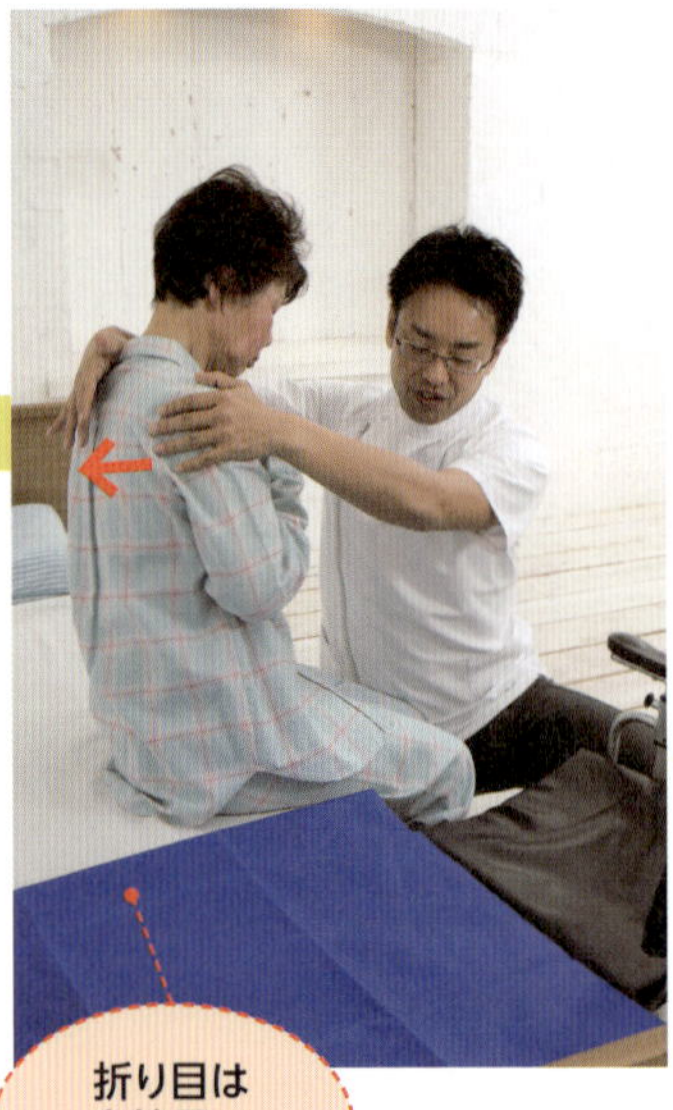
折り目は車椅子の逆側に

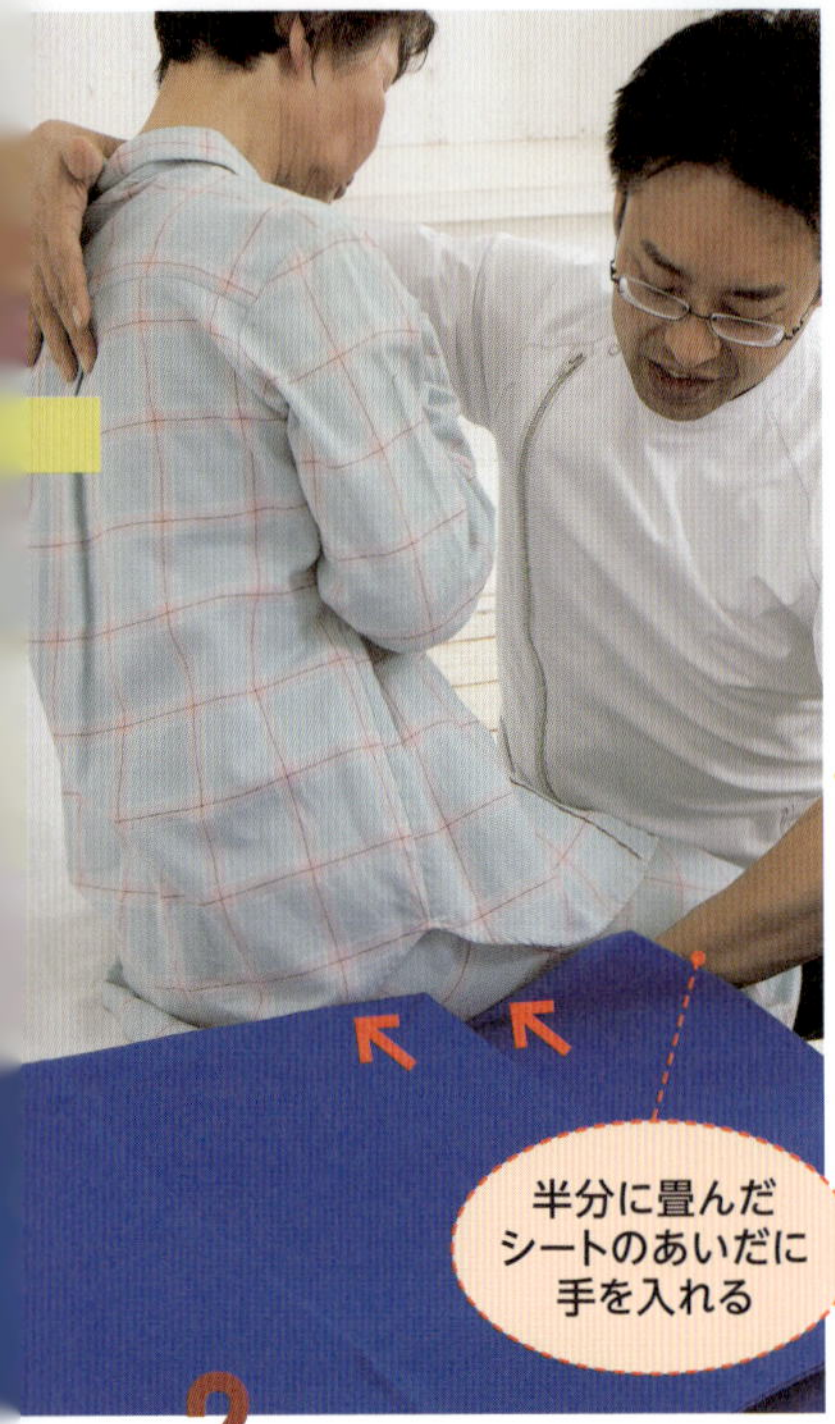
半分に畳んだシートのあいだに手を入れる

2 シートを入れ込む

シートの内側に手を入れ、おしりの下にすべりこませる。

シートを使えば家族も移乗介助できる

在宅介護だからこそ、家族といっしょに食事をしたり、おしゃべりをするなどして、ベッドから離れて過ごす時間を長くもちたいものです。

ただ、**移乗《いじょう》の介助には多少の技術が必要。家族にはむずかしいのも確かです。**転倒も心配ですし、体に負担をかけ、拘縮《こうしゅく》を進めることへの不安もあるでしょう。

家庭での移乗には、スライディングシートを使うことをおすすめします。**大きいものを1枚用意しておくと、移乗だけでなく、寝返りにも、ベッド上の上方移動（↓P156）にも活用できます。**

まずはスライディングシートでの移乗法を覚え、離床《りしょう》を促進することで、拘縮、褥瘡《じょくそう》（↓P70）を防ぎましょう。

3 肩幅をせまくする

背中とひじに手を当てて腕を内側に動かし、緊張をゆるめておく。

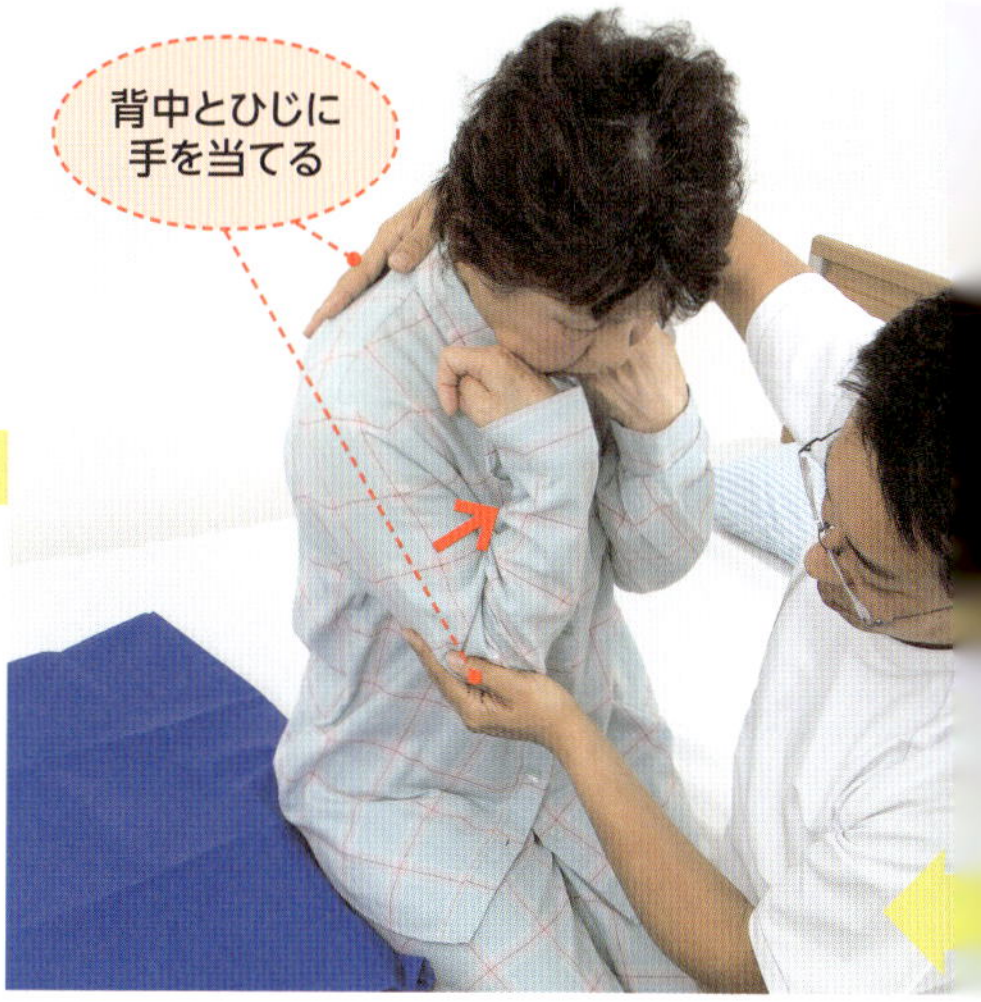
背中とひじに
手を当てる

4 椅子にシートごとすべらせる

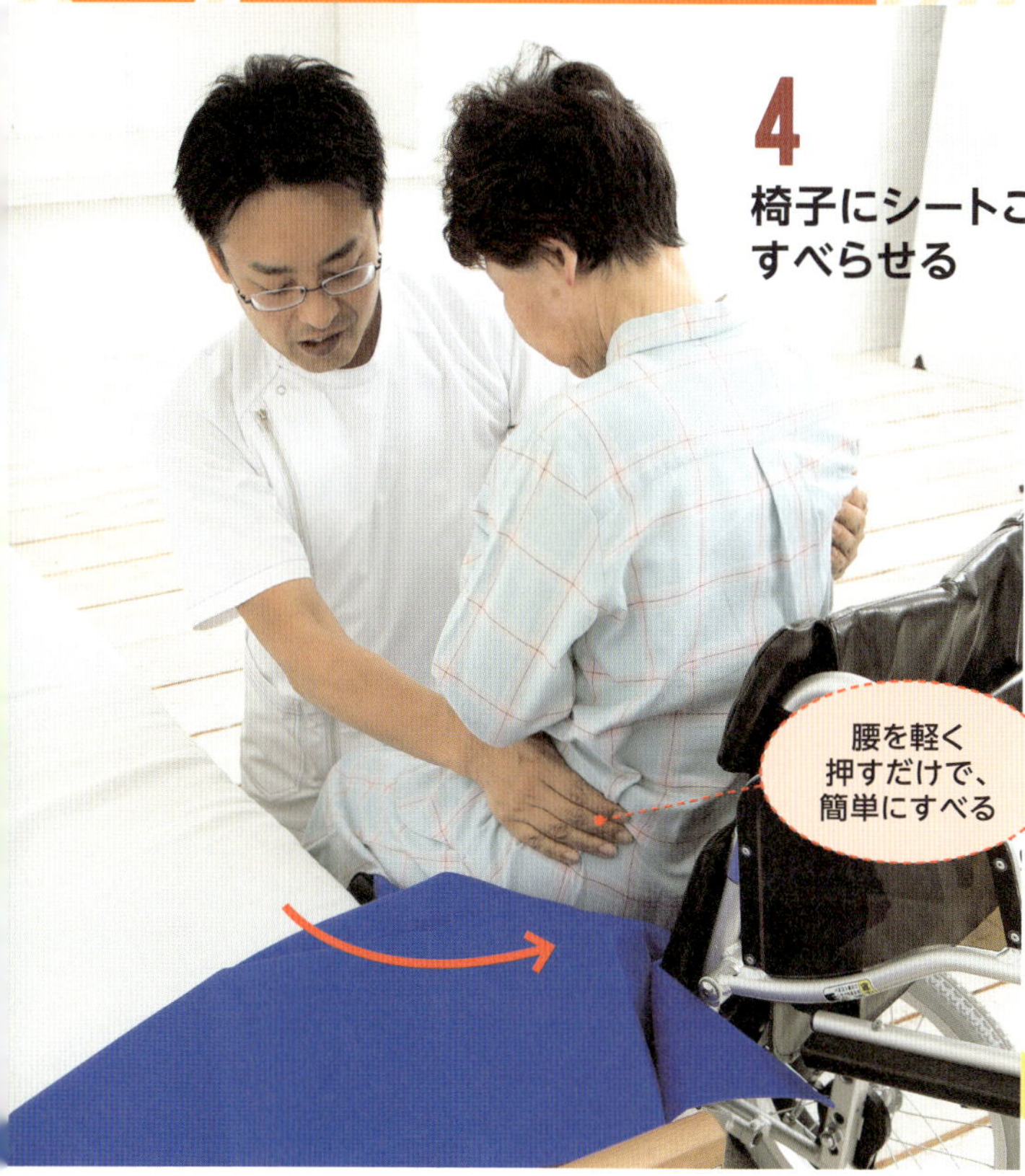
腰を軽く
押すだけで、
簡単にすべる

車椅子側のわきに介助者の手を入れ、反対の手は腰に当てて、シートごと車椅子の座面にすべらせる。

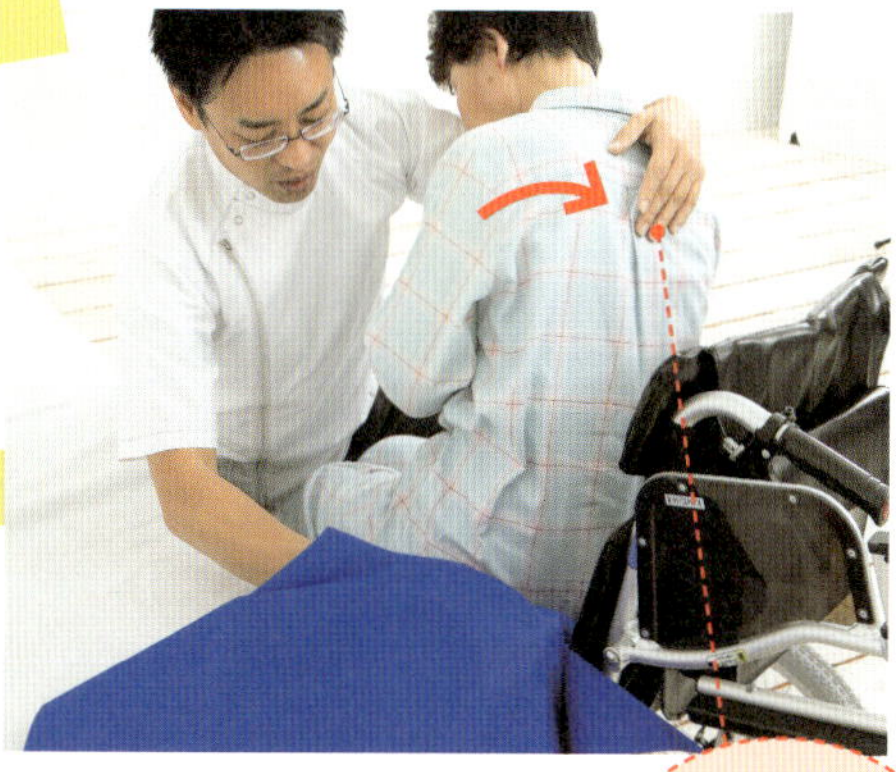
体を傾けて
おしりを
浮かせる

5 シートを抜きとる

上体をベッドと反対側に傾け、おしりが浮いたら、シートをつまんではずす。

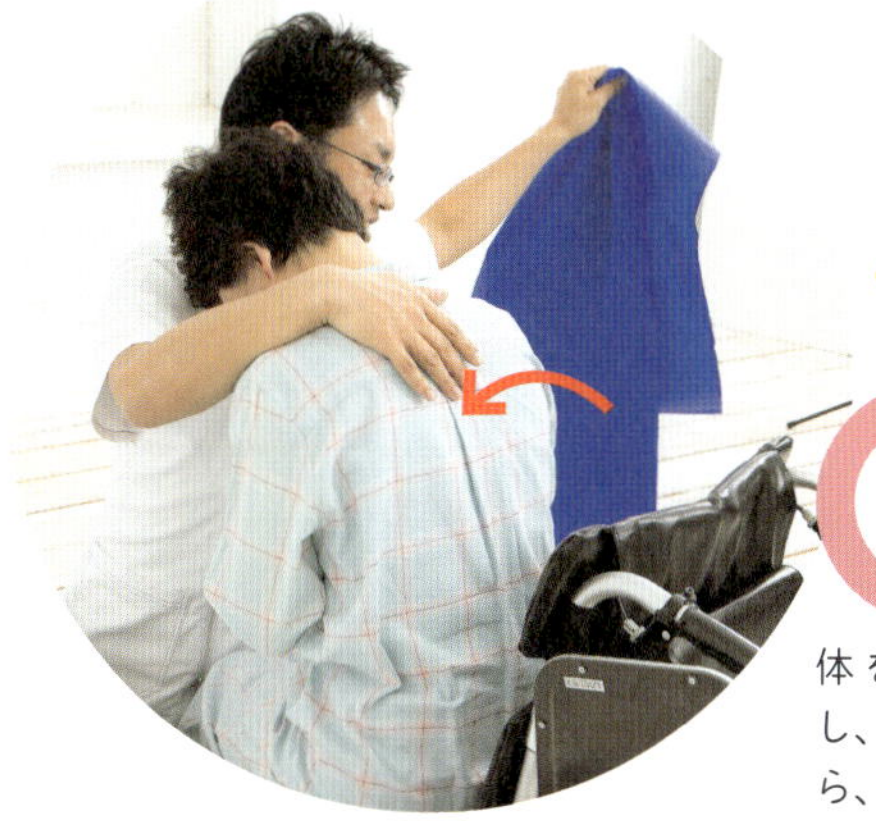

After

体をまっすぐに戻し、両足を整えたら、移乗《いじょう》完了。

いつもの介護をチェック！

ギャッチアップするときは正しく位置あわせを

家庭でも、電動ベッドの使用が基本。リモコンで簡単にベッドを起こせるが、股《こ》関節が曲がる正しい位置でギャッチアップしないと、痛みが生じるということを理解しておきたい。股関節の位置とベッドの軸を確実にあわせると、力をかけずに簡単に起こせる（→P152）。

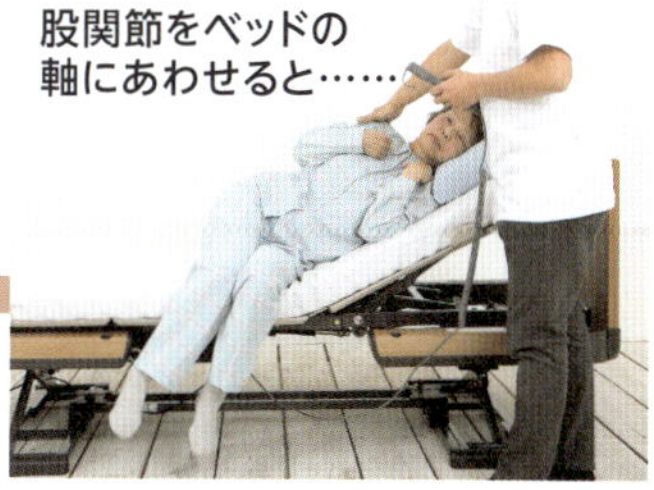

股関節をベッドの軸にあわせると……

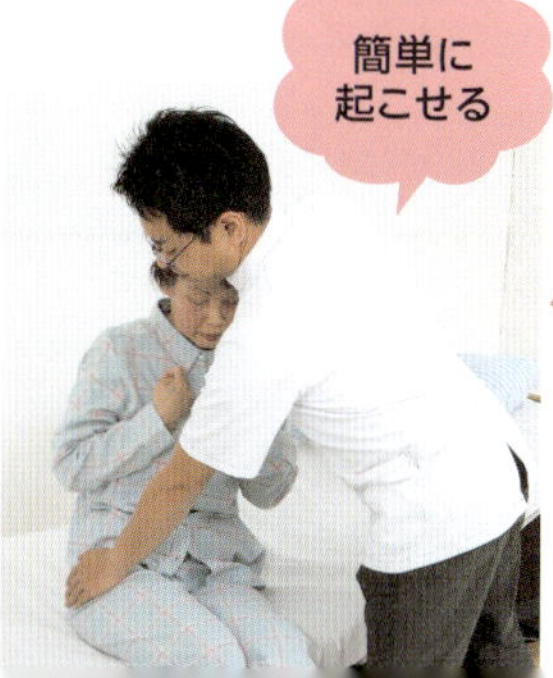
簡単に
起こせる

大柄な人も小柄な人も介助法の基本は同じ

抱え上げずスライドすれば重くない

介助する相手の体が自分よりはるかに大きく、不安を感じたことはありませんか？

とくに小柄な女性の場合、大柄の男性を介助するのは困難と思われがちです。

しかし介助の原理そのものを見直せば、体格差はさほど問題になりません。力まかせに抱えるのではなく、相手の体の重心を動かすことが大切。本書で紹介している方法も、すべてその原理です。

ベッドから車椅子に移乗するときは、体を前に傾けます。重心が前に移って、てこの原理でおしりが浮き、力をかけずに体を動かせます。車椅子からベッドへの移乗も、その応用で無理なくできます。

腰に負担がかからず、腰痛対策にもつながります。

体格差が気にならない介助法を身につける

下はスライド法と呼ばれる方法の応用版。左のような方法も、体格差に関係なく使える。

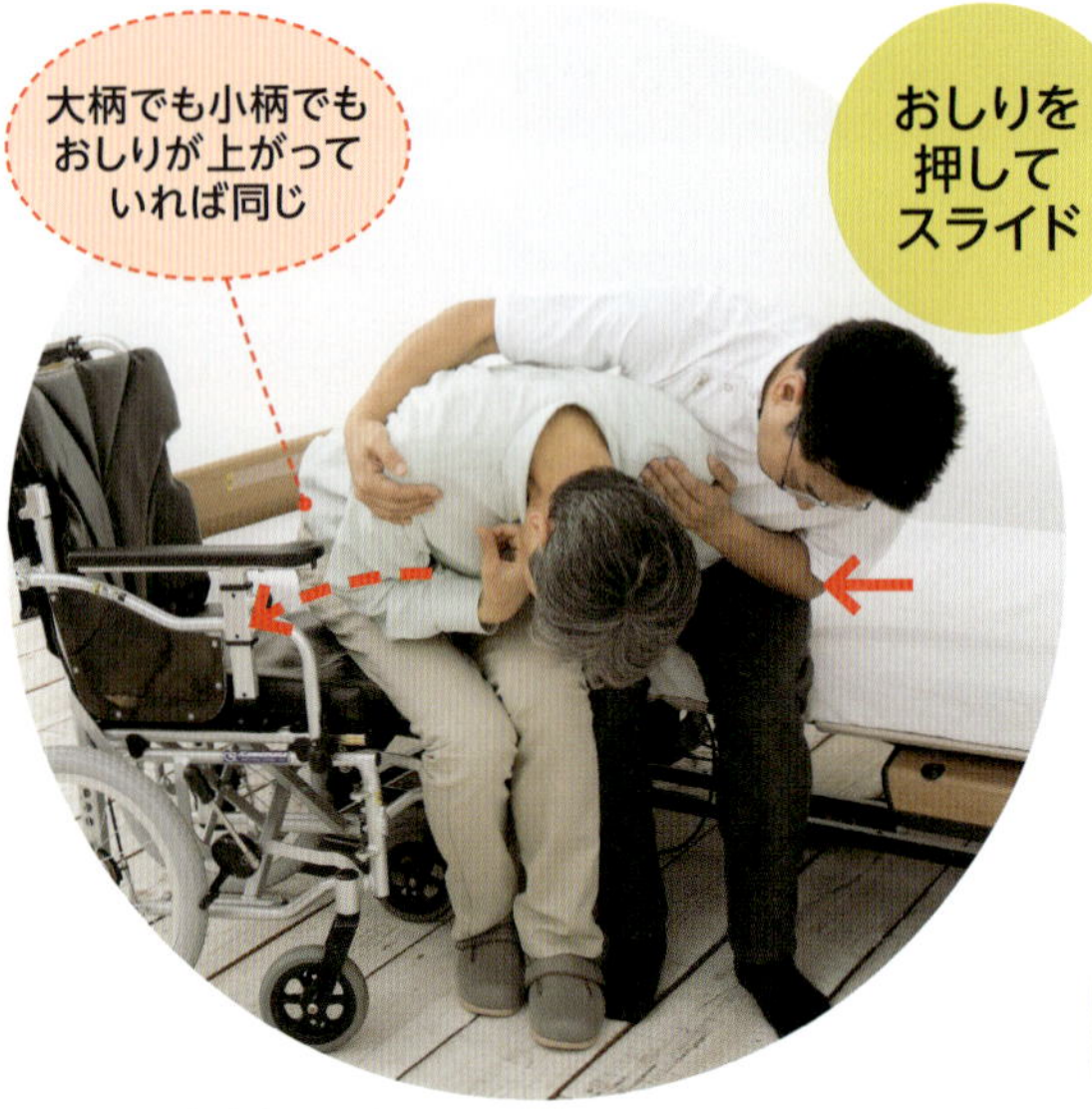
大柄でも小柄でも
おしりが上がって
いれば同じ
おしりを
押して
スライド

車椅子に移乗するときは体を思いきり前に傾け、浮き上がったおしりを押して、横に動かす。てこの原理を使った方法。

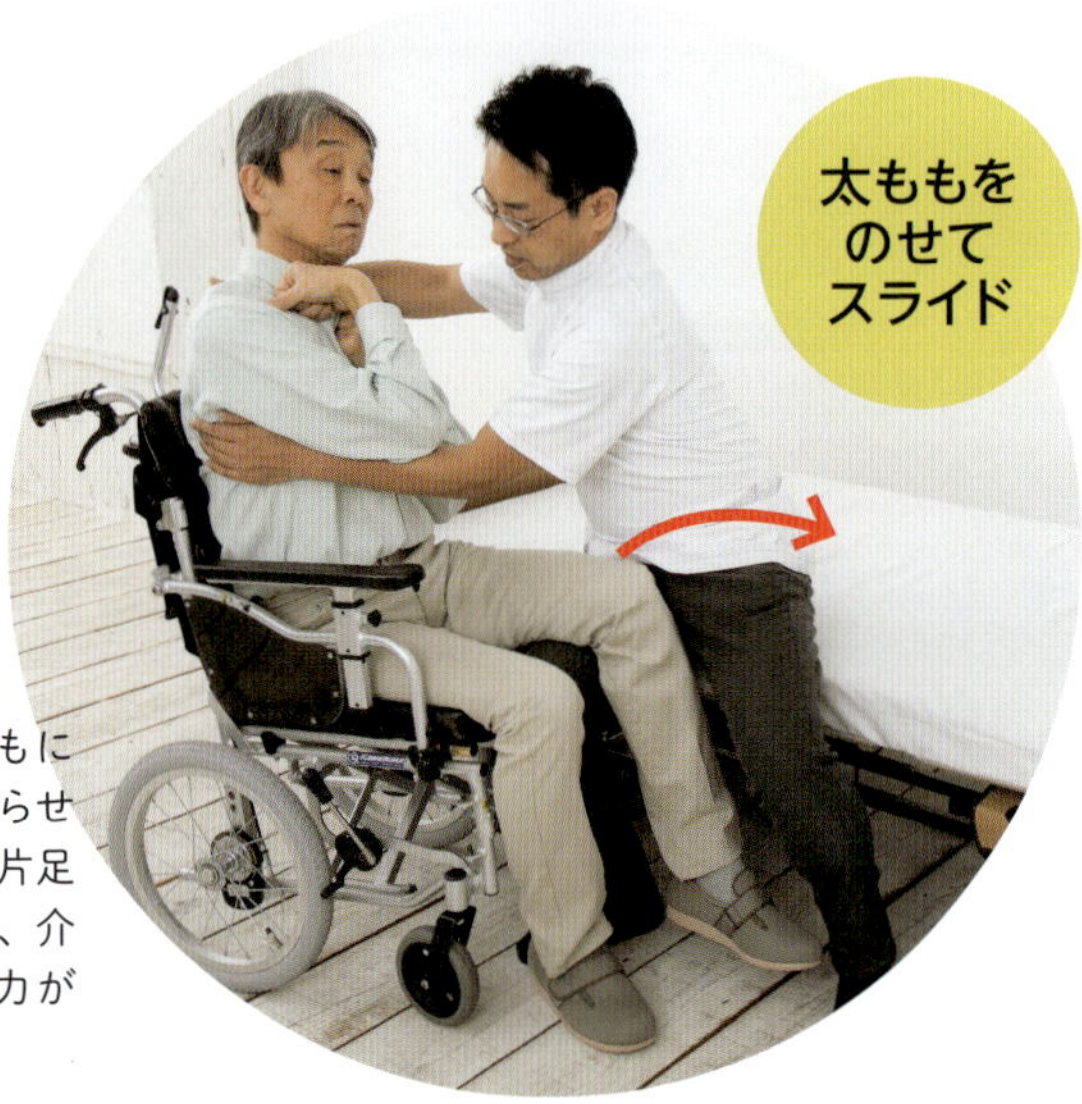
太ももを
のせて
スライド

相手の片足を太ももにのせ、おしりをすべらせるように横に動く。片足を接地させることで、介助される人の体に力がかかりすぎない。

Part 5

生活場面の負担を減らす

日常生活のケアで大切なのは、筋肉や関節への負担を減らすこと。
そして、精神的にも不快な思いをさせないことです。
基本の介助法を守ったうえで、ていねいな声がけも心がけましょう。

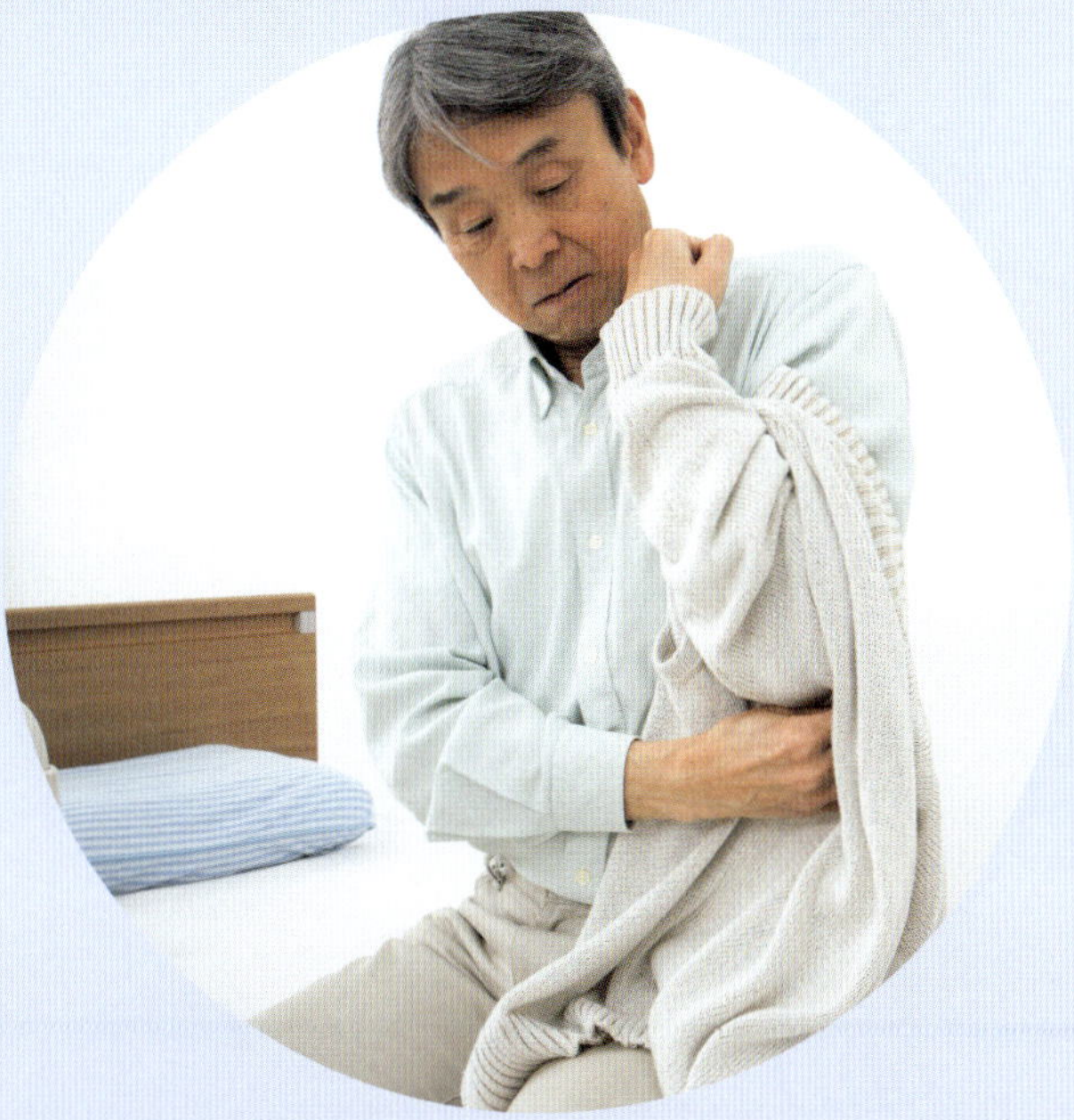

ポジショニングで硬い体をゆるめておく

拘縮のある人の生活介助に苦労するのは、日々の姿勢づくりが原因。寝ているときに、体がゆるむ姿勢をていねいにつくることが大切です。

拘縮したままの介助は命の危険につながる

適切なケアをされず、拘縮《こうしゅく》が進んだ状態。クッションは入っているが、役に立っていない。

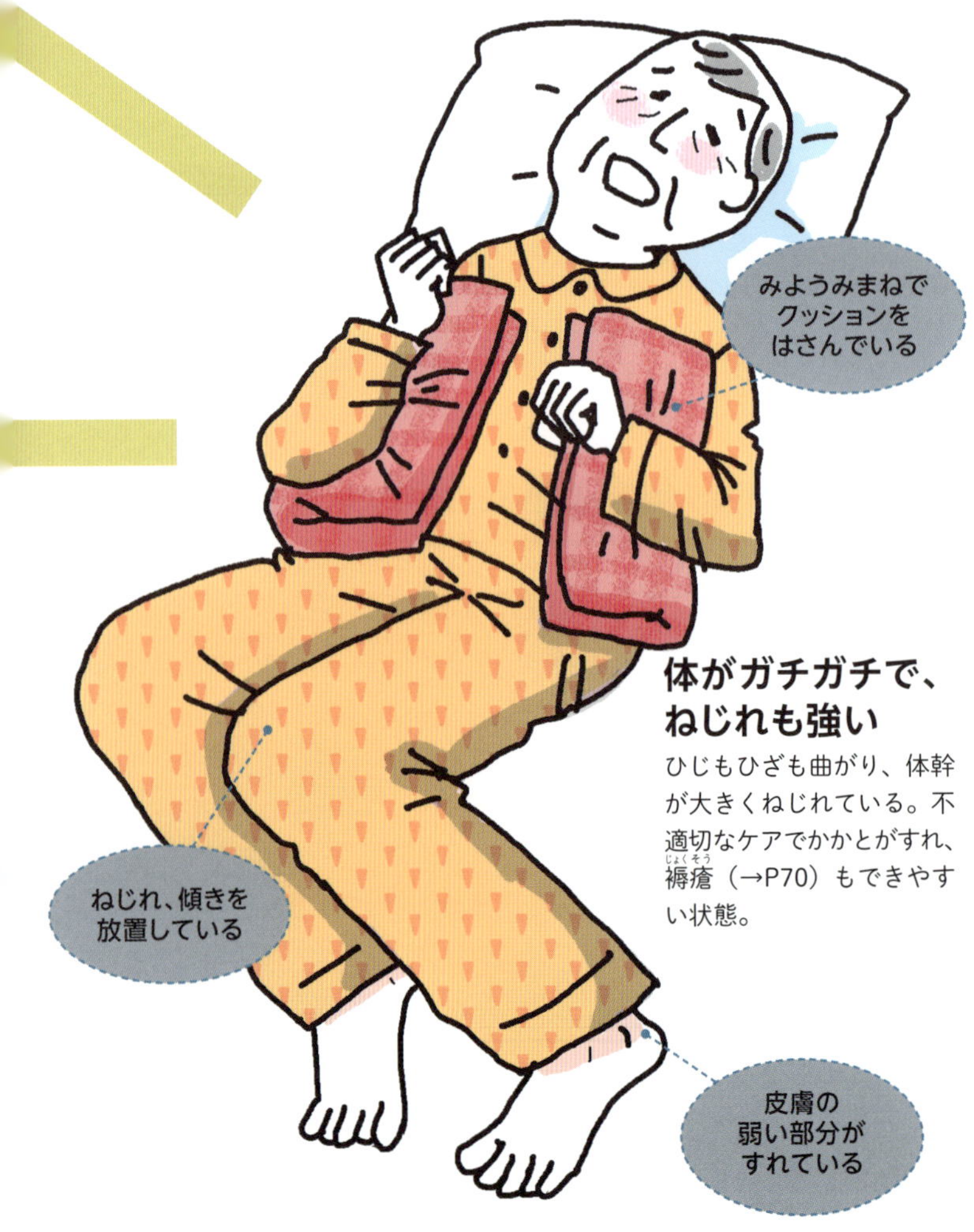
みようみまねでクッションをはさんでいる
ねじれ、傾きを放置している
皮膚の弱い部分がすれている

体がガチガチで、ねじれも強い

ひじもひざも曲がり、体幹が大きくねじれている。不適切なケアでかかとがすれ、褥瘡《じょくそう》（→P70）もできやすい状態。

生活介助では日々のケアが試される

関節が拘縮《こうしゅく》していると、ケアのたびに苦痛を感じます。本来なら気持ちいいはずの入浴などが、かえって苦痛な時間になることもあります。

まずは**日々のポジショニングで、拘縮をゆるめることが先決。そのうえで、筋肉を緊張させないよう、負担の少ない生活介助をします。**

介助するときは、「人間本来の自然な動き」にとらわれないでください。健康な人と同じに動けないからこそ、介助を必要としているのです。**自分たちの身体感覚をベースに動いてもらおうとすると、負担をかけるだけです。**

何らかの障害を抱えている場合は、残された機能を酷使しすぎないことも大切です。

例 締まったままのわきを無理に開く

更衣介助で服を脱がせるために、腕をつかみ、硬いわきを開こうとする。拘縮のために容易には開かず、力が入ってしまう。

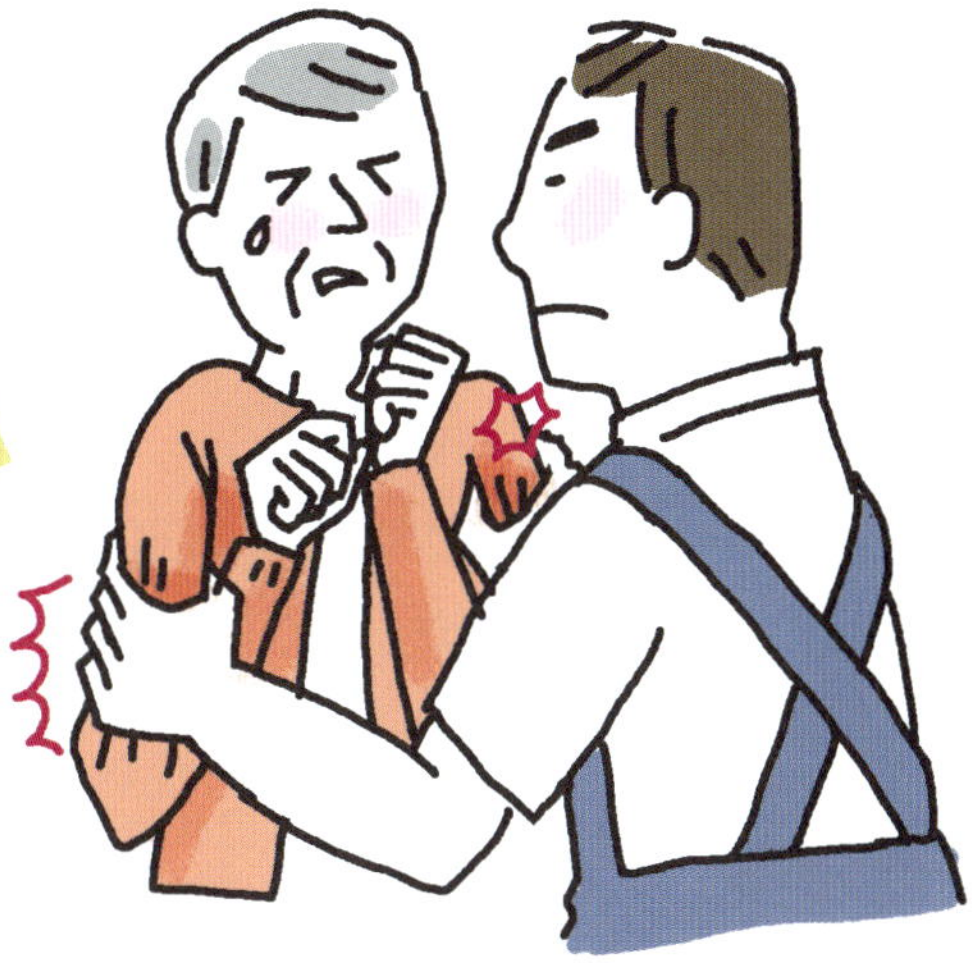

骨折

高齢で寝て過ごすことの多い人は、骨が非常にもろい。力を入れて関節を動かそうとすると骨折し、強い痛みが生じたり、介助がより困難な状態になる。

出血

皮膚も皮下組織も非常に薄く、皮膚がすれて出血したり、内出血したりしやすい。とくに二の腕や太もも、おしりなどのやわらかい部分をさわって介助すると、皮膚を傷める。

褥《じょく》瘡《そう》

皮膚の圧迫、ずれで皮下組織が壊《え》死《し》する。拘縮があるとただでさえ体を動かしにくく、マットレスにふれる部分で褥瘡が起きやすい。細菌感染から全身状態が悪化することも。

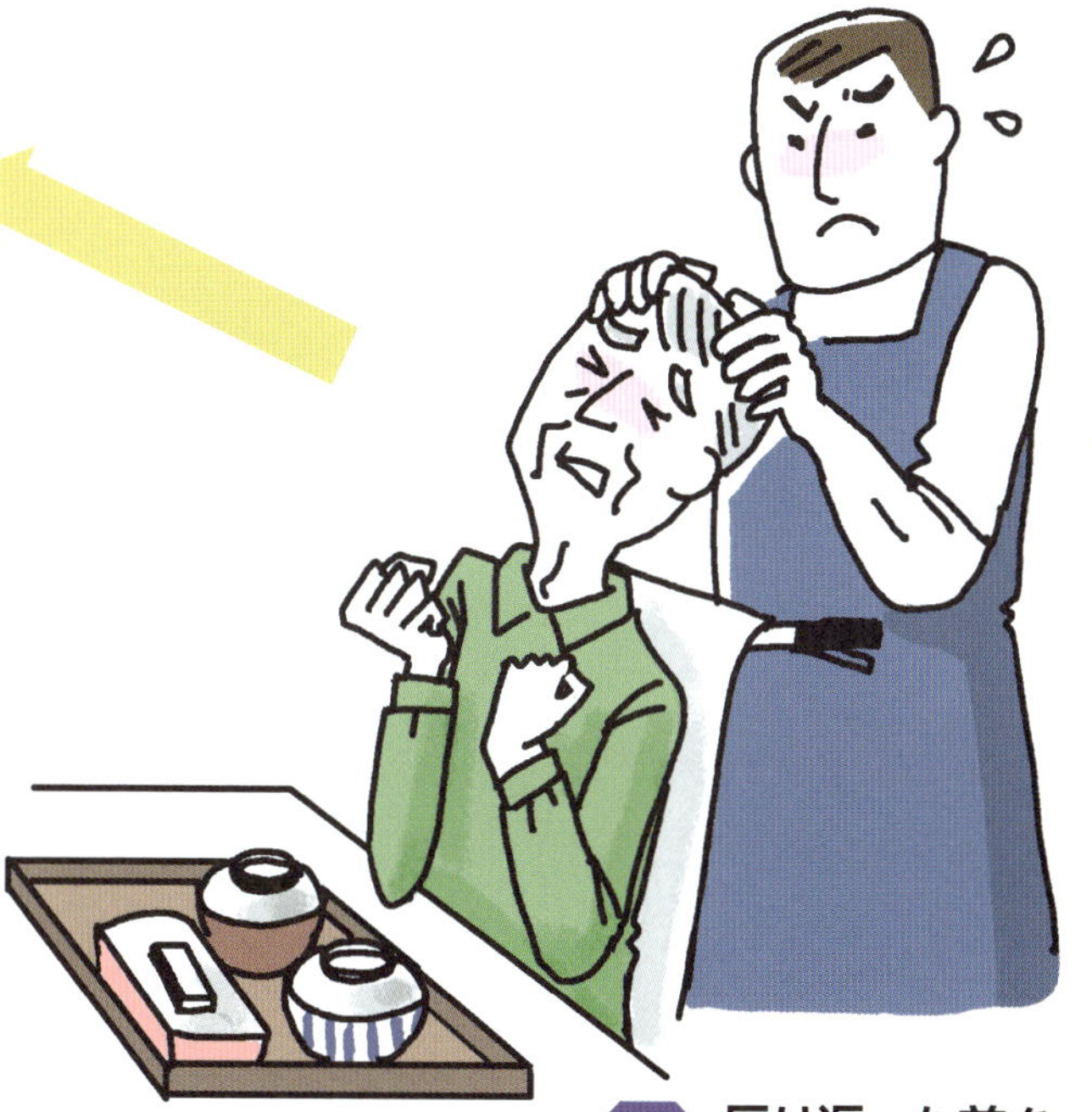

例 反り返った首を前に動かす

食事介助で、誤嚥《ごえん》予防のためにと、反った首を前に倒そうとする。しかし首の筋肉が硬く、相当な力を入れないと動かない。

Column

麻痺がある人は、右脳と左脳のバランスを考えて

片麻痺《かたまひ》の人は、右脳《うのう》か左脳《さのう》のどちらかが強く障害され、その反対側の半身が麻痺しています。

それだけでなく、右脳が損傷していると、空間認知などの機能が苦手になります。左脳の損傷では、言語理解がむずかしくなる可能性があります。介助時には、このような機能低下にも配慮し、わかりやすく伝える工夫が必要です。

着替え

腕を内側に動かすと袖を通しやすい

着替えで問題となるのは、わきやひざが固まっていて、開けないこと。関節を無理なく動かすテクニックを活用すれば、簡単に着替えられます。

更衣介助の3大ルール

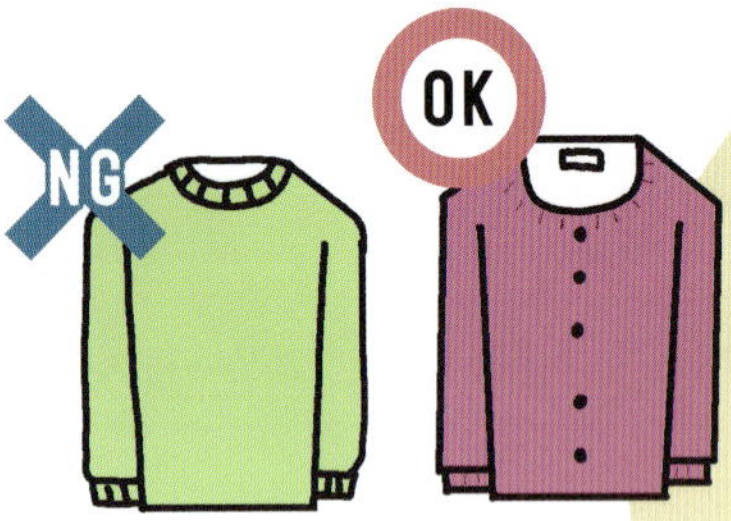

Rule Ⅰ 前開きの服を選ぶ

必ず前開きの服を着てもらい、肩や腕を大きく動かさなくても着脱できるようにする。下に着る肌着も、マジックテープなどで留める前開きにする。片麻痺《かたまひ》など、動く力がある人も前開きの服にし、手が届かない部位をつかむ「リーチャー」などの介助用具を使う。

Rule Ⅱ 拘縮の弱い側から、先に脱ぐ

服を脱がせるときは、拘縮《こうしゅく》の弱い側から、着せるときには拘縮の強い側から着せるのが基本。体の左右のうち、脱ぐときには先に脱ぐ側に、着るときは後から着る側に、より強い負担がかかるためだ。片麻痺の場合も、非麻痺側《ひまひそく》から脱ぐようにする。

Rule Ⅲ 上衣は車椅子で、ズボンはベッドで脱ぐ

ベッドの縁に腰かける「端座位《たんざい》」ができる人の場合、ベッドでも車椅子でも、着替えたい場所で上衣を替えられる。端座位ができない人は、車椅子に座り、背もたれを後ろに倒して着替えをする。ズボンの着脱は、ベッドで寝ておこなうと、負担がかからない。

かぶりタイプの服は拘縮を悪化させる

施設利用者の家族が、上からかぶって着るタイプの洋服を持ってくることが、よくあります。このようなときは、前開きの服に替えてもらうようお願いしましょう。

かぶりタイプの服は、着替えのときに肩、腕に負担がかかります。拘縮《こうしゅく》している人は、硬いわきを無理に開かねばならず、着替えのたびに痛みを感じ、拘縮が進みます。理由をよく説明し、負担の少ない服にしてもらうのが原則です。

そのうえで、**固まっている肩や腕を傷めないよう、拘縮の弱い側から脱ぎ、拘縮の強い側から着せます。**

体にふれるときには、二の腕や太ももにはふれず、肩やひじ、腰、ひざの骨をさわるようにします。

上衣を脱ぐときは腕をいったん内側へ

Step 1 袖をできるだけ下ろす

Step 2 腕を内側に動かす ➡P130

Step 3 腕を動かし、わきを開く

Step 4 袖を抜く

前のテープやボタンをはずし、ひじにひっかかる手前まで、上衣を下ろす。次に拘縮の弱い側の腕を内側に入れ、緊張をゆるめてから、わきを開く。最後に袖を抜き、反対側も同様におこなう。着るときは逆の手順で、拘縮の強い側から、腕の緊張をゆるめて袖を通す。

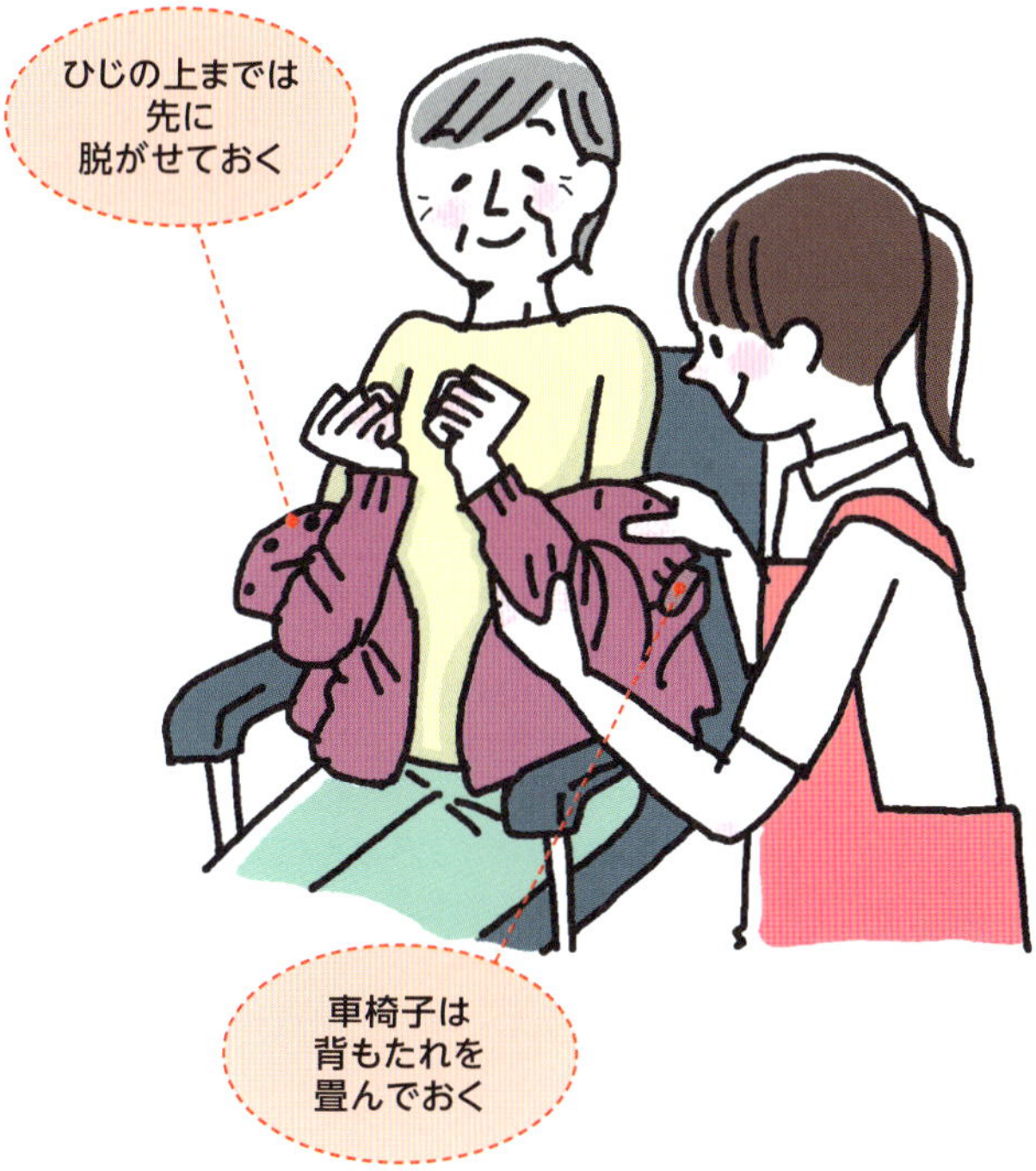
ひじの上までは先に脱がせておく
車椅子は背もたれを畳んでおく

足先を先に開くとズボンを脱ぎやすい

横向き（側臥位《そくがい》）に寝返りし、ひざの手前までズボンを下ろす。あお向け（仰臥位《ぎょうがい》）に寝返りし、足先を軽く開く。股《こ》関節を倒すイメージで、ひざを深く曲げ、拘縮の弱い側からズボンを下ろす。
着るときは、この反対の手順で。

Step 1 横向きに寝返りする ➡P140

Step 2 ズボンをできるだけ下ろす

Step 3 あお向けに寝返りする

Step 4 つま先を軽く開き、ズボンを脱がせる

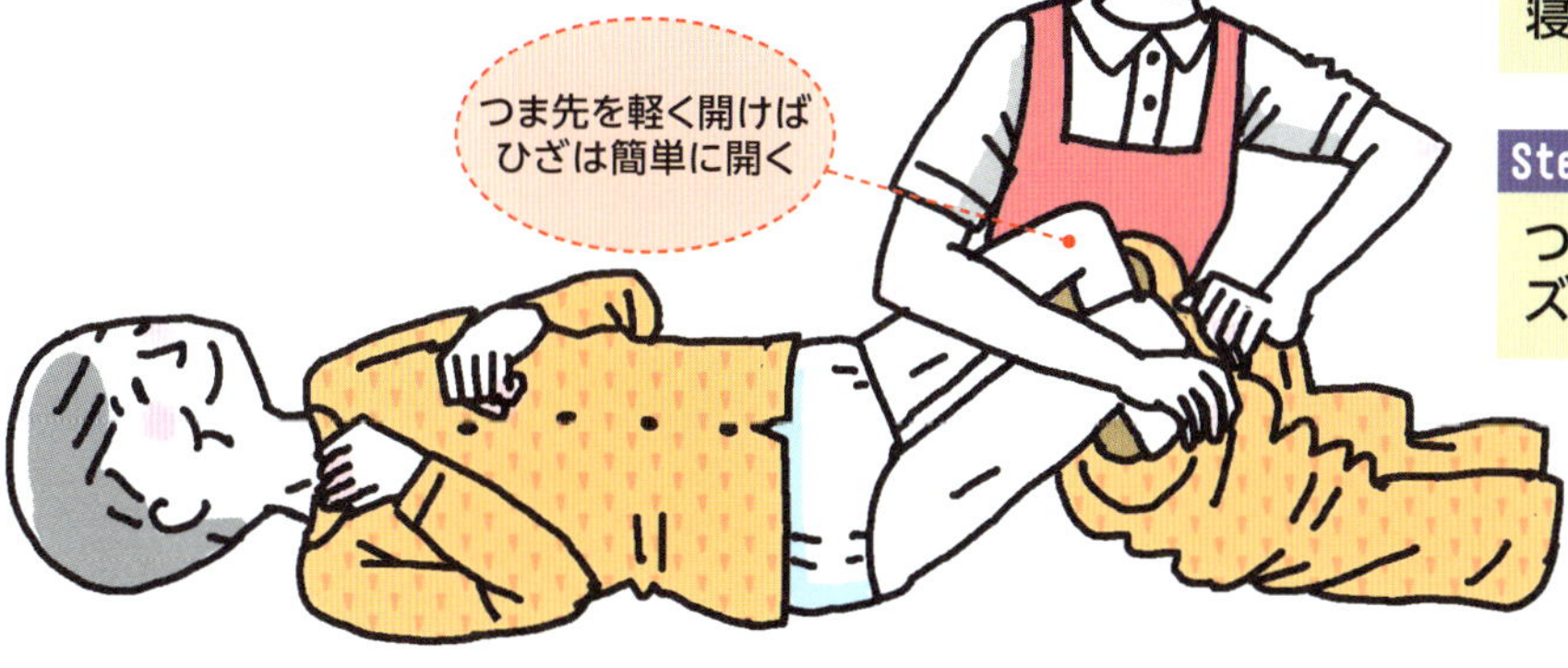
つま先を軽く開けばひざは簡単に開く

清拭

皮膚を傷めないよう関節を持って体を動かす

拘縮がある人は皮膚がすりむけやすく、褥瘡のおそれがつねにあります。体を拭くときは、皮膚と皮下組織を傷めないよう、そっと扱ってください。

清拭の3大ルール

褥瘡ができやすい部位

- おしり
- かかと
- 後頭部
- 肩
- 肋骨《ろっこつ》周辺
- ひじ
- くるぶし

など

Rule Ⅰ 褥瘡が起きやすい部位は、とくにていねいに

拘縮《こうしゅく》のある人は、血行が悪く褥瘡《じょくそう》ができやすい。少しの摩擦で、皮膚がむけてしまうこともある。皮膚と皮下組織しかないやわらかい部分は、とくに摩擦で傷みやすい。体を拭くときに、タオルで強くこするなどして、傷めないよう注意する。

Rule Ⅱ 関節以外はなるべくふれない

介助する際は、肩、ひじ、腰、ひざなどの出っぱった骨にふれ、体を動かす。二の腕や太もも、おしりなどのやわらかい部分にふれると、皮膚と皮下組織を傷める。拘縮の原因にもなるので、わずかな痛みも与えないように。

Rule Ⅲ 声がけ、配慮を忘れずに

少しでもいやな思いをさせると、体が硬くなり、拘縮が進む。力が入っているのでわきや足を開くことができず、清拭《せいしき》も困難になる。「すみません、失礼します」といってから体にふれ、気遣いがきちんと伝わるようにする。

他人に裸にされるのは誰だっていやなもの

清拭《せいしき》をするとき、「こっちも仕事なんだから」という気持ちを持っていないでしょうか。

このような気持ちが少しでもあると、服を脱がされ、体を拭かれる相手に、こまやかな気遣いができません。「すみません、失礼します」という言葉も、おざなりになってしまいます。

相手を思いやる気持ちをもち、それが確実に伝わるよう、できるだけていねいに、くり返し声がけをしてください。

少しでもいやな思いをさせると、次におこなうときに体がますます緊張し、拘縮《こうしゅく》が進んでしまいます。拘縮がある人は褥瘡《じょくそう》（↓P70）ができやすいので、拭くときの摩擦にも注意を。こすると皮膚が傷み、褥瘡につながります。

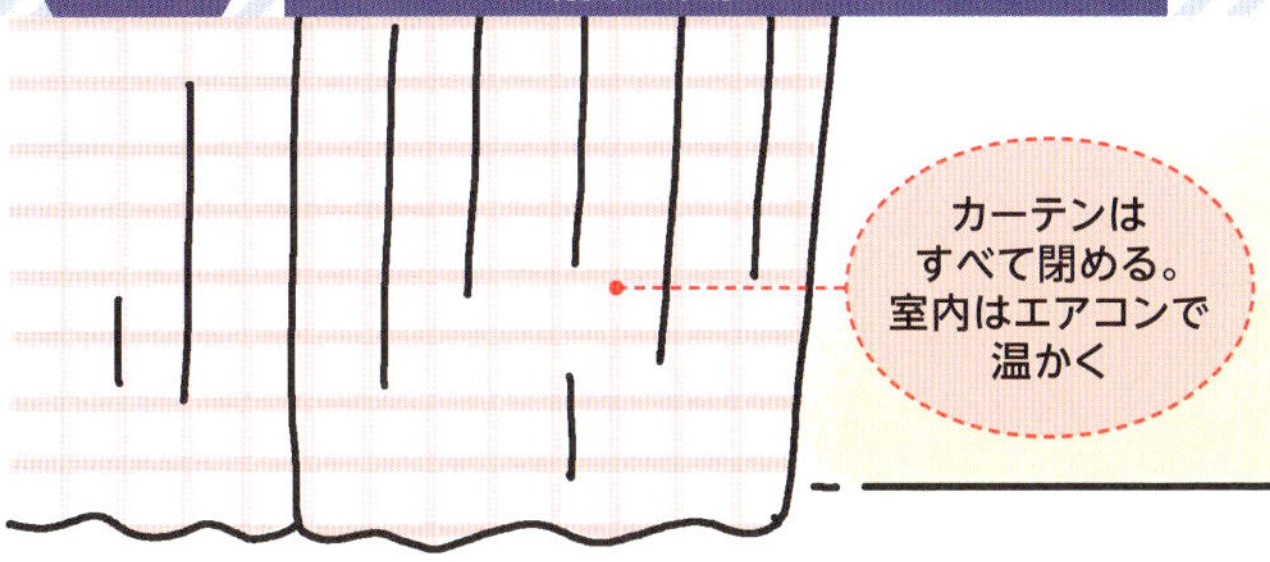
カーテンは
すべて閉める。
室内はエアコンで
温かく

安心感を与えて筋肉の緊張を防ぐ

カーテンをすべて閉めて適温にするのは、基本中の基本。環境を整えたうえで、手前側に体が向くよう、横向き（側《そく》臥《が》位《い》）に寝返りする。50 ～ 55度の湯にタオルを浸してしぼり、顔、首、上半身、下半身の順に拭く。皮膚が薄いと熱く感じやすいので、「熱くないですか？」など、こまめに確認を。

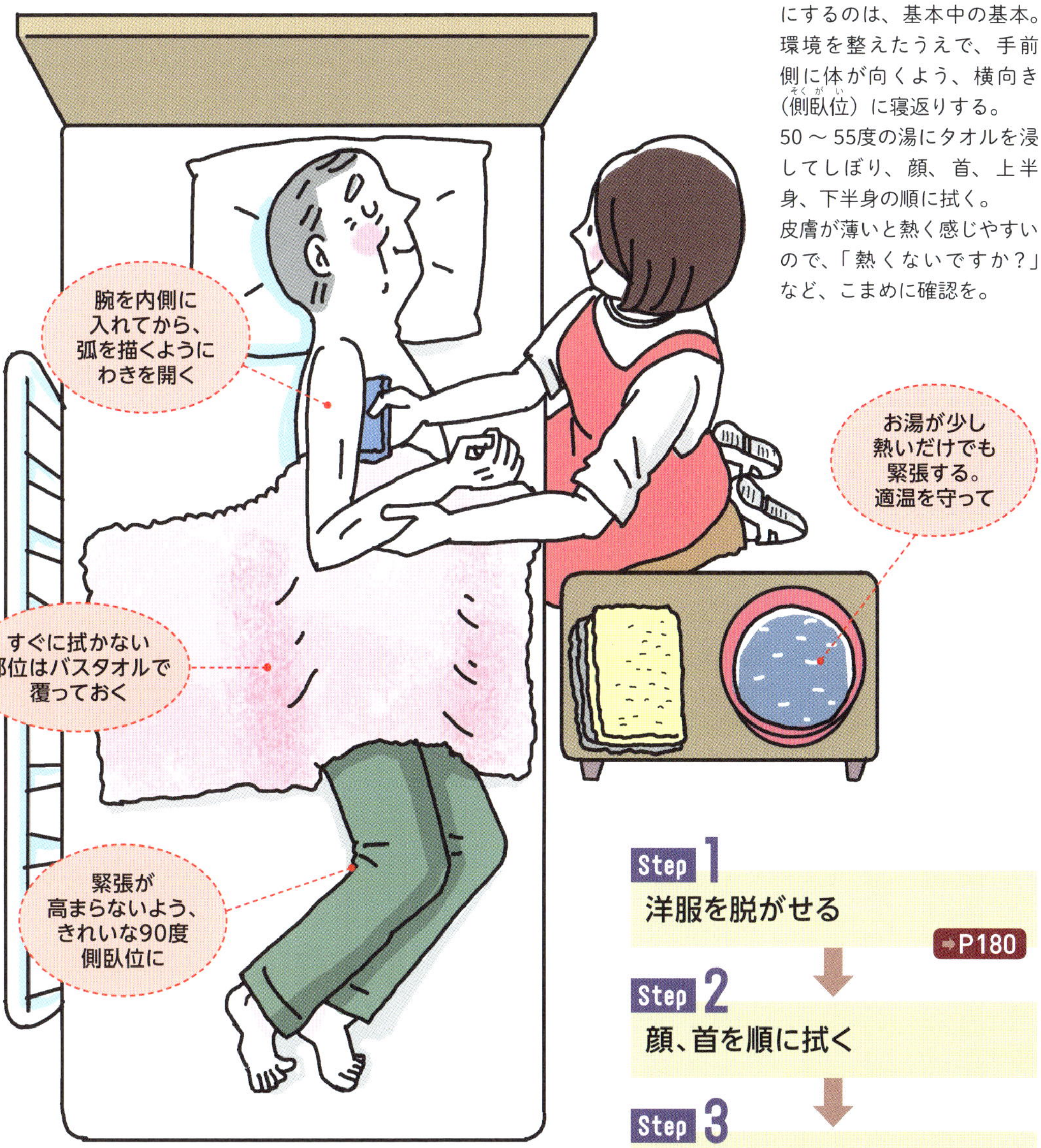
腕を内側に
入れてから、
弧を描くように
わきを開く
すぐに拭かない
部位はバスタオルで
覆っておく
緊張が
高まらないよう、
きれいな90度
側臥位に
お湯が少し
熱いだけでも
緊張する。
適温を守って

Step 1 洋服を脱がせる

➡P180

Step 2 顔、首を順に拭く

Step 3 上半身全体を拭く（腕から順に）

Step 4 下半身全体を拭く（足先から順に）

Column

家族からみて、気持ちよく安心できる介助を

介護施設は、他のサービス産業と違い、利用者、家族、介護施設（介護職）の三者関係で成り立っています。利用者との1対1の関係ではありません。日々のケアをするときは、誰がみても、「敬意を払って大切にしてくれている」と感じさせるかかわりかたをしましょう。

排泄

スライディングシートと同様に、オムツを広げる

オムツ交換では、横向きの姿勢が基本。スライディングシートでの寝返り介助と同じ要領でおこなうと、体に負担がかかりません。

オムツ交換の3大ルール

寝返りのポイントをチェック！

- 首を軽く曲げる
- ひじを内側に動かす
- 腕をつぶさないよう、外に出す
- ひざを倒してから、肩を倒す

Rule Ⅰ 寝返りの手順を確実に守る

あお向けのままオムツをはずそうとすると、硬い体を無理に持ち上げることになる。手間がかかっても、基本の方法を守っててていねいに寝返りし、拘縮《こうしゅく》を防ぐ。オムツをはずすときは横向き（側臥位《そくがい》）、着けるときはあお向け（仰臥位《ぎょうがい》）にする。

Rule Ⅱ 股関節を無理に開かない

股《こ》関節が硬いので、無理に足を開かないこと。足首を軽く開くと、硬く締まったひざも無理なく開く（→P134）。内側の筋肉が強く収縮していて、どうしても開かないときは、内側に一度動かす。10cm以上開けばケアできるので、大きく開かないようにする。

Rule Ⅲ デリカシーのない発言をしない

オムツの交換中は、無駄話をしない。とくに排泄物については、いっさいコメントしないこと。便の調子などでどうしても気になることがあれば、別のタイミングで「おなかがはっていませんか？　苦しくないですか？」などと、さりげなく聞くようにする。

静かに手早くすることも大切な思いやり

清拭《せいしき》以上に、気配りを求められるケアです。

あまり時間をかけず、無駄なくすみやかにすませることも、相手への大切な配慮です。

便の状態をみることは、身体症状の把握に必要ですが、本人の前で口に出す必要はありません。よくベテランの介護士が、「立派なのが出ましたね！」などと声をかけていますが、これはあまりに失礼です。接遇の初心を忘れず、不快感やはずかしさを感じさせないようにしましょう。

拘縮《こうしゅく》のある人は、股《こ》関節が硬く開きにくいので、横向き（側臥位《そくがい》）からはじめるのが基本。オムツを敷いてから、その上に体がのるようにあお向け（仰臥位《ぎょうがい》）にすると、体に負担がかかりません。

短時間であっても筋肉を緊張させない

オムツを着けるときは側臥位からはじめ、途中で寝返りして仰臥位に。はずすときは、逆の手順でおこなう。

横向き（側臥位）

側臥位にし、オムツを手前に広げる。P156の寝返りと同様の手順で、仰臥位になったときに、オムツにおしりがのるようにする。

オムツを手前に広げて、おしりの下に入れ込む
腕がつぶれないよう外側に出しておく

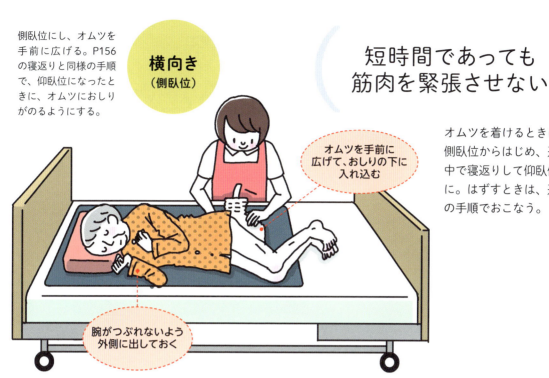

Step 1 向こう向きの側臥位にして手前にオムツを広げる

Step 2 手前向きの側臥位にしてオムツを引き出す

Step 3 仰臥位にして、オムツを留める

あお向け（仰臥位）

ひざを倒し、肩が浮いてきたら肩の動きを助け、仰臥位にする。足先を軽く開き、ひざが10cm程度開いたら、オムツを当ててテープを留める。拘縮の強い側からズボンを足に通し、ひざの下まで履かせる。再び側臥位にして、ズボンを腰まで上げる。

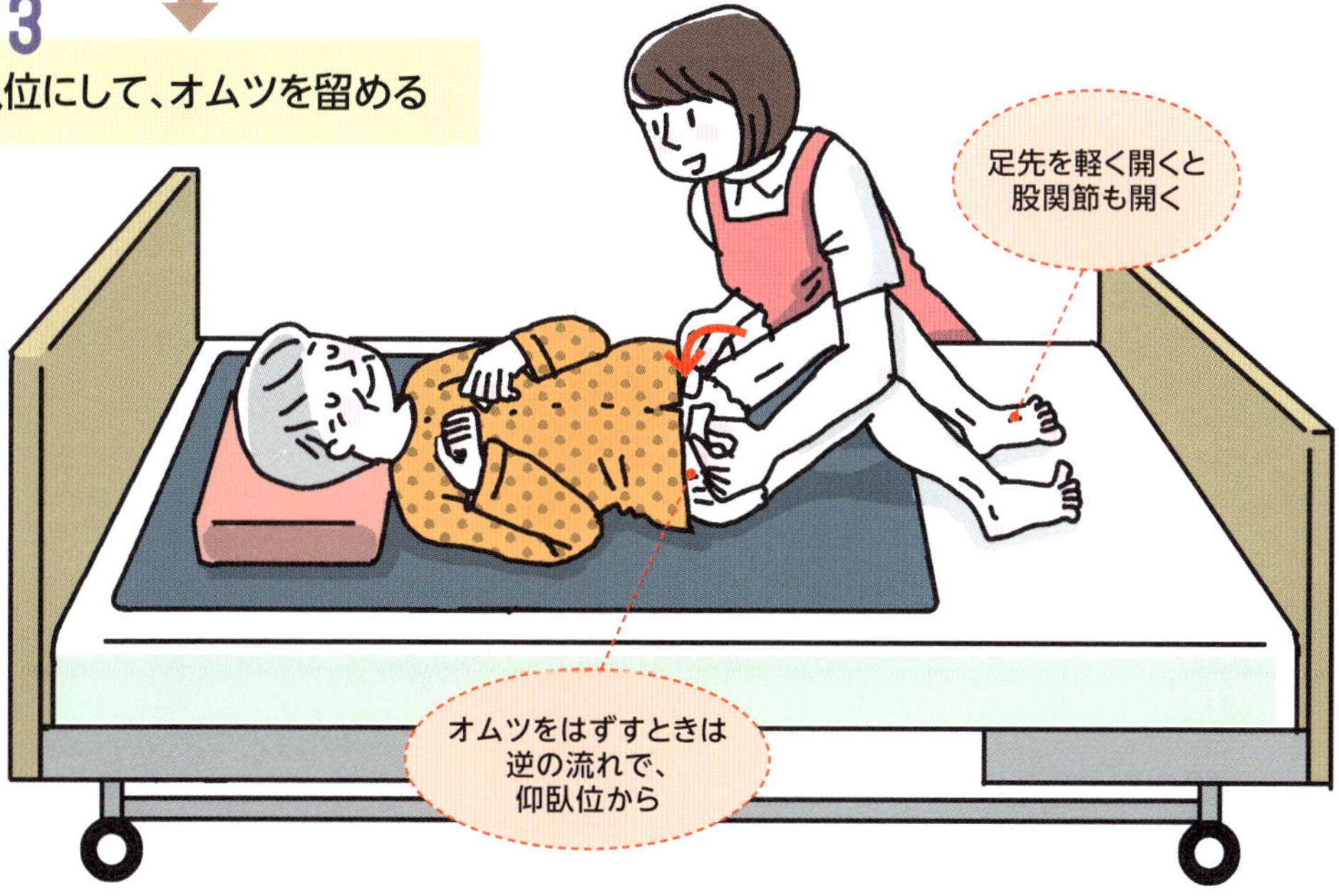
足先を軽く開くと股関節も開く
オムツをはずすときは逆の流れで、仰臥位から

入浴

入浴が原因で緊張が高まることもある

「入浴は気持ちのいいもの」と、無条件に思っていませんか？
拘縮のある人には負担が多く、かえって体が硬くなることもあります。

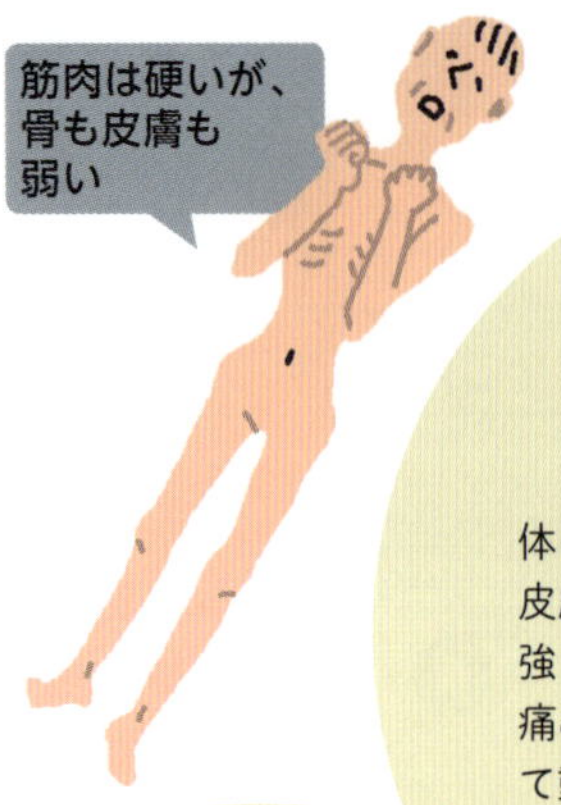
筋肉は硬いが、
骨も皮膚も
弱い

入浴介助の3大ルール

Rule Ⅰ

肌を強くこすらない

体を洗うとき、浴槽に移るときなどに、皮膚がこすれないよう注意する。少し強くこすれただけで、皮膚が傷つき、痛みのために拘縮《こうしゅく》も進む。筋肉が硬くて動かなくても、骨や皮膚はとてももろく、傷みやすいことを忘れずに。

Rule Ⅱ

体をつねに支えて転倒を防ぐ

浴槽に移ったり、出たりするときに転倒し、骨折することがある。動く力が残っている片《かた》麻《ま》痺《ひ》の人の場合も、腰にしっかり手を当てて、バランスが崩れるのを防ぐ。
自力で無理をさせないことは、連合反応による拘縮予防にも大切。

Rule Ⅲ

服の脱ぎはじめをていねいに

入浴介助は、脱衣からはじまる。脱衣時に関節を強引に動かし、痛みを感じさせると、拘縮が進んでしまう。痛みのために、入浴ぎらいになることも。時間が限られているときでも、ていねいに声をかけながら、関節をゆっくり動かそう。

個浴かどうかより安全性、快適さが大事

入浴には、入浴機械で体を洗ったり、湯につかったりする「特浴《とくよく》（特殊浴槽）」を使うものと、一般家庭の浴槽に近い「個浴《こよく》」があります。

特浴は機械浴ともよばれ、シャワーで洗身だけをおこなう「シャワー浴」、ストレッチャーや入浴用座椅子で洗身後に湯につかる「キャリー式」などに分けられます。

最近は個浴が好まれる傾向にあります。ひとりで湯につかれて気持ちいいのですが、それがすべての人に当てはまるとは限りません。拘縮《こうしゅく》の強い人にとっては、体を抱えられ、浴槽に入れられることで痛みを感じたり、苦痛を強いられることもあります。

苦痛を与えないよう、身体状況を最優先に考えましょう。

Step 1
上衣を脱ぎ、車椅子に浅く腰かける

Step 2
足を太ももにのせ、ズボンを脱ぐ

Step 3
**おしりを洗い、
入浴用車椅子に移乗**

Step 4
**シャワーか
入浴装置を使う**

洗いにくい部分を先に洗っておく

入浴用の椅子で湯につかる、特浴《とくよく》の方法。洗身用の車椅子で体を洗ってから、入浴用の椅子に移り、浴槽に移動する。拘縮のある人は、洗身で苦労することが多い。

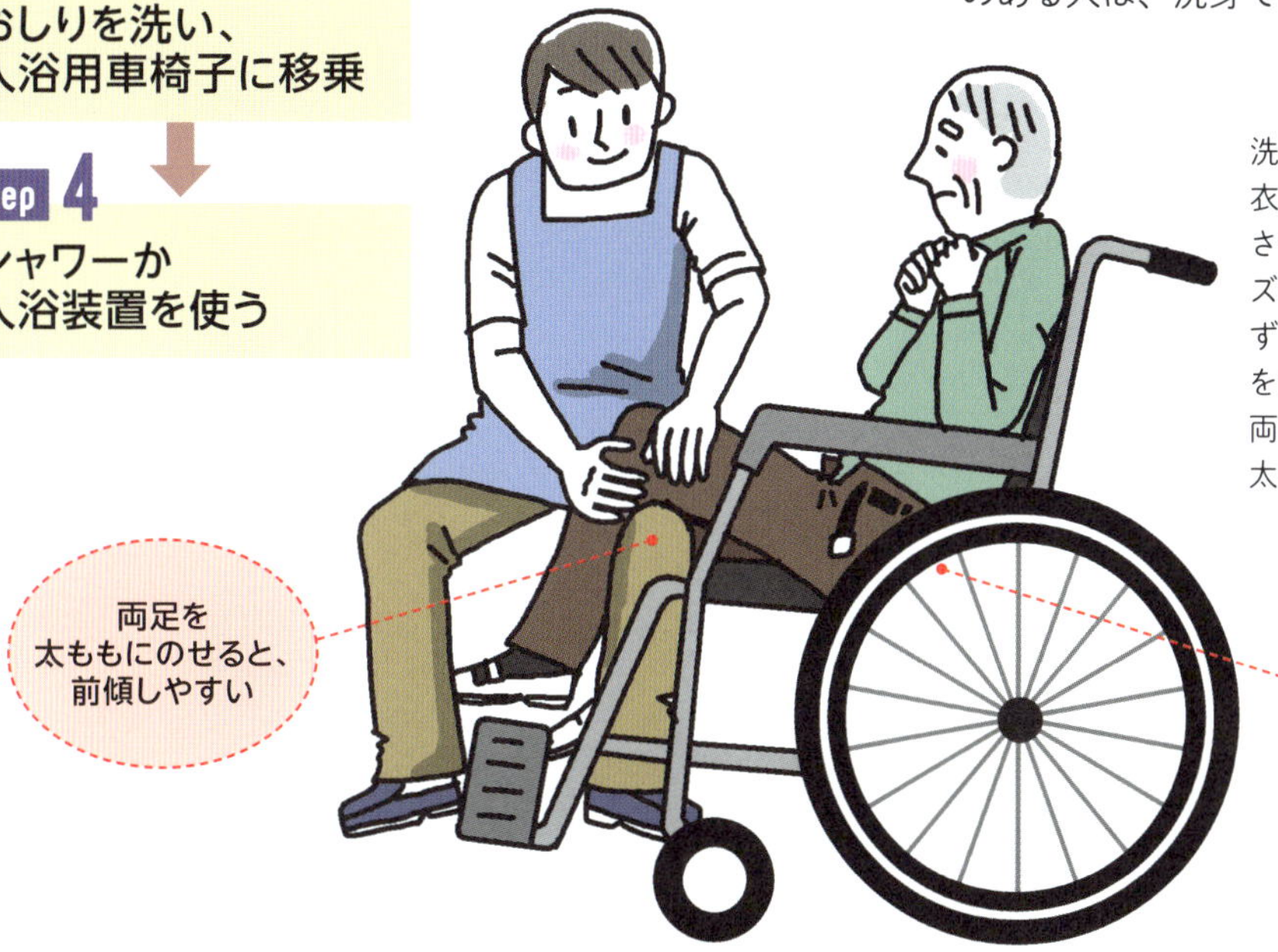
両足を
太ももにのせると、
前傾しやすい
P109の
座り直しの方法で、
浅く座ってもらう

洗身用の車椅子に座り、上衣を脱がせる。体を前《ぜん》傾《けい》させ、浅く腰かけてもらう。ズボンのジッパーなどははずしておく。介助者は椅子を置いて腰かけ、相手の両ひざを抱えて、自分の太ももにのせる。

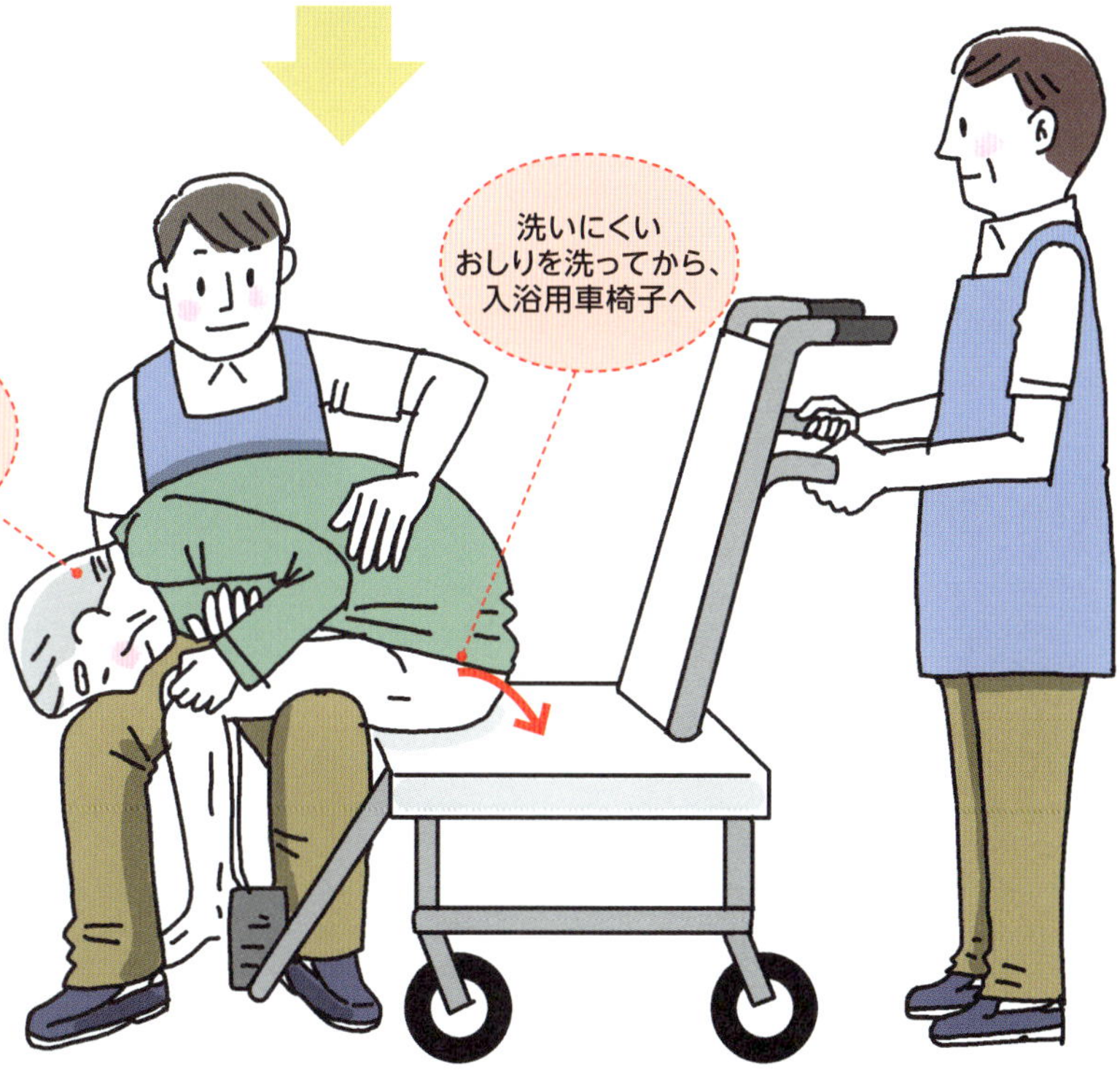
洗いにくい
おしりを洗ってから、
入浴用車椅子へ
全身の力を抜いて、
ラクにしてもらう

体を前に深く倒す。もうひとりの介助者が横に立ち、ズボンと下着を下ろす。陰部を洗ったら、体をまっすぐに戻して全身を洗う。再び体を前に倒し、おしりが浮いた状態で、太ももと手で体を支えておき、入浴用車椅子に交換する。

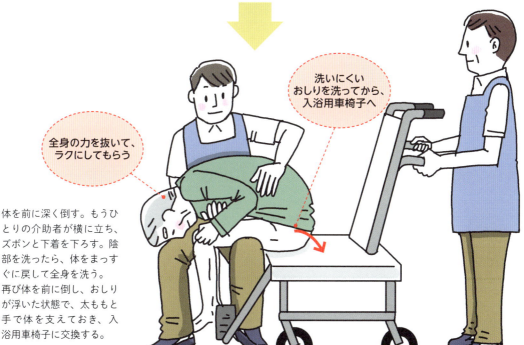

食事

首を前に傾けて誤嚥を防ぐ

拘縮のある人は首が後ろに反り、食べたものが気道に入りやすい状態です。体が安定しやすいダイニングチェアで、姿勢をていねいに整えましょう。

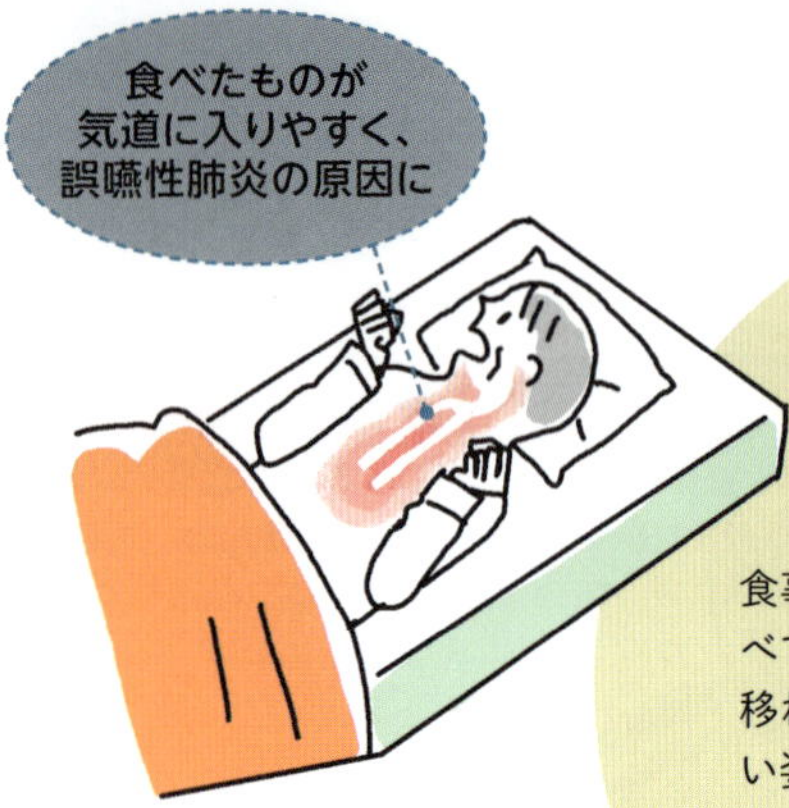

食べたものが気道に入りやすく、誤嚥性肺炎の原因に

食事介助の3大ルール

Rule Ⅰ

リクライニングで食べさせない

食事はダイニングに移動し、座って食べてもらうのが基本。椅子に無理なく移れるなら椅子で、車椅子のほうがよい姿勢を保てるなら、車椅子のままでよい。離床《りしょう》ができない場合、医師、看護師から指示があった場合には、ギャッチアップしてベッドで食べる。

Rule Ⅱ

首は軽く前に傾ける

食事中の座位《ざい》は、誤嚥《ごえん》を防ぐために何より重要。首が後ろに反っていたり、直立していると、食べたものが気道に落ちやすい。食事の前に必ず座り直し、姿勢を整えよう（→P113）。ベッドをギャッチアップして食べる場合も、首は必ず前に傾ける。

Rule Ⅲ

飲み込むときにむやみに話しかけない

食べものを飲み込むときは、本来、気道の入り口が閉じている。しかし飲み込むこと、話すことを同時にしようとすると、気道の入り口が開き、食べものが気道に入ってしまう。食べものを飲み込むとき、口に運ぶときは、なるべく話しかけないようにする。

食事介助の専門家と連携をとりあって

食事については、介護職だけでは判断できません。**医師、看護師、管理栄養士、歯科衛生士、言語聴覚士（ST）などが連携し、かむ力、飲み込む力、口腔《こうくう》内の衛生状態、誤《ご》嚥《えん》のリスクなどを評価。**そのうえで適切な食事形態と介助法を決めます。十分に確認してから介助をしましょう。

気をつけたいのが、食べるときの姿勢です。**ダイニングチェアであれ、車椅子であれ、座りっぱなしでは体が後ろに傾き、誤嚥します。**必ず、P113の方法で座り直しをして、体をまっすぐにしてください。ねじれやゆがみも、手で直します。

首を前に傾けてから、隣に座って少量ずつスプーンで運ぶと、うまく食べられます。

食べやすく、むせにくい環境を整える

Step 1
テーブル、椅子の高さをあわせる

Step 2
ひじ受けを入れ、椅子とのすき間を埋める

Step 3
隣に座って、ゆっくり食べさせる

テーブルが高すぎたり、椅子が低すぎたりすることが多い。介助の方法以前の、環境と姿勢づくりが大切。

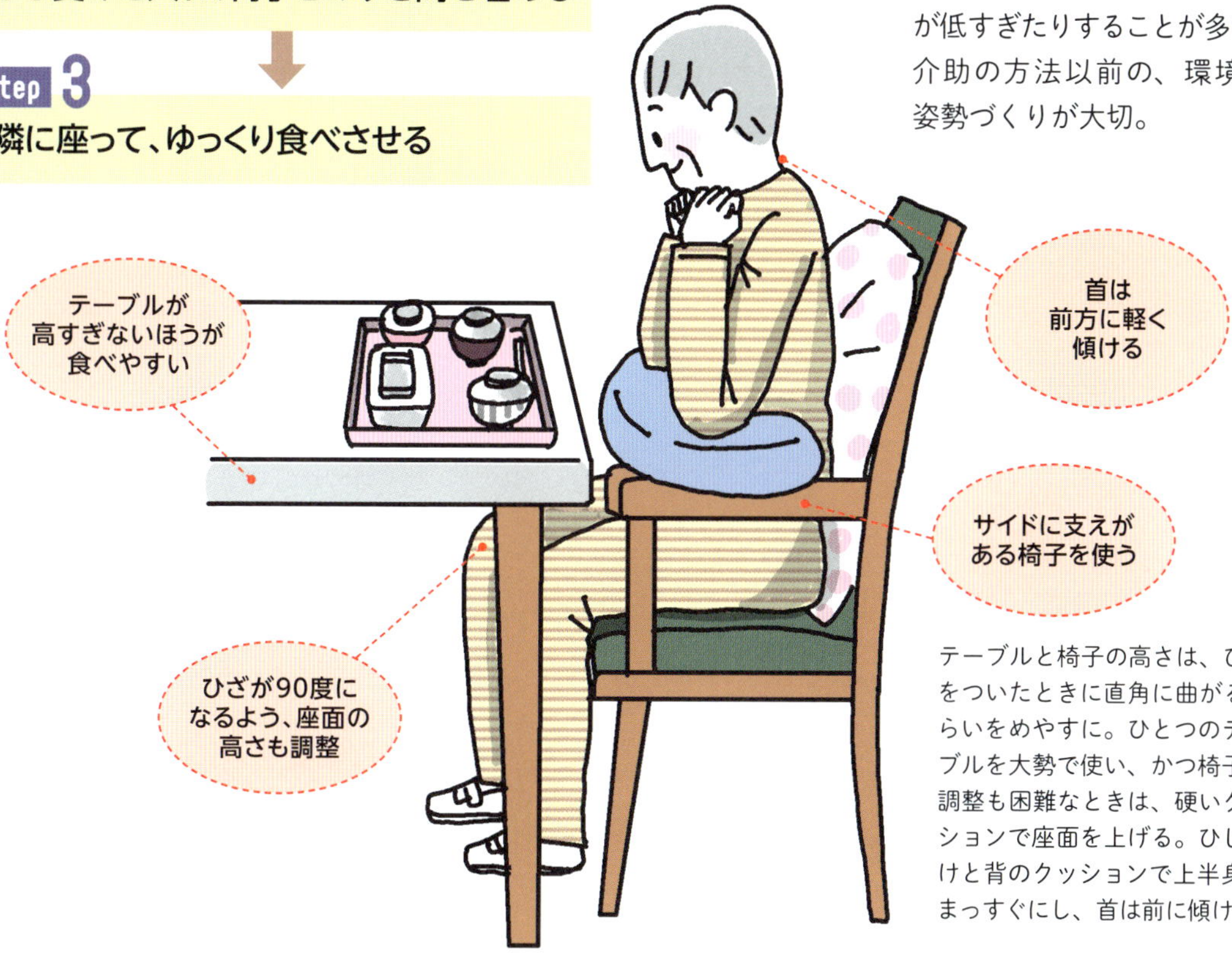
テーブルが高すぎないほうが食べやすい
首は前方に軽く傾ける
サイドに支えがある椅子を使う
ひざが90度になるよう、座面の高さも調整

テーブルと椅子の高さは、ひじをついたときに直角に曲がるくらいをめやすに。ひとつのテーブルを大勢で使い、かつ椅子の調整も困難なときは、硬いクッションで座面を上げる。ひじ受けと背のクッションで上半身をまっすぐにし、首は前に傾ける。

隣に座って介助する。かまずに食べられるよう工夫された料理の場合、想像と実際の硬さのギャップでむせることも。口に運ぶ前に、どんな料理かを伝えよう。

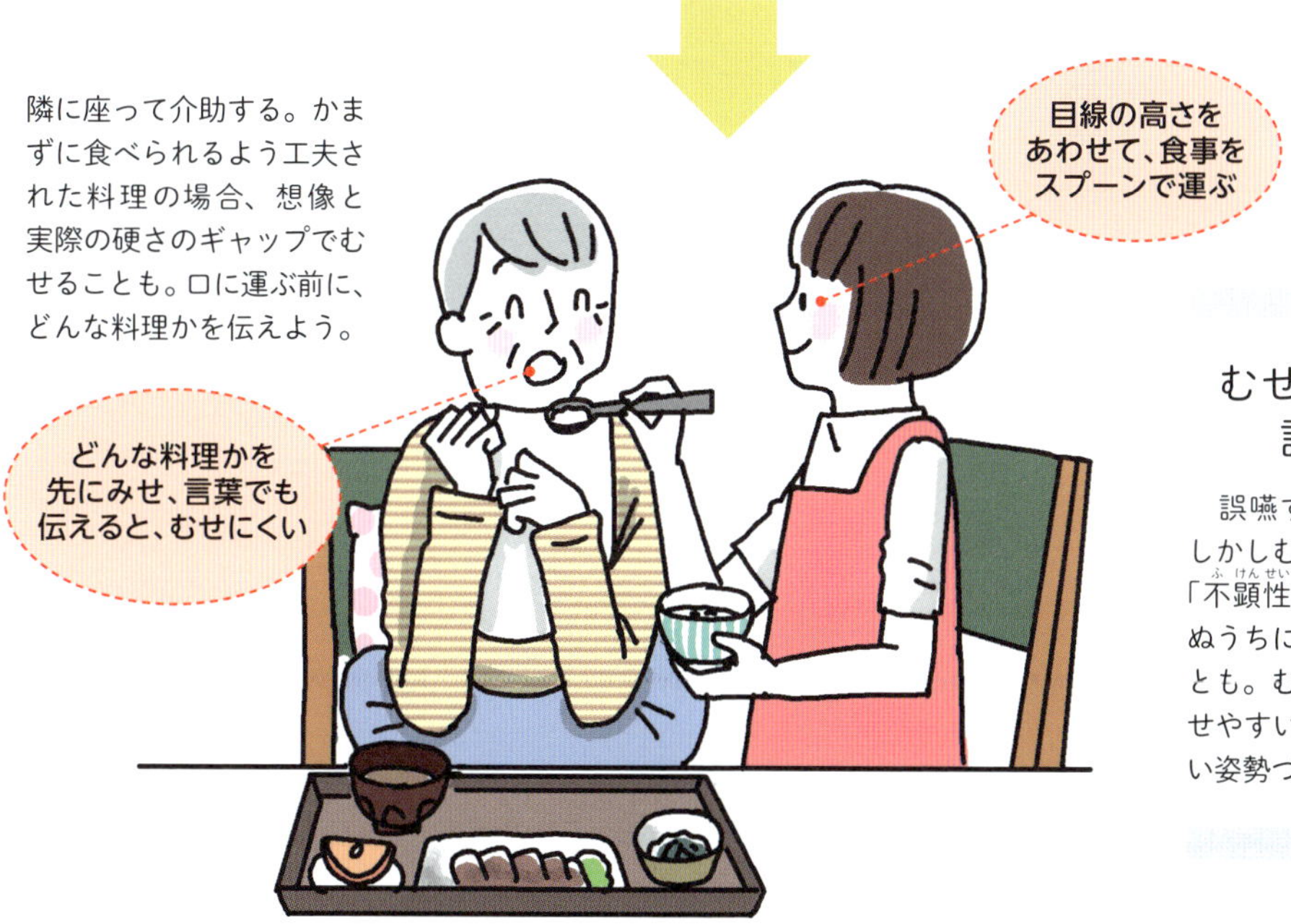
目線の高さをあわせて、食事をスプーンで運ぶ
どんな料理かを先にみせ、言葉でも伝えると、むせにくい

Column

むせられない人の誤嚥に注意

誤嚥すると、人はむせます。しかしむせることなく誤嚥する「不《ふ》顕《けん》性《せい》誤嚥」もあり、気づかぬうちに肺炎に進行していることも。むせる力が低い人は、むせやすい人以上に、誤嚥しにくい姿勢づくりを徹底しましょう。

家庭でのケア

訪問介護後のポジショニングが重要

日常生活のケアは、できるだけプロの手にゆだねて、無理のないように。そのぶん、ケアの後のポジショニングをていねいにおこないます。

家族ですべてを介助するのは困難

拘縮《こうしゅく》が起きている人は、要介護度4か5の高齢者がほとんど。自分でできることはごくわずかで、生活のすべてに介助が必要です。

家族全員で支えれば、家庭介護も不可能ではありません。しかしその結果、家族が倒れてしまったら最後。**無理のないよう、訪問介護サービスを入れたほうが安心です。**

唯一気にかけてほしいのが、訪問介護でケアを受けた後の姿勢です。正しいポジショニングがされているかをチェック。**もし姿勢が崩れていて、苦しそうであれば、P29からの6つのポイントに則って、姿勢を整えましょう。**

それだけで体がゆるみ、次の訪問介護時のケアもラクになります。

訪問介護サービスで受けられる下記のような身体介護の介護の後に、介護職が本書の方法でポジショニングをしてくれれば、理想的。そうでなければ家族が姿勢を整えておくことで、次の訪問時に体がゆるみ、ケアしやすくなる。

訪問介護の後はケアしやすい姿勢づくりを

訪問介護（身体介護）

- 就寝介助
- 体位変換
- 更衣、身だしなみ介助
- 入浴・シャワー介助
- 全身の清拭《せいしき》
- 洗髪・洗面介助
- 食事介助、水分補給
- 口腔《こうくう》ケア
- オムツ、採尿パックの交換 など

↓

6つのポイントを守って

ポジショニング＆シーティング

↓

次の訪問時に身体ケアがしやすくなる！

参考文献

「オーバービュー—濫用される廃用症候群」
浅山 滉、JOURNAL OF CLINICAL REHABILITATION 2008；17（2）：118-122

『介助が困難な人への介護技術』 滝波順子・田中義行、2014（中央法規出版）

『カラー図解　臨床でつかえる神経学』 ラインハルト・ローカム、大石 実訳、2006（メディカル・サイエンス・インターナショナル）

「関節可動域制限の発生メカニズムとその治療戦略」 沖田 実、理学療法学 2014；41（8）：523-530

「関節拘縮 —最新のトピックス—」
沖田 実・坂本淳哉・本田祐一郎ほか、Locomotive Pain Frontier 2014；3（2）：112-114

「関節拘縮の治療」 津下健哉・真田義男・生田義和、臨牀と研究 1968；45（2）：257-265

『基礎から学ぶ介護シリーズ　座位が変われば暮らしが変わる』 大渕哲也、2009（中央法規出版）

「高齢者リハビリテーションのあるべき方向」 高齢者リハビリテーション研究会、2014（厚生労働省ホームページ）

「（5）廃用症候群」 細江浩典、整形外科看護 2013；18（11）：1062-1066

『最新整形外科学大系　13 肩関節・肩甲帯』 越智隆弘総編集、高岸憲二専門編集、2006（中山書店）

「姿勢時振戦の評価」 花島律子、Frontiers in Parkinson Disease 2014：7（1）：24-27

『写真で学ぶ 拘縮予防・改善のための介護』 田中義行（中央法規出版）

「褥瘡のリスクをアセスメントする（1）　褥瘡のアセスメントツールと予防ケア」
土井香里、整形外科看護 2007；12（4）：359-366

「神経難病におこる廃用性筋萎縮とその対策」 廣島玲子・山田惠子、難病と在宅ケア 2010；16（8）：23-26

『潜在力を引き出す介助　あなたの介護を劇的に変える新しい技術』 田中義行、2010（中央法規出版）

「脳幹出血患者の予後に関する臨床的検討」 有本裕彦・髙里良男・正岡博幸ほか、脳卒中 2008；30（1）：38-44

「瘢痕拘縮 —診断から治療法まで—」 清川兼輔・古賀憲幸、臨牀と研究 2010；87（12）：1759-1765

「標準的神経治療：本態性振戦」 日本神経治療学会治療指針作成委員会編、神経治療学 2011；28（3）：295-325

『標準リハビリテーション医学 第2版』 津山直一監修、上田 敏・明石 謙・緒方 甫・安藤徳彦編、2000（医学書院）

「不動・廃用症候群」 園田 茂、The Japanese Journal of Rehabilitation Medicine 2015；52（4/5）：265-271

『目でみるリハビリテーション医学 第2版』 上田 敏、1994（東京大学出版会）

『リハビリテーション医学　第4版』 土肥信之、2015（医歯薬出版）

『リハビリテーション基礎医学 第2版』 上田 敏・千野直一・大川嗣雄編、1994（医学書院）

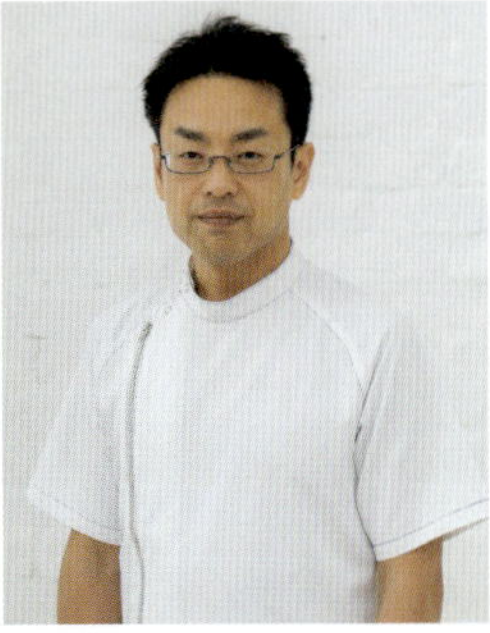

【 監修者 】

田中義行（たなか・よしゆき）

理学療法士。株式会社大起エンゼルヘルプ所属。上川病院勤務、江戸川医療専門学校（現東京リハビリテーション専門学校）講師、介護老人保健施設 港南あおぞら勤務を経て、現職に至る。認知症患者の身体拘束廃止活動を原点とし、現在は、障害者の身体構造・生理にかなったわかりやすい介護技術、拘縮を防ぐ介護技術を全国の研修会、講演会で伝えている。
著書・監修書に『写真で学ぶ 拘縮予防・改善のための介護』『介助が困難な人への介護技術』『潜在力を引き出す介助　あなたの介護を劇的に変える新しい技術』（中央法規出版）、『現場で使えるケアマネのリハビリ知識便利帖』（翔泳社）などがある。

カバー・本文デザイン	八月朔日英子
カバー・本文撮影	殿村忠博
イラスト	植木美江
校正	小山志乃
編集協力	佐藤道子、オフィス201（川西雅子）
編集担当	斉藤正幸（ナツメ出版企画）

【 撮影協力 】

［介護ベッド］
松尾隆史（株式会社大起エンゼルヘルプ
介護福祉士実務者研修講座［通信課程］主任教員）
シーホネンス株式会社　http://www.seahonence.co.jp/

［車椅子］
株式会社カワムラサイクル　http://www.kawamura-cycle.co.jp/
株式会社松永製作所　http://www.matsunaga-w.co.jp/

［スライディングシート］
株式会社ウィズ　http://www.hello-with.com/

本書に関するお問い合わせは、書名・発行日・該当ページを明記の上、下記のいずれかの方法にてお送りください。電話でのお問い合わせはお受けしておりません。
・ナツメ社webサイトの問い合わせフォーム
https://www.natsume.co.jp/contact
・FAX（03-3291-1305）
・郵送（下記、ナツメ出版企画株式会社宛て）
なお、回答までに日にちをいただく場合があります。正誤のお問い合わせ以外の書籍内容に関する解説・個別の相談は行っておりません。あらかじめご了承ください。

オールカラー　**介護《かいご》に役立《やくだ》つ！　写真《しゃしん》でわかる拘縮《こうしゅく》ケア**

2016年 9 月22日　初版発行
2024年 5 月10日　第17刷発行

監修者　田《た》中《なか》義《よし》行《ゆき》
発行者　田村正隆

発行所　株式会社ナツメ社
東京都千代田区神田神保町1-52 ナツメ社ビル1F（〒101-0051）
電話　03（3291）1257（代表）　FAX　03（3291）5761
振替　00130-1-58661

制　作　ナツメ出版企画株式会社
東京都千代田区神田神保町1-52 ナツメ社ビル3F（〒101-0051）
電話　03（3295）3921（代表）

印刷所　ラン印刷社

Printed in Japan

ISBN978-4-8163-6089-3
＊定価はカバーに表示してあります　＊落丁・乱丁本はお取り替えします